全国医药高职高专规划教材

（供护理及相关医学专业用）

内科护理学

第2版

主 编 包再梅 王美芝

中国医药科技出版社

内 容 提 要

本书是全国医药高职高专规划教材之一，依照教育部教育发展规划纲要等相关文件要求，结合卫生部相关执业考试特点，根据《内科护理学》教学大纲的基本要求和课程特点编写而成。全书共包括绪论、呼吸、循环、消化、泌尿、造血及血液、内分泌及代谢、风湿、理化因素中毒、神经系统疾病及精神障碍的护理共十一章，重点介绍了常见病、多发病的临床护理。

本书本着"理论适度够用，技术应用能力突显"的原则，注重培养医药卫生类高职学生的综合职业能力，适合医药卫生高职教育及专科、函授及自学高考等相同层次不同办学形式教学使用，也可作为医药行业培训和自学用书。

图书在版编目（CIP）数据

内科护理学/包再梅，王美芝主编．—2 版．—北京：中国医药科技出版社，2012.9
全国医药高职高专规划教材．供护理及相关医学专业用
ISBN 978 – 7 – 5067 – 5552 – 8

Ⅰ.①内…　Ⅱ.①包…②王…　Ⅲ.①内科学 – 护理学 – 高等职业教育 – 教材
Ⅳ.①R473.5

中国版本图书馆 CIP 数据核字（2012）第 179452 号

美术编辑　陈君杞
版式设计　郭小平

出版　中国医药科技出版社
地址　北京市海淀区文慧园北路甲 22 号
邮编　100082
电话　发行：010 – 62227427　邮购：010 – 62236938
网址　www. cmstp. com
规格　787×1092mm ¹⁄₁₆
印张　38⅝
彩插　4
字数　754 千字
初版　2009 年 7 月第 1 版
版次　2012 年 9 月第 2 版
印次　2015 年 8 月第 2 版第 3 次印刷
印刷　北京市密东印刷有限公司
经销　全国各地新华书店
书号　ISBN 978 – 7 – 5067 – 5552 – 8
定价　75.00 元

第2版 编写说明

作为我国医药教育的一个重要组成部分，医药高职高专教育为我国医疗卫生战线输送了大批实用技能型人才。近年来，随着我国医药卫生体制改革的不断推进，医药高职高专所培养的实用技能型人才必将成为解决我国医药卫生事业问题，落实医药卫生体制改革措施的一支生力军。

《国家中长期教育改革和发展规划纲要（2010～2020年）》提出当前我国职业教育应把提高质量作为重点，到2020年，我国职业教育要形成适应经济发展方式转变和产业结构调整要求、体现终身教育理念、中等和高等职业教育协调发展的现代职业教育体系。作为重要的教学工具，教材建设应符合纲要提出的要求，符合行业对于医药职业教育发展的要求、符合医药职业教育教学实际的要求。

2008年，根据国发〔2005〕35号《国务院关于大力发展职业教育的决定》文件和教育部〔2006〕16号文件精神，在教育部和国家食品药品监督管理局的指导之下、在与有关人员的沟通协调下，中国医药科技出版社与全国十余所相关院校组建成立了全国医药高职高专规划教材建设委员会，办公室设在中国医药科技出版社，并于同年开展了首轮护理类25种教材的规划和出版工作。

这批教材的出版受到了全国各相关院校广大师生的欢迎和认可，为我国医药职业教育技能型人才培养做出了重大贡献。

2010年，相关职业资格考试做出了修订调整，对医药职业教育提出了新的、更高的要求。本着对教育负责、对该套教材负责的态度，全国医药高职高专规划教材建设委员会经多方调研，于2011年底着手开展了本轮教材的再版修订工作。

在本轮教材修订再版工作中，我们共建设24个品种，涵盖了医药高职高专专业基础课程和护理专业的专业课程。

在修订过程中我们坚持以人才市场需求为导向，以技能培养为核心，以医药高素质实用技能型人才培养必需知识体系为要素，规范、科学并符合行业发展需要为该套教材的指导思想；坚持"技能素质需求→课程体系→课程内容→知识模块构建"的知识点模块化立体构建体系；坚持以行业需求为导向，以国家相关执业资格考试为参考的编写原则；坚持尊重学生认知特点、理论知识适度、技术应用能力强、知识面宽、综合素质较高的编写特点。

该套教材适合医药卫生职业教育及专科、函授、自学高考等相同层次不同办学形式教学使用，也可作为医药行业培训和自学用书。

全国医药高职高专规划教材建设委员会

2012年6月

全国医药高职高专规划教材建设委员会

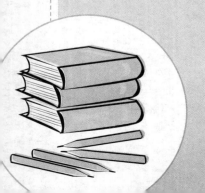

本书编委会

主　编　包再梅　王美芝
副主编　杨建丽　邓意志　黄铁锋
编　者（按姓氏笔画排序）

王美芝（山东中医药高等专科学校）

邓意志（长沙卫生职业学院）

包再梅（益阳医学高等专科学校）

刘红霞（山东中医药高等专科学校）

杨　峥（保山中医药高等专科学校）

杨建丽（保山中医药高等专科学校）

郭大英（益阳医学高等专科学校）

黄铁锋（益阳医学高等专科学校）

谢　云（长沙卫生职业学院）

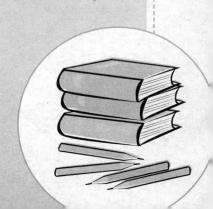

前 言
PREFACE

为了适应全国医药高职高专教育教学改革的需要，根据全国护士执业考试大纲的新要求，经中国医药科技出版社组织、指导，由我们重新对第一版《内科护理学》教材的内容及格式进行了全面的修编，使教材内容更符合高职高专的培养目标，可供全国高职高专院校三年制专科和五年制高职专科护理专业及相关医学专业使用。

为了适应护士执照考试新大纲的要求，第二版教材在第一版教材的基础上新增了精神障碍病人的护理一章，并且每一章中都有新增的内容，而且编写体例也进行了较大的改动。全书共包括绪论、呼吸、循环、消化、泌尿、造血及血液、内分泌及代谢、风湿、理化因素中毒、神经系统疾病及精神障碍病人的护理共十一章，重点介绍了常见病、多发病的临床护理。本版教材不仅可作为在校学生学习使用，亦可用于全国护士、护师、主管护师考试时参考用书。

本书根据全国护士执业考试新的大纲及高职高专教育教学改革的要求，教材编写中，本着"重能力，强实训"的基本思路；把握"基本知识、基础理论、基本技能"的要点；体现思想性、科学性、先进性、实用性和启发性的要求，编写过程中注重理论联系临床，突出专业特点，在有关章节的附录中仍编写了一些专业基本技能、基本技术操作的内容。

本版教材中的专业名词、数据和单位名称，是按国家规定标准或参考高等医药院校的有关教材编写的。

本版教材的修改编写过程自始至终是在中国医药科技出版社的指导下进行的，在修编过程中得到了益阳医学高等专科学校、山东中医药高等专科学校、长沙卫生职业学院、保山中医药高等专科学校等单位的大力支持以及全国许多兄弟院校同道们的帮助，在此一并致以衷心的感谢。

由于编者水平及时间有限，教材中错误和缺点在所难免，敬请老师、同学和读者批评指正。

编者
2012 年 6 月

目 录

CONTENTS

第一章 | 绪 论

内科护理学是临床护理学中一门重要的学科，是研究生物－心理－社会因素对内科患者的影响，是对内科疾病进行预防和治疗、护理患者、促进康复、增进健康的科学。内科护理学所阐述的内容在临床护理学的理论和实践中具有普遍意义，它既是各临床护理学科的基础，又与它们有着紧密的联系，学好内科护理学，是护理专业毕业生的基本要求，也是日后进一步从事专科领域护理的基础。

内科护理学是国家护士执业资格考试中最重要的学科之一。根据我国《护士条例》，护理专业学生毕业时，必须通过国家护士执业资格考试，获得护士执业资格证书，才能从事护理工作。

【内科护理学的范围和内容】

在临床护理工作中，内科护理学涉及的临床领域广，内容涵盖了大多数临床学科。随着科学的发展和学科分化，临床分科越来越细，但根据培养护理人才的需要和国家护士执业资格考试的相关要求，内科护理学涵盖的内容有呼吸、循环、消化、泌尿、血液、内分泌与代谢性疾病、风湿性疾病、理化因素中毒、神经系统疾病及精神障碍患者的护理。

本教材的编写范围和内容遵循国家护士执业资格考试大纲的要求，同时考虑到学生知识学习的系统性和工作后可持续发展的知识需求。每个系统第一节简要地复习该系统的结构功能及其与疾病的关系，并对该系统常见的症状和体征的相关护理进行阐述，第二节以后为各个具体的疾病，每个疾病的编写内容与护士执业资格考试大纲内容一致。

【内科护理学的发展】

尽管目前许多内科疾病还未能被彻底治愈，但预后已得到明显改善。基础和临床医学的进展，对许多疾病的病因和发病机制有了进一步的认识，从而为探索新的预防和治疗方法开辟了新路径。例如，幽门螺杆菌的发现及其与上消化道疾病关系的研究，导致对消化性溃疡、胃癌病因学的重新认识，根除幽门螺杆菌治疗使彻底治愈相当部分消化性溃疡成为可能，对幽门螺杆菌感染的防治将成为今后胃癌预防重要的一环。又如，近年提出了急性冠状动脉综合征这一新概念，认为应将不稳定性心绞痛、急性心肌梗死和冠心病心脏性猝死作为同一病理生理过程的不同阶段和不同临床表现形式来看待，从而为对急性临床类型冠心病的积极有效治疗提供了重要的病理生理学依据，使冠心病的治疗、护理取得了重大进展。

在检查和诊断技术方面，高科技诊断技术的发明和发展大大提高了对疾病的诊断水平，从而使疾病得以早诊、早治，护理技术也相应提高。主要体现在如下几个方面：①影像学检查：如 CT、MRI 的灵敏度和特异性在不断提高，新的影像学检查如正电子射线断层检查（PET）、高精度数字造影血管机的应用和不断改进。②内镜：如消化内镜（胃镜、十二指肠镜、小肠镜、结肠镜）、支气管镜、腹腔镜、胸腔镜等，不但能清晰观察空腔器官，且可在直视下取活检，无线胶囊内镜的发明为以往不易检查的小肠疾病提供了新的诊断手段。③实验室检查：各种先进检测仪器和相应的试剂盒的应用不但有助于快速和准确地完成各种常规实验室检查，而且扩大了实验室检查的项目，近年还有不少微量检测技术如聚合酶链反应（PCR）、电化学发光免疫分析（ECLLA）等应用于激素、药物、病毒学的检查上。

在治疗技术方面，新药的开发和研制以及各种治疗手段的发明和发展为内科疾病的治疗、护理提供了更多、更有效的选择，从而明显地改善了患者的预后。可概括为以下几个主要方面：①新药：高效、高特异性的新药如质子泵抑制剂、高特异性作用于不同靶点的各种抗高血压药和抗心律失常药、各种吸入型平喘药和糖皮质激素、各种免疫抑制剂、各种生物制剂等广泛用于各系统的常见内科疾病，使疗效明显提高而不良反应大大减少。②新治疗技术：如心脏介入治疗技术和器械的不断完善和改进，令介入治疗已成为目前冠心病的重要治疗手段之一，挽救了不少危重患者的生命，大大改善了冠心病的预后；血透、腹透的广泛应用及技术改进使肾脏替代治疗成为器官衰竭替代治疗中最为成功的例子；呼吸重症监护医学不断发展，进一步改善各种病因引起的呼吸衰竭的预后；造血干细胞移植逐渐成为多种血液病治疗的重要手段。③治疗策略的新认识：随着对病因学认识的深入，一些传统的治疗观念已发生了革命性的变化。如根除幽门螺杆菌作为消化性溃疡的常规治疗；急性冠状动脉综合征概念的提出使冠心病的治疗策略取得重要进展；以阻断过度激活的细胞信号传递通道为目的的治疗对策的确立和发展，有可能真正降低心力衰竭的病死率。④器官移植：器官移植作为终末期器官衰竭治疗的最后手段大大改善了晚期内科疾病的预后，肾移植技术已相当成熟，肝移植亦已趋于成熟并已广泛应用，心脏移植、心肺联合移植、胰腺移植等方面也取得了很大进展。

【内科护理学的学习目的和要求】

内科护理的服务对象是从青年、中年、老年直至高龄老人的成年人。服务对象的年龄跨度大，因而各种健康问题和对卫生保健的需求高度复杂。同时，临床护理中护士的角色作用在扩展和延伸，也对内科护士提出了新的更高的要求，内科护士不仅是患者的直接护理者，还应承担协作者、教育者、代言者、管理者和研究者的角色作用。学习内科护理学的目的是为了保护人民的健康，要求护士要有全心全意为人民服务的思想、救死扶伤实行革命人道主义的高尚医德，以及南丁格尔"护理与奉献"的精神，能运用内科护理学的理论知识与实践技能，为患者实施整体护理，以解决健康问题，并进一步为发展护理事业、维护和增进人民健康及个体可持续发展作出努力。

本教材除国家护士执业考试必修的内容外，根据临床护理工作的需要及学生将来的发展，增加了少部分内容，适合于学生自学。通过本课程的学习，要求学生能够达到如下目标。

1. 了解内科常见病、多发病的病因、发病机制、病理和病理生理特征。

2. 通过对各系统疾病的学习，掌握对患者（患内科常见病、多发病）实施整体护理的相关的知识和技能；能收集主、客观资料，进行护理评估；能确定护理诊断并制定相应的护理目标；能较全面地制定护理措施，包括一般护理、症状护理、药物治疗的护理（药物知识、用药观察、注意事项）、急诊重症的抢救、特殊治疗的护理、心理护理和健康教育，作出相应的评价。

3. 具有实施内科常用护理操作技术的能力。

4. 确立"以人的健康为中心"的护理理念，强化整体护理观，养成自觉按照护理程序进行思维患者的问题，认真、热情、主动实施护理措施的工作意识；树立全心全意为护理对象服务的思想，养成关心、爱护、尊重护理患者的行为意识；护理工作需具备细心、耐心、责任心、同情心和爱心。

5. 具有刻苦勤奋的学习态度，严谨求实的工作作风，团结协作的工作精神，稳定的心理素质，良好的环境适应能力和较强的创新意识，在学习和实践中培养良好的敬业精神和职业道德，不断适应社会。

（包再梅）

第二章 | 呼吸系统常见疾病的护理

第一节 概 述

掌握　呼吸系统疾病常见症状的常见护理诊断及护理措施

熟悉　呼吸系统疾病常见症状的护理评估

了解　呼吸系统的结构与功能；学好呼吸系统疾病护理的意义

呼吸系统是机体与外界直接进行气体交换的场所，每天约有 10000～15000L 空气进出，接触空气中大量的病原体、过敏原及烟、雾、灰尘等理化有毒物质，另外，还受到经血液循环带来的有害物质的侵害。因此，呼吸系统疾病的发病率高。由于工业化的进程、汽车的普及导致空气质量的恶化，人口的老龄化，呼吸系统疾病发病率呈增高的趋势。慢性阻塞性肺疾病在 40 岁以上人群中发病率超过 8%；肺血栓栓塞症已成了重要的医疗保健问题。许多疾病呈慢性病程，肺功能逐渐损害，早期易被人们忽视，中后期不可逆转，最终使患者致残，甚至危及生命。2006 年全国部分城市及农村前 10 位主要疾病死亡原因的统计结果显示，呼吸系统疾病（不包括肺癌）在城市人口的死亡原因中占第四位（13.1%），在农村则占第三位（16.4%），是我国总人口死亡原因的前 5 位因素之一。因此，学好呼吸系统疾病的护理具有重要的意义。

一、呼吸系统的结构与功能

呼吸系统主要包括呼吸道和肺。呼吸道分为上、下呼吸道。

1. **上呼吸道**　从鼻腔开始到环状软骨称为上呼吸道，包括鼻、咽、喉。除作为气体通道外，还有湿化、加温和净化空气的作用。会厌、声门、声带具有保护性反射作用，在发音、吞咽时防止口腔分泌物和食物误吸入呼吸道。

2. **下呼吸道**　环状软骨以下的气管、支气管至终末呼吸性细支气管末端为下呼吸道（图 2－1）。

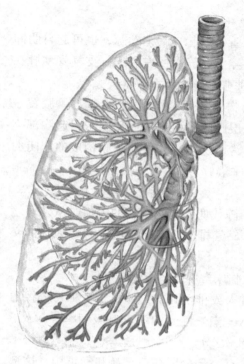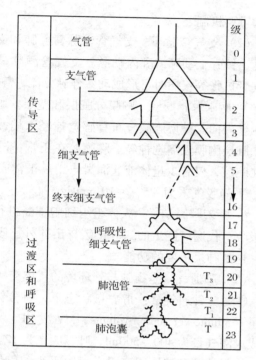

图2-1 支气管的分支示意图

气管在第4胸椎水平分叉为左右主支气管。右主支气管与气管的夹角比左侧陡直，管径也大，因此气管插管、误吸物易进入右侧支气管。气管和大支气管主要由"C"形软骨和结缔组织构成，软骨主要起支撑作用，防止气道萎陷，气管切开一般在第2～4软骨环处进行。随着支气管向外周分支变小，软骨成分减少，平滑肌相应增多，平滑肌收缩可引起小支气管痉挛，导致阻塞性呼吸困难。临床上将吸气状态下内径＜2mm的细支气管称为"小气道"。气管和支气管的黏膜由假复层纤毛柱状上皮和分泌黏液的杯状细胞组成。纤毛具有清除呼吸道内分泌物和异物的功能，是气道重要的防御机制之一。纤毛活动可因黏液分泌物的干燥、变稠，或因吸烟、吸入有害气体及病原体感染而受到损害，纤毛活动能力减弱，导致呼吸道防御功能下降，诱发感染。

3. 终末呼吸单位 终末细支气管及远端称为终末呼吸单位，内含三级呼吸性细支气管，管壁肺泡数逐级增多，再接肺泡囊和肺泡。正常人肺泡的表面积可达$100m^2$。肺泡的上皮细胞包括Ⅰ型细胞、Ⅱ型细胞和巨噬细胞。Ⅰ型细胞为扁平细胞，与毛细血管内皮细胞及二者之中的间质组成肺泡-毛细血管膜，是肺泡-血液气体弥散的场所。肺间质中有细胞与结缔组织，许多疾病可累及肺间质，最终形成永久性的肺纤维化。Ⅱ型细胞产生表面活性物质，降低肺泡的表面张力，防止其萎陷。

4. 肺的血液供应 肺有双重血液供应，即肺循环和支气管循环。

（1）**肺循环** 右心室→肺动脉及分支→肺泡毛细血管网进行气体交换→肺静脉→左心房，是肺的功能血液循环。肺动、静脉均有交感神经分布。肺循环的特点为高容量、低阻力、低压力，缺氧能使肺动脉收缩，形成肺动脉高压，是发生慢性肺源性心脏病重要机制之一。

（2）支气管循环　支气管动脉营养肺和支气管，多起自胸主动脉，也可起自肋间动脉、锁骨上动脉或乳内动脉。支气管静脉最后经上腔静脉回右心房。支气管动脉在支气管扩张等疾病时可形成动-静脉分流，静脉曲张破裂引起大咯血。

5. 胸膜及胸膜腔　胸膜分脏层和壁层。脏层胸膜覆盖在肺的表面，壁层胸膜覆盖在胸壁内面。壁层胸膜分布有感觉神经末梢，壁层胸膜发生病变或受刺激引起胸部疼痛；脏层胸膜无痛觉神经。胸膜腔在正常情况下为脏层胸膜和壁层胸膜构成的密闭的潜在腔隙，仅有少量体液起润滑作用。正常成人平静呼气末胸腔内压为 $-3 \sim -5$ mmHg，平静吸气末为 $-5 \sim -10$ mmHg。

6. 肺的呼吸功能　人体组织细胞不断进行新陈代谢，代谢消耗的氧随时从外环境中吸收，代谢所产生的二氧化碳排出体外。吸入氧气排出二氧化碳的过程称为气体交换，这是肺最重要的功能。

（1）肺通气　是指肺与外环境的气体交换。临床常用以下指标来衡量。

①每分钟通气量：指静息状态下，每分钟进入或排出肺的气体总量，称每分钟通气量（minute ventilation volume，MV 或 VE），MV = 潮气量（VT）×呼吸频率（f），正常成人潮气量为 $400 \sim 500$ ml，呼吸频率为 $12 \sim 18$ 次/分。

②无效腔和肺泡通气量：每次吸入的气体，有一部分留在口、鼻和气道中，这部分进入气道但不参与气体交换的气量，称为解剖无效腔量（anatomical dead space volume，VD）。生理无效腔量为解剖无效腔量和肺泡无效腔量之和。在正常情况下，生理无效腔量约为 150ml。肺泡通气量（alveolar ventilation，VA）指每分钟参与气体交换的通气量 [VA = （VT - VD）×f]。它是维持动脉正常氧分压（PaO_2）和二氧化碳分压（$PaCO_2$）的基本条件。浅而快的呼吸对肺泡通气是不利的，而深而慢的呼吸虽可以增加肺泡通气量，但同时也会增加呼吸做功。

（2）肺换气　是指肺泡与血液之间的气体交换过程。正常的肺换气功能有赖于空气通过肺泡膜的有效弥散、充足的肺泡通气量和肺血流以及两者之间恰当的比例。气体交换的动力是气体在肺泡与血液之间的分压差。

7. 呼吸系统的防御功能　为防止各种微生物、变应原、毒素和粉尘等有害颗粒的侵入，肺与呼吸道共同构成了以下防御机制：①气道物理防御：对致病因子进行沉积、滞留和气道黏液-纤毛的清除作用。②生物学防御：主要为上呼吸道的正常菌群。③神经学防御机制：主要是由有害因子刺激鼻黏膜产生的咳嗽反射、喷嚏和支气管收缩等完成，以清除致病物质。④气道-肺泡免疫系统：通过细胞免疫和体液免疫发挥免疫防御机制。致病因子过强或防御功能降低，就会导致疾病的发生。

8. 呼吸的调节　机体通过中枢神经控制、神经反射性调节和化学反射性调节为机体提供充足的氧气、排出多余的二氧化碳，稳定内环境的酸碱平衡。

二、呼吸系统疾病常见症状及体征的护理

呼吸系统疾病常见症状及体征有咳嗽与咳痰、肺源性呼吸困难、咯血和胸痛。

咳嗽与咳痰

咳嗽（cough）是一种呈突然、爆发性的呼气运动，以清除气道分泌物或异物。是呼吸系统疾病最常见的症状。咳嗽本质是一种保护性反射。但剧烈的咳嗽可引起气道黏膜的血管破裂出血，可引起胸膜破裂发生气胸，可影响回心血量，影响睡眠休息等。咳痰（expectoration）是借助支气管黏膜上皮纤毛运动、支气管平滑肌的收缩及咳嗽反射，将呼吸道分泌物从口腔排出体外的动作。咳嗽可伴或不伴咳痰。咳嗽无痰或痰量甚少，称为干性咳嗽（drying cough）；伴有咳痰的咳嗽，称湿性咳嗽。

【护理评估】

（一）健康史

引起咳嗽和咳痰的病因很多，常见病因有：①气道的炎症、结核、肿瘤、高反应性及支气管扩张等。②肺实质和胸膜疾病，如肺炎、肺脓肿、胸膜炎、自发性气胸、肺水肿、肺间质性疾病等。③其他疾病，如食管反流性疾病、颅内病变刺激咳嗽中枢、精神性咳嗽、心血管疾病等。④某些药物，如 β 受体阻滞剂、血管紧张素转换酶抑制剂等。

常见的诱因有：受凉、气候变化、粉尘或过敏原的吸入、服用某些药物或精神因素等。

（二）身体状况

1. 评估咳嗽、咳痰的特点

（1）咳嗽　评估咳嗽出现及持续时间、发生的急缓、性质、有无咳嗽无效或不能咳嗽。刺激性或干性咳嗽一般是急性呼吸道感染早期、气管异物、咽炎、支气管肿瘤、胸膜炎、肺间质病变、后鼻道滴涕和胃食管反流的表现，部分患者服用血管紧张素转换酶抑制剂等也出现干咳；犬吠样咳嗽见于会厌、喉部病变；金属音调咳嗽常见于纵隔肿瘤、主动脉瘤或支气管肺癌压迫气管引起；嘶哑性咳嗽多见于声带炎、喉炎、喉结核、喉癌和喉返神经麻痹等。

（2）咳痰　评估痰液的颜色、性质、量、气味、有无肉眼可见的异物等。脓性痰是气管、支气管和肺部感染的标志。痰呈红色或红棕色常见于肺结核、肺癌、肺梗死等出血时；铁锈色痰多见于肺炎球菌肺炎；红褐色或巧克力色痰多见于阿米巴肺脓肿；粉红色泡沫痰为急性肺水肿的表现；砖红色胶冻样痰或带血液者常见于克雷白杆菌肺炎；灰黑色或暗灰色痰常见于各种尘肺或慢性支气管炎；痰有恶臭味提示厌氧菌感染。慢性咳嗽伴咳痰常见于慢性支气管炎、支气管扩张、肺脓肿和肺结核等。

2. 伴随症状　有无发热、胸痛、呼吸困难、咯血、神志改变、说话困难等表现。

3. 身体评估　①有无体温升高、脉率增快、血压异常、意识障碍。②有无口唇、甲床发绀，有无鼻翼煽动，咳嗽时有无痛苦表情；是否为强迫体位，如端坐呼吸。③有无呼吸频率、节律和深度异常，胸廓两侧呼吸运动是否对称，是否有呼吸音改变及异常呼吸音，有无干、湿啰音等。

（三）辅助检查

X 线胸片、CT 检查、血常规检查、痰液病原体检查，有助于明确病因。

（四）心理和社会支持状况

长期反复的咳嗽，是否引起了焦虑、抑郁等不良情绪反应；是否严重影响患者的日常工作、生活和睡眠。家属是否因对疾病认识不足及照顾能力有限而焦虑、恐慌。

［常见护理诊断］

清理呼吸道无效　与呼吸道分泌物过多、黏稠，或患者疲乏、胸痛、意识障碍导致咳嗽无效、不能或不敢咳嗽有关。

［护理措施］

1. 环境　为患者提供安静、整洁、舒适的病房。病室注意通风，保持室内空气新鲜、洁净，避免有刺激性等不良气味；维持合适的室温（18 ~ 20℃）和湿度（50% ~ 60%），以充分发挥呼吸道的自然防御功能。

2. 饮食护理　咳嗽者能量消耗增加，应给予高蛋白、高维生素、足够热量的饮食，避免油腻、辛辣刺激食物。每天主动饮水 1500ml 以上，足够的水分可保证呼吸道黏膜的湿润和病变黏膜的修复，利于痰液稀释和排出。

3. 病情观察　密切观察咳嗽、咳痰情况，详细记录痰液的色、质、量。正确收集痰标本，及时送检。

4. 促进有效排痰

（1）指导深呼吸和有效咳嗽　深呼吸和有效咳嗽有助于气道远端分泌物的排出，适用于神志清醒，一般状况良好、能够配合的患者。指导患者掌握有效咳嗽的正确方法：①患者尽可能采用坐位，先进行 5 ~ 6 次深而慢的缩唇呼吸，每次深吸气至膈肌完全下降，屏气 3 ~ 5s，继而缩唇（撅嘴），缓慢地通过口腔将肺内气体用力呼出；之后再深吸一口气后屏气 3 ~ 5s，进行 2 ~ 3 次短促有力的咳嗽，再身体前倾，收缩腹肌，或用手按压上腹部，用力咳嗽 1 次将痰液咳出。也可让患者取俯卧屈膝位，借助膈肌、腹肌收缩，增加腹压，咳出痰液。也可坐位时在腹部放置软枕，咳嗽身体前屈时促使膈肌上抬。②经常变换体位有利于痰液咳出。③对胸痛较甚不敢咳嗽的患者，咳嗽时应防止加重疼痛（见胸痛的护理）。

（2）吸入疗法　主要作用是湿化呼吸道、稀释痰液，适于痰液黏稠和排痰困难者。吸入疗法分蒸汽湿化和超声雾化治疗法。临床上常在雾化吸入同时加入痰溶解剂、平喘药等，达到祛痰、消炎、止咳、平喘等作用。注意事项：①防止窒息：干结的分泌物湿化后膨胀易阻塞支气管，治疗后帮助患者翻身、拍背，及时排痰，尤其是体弱、无力咳嗽者。②避免吸入氧浓度降低：尤其是超声雾化吸入，因吸入气湿度过高，降低了吸入氧浓度，患者感觉胸闷、气促加重。可提高吸氧浓度或用氧气驱动的喷射式雾化吸入。③避免湿化过度：过度湿化可引起气道黏膜水肿，气道狭窄，阻力增加，甚至诱发支气管痉挛。治疗时要观察患者反应，湿化时间不宜过长，一般以 10 ~ 20min 为宜。④控制湿化温度：一般应控制湿化温度在 35 ~ 37℃。在蒸汽湿化过程中应避免温度过高引起呼吸道灼伤，损害气道黏膜纤毛运动；温度过低可诱发哮喘、寒战反应。

⑤防止感染：按规定消毒吸入装置和病房环境，严格无菌操作，加强口腔护理，避免呼吸道交叉感染。

（3）体位引流　体位引流是患者根据病变部位采取特殊体位，利用重力作用使肺、支气管内分泌物排出体外，又称重力引流。适用于肺脓肿、支气管扩张等有大量痰液排出不畅时。禁用于：①呼吸衰竭、有明显呼吸困难和发绀者。②近1~2周内曾有大咯血史。③严重心血管疾病或年老体弱不能耐受者。方法：①引流前准备：向患者解释体位引流的目的、过程和注意事项，监测生命体征和肺部听诊，明确病变部位。引流前15分钟遵医嘱给予支气管扩张剂（如有条件可使用雾化器或手按定量吸入器）。备好排痰用纸巾或可弃去的一次性容器。②引流体位：引流体位的选择取决于分泌物潴留的部位和患者的耐受程度。原则上抬高患部位置，使引流支气管开口向下（图2-2），有利于潴留的分泌物随重力作用流入支气管和气管排出。如果患者不能耐受，应及时调整姿势。头外伤、胸部创伤、咯血、严重心血管疾病和患者状况不稳定者，不宜采用头低位进行体位引流。③引流时间：根据病变部位、病情和患者状况，每天1~3次，每次15~20min。一般于饭前1h，饭后或鼻饲后1~3h进行，以免影响食欲或呕吐胃内容物。④引流的观察：引流时应有护士或家人协助，观察患者有无出汗、脉搏细弱、头晕、疲劳、面色苍白等症状，评估患者对体位引流的耐受程度，如患者出现心率超过120次/分、心律失常、高血压、低血压、眩晕或发绀，应立即停止引流并通知医生。在体位引流过程中，鼓励并指导患者作腹式深呼吸及有效咳嗽，辅以胸部叩击等措施，提高引流效果。⑤引流后护理：体位引流结束后，帮助患者采取舒适体位，弃掉污物。给予清水或漱口剂漱口，保持口腔清洁减少呼吸道感染的机会。观察引流出的痰液性质、量及颜色，并记录。听诊肺部呼吸音的改变，评价体位引流的效果。

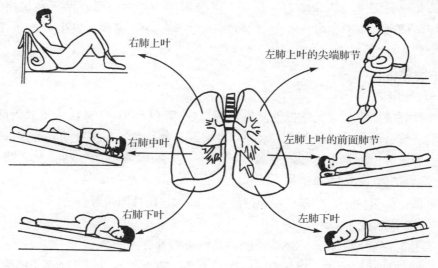

图2-2　排痰体位引流图

（4）胸部叩击　胸部叩击适于久病体弱、长期卧床、排痰无力者。禁用于未经引流的气胸、肋骨骨折、有病理性骨折史、咯血、低血压及肺水肿等患者。方法：患者侧卧位或在他人协助下取坐位，叩击者手指弯曲并拢，使掌侧呈杯状，以手腕力量，从肺底自下而上、由外向内、迅速而有节律地叩击胸壁，震动气道，每一肺叶叩击 1~3min，每分钟 120~180 次，叩击时发出一种空而深的拍击音则表明手法正确。注意事项：①听诊肺部有无呼吸音异常及干、湿啰音，明确病变部位。②宜用单层薄布保护胸廓部位，避免直接叩击引起皮肤发红，但覆盖物不宜过厚，以免降低叩击效果。叩击时避开乳房、心脏、骨突部位（如脊椎、肩胛骨、胸骨）及衣服拉链、纽扣等。③叩击力量适中，以患者不感到疼痛为宜，每次叩击时间以 5~15min 为宜，应安排在餐后 2h 至餐前 30min 完成，以避免治疗中发生呕吐和影响食欲。④操作过程中应密切注意患者的反应。⑤操作后让患者休息，协助做好口腔护理，去除痰液气味；询问患者的感受，观察患者的呼吸情况、痰液的颜色、性质和量，复查生命体征、肺部呼吸音及啰音变化。

（5）机械吸痰　适用于无力咳出黏稠痰液、意识不清或排痰困难者。可经患者的口、鼻腔、气管插管或气管切开处进行负压吸痰。注意事项：每次吸引时间少于 15s，两次抽吸间隔时间大于 3min；吸痰动作要迅速、轻柔，将不适感降至最低；在吸痰前、中、后适当提高吸入氧的浓度，避免吸痰引起低氧血症；严格无菌操作，避免呼吸道交叉感染。

5. 用药护理　遵医嘱给予止咳、祛痰药物，观察药物的疗效和不良反应。排痰困难者和痰液较多者慎用强镇咳药，以防影响痰液的排出。

<h2 style="text-align:center">肺源性呼吸困难</h2>

呼吸困难（dyspnea）是指患者主观感觉空气不足、呼吸不畅，客观表现为呼吸用力，呼吸频率、深度及节律异常。临床上呼吸困难主要由呼吸、循环系统疾病引起。肺源性呼吸困难是由于呼吸系统疾病引起通气、换气功能障碍，发生缺氧和（或）二氧化碳潴留所致。

【护理评估】

（一）健康史

肺源性呼吸困难最常见于慢性阻塞性肺部疾病（COPD），其次为支气管哮喘，其他还有喉、气管与支气管的炎症、水肿、肿瘤或异物所致狭窄或梗阻；肺炎、肺脓肿、肺淤血、肺水肿、肺不张、肺栓塞等疾病；也见于胸廓疾患如气胸、大量胸腔积液、严重胸廓畸形等；膈运动障碍等。

主要的诱因为感染、劳累、接触过敏原、屏气、精神因素等。

（二）身体状况

1. 评估呼吸困难的特点　临床上肺源性呼吸困难分三种类型。

（1）吸气性呼吸困难　吸气时呼吸困难显著，重者出现"三凹征"，即胸骨上窝、锁骨上窝和肋间隙凹陷，常伴干咳及高调哮鸣，多见于气管和大支气管异物、肿瘤或受压等引起机械性梗阻。

（2）呼气性呼吸困难　呼气费力，呼气时间延长，常伴有哮鸣音，多见于支气管哮喘、COPD 等小气道病变。

（3）混合性呼吸困难：吸气与呼气均感费力，呼吸频率增快、变浅，常伴有呼吸音减弱或消失。是由于肺部病变广泛，呼吸面积减少，影响换气功能所致。常见于重症肺炎、重症肺结核、特发性肺纤维化、大量胸腔积液和气胸等。

2. 身体评估 ①患者是否有注意力不集中、烦躁不安、神志恍惚、谵妄或昏迷。②患者是否有鼻翼煽动、张口呼吸或点头呼吸；是否有缺氧引起发绀。③是否有呼吸的频率、深度和节律异常：轻度呼吸衰竭时呼吸可深而快，严重时呼吸浅而慢；中枢神经性呼吸困难常出现慢而深的呼吸、潮式呼吸或间歇呼吸。④注意是否有桶状胸、双肺肺泡呼吸音减弱或消失，有无干、湿啰音等。

（三）辅助检查

动脉血气分析了解低氧血症和二氧化碳潴留的程度，肺功能测定了解肺功能的基本状态，明确肺功能障碍的程度和类型。

（四）心理和社会支持状况

患者呼吸困难，活动受限，是否引起患者紧张、抑郁、焦虑或恐惧。家属是否因对疾病认识不足及照顾能力有限而焦虑、恐慌。

【常见护理诊断】

1. 气体交换受损 与呼吸道痉挛、呼吸面积减少、换气功能障碍有关。

2. 活动无耐力 与呼吸功能受损导致机体缺氧有关。

【护理措施】

1. 环境与休息 提供安静、温度和湿度适宜、空气洁净的环境。哮喘患者室内避免湿度过高；避免有过敏原，如尘螨、刺激性气体、花粉、羽绒被服等。严重时患者采取身体前倾坐位或半卧位，可使用高枕头、靠背架或床边桌等支撑物，以患者自觉舒适为原则。避免紧身衣服或过厚盖被而加重胸部压迫感。搬运患者时禁止背运，因背运时压迫胸腹部，影响呼吸。缓解期合理安排休息和活动量，调整日常生活方式，根据病情，有计划地增加运动量，如室内走动、室外活动、散步、快走、慢跑、太极拳、体操等有氧活动，逐步提高肺活量和活动耐力。

2. 保持呼吸道通畅 根据病情选择方法，如指导有效深呼吸、咳嗽与咳痰、吸入疗法、胸部叩击、机械吸痰、体位引流、药物解痉与祛痰等，以清除呼吸道内异常分泌物及舒张气道，必要时可行气管插管或气管切开等措施。

3. 病情观察 动态观察患者呼吸状况，判断呼吸困难类型。有条件可监测血氧饱和度、动脉血气变化，及时发现和解决患者异常情况。

4. 呼吸训练 指导慢性阻塞性肺气肿患者作缓慢深腹式－缩唇呼吸等，训练呼吸肌。方法如下。

（1）缩唇呼吸 缩唇呼吸的技巧是通过缩唇形成的微弱阻力来延长呼气时间，增加气道压力延缓气道塌陷。患者闭嘴经鼻吸气，然后通过缩唇（吹口哨样）缓慢呼气。吸气与呼气时间比为 1：2 或 1：3，使气体能完全呼出。缩唇大小程度与呼气流量，以能使距口唇 15～20cm 处，与口唇等高点水平的蜡烛火焰随气流倾斜又不至于熄灭为宜。

（2）膈式或腹式呼吸　患者可取立位、平卧位或半卧位，两手分别放于前胸部和上腹部。用鼻缓慢吸气时，膈肌最大程度下降，腹肌松弛，腹部凸出，手感到腹部向上抬起。呼气时用口呼出，腹肌收缩，膈肌松弛，膈肌随腹腔内压增加而上抬，推动肺部气体排出，手感到腹部下降。另外，可以在腹部放置小枕头、杂志或书锻炼腹式呼吸。如果吸气时，物体上升，证明是腹式呼吸。

缩唇式呼吸和腹式呼吸联合练习。缩唇呼吸和腹式呼吸每天训练 3 ~ 4 次，每次重复 8 ~ 10 次。缩唇呼吸和腹式呼吸需要增加能量消耗，因此指导患者只能在疾病恢复期如出院前进行训练。

5. 氧疗和机械通气的护理　根据呼吸困难类型、严重程度不同，进行合理氧疗或机械通气，以缓解症状。只有缺氧无二氧化碳潴留者，可开始给予高流量（4 ~ 6L/min）、高浓度（36% ~ 45%）的吸氧，以尽快纠正缺氧；如果既有缺氧又有二氧化碳潴留，则给予持续低流量（1 ~ 2L/min）、低浓度（25% ~ 29%）吸氧，因此时潴留的二氧化碳无刺激呼吸中枢兴奋的作用，靠缺氧刺激呼吸中枢，如果高流量、高浓度给氧纠正缺氧后，呼吸中枢减少了刺激，兴奋性降低，会加重二氧化碳的潴留，加重中枢的麻醉。提倡进行每天持续 5h 以上的长期家庭氧疗。长期持续低流量吸氧不但能改善缺氧症状，还有助于降低肺循环阻力，减轻肺动脉高压和右心负荷。氧疗有效的指标：患者呼吸困难减轻、呼吸频率减慢、发绀减轻、心率减慢、活动耐力增加。

机械通气的护理参见本章第十五节。

6. 饮食　宜给予高热量、高蛋白、高维生素、适量纤维素、清淡、易消化的饮食；避免产气的饮食，如汽水、啤酒、豆类、马铃薯、红薯等，防止腹胀，膈肌抬高，加重呼吸困难；无心功能不全者充足饮水，保持大便通畅，防止便秘时用力大便，导致肺大疱破裂。

7. 用药护理　遵医嘱应用支气管舒张剂、呼吸兴奋剂等，观察药物疗效和不良反应。

8. 心理护理　呼吸困难可引起患者烦躁不安、恐惧，而不良情绪反应可进一步加重呼吸困难。因此，医护人员应陪伴患者身边，安慰患者，使其保持情绪稳定，增强安全感。

咯　血

咯血（hemoptysis）是指喉及其以下呼吸道或肺组织出血经口咳出。

【护理评估】

（一）健康史

咯血大多数是由呼吸和循环系统疾病所致。呼吸系统疾病咯血，最常见的是肺结核，其次是支气管扩张，再次是支气管肺癌，肺炎、慢性支气管炎、慢性肺脓肿等也是常见咯血的病因。其他系统引起咯血的有风湿性心瓣膜病二尖瓣狭窄、急性肺水肿、肺梗死、血液病、系统性红斑狼疮等。感染、劳累、吸入刺激性气体是常见的诱因。

（二）身体状况

1. 评估咯血量　咯血量的多少与病因和病变范围有关，但与疾病严重程度不完全一致。根据咯血量，临床将咯血分为痰中带血、少量咯血（＜100ml/d）、中等量咯血（100～500ml/d）、大量咯血（＞500ml/d，或1次＞300ml）。

2. 伴随症状　大咯血常伴有呛咳、脉速、出冷汗、呼吸急促、面色苍白、紧张不安和恐惧感。大咯血因血液滞留在支气管或失血，可出现各种并发症如：①窒息：如大咯血过程中出现咯血量突然减少，气促，胸闷，烦躁不安，紧张，则为窒息先兆；如出现张口瞪目的恐惧表情、双手乱抓、大汗淋漓、颜面青紫、意识丧失，则为窒息的表现。窒息易发生于急性大咯血，极度衰弱无力咳嗽，应用镇静、镇咳药物及精神极度紧张的患者。②肺不张：表现为咯血后出现呼吸困难、胸闷、气促、发绀、局部呼吸音减弱或消失。③继发肺部感染：表现为咯血后发热，体温持续不退，咳嗽加剧，肺部干、湿性啰音。④失血性休克：表现为大咯血后出现脉搏显著加快，血压下降，四肢湿冷，烦躁不安，尿少等。

（三）辅助检查

肺部X线胸片或CT检查，纤维支气管镜及组织活检，痰液找病原体或脱落细胞检查，有助于明确咯血的原因。

（四）心理和社会支持状况

诊断不明的反复咯血或大咯血引起患者对病情的预后担心，患者和家属常表现出烦躁不安、焦虑和恐惧。患者或家人是否有防止患者大咯血引起窒息、出现窒息急救的知识。

【常见护理诊断】

1. 有窒息的危险　与大咯血致呼吸道血液滞留有关。

2. 恐惧　与突然大咯血或反复咯血不止有关。

【护理措施】

1. 一般护理　①保持病室安静、舒适，患者静卧休息，避免不必要的交谈，以减少肺活动，少量咯血可自行停止；大量咯血时绝对卧床休息，协助患者取患侧卧位，防止血液流入健侧影响通气。②医护人员陪伴在患者旁，安慰患者，告之咯血的原因、治疗方法和效果，使之有安全感，消除恐惧，防止患者因紧张、恐惧而屏气致声门痉挛；解释放松心情有利于止血；鼓励患者轻轻咳出积在气管内的血液；及时帮助患者去除污物，擦净血迹，及时用清水漱口或行口腔护理，保持口腔清洁、去除口腔异味，防止因口咽部异味刺激引起剧烈咳嗽而诱发再度咯血。高度紧张者可按医嘱酌情给予镇静剂，缓解紧张情绪。③大量咯血者暂禁食，少量咯血者宜进食凉或温的流质饮食，避免刺激性食物或饮料，如辛辣食物、浓茶、咖啡、酒等；多饮水，多食富含纤维的食物，以保持大便通畅。防止用力大便使回心血量增多，肺循环压力增高而诱发咯血。

2. 病情观察　记录咯血量，定期监测生命体征及尿量，密切观察患者有无窒息或窒息先兆，有无肺不张、继发感染、失血性休克的表现。

3. 用药护理　按医嘱应用止血药物，注意观察有无药物的不良反应。垂体后叶素，可有血压升高、心绞痛发作、腹痛、流产等副作用，因此，高血压、冠心病、孕妇禁用。补充血容量时，速度不宜过快、量不宜过多，以免增高肺循环压力，再次引起血管破裂而咯血。

4. 窒息的抢救 大咯血的患者，病床旁备好吸引器、氧气、气管切开包、止血药物、呼吸兴奋剂、升压药物等设备和药品。发现患者窒息时，立即将患者置于头低足高（30°~45°）俯卧位，脸侧向一边，轻拍背部或刺激患者咽喉部以利血块排出，并迅速用手挖出或吸出口、咽、喉、鼻部血块。无效时，配合医师行气管插管或气管切开，以迅速解除呼吸道梗阻。

胸　痛

胸痛是各种刺激因素如缺氧、炎症、肌张力改变、肿瘤浸润、组织坏死以及物理、化学因子等，刺激胸部的感觉神经产生痛觉冲动，传至大脑皮质的痛觉中枢引起胸部疼痛。

【护理评估】

（一）健康史

主要由胸部疾病、少数由其他部位的病变引起。呼吸系统疾病常见于胸膜炎、自发性气胸、肺炎、支气管肺癌、胸膜肿瘤等；胸壁疾病，如带状疱疹、肋间神经炎、肋软骨炎及胸壁外伤等；心脏与大血管疾病，如心绞痛、急性心肌梗死、主动脉夹层、肺梗死等；纵隔疾病及其他疾病，如食管炎、纵隔肿瘤、膈下脓肿等。

（二）身体状况

评估胸痛的特点　胸膜炎为尖锐刺痛或撕裂痛，且在深呼吸和咳嗽时加重，屏气时减轻，可触到胸膜摩擦感或听到胸膜摩擦音。自发性气胸为突发的剧烈疼痛或撕裂样疼痛，伴干咳，叩之呈过清音或鼓音，呼吸音减弱或消失。肺癌多为胸部闷痛或隐痛，进行性加重。肺炎、肺结核出现的胸痛，伴有咳嗽、咳痰或呼吸困难，肺部可闻及干湿啰音。食管炎引起的胸痛，多在吞咽时加剧。心绞痛和心肌梗死一般在劳累或情绪激动后发生，于胸骨后中、上段或心前区，呈压榨样痛或闷痛。心绞痛一般持续数分钟或十余分钟，休息或含服硝酸甘油后缓解；心肌梗死则呈持续性疼痛，休息或含服硝酸甘油不缓解。

（三）辅助检查

胸部 X 线片或 CT、血常规、心电图、心肌酶学检查等可协助病因诊断。

（四）心理和社会支持状况

疼痛发作时患者是否有烦躁、焦虑不安，诊断未明确之前是否有恐惧。家属是否因对疾病认识不足及照顾能力有限而焦虑、恐慌。

【常见护理诊断】

疼痛：胸痛　与病变累及壁层胸膜、胸壁组织或心肌缺血、缺氧有关。

【护理措施】

1. 一般护理 休息：胸痛的患者休息，可减少肺和胸廓的运动而减轻胸痛。协助患者采取舒适的体位，一般胸膜和肺部病变，患侧卧位能减轻疼痛。向患者及家属介绍病情、治疗方法和治疗效果，消除患者的紧张、恐惧心理。

2. 缓解疼痛　①指导患者减轻疼痛的方法：欣赏音乐、电视、局部按摩、穴位按压等，以分散对疼痛的注意力。②制动止痛：胸部活动引起疼痛加剧者，限制疼痛部位的呼吸活动止痛。如用 15cm 宽的胶布，在患者深呼气末固定疼痛部位，前后均超过中线；在咳嗽、深呼吸、活动时，用手按压疼痛部位以制动。③药物止痛：疼痛剧烈或持续而影响休息时可按医嘱用肋间神经封闭疗法止痛，也可适当应用镇痛药物或镇静药物。④心血管疾病引起的胸痛，绝对卧床休息，吸氧，心绞痛者给予硝酸甘油含服止痛。

3. 病情观察　注意观察胸痛的部位、性质、时间、加重和缓解因素，分析胸痛的原因，注意生命体征，有无发绀、呼吸困难、咳嗽、心悸等。

4. 用药护理　严格按医嘱给予止痛药物，注意其疗效和不良反应。不滥用止痛药物，防止延误病情，防止其产生依赖性或成瘾性。

第二节　急性呼吸道感染

学习目标

掌握　急性呼吸道感染的临床表现、常见护理诊断与护理措施、健康教育
熟悉　病因与诱因、诊断要点、治疗要点
了解　发病机制、辅助检查

一、急性上呼吸道感染

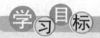　某男，19 岁。因发热、咽痛、咳嗽 1 天入院。患者昨日因气温骤降受凉，昨晚开始畏寒，相继出现发热；今晨出现咽痒痛，干咳，鼻塞，流少许清涕。发病以来精神差，乏力。体温 39.8℃，咽部充血，扁桃体不肿大，左颌下可触及一直径约 1cm 的肿大淋巴结，活动、触痛。血常规：白细胞 4.8×10^9/L，中性粒细胞 0.56，淋巴细胞 0.41。

1. 该患者最可能的诊断是什么？
2. 有哪些常见护理诊断，怎样护理？
3. 健康教育的内容有哪些？

急性上呼吸道感染（acute upper respiratory tract infection）是鼻腔、咽或喉部急性炎症的总称。有时可引起严重的并发症。

本病全年皆可发病，但冬春季节多发；不同年龄、性别、职业和地区都可发病；

具有一定的传染性，可通过含有病毒的飞沫或被污染的手和用具传播，多为散发，但可在气候突变时流行。由于引起上呼吸道感染的病毒类型较多，人体感染后只产生较弱而短暂的免疫力，且无交叉免疫，同时在健康人群中有人携带病毒，故一个人一年内可多次发病。

[护理评估]

（一）健康史

1. 病因　急性上呼吸道感染约有70%～80%是由病毒引起。常见的病毒包括流感病毒（甲、乙、丙）、副流感病毒、呼吸道合胞病毒、腺病毒、鼻病毒、埃可病毒、柯萨奇病毒、风疹病毒等。细菌感染约只占20%～30%，可直接或继发于病毒感染之后发生，以溶血性链球菌最为多见，其次为流感嗜血杆菌、肺炎链球菌和葡萄球菌等，偶见革兰阴性杆菌。

2. 诱因　各种可导致全身或呼吸道局部防御功能降低的原因，如受凉、淋雨、过度紧张或疲劳等均可诱发本病。

3. 发病机制　当机体或呼吸道局部防御能力降低时，原先存在于上呼吸道或外界侵入的病毒和细菌迅速繁殖，引起本病。年老体弱者、儿童和有慢性呼吸道疾病者易患本病。

（二）身体状况

1. 症状和体征　根据病因和临床表现不同，可分为五个类型。

（1）**普通感冒**（common cold）　又称急性鼻炎，俗称"伤风"。好发于冬春季节。以鼻咽部卡他性炎症为主要表现，起病较急。初期出现咽痒、咽干或咽痛，或伴有鼻塞、喷嚏、流清水样鼻涕，鼻涕2～3天后变稠。有咽鼓管炎者听力减退，伴有味觉迟钝、流泪、声嘶和少量黏液痰。全身症状较轻或无症状，可仅有低热、轻度畏寒、头痛、不适感等。可见鼻腔黏膜充血、水肿、有分泌物，咽部轻度充血等体征。如无并发症，经5～7天后痊愈。

（2）**病毒性咽喉炎**　多发于冬春季节，由腺病毒、鼻病毒、流感病毒、呼吸道合胞病毒等引起。表现为咽部发痒、不适和灼热感，咽痛短暂且轻，可伴有发热、乏力等。咽部、喉部充血、水肿，颌下淋巴结肿大和触痛等。如合并喉炎时声音嘶哑、说话困难、咳嗽时咽喉疼痛，可闻及喉部喘息声。

（3）**疱疹性咽峡炎**　好发于夏季，主要由柯萨奇病毒A引起，多见于儿童。表现为明显咽痛，发热，病程1周左右。体检可见咽充血，软腭、腭垂（悬雍垂）、咽和扁桃体表面有灰白色疱疹及浅表溃疡，周围有红晕。

（4）**咽结膜热**　好发于夏季，主要由腺病毒、柯萨奇病毒等引起。儿童多见，游泳传播为主。病程4～6天，表现为咽痛、畏光、流泪、发热和咽、结膜明显充血。

（5）**急性咽-扁桃体炎**　病原体多为溶血性链球菌，其次为流感嗜血杆菌、肺炎链球菌、葡萄球菌等。起病急，咽痛明显，伴畏寒、发热，体温超过39℃。可见咽部明显充血，扁桃体肿大、充血，表面有黄色点状渗出物，颌下淋巴结肿大伴压痛。

2. 并发症　本病如不及时治疗，可并发急性鼻窦炎、中耳炎、气管-支气管炎。

部分患者可继发病毒性心肌炎、肾小球肾炎、风湿热等。

（三）辅助检查

1. 血常规　病毒感染者，白细胞计数正常或偏低，淋巴细胞比例升高。细菌感染者，可见白细胞计数和中性粒细胞增多，可有核左移现象。

2. 病原学检查　病毒分离、病毒抗原的血清学检查等，有利于判断病毒类型。细菌培养可判断细菌类型和药物敏感试验。

（四）心理和社会支持状况

患者和家属是否有预防上呼吸道感染的相关知识；是否有因身体不适引起的焦虑，或是否有因本病为常见病而不以为然。

【诊断要点】

根据鼻咽部的症状、体征和流行情况，血常规以及胸部 X 线检查排除支气管和肺部病变可作出临床诊断。病毒分离、血清学检查和细菌培养等，可明确病因诊断。

【治疗要点】

目前尚无特异抗病毒药物，无并发症者注意保暖，多饮水，一般不需特殊治疗；症状明显者对症和中医治疗为主。

1. 对症治疗　发热、头痛、全身肌肉酸痛者可给予解热镇痛药；鼻塞可用 1% 麻黄碱滴鼻；频繁喷嚏、流涕给予抗过敏药物；咳嗽明显可使用镇咳药。

2. 抗感染治疗　由于常并发细菌感染，临床可根据病原菌和药敏试验选用抗菌药物，一般以抗革兰阳性菌为主，常用青霉素类、头孢菌素、大环内酯类或氟喹诺酮类及磺胺类抗菌药物。广谱抗病毒药利巴韦林对流感病毒、呼吸道合胞病毒等均有较强的抑制作用；吗啉胍对流感病毒、腺病毒和鼻病毒有一定疗效。奥司他韦对甲型 H_1N_1 流感病毒有抑制作用。

3. 中医治疗　正柴胡饮、小柴胡冲剂和板蓝根等在临床中应用广泛。

【常见护理诊断】

1. 不舒适　鼻塞、流涕、咽痛、头痛　与病毒和（或）细菌感染有关。

2. 体温过高　与病毒和（或）细菌感染有关。

3. 知识缺乏　缺乏疾病预防和保健知识。

4. 潜在并发症　鼻窦炎、气管－支气管炎、心肌炎、肺炎、风湿热、肾小球肾炎等。

【护理措施】

1. 一般护理

（1）休息　患者以休息为主，症状严重者卧床休息。

（2）防止交叉感染　注意隔离患者，戴口罩，勤洗手，减少探视，避免交叉感染。患者咳嗽或打喷嚏时应避免对着他人，最好用餐巾纸掩住口鼻，餐巾纸集中焚烧。患者使用的餐具、痰盂等用具应按规定消毒，或用一次性器具，回收后焚烧弃去。

（3）饮食护理　给予清淡、高热量、丰富维生素、易消化的食物，鼓励患者每天保持足够的饮水量，避免刺激性食物，戒烟、酒。

（4）口腔护理　进食后漱口或给予口腔护理，防止口腔感染。

2. 对症护理　高热者给予降温，一般用物理降温，必要时遵医嘱用药物降温，采用降温措施 30min 后应观察降温效果并记录；出汗后及时用温水擦身、换衣和床单，但要注意防止受凉。

3. 病情观察　密切观察患者的体温、脉搏、呼吸等变化，警惕并发症发生，如果出现心率、脉搏增快与体温升高不相称，应警惕病毒性心肌炎的可能，及时通知医生。

4. 用药护理　遵医嘱对发热、头痛者选用解热镇痛药，如复方阿司匹林、对乙酰氨基酚（扑热息痛）；鼻塞、咽痛者，口服银翘片等；鼻塞严重时可用 1% 麻黄碱滴鼻液滴鼻。注意观察药物的不良反应。

【健康教育】

1. 避免诱发因素　告之患者及家属避免上呼吸道感染的常见诱因，如注意保暖，防止受凉，防止过度疲劳；保持室内空气新鲜、阳光充足；在高发季节少去人群密集的公共场所，防止交叉感染；戒烟。

2. 增强免疫力　注意劳逸结合，加强体育活动，提高机体抵抗力及抗寒能力，耐寒训练，如冷水洗脸、冬泳等。必要时注射疫苗预防，如流感疫苗。

3. 识别并发症并及时就诊　药物治疗后症状不缓解；或出现耳鸣、耳痛、外耳道流脓等中耳炎症状；或恢复期出现胸闷、心悸等心肌炎症状；眼睑浮肿等肾炎症状、关节痛等风湿症状者，应及时就诊。

二、急性气管－支气管炎

病案　某女，30 岁。因咳嗽 3 天入院。患者 3 天前因受凉后出现畏寒、发热、咽喉部痒感等不适，自服"氨咖黄敏胶囊"后畏寒、发热停止。但近 3 天干咳，偶有痰中带血丝，无脓痰；有时睡梦中被咳醒。无气促、胸痛。体温 37.1℃，咽部充血，扁桃体不肿大，双肺呼吸音粗，未闻及明显的啰音。血常规：白细胞 7.8×10^9/L，中性粒细胞 0.76，淋巴细胞 0.21。胸片示双肺纹理稍粗。

1. 该患者最可能的诊断是什么？
2. 有哪些常见护理诊断，怎样护理？
3. 健康教育的内容有哪些？

急性气管－支气管炎（acute tracheo – bronchitis）是指感染、物理、化学、过敏等因素引起的气管－支气管黏膜的急性炎症。临床主要表现为咳嗽和咳痰。多为上呼吸道急性感染迁延而来，常发生于寒冷季节或气候突变时。

【护理评估】

（一）健康史

1. 感染　最常见的病因。由病毒、细菌直接感染，或急性上呼吸道病毒感染迁延而来，也可在病毒感染后继发细菌感染。近年来支原体和衣原体感染引起的急性气管－支气管炎有所上升。

2. 物理与化学因素　过冷空气、粉尘、刺激性气体或烟雾（氨气、氯气、二氧化硫、二氧化氮等），可刺激气管－支气管黏膜而引起本病。

3. 变态反应　花粉、有机粉尘、真菌孢子等的吸入以及对细菌蛋白质过敏等，均可引起气管－支气管的变态反应。寄生虫（如钩虫、蛔虫的幼虫）移行至肺，也可致病。

（二）身体状况

1. 症状　起病较急，常先有鼻塞、流涕、咽痛、声音嘶哑等急性上呼吸道感染症状，继之出现干咳或伴少量黏痰，1～2天后可转为黏液脓性或脓性痰，痰量增多，咳嗽加剧，甚至痰中带血。可有深呼吸和咳嗽时感胸骨后疼痛；伴支气管痉挛时，可有气促、胸部紧缩感。全身症状较轻，可有低或中等度发热伴乏力等，多3～5天后消退。咳嗽、咳痰可持续2～3周，吸烟者则更长。

2. 体征　胸部听诊呼吸音正常或增粗，并可有散在干、湿啰音。咳嗽后啰音部位、性质改变或消失。

（三）辅助检查

病毒感染时，血常规白细胞计数多正常；细菌感染较重时，白细胞计数和中性粒细胞增高。痰涂片或培养可发现致病菌。X线胸片检查多无异常，或仅有肺纹理增粗。

【诊断要点】

根据病史，咳嗽、咳痰等呼吸道症状，及胸部X线检查肺无实质性病变，可做出临床诊断。痰涂片和培养有助于病因诊断。

【治疗要点】

1. 对症治疗　止咳，剧烈干咳者，给予喷托维林、复方甘草片等止咳。

2. 抗菌治疗　及时应用抗菌药物控制气管－支气管内炎症。一般选用抗革兰阳性菌为主的抗生素，如青霉素、头孢菌素、大环内酯类、喹诺酮类抗生素，或根据细菌培养和药敏试验结果选择药物。

【常见护理诊断】

1. 清理呼吸道无效　与呼吸道感染、痰液黏稠有关。

2. 气体交换受损　与过敏引起支气管痉挛有关。

【护理措施】

参见本章第二节"咳嗽与咳痰"的护理。

气体交换受损，遵医嘱给予氨茶碱、β_2受体激动剂舒张痉挛的支气管。应用β_2受体激动剂要防止出现心动过速等不良反应。

【健康教育】

同"上呼吸道感染"。

第三节 支气管哮喘

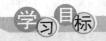

掌握 支气管哮喘的身体评估、治疗要点、常见护理诊断及主要措施
熟悉 病因、诊断要点、健康教育
了解 支气管哮喘的发病机制和辅助检查

病案 某女，18岁。因反复发作性呼气性呼吸困难十余年，再发3小时入院。患者近十余年来，每年春夏之交发作呼气性呼吸困难，夜晚不能平卧，稍活动即气促，生活不能自理，每次经输液服药（具体不详）治疗而缓解。3小时前春游归来途中突然上述症状发作。本次发作以来无发热，无咳嗽、咳痰，无咯血。端坐位，口唇、面色发绀，说话不能成句。胸廓饱满，双肺叩诊呈过清音，呼吸音低，满布哮鸣音，未闻及湿啰音。心率110次/分，律齐，无杂音。胸片：双肺透明度减低，未见其他病理改变。血常规：白细胞 $9.8 \times 10^9/L$，中性粒细胞0.75，淋巴细胞0.17，嗜酸性粒细胞0.08。

1. 该患者最可能的诊断是什么？

2. 有哪些主要常见护理诊断，怎样护理？

3. 健康教育的内容有哪些？

支气管哮喘（bronchial asthma，简称哮喘），是由多种细胞（如嗜酸性粒细胞、肥大细胞、T淋巴细胞、中性粒细胞、气道上皮细胞等）和细胞组分参与的气道慢性炎症性疾病。这种慢性炎症导致气道高反应性和广泛多变的可逆性气流受限，并引起反复发作性的喘息、气急、胸闷或咳嗽等症状，常在夜间和（或）清晨发作和加重，多数患者可自行缓解或治疗后缓解。支气管哮喘如耽误诊治，随病程的延长可产生气道不可逆性狭窄和气道重塑。因此，合理的防治至关重要。

哮喘是全球性疾病，全球约有1.6亿患者，我国五大城市的资料显示同龄儿童患病率为3%～4%，儿童患病率高于青壮年，老年人群的患病率有增高趋势，城市高于农村。成人男女患病率相近，约40%的患者有家族史。

【护理评估】

（一）健康史

1. 病因 本病的病因目前不十分清楚，认为哮喘受遗传因素和环境因素双重影响。

（1）遗传因素 哮喘患者的亲属患病率高于群体患病率，且亲缘关系越近患病率越高。目前认为哮喘受多基因遗传，有研究表明，与气道高反应、IgE调节和特应性相关的基因在哮喘的发病中起着重要作用。

（2）环境因素　主要为哮喘的激发因素，包括：①吸入性变应原：如尘螨、花粉、真菌、动物毛屑、二氧化硫、氨气等各种特异和非特异性吸入物。②感染：如细菌、病毒、原虫、寄生虫等。③食物：如鱼、虾、蟹、蛋类、牛奶等。④药物：如普奈洛尔（心得安）、阿司匹林等。⑤其他：气候改变、运动、妊娠等。

2. 发病机制　哮喘的发病机制非常复杂。归纳起来大致如图2-3。

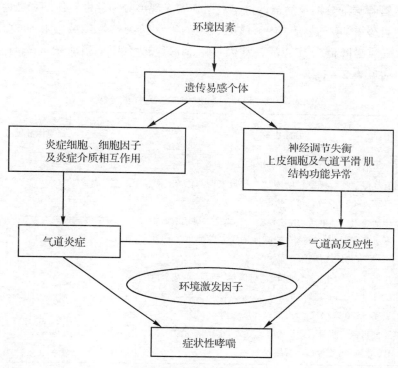

图2-3　哮喘的发病机制

变态反应、气道炎症、气道反应性增高和神经等因素及其相互作用被认为在哮喘的发病中有重要作用。其中气道炎症是哮喘发病的本质，而气道高反应性是哮喘的重要特征。根据变应原吸入后哮喘发生的时间，可分为速发性哮喘反应（IAR）、迟发性哮喘反应（LAR）和双相型哮喘反应（DAR）。IAR在吸入变应原的同时立即发生反应，15~30min达高峰，2h逐渐恢复正常。LAR约在吸入变应原6h左右发作，持续时间长，症状重，常呈持续性哮喘表现，为气道慢性炎症反应的结果。

疾病早期，肉眼所见无明显器质性病理改变。随疾病进展，肉眼可见肺膨胀及肺气肿，支气管及细支气管内含有黏稠痰液及黏液栓。支气管壁增厚、黏膜肿胀充血形成皱襞。黏液栓塞局部可出现肺不张。

（二）身体状况

1. 症状　典型表现为发作性呼气性呼吸困难（喘息）或发作性胸闷和咳嗽，伴有哮鸣音；干咳或咳大量白色泡沫样痰。部分患者仅以咳嗽为惟一症状（咳嗽变异性哮喘）。严重者呈端坐呼吸，出现发绀等。常在夜间及凌晨发作或加重。哮喘症状可在数分钟内发作，经数小时至数天，可自行缓解或用支气管舒张药后缓解。有些青少年，可在运动时出现胸闷、咳嗽和呼吸困难，称运动性哮喘。

2. 体征 发作时胸部呈过度充气征象：肋间隙增宽饱满，呼吸运动减弱，叩之过清音；双肺可闻及广泛的哮鸣音，呼气音延长。但在非常严重哮喘发作时，哮鸣音可不出现，称之为寂静胸。严重者心率加快、发绀，可出现奇脉、胸腹反常运动。非发作期无明显异常体征。

3. 支气管哮喘的分期及病情评价 根据临床表现可分为急性发作期和非急性发作期。

（1）急性发作期 是指气促、咳嗽、胸闷等症状突然发生或症状加重，常有呼吸困难，以呼气流量降低为其特征，常因接触刺激物或治疗不当所致。哮喘急性发作时严重程度评估见表2-1。

表2-1 哮喘急性发作时严重程度分级

病情程度	临床表现	血气分析（mmHg）	血氧饱和度	支气管舒张剂
轻度	对日常生活影响不大，可平卧，说话连续成句，步行、上楼时有气促，呼吸频率轻度增加，呼吸末期有散在哮鸣音，脉率<100次/分，可有焦虑。	PaO_2正常 $PaCO_2<45$	>95%	能被控制
中度	日常生活受限，稍事活动便有喘息，喜坐位，讲话常有中断。呼吸频率增加，哮鸣音响亮而弥漫。脉搏100~120次/分，可有焦虑和烦躁。	$PaO_2$60~80 $PaCO_2\leqslant45$	91%~95%	仅有部分缓解
重度	日常生活不能，喘息持续发作，只能单字说话，端坐呼吸，大汗淋漓，呼吸频率>30次/分，哮鸣音响亮而弥漫。脉率>120次/分。常有焦虑和烦躁。	$PaO_2<60$ $PaCO_2>45$	≤90%	无效
危重	患者不能讲话，嗜睡、意识模糊，哮鸣音减弱或消失，脉率>120次/分或变慢或不规则。	$PaO_2<60$ $PaCO_2\geqslant50$	<90%	无效

（2）非急性发作期（慢性持续期） 在哮喘非急性发作期，患者仍有不同程度的哮喘症状。根据临床表现和肺功能可将非急性发作期哮喘控制水平分为控制、部分控制和未控制3个等级见表2-2。

表2-2 非急性发作期哮喘控制水平的分级

临床特征	控制（满足以下所有情况）	部分控制（任何一周出现以下1种表现）	未控制
日间症状	无（或≤2次/周）	>2次/周	任何1周出现部分控制表现≥3项
活动受限	无	任何1次	
夜间症状/憋醒	无	任何1次	
对缓解药物治疗/急救治疗的需求	无（或≤2次/周）	>2次/周	
肺功能（PEF或FEV_1）***	正常	<80%预计值或个人最佳值	
急性发作	无	≥1次/年*	任何1周出现1次**

注：*患者出现急性发作后都必须对维持治疗方案进行分析回顾，以确保治疗方案的合理性。

　　**依照定义，任何1周出现1次哮喘急性发作，表明这周的哮喘没得到控制。

　　***肺功能结果对5岁以下的儿童的可靠性差。

4. 并发症　发作时可并发气胸、纵隔气肿、肺不张。反复发作和感染可并发慢性支气管炎、肺气肿和肺源性心脏病。

（三）辅助检查

1. 痰液检查　痰涂片可见嗜酸性粒细胞增多。

2. 呼吸功能检查

（1）通气功能检测　发作时呈阻塞性通气功能障碍，呼气流速指标显著下降，1秒钟用力呼气容积（FEV_1）、1秒钟用力呼气容积占用力肺活量比值（1秒率 $FEV_1/FVC\%$）、呼气峰值流速（PEF）均降低。肺容量指标用力肺活量减少、残气量增多、功能残气量和肺总量增加，残气量占总肺活量比值增高。缓解期上述通气功能指标逐渐恢复。

（2）支气管激发试验　测定气道反应性。常用吸入激发剂为乙酰甲胆碱、组胺。吸入激发剂后其通气功能下降、气道阻力增加。激发试验只适用于 FEV_1 在正常预计值的70%以上的患者。在设定的激发剂量范围内，如 FEV_1 下降 >20%，可诊断为激发试验阳性。

（3）支气管舒张试验　测定气道气流的可逆性。常用吸入型的支气管舒张药（如沙丁胺醇、特布他林等），舒张试验阳性标准：①FEV_1 较用药前增加 ≥12%，且其绝对值增加 ≥200ml。②PEF 较治疗前增加 ≥60L/min 或增加 ≥20%。

（4）PEF 及其变异率测定　PEF 可反映气道通气功能的变化。哮喘发作时 PEF 下降。昼夜 PEF 变异率 ≥20%，则符合气道气流受限可逆性改变的特点。

3. 血气分析　严重发作时可有 PaO_2 降低。由于过度通气可使 $PaCO_2$ 下降、pH 上升，表现为呼吸性碱中毒。如气道阻塞严重时，可出现 CO_2 潴留，$PaCO_2$ 上升，表现呼吸性酸中毒。如缺氧明显，可合并代谢性酸中毒。哮喘发作时气道阻塞且通气分布不均，通气血流比值失衡，可致肺泡 - 动脉血氧分压（$A - aDO_2$）增大。

4. 胸部 X 线检查　哮喘发作时双肺透亮度增高，呈过度充气状态如肋间隙增宽、膈肌下降。合并感染时，可见肺纹理增加和炎性浸润阴影。

5. 特异性变应原的检测　哮喘患者大多数对众多的变应原和刺激物敏感。结合病史测定变应原指标有助于对病因的诊断，避免或减少对该致敏因素的接触。常用的检测方法有检测患者的特异性 IgE、皮肤过敏原测试和吸入性过敏原测试（该方法目前少用）。

（四）心理和社会支持状况

患者和家属有无预防哮喘发作的知识，有无因该病突然发作不能有效应对而产生的恐惧，有无因反复发作和发作时丧失活动能力而焦虑。

【诊断要点】

哮喘的诊断标准包括如下。

1. 反复发作喘息、气急、胸闷或咳嗽，多与接触变应原、冷空气、物理或化学性刺激、上呼吸道感染、运动等有关。

2. 发作时在双肺可闻及散在或弥漫性以呼气相为主的哮鸣，呼气相延长。

3. 上述症状可经治疗缓解或自行缓解。

4. 除外其他疾病所引起的喘息、气急、胸闷或咳嗽。

5. 临床表现不典型者（如无明显喘息或体征）至少应有下列三项中的一项阳性：①支气管激发试验或运动试验阳性。②支气管舒张试验阳性。③昼夜 PEF 变异率 ≥20%。

符合上述 1～4 条或 4、5 条者，可以诊断为支气管哮喘。

【治疗要点】

目前无特效的根治方法。治疗目的为控制症状，减少复发；防止病情恶化，维持肺功能正常，维持正常活动能力。

1. 脱离变应原　立即使患者脱离可能的变应原的接触，消除其他非特异刺激因素，是防治哮喘最有效的方法。

2. 药物治疗

（1）缓解哮喘发作　支气管舒张药舒张支气管。

①β_2受体激动剂：是控制哮喘急性发作的首选药物。主要通过作用于呼吸道的β_2受体，舒张支气管平滑肌。常用的短效β_2受体激动剂有沙丁胺醇（舒喘宁、全特宁）、特布他林（博利康尼、喘康速）和非诺特罗等，作用时间为 4～6h。长效β_2受体激动剂药物有福莫特罗（奥克斯都保）、沙美特罗（施立稳）及丙卡特罗（美普清）等，作用时间为 10～12h，有一定抗气道炎和增强黏液－纤毛运输功能的作用。长效β_2受体激动剂不宜单独使用，需与吸入激素联合应用。缓释型及控释型β_2受体激动剂的疗效维持时间较长，用于防治反复发作性哮喘和夜间哮喘。

用药方法有定量气雾剂吸入、干粉吸入、持续雾化吸入等，也可用口服或静脉注射。首选吸入法，因药物直接作用于呼吸道，局部浓度高且作用迅速，所用剂量较小，全身性不良反应少。常用沙丁胺醇或特布他林，每喷 100μg，每天 3～4 次每次 1～2 喷。长效β_2受体激动剂如福莫特罗每喷 4.5μg，每天 2 次，每次 1 喷。持续雾化吸入方法简单，易于配合，多用于重症和儿童患者。注射用药因易引起心律失常，只用于严重哮喘，其他疗法无效时，一般每次用量为沙丁胺醇 0.5mg，2～4μg/min。

②茶碱类：是治疗哮喘的有效药物。通过抑制磷酸二酯酶，提高平滑肌细胞内的 cAMP 浓度；拮抗腺苷受体；刺激肾上腺分泌肾上腺素，增强呼吸肌的收缩；增强气道纤毛清除功能和抗炎作用。茶碱与糖皮质激素有协同作用。口服氨茶碱一般剂量每天 6～10mg/kg；危重症哮喘静脉给药，静脉注射首次剂量 4～6mg/kg，注射速度不超过 0.25mg/（kg·min），静脉滴注维持量为 0.6～0.8mg/（kg·h），日注射量一般不超过 1.0g。控（缓）释茶碱制剂，可用于夜间哮喘。

③抗胆碱药：胆碱能受体（M 受体）拮抗剂，降低迷走神经兴奋性而舒张支气管及减少痰液分泌。与β_2受体激动剂联合应用有协同作用。适应于夜间哮喘及痰多的患

者。常用异丙托溴胺吸入或雾化吸入，约 10min 起效，维持 4～6h。长效抗胆碱药噻托溴铵（泰乌托品），为选择性 M_1、M_3 受体拮抗剂作用，维持时间可达 24h，不良反应少。

（2）控制和预防哮喘发作　此类药物主要治疗哮喘的气道炎症，即抗炎药。

①糖皮质激素：是当前控制哮喘发作最有效的药物。主要作用机制是抑制炎症细胞的迁移和活化，抑制细胞因子的生成，抑制炎症介质的释放，增强平滑肌细胞 β_2 受体的反应性。可吸入、口服和静脉用药。吸入治疗是目前推荐长期抗炎治疗哮喘的最常用的方法。常用吸入药物有倍氯米松、氟替卡松、莫米松等，通常需规律用药一周以上方能生效。吸入剂量（倍氯米松或等效量其他糖皮质激素），轻度持续者 200～500μg/d、中度持续者 500～1000μg/d、重度持续者＞1000μg/d（不宜超过 2000μg/d）。口服药物用于吸入糖皮质激素无效或需要短期加强的患者。泼尼松或泼尼松龙，起始 30～60mg/d，症状缓解后逐渐减量至≤10mg/d，然后停用或改用吸入剂。静脉给药用于重度或严重哮喘发作时，常用药物有琥珀酸氢化可的松，常用剂量每天 100～400mg，或甲泼尼龙（甲基强的松龙），80～160mg/d。症状缓解后逐渐减量，然后改为口服和吸入制剂维持。

②白三烯（LT）拮抗剂：具有抗炎和舒张支气管平滑肌的作用。常用药物有扎鲁司特 20mg，每天 2 次；或孟鲁司特 10mg，每天 1 次口服。

③其他：色苷酸钠是非糖皮质激素类抗炎药物，对预防运动或变应原诱发的哮喘有效。色苷酸钠雾化吸入 3.5～7mg 或干粉吸入 20mg，每天 3～4 次。酮替芬和新一代组胺 H_1 受体拮抗剂阿司咪唑、氯雷他定等对轻症哮喘和季节性哮喘有一定效果，也可与 β_2 受体激动剂联合用药。

3. 急性发作期的治疗　急性发作的治疗目的是尽快缓解气道阻塞，纠正低氧血症，恢复肺功能，预防进一步恶化或再次发作，防止并发症。一般根据哮喘的分度进行综合性治疗。

（1）轻度　每天定时吸入糖皮质激素（200～500μg 倍氯米松）。出现症状时可间断吸入短效 β_2 受体激动剂。效果不佳时可加服 β_2 受体激动剂控释片或小量茶碱控释片（200mg/d），或加用抗胆碱药如异丙托溴胺气雾剂吸入。

（2）中度　每天增加糖皮质激素吸入剂量（500～1000μg 倍氯米松），规则吸入 β_2 受体激动剂，或口服长效制剂，或联合白三烯拮抗剂，若不能缓解，可持续雾化吸入 β_2 受体激动剂（或联合用抗胆碱药吸入），或口服糖皮质激素（泼尼松＜60mg/d），必要时可氨茶碱静脉注射。

（3）重度至危重度　持续雾化吸入 β_2 受体激动剂，或合用抗胆碱药，或静脉滴注氨茶碱或沙胺丁胺醇，加服白三烯拮抗剂。静脉滴注糖皮质激素如琥珀酸氢化可的松或甲泼尼松，待病情控制和缓解后，改为口服给药。注意维持水、电解质及酸碱平衡，纠正缺氧，如病情恶化缺氧状态不能纠正时，进行机械通气。

4. 哮喘非急性发作期的治疗　哮喘经过急性期治疗症状得到控制，其哮喘的慢性炎症病理生理改变仍然存在，因此，必须根据哮喘的控制水平，联合用药，个体化，以最小量、最简单的联合，副作用最小，最佳控制症状为原则，制定合适的长期治疗方案。

（1）控制 根据个体差异按需吸入β_2受体激动剂或口服β_2受体激动剂以控制症状。小剂量茶碱口服也能达到疗效。亦可考虑定量吸入小剂量糖皮质激素（≤500μg/d）。在运动或对环境中已知抗原接触前吸入β_2受体激动剂或色苷酸钠或口服白三烯拮抗剂。

（2）部分控制 定量吸入糖皮质激素（500～1000μg/d）。按需吸入β_2受体激动剂，效果不佳时加用吸入型长效β_2受体激动剂，口服β_2受体激动剂控释片、口服小剂量茶碱控释片或白三烯拮抗剂等，亦可同时吸入抗胆碱药。

（3）未控制 每天吸入糖皮质激素量>1000μg。应规律吸入或口服β_2受体激动剂、茶碱控释片，或β_2受体激动剂联用抗胆碱药，或加服白三烯拮抗剂。若仍有症状，需规律口服泼尼松或泼尼松龙，长期服用者，尽可能将剂量维持于每天≤10mg。

当哮喘控制维持至少3个月后，治疗方案方可降级。

5. 免疫疗法 分为特异性和非特异性两种。前者又称脱敏疗法，一般采用特异性变应原（如螨、花粉、猫毛等）作定期反复皮下注射，剂量由低至高，以产生免疫耐受性，使患者脱敏。非特异性免疫疗法，如注射卡介苗、转移因子、疫苗等生物制品抑制变应原反应的过程。目前采用基因工程制备的人重组抗IgE单克隆抗体治疗中、重度变应性哮喘，已取得较好效果。

【常见护理诊断】

1. 气体交换受损 与支气管痉挛、气道炎症、气道阻力增加有关。

2. 清理呼吸道无效 与支气管黏膜水肿、分泌物增多、痰液黏稠、痉挛、无效咳嗽等有关。

3. 知识缺乏 缺乏哮喘的防治知识和正确使用定量吸入器用药的相关知识。

4. 活动无耐力 与缺氧、呼吸困难有关。

5. 潜在并发症 呼吸衰竭、纵隔气肿、肺心病等。

【护理措施】

1. 一般护理

（1）环境与体位 有可能过敏原者，应尽快脱离。提供安静、舒适、温湿度适宜的环境，保持室内清洁、空气流通，避免刺激性气体、粉尘和烟雾。病室不宜摆放花草，避免使用皮毛、羽绒或蚕丝织物。根据病情提供舒适体位，如为端坐呼吸者提供床旁桌支撑，以减少体力消耗。

（2）缓解紧张情绪 哮喘新近发生和重症发作的患者，通常感到情绪紧张，甚至惊恐不安，应多巡视患者，给予心理疏导和安慰，耐心解释病情和治疗措施及治疗效果，同时尽快控制发作。消除过度的紧张状态，对减轻哮喘发作的症状和控制病情有重要意义。

（3）饮食护理 不适当饮食可诱发或加重哮喘，应提供清淡、易消化、足够热量的饮食，避免进食有刺激性的饮食，如过冷、过热、油煎炸的食物、酒、汽水等。可能诱发哮喘的食物，如鱼、虾、蟹、蛋类、牛奶、海鲜等高蛋白食物，应慎食；若能找出与哮喘发作有关的食物，应避免食用。某些食物添加剂如酒石黄、亚硝酸盐（制作糖果、糕点中用于漂白或防腐）也可诱发哮喘发作，应当引起注意。劝导患者戒酒、戒烟。

（4）补充水分　哮喘急性发作时，患者呼吸增快、出汗，常伴脱水、痰液黏稠，形成痰栓阻塞小支气管加重呼吸困难。应鼓励患者每天饮水 2500～3000ml，以补充丢失的水分，稀释痰液。重症者应建立静脉通道，遵医嘱及时、充分补液，纠正水、电解质和酸碱平衡紊乱。

（5）皮肤与口腔护理　哮喘发作时，患者常会大量出汗，应每天以温水擦浴，勤换衣服、床单，保持皮肤的清洁、干燥和舒适。协助并鼓励患者咳嗽后用温水漱口，保持口腔清洁。

2. 氧疗护理　重症哮喘患者应遵医嘱给予鼻导管或面罩吸氧，吸氧流量为每分钟 1～3L，吸入氧浓度一般不超过 40%。为避免气道干燥刺激而导致气道痉挛和痰液黏稠，吸入的氧气应尽量湿化。在给氧过程中，注意呼吸的频率、节律和深度，注意神志、发绀情况，监测动脉血气分析，判断氧疗效果。

3. 病情观察　观察哮喘发作的前驱症状，如鼻咽痒、喷嚏、流涕、眼痒等黏膜过敏症状。哮喘发作时，观察患者意识状态、呼吸频率、节律、深度及辅助呼吸肌是否参与呼吸运动、皮肤黏膜是否发绀等，监测呼吸音、哮鸣音变化，监测动脉血气分析和肺功能情况，了解病情和治疗效果。哮喘严重发作时，如经治疗病情无缓解，PaO_2 <60mmHg，$PaCO_2$ >50mmHg 时，做好机械通气准备工作。加强对急性期患者的监护，尤其在夜间和凌晨哮喘易发作，严密观察有无病情变化。

4. 用药护理　观察药物疗效和不良反应。

（1）β_2 受体激动剂　①指导患者按医嘱用药，不宜单一、长期、规律、大量使用。因为长期应用可引起 β_2 受体功能上调和气道反应性增高，出现耐药性。②静脉滴注沙丁胺醇时应注意控制滴速（2～4μg/min）。③用药过程中观察有无心悸、骨骼肌震颤、低血钾等不良反应。

（2）糖皮质激素　长期应用糖皮质激素，可抑制免疫反应，致真菌等感染；以及向心性肥胖、痤疮、骨质疏松症、胃肠道刺激，甚至消化道出血，低钾血症。吸入药物治疗，全身性不良反应少，少数患者可出现口腔念珠菌感染、声音嘶哑或呼吸道不适，指导患者喷药后必须立即用清水充分漱口以减轻局部反应和胃肠吸收。口服用药宜在饭后服用，以减少对胃肠道黏膜的刺激。气雾吸入糖皮质激素可减少其口服量，当用吸入剂替代口服剂时，通常需同时使用 2 周后再逐步减少口服量，指导患者不得自行减量或停药，以免引起肾上腺危象。

（3）茶碱类　其不良反应有恶心、呕吐等胃肠道症状、心律失常、血压下降和兴奋呼吸中枢作用，严重者可致抽搐甚至死亡。合用西咪替丁（甲氰咪胍）、喹诺酮类、大环内酯类药物等可影响茶碱代谢而使其排泄减慢，应加强观察，同时适当减少用量。发热、妊娠、小儿或老年有心、肝、肾功能障碍及甲状腺功能亢进者不良反应增加。静脉注射时浓度不宜过高，速度不宜过快，注射时间宜在 10min 以上，以防中毒症状发生。用药时监测血药浓度可减少不良反应的发生，其安全浓度为 $6 \sim 15\mu g/ml$。茶碱缓（控）释片应用控释材料，不能嚼服，必须整片吞服。

（4）其他药物　色苷酸钠，少数患者吸入后可有咽喉不适、胸闷、偶见皮疹，孕妇慎用。抗胆碱药吸入后，少数患者可有口苦或口干感。酮替芬有镇静、头晕、口干、嗜睡等不良反应，对高空作业人员、驾驶员、操纵精密仪器者应予以强调，并慎用。白三烯调节剂的主要不良反应是较轻微的胃肠道症状，少数有皮疹、血管性水肿、转氨酶升高，停药后可恢复。

（5）指导患者正确使用定量雾化吸入器（MDI）　MDI（图 2-4）的使用需要患者协调呼吸动作，正确使用是保证吸入治疗成功的关键。①打开盖子，摇匀药液。②患者先数次深呼吸，再在深呼气至不能再呼时张口，将 MDI 喷嘴置于口中，双唇包住咬口，以慢而深的方式经口吸气，吸气开始的同时以手指按压喷药，吸气末屏气 10s，使较小的雾粒沉降在气道远端，然后缓慢呼气，两喷之间休息 3min 后再重复。先医护人员演示，指导患者反复练习，直至患者完全掌握。

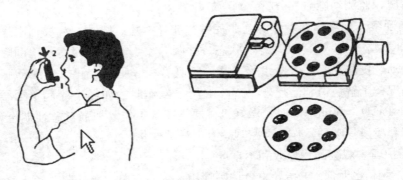

图 2-4　使用定量雾化吸入器

【健康教育】

1. 宣传疾病知识，告之避免诱发因素　向患者告之哮喘的激发因素、治疗目的和效果的认识，以提高患者在治疗中的依从性。通过教育使患者懂得哮喘虽不能彻底治愈，但只要坚持充分的正规治疗，完全可以有效地控制哮喘的发作，即患者可达到没有或仅有轻度症状，能坚持日常工作和学习。针对个体情况，指导患者有效控制可诱发哮喘发作的各种因素，如避免摄入引起过敏的食物；避免强烈的精神刺激和剧烈运动；避免持续的喊叫等过度换气动作；不养宠物；避免接触刺激性气体及预防呼吸道感染；劝导患者及家人戒烟；外出时戴围巾或口罩避免冷空气刺激；在缓解期应加强体育锻炼、耐寒锻炼及耐力训练，以增强体质。

2. 自我监测病情　指导患者识别哮喘发作的先兆表现和病情加重的征象，学会哮喘发作时进行简单的紧急自我处理方法。学会利用峰流速仪来监测最大呼气峰流速（PEFR），做好哮喘日记，为疾病预防和治疗提供参考资料。峰流速仪的使用方法：取站立位，尽可能深吸一口气，然后用唇齿部分包住口含器后，以最快的速度，用 1 次最有力的呼气吹动游标滑动，游标最终停止的刻度，就是此次峰流速值。峰流速测定是发现早期哮喘发作最简便易行的方法，在没有出现症状之前，PEFR 下降，提示早期哮喘的发生。PEFR 还能判断哮喘控制的程度和选择治疗措施。如果 PEFR 经常地、有规律地保持在 80%～100%，为安全区，说明哮喘控制理想；如果 PEFR 50%～80%，为警告区，说明哮喘加重，需及时调整治疗方案；如果 PEFR＜50%，为危险区，说明哮喘严重，需要立即到医院就诊。

3. 用药指导 哮喘患者应了解自己所用各种药物的名称、用法、用量及注意事项，了解药物的主要不良反应及如何采取相应的措施来避免。指导患者或家属掌握正确的药物吸入技术，遵医嘱使用 β_2 受体激动剂和（或）糖皮质激素吸入剂。与患者共同制定长期管理、防止复发的计划。

4. 心理社会指导 指导患者保持有规律的生活和乐观情绪，积极参加体育锻炼，根据患者的爱好选择合适的项目，最大程度保持劳动能力。指导患者充分利用社会支持系统，动员与患者关系密切的家人或朋友参与对哮喘患者的管理，为其身心康复提供各方面的支持。

第四节 慢性阻塞性肺疾病

掌握 慢性阻塞性肺疾病的概念、慢性支气管炎和阻塞性肺气肿的身体状况、防治措施、常见护理诊断及护理措施
熟悉 慢性支气管炎与阻塞性肺气肿的病因及诱因、辅助检查、诊断要点
了解 慢性支气管炎与阻塞性肺气肿的发病机制

病案 某男，68 岁。反复咳嗽、咳痰 30 余年，活动后气促 5 年，加重 1 周入院。患者 30 余年前开始，每年冬春季出现咳嗽、咳痰，当时以白色黏液痰为主，量不多。以后咳嗽、咳痰逐年加重，偶有黏液脓痰。约 5 年前开始，活动后出现气促，当时休息能缓解，以后上述症状逐年明显，且受凉后加剧。1 周前，因气温下降，咳嗽加重，痰量明显增多，尤以睡前和早晨起床时为剧，痰每天约 150ml，为黏液脓痰；稍活动即气促、心悸，生活不能自理；双下肢午后凹陷性浮肿，晨起床时消退。发病以来无咯血。此次加重以来，睡眠差，无发热，二便正常。吸烟 40 余年。体格检查：体温 36.8℃，脉搏 96 次/分，呼吸 28 次/分，血压 126/78mmHg。端坐位，口唇、颜面发绀；桶状胸，双肺叩诊呈过清音，呼吸音低，可闻及散在的哮鸣音，双中下肺可闻及中等量的细湿啰音，心率 96 次/分，律齐，肺动脉瓣区第二心音亢进，无病理性杂音；双下肢轻度凹陷性浮肿。胸片：肋间隙增宽，膈低平，两肺透亮度增加，双下肺纹理增粗，紊乱，心影偏小。

1. 该患者最可能的诊断是什么？
2. 有哪些主要常见护理诊断，怎样护理？
3. 健康教育的内容有哪些？

慢性阻塞性肺疾病（chronic obstructive pulmonary disease，COPD，简称慢阻肺）是一组以气流受限为特征的肺部疾病，气流受限不完全可逆，呈进行性发展。COPD 是可以预防和治疗的疾病。

COPD 是呼吸系统疾病中的常见病和多发病，其患病率和死亡率均高，且有逐年增加之势。1992 年对我国北部及中部地区农村 102230 农村人调查结果显示，COPD 的患病率 15 岁以上人群为 3%。近年对我国 7 个地区 20245 名成人进行调查，COPD 的患病率占 40 岁以上人群的 8.2%。因肺功能进行性减退，严重影响了患者的劳动力和生活质量，造成了巨大的社会和经济负担。

COPD 与慢性支气管炎及肺气肿密切相关。当慢性支气管炎和（或）肺气肿患者肺功能检查出现气流受限并且不能完全可逆时，则诊断为 COPD。

一、慢性支气管炎

慢性支气管炎（chronic bronchitis，简称慢支）是指气管、支气管黏膜及其周围组织的慢性、非特异性炎症。以咳嗽、咳痰或伴有喘息及反复发作的慢性过程为临床特征。长期发作可发展为阻塞性肺气肿和肺源性心脏病。多发生于中老年人，发病率随年龄的增长而增加，50 岁以上高达 15%；北方高于南方，山区高于平原，农村高于城市。

【护理评估】

（一）健康史

1. 吸烟 为重要的发病因素。吸烟者慢性支气管炎的患病率比不吸烟者高 2~8 倍，患病率与吸烟时间、吸烟量呈正相关。烟草中的焦油、尼古丁和氢氰酸等化学成分，可损伤气道上皮细胞，使巨噬细胞吞噬功能降低和纤毛运动减退；黏液分泌增加，使气道净化能力减弱；支气管黏膜充血水肿和黏液积聚，而易引起感染。慢性炎症及吸烟刺激引起支气管平滑肌收缩，气流受限。烟草、烟雾还可使氧自由基增多，诱导中性粒细胞释放蛋白酶，抑制抗蛋白酶系统，使肺弹力纤维受到破坏，诱发肺气肿。

2. 感染 反复感染是慢支发生发展的重要因素之一。病原体主要有流感病毒、鼻病毒和呼吸道合胞病毒等病毒，肺炎链球菌、流感嗜血杆菌、卡他莫拉菌及葡萄球菌等细菌；支原体也是感染因素之一。长期、反复感染可破坏气道正常的防御功能，损伤细支气管和肺泡。

3. 理化因素 ①大气污染、职业性粉尘及化学物质，如烟雾、粉尘、工业废气及室内空气污染（大气中的二氧化硫、二氧化氮、氯气、甲醛等）等。有害气体可损伤气道黏膜，并有细胞毒作用，使纤毛清除功能下降，为细菌感染创造条件。同时刺激黏膜下感受器，使副交感神经功能亢进，导致支气管平滑肌收缩、腺体分泌亢进、杯状细胞增生，黏液分泌增加，气道阻力增加。②寒冷和环境温度剧变，可使呼吸道局部小血管痉挛，病毒和细菌易于入侵、繁殖。

4. 过敏因素 常见的过敏因素有尘埃、虫螨、细菌、寄生虫、花粉和化学性气体等。通过过敏反应引起支气管平滑肌收缩或痉挛、炎症反应，加重气道狭窄，气道阻力增加，促使慢性支气管炎的发生。

5. 其他 机体的内在因素如呼吸道防御功能及免疫功能降低、自主神经功能失调、营养缺乏、遗传等都可能参与慢性支气管炎的发生、发展。

支气管黏膜上皮细胞变性、坏死，溃疡形成。纤毛倒伏、变短、不齐、粘连，部分脱落。各级支气管壁有炎症细胞浸润，以浆细胞、淋巴细胞为主。杯状细胞数目增多、肥大，分泌亢进，腔内分泌物潴留，引起支气管腺体增生肥大。

（二）身体状况

1. 症状

起病缓慢，病程长，一般在冬春寒冷季节发作或加重，夏季气候变暖时常可自行缓解，反复急性发作病情逐渐加重，终身不愈。

（1）慢性咳嗽、咳痰 一般晨间起床时咳嗽、咳痰明显，白天较轻，睡眠时有阵咳或排痰。痰多为白色黏液或浆液性泡沫痰，偶可带血丝。急性发作伴有细菌感染时，痰量增多，呈脓性。

（2）喘息 部分患者伴有喘息，多在感染时发作或加重。

（3）气促 伴有阻塞性肺气肿时，可有轻重程度不等的气促，开始为活动后气促，逐渐发展为严重时休息亦气促，生活不能自理。

2. 体征 早期可无异常，部分患者可闻及散在的湿性啰音和（或）干性啰音。伴有阻塞性肺气肿时，有肺气肿的体征。

3. 分型

（1）单纯型 主要表现为慢性咳嗽、咳痰；肺部以湿啰音为主。

（2）喘息型 除慢性咳嗽、咳痰外，还有喘息，肺部以哮鸣音为主，夹杂湿啰音。

4. 临床分期

（1）急性发作期 指在1周之内出现脓性或黏液脓性痰，痰量明显增多，或伴有发热等炎症表现，或咳嗽、咳痰、喘息等症状任何一项明显加剧。

（2）慢性迁延期 指有不同程度的咳嗽、咳痰、喘息症状迁延1个月以上者。

（3）临床缓解期 经治疗或自然缓解，症状基本消失或偶有轻微咳嗽、少量痰液，保持2个月以上者。

5. 并发症 随着病情的进展和反复发作，可并发阻塞性肺气肿。

（三）辅助检查

1. X线胸片检查 早期胸片可无变化，可逐渐出现肺纹理增粗、紊乱等非特异性改变。

2. 血常规 急性发作期或并发肺部感染时，血白细胞总数和中性粒细胞增多；喘息型，嗜酸性粒细胞增多。

3. 痰液检查 痰培养和药敏试验，找致病菌，指导用药；喘息型痰涂片常可见到较多的嗜酸性粒细胞。

（四）心理和社会支持状况

患者及家属是否有吸烟危害健康的理念，是否有防止慢性支气管炎发作的知识。是否有因长期咳嗽、咳痰影响工作、睡眠而感到焦虑。

【诊断要点】

诊断标准　如患者每年咳嗽、咳痰达 3 个月以上，连续 2 年或以上，并排除其他已知原因的慢性咳嗽，即可诊断为慢性支气管炎。根据吸烟史或工作史、慢性咳嗽、咳痰或伴喘息，肺部湿啰音和（或）干啰音，结合 X 线胸片可以确诊。

【治疗要点】

1. 急性发作期和慢性迁延期的治疗

（1）抗感染　一般选用以抗革兰阳性菌为主的抗生素，或根据病菌药敏试验选用抗菌药物。常用的有青霉素类、大环内酯类、氨基糖苷类、头孢菌素类、喹诺酮类等。急性发作期以静脉给药为主，慢性迁延期以口服给药为主。

（2）祛痰、镇咳、平喘　①祛痰：咳嗽伴痰难咳出者，可用溴己新（必嗽平）、复方氯化铵合剂或盐酸氨溴索（沐舒坦）等祛痰药；在临床上常应用兼有镇咳和祛痰作用的复方甘草制剂。也可用雾化吸入法祛痰。②镇咳：可选用喷托维林、氢溴酸右美沙芬等止咳药，一般在用祛痰药的基础上应用。不宜给予可待因等强力镇咳药。③平喘：喘息型患者，选用支气管舒张药，如茶碱类、β_2 受体激动剂等。

2. 缓解期的治疗　加强锻炼，提高肌体抵抗力；改善环境，避免诱发因素如戒烟、避免有害气体和其他有害颗粒的吸入；预防呼吸道感染。反复感染者，可试用免疫调节剂或中医中药，如卡介菌多糖核酸、胸腺肽等。

【常见护理诊断】

清理呼吸道无效　与呼吸道分泌物增多且黏稠、支气管痉挛、无效咳嗽有关。

【护理措施】

（1）见本章第一节"咳嗽与咳痰"的护理。

（2）劝告患者戒烟　告知患者和家属：吸烟是引起慢支和加速慢支进展的重要因素；慢支如不及时治疗和去除诱因，则按慢支—阻塞性肺气肿—肺源性心脏病的规律发展。戒烟能减轻慢支的咳嗽、咳痰，缓解病情的进展，如果早期戒烟能阻止病情的发展，使患者乐意戒烟并能积极参与共同制订戒烟计划。与戒烟成功者交流经验和体会，清除工作场所、家中的储烟和与吸烟有关的用具，避免接触吸烟的人群和环境。事先告之患者戒断过程中有可能出现坐立不安、烦躁、头痛、腹泻、体重增加等现象，第 1 周最严重，尼古丁完全撤离约需 2~4 周。有计划的逐渐戒烟以减轻戒断症状，减轻痛苦；戒烟第 1 周多饮水以排除体内积蓄的尼古丁，多吃水果、蔬菜，参加文体活动，必要时可外出旅游，嚼口香糖等以分散注意力。

【健康教育】

1. 指导患者防寒保暖，避免和呼吸道感染患者接触，在呼吸道传染病流行期间，尽量避免去人群密集的公共场所，防止上呼吸道感染。

2. 劝说患者戒烟，指导戒烟的方法，要求家属督促。

3. 改善环境卫生，加强劳动保护，避免烟雾、粉尘和刺激性气体对呼吸道的影响。

4. 积极参加体育锻炼，增强抵抗力，根据患者的爱好和病情可进行散步、慢跑、太极拳、游泳、有效的呼吸运动等。

5. 避免家人过多的照顾患者，力争自我照顾与参加正常的社交活动，增加自信心。

二、阻塞性肺气肿

阻塞性肺气肿（obstructive pulmonary emphysema，简称肺气肿）是指肺部终末细支气管远端气腔（呼吸细支气管、肺泡管、肺泡囊和肺泡）弹性减弱、充气、过度膨胀、肺容量增大或同时伴有气道壁结构的破坏。临床主要表现为呼气性呼吸困难。中老年多见。多由慢支发展而来，进一步发展为肺源性心脏病。

【护理评估】

（一）健康史

1. 慢性支气管炎　慢支是阻塞性肺气肿最主要的病因，绝大多数肺气肿是由慢支发展而来。引起慢支的各种因素如吸烟、大气污染、感染、职业性粉尘和有害气体的长期吸入、过敏等，都可引起肺气肿，其中吸烟是主要因素。

2. 支气管哮喘、支气管扩张、肺纤维化等也是肺气肿的常见病因。

3. 蛋白酶－抗蛋白酶失衡　蛋白酶对组织有损伤和破坏作用；抗蛋白酶对弹性蛋白酶等多种蛋白酶有抑制功能，其中 a_1－抗胰蛋白酶（a_1－AT）是活性最强的一种。在正常情况下，弹性蛋白酶与其抑制因子处于平衡状态。蛋白酶增多或抗蛋白酶不足均可导致组织结构破坏产生肺气肿。吸入有害气体、有害物质、感染等均可导致蛋白酶产生增多或活性增强，而抗蛋白酶产生减少或灭活加速；同时氧化应激、吸烟等也可降低抗蛋白酶的活性。极少数人先天性 a_1－AT 缺乏。

4. 氧化应激　肺气肿患者氧化应激增加。氧化物主要有超氧阴离子（O_2^-）、羟根（OH^-）、次氯酸（$HClO_3$）、H_2O_2 和 NO 等。氧化物可直接作用并破坏许多生化大分子如蛋白质、脂质、核酸等，导致细胞功能障碍或细胞凋亡，还可破坏细胞外基质；引起蛋白酶－抗蛋白酶失衡；促进炎症反应。

5. 炎症机制　气道、肺实质及肺血管的慢性炎症是慢性阻塞性肺疾病的的特征性改变，中性粒细胞释放的蛋白酶（弹性蛋白酶、组织蛋白酶 G、蛋白酶 3 和基质金属蛋白酶）引起慢性黏液高分泌状态并破坏肺实质。

6. 其他　自主神经功能失调、营养不良、气温变化等都有可能参与慢性阻塞性肺疾病的发生。

阻塞性肺气肿的发生机制复杂，一般是多因素共同参与。COPD 发病机制可简单归纳为如图 2－5。

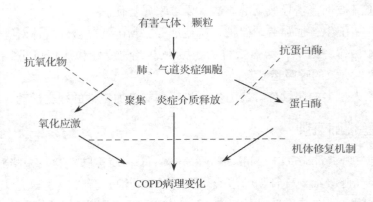

图 2-5 COPD 发病机制

（1）COPD 对呼吸功能的影响，早期病变仅局限于细小气道时，吸气时由于肺泡膨胀对气道壁的牵拉，小气道舒张，气体能进入肺泡，但呼气时肺泡对小气道的牵拉作用减弱，胸腔内压力增高，小气道受压萎陷，气体排出受阻，产生活瓣样作用，肺泡内气体聚集，肺泡膨胀、压力增高。随着肺气肿加重，大量肺泡周围的毛细血管受膨胀肺泡挤压而退化，使毛细血管大量减少，肺泡间的血流量减少，导致通气与血流比例失调。也有部分肺区虽有血液灌流，但肺泡通气不良，也导致通气与血流比例失调，使换气功能障碍。反映肺组织弹性阻力及小气道阻力的肺顺应性降低。病变侵入大气道时，肺通气功能明显障碍，最大通气量降低。通气和换气功能障碍引起缺氧和二氧化碳潴留，进而发展为呼吸衰竭。

（2）肺气肿的病理改变　可见肺过度膨胀，弹性减退，表面可见多个大小不一的大疱。镜检见肺泡壁变薄，胞腔扩大、破坏或形成大疱，血液供应减少，弹力纤维网破坏。按累及肺小叶的部位，将阻塞性肺气肿分为小叶中央型、全小叶型及介于两者之间的混合型三类。

（二）身体状况

1. 症状　在原有慢性支气管炎的咳嗽、咳痰或伴喘息的基础上，出现逐渐加重的呼气性呼吸困难。早期仅在体力劳动或上楼等活动时出现，随着病情发展逐渐加重，日常活动甚至休息时也感到呼吸困难。呼气性呼吸困难是 COPD 的标志性症状。

2. 体征　早期无明显体征；随着病情进展，逐渐出现桶状胸，呼吸浅快，呼吸运动减弱、语颤减弱、肺部叩诊过清音，心浊音界缩小，肺下界和肝浊音界下降；呼吸音减弱、呼气延长，并发肺部感染时肺部有啰音；严重时颈肩部辅助呼吸肌参与呼吸运动，口唇发绀，缩唇呼吸；甚至端坐呼吸，呼吸衰竭。

3. 并发症　COPD 可并发慢性呼吸衰竭、自发性气胸、慢性肺源性心脏病。

（三）辅助检查

1. 肺功能检查　是判断气流受限的主要客观指标，对 COPD 诊断、严重程度评价、疾病进展、预后及治疗反应等有重要意义。

（1）第一秒用力呼气容积占用力肺活量的百分比（FEV_1/FVC）是评价气流受限的

敏感指标。第一秒用力呼气容积占预计值百分比（FEV_1% 预计值），是评估 COPD 严重程度的良好指标。吸入支气管舒张药物后 $FEV_1/FVC < 70\%$ 及 $FEV_1 < 80\%$ 预计值者，可确定为不能完全可逆的气流受限。

（2）肺总量（TLC）、功能残气量（FRC）和残气量（RV）增高，肺活量（VC）减低，表明肺过度充气，有参考价值。RV/TLC 增高。

（3）一氧化碳弥散量（LD_{CO}）及其与肺泡通气量比值下降，可供诊断参考。

2. X 线胸片　可出现肺气肿改变，即胸廓前后径增大，肋间隙增宽，肋骨平行，膈低平，两肺透亮度增加，肺血管纹理减少或有肺大疱征象。X 线检查对 COPD 诊断特异性不高。

3. 动脉血气分析　早期无异常，随病情进展可出现低氧血症、高碳酸血症、酸碱平衡失调等，用于判断呼吸衰竭的类型。

（四）心理和社会支持状况

患者和家属是否了解肺气肿加重的因素，是否掌握了呼吸技巧和锻炼呼吸肌的技巧；有否因活动受限引起的焦虑。

【诊断要点】

1. 根据吸烟史、临床症状、体征及肺功能检查、X 线胸片检查等综合分析确定。不完全可逆的气流受限是 COPD 诊断的必备条件。

2. COPD 病程分期　①急性加重期：指在疾病过程中，短期内咳嗽、咳痰、气促或伴喘息加重，痰量增多，呈脓性或黏液脓性，可伴发热等症状。②稳定期：指患者咳嗽、咳痰、气促等症状稳定或症状较轻。

【治疗要点】

1. 稳定期治疗　教育和劝导患者戒烟；注意职业防护或脱离污染环境。

（1）支气管舒张药　短期应用以缓解症状，长期规律应用可预防和减轻症状。常选用 β_2 受体激动剂如沙丁胺醇气雾剂，每次 $100 \sim 200\mu g$（1～2 喷），每 24h 不超过 8～12 喷。抗胆碱药如异丙托溴铵气雾剂，每次 $40 \sim 80\mu g$（2～4 喷），每天 3～4 次。茶碱类如茶碱缓（控）释片 0.2g，每天 2 次；氨茶碱 0.1g，每天 3 次。

（2）祛痰药　对痰不易咳出者可选用盐酸氨溴索 30mg，每天 1～3 次；N－乙酰半胱氨酸 0.2g 每天 3 次，或羧甲司坦 0.5g，每天 3 次。稀化黏素 0.3g，每天 3 次。

（3）长期家庭氧疗（LTOT）　对 COPD 慢性呼吸衰竭者可提高生活质量和生存率，持续低流量吸氧 1～2L/min，每天 10h～15h 以上。LTOT 的指征：① $PaO_2 < 55mmHg$ 或 $SaO_2 \leqslant 88\%$，有或没有高碳酸血症。②PaO_2 55～60mmHg 或 $SaO_2 < 89\%$，并有肺动脉高压、心力衰竭所致的水肿或红细胞增多症。

（4）糖皮质激素　对重度或极重度患者，反复加重的患者，长期吸入糖皮质激素和长效 β_2 肾上腺素能受体激动剂联合制剂（沙美特罗加氟替卡松、福莫特罗加布地奈德），可增加运动耐受量、减少急性加重发作频率、提高生活质量，部分患者的功能可得到改善。

2. 急性加重期治疗

（1）根据病情严重程度决定门诊或住院治疗。

（2）支气管舒张药的使用同稳定期。有严重喘息症状者可给予较大剂量雾化吸入治疗。发生低氧血症者可用鼻导管持续低流量吸氧。

（3）根据病原菌种类及药物敏感试验，选用抗生素积极治疗，如给予 β 内酰胺类/β 内酰胺酶抑制剂，第二代头孢菌素、大环内酯类或喹诺酮类。如出现持续气道阻塞，可使用糖皮质激素。

（4）祛痰剂　溴已新、盐酸氨溴素可酌情选用。

【常见护理诊断】

1. 气体交换受损　与气道阻塞、通气不足、呼吸肌疲劳、分泌物过多和肺泡呼吸面积减少有关。

2. 清理呼吸道无效　与分泌物增多而黏稠、气道湿度减低和无效咳嗽有关。

3. 活动无耐力　与疲劳、呼吸困难、氧供与氧耗失衡有关。

4. 营养失调：低于机体需要量　与食欲降低、摄入减少、腹胀、呼吸困难、痰液增多有关。

【护理措施】

1. 一般护理　休息与活动：患者采取舒适的体位，严重患者宜采取高枕、或半卧位、或端坐位，身体前倾，便于辅助呼吸肌参与呼吸。视病情安排适当的活动量，活动以不感到疲劳、不加重症状为宜。室内保持合适的温湿度，冬季注意保暖，避免直接吸入冷空气。

2. 病情观察　观察咳嗽、咳痰，呼吸困难的程度，监测动脉血气分析和水、电解质、酸碱平衡情况。

3. 用药护理　遵医嘱应用抗生素、支气管舒张药和祛痰药物，注意观察疗效及不良反应。

4. 呼吸功能锻炼　指导患者进行缩唇–腹式呼吸、吸气阻力器等呼吸锻炼，以加强胸、膈呼吸肌肌力和耐力，改善呼吸功能。

5. 气体交换受损的护理　同本章第一节"肺源性呼吸困难"的护理

6. 清理呼吸道无效的护理　同本章第一节"咳嗽与咳痰"的护理。

【健康教育】

1. 同"慢性支气管炎"的健康教育。

2. 饮食指导　呼吸功的增加可使热量和蛋白质消耗增多，导致营养不良，应予以高热量、高蛋白、高维生素的饮食。餐后避免平卧，有利于消化。避免进食产气食物，如汽水、啤酒、豆类、马铃薯和胡萝卜等；避免易引起便秘的食物，如油煎食物、干果、坚果等。

3. 康复锻炼　使患者理解康复锻炼的意义，充分发挥患者进行康复的主观能动性，制定个体化的锻炼计划，选择空气新鲜、安静的环境，进行步行、慢跑、气功等体育锻炼及呼吸训练。在潮湿、大风、严寒气候时，避免室外活动。教会患者和家属依据呼吸困难与活动之间的关系，判断呼吸困难的严重程度，以便合理安排工作和生活。

4. 家庭氧疗　护理人员应指导患者和家属做到以下几点：①了解氧疗的目的、必要性及注意事项。②注意安全：供氧装置周围严禁烟火，防止氧气燃烧爆炸。③氧疗装置定期更换、清洁、消毒。

第五节　慢性肺源性心脏病

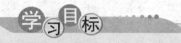

掌握　慢性肺源性心脏病的身体状况、治疗要点、常见护理诊断及护理措施
熟悉　病因、辅助检查、健康教育
了解　发病机制

病案　某男，72 岁。反复咳嗽、咳痰 30 余年，心悸、气促 5 年，加重 3 天入院。患者 30 余年前开始，经常因受凉出现咳嗽、咳痰，以后逐年加重，偶有黏液脓痰。约 5 年前开始，活动后出现心悸、气促，当时休息能缓解，逐年明显，且受凉后加剧，近 3 年，常有午后双踝关节部位肿胀。平卧休息后可消退。3 天前，因劳累后，轻微日常活动（如小便等）即出现心悸、气促；双下肢凹陷性浮肿，晨起床时减轻。此次加重以来，睡眠差，无发热，大便稀溏，夜尿量增多。吸烟 40 余年。体格检查：体温 36.4℃，脉搏 110 次/分，呼吸 30 次/分，血压 130/78mmHg。端坐位，口唇、颜面发绀；桶状胸，双肺叩诊呈过清音，呼吸音低，可闻及散在的哮鸣音，双中下肺可闻及少量的细湿啰音，剑突下搏动明显，心率 110 次/分，房颤律，肺动脉瓣区第二心音亢进，三尖瓣区可闻及 3/6 级杂音，柔和，不传导；双下肢重度凹陷性浮肿。胸片：肋间隙增宽，膈低平，两肺透亮度增加，双下肺纹理增粗，紊乱；心影偏小，右下肺动脉干横径 16mm，肺动脉段明显突出。

1. 该患者最可能的诊断是什么？
2. 有哪些主要护理诊断，怎样护理？
3. 健康教育的内容有哪些？

慢性肺源性心脏病（chronic pulmonary heart disease，简称慢性肺心病），是指支气管 - 肺组织、胸廓或肺血管的慢性病变致肺血管阻力增加，肺动脉压力增高，继而右心室结构和（或）功能改变的心脏病。慢性肺心病是我国呼吸系统的常见病，一般患病年龄在 40 岁以上，且患病率随年龄增长而增高，患病率北方高于南方，农村高于城市。吸烟者比不吸烟者患病率明显增高，男女无明显差异。冬春季节和气候骤变时，易出现急性发作。

【护理评估】

（一）健康史

1. 病因　按原发病的不同部位，主要分为如下三类。

（1）支气管、肺疾病　慢性阻塞性肺疾病是慢性肺心病最常见的病因，约占80%～90%，其次为支气管哮喘、支气管扩张、重症肺结核、肺尘埃沉着病、特发性肺间质纤维化等。

（2）胸廓运动障碍性疾病　较少见，严重脊椎侧凸、后凸、脊椎结核、类风湿关节炎、胸膜广泛粘连及胸廓成形术后造成的严重胸廓或脊椎畸形，以及神经肌肉疾患如脊髓灰质炎等。

（3）肺血管疾病　慢性血栓栓塞性肺动脉高压、肺小动脉炎，以及原因不明的原发性肺动脉高压等引起肺血管阻力增加、肺动脉高压和右心室负荷加重，形成慢性肺心病。

另外，原发性肺泡通气不足及先天性口咽畸形、睡眠呼吸暂停综合征等均可引起肺动脉高压而发展成慢性肺心病。

2. 发病机制　肺功能和结构的不可逆改变，反复发生的气道感染和低氧血症，导致一系列体液因子和肺血管的变化，使肺血管阻力增加，肺动脉血管的结构重塑，产生肺动脉高压，引起心脏结构和功能的变化。

（1）肺动脉高压的形成

①肺血管阻力增高的功能性因素：缺氧、二氧化碳潴留和呼吸性酸中毒导致肺血管收缩、痉挛，其中缺氧是形成肺动脉高压的最重要因素。体液因素在缺氧性肺血管收缩中占重要地位，缺氧时收缩血管的活性物质增多，如前列腺素、白三烯、5 - 羟色胺、血管紧张素 II 、血小板活化因子等起收缩作用，使血管收缩；缺氧时内皮舒张因子和内皮收缩因子的平衡失调；缺氧时，平滑肌细胞膜对 Ca^{2+} 的通透性增加，使肺血管平滑肌收缩。高碳酸血症时， H^+ 产生增多，使血管对缺氧的收缩敏感性增强，致肺动脉压增高。

②肺血管阻力增加的解剖学因素：肺血管解剖结构的变化，形成肺循环血流动力学障碍。主要原因有：（a）肺血管炎症：长期反复发作的慢性阻塞性肺疾病及支气管周围炎，累及邻近肺小动脉，引起血管炎，管壁增厚、管腔狭窄或纤维化，甚至完全闭塞。（b）肺血管受压和破坏：肺气肿加重，肺泡内压增高，一方面压迫肺泡毛细血管，另一方面致肺泡壁破坏造成毛细血管网的毁损，使肺毛细血管床减少，血流阻力增加。（c）肺血管重塑：慢性缺氧使肺血管收缩，管壁张力增高，肺内产生多种生长因子，直接刺激管壁平滑肌细胞、内膜弹力纤维、胶原纤维增生，动脉管腔狭窄。

③血液黏稠度增加和血容量增多：慢性缺氧产生继发性红细胞增多，血液黏稠度增加，血流阻力随之增高，甚至形成肺微动脉血栓；慢性缺氧使肾小动脉收缩，肾血流量减少而致水钠潴留，血容量增多。血液黏稠度增加和血容量增多，使肺动脉压升高。

（2）心脏病变和心力衰竭　肺循环阻力增加时，右心发挥代偿作用而引起右心室肥厚。随着病情进展，肺动脉压持续升高，超过右心室的代偿能力，右心失代偿而致右心衰竭。此外，缺氧、高碳酸血症、酸中毒、相对血容量增多等因素，不但可引右心室肥厚，也可以引起左心室肥厚，甚至导致左心衰竭。

（3）其他重要器官的损伤 缺氧和高碳酸血症还可导致重要器官如脑、肝、肾、胃肠及内分泌系统、血液系统的病理改变，引起多器官的功能损害。

（二）身体状况

本病病程缓慢，临床上除原有肺、胸疾病的各种症状和体征外，主要是逐步出现肺、心功能衰竭以及其他器官损害的表现。按其功能可分为代偿期与失代偿期。

1. 肺、心功能代偿期

（1）症状 主要是原有肺部疾病的表现：咳嗽、咳痰、气促，活动后可有心悸、呼吸困难、乏力和活动耐力下降。急性感染可使上述症状加重。

（2）体征 可有不同程度的发绀和肺气肿体征。偶有干、湿性啰音，心音遥远。肺动脉瓣区第二心音亢进，可闻及收缩期杂音和剑突下心脏搏动，提示右心室肥大。部分患者因肺气肿使胸内压升高，阻碍腔静脉回流，出现颈静脉充盈。

2. 肺、心功能失代偿期

（1）呼吸衰竭

①症状：呼吸困难加重，夜间为甚，常有头痛、失眠、食欲下降、白天嗜睡、夜晚烦躁不安，重者出现表情淡漠、神志恍惚、谵妄等肺性脑病的表现。

②体征：明显发绀、球结膜充血、水肿，严重时出现颅内压升高的表现，如视网膜血管扩张和视乳头水肿等；因二氧化碳的潴留，可出现周围血管扩张的表现，如皮肤潮红、多汗。

（2）右心衰竭

①症状：明显气促、心悸、食欲不振、腹胀、恶心等。

②体征：发绀更明显，颈静脉怒张，心率增快，可出现心律失常，剑突下可闻及收缩期杂音，甚至出现舒张期杂音。肝大并有压痛，肝颈静脉回流征阳性，下肢水肿，重者可有腹水。少数患者可同时出现肺水肿，呈全心衰表现。

3. 并发症 肺性脑病、酸碱失衡及电解质紊乱、心律失常、休克、消化道出血和弥散性血管内凝血等。

（三）辅助检查

1. 实验室检查

（1）血液检查 红细胞及血红蛋白可升高，全血黏度及血浆黏度增加；合并感染时白细胞计数增高，中性粒细胞增加。部分患者可有肝肾功能的改变以及电解质的紊乱。

（2）血气分析 慢性肺心病代偿期可出现低氧血症或高碳酸血症。呼吸衰竭时 $PaO_2 < 60mmHg$、$PaCO_2 > 50mmHg$。

2. 影像学检查

（1）X线检查 除原有肺、胸基础疾病及急性肺部感染的特征外，尚可有肺动脉高压征，如右下肺动脉干扩张，其横径≥15mm；横径与气管横径比值≥1.07；肺动脉段明显突出或其高度≥3mm；中央动脉扩张，外周血管纤细，形成"残根"征；右心室增大等。

（2）超声心动图检查　右心室流出道内径≥30mm、右心室内径≥20mm、右心室前壁厚度≥5mm、左右心室内径比值<2、右肺动脉内径或肺动脉干及右心房增大等，可诊断为慢性肺心病。

3. 心电图检查　典型改变为：右心室肥大变化，如电轴右偏（额面电轴≥+90°）、重度顺钟向转位、$R_{V_1} + S_{V_5} \geqslant 1.05mV$、肺性P波。部分患者右束支阻滞、低电压。

（四）心理和社会支持状况

患者和家属是否了解肺心病加重的因素和缓解方法；是否因体力活动受限而焦虑。

【诊断要点】

根据患者有慢性支气管炎、肺气肿、其他胸肺疾病或肺血管病变，有咳嗽、咳痰、气促、心悸及腹胀、下肢浮肿、颈静脉怒张等表现，右心室增大，心电图、胸片和超声心动图有右心肥大的征象，可作出诊断。

【治疗要点】

1. 急性加重期　治疗原则：积极控制感染，保持呼吸道通畅，改善呼吸功能，纠正缺氧和二氧化碳潴留，控制呼吸衰竭和心力衰竭，积极处理并发症。

（1）控制感染　参考痰菌培养及药敏试验选择抗生素。没有培养结果时，根据感染的环境及痰涂片选用抗生素。常用青霉素类、氨基糖苷类、喹诺酮类及头孢菌素类药物。同时注意可能继发真菌感染。

（2）氧疗　通畅呼吸道，纠正缺氧和二氧化碳潴留，用鼻导管或面罩给氧，改善呼吸功能。一般给予低流量、低浓度给氧。

（3）控制心力衰竭　慢性肺心病患者一般经积极控制感染，改善呼吸功能后心力衰竭多可缓解，不必常规抗心力衰竭治疗。但对治疗无效者，可适当选用以下药物。

①利尿剂：利尿剂有减少血容量、减轻右心负荷、消除水肿的作用。原则上选用作用较缓的利尿药，小剂量、间断使用。如氢氯噻嗪或螺内酯。重度而急需利尿者可用呋塞米 20mg，口服、或肌内注射、或静脉注射。

②正性肌力药：由于慢性缺氧和感染，患者对洋地黄类药物耐受性降低，易发生毒性反应。应选用作用快、排泄快的洋地黄类药物，剂量宜小、一般为常规剂量的1/2或2/3量，如毒毛花苷K 0.125～0.25mg，或毛花苷C 0.2～0.4mg加于10%葡萄糖溶液内缓慢静脉注射。应用指征：（a）感染已被控制、呼吸功能已改善、利尿剂未能取得良好疗效而反复水肿的心衰患者。（b）以右心衰竭为主要表现而无明显感染的患者。（c）出现急性左心衰竭者。

③血管扩张药：可减轻心脏前、后负荷，降低心肌耗氧量，对部分顽固性心衰有一定效果，但疗效并不显著。常选用硝酸酯类、酚妥拉明、钙拮抗剂等。

（4）控制心律失常　一般经抗感染、纠正缺氧等治疗后，心律失常多可自行消失。如持续存在，可根据心律失常的类型酌情选用抗心律失常药物。

（5）抗凝治疗　应用普通肝素或低分子肝素防止肺微小动脉原位血栓形成。降低肺动脉阻力，减轻右心功能。

2. 缓解期　原则上采用中西医结合的综合治疗措施，目的是增强免疫功能、去除诱发因素，减少或避免急性加重期的发生，使肺、心功能得到部分或全部恢复。如长期家庭氧疗、营养疗法和调节免疫功能等。

【常见护理诊断】

1. 气体交换受损　与肺气肿、小气道狭窄、肺通气/血流比例失调有关。

2. 清理呼吸道无效　与呼吸道感染、痰液过多而黏稠有关。

3. 活动无耐力　与心、肺功能减退有关。

4. 体液过多　与心输出量减少、肾血流灌注量减少有关。

5. 有皮肤完整性受损的危险　与水肿、长期卧床有关。

6. 潜在并发症　心律失常、休克、消化道出血。

【护理措施】

1. 一般护理

（1）休息与活动　告之患者充分休息有助于心肺功能的恢复，减慢心率和减轻呼吸困难。在心肺功能失代偿期，绝对卧床休息，协助采取舒适体位，如半卧位或坐位，以减少机体耗氧量。有意识障碍者，予床栏及约束带进行安全保护，必要时专人护理。对于卧床患者，应协助定时翻身、拍背、更换姿势，有利于肺通气。代偿期鼓励患者进行适量活动，以量力而行、循序渐进为原则，活动量以不引起疲劳、不加重症状为度。开始时指导患者在床上进行缓慢的肌肉松弛活动，如上肢交替前伸、握拳，下肢交替抬离床面，使肌肉保持紧张，松弛平放床上；依据患者的耐受能力逐渐增加活动量。鼓励患者进行呼吸功能锻炼，提高活动耐力。

（2）饮食护理　给予高热量、高蛋白、高维生素、高纤维素、易消化的清淡饮食；每天热量摄入至少达到 125kJ/kg（30kcal/kg），其中蛋白质为 1.0~1.5g/（kg·d），因碳水化合物可增加 CO_2 生成量，增加呼吸负担，高糖食物，可引起痰液黏稠，故一般碳水化合物≤60%。避免产气的食物，防止因便秘、腹胀而加重呼吸困难。如患者出现水肿、腹水或尿少时，应限制钠水摄入，钠盐＜3g/d，水分＜1500ml/d。少食多餐，减少用餐时的疲劳，进餐前后漱口，保持口腔清洁，促进食欲。必要时遵医嘱静脉补充营养。

2. 皮肤护理　注意观察全身水肿情况、有无压疮发生。因肺心病患者常有营养不良，身体下垂部位水肿，若长期卧床，极易形成压疮。指导患者穿宽松、柔软的衣服；定时更换体位，受压处垫气圈或海绵垫，或使用气垫床。

3. 病情观察　观察患者的生命体征、尿量及意识状态；注意有无发绀和呼吸困难，及其严重程度；观察有无心悸、胸闷、腹胀、下肢水肿等右心衰竭的表现；定期监测动脉血气分析，密切观察病情变化，出现头痛、烦躁不安、表情淡漠、神志恍惚、精神错乱、嗜睡和昏迷等肺性脑病症状时，及时通知医生并协助处理。

4. 用药护理　①对二氧化碳潴留、呼吸道分泌物多的重症患者慎用镇静剂、麻醉药、催眠药，如必须用药，使用后注意观察是否有神志改变、抑制呼吸和咳嗽反射的情况出现。②应用利尿剂后易出现低钾、低氯性碱中毒而加重缺氧，过度脱水引起血液浓缩、痰液黏稠不易排出等不良反应，应注意观察及预防。使用排钾利尿剂时，督促患者遵医嘱补钾。利尿剂尽可能在白天给药，避免夜间频繁排尿而影响患者睡眠。③应用洋地黄前应纠正缺氧和电解质紊乱，特别纠正低血钾。使用洋地黄类药物时，应询问有无洋地黄用药史，遵医嘱准确用药，注意观察有无药物毒性反应，如恶心、呕吐、腹泻、色视、头痛、心律失常等。每次给药前监测心率、心律或脉搏、脉律，如心率或脉率低于 60 次/分，或节律不整齐，则不能给药，并告之医生。④应用血管扩张剂时，注意观察患者心率及血压情况，严格控制滴速。血管扩张药在扩张肺动脉的同时也扩张体动脉，可造成体循环血压下降、反射性心率增快、氧分压下降、二氧化碳分压上升等不良反应。⑤使用抗生素时，注意观察感染控制的效果，防止继发性二重感染。

5. 气体交换受损护理措施 参见本章第一节"呼吸困难"的护理。

6. 清理呼吸道无效护理措施 参见本章第一节"咳嗽与咳痰"的护理。

【健康教育】

1. 疾病知识指导 使患者和家属了解疾病发生、发展过程及防治原发病的重要性，减少反复发作的次数。积极防治原发病，避免和防治各种可能导致病情急性加重的诱因，如戒烟、避免刺激性气体、防止受凉、避免劳累等。坚持家庭氧疗。

2. 饮食、运动指导 加强饮食营养，以保证机体康复的需要。增强抗病力，病情缓解期应根据肺、心功能及体力情况进行适当的体育锻炼和呼吸功能锻炼，如散步、气功、太极拳、腹式呼吸、缩唇呼吸等。

3. 定期门诊随访 告知患者及家属病情变化的征象，如体温升高、呼吸困难加重、咳嗽剧烈、咳痰不畅、尿量减少、水肿明显或发现患者神志淡漠、嗜睡、躁动、口唇发绀加重等，及时到医院就诊。

第六节　肺部感染性疾病

学习目标

掌握　肺炎常见护理诊断及护理措施，肺炎球菌肺炎的典型临床表现、治疗要点

熟悉　肺炎的病因和辅助检查，葡萄球菌肺炎、革兰阴性杆菌肺炎、支原体肺炎、病毒性肺炎的临床表现及治疗要点

了解　肺炎的发病机制

一、概述

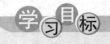 某男，23 岁。畏寒发热，咳嗽、咳痰 1 天入院。患者入院前 2 天参加

运动会后冲凉水澡，当日晚开始出现畏寒，继而出现高热，当时体温高达 40.8℃，全身酸痛不适，在当地诊所按"上呼吸道感染"治疗，上述症状稍减轻；昨日开始咳嗽，咳铁锈色痰，右侧胸痛。发病以来食欲差、精神差，口干，尿黄少。体温 39.8℃，脉搏 96 次/分，呼吸 26 次/分。高热面容，呼吸急促，口唇周围有数个绿豆大小的水泡；右下肺叩诊呈实音，语颤增强，呼吸音粗，可闻及少量细湿啰音。血常规：白细胞 $16.2 \times 10^9/L$，中性粒细胞 0.88。X 线胸片示右下肺呈一均匀密度增高阴影。

1. 该患者最可能的诊断是什么，主要治疗方法有哪些？
2. 有哪些主要护理诊断，怎样护理？
3. 健康教育的内容有哪些？

肺炎（pneumonia）是指终末气道、肺泡和肺间质的炎症，最常见的病因为感染，细菌性肺炎最常见。由于病原体变迁、社会人口老龄化、吸烟人群的低龄化、机械呼吸的普遍应用、医院获得性肺炎发病率增高、不合理应用抗生素引起细菌耐药性增加等，虽然新的强效抗生素不断投入应用，但其发病率和病死率仍很高。

【护理评估】

（一）健康史

肺炎最常见病因为各种病原体感染，各种病原体中以细菌最常见；还有理化因素、过敏等。感染最常见的诱因有着凉、淋雨、劳累等，吸烟、长期应用免疫抑制剂和糖皮质激素、有 COPD 和糖尿病等慢性病史、HIV 感染等，致免疫力下降，容易被感染。部分可由上呼吸道感染蔓延而来。不适当应用抗生素可引起正常菌株失调，同时影响免疫功能，发生相关肺炎。

1. 病因与分类

（1）按病因分类　病因学分类对于肺炎的治疗有决定性意义。

①细菌性肺炎：如肺炎链球菌、金黄色葡萄球菌、甲型溶血性链球菌等革兰阳性球菌；肺炎克雷白杆菌、流感嗜血杆菌、铜绿假单胞菌等革兰阴性杆菌；棒状杆菌、梭形杆菌等厌氧杆菌。

②非典型病原体所致肺炎：如支原体、军团菌和衣原体等。

③病毒性肺炎：如冠状病毒、腺病毒、呼吸道合胞病毒、流感病毒、SARS 冠状病毒等。

④真菌性肺炎：如白念珠菌、曲菌、放线菌等。

⑤其他病原体所致肺炎：如立克次体（如 Q 热立克次体）、弓形虫（如鼠弓形虫）、原虫（如卡氏肺囊虫）、寄生虫（如肺包虫、肺吸虫、肺血吸虫）等。

⑥理化因素所致的肺炎：如放射性损伤引起的放射性肺炎；胃酸吸入引起的化学性肺炎；吸入刺激性气体、液体等化学物质，亦可引起化学性肺炎。过敏原引起机体的变态反应或异常免疫反应时，可引起过敏性肺炎。

（2）按患病环境和宿主状态分类　有利于指导经验治疗。

①社区获得性肺炎（community acquired pneumonia，CAP）：也称院外肺炎，是指

在医院外罹患的感染性肺实质炎症，包括有明确潜伏期的病原体感染而在入院后平均潜伏期内发病的肺炎。致病菌中肺炎链球菌为最主要的病原体；非典型病原体所占比例在增加；耐药菌普遍。

②医院获得性肺炎（hospital acquired pneumonia，HAP）：简称医院内肺炎，是指患者在入院时既不存在、也不处于潜伏期，而是在住院48h后发生的感染，也包括出院后48h内发生的肺炎。其中以呼吸机相关肺炎最为多见，治疗和预防较困难。误吸口咽部定植菌是HAP最主要的发病机制。常见病原体为肺炎链球菌、流感嗜血杆菌、金黄色葡萄球菌、铜绿假单胞菌、大肠杆菌、肺炎克雷白杆菌。除了医院，在老年护理院和慢性病护理院生活的人群肺炎易感性亦高，临床特征和病因学分布介于CAP和HAP之间，可按HAP处理。

（3）按解剖分类

①大叶性肺炎：病原体先在肺泡引起炎症，经肺泡间孔（Cohn孔）向其他肺泡扩散，致使病变累及单个、多个肺叶或整个肺段，又称肺泡性肺炎。主要表现为肺实质炎症，通常不累及支气管。致病菌多为肺炎链球菌。

②小叶性肺炎：指病变起于支气管或细支气管，继而累及终末细支气管和肺泡，又称支气管性肺炎。病灶可融合成片状或大片状，密度深浅不一，且不受肺叶和肺段限制，区别于大叶性肺炎。病原体有肺炎链球菌、葡萄球菌、病毒、肺炎支原体等。

③间质性肺炎：以肺间质炎症为主，包括支气管壁、支气管周围间质组织及肺泡壁。由于病变在肺间质，呼吸道症状较轻，异常体征较少。可由细菌、支原体、衣原体、病毒或卡氏肺囊虫等引起。

2. 发病机制　正常呼吸道因有支气管内黏液 – 纤毛运载系统，肺泡巨噬细胞等细胞防御的完整性等，使气管隆凸以下的呼吸道保持无菌。是否发生肺炎决定于病原体和宿主两个因素。如果病原体数量多、毒力强和（或）宿主呼吸道局部或全身免疫防御系统损害，即可发生肺炎。病原体可通过下列途径引起肺炎：①空气吸入。②血行播散。③邻近感染部位蔓延。④上呼吸道菌的误吸。病原体抵达下呼吸道后，滋生繁殖，引起肺泡毛细血管充血、水肿，肺泡内纤维蛋白渗出及细胞浸润。

（二）身体状况

1. 常见的症状　发热、咳嗽、咳痰，痰多为脓性或脓血；呼吸困难与缺氧的表现；严重者可出现神志和血压改变，如烦躁、嗜睡、表情淡漠、血压下降，甚至休克。

2. 体征　可有鼻翼扇动，胸部三凹征；有无呼吸频率、节律异常；胸部叩诊实音或浊音；肺泡呼吸音减弱或消失、异常支气管呼吸音、干湿啰音、胸膜摩擦音等。

（三）辅助检查

1. 血常规　有无白细胞计数升高、中性粒细胞核左移、淋巴细胞升高。

2. X线检查　有无肺纹理增粗、炎性浸润影等。

3. 痰培养　有无细菌生长，药敏试验结果如何。

4. 血气分析　是否有 PaO_2 减低和（或）$PaCO_2$ 升高。

（四）心理和社会支持状况

患者和家属是否有预防肺的基本知识；是否有因为突然发生不适而出现恐惧。

【诊断要点】

1. 肺炎的诊断

（1）症状和体征　一般急性起病，典型表现为突然畏寒、发热，或先有短暂"上呼吸道感染"史，咳嗽、咳痰或伴胸闷、胸痛、口唇发绀、鼻翼扇动。胸部病变区叩诊呈浊音或实音；听诊肺泡呼吸音减弱，或管样呼吸音，可闻及湿啰音。

（2）胸部 X 线　以肺泡浸润为主。呈肺叶、段分布的炎性浸润影，或呈片状或条索状影，密度不均匀，沿支气管分布。另外，也可见两肺弥漫性浸润影，伴空洞或大疱者。病变吸收与年龄、免疫状态和病原体有关，如超过 1 个月未完全吸收者，多与伴有慢性支气管炎、肺气肿等基础疾病有关。

（3）实验室检查　①细菌性肺炎可见血白细胞计数和中性粒细胞增高，并有核左移或细胞内见中毒颗粒。年老体弱、酗酒、免疫功能低下者白细胞计数可不增高，但中性粒细胞比例仍高。②病原学检查：痰涂片革兰染色有助于初步诊断，但易受咽喉部寄殖菌污染。为避免上呼吸道污染，应在漱口后取深部咳出的痰液送检，或经纤维支气管炎镜取标本检查，痰细菌培养，诊断敏感性较高。必要时做血液、胸腔积液细菌培养，以明确诊断。③血清学检查：补体结合试验适用于衣原体感染。间接免疫荧光抗体检查多用于军团菌肺炎等。

2. 评估严重程度　如果肺炎诊断成立，评估病情的严重程度对于预测预后和决定护理级别至关重要。肺炎的严重性取决于三个主要因素：局部炎症程度、肺部炎症的播散和全身炎症反应程度。此外，患者有以下危险因素会增加肺炎的严重程度和死亡危险：年龄 >65 岁；存在基础疾病或相关因素，如 COPD、糖尿病、慢性心脏、肾衰竭、慢性肝病、1 年内住过院、疑有误吸、神志异常、脾切除术状态、长期酗酒或营养不良、长期应用免疫抑制剂等。

我国制定的重症肺炎标准为：①意识障碍。②呼吸频率 > 30 次/分。③PaO_2 < 60mmHg、PaO_2/FiO_2 < 300，需行机械通气治疗。④血压 < 90/60mmHg。⑤胸片显示双侧或多肺叶受累，或入院 48h 内病变扩大≥50%。⑥少尿：尿量 < 20ml/h，或急性肾衰竭需要透析治疗。⑦低体温（< 36℃）。

3. 确定病原体　痰标本做涂片镜检和细菌培养可帮助确定致病菌。同时做血液和胸腔积液细菌培养，可帮助确定病原菌。

【治疗要点】

抗感染治疗是肺炎治疗的最主要环节。选用抗生素应遵循抗菌药物治疗原则，即对病原体给予针对性治疗。根据本地区肺炎病原体的流行病学资料，按社区获得性肺炎或医院感染肺炎选择抗生素进行经验性治疗，再根据病情演变和病原学检查结果进行调整。

抗生素治疗后 48～72h 应对病情进行评价，治疗有效表现为体温下降、症状改善、白细胞逐渐降低或恢复正常，而 X 线胸片病灶吸收较迟。

【常见护理诊断】

1. 体温过高 与肺部感染有关。

2. 清理呼吸道无效 与胸痛，气管及支气管分泌物增多、黏稠，疲乏有关。

3. 潜在并发症 感染性休克。

4. 气体交换受损 与肺实质炎症，呼吸面积减少有关。

5. 疼痛：胸痛 与肺部炎症累及壁层胸膜有关。

【护理措施】

1. 休息与生活护理 发热患者应卧床休息，以减少氧耗量，缓解头痛、肌肉酸痛等症状。做好口腔护理，鼓励患者经常漱口，口唇疱疹者局部涂抗病毒软膏，防止继发感染。

2. 饮食与补充水分 给予能提供足够热量、蛋白质和维生素的流质或半流质，以补充高热引起的营养物质消耗。鼓励患者多饮水，1~2L/d。轻症者无需静脉补液，食欲差或不能进食者、失水明显者可遵医嘱静脉补液，补充因发热而丢失较多的水和盐，加快毒素排泄和热量散发。心脏病或老年人应注意补液速度，避免过快导致急性肺水肿。

3. 降温护理 高热时可采用酒精擦浴、冰袋、冰帽等措施物理降温，以逐渐降温为宜，防止虚脱。儿童要预防惊厥，不宜用阿司匹林或其他解热药，以免大汗、脱水和干扰热型观察。患者出汗时，及时协助擦汗、更换衣服，避免受凉。

4. 协助排痰的护理 参见本章第一节"咳嗽与咳痰"的护理。

5. 病情观察 ①监测并记录生命体征：重点观察热型，协助医生明确诊断，体温不升或高热为病情严重的表现，重症肺炎不一定有高热；有无心率加快、脉搏细速、血压下降、脉压变小、皮肤肢端湿冷等休克的表现；有无呼吸困难、皮肤和黏膜有无发绀等缺氧的表现，必要时进行心电、血氧饱和度等监护。②精神和意识状态：有无精神萎靡、表情淡漠、神志模糊或烦躁不安等病情严重的表现。③出入量：有无尿量减少，疑有休克应测每小时尿量及尿比重。④实验室检查：有无血气分析等指标的改变。

6. 感染性休克抢救配合 发现异常情况，立即通知医生，并备好物品，积极配合抢救。

（1）**体位** 患者取仰卧中凹位，抬高头胸20°、抬高下肢约30°，有利于呼吸和静脉血回流。

（2）**吸氧** 给予高流量吸氧，维持 $PaO_2 > 60mmHg$，改善缺氧状况。

（3）**补充血容量** 快速建立两条静脉通道，遵医嘱给予平衡液或右旋糖酐以维持有效容量，降低血液黏滞度，防止弥散性血管内凝血；有明显酸中毒可应用5%碳酸氢钠静脉滴注，碳酸氢钠因其配伍禁忌较多，宜单独输入。随时监测患者一般情况、血压、尿量、尿比重、血细胞比容等；监测中心静脉压，作为调整补液速度的指标，中心静脉压 $<5cmH_2O$ 可放心输液，达到 $10cmH_2O$ 应慎重，输液不宜过快，以免诱发急性心力衰竭。下列证据提示血容量已补足：口唇红润、肢端温暖、收缩压 $>90mmHg$、尿量 $>30ml/h$ 以上。如血容量已补足，尿量 $<400ml/d$，比重 <1.018，应及时报告医生，注意有无急性肾衰竭。

（4）用药护理 ①遵医嘱输入多巴胺、间羟胺等血管活性药物。根据血压调整滴速，以维持收缩压在 90～100mmHg 为宜，保证重要器官的血液供应，改善微循环。输注过程中注意防止液体溢出血管外，引起局部组织坏死和影响疗效。②联合使用广谱抗菌药物控制感染时，应注意药物疗效和不良反应。

7. 用药护理 遵医嘱使用抗生素，观察疗效和不良反应。应用青霉素类和头孢类防止过敏；喹诺酮类药可影响骨骼的发育，因此儿童不宜应用，偶见皮疹、恶心，极少数患者可诱发精神症状；氨基糖苷类抗生素有肾、耳毒性，老年人或肾功能减退者，应特别注意观察是否有尿量减少或尿蛋白，是否有耳鸣、头昏、唇舌发麻等不良反应的出现。

【健康教育】

向患者及家属讲解肺炎的病因和诱因。注意休息，劳逸结合，防止过度疲劳。参加体育锻炼，增强体质。避免受凉、淋雨、吸烟、酗酒。有皮肤疖、疖、伤口感染、毛囊炎、蜂窝织炎时应及时治疗，尤其是免疫功能低下者（糖尿病、血液病、HIV 感染、肝硬化、营养不良、儿童等）和 COPD、支气管扩张者。慢性病、长期卧床、年老体弱者，应注意经常改变体位、翻身、拍背，咳出气道痰液，并注射肺炎疫苗。

二、肺炎链球菌肺炎

肺炎链球菌肺炎或称肺炎球菌肺炎，由肺炎链球菌（streptococcus pneumoniae）或称肺炎球菌（pneummococcal pneumoniae）引起，约占医院外获得性肺炎的半数以上。临床起病急骤，以高热、寒战、咳嗽、咯铁锈色痰和胸痛为特征。因抗生素及时有效的应用，典型者已日趋减少。本病以冬季与初春为高发季节，常与呼吸道病毒感染并行，男性较多见。多为原先健康的青壮年。

【护理评估】

（一）健康史

肺炎链球菌是上呼吸道寄居的正常菌群。当机体免疫功能降低或受损时，如受凉、劳累、应用免疫抑制药物及其他因素使免疫力下降时，有毒力的肺炎链球菌进入下呼吸道致病。肺炎链球菌是革兰阳性球菌，其毒力大小与具有多糖荚膜有关。肺炎球菌经阳光直射 1h，或加热至 52℃ 10min 即可杀灭，对苯酚（石炭酸）等消毒剂也较敏感，但在干燥痰中可存活数月。

细菌在肺泡内繁殖滋长，引起肺泡壁水肿，白细胞和红细胞渗出，渗出液含有细菌，经 Cohn 孔向肺的中央部分蔓延，累及整个肺叶或肺段而致肺炎，叶间分界清楚；易累及胸膜而致渗出性胸膜炎。老年人和婴幼儿可由支气管播散形成支气管肺炎。典型病理改变为充血期、红色肝变期、灰色肝变期和消散期，目前因早期使用抗生素治疗，典型病理分期已很少见。病变消散后肺组织结构无损坏，不留纤维瘢痕。极少数患者由于机体反应性差，纤维蛋白不能完全吸收，称为机化性肺炎。

（二）身体状况

由于年龄、病程、免疫功能、对抗生素治疗的反应不同，其临床表现可多样。

1. 症状　发病前常有淋雨、受凉、醉酒、疲劳、病毒感染和生活在拥挤环境等诱因，数日前可有上呼吸道感染的前驱症状。典型表现为起病急骤、畏寒或寒战、高热，体温可在数小时内达 39～40℃，呈稽留热。全身肌肉酸痛，患侧胸痛明显，深呼吸或咳嗽时加剧，患者常取患侧卧位。开始痰少，可带血丝，24～48h 后可呈铁锈色，与肺泡内浆液渗出和红细胞、白细胞渗出有关。

2. 体征　患者呈急性病容，面颊绯红，口角和鼻周有单纯疱疹，严重者可有发绀，鼻翼扇动，心动过速，心律不齐。早期肺部无明显异常体征。肺实变时，触觉语颤增强，叩诊呈浊音或实音，听诊可闻及支气管肺泡呼吸音或支气管呼吸音、细湿啰音。

本病自然病程约 1～2 周。发病 5～10 天，体温可自行骤降或逐渐消退；使用有效抗菌药物后，体温于 1～3 天内恢复正常。同时，其他症状与体征亦随之渐渐消失。

3. 并发症　目前并发症已很少见。感染严重时，可伴感染性休克，尤其是老年人。表现为心动过速、血压降低、意识模糊、烦躁、四肢厥冷、发绀、多汗等，而高热、胸痛、咳嗽等症状并不明显。并发胸膜炎时多为浆液纤维蛋白性渗出液；呼吸音减低和语颤降低多提示有胸腔积液，偶可发生脓胸。肺脓肿、脑膜炎和关节炎也有发生。

（三）辅助检查

1. 实验室检查　血常规见白细胞计数升高（$10 \times 10^9 \sim 20 \times 10^9$/L），中性粒细胞比例增多（>80%），伴核左移，细胞内可见中毒颗粒。痰涂片做革兰染色及荚膜染色镜检，如有革兰阳性、带荚膜的双球菌或链球菌，可做出初步病原诊断。痰培养 24～48h 可确定病原体。血培养应在抗生素治疗前采样。聚合酶链反应（PCR）检测和荧光标记抗体检测可提高病原学诊断水平。

2. X 线检查　可见受累肺叶或肺段模糊或炎症浸润或实变阴影，在实变阴影中可见支气管充气征，肋膈角可有少量胸腔积液。消散期，炎性浸润逐渐吸收可有片状区域吸收较快而呈"假空洞"征。一般起病 3～4 周后才完全消散。

【诊断要点】

根据寒战、高热、咳嗽、咳铁锈色痰、胸痛、鼻唇疱疹等典型症状和肺实变体征，结合胸部 X 线检查，可作出初步诊断。病原菌检测是本病确诊的主要依据。

【治疗要点】

1. 抗菌药物　一旦诊断即用抗生素治疗，不必等待细菌培养结果。抗菌药物标准疗程一般为 7～14 天，或在热退后 3 天停药或由静脉用药改为口服，维持数天。首选青霉素 G，用药剂量和途径视病情、有无并发症而定。成年轻症者，每天 240 万 U，分 3 次肌内注射；稍重者，青霉素 G 每天 320 万～720 万 U，分 3～4 次静脉滴注；重症或并发脑膜炎者，每天 1000 万～2000 万 U，分 4 次静脉滴注。对青霉素过敏或耐药者，可用红霉素每天 2g，分 4 次口服或每天 1.5g 静脉滴注；或林可霉素每天 2g 肌内注射或静脉滴注；重症者可改用头孢菌素类抗生素，如头孢噻肟或头孢曲松等，或喹诺酮类药物；多重耐药菌株感染者可用万古霉素。

2. 支持疗法与对症治疗　卧床休息；避免疲劳、醉酒等使病情加重的因素；补充足够热量、蛋白质和维生素的食物，多饮水。密切观察病情变化，注意防治休克。剧烈胸痛者，给予少量镇痛药，如可待因 15mg。有明显麻痹性肠梗阻或胃扩张，应暂时禁食、禁饮和胃肠减压。烦躁不安、谵妄、失眠者给予地西泮 5mg 肌内注射或水合氯醛 1~1.5g 保留灌肠，禁用抑制呼吸的镇静药。

3. 并发症治疗　高热常在抗菌药物治疗后 24h 内消退，或数日内逐渐下降。如体温 3 天后不降或降而复升时，应考虑肺炎链球菌的肺外感染或其他疾病存在的可能性，如脓胸、心包炎、关节炎等给予相应治疗；有感染性休克者按抗休克治疗。

三、葡萄球菌肺炎

葡萄球菌肺炎（staphylococcal pneumonia）是由葡萄球菌引起的急性肺化脓性炎症，病情较重，若治疗不当，病死率较高。肺脓肿、气胸和脓气胸并发率高。常见于糖尿病、血液病、酒精中毒、肝病、营养不良、艾滋病等免疫功能低下者；儿童在患流感或麻疹后易并发；皮肤感染灶（痈、疖、伤口感染、毛囊炎、蜂窝织炎）中的葡萄球菌经血液循环到肺部，可引起多处肺实变、化脓和组织坏死。多数起病急骤，高热、寒战、胸痛、咳脓痰、可早期出现循环衰竭。若治疗不及时或治疗不当，病死率高。

【护理评估】

（一）健康史

葡萄球菌为革兰阳性球菌，其中金黄色葡萄球菌（简称金葡菌）的致病力最强，是化脓性感染的主要原因。葡萄球菌的致病物质主要是毒素和酶，如凝固酶、溶血毒素、杀白细胞素、肠毒素等，具有溶血、坏死、杀白细胞和致血管痉挛等作用。医院获得性肺炎中葡萄球菌感染比例高，耐甲氧西林金葡菌（MRSA）感染的肺炎治疗更困难，病死率高。

（二）身体状况

1. 症状　起病急骤，寒战、高热，体温可达 39~40℃，胸痛、咳嗽、咳痰，痰液多，呈脓性、脓血性；毒血症状明显，全身肌肉、关节酸痛，体质衰弱，精神萎靡，严重者早期可出现周围循环衰竭。院内感染者一般起病隐匿，体温逐渐上升，咳少量脓痰。

2. 体征　肺部体征早期不明显，与临床严重的中毒症状、呼吸道症状不相称，其后可出现肺部散在湿啰音；病变较大或融合时可有肺实变体征。

（三）辅助检查

血常规白细胞计数增高，中性粒细胞比例增加及核左移，有中毒颗粒。最好在使用抗生素前采集血、痰、胸腔积液标本进行涂片和培养+药敏，以明确诊断和指导治疗。胸部 X 线表现为肺部多发性浸润病灶和空洞，病变易变，一处炎性浸润消失而在另一处出现新的病灶。

【诊断要点】

根据全身毒血症状，咳脓痰，白细胞计数增高、中性粒细胞比例增加、核左移并有 X 线表现，可做出初步诊断。细菌学检查是确诊依据。

【治疗要点】

治疗原则是早期清除原发病灶，强有力抗感染治疗，加强支持疗法，预防并发症。

本病抗生素治疗总疗程较其他肺炎长，常采取早期、联合、足量、静脉给药，不宜频繁更换抗生素。因金葡菌对青霉素多耐药，首选耐青霉素酶的半合成青霉素或头孢菌素，如苯唑西林钠、头孢呋辛钠等，联合氨基糖苷类，可增强疗效；青霉素过敏者可选用红霉素、林可霉素、氯林可霉素等；MRSA 感染宜用万古霉素静脉滴注。患者宜卧床休息，饮食补充足。

四、其他肺炎

常见革兰阴性杆菌肺炎

革兰阴性杆菌肺炎常见于克雷白杆菌（又称肺炎杆菌）、铜绿假单胞菌、流感嗜血杆菌、大肠杆菌等感染，是医院内获得性肺炎的常见致病菌。其中克雷白杆菌是院内获得性肺炎的主要致病菌，且耐药株不断增加，病情危险、病死率高，成为防治中的难点。革兰阴性杆菌

肺炎的共同点是肺实变或病变融合，易形成多发性脓肿，双侧肺下叶均可受累。

【护理评估】

1. 肺炎杆菌肺炎　多见于中年以上男性，长期酗酒、久病体弱，尤其慢性呼吸系统疾病、糖尿病、恶性肿瘤、免疫功能低下或全身衰竭的住院患者。起病急骤，有寒战、高热，体温波动在 39.0°～40.0℃上下，咳嗽、咳痰，典型痰液为黏稠脓性、痰量多、带血，呈砖红色、胶冻状或灰绿色，无臭味。常伴呼吸困难、发绀，早期可出现全身衰竭。胸部常有肺实变体征。

2. 铜绿假单胞菌肺炎　易感人群为有基础疾病或免疫功能低下者，包括 COPD、多脏器功能衰竭、白血病、糖尿病、住监护室、接受人工气道或机械通气的患者。中毒症状明显，常有发热，伴有菌血症；咳嗽、咳痰，脓性或绿色；体温波动大，高峰在早晨；心率相对缓慢；有神志模糊等精神症状。病变范围广泛或剧烈炎症反应易导致呼吸衰竭。

3. 流感嗜血杆菌肺炎　好发于 6 个月～5 岁的婴幼儿组和有基础疾病的成人组。起病前常有上呼吸道感染症状。婴幼儿组发病多急骤，有寒战、高热、咽痛、咳脓痰、呼吸急促、发绀，迅速出现呼吸衰竭和周围循环衰竭，常并发菌血症，易并发脑膜炎为其特点。发生于慢性肺部疾病者，起病缓慢，有发热、咳嗽加剧、咳脓痰或痰中带血，严重者可出现气急、呼吸衰竭。免疫功能低下者起病急，临床表现与肺炎链球菌肺炎相似。

【诊断要点】

根据痰液、支气管分泌液病原菌检查明确诊断，最好在用抗生素前留取标本，痰液采集后尽快送检。本病的临床表现常易与基础病相混淆，应注意观察鉴别。

【治疗要点】

在营养支持、补充水分、痰液引流的基础上；早期合理使用抗生素是治愈的关键。一经诊断应立即根据药敏试验，给予有效抗生素治疗。采用剂量大、疗程长的联合用

药，静脉滴注为主。常见治疗有：①肺炎杆菌肺炎：常用第二、三或四代头孢菌素联合氨基糖苷类，如头孢曲松2g/d，阿米卡星0.4～0.6g/d，静脉滴注；或氨基糖苷类和β-内酰胺类合用；也可使用喹诺酮类。②铜绿假单胞菌肺炎：有效抗菌药物为β-内酰胺类、氨基糖苷类和喹诺酮类。因铜绿假单胞菌对两类药有交叉耐药的菌株较少，联合用药可选择第3代头孢菌素加阿米卡星。③流感嗜血杆菌肺炎的治疗首选氨苄西林，但耐药菌株较多见，可选择新型大环内酯类抗生素如阿奇霉素、克拉霉素等或第二、三和四代头孢菌素或碳青霉烯类。

肺炎支原体肺炎

肺炎支原体肺炎（mycoplasmal pneumonia）是由肺炎支原体引起的呼吸道和肺部的急性炎症病变，常同时有咽炎、支气管炎和肺炎。全年均可发病，多见于秋冬季节，可散发或呈地区性流行，好发于学龄儿童及青少年。经口、鼻分泌物在空气中传播，健康人经吸入而感染，发病前2～3天至病愈数周，可在呼吸道分泌物中发现肺炎支原体，其致病性可能是患者对支原体或其代谢产物的变态反应所致。

【护理评估】

1. 健康史与身体状况 一般受凉等，致抵抗力下降时易感染。潜伏期一般为2～3周。起病缓慢，有低热、咽痛、乏力、食欲不振、肌痛等症状。咳嗽逐渐加剧，呈阵发性刺激性呛咳，咳黏液痰，偶有血丝。发热可持续2～3周，体温正常后仍可有咳嗽。肺部体征不明显，与肺部病变程度不相称，偶闻干、湿啰音，无管状呼吸音。

2. 辅助检查 胸部X线检查呈多种形态的浸润影，节段性分布，以肺下野多见。病变可于3～4周后自行消散。血白细胞计数多正常或稍高，以中性粒细胞为主。发病2周后冷凝集试验多阳性，滴定超过1：32。血清支原体IgM抗体的测定有助于诊断。直接检测标本中肺炎支原体抗原，适于临床早期快速诊断。

【治疗要点】

本病有自限性，部分案例不经治疗可自愈。治疗的首选药物为大环内酯类抗生素，如红霉素1.5～2g/d，分3～4次口服，疗程2～3周，早期使用可减轻症状和缩短病程。也可选用喹诺酮类。青霉素或头孢菌素类抗生素无效。剧烈呛咳者，可适当给予镇咳药。家庭中发病应注意呼吸道隔离，避免密切接触。

病毒性肺炎

病毒性肺炎（Viral pneumonia）是由上呼吸道病毒感染向下蔓延，侵犯肺实质所致的肺部炎症。多发生于冬春季，散发或爆发流行。婴幼儿、老年人、原有慢性心肺疾病等免疫力差者易发病，且病情严重，可导致死亡。引起成人肺炎的常见病毒有甲、乙型流感病毒，腺病毒，副流感病毒，呼吸道合胞病毒和冠状病毒等。病毒性肺炎为吸入性感染，病毒可通过飞沫和直接接触而传染。

【护理评估】

1. 健康史与身体状况 本病好发于病毒流行季节，不同病毒的感染临床表现不同，常伴气管－支气管炎。起病多较急，先有鼻塞、咽痛、发热、头痛、全身肌肉酸痛等上呼吸道感染症状，累及肺部时出现干咳、少痰、胸痛等。体征不明显，偶可闻及下肺湿啰音。如伴细菌、真菌感染则有相应症状。

2. 辅助检查　血常规白细胞计数正常、稍高或偏低。痰涂片见白细胞，以单核细胞为主，痰培养常无致病细菌生长。胸部 X 线见肺纹理增多，小片状或广泛浸润，严重时见两肺弥漫性结节性浸润，确诊有赖于病原学检查，如病毒分离、血清学检查、病毒及病毒抗原检测，尤其是发病初期和恢复期的双份血清抗体呈 4 倍以上增长有诊断价值。

[治疗要点]

本病主要以对症治疗为主，鼓励患者卧床休息，注意保暖，维持室内空气流通，消毒隔离，避免交叉感染。提供含足够蛋白质、维生素的软食，少食多餐。多饮水，必要时给予输液和吸氧。指导患者有效咳嗽，清除分泌物，保持呼吸道通畅。选用已确认较有效的病毒抑制剂，如利巴韦林（病毒唑）、阿昔洛韦（无环鸟苷）、奥司他韦、阿糖腺苷等，可辅助用中医药和生物制剂治疗。有细菌感染时，及时选用抗生素。本病多数预后良好。

真菌性肺炎

肺部真菌感染是最常见的深部真菌病。奴卡菌、曲菌、荚膜组织胞浆菌等孢子通过呼吸道吸入可引起肺真菌感染（外源性），有些口腔寄生菌（念珠菌、放线菌）在机体免疫力下降时可引起肺部感染。

肺部真菌感染近年来日趋增多，临床所见的真菌肺炎多继发于长期使用抗生素、糖皮质激素、免疫抑制剂、细胞毒药物，或因长期留置导管、插管等诱发，其症状、体征、X 线检查均无特征性变化，培养结果的真菌形态学辨认有助于诊断。两性霉素对多数肺部真菌感染有效，但毒性反应大，应溶于 5% 葡萄糖溶液中静脉滴注，注意避光和控制滴速，观察畏寒、发热、心律失常和肝肾功能损害等不良反应。也可用氟康唑、伊曲康唑等药物。对长期应用广谱抗生素、激素的患者应注意口、鼻腔清洁，可口服氟康唑或酮康唑，以预防真菌感染。在疾病治疗时应合理使用抗生素、糖皮质激素，防止院内真菌感染。

第七节　肺脓肿

掌握　肺脓肿的身体状况、治疗要点、常见护理诊断
熟悉　病因与分类、辅助检查
了解　病理演变过程

病案　某男，26 岁。因发热 10 余天，咯脓血痰 2 天入院。患者 10 余天前开始无明显诱因出现畏寒、发热，在当地医务室治疗（诊治不详），用药后发热可缓解，数小时后再度升高，相继出现干咳、右下胸吸气时针刺样疼痛。近 2 天咳嗽、咳痰加剧，痰量逐渐增多，为脓血痰。体温 38.3℃，脉搏 96 次/分，呼吸 22 次/分，血压 96/58mmHg。营养差，右下肺叩诊呈浊音，可闻及中、大湿啰音。胸片：右下肺大片浓密模糊浸润阴影，其中可见圆形透亮区及液平面。血常规白细胞计数可达 $18.6 \times 10^9/L$，中性粒细胞 90%，核明显左移。

1. 该患者最可能的诊断是什么，主要治疗方法有哪些？
2. 有哪些主要护理诊断，怎样护理？
3. 健康教育的内容有哪些？

　　肺脓肿（lung abscess）是由多种病原菌引起肺实质坏死的肺部化脓性感染。临床特征为高热、咳嗽和咳大量臭脓痰。本病可见于任何年龄，青壮年男性及年老体弱有基础疾病者多见。

【护理评估】

（一）健康史

　　急性肺脓肿的主要病原体是细菌，常为上呼吸道和口腔的定植菌，包括厌氧、需氧和兼性厌氧菌，其中多数为厌氧菌感染。如接受化疗、白血病或艾滋病患者其病原菌也可为真菌。根据不同病因和感染途径，肺脓肿可分为以下 3 种类型。

　　1. 吸入性肺脓肿　是临床上最多见的类型，病原体多为厌氧菌。病原体经口、鼻、咽吸入致病，误吸是主要原因。在意识障碍、全身麻醉或气管插管、神经系统疾病所致的吞咽困难等情况下容易发生误吸，龋齿、牙槽脓肿、扁桃体炎、鼻窦炎等脓性分泌物，口、鼻、咽部手术后的血块、呕吐物等，经气管吸入肺内，感染物阻塞细支气管，病原菌迅速繁殖，引起化脓性炎症。吸入性肺脓肿常为单发性，其发病部位与支气管解剖形态和吸入时的体位有关。右主支气管较左侧粗且陡直，吸入物易进入右肺，故发病多于右肺。

　　2. 继发性肺脓肿　可继发于：①某些肺部疾病如细菌性肺炎、支气管扩张、空洞型肺结核、支气管囊肿、支气管肺癌等。②支气管异物堵塞，是导致小儿肺脓肿的重要因素。③邻近器官的化脓性病变蔓延至肺，如食管穿孔、感染、膈下脓肿、肾周围脓肿及脊柱脓肿等波及肺组织引起肺脓肿。阿米巴肝脓肿好发于右肝顶部，可穿破膈肌至右肺下叶，形成阿米巴肺脓肿。

　　3. 血源性肺脓肿　因皮肤外伤感染、疖、痈、骨髓炎、右心细菌性心内膜炎的三尖瓣赘生物脱落等，病原菌、脓栓经血行播散到肺，引起小血管栓塞、肺组织化脓性炎症、坏死而形成肺脓肿，致病菌多为金黄色葡萄球菌、表皮葡萄球菌或链球菌。泌尿道、腹腔或盆腔感染产生败血症可导致肺脓肿，其病原菌常为革兰阴性杆菌或少数厌氧菌。

　　早期为肺组织的化脓性炎症，继而坏死、液化，由肉芽组织包绕形成脓肿。坏死组织液化可破溃到支气管内，位于肺脏边缘部的张力性脓肿，可破溃到胸膜腔，引起脓胸、脓气胸和支气管－胸膜瘘。

急性肺脓肿经积极合理抗菌治疗以及充分引流脓液经气道排出，病变可逐渐吸收，脓腔缩小甚至消失，或仅剩少量纤维瘢痕。若急性肺脓肿治疗不彻底，或支气管引流不畅，炎症持续存在3个月以上不能愈合的肺脓肿，则称之为慢性肺脓肿。脓腔周围成纤维细胞和肉芽组织增生使脓腔壁增厚，周围细支气管受累导致其变形或扩张。在肺脓肿形成过程中，坏死组织中残存的血管失去肺组织支持，管壁损伤，部分可形成血管瘤，此为反复中、大量咯血的病理基础。

（二）身体状况

1. 症状 急性肺脓肿患者，发病急骤，畏寒、高热，体温达39～40℃，伴有咳嗽，早期咳少量黏液痰或黏液脓性痰，气急、伴精神不振、全身乏力和食欲减退。于发病的10～14天，突然咳出大量脓臭痰及坏死组织，每天量可达300～500ml。咳出大量脓痰后，体温开始下降，全身症状随之好转。典型痰液呈黄绿色、脓性，有时带血，静置后可分为3层，上层为泡沫，中层为混浊黏液，下悬脓性成分为坏死组织沉淀物；厌氧菌感染时带腥臭味。炎症累及胸膜，可出现患侧胸痛。约1/3患者有不同程度的咯血，偶有中、大量咯血而突然窒息死亡者。若肺脓肿破溃到胸膜腔，则有突发性胸痛、气急，出现脓气胸。血源性肺脓肿多先有原发病灶引起的畏寒、高热等全身脓毒血症的表现，经数日或数周后才出现咳嗽、咳痰，痰量不多，极少咯血。慢性肺脓肿患者除咳嗽、咳脓痰、反复发热和咯血外，还有贫血、消瘦等慢性消耗症状。

2. 体征 肺部体征与肺脓肿的大小、部位有关。病变大而浅表者，可有实变体征；病变累及胸膜，有胸膜摩擦音或胸腔积液体征。慢性肺脓肿常有杵状指（趾）、贫血和消瘦。血源性肺脓肿肺部体征多不明显。

（三）辅助检查

1. 实验室检查 急性肺脓肿患者血常规白细胞计数可达（20～30）×10⁹/L，中性粒细胞在90%以上，核明显左移，常有中毒颗粒。慢性肺脓肿患者血白细胞可稍高或正常，红细胞和血红蛋白减少。血源性肺脓肿患者的血培养可发现致病菌。并发脓胸时，可做胸腔脓液培养及药物敏感试验。

2. 痰细菌学检查 气道深部痰标本细菌培养可有厌氧菌和（或）需氧菌存在。

3. 影像学检查 X线胸片早期可见大片浓密模糊浸润阴影，边缘不清或团片状浓密阴影。脓肿形成，脓液排出后，可见圆形透亮区及液平面。经脓液引流和抗生素治疗后，周围炎症先吸收，最后可仅残留纤维条索状阴影。如脓肿转为慢性，空洞壁变厚，周围纤维组织增生，邻近胸膜肥厚，纵隔可向患侧移位。血源性肺脓肿典型表现为两肺外侧有多发球形致密阴影，大小不一，中央有小脓腔和液平。CT能更准确定位及发现体积较小的脓肿。

4. 纤维支气管镜检查 有助于明确病因、病原学诊断及治疗。通过活检、刷检及细菌学、细胞学检查获取病因诊断证据，还可进行脓液吸引和病变部位注入抗生素，以提高疗效与缩短病程。

（四）心理和社会支持状况

患者和家属是否因突然出现高热等不适而恐惧，是否了解体位引流的技巧。是否了解肺脓肿的预防措施。

【诊断要点】

对急骤发病的畏寒、高热、咳嗽、咳大量脓臭痰、咯血等症状的患者，如血白细胞总数及中性粒细胞增高，结合典型 X 线表现（大片炎性浸润，中有液平面的空腔），可诊断为急性肺脓肿。血、痰培养有助于病因学诊断及排除其他疾病。早期易与大叶性肺炎相混淆。

【治疗要点】

本病的治疗原则是抗生素治疗和痰液引流。

1. 抗生素治疗 一般首选大剂量青霉素（720 万 U ~ 960 万 U/天），吸入性肺脓肿联合甲硝唑或替硝唑，给药采用静脉滴注，体温通常在治疗后 3 ~ 10 天降至正常。如抗生素有效，宜持续 8 ~ 12 周，直至胸片上空洞和炎症完全消失，或仅有少量稳定的残留纤维化。肺脓肿的致病厌氧菌中，仅脆弱拟杆菌对青霉素不敏感。对青霉素过敏或不敏感者，可用二、三代头孢类、林可霉素、克林霉素等药物。若疗效不佳，要注意根据细菌培养和药物敏感试验结果选用有效抗菌药物。

2. 引流痰液 充分引流痰液可缩短病程，提高疗效。身体状况较好者可采取体位引流排痰；有条件可尽早应用纤维支气管镜冲洗及吸引治疗。

3. 手术治疗 手术适应证为：①肺脓肿病程超过 3 个月，经内科治疗，病变未见明显吸收，并有反复感染，或脓腔过大（直径 >5cm）不易吸收者。②大咯血内科治疗无效或危及生命者。③并发支气管胸膜瘘或脓胸经抽吸、冲洗治疗效果不佳者。④怀疑肿瘤阻塞时。

【常见护理诊断】

1. 体温过高 与肺组织炎症性坏死有关。

2. 清理呼吸道无效 与脓痰聚积有关。

3. 营养失调：低于机体需要量 与肺部感染导致机体消耗增加有关。

4. 气体交换受损 与气道内痰液积聚、肺部感染有关。

5. 疼痛：胸痛 与炎症延及胸膜有关。

【护理措施】

参见本章第一节"咳嗽与咳痰"的护理及第六节"肺部感染性疾病"的护理。

【健康教育】

1. 疾病预防指导 患者应彻底治疗口腔、上呼吸道慢性感染病灶，如龋齿、化脓性扁桃体炎、鼻窦炎、牙周溢脓等，以防止病灶分泌物吸入肺内，发生本病。重视口腔清洁，经常漱口，多饮水，预防口腔炎的发生。积极治疗皮肤外伤感染，痈、疖等化脓性病灶，不挤压痈、疖，防止血源性肺脓肿的发生。不酗酒。

2. 疾病知识指导 ①教会患者有效咳嗽、体位引流的方法，及时排出呼吸道异物，防止吸入性感染，保持呼吸道通畅，促进病变的愈合。②指导慢性病、年老体弱患者家属经常为患者翻身、叩背，促进痰液排出，疑有异物吸入时要及时清除。③抗生素治疗非常重要，且需时较长，为防止病情反复，应遵从治疗计划；在长期较大剂量抗生素治疗过程中如再次出现体温升高、痰量增加，应警惕霉菌感染的可能，应及时就医。

第八节 支气管扩张

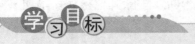

掌握 支气管扩张的身体状况、治疗要点、常见护理诊断及护理措施
熟悉 辅助检查
了解 病因与发病机制

病案 某女，19岁。反复咳痰、咯血10余年，再咯血1天。患者自儿童时开始，经常出现咳嗽、咯黄色脓痰，一般刚睡时痰量多，有时痰中带血。近1天，脓痰量增多，整口咯血，24小时量约300ml，低热。1岁时患麻疹并肺炎。体温37.8℃，脉搏93次/分，呼吸18次/分，血压102/70mmHg。营养正常，左下肺可闻及固定的中湿啰音。手指呈杵状。胸片：左下肺可见卷发样阴影。

1. 该患者最可能是什么病？

2. 有哪些主要常见护理诊断，主要护理措施有哪些？

支气管扩张（bronchiectasis）是指支气管管壁结构破坏引起的异常和持久性扩张。临床特点为慢性咳嗽，咳大量脓性痰和（或）反复咯血。多见于儿童和青少年。患者多有童年麻疹、百日咳或支气管肺炎等病史。由于呼吸道感染及时有效的治疗，麻疹和百日咳疫苗的预防接种等，本病的发病率有减少趋势。

【护理评估】

（一）健康史

1. 支气管-肺组织感染和支气管阻塞 是支气管扩张最常见的病因。两者互为因果，促使支气管扩张的发生和发展。反复感染导致支气管壁各层组织，尤其是平滑肌和弹性纤维的破坏，削弱了对管壁的支撑作用；儿童支气管腔较细和管壁薄，易阻塞；支气管炎症引起的支气管黏膜充血、水肿和分泌物阻塞管腔、异物、支气管周围肿大的淋巴结压迫等可使支气管阻塞，致使引流不畅而加重感染。最终导致支气管扩张。

2. 结核 支气管内膜结核引起管腔狭窄和阻塞、肺结核纤维组织增生和收缩牵拉导致支气管扩张。

3. 吸入腐蚀性气体 吸入腐蚀性气体可损伤支气管壁，可引起支气管扩张。

4. 支气管先天性发育障碍和遗传因素 支气管先天发育障碍，如巨大气管-支气管症。Kartagener 综合征（支气管扩张、鼻窦炎及内脏转位）。先天性软骨缺失症、支气管肺隔离症、肺囊性纤维化、α_1-抗胰蛋白酶缺乏症、先天性免疫缺乏症等可引起弥漫性支气管扩张。

5. 其他　全身性疾病，如类风湿关节炎、克罗恩病、溃疡性结肠炎、系统性红斑狼疮、人免疫缺陷病毒（HIV）感染等疾病可同时伴有支气管扩张。肺叶切除术后解剖移位，也可引起支气管扩张。

支气管扩张有三种类型：柱状扩张、囊状扩张和不规则扩张。支气管扩张的典型病理改变为支气管的弹性组织、肌层和软骨等被破坏导致管腔变形扩大，腔内含有多量分泌物。黏膜表面常有慢性溃疡改变和急、慢性炎症，支气管周围结缔组织受损或丢失，并有微小脓肿。支气管扩张常伴有毛细血管、支气管动脉和肺动脉终末支的扩张与吻合，形成血管瘤而易导致反复咯血。由于支气管扩张区域的肺泡通气量减少，使通气/血流比率降低，加之炎症使肺泡弥散功能障碍，出现低氧血症，低氧血症可引起肺小动脉痉挛，出现肺动脉高压，最后发展为肺源性心脏病。

（二）身体状况

多在小儿或青年期起病，呈慢性经过。

1. 症状

（1）慢性咳嗽、大量脓痰　痰量与体位改变有关，因分泌物积储于支气管的扩张部位，改变体位时分泌物移动刺激支气管黏膜引起咳嗽和排痰。其严重度可用痰量估计：每天少于 10ml 为轻度；每天在 10～150ml 为中度；每天多于 150ml 为重度。感染急性发作时，痰为黄绿色脓痰且量明显增加，每天可达数百毫升。感染时痰液静置后出现分层的特征：上层为泡沫，下悬脓性成分；中层为混浊黏液；下层为坏死组织沉淀物。厌氧菌感染时痰有臭味。上叶肺支气管扩张，因引流较好，可少痰或无痰，称为"干性支气管扩张"。多继发于肺结核病。

（2）反复咯血　50%～70% 的患者有不同程度的咯血，可为痰中带血到大量咯血，严重者可因大咯血发生窒息。咯血量与病情严重程度、病变范围有时不一致。病变发生在上叶的"干性支气管扩张"的患者，反复咯血为主要症状。

（3）反复肺部感染　其特点为同一肺段反复发生感染并迁延不愈。

（4）慢性感染中毒症状　感染加重时可出现发热、乏力、食欲不振、消瘦、贫血等，反复感染可影响儿童的生长发育。

2. 体征

在病变部位可闻及固定的局限性湿啰音，有时可闻及哮鸣音。干性支气管扩张肺部可无异常体征。严重患者伴有杵状指（趾）。

（三）辅助检查

1. 影像学检查　胸部平片，支气管柱状扩张的典型 X 线表现为"双轨征"，囊状扩张的特征性改变为卷发样阴影，感染时阴影内出现液平面。胸部 CT 检查显示管壁增厚的柱状或成串成簇的囊状扩张。高分辨 CT 已基本取代支气管造影。支气管造影可以明确支气管扩张的部位、形态、范围和病变严重程度，主要用于准备外科手术患者的检查。

2. 纤维支气管镜检查 有助于发现患者的出血部位或阻塞原因。还可局部灌洗控制感染。

（四）心理和社会支持状况

患者和家属有否因长期咳嗽、咳痰、咯血而焦虑；是否有因咯血而恐惧；是否能正确进行体位引流；是否有防止大咯血窒息的知识。

【诊断要点】

根据慢性咳嗽、反复咳大量脓痰、和/或伴反复咯血等病史，肺部闻及固定的局限性湿啰音，童年有诱发支气管扩张的疾病史，可作出初步诊断。通过胸部 CT 可明确诊断。

【治疗要点】

支气管扩张的治疗原则：保持呼吸道引流通畅，控制感染，处理咯血。

1. 保持呼吸道通畅 可应用祛痰药、支气管舒张药、体位引流、拍背等稀释脓痰和促进排痰。痰液引流和抗生素治疗同等重要。

（1）祛痰药 可选用溴已新 8～16mg 或盐酸氨溴索 30mg，每天 3 次。

（2）支气管舒张药 β_2 受体激动剂喷雾吸入，或口服氨茶碱，解除支气管痉挛。

（3）体位引流 应根据病变部位采取相应的体位引流，有助于排出积痰，减少继发感染，减轻中毒症状。

（4）纤维支气管镜吸痰 如体位引流排痰效果不理想，可经纤维支气管镜吸痰及用生理盐水冲洗痰液，也可局部注入抗生素。

2. 控制感染 控制感染为急性感染期的主要治疗措施。应根据临床表现和痰培养结果，选用有效的抗菌药物静脉给药。细菌学检查结果未报之前，可按经验给予抗革兰阳性菌为主的抗生素，如氨苄西林、阿莫西林、头孢克洛；铜绿假单胞菌感染时，可选用喹诺酮类、氨基糖苷类、第三代或第四代头孢菌素类；有厌氧菌感染时选用甲硝唑或替硝唑。慢性咯脓痰者，要较长疗程间断规则使用单一抗生素或轮换使用抗生素。

3. 咯血的治疗 见本章第九节"肺结核咯血"的治疗。

4. 手术治疗 反复呼吸道急性感染或大咯血，经药物治疗无效，病变局限在一叶或一侧肺组织，全身状况良好的患者，可考虑病变肺段或肺叶手术切除。

【常见护理诊断】

1. 清理呼吸道无效 与痰多、黏稠和无效咳嗽有关。

2. 潜在并发症 大咯血、窒息。

3. 营养失调：低于机体需要量 与慢性感染导致机体消耗和咯血有关。

4. 焦虑 与疾病迁延、个体健康受到威胁有关。

5. 有感染的危险 与痰多、黏稠、不易排出有关。

【护理措施】

1. 饮食护理 提供高热量、高蛋白质、富含维生素和纤维素饮食，少食多餐；避免过冷、过热、辛辣、油煎炸食物诱发咳嗽，引起咯血。保持口腔清洁，促进食欲，指导患者在咳痰后及进食前后用清水或漱口液漱口；鼓励患者多饮水，每天1 500ml以上。充足的水分可稀释痰液，利于排痰。保持大便通畅，避免排便时腹压增加而引起再度咯血。

2. 保持呼吸道通畅　详见本章第一节"咳嗽与咳痰"的护理。

3. 咯血、窒息的护理　见本章第一节"咯血"的护理。

【健康教育】

1. 疾病知识指导　帮助患者和家属了解疾病发生、发展与治疗、护理过程。指导患者预防和及时治疗呼吸道感染，如上呼吸道慢性病灶（如扁桃体炎、鼻窦炎等）应及时清除；戒烟，避免吸入刺激性气体，避免烟雾和灰尘，避免食用刺激性食物，避免过度劳累，以免引起咳嗽而发生咯血等；指导患者自我监测病情，一旦发现症状加重，应及时就诊。

2. 生活指导　讲明加强营养对机体康复的作用，使患者能主动摄取必需的营养素，以增加机体抗病能力。鼓励无咯血和无急性感染的患者参加体育锻炼，但应避免剧烈运动，防止出现咯血，建立良好的生活习惯，劳逸结合，以维护心、肺功能状态。

3. 清除痰液　强调清除痰液对减轻症状、预防感染的重要性，指导患者及其家属学习和掌握有效咳嗽、胸部叩击、雾化吸入及体位引流的排痰方法，指导祛痰剂和支气管舒张药物的正确使用。长期坚持，以控制病情的发展。

第九节　肺　结　核

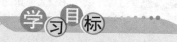

掌握　肺结核的传播途径及预防方法、身体状况、治疗原则、常见护理诊断及护理措施

熟悉　肺结核的辅助检查、分型标准、常用抗结核杆菌药物的毒副作用

了解　肺结核的发病机制、诊断程序

病案　某女，30岁。反复咳嗽、咳痰2月、咯血2天。患者2月前因受凉后出现咳嗽、咳黏液脓性痰，量不多，午后低热，夜晚盗汗，当时按肺部感染治疗，上述症状缓解，但停药后复发。2天前出现痰中带血，入院当天整口咯血，量约100ml。发病以来体重下降约5kg。体温37.0℃，脉搏80次/分，呼吸16次/分，血压98/64mmHg。营养差，双上肺呼吸音低，可闻及少量细湿啰音。胸片：双上肺有片状阴影，内可见小透光区。

1. 该患者最可能的诊断是什么，主要治疗方法有哪些？

2. 有哪些主要护理诊断，怎样护理？

3. 健康教育的内容有哪些？

肺结核（pulmonary tuberculosis）是结核分枝杆菌引起的呼吸道慢性传染性疾病。结核分枝杆菌可侵及全身几乎所有脏器，但以肺部最为常见。肺结核以咳嗽、咳痰、咯血、低热、盗汗、消瘦为主要特征。结核病是全球流行的传染性疾病之一，是全球所有传染性疾病中，成年人的首要死因。20 世纪 60 年代起，结核病化学治疗成为控制结核病的有效方法，使新发结核病治愈率达 95% 以上。但 20 世纪 80 年代中期以来，由于人免疫缺陷病毒感染流行、多重耐药结核分枝杆菌感染的增多、贫困、人口的频繁流动等因素，使结核病出现全球恶化趋势，WHO 于 1993 年宣布结核病处于"全球紧急状态"。据 WHO 报告：全球约 20 亿人曾受到结核分枝杆菌感染，现有肺结核患者约 2000 万，每年新发案例 800 万 ~ 1000 万，每年死于结核病的患者约 300 万。全球 90% 的结核病患者在发展中国家。

在我国，结核病流行形势十分严峻。中国是世界上结核病高负担、高危险性的 22 个国家之一，疫情呈"三高一低"，即患病率高、死亡率高、耐药率高、年递减率低。全国有近半的人口（约 5.5 亿）曾受结核分枝杆菌感染，城市高于农村，2000 年统计结果显示，活动性肺结核患者约 500 万，占世界结核患者总数的 1/4，其中以青、中年多；每年因结核病死亡的人数约 13 万，是全国十大死亡病因之一。因此，结核病的防治仍然是一个严重的、需要高度重视的公共卫生和社会问题。

【病因与发病机制】

1. 结核分枝杆菌 属分枝杆菌，分为人型、牛型、非洲型和鼠型 4 类，其中引起人类结核病的主要为人型结核分枝杆菌，少数为牛型菌感染。结核分枝杆菌的生物学特性有如下几点。

（1）抗酸性 结核分枝杆菌耐酸，染色呈红色，可抵抗稀盐酸酒精的脱色作用，故又称抗酸杆菌。

（2）生长缓慢 结核分枝杆菌为需氧菌，其适宜温度为 37℃ 左右，合适酸碱度为 pH6.8 ~ 7.2。生长缓慢，增殖一代需 14 ~ 20h，培养时间一般为 2 ~ 8 周。

（3）抵抗力强 结核分枝杆菌对干燥、酸、碱、冷的抵抗力较强。在阴湿环境下能生存数月或数年。除污剂或合成洗涤剂对结核分枝杆菌完全不起作用。结核分枝杆菌对紫外线比较敏感，阳光下曝晒 2 ~ 7h，病房常用紫外线灯消毒 30min 均有明显杀菌作用。湿热对结核分枝杆菌杀伤力强，煮沸 100℃ 5min 即可杀死。常用杀菌剂中，70% 酒精最佳，接触 2min 即可杀菌。消灭结核杆菌最简易有效的方法是将痰吐在纸上直接焚烧。

（4）菌体结构复杂 菌体类脂质占 50% ~ 60%，其中的蜡质约占类脂质的 50%，其作用与结核病的组织坏死、干酪液化、空洞发生以及结核变态反应有关。菌体蛋白以结合形式存在，是结核分枝杆菌素的主要成分，诱发皮肤变态反应。多糖类参与某些免疫应答。

2. 肺结核的传播　飞沫传播是肺结核最重要的传播途径。传染源主要是痰中带菌的肺结核患者，尤其是未经治疗的痰菌阳性者。在咳嗽、打喷嚏或高声说笑时痰沫中附着结核分枝杆菌，易感者直接吸入带菌飞沫或尘埃而感染。次要的感染途径是经消化道感染，如饮用消毒不彻底被牛型结核分枝杆菌污染的牛奶，与患者共餐或食用带菌食物，而引起肠道感染。其他感染途径，如通过皮肤、泌尿生殖系统等，但很少见。由呼吸道之外入侵的结核分枝杆菌，可在初感染时，或感染后病灶恶化或复燃时经淋巴、血行而传播至肺脏。

3. 结核分枝杆菌感染和肺结核的发生与发展

（1）原发感染　首次吸入结核分枝杆菌的人，是否感染取决于入侵结核分枝杆菌的数量和毒力及人体免疫抵抗能力。如果结核分枝杆菌能够存活下来，并在肺泡巨噬细胞内外生长繁殖，这部分肺组织即出现炎性病变，称为原发病灶。原发病灶中的结核分枝杆菌沿着肺内引流淋巴管到达肺门淋巴结，引起淋巴结肿大。原发病灶、淋巴管炎和肿大肺门淋巴结合称为原发综合征。少量结核分枝杆菌进入血循环并播散到身体各脏器，形成局限性病灶。大多数病灶内的结核杆菌在人体自身免疫系统作用下停止繁殖，病灶自行吸收或钙化。部分结核分枝杆菌可长期处于休眠期，存活数年，具有形成继发结核灶的可能。

（2）结核病的免疫和迟发性变态反应

①免疫力：人体对结核分枝杆菌的免疫力分非特异性免疫力（先天或自然免疫力）和特异性免疫力（后天性免疫力）两种。后者是通过接种卡介苗或感染结核分枝杆菌后所获得的免疫力，其免疫力强于自然免疫。但二者对防止结核病的保护作用都是相对的。结核病的免疫主要是细胞免疫。机体免疫力强可防止发病或使病情减轻，而营养不良、婴幼儿、老年人、糖尿病、矽肺、艾滋病及使用糖皮质激素、免疫抑制剂等使人体免疫功能低下时，容易受结核分枝杆菌感染而发病，或使原已稳定的病灶重新活动。

②Koch 现象：将结核分枝杆菌注射到未感染的豚鼠，10～14 天后注射局部红肿、溃烂，形成深的溃疡乃至局部淋巴结肿大，最后结核分枝杆菌全身播散，造成豚鼠死亡。将同量结核分枝杆菌注射到 4～6 周前已受少量结核分枝杆菌感染和结核菌素皮肤试验阳转的豚鼠，2～3 天后注射局部皮肤出现剧烈反应，但不久即愈合且无局部淋巴结肿大和全身播散，亦不致死亡。较快的局部红肿和表浅溃烂是由结核分枝杆菌诱导的迟发性变态反应的表现。结核分枝杆菌无播散，引流淋巴结无肿大以及溃疡较快愈合是免疫力的反映。这种机体对结核分枝杆菌再感染和初感染所表现不同反应的现象称为 Koch 现象。免疫力与迟发型变态反应之间的关系，尚不十分清楚，一般认为两者既有相似的方面，又有独立的方面，变态反应不等同免疫力。

（3）继发性结核　继发性结核病是指原发性结核感染时期遗留下来的潜在病灶中的结核分枝杆菌重新活动而发生的结核病，是内源性复发。另一种观点认为继发性结核病是由于受到结核分枝杆菌的再感染而发病，称为外源性重染。继发性肺结核的发病方式有两种，一种发病慢，临床症状少而轻，多发生在肺尖或锁骨下，痰涂片检查阴性，预后良好。另一种发病快，几周时间即出现广泛的病变、空洞和播散，痰涂片检查阳性。这类患者多发生在青春期女性、营养不良、抵抗力弱的群体以及免疫功能受损者。继发性结核病有明显临床症状，容易出现空洞和排菌，有传染性，是防治工作的重点，必须积极治疗。痰涂片检查阳性的肺结核不经治疗，预后极差，5 年内约一半死亡，另各有 1/4 发展为慢性排菌者和自然痊愈。

4. 结核的基本病理改变　结核病的基本病理变化是炎性渗出、增生和干酪样坏死，以破坏与修复同时进行为特点，故上述三种病理变化多同时存在，或以某种变化为主，且可相互转化，取决于结核分枝杆菌的感染量、毒力大小以及机体的抵抗力和变态反应状态。①渗出为主的病变：通常出现在结核炎症的早期或病灶恶化时，经及时治疗，渗出性病变可完全消散吸收。②增生为主的病变：多在菌量较少而机体抵抗力较强、病变恢复阶段时发生。③干酪样坏死为主的病变：常发生在渗出或增生性病变的基础上，感染菌量多、菌力强、机体抵抗力低下、机体超敏反应增强，渗出性病变中结核分枝杆菌战胜巨噬细胞后不断繁殖，使细胞混浊肿胀后，发生脂肪变性，溶解碎裂，直至细胞坏死。肉眼下见病灶呈黄灰色，质松而脆，状似干酪，故名干酪样坏死。干酪灶含菌量大，传染性强，肺组织坏死已不可逆。肺结核病自然过程见图 2-6。

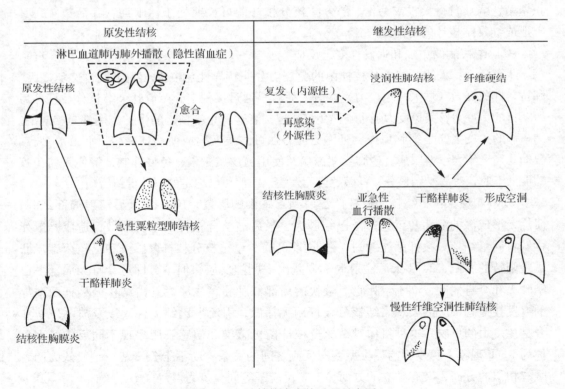

图 2-6　肺结核病自然过程示意图

【护理评估】

（一）健康史

一般是有与肺结核患者长期接触，结核分枝杆菌长期潜伏在肺内，当受凉、应用免疫抑制剂、劳累等抵抗力下降时，大量繁殖而致病。

（二）身体状况

各型肺结核的临床表现不尽相同，但有共同之处。

1. 症状

（1）全身中毒性症状　常见症状有发热、盗汗，多为长期午后低热，若肺部病灶进展播散或大范围干酪样坏死时，可有不规则高热、畏寒等。大部分患者有乏力、食欲减退和体重减轻等全身症状。育龄女性可有月经失调或闭经。

（2）呼吸系统症状

①咳嗽、咳痰：是肺结核最常见症状。初期多为干咳或有少量白色黏液痰。随病程进展痰量增多；合并细菌感染时，痰呈脓性且量增多。

②咯血：约 1/3 ~ 1/2 患者有不同程度咯血，咯血量不等，多为小量咯血，少数严重者可大量咯血。

③胸痛：病变累及壁层胸膜时有胸壁刺痛，并随呼吸和咳嗽而加重。严重时可合并胸膜炎，胸腔积液。

④呼吸困难：干酪样肺炎、纤维空洞性肺结核和大量胸腔积液患者可出现呼吸困难。

2. 体征　取决于病变的性质和范围。病变范围小或位置深者多无异常体征。渗出性病变范围较大或干酪样坏死时可有肺实变体征，并可闻及细湿啰音和（或）干啰音。肺有广泛纤维化或胸膜粘连增厚者，对侧可有代偿性肺气肿体征。结核性胸膜炎时有胸腔积液体征。

3. 并发症　常见并发症有自发性气胸、脓气胸、支气管扩张、慢性肺源性心脏病。结核分枝杆菌随血行播散可并发淋巴结、脑膜、骨及泌尿生殖器官等肺外结核。

（三）辅助检查

1. 痰结核分枝杆菌检查　是确诊肺结核、评估传染性大小、指导制订化学治疗方案和考核治疗效果的主要依据。痰涂片抗酸染色镜检快速简便，若抗酸杆菌阳性，肺结核诊断基本可成立。痰培养更为精确，不但能了解结核分枝杆菌生长繁殖能力，还可作药物敏感试验与菌型鉴定。PCR 技术快速、简便、敏感度高，少量结核分枝杆菌即可有阳性结果。

2. 影像学检查　胸部 X 线检查是诊断肺结核病的重要依据，不但可以早期发现肺结核，而且能判断病变的部位、范围、性质、指导制订治疗方案。其常见 X 线表现有渗出性阴影、斑点、条索、结节、空洞等。肺部 CT 检查可发现微小或隐蔽性病灶。

3. 结核菌素试验　用于检出结核分枝杆菌感染，不能诊断结核病。WHO 和国际防痨和肺病联合会推荐使用的结核菌素为纯蛋白衍化物（purified protein derivative，PPD），在左前臂屈侧中部皮内注射 0.1 ml（5IU），48 ~ 72h 后测量皮肤硬结直径，而不是红晕的直径。硬结是特异性变态反应，红晕是非特异性变态反应。硬结直径 ≤ 4mm 为阴性，5 ~ 9mm 为弱阳性，10 ~ 19mm 为阳性，≥20mm 或局部有水泡和淋巴管炎为强阳性。结核菌素试验阳性仅表示曾有结核分枝杆菌感染，并不一定是现症患者，若呈强阳性，常提示活动性结核病。结核菌素试验对婴幼儿的诊断价值大于成人，因年龄越小,自然感染率越低。3 岁以下强阳性反应者,应视为有新近感染的活动性结核病,应进行治疗。如果 2 年内结核菌素反应从 <10mm 增加至 10mm 以上,并增加值 >6mm 时,可认为有新近感染。

结素试验阴性除见于机体未感染结核分枝杆菌外,还见于:①结核感染后 4～8 周以内,处于变态反应前期。②免疫力下降或免疫受抑制,如应用糖皮质激素或免疫抑制剂、HIV 感染、麻疹、水痘、癌症、严重感染(包括重症结核病)、重度营养不良和危重患者。

4. 其他检查 血沉增快,严重案例常有继发性贫血。纤维支气管镜检查对支气管内膜结核的诊断有重要价值。

(四)心理和社会支持状况

患者是否因该病有一定的传染性而怕被人歧视,拒绝社会活动;是否有因长期咳嗽、咳痰、咯血和体力活动受限而焦虑;是否感到大咯血对生命的威胁而恐惧。家属是否有防止被感染的相关知识。患者和家属是否有防止大咯血而发生窒息的知识;是否有正确处理痰液,防止结核菌扩散的知识。

【诊断要点】

根据结核病的症状和体征、肺结核接触史,结合胸部 X 线影像学检查、痰结核分枝杆菌检查、结核菌素试验、纤维支气管镜检查等结果可作出诊断。

【治疗要点】

合理的化学治疗可使病灶内细菌消失,最终达到痊愈。传统的休息和营养疗法起辅助作用。

1. 肺结核化学治疗 化学治疗的主要作用在于迅速杀死病灶中大量繁殖的结核分枝杆菌,使患者由传染性转为非传染性;防止获得性耐药变异菌的产生;彻底杀灭结核病变中静止或代谢缓慢的结核分枝杆菌,使患者达到临床治愈和生物学治愈的目的。

(1)化学治疗的原则 早期、联合、适量、规律和全程治疗是化学治疗的原则。整个化疗方案分强化和巩固两个阶段。

①早期:是指一旦发现和确诊结核后均应立即给予化学治疗。早期化疗有利于迅速发挥化疗药的杀菌作用,使病变吸收和减少传染性。

②联合:是指根据病情及抗结核药的作用特点,联合使用两种以上药物,以增强和确保疗效,同时通过交叉杀菌作用减少或防止耐药性的产生。

③适量:是指严格遵照适当的药物剂量用药。用药剂量过低不能达到有效血药浓度,影响疗效,易产生耐药性;剂量过大易发生药物不良反应。

④规律:即患者严格按照化学治疗方案规定的用药方法,按时服药,未经医生同意不可随意停药或自行更改方案,以免产生耐药性。

⑤全程:指患者必须按治疗方案,坚持完成规定疗程,是提高治愈率和减少复发率的重要措施。

(2)常用抗结核药物 血液中(包括巨噬细胞内)药物浓度在常规剂量下,达到试管内最低抑菌浓度的 10 倍以上时才能起杀菌作用,否则仅有抑菌作用。异烟肼

（INH）和利福平（RFP）在细胞内外均能达到该水平，称全杀菌剂。链霉素对巨噬细胞外碱性环境中结核分枝杆菌作用最强，对细胞内结核分枝杆菌作用较小。吡嗪酰胺能杀灭巨噬细胞内酸性环境中的结核分枝杆菌。因此，链霉素和吡嗪酰胺只能作为半杀菌剂。乙胺丁醇、对氨基水杨酸钠等为抑菌剂。

常用抗结核药的剂量和主要不良良反应见表2-3。

表2-3 常用抗结核药的成人剂量不良良反应

药名	缩写	每天剂量（g）	间隙疗法1日量（g）	主要不良反应
异烟肼	H，INH	0.3	0.6~0.8	周围神经炎、偶有肝功能损害
利福平	R，RFP	0.45~0.6*	0.6~0.9	肝功能损害、过敏反应
链霉素	S，SM	0.75~1.0△	0.75~1.0	听力障碍、眩晕、肾功能损害
吡嗪酰胺	Z，PZA	1.5~2.0	2~3	胃肠不适、肝功能损害、高尿酸血症
乙胺丁醇	E，EMB	0.75~1.0**	1.5~2.0	视神经炎
对氨基水杨酸钠	P，PAS	8~12***	10~12	胃肠不适、过敏反应、肝功能损害

注：* 体重<50kg用0.45，≥50kg用0.6g；S、Z用量也按体重调节。

** 前2月25mg/kg；其后减至15mg/kg。

*** 每日分2次服用。

△ 老年人每次0.75g。

（3）化学治疗的生物学机制

①作用：结核分枝杆菌根据其代谢状态分为A、B、C、D四群。A菌群快速繁殖，多位于巨噬细胞外和肺空洞干酪液化部分，占结核分枝杆菌的绝大部分。由于细菌数量大，易产生耐药变异菌。B菌群处于半静止状态，多位于巨噬细胞内酸性环境中和空洞壁坏死组织中。C菌群处于半静止状态，可有突然间歇性短暂的生长繁殖。D菌群处于休眠状态，不繁殖，数量很少。抗结核药物对不同菌群的作用各异，多数结核药物可以作用于A菌群，异烟肼和利福平等杀菌剂具有早期杀菌作用，能在治疗的48h内迅速杀菌，使菌群数量明显减少，传染性减少或消失，痰菌阴转。B菌群和C菌群由于处于半静止状态，抗结核药物的作用相对较差，有"顽固菌"之称。杀灭B和C菌群可以防止复发。抗结核药物对D菌群无作用。

②耐药性：耐药性分为先天耐药和继发耐药。先天耐药为结核分枝杆菌在自然繁殖中，由于染色体基因突变而出现的极少量天然耐药菌。单用一种药物可杀灭大量敏感菌，但天然耐药菌却不受影响，继续生长繁殖，最终菌群中以天然耐药菌为主，使该抗结核药物治疗失败。继发耐药是药物与结核分枝杆菌接触后，有的细菌发生诱导变异，逐渐能适应在含药环境中继续生存，因此，强调在联合用药的条件下，也不能中断治疗。短程疗法最好应用全程督导化疗。

③间歇化学治疗：结核分枝杆菌与不同药物接触后产生不同时间的延缓生长期。在结核分枝杆菌重新生长繁殖前再次投以高剂量药物，可使细菌持续受抑制直至最终被消灭。如结核分枝杆菌接触异烟肼和利福平24h后分别可有6~9天和2~3天的延缓生长期。间歇化学治疗减少了投药次数，节省了费用，也减轻了督导治疗的工作量和

药物的不良反应。

④顿服：抗结核药物血中高峰浓度的杀菌作用优于经常性维持较低药物浓度水平的情况。每天剂量1次顿服要比每天分2次或3次服用所产生的高峰血药浓度高3倍。

（4）化学治疗方案 严格执行统一标准方案能达到预期效果，解决滥用抗结核药物、化疗方案不合理和混乱造成的治疗效果差、费用高、疗程过短或过长、药物浪费等实际问题。执行全程督导短程化学治疗（directly observed treatment short – course, DOTS）管理，有助于提高患者在治疗过程的依从性，达到最高治愈率。

①初治涂阳肺结核治疗方案：含初治涂阴有空洞形成或粟粒型肺结核。

每天用药方案：（a）强化期：前2个月用异烟肼、利福平、吡嗪酰胺和乙胺丁醇，顿服；巩固期。（b）后4个月用异烟肼及利福平，顿服。简写为：2 HRZE/4 HR，其中药名缩写前的数字代表每疗程用药时间，单位"月"。

间歇用药方案：（a）强化期：异烟肼、利福平、吡嗪酰胺和乙胺丁醇，隔天1次或每周3次，2个月。（b）巩固期：异烟肼及利福平，隔天1次或每周3次，4个月。简写为：$2H_3 R_3 Z_3 E_3/4 H_3 R_3$，每个药名右侧的下标"3"表示每周3次。

②复治涂阳肺结核治疗方案

每天用药方案：2HRZSE/4～6HRE。

间歇用药方案：$2 H_3 R_3 Z_3 S_3 E_3/4 H_3 R_3 E_3$。

③初治涂阴肺结核治疗方案

每天用药方案：2HRZ/4HR。

间歇用药方案：$2 H_3 R_3 Z_3/4 H_3 R_3$。

2. 对症治疗

（1）毒性症状 在有效抗结核治疗1～2周内，毒性症状多可消失，无需特殊处理。高热或大量胸腔积液者可在使用有效抗结核药物同时，加用糖皮质激素如泼尼松，可减轻炎症和变态反应引起的症状。通常使用中小剂量，疗程在1个月以内。

（2）咯血 若仅痰中带血或小量咯血，以卧床休息、止咳、镇静等对症治疗为主。中等或大量咯血时应严格卧床休息，应用垂体后叶素5～10U加入25%葡萄糖液40ml，15～20min缓慢静脉注射，然后将垂体后叶素加入5%葡萄糖液按0.1U/（kg·h）静脉滴注。必要时可经支气管镜局部止血，或插入球囊导管，压迫止血。若咯血量过多，可酌情适量输血。咯血窒息是致死的主要原因，需严加防范和紧急抢救。

3. 手术治疗 适用于经合理化学治疗无效、多重耐药的厚壁空洞、大块干酪灶、结核性脓胸、支气管胸膜瘘和大咯血保守治疗无效，且能耐受手术者。

【常见护理诊断】

1. 清理呼吸道无效 与肺部结核感染致分泌物增多、干酪坏死、咳嗽无力有关。

2. 营养失调：低于机体需要量 与机体消耗增加、食欲减退有关。

3. 体温过高 与结核分枝杆菌感染有关。

4. 焦虑 与不了解疾病的预后、治疗早期呼吸道隔离有关。

5. 潜在并发症 大咯血、窒息。

【护理措施】

1. 一般护理

（1）防止结核在人群中扩散 痰涂阳性的患者传染性强，应进行呼吸道隔离。室内定期用紫外线消毒，开窗通风，防止交叉感染；告诫患者不随地吐痰，痰最好吐在餐巾纸上投入火中直接焚烧；或吐入痰杯中经5%苯酚（石炭酸）或1.5%煤酚皂（来苏儿液）浸泡24h后再倒出。结核患者的餐具等耐高温的用具可用煮沸消毒；不适宜于煮沸者可用紫外线或阳光下曝晒消毒。痰涂阴性和经有效抗结核治疗4周以上的患者，没有传染性或只有极低的传染性，应鼓励患者过正常的家庭和社会生活，有助于减轻肺结核患者的社会隔离感和因患病引起的焦虑情绪。

（2）休息与活动 ①肺结核患者有咯血、高热等严重结核中毒症状，或结核性胸膜炎伴大量胸腔积液者，应卧床休息。②加强体质锻炼，提高机体的抗病能力。恢复期鼓励户外活动，如散步、打太极拳、做保健操等；轻症患者在坚持化学治疗的同时，可进行正常工作。但应保证充足的睡眠和休息，避免劳累和重体力劳动，做到劳逸结合。

（3）饮食 为肺结核患者提供高热量、高蛋白、富含维生素的饮食。蛋白质不仅能提供热量，还可增加机体的抗病能力及机体修复能力，成人每天蛋白质为1.5～2.0g/kg，其中优质蛋白应占一半以上，患者饮食中应有鱼、肉、蛋、牛奶、豆制品等动、植物蛋白；食物中的维生素C有减轻血管渗透性的作用，可以促进渗出病灶的吸收；维生素B对神经系统及胃肠神经有调节作用，可促进食欲，减轻抗痨药物的毒副作用。每天摄入一定量的新鲜蔬菜和水果，以补充维生素。维生素B_6不宜与异烟肼同服，因它们有相似的结构，有拮抗作用。避免油炸食物和辛辣等刺激性食物；戒烟、酒。

（4）告之目前结核病绝大部分经抗痨药物治疗，能完全治愈，消除患者的恐惧心理，使患者树立治愈疾病的信心，积极配合治疗。

2. 清理呼吸道无效的护理 见本章第一节"咳嗽与咳痰"的护理。

3. 咯血的护理 见本章第一节"咯血"的护理。

4. 用药护理 ①强调早期、联合、适量、规律、全程化学治疗的重要性，督促患者按医嘱服药、建立按时服药的习惯。②解释药物不良反应时，重视强调药物的治疗效果，让患者认识到发生不良反应的可能性较小。以激励患者坚持全程化学治疗，防止治疗失败而产生耐药结核分枝杆菌，增加治疗的困难和经济负担。③服药期间定期复查肝肾功能，防止出现严重的肝肾功能损害，如出现巩膜黄染、食欲下降、眩晕、耳鸣、口唇及皮肤麻木等不良反应要及时与医生联系，不要自行停药，大部分不良反应经相应处理可以完全消失。

【健康教育】

1. 结核病预防控制

（1）控制传染源 早期发现患者并登记管理，及时给予合理化学治疗和良好护理，是预防结核病疫情的关键。肺结核病程长、易复发和具有传染性，必须长期随访。掌握患者从发病、治疗到治愈的全过程。

（2）切断传播途径 ①涂阳肺结核患者住院治疗时需进行呼吸道隔离，室内保持良好通风，每天用紫外线消毒。②注意个人卫生，严禁随地吐痰，不可面对他人打喷嚏或咳嗽，以防飞沫传播。在咳嗽或打喷嚏时，用双层纸巾遮住口鼻，纸巾焚烧处理。留置于容器中的痰液须经灭菌处理再弃去。③餐具煮沸消毒或用消毒液浸泡消毒，同桌共餐时使用公筷，以预防消化道传染。④被褥、书籍在烈日下暴晒 6h 以上。⑤患者外出时戴口罩。

（3）保护易感人群 ①给未受过结核分枝杆菌感染的新生儿、儿童及青少年接种卡介苗，使人体产生对结核分枝杆菌的获得性免疫力。卡介苗不能预防感染，但可减轻感染后的发病与病情。②密切接触者应定期到医院进行有关检查。③对受结核分枝杆菌感染易发病的高危人群，如 HIV 感染者、硅沉着病、糖尿病等，可应用预防性化学治疗。

2. 患者指导

（1）日常生活调理 保证营养的补充；嘱患者戒烟、戒酒；合理安排休息，避免劳累；避免受凉避，免情绪波动及呼吸道感染；住处应尽可能保持通风、干燥，有条件者可选择空气新鲜、气候温和处疗养，以促进身体的康复；病情平稳者加强体质锻炼，增加抵抗疾病的能力。

（2）用药指导 强调坚持规律、全程、合理用药的重要性，取得患者与家属的主动配合，使 DOTS 能得到顺利完成。

（3）定期复查 定期复查胸片和肝、肾功能，了解治疗效果、病情变化，防止严重毒副反应。

【肺结核的诊断程序】

1. 可疑症状患者筛选 咳嗽持续 2 周以上、咯血、午后低热、乏力、盗汗、月经不调或闭经，有肺结核接触史或肺外结核者应考虑肺结核的可能性，需进行胸部 X 线检查和痰抗酸杆菌检查。

2. 是否肺结核 凡 X 线检查肺部发现有可疑结核病阴影者，结合痰结核分枝杆菌检查和（或）PPD 试验，确定病变是结核性或其他性质。如果难以确定，可经 2 周短期抗炎治疗后复查，一般炎症病变会有变化，而肺结核变化不大。

3. 有无活动性 如果诊断为肺结核，应进一步明确有无活动性，活动性病变必须给予治疗。活动性病变在胸片上通常表现为：边缘模糊不清的斑片状阴影，可有中心溶解和空洞，或出现播散病灶；或在抗痨治疗过程中，胸片有渐进性的改变。胸片表现为钙化、硬结或纤维化，痰检查不排菌，无任何症状，为无活动性肺结核。

4. 是否排菌 确定活动后还要明确是否排菌，是确定传染源的惟一方法。

【肺结核分型标准和诊断要点】

1999 年我国制定新的肺结核分类标准，突出了对痰结核分枝杆菌检查和化学治疗史的描述，使分类法更符合现代结核病控制的概念和实用性。

1. 肺结核分型和诊断要点 主要依据 X 线的改变进行分型。

（1）原发型肺结核 含原发综合征和胸内淋巴结结核。症状多轻微而短暂，有结核病接触史，结核菌素试验多为强阳性。典型的原发综合征 X 线胸片表现为原发病灶、引流淋巴管炎和肿大的肺门淋巴结，呈哑铃型阴影。原发病灶一般吸收较快，不留任何痕迹。多见于儿童及从边远山区、农村初进城市的成人。

（2）血行播散型肺结核　包括急性血行播散型肺结核（急性粟粒型肺结核）及亚急性、慢性血行播散型肺结核。急性粟粒型肺结核是大量结核杆菌在较短时间内，经血循环进入肺间质，侵犯肺实质，形成典型的粟粒大小的结节；起病急，全身毒血症状重，常伴发肺外结核；X 线显示双肺满布粟粒状阴影，大小、密度和分布均匀，结节直径 2mm 左右；常见于婴幼儿和青少年，特别是营养不良、长期应用免疫抑制剂者。成年人也可发生。若人体抵抗力较强，少量结核分枝杆菌分批经血液循环进入肺部，病灶常大小不均匀、新旧不等，在双上、中肺野呈对称性分布，为亚急性或慢性血行播散型肺结核。

（3）继发型肺结核　是成人中最常见的肺结核类型，病程长，易反复。临床症状与其病灶性质、范围及人体反应性相关。X 线胸片表现如下。

①浸润性肺结核：浸润渗出性结核病变和纤维干酪增殖病变多发生在肺尖和锁骨下。X 线显示为片状、絮状阴影，可有空洞。渗出性病变易吸收，纤维干酪增殖病变吸收很慢，可长期无变化。

②空洞性肺结核：空洞由干酪渗出病变溶解形成，洞壁不明显、有多个空腔，形态不一。空洞性肺结核多有支气管播散。空洞性肺结核患者痰中经常排菌。

③结核球：干酪样坏死灶部分消散后，周围形成纤维包膜；或空洞的引流支气管阻塞，空洞内干酪物质不能排出，凝成球形病灶，称"结核球"。

④干酪样肺炎：大叶性干酪样肺炎 X 线呈大叶性密度均匀的磨玻璃状阴影，逐渐出现溶解区，呈虫蚀样空洞，可有播散病灶，痰中能查出结核分枝杆菌。小叶性干酪样肺炎的症状和体征比大叶性干酪样肺炎轻，X 线呈小叶斑片播散病灶，多发生在双肺中下部。发生于免疫力低下、体质衰弱、大量结核分枝杆菌感染的患者。

⑤纤维空洞性肺结核：肺结核未及时发现或治疗不当，使空洞长期不愈，出现空洞壁增厚和广泛纤维化；随机体免疫力的高低，病灶吸收、修复与恶化交替发生，形成纤维空洞。X 线胸片可见一侧或两侧有单个或多个纤维厚壁空洞，多伴有支气管播散病灶和明显的胸膜肥厚。由于肺组织广泛纤维增生，造成肺门抬高，肺纹理呈下垂，呈"垂柳状"，纵隔向患侧移位，健侧呈代偿性肺气肿。

（4）结核性胸膜炎　含结核性干性胸膜炎、结核性渗出性胸膜炎、结核性脓胸。

（5）肺外结核　按部位和脏器命名，如骨关节结核、肾结核、肠结核等。

2. 痰菌情况

（1）痰菌阴肺结核　痰菌阴肺结核为 3 次痰涂片及 1 次培养阴性的肺结核。

（2）痰菌阳肺结核　痰涂片或培养痰菌阳性的肺结核。

（3）痰结核分枝杆菌检查记录格式　痰菌阳性或阴性分别以（＋）或（－）表示，"涂、培"分别代表涂片和培养的方法。患者无痰或未查痰时，注明"无痰"或"未查"。

3. 病变范围及空洞部位　按右、左侧，分上、中、下肺野记述。以第 2 和第 4 前肋内侧端下缘将两肺分为上、中、下肺野。

4. 治疗状况记录

（1）初治 未开始抗结核治疗的患者；正进行标准化学治疗方案用药而未满疗程的患者；不规则化学治疗未满1个月的患者。符合此上1条即为初治。

（2）复治 初治失败的患者；规则用药满疗程后痰菌又复阳的患者；不规律化学治疗超过1个月的患者；慢性排菌患者。符合此上1条视为复治。

【肺结核的记录方式】

按结核病分类、病变部位、范围、痰菌情况、化学治疗史书写。血行播散型肺结核可注明"急性"或"慢性"；继发型肺结核可注明"浸润性"、"纤维空洞性"等。并发症如支气管扩张等，并存病如糖尿病、手术（如肺切除术后），可在化学治疗史后按并发症、并存病、手术等顺序书写。

记录举例：纤维空洞性肺结核 双上 涂（＋），复治，肺不张 糖尿病 肺切除术后。

第十节 原发性支气管肺癌

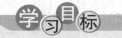

掌握 原发性肺癌的身体状况、常见护理诊断及护理措施

熟悉 与肺癌发病有关的因素、治疗要点

了解 病理学分类、分期

病案 某男，42岁。刺激性咳嗽，痰中带血月余。患者近月余来无明显诱因，反复出现阵发性刺激性咳嗽，病初为干咳，后出现痰中带血丝，曾在当地按"支气管炎"治疗，病情无明显好转。发病以来无发热、无盗汗，体重无明显减轻。有20余年吸烟史。右中肺呼吸音低，可闻及吸气末哮鸣音。胸片示右中肺不张，右肺门影稍增大。

1. 该患者最可能的诊断是什么？

2. 有哪些主要护理诊断，怎样护理？

原发性支气管肺癌（primary bronchogenic carcinoma），简称肺癌（lung cancer），为起源于支气管黏膜或腺体的恶性肿瘤。早期常见症状为刺激性干咳和痰中带血，病情进展速度与细胞的生物特性有关。肺癌发病率男＞女。2003年WHO报告，肺癌的发病率（120万/年）和死亡率（110万/年）都居全球癌症的首位，由于吸烟和空气污染，肺癌发病率有上升趋势。我国为肺癌高发国家之一。

【护理评估】

(一) 健康史

1. 病因　肺癌的病因及发病机制尚未明确。但认为与下列因素有关。

(1) 吸烟　已经公认吸烟是肺癌发病率和死亡率增高的首要因素, 烟雾中含有多种致癌物质, 如苯并芘、尼古丁、亚硝胺、放射性元素钋等。吸烟致肺癌发病率增高还与吸烟引起支气管上皮细胞纤毛脱落、上皮细胞增生、鳞状上皮化生、核异形变密切相关。与不吸烟比较, 吸烟者发生肺癌的危险性平均高 4～10 倍, 重度吸烟者可达 10～25 倍。吸烟量与肺癌之间存在明显的量 – 效关系, 开始吸烟的年龄越小, 吸烟时间越长, 吸烟量越大, 香烟中焦油和尼古丁的含量越高, 肺癌的发病率越高。戒烟后肺癌发病的危险性逐年降低, 1～5 年后可减半, 戒烟持续 15 年后与不吸烟者相近。

被动吸烟或环境吸烟也是引起肺癌的原因之一。丈夫吸烟的非吸烟妻子中, 发生肺癌危险性为夫妻都不吸烟的家庭中妻子的 2 倍, 而且其危险性随丈夫的吸烟量而升高。

(2) 职业致癌因子　已被确认的致人类肺癌的职业因素包括石棉、无机砷、铬、镍、煤焦油、芥子气、三氯甲醚、烟草的加热产物以及铀、镭等放射性物质衰变时产生的氡和氡子气, 电离辐射和微波辐射等。这些因素可使肺癌发生的危险性增加 3～30 倍。

(3) 空气污染　空气污染包括室内小环境和室外大环境污染。室内被动吸烟、燃料燃烧和烹调产生的致癌物。室外大环境污染包括城市中汽车废气、工业废气、公路沥青等, 都含有苯并芘等致癌物质。有资料表明, 城市肺癌的发病率明显高于农村, 大城市的发病率又高于中、小城市。

(4) 电离辐射　大剂量电离辐射可引起肺癌。不同射线的辐射产生的效应不同。

(5) 饮食与营养　较少食用含 β 胡萝卜素的蔬菜和水果, 肺癌发生的危险性升高。维生素 A 及其衍生物 β 胡萝卜素能够抑制化学致癌物诱发的肿瘤, 维生素 A 为抗氧化剂, 可直接干扰癌变过程。

(6) 其他　结核病被美国癌症学会列为肺癌的发病因素之一。有结核病者患肺癌的危险性是正常人群的 10 倍。此外, 病毒感染、真菌毒素 (黄曲霉)、机体免疫功能低下以及家族遗传等因素, 对肺癌的发生可能起一定的综合作用。

2. 病理和分类

(1) 按解剖学部位分类

①中央型肺癌: 指发生在段支气管至主支气管的肺癌, 约占 3/4。以鳞状上皮细胞癌和小细胞未分化癌较多见。

②周围型肺癌: 发生在段支气管以下的肺癌, 约占 1/4。以腺癌较为多见。

(2) 按组织病理学分类

①非小细胞肺癌 (non – small – cell lung carcinoma, NSCLC): 主要包括鳞状上皮细胞癌 (简称鳞癌)、腺癌、大细胞癌等。(a) 鳞癌是肺癌中最常见的类型, 约占原发性肺癌的 50%, 以中央型肺癌多见。有向管腔内生长的倾向, 常早期引起支气管狭窄, 导致肺不张或阻塞性肺炎。(b) 腺癌约占原发性肺癌的 25%, 多为周围型肺癌。倾向于管外生长, 早期即可侵犯血管和淋巴管, 转移较早, 易转移至肝、脑和骨, 更易累

及胸膜引起胸腔积液。（c）大细胞癌较为少见，可发生在肺门附近或肺边缘的支气管。转移较晚，手术切除机会大。

②小细胞肺癌（small cell lung cancer，SCLC）：主要包括燕麦细胞型、中间细胞型、复合燕麦细胞型，是肺癌中恶性程度最高的一种，占原发性肺癌的 10% ~ 15%。癌细胞浆内有内分泌颗粒，具有内分泌和化学受体功能，能分泌 5 - 羟色胺、儿茶酚胺、组胺、激肽等肽类物质，可引起类癌综合征；能分泌促肾上腺皮质激素样物、抗利尿激素和促性腺激素等，引起库欣综合征和水电解质失衡。转移发生早，在各型肺癌中，预后最差。

（二）身体状况

肺癌的临床表现与肿瘤发生部位、大小、类型、发展阶段、有无并发症或转移有密切关系。有 5% ~ 15% 的肺癌患者在常规胸部影像学体检时被发现，当时无症状。

1. 由原发肿瘤引起的症状和体征

（1）咳嗽　为常见的早期症状，常为进行性加重的刺激性呛咳，呈高调金属音，无痰或少量黏液痰。当继发感染时，痰量增多，呈黏液脓痰。

（2）咯血　多为痰中带血或间断血痰，进行性加重。多见于中央型肺癌，癌组织血管丰富，局部组织坏死常引起咯血。侵蚀大血管时，可引起大咯血。

（3）气促或喘鸣　因肿瘤本身阻塞或肺癌转移引起的肿大的淋巴结压迫主支气管或隆突，引起支气管部分阻塞，可出现呼吸困难、胸闷、喘息，少数出现喘鸣，局部可闻及哮鸣音。

（4）发热　肿瘤组织坏死和肿瘤引起的阻塞性肺炎可引起发热，阻塞性肺炎反复发作，抗生素治疗效果不佳。

（5）体重下降　消瘦为恶性肿瘤的常见症状之一。肿瘤发展到晚期，由于肿瘤毒素、长期消耗、感染及疼痛导致食欲减退，患者消瘦明显或恶病质。

2. 肿瘤肺外胸内扩展引起的症状和体征

（1）胸痛　近半数患者有模糊或难以描述的胸痛或钝痛。由肿瘤直接侵犯胸膜、肋骨、肋间神经和胸壁引起不同程度的胸痛。

（2）声音嘶哑　肿瘤直接压迫或转移至纵隔淋巴结压迫喉返神经可引起声音嘶哑。

（3）吞咽困难　肿瘤侵犯或压迫食管可引起吞咽困难，也可引起支气管 - 食管瘘，继发肺部感染。

（4）胸腔积液　约有 10% 的患者出现不同程度的胸腔积液，由肿瘤转移累及胸膜或淋巴回流受阻所致。

（5）上腔静脉阻塞综合征　由于右上肺的原发性肺癌侵犯或纵隔转移性的淋巴结压迫上腔静脉，或上腔静脉内癌栓等阻塞静脉回流，引起头面部、颈部、上半身淤血水肿，颈静脉怒张，前胸壁静脉扩张。部分患者可有头痛、头昏或眩晕。

（6）Horner 综合征　位于肺尖部的肺癌（肺上沟癌），易压迫颈部交感神经节，引起病侧眼睑下垂、瞳孔缩小、眼球内陷、同侧额部与胸壁无汗或少汗，称为 Horner 综合征。若压迫臂丛神经造成以腋下为主、向上肢内侧放射的火灼样疼痛，在夜间尤甚。

3. 肺外转移引起的症状和体征

（1）中枢神经系统转移　表现为眩晕、复视、共济失调、脑神经麻痹、一侧肢体无力甚至偏瘫等神经系统定位表现。严重时出现颅内高压的症状，如头痛、恶心呕吐、视乳头水肿。

（2）骨转移　可引起骨痛或病理性骨折，对骨骼的破坏大多数（约84%）为溶骨性，少数为成骨性或溶骨成骨性（各约占7%）。

（3）腹部转移　肝转移常见，表现为厌食、肝区疼痛、肝大、黄疸和腹水等。转移至胃肠道、腹膜后淋巴结等，多无明显症状，依据 CT/MRI、超声诊断可发现。

（4）淋巴结转移　锁骨上淋巴结是肺癌转移的常见部位，可无症状。

4. 胸外表现　肺癌胸外表现指肺癌非转移性胸外表现又称副癌综合征（paraneoplastic syndrome）。常见的有：肥大性肺性骨关节病；分泌促性腺激素引起男性乳房发育等；分泌促肾上腺皮质激素样物引起 Cushing 综合征；分泌抗利尿激素引起稀释性低钠血症，分泌异生性甲状旁腺样物导致高钙血症；神经 - 肌肉综合征（小脑变性、周围神经病变、重症肌无力和肌病等）。

类癌综合征，典型特征为皮肤、心血管、胃肠道和呼吸功能异常。表现为面部、上肢躯体的潮红和水肿，胃肠道蠕动加快，腹泻，心动过速，喘息，瘙痒和感觉异常。与肿瘤释放 5 - 羟色胺、缓激肽、血管舒缓素和儿茶酚胺等有关。

（三）辅助检查

1. 细胞学检查　非小细胞肺癌痰脱落细胞检查阳性率可达 70% ~ 80%，比小细胞肺癌高。标本送检次数以 3 ~ 4 次为宜。一般收集早晨或上午 9 ~ 10 时的深咳嗽产生的新鲜痰液送检。

2. 影像学检查　为发现肺癌常用而有价值的方法。

（1）X 线检查　胸部普通 X 线检查是发现肺癌最重要的方法之一，在肺癌的普查和诊断中占重要位置。透视或正侧位胸片发现肺部阴影，边缘大多毛糙，有时有分叶表现。

（2）CT 检查　可以发现普通 X 线检查所不能发现的病变，CT 易识别肿瘤有无侵犯邻近器官。

（3）磁共振（MRI）　在明确肿瘤与大血管之间的关系上优于 CT，但在发现小病灶（<5mm）方面则不如 CT 敏感。

（4）其他影像学检查　单光子发射计算机断层显像（SPECT）可诊断肺癌骨转移，正电子发射计算机体层显像（PET）用于肺癌及淋巴结转移的定性诊断。

3. 纤维支气管镜检查及组织活检　纤维支气管镜检查可获取组织供组织学诊断，是确诊的重要依据。是确诊肺癌的必要手段。

4. 其他　如经胸壁细针穿刺活检、纵隔镜检查、胸腔镜检查、肿瘤标记物检查、开胸肺活检等。

（四）心理和社会支持状况

患者和家属是否因恶性肿瘤预后不佳感到死亡威胁而绝望；预感治疗对机体功能的影响而恐惧、焦虑；家属是否了解原发性支气管肺癌发生的危险因素。

【诊断要点】

一般根据咳嗽、咯血、胸痛、体重下降，影像学检查、纤维支气管镜及组织活检等进行综合判断，约80%～90%的患者可以确诊。

【治疗要点】

肺癌的治疗是根据患者的机体状况、肿瘤的病理类型和侵犯的范围，合理地综合治疗，提高治愈率和患者的生活质量。①小细胞肺癌：以化学药物治疗（简称化疗）为主，辅以手术和（或）放射治疗（简称放疗）。②非小细胞肺癌，早期患者以手术治疗为首选。

1. 手术治疗　早期非小细胞癌以手术切除治疗为首选。当今手术治疗的新进展是扩大手术治疗适应证、缩小手术切除范围以及气管隆凸成形术。

2. 化学药物治疗　对小细胞肺癌治疗的效果显著，主要用于小细胞肺癌的治疗，及非小细胞肺癌不能手术及术后复发患者的姑息性治疗或作为手术治疗及放疗的辅助治疗。化疗常用的化疗药物有：依托泊苷（VP－16，足叶乙甙）、顺铂（DDP）、卡铂（CBP）、环磷酰胺（CTX）、阿霉素（ADM）、长春新碱（VCR）、异环磷酰胺（IFO）、去甲长春碱（NVB）、吉西他滨（GEM）、紫杉醇（TXL）、丝裂霉素（MMC）、长春地辛（VDS）等。为了加强疗效和减少不良反应，通常联合方案，如EF（VP－16＋DDP）、CAV（CTX＋ADM＋VCR）、CAVP－16（CTX＋ADM＋VP－16）、VP－CP（CBP－＋－VP－16）等方案。

3. 放射治疗　放射线对癌细胞有杀伤作用。放疗对小细胞肺癌效果较好，其次为鳞癌和腺癌。放疗对控制骨转移性疼痛、脊髓压迫、上腔静脉阻塞综合征、支气管阻塞及脑转移引起的症状有较好的疗效。放疗分为根治性和姑息性两种，根治性治疗用于病灶局限因解剖原因不便手术或患者不愿意手术者。姑息性放疗的目的在于抑制肿瘤的发展，延迟肿瘤扩散和控制肿瘤引起的症状。

4. 生物反应调节剂（BRM）　作为辅助治疗，如干扰素、转移因子、左旋咪唑、集落刺激因子等，能在肺癌治疗中增加机体对化疗、放疗的耐受性，提高疗效。

5. 其他疗法　如中医治疗、冷冻治疗、支气管动脉灌注及栓塞治疗、经纤支镜电刀切割癌体或行激光治疗，以及经纤支镜引导腔内置入放疗源作近距离照射等，对缓解患者的症状和控制肿瘤的发展有较好效果。

【常见护理诊断】

1. 恐惧　与预感到治疗对机体功能的影响和死亡威胁有关。

2. 疼痛　与癌细胞浸润、肿瘤压迫或转移有关。

3. 营养失调：低于机体需要量　与癌肿致机体过度消耗、压迫食管致吞咽困难、化疗反应致食欲下降、摄入量不足有关。

4. 有皮肤完整性受损的危险　与接受放疗损伤皮肤组织或长期卧床导致局部循环障碍有关。

【护理措施】

1. 一般护理

（1）**休息与活动**　在接受化疗或放疗的患者，多卧床休息，减少机体的消耗和治疗的不良反应。早期患者手术后，可适时适当的活动，或参加适当的文体活动，有利于调整心情。

（2）饮食 癌肿患者机体过度消耗，化疗引起的严重胃肠道反应如恶心、呕吐致食欲下降、摄入量不足，患者出现营养不良或恶病质。给予高热量、高蛋白、高维生素，易消化吸收，适合患者口味的饮食。放疗化疗期间饮食应以清淡为宜，避免油炸、辛辣等刺激的食物，多饮水，必要时达到水化，以减轻化疗的毒副作用。戒烟、戒酒。对进食不能满足机体需要的患者，可建议通过静脉酌情给予脂肪乳剂、复方氨基酸、全血、血浆或清蛋白等改善营养状况。

（3）心理护理 ①加强沟通：多与患者交谈，鼓励患者表达自己的感受，耐心倾听患者诉说，与患者建立良好的护患关系。根据其年龄、职业、文化程度、信仰、性格、家庭情况等，有的放矢的劝导患者，调整患者的情绪，使患者以积极的心态面对疾病。②讨论病情：根据患者对病情的关心和知晓程度、心理承受能力和家属的意见，以适当的方式和语言与患者讨论病情、检查和治疗方案，引导患者面对现实，积极配合检查及治疗。家属有特别要求时，应协同家属采取保护性措施，合理隐瞒，以配合家属的要求。③心理与社会支持：当患者及家属得知患肺癌时，都会面临巨大的心理应激，而不良的心理反应会对疾病产生明显不良影响，护士应通过多种途径给患者及家属提供心理与社会支持。让患者及家属了解疾病知识及治疗进展和效果，介绍治疗成功的病例，以增强治疗的信心。帮助患者建立良好、有效的社会支持系统，鼓励家庭成员和朋友定期看望患者，使患者感受到关爱，激起生活热情。使患者克服恐惧、绝望心理，保持积极的情绪，对抗疾病。

2. 疼痛的护理 给予药物止痛。药物止痛的原则是按疼痛的三阶梯止痛，首先给予非甾体类抗炎药；第二阶梯给予弱阿片类镇痛药，如可待因；最后为强阿片类镇痛药，如吗啡。尽可能口服给药，减少产生依赖性。按时给药避免出现疼痛。个体化给药，以消除疼痛的用药剂量作为个体合理给药方案，晚期癌肿剧烈疼痛者可不考虑镇痛药的极量问题。注意预防药物的不良反应，如阿片类药物有便秘、恶心、呕吐、镇静和精神错乱等不良反应，应嘱患者多进富含纤维素的蔬菜和水果，或服番泻叶冲剂等措施，缓解和预防便秘。

其他护理措施见本章第一节"胸痛"的护理。

3. 放射治疗和化疗患者的护理措施 参见"急性白血病"的护理。

4. 术后护理 参见外科的相关章节。

【健康教育】

1. 疾病知识 指导肺癌高危人群定期进行体检，以便早发现，早治疗。肺癌的早期诊断取决于肺癌的防治知识普及，患者有任何可疑症状时能及时就诊。对40岁以上长期大量吸烟者或有危险因素接触者应每年体检，进行防癌或排除肺癌的有关检查。对肺癌的早期征象提高警惕，有高危险因素的人群或有下列可疑征象者，需进行必要的影象学和/或细胞学检查。如无明显诱因的刺激性咳嗽持续2~3周，治疗无效；原有慢性呼吸道病，现咳嗽性质改变；短期内无其他原因可解释的持续或反复痰中带血或咯血；反复同一部位出现肺炎；原因不明确的四肢关节疼痛。

2. 生活指导 提倡健康的生活方式。宣传吸烟对健康的危害，提倡戒烟，并注意避免被动吸烟。加强职业防护，改善工作和生活环境。指导患者加强营养支持，多食高蛋白、高热量、高维生素、高纤维、易消化的饮食，符合患者口味的食物。合理安排休息和活动，保持良好精神状态，避免受凉和劳累，防止呼吸道感染。

3. 心理指导 做好患者及家属的心理护理，使患者尽快脱离过激的心理反应，保持较好的精神状态，增强治疗疾病的信心。向患者解释治疗中可能出现的反应，消除患者的恐惧心理，使患者做好必要的准备，完成治疗方案。可采取分散注意力的方式，如看书、听音乐等，以减轻痛苦。

4. 出院指导 督促患者坚持化疗或放射治疗，并告诉患者出现呼吸困难、疼痛等症状加重或不缓解时应及时随访。对晚期癌肿转移患者，要指导家属对患者临终前的护理，告之患者及家属对症处理的措施，使患者平静少痛苦地渡过人生最后阶段。

【临床分期】

美国联合癌症分类委员会和国际抗癌联盟 2002 年制订的 TNM 分期和 TNM 与临床分期的关系。

肺癌的 TNM 分期

原发肿瘤（T）

T_x：原发肿瘤不能评价：痰、支气管冲洗液找到癌细胞，但影像学或支气管镜无可视肿瘤。

T_0：无原发肿瘤证据

T_{is}：原位癌

T_1：肿瘤直径≤3cm；在叶支气管或以远；无局部侵犯，被肺或脏层胸膜包裹。

T_2：肿瘤直径>3cm；

累及主支气管，（但距隆凸≥2cm）；

或累及脏层胸膜；

或有肺不张或阻塞性肺炎影响肺门，但未累及一侧全肺。

T_3：肿瘤可以任何大小；位于主支气管（距隆凸<2cm）；或伴有累及全肺的肺不张或阻塞性肺炎；侵及胸壁（包括肺上沟癌）、膈肌、纵隔胸膜、壁心包；

T_4：肿瘤可以任何大小；原发肿瘤同一肺叶内出现卫星结节；侵犯纵隔、心脏、大血管、气管、食管、椎体、隆凸；或有恶性胸腔积液或恶性心包积液。

淋巴结（N）

N_x：不能确定局部淋巴结受累。

N_0：无局部淋巴结转移。

N_1：转移到同侧支气管旁和（或）同侧肺门（原发肿瘤直接侵入肺内的淋巴结）淋巴结。

N_2：转移到同侧纵隔和（或）隆凸下淋巴结。

N_3：转移到对侧纵隔、对侧肺门、同侧或对侧斜角肌淋巴结或锁骨上淋巴结。

远处转移（M）

Mx：不能确定有远处转移。

M_0：无远处转移。

M_1：有远处转移。包括同侧非原发肿瘤所在肺叶内出现肺叶结节。

TNM 与临床分期的关系：

隐性癌	TxN_0M_0
O 期	Tis，原位癌
Ⅰa 期	$T_1\ N_0M_0$
Ⅰb 期	$T_2N_0\ M_0$
Ⅱa 期	$T_1\ N_1M_0$
Ⅱb 期	$T_2N_1\ M_0$，$T_3N_0\ Mo$
Ⅲa 期	$T_{1\sim2}\ N_2M_0, T_3N_{1\sim2}M_0$
Ⅲb 期	$T_4\ N_{1\sim3}M_0$，$T_{1\sim4}N_3\ Mo$
Ⅳ 期	$T_{1\sim4}\ N_{1\sim3}M_1$

第十一节　胸腔积液

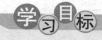

掌握　胸腔积液的身体状况、治疗要点、常见护理诊断及主要护理措施

熟悉　引起胸腔积液的病因

了解　胸腔积液的发病机制

【病案】　某女，18 岁。呼吸困难 3 天。患者 3 天前开始无明显诱因，出现左侧胸痛，深吸气或咳嗽时明显，不向它处放射，干咳。第 2 天胸痛减轻，但逐渐出现呼吸困难，发热，盗汗。体温 38.7℃，脉搏 96 次/分，呼吸 28 次/分，血压 92/60mmHg。气管右偏，左侧胸廓饱满，左中下肺叩诊呈实音，呼吸音消失。X 线胸片示左侧第 3 前肋以下呈外高内低均匀一致的密度增高阴影。

1. 该患者最可能的诊断是什么，主要治疗措施有哪些？

2. 有哪些主要护理诊断，怎样护理？

胸膜腔是位于肺和胸壁之间，由脏层胸膜和壁层胸膜组成的一个潜在腔隙。正常情况下，胸膜腔内仅有微量的液体，在呼吸运动时起润滑作用。胸膜腔内液体（简称胸液）的形成与吸收处于动态平衡状态，任何原因使胸液形成过多或吸收过少时，均可导致胸液异常积聚，称为胸腔积液（pleural effusion，简称胸水）。

【胸腔内液体循环机制】

胸液的循环主要是从壁层和脏层胸膜的体循环毛细血管网渗漏入胸膜腔，由壁层淋巴管微孔重吸收。产生胸液的动力有：①壁层和脏层胸膜毛细血管内静水压，（壁层胸膜毛细血管流体静水压约 $30cmH_2O$）。②胸膜腔内的胶体渗透压（约 $5cmH_2O$）。吸收胸液的动力有：①胸膜腔内流体静水压（约 $5cmH_2O$）。②壁层胸膜与脏层胸膜毛细血管内胶体渗透压（血浆胶体渗透压约为 $34\ cmH_2O$）。任何使产生胸液的动力增大，或促使胸液吸收的动力减小，或使壁层淋巴管重吸收减少均可导致胸腔积液。胸膜腔结构模拟见图 $2-7$，人体正常情况下影响进出胸膜腔的压力对比见图 $2-8$。

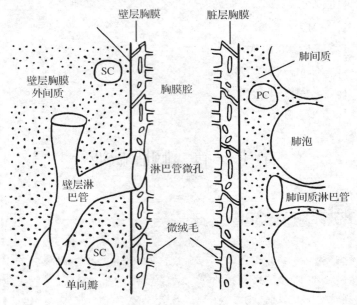

SC：体循环毛细血管　　PC：肺毛细血管

图 $2-7$　胸膜腔结构模拟图

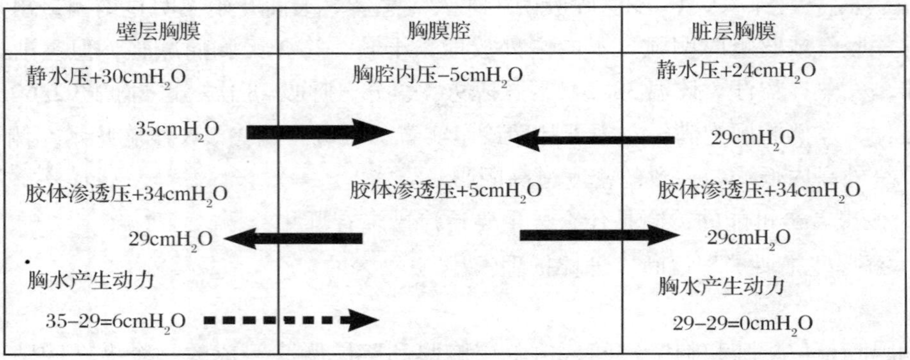

壁层胸膜	胸膜腔	脏层胸膜
静水压+30cmH₂O	胸腔内压−5cmH₂O	静水压+24cmH₂O
35cmH₂O ▶	◀	◀ 29cmH₂O
胶体渗透压+34cmH₂O	胶体渗透压+5cmH₂O	胶体渗透压+34cmH₂O
◀ 29cmH₂O		29cmH₂O ▶
胸水产生动力		胸水产生动力
35−29=6cmH₂O ▶		29−29=0cmH₂O

图 $2-8$　正常人体影响进出胸膜腔的压力对比

【护理评估】

（一）健康史

许多肺、胸膜和肺外疾病均可引起胸腔积液。胸腔积液可以根据其发生机制和成分不同分为漏出液（transudate）、渗出液（exudate）、血液（hemothorax，称为血胸）、脓液和乳糜液（chylothorax，称为乳糜胸），临床上常见的病因和发病机制如下。

1. 胸膜毛细血管内静水压增高　充血性心力衰竭、缩窄性心包炎、血容量增加、上腔静脉或奇静脉受阻等因素，产生胸腔漏出液。

2. 胸膜通透性增加　如胸膜炎症（以结核最为常见）、结缔组织病（如系统性红斑狼疮、类风湿关节炎）、胸膜肿瘤、肺梗死等，产生胸腔渗出液。

3. 胸膜毛细血管内胶体渗透压降低　如肝硬化、肾病综合症、严重营养不良等导致的低蛋白血症，产生胸腔漏出液。

4. 壁层胸膜淋巴引流障碍　如淋巴导管肿瘤转移或炎症导致的阻塞、发育性淋巴引流异常等，产生胸腔渗出液。

5. 损伤　如胸壁外伤、肺脓肿向胸膜腔溃破、食道破裂、胸导管破裂等，产生血胸、脓胸和乳糜胸。

（二）身体状况

1. 症状　胸腔积液的临床症状的轻重取决于积液量、积液速度和原发疾病。

（1）胸痛、咳嗽　为最早出现的症状。多为单侧锐痛，并随呼吸或咳嗽加重，可向肩、颈或腹部放射。渗出性胸膜炎早期，脏层和壁层胸膜纤维蛋白性渗出，胸膜变粗糙，呼吸运动时，产生摩擦而引起胸痛。随着胸水的增多，脏层、壁层胸膜被隔开，胸痛消失；由于胸膜受刺激导致神经反射，引起咳嗽。

（2）呼吸困难　是最常见症状，与胸腔积液的量和速度有关。少量胸腔积液呼吸困难不明显，当胸腔积液量超过 500ml，且发展速度较快，超过胸廓的顺应性代偿时，由于肺受压肺容量减少，出现呼吸困难和胸闷，并随积液量的增多而加重。胸腔积液时患侧膈肌受压、纵隔向健侧移位，可引起咳嗽、心悸。

（3）伴随症状　病因不同，其伴随症状不同。结核性胸膜炎多见于青年人，常有午后低热、盗汗、干咳；恶性胸腔积液多见于中年以上患者，伴有消瘦和原发部位肿瘤的症状；炎性积液多为渗出性，伴有咳嗽、咳痰和发热；心力衰竭所致胸腔积液为漏出液，伴有心功能不全的其他表现；肝脓肿所致的右侧胸腔积液可为反应性胸膜炎，亦可为脓胸，常伴有发热和肝区疼痛。

2. 体征　少量积液时，体征不明显或可闻及胸膜摩擦音。中等量、大量积液时，患侧呼吸运动受限，肋间隙饱满；语颤减弱或消失，可伴有气管、纵隔向健侧移位；局部叩诊呈浊音或实音；积液区呼吸音减弱或消失。肺外疾病引起的胸腔积液可有原发病的体征。

（三）辅助检查

1. X 线检查　少量胸腔积液时，患侧肋膈角变钝或消失；中等量积液时，上缘呈内低外高弧形的均匀一致的密度增高影，遮盖患侧横膈；大量积液时整个患侧胸部呈致密阴影，气管和纵隔推向健侧；积液时常遮盖肺内原发病灶。CT 检查可显示少量胸水、肺和胸膜病变、纵隔和气管旁淋巴结病变，有助于病因诊断。

2. 超声检查　积液处呈液性暗区，灵敏度高，定位准确，临床上用于估计胸腔积液的量，协助胸腔穿刺定位。

3. 胸水检查　以明确胸腔积液的性质和病因。通过胸水外观、细胞计数及分类（包括肿瘤细胞的识别）、生化成分的检测、某些酶的活性检测、癌胚抗原的测定和免疫学检查等，大致可确定胸腔积液的性质和病因。

4. 胸膜活检　对确定胸腔积液的病因具有重要意义，方法包括经皮闭式胸膜活检、胸腔镜活检和开胸活检。

（四）心理和社会支持状况

患者及家属是否因突然胸痛、呼吸困难而感恐惧、焦虑。

【诊断要点】

根据胸痛、咳嗽、逐渐加重的呼吸困难，结合 X 线和超声检查，可明确有无胸腔积液和积液量。胸水检查大致可确定积液的性质和原因。

【治疗要点】

胸腔积液为胸膜或全身疾病的一部分。治疗包括病因治疗和减少胸水解除肺组织被压。

1. 病因治疗　心力衰竭引起者，纠正心衰；低蛋白血症者纠正低蛋白血症。结核性给予抗痨治疗，方法同肺结核，必要时可在有效抗痨的同时给予糖皮质激素，以减轻中毒症状和渗出；类肺炎性胸腔积液和脓胸，给予抗生素治疗，原则是足量和联合用药，体温正常后还需继续用药 2 周以上，以防复发，可全身和（或）胸腔内给药；恶性胸腔积液，治疗包括原发病的治疗及胸腔内注射抗肿瘤药物化疗，纠正低蛋白血症等。

2. 胸腔抽液或引流　漏出液常在病因治疗后吸收。渗出液或大量胸水压迫症状明显者，应及时抽胸水，抽液或引流的治疗作用包括：①解除对心肺和血管的压迫作用，使被压迫的肺迅速复张，改善呼吸，防止肺功能受损。②对炎症引起的胸膜炎，可以减轻中毒症状。③结核性胸膜炎患者胸水中的蛋白含量高，易引起胸膜粘连，故应尽早抽尽胸腔内积液，防止和减轻粘连。大量胸腔积液者一般认为首次抽液不超过 600 ~ 800ml，以后每次抽液量不应超过 1000ml，每周抽液 2 ~ 3 次，直至胸水完全消失。

【常见护理诊断】

1. 气体交换受损　与大量胸液压迫使肺不能充分扩张，气体交换面积减少有关。

2. 体温过高　与细菌感染等因素有关。

3. 营养失调：低于机体需要量　与胸膜炎、胸腔积液引起高热、消耗状态有关。

4. 疼痛：胸痛　与胸膜摩擦或胸腔穿刺术有关。

【护理措施】

1. 一般护理

（1）休息与活动　大量胸水或中毒症状重者休息，取舒适的体位，一般患侧卧位或半卧位，或坐位，减少胸水对健侧肺的压迫。休息能减少氧耗，减轻呼吸困难症状。

（2）饮食　宜高热量、高蛋白、高维生素、易消化的饮食。补充产生胸水和中毒症状所引起的消耗，纠正或防止产生低蛋白血症，有利于胸水的消失。

（3）心理护理　向患者和家属，告之病情、治疗方法和效果，结核性者一般可彻底治愈，消除其恐惧心理，配合治疗。

2. 给氧　大量胸水影响呼吸时按患者的缺氧情况给予吸氧，增加氧气吸入以弥补气体交换面积的不足，改善患者的缺氧状态。

3. 胸腔抽液或引流的护理　详见本章第十四节"胸腔穿刺术"和"胸腔闭式引流"的护理。

4. 呼吸锻炼　胸腔积液的患者在恢复期，每天督导患者进行缓慢的腹式呼吸，以减少胸膜粘连的发生，提高通气量。大量胸水且病程较长者，可通过吹气球或吹蜡烛以促进肺的复张和增加肺活量。

5. 缓解胸痛　参见本章第一节"胸痛"的护理。

6. 病情观察　注意观察患者胸痛及呼吸困难的程度、体温的变化。对胸腔穿刺抽液后患者，应密切观察其呼吸、脉搏、血压的变化，注意穿刺处有无渗血或液体渗出。

【健康教育】

1. 促使治疗方案的有效执行　向患者及家属解释坚持全程治疗的必要性，特别对结核性胸膜炎的患者需要强调坚持全程用药的重要性，即使临床症状消失，也不可自行停药。介绍目前的治疗方法、药物剂量、用法和不良反应，嘱其定期复查，防止药物的毒副作用。

2. 休息与活动　指导患者合理安排休息与活动，逐渐增加活动量，避免过度劳累。

3. 加强营养　向患者及家属介绍加强营养的必要性，嘱进高能量、高蛋白、富含维生素的食物，增强机体抵抗力。

4. 积极治疗原发病

第十二节　自发性气胸

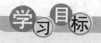

掌握　自发性气胸的身体状况、治疗方法、常见护理诊断及护理措施
熟悉　病因、辅助检查
了解　发病机制与临床类型

病案　某男，23 岁。突发呼吸困难 2 小时。患者 2 小时前在搬运重物时，突然出现右侧胸腔撕裂样疼痛，随之出现呼吸困难，且进行性加重；干咳。既往体健。

体温 36.8℃，脉搏 110 次/分，呼吸 31 次/分，血压 94/68mmHg。气促貌，口唇发绀，气管偏左，右侧胸廓饱满，叩之呈鼓音，呼吸音消失。X 线胸片示右肺被压缩 80%，肺边缘呈外凸弧形线状阴影，线外透亮度增强，无肺纹理。纵隔和心脏向左侧移位。

　　1. 该患者最可能的诊断是什么，主要治疗措施有哪些？

　　2. 有哪些主要护理诊断，怎样护理？

　　3. 健康教育的内容有哪些？

　　胸膜腔正常时为不含气体的密闭潜在腔隙。当气体进入胸膜腔，造成积气状态时，称为气胸（pneumothorax）。气胸以突发性胸痛、呼吸困难、咳嗽为主要临床特点。发生气胸后，胸膜腔内负压可变为正压，致使静脉回流受阻，可引起心肺功能障碍。

　　气胸按引起的原因分为自发性、外伤性和医源性 3 类。自发性气胸（spontaneous pneumothorax）是指肺组织及脏层胸膜的自发破裂，或靠近肺表面的肺大疱、细小气肿泡自发破裂，使肺及支气管内气体进入胸膜腔所致的气胸。可分为原发性和继发性，前者发生于无基础肺疾病的健康人，后者发生于有基础疾病的患者。自发性气胸为内科急症，男性多于女性。外伤性和医源性气胸见《外科护理学》。

【护理评估】

（一）健康史

　　自发性气胸以继发于肺部基础疾病为多见，其次是原发性自发性气胸。

　　1. 继发性自发性气胸　慢性阻塞性肺疾病、肺结核、肺癌、肺脓肿、肺尘埃沉着症等肺部疾病引起细支气管的不完全阻塞，形成肺大疱，当肺大疱内压增高到一定程度时肺大疱破裂，气体进入胸膜腔。月经性气胸，有些女性在月经来潮后 24～72 小时内发生气胸，可能与胸膜上存在异位子宫内膜，在行经期发生破裂有关。脏层胸膜破裂或胸膜粘连带撕裂时如导致其中的血管破裂可形成自发性血气胸。

　　航空、潜水作业时无适当防护措施或从高压环境突然进入低压环境，机械通气压力过高等也可引发气胸。

　　2. 原发性自发性气胸　多见于瘦高体形的男性青壮年，常规 X 线检查除部分患者可发现胸膜下大疱外，肺部无显著病变。胸膜下大疱形成的原因目前不清楚，可能与吸烟、瘦高体形、非特异性炎症瘢痕或先天性弹力纤维发育不良有关。

　　常见诱发因素有剧烈咳嗽、屏气、抬举重物、用力过猛、大笑等，能引起胸内压增高的因素均可诱发气胸。

　　气胸发生后，胸膜腔内压力升高，一方面对肺的牵引作用消失，且正压对肺产生压迫，使肺膨胀受限，使肺容量减小、肺活量降低、最大通气量降低的限制性通气功能障碍，同时因通气/血流比例减少、动静脉分流增加，共同引起低氧血症；另一方面，胸膜腔内正压使正常时的胸腔负压对静脉血回心的吸引作用消失，甚至胸膜腔内正压对心脏和大血管产生压迫作用，使回心血量减少，导致心输出量减少，出现心率加快、血压降低甚至休克。张力性气胸可引起包括心脏在内的纵隔移位，导致心律失常，引起循环障碍，甚至猝死。

（二）临床类型

根据脏层胸膜破口的情况及其发生后对胸膜腔内压力的影响，自发性气胸分为以下 3 种类型。

1. 闭合性（单纯性）气胸　胸膜破裂口较小，随肺萎陷自行关闭，气体不再继续进入胸膜腔。胸膜腔内压力与进入胸膜腔内的气体量相关，抽气后压力下降且不再复升。

2. 交通性（开放性）气胸　胸膜破裂口较大或两层胸膜间有粘连或牵拉，使破口持续开放，吸气与呼气时气体自由进出胸膜腔。患侧胸膜腔内压在 $0cmH_2O$ 上下波动。

3. 张力性（高压性）气胸　胸膜破裂口呈单向活瓣或活塞作用，吸气时因胸廓扩大、胸膜腔内压变小而开启，空气进入胸膜腔；呼气时因胸膜腔内压升高压迫活瓣而关闭，使气体不能排出，致使胸膜腔内气体不断积聚，压力持续升高，可高达 $10 \sim 20cmH_2O$，抽气后胸膜腔内压仅短暂下降后又迅速升高。此型气胸对呼吸循环的影响最大，可迅速危及生命，应及时处理。

（三）身体状况

1. 症状

（1）胸痛　患者突感一侧胸痛，呈针刺样或刀割样，持续时间较短，继之出现胸闷、呼吸困难。为胸膜破裂时损伤感觉神经所引起。

（2）呼吸困难　为最常见、最突出的表现。严重程度与肺有无基础疾病及肺功能状态、气胸发生速度、胸膜腔内积气量及压力三个因素有关，肺原有基础疾病且肺功能差、胸腔气体积聚迅速、量多，则呼吸困难严重，患者不能平卧或取被迫健侧卧位，以减轻呼吸困难。张力性气胸时，由于胸膜腔内压骤升、患侧肺完全压缩、纵隔移位，回心血量减少，可迅速出现呼吸循环障碍，表现为表情紧张、烦躁不安、挣扎坐位、胸闷、发绀、冷汗、脉速、虚脱、心律失常，甚至出现休克、意识丧失和呼吸衰竭。

（3）咳嗽　由于气体刺激胸膜，可有轻到中度刺激性干咳。

2. 体征　取决于积气量的多少。少量气胸时体征不明显。大量气胸时，出现发绀，呼吸增快，呼吸运动减弱，患侧胸廓饱满，肋间隙增宽，语颤减弱；叩诊过清音或鼓音；气管向健侧移位；心浊音界缩小或消失；右侧气胸时肝浊音界下降；患侧呼吸音减弱或消失，左侧气胸或并发纵隔气肿时可在左心缘处听到与心脏搏动一致的气泡破裂音，称为 Hamman 征。液气胸时，可闻及胸内振水声。

3. 并发症　可并发纵隔气肿、皮下气肿、血气胸和脓气胸。

（四）辅助检查

1. X 线胸片　是诊断气胸的最重要方法。典型表现为：被压缩肺边缘呈外凸弧形线状阴影，称为气胸线，线外透亮度增强，无肺纹理。大量积气时，纵隔和心脏向健侧移位。合并积液或积血时，可见气液平面。

2. 胸部 CT　表现为胸膜腔内极低密度气体影，伴有肺组织不同程度的萎缩改变。

主要用于气胸与肺大疱的鉴别。

【诊断要点】

根据突发性胸痛，相继出现呼吸困难及相应的气胸体征，可初步诊断。X 线胸片或 CT 显示气胸线可确诊。

【治疗要点】

自发性气胸的治疗目的是促进患侧肺复张、消除病因及减少复发。

1. 保守治疗　适用于小量闭合性气胸，具体方法包括严格卧床休息、给氧、酌情给予镇静和镇痛等药物、积极治疗肺基础疾病。由于胸膜腔内气体的吸收有赖于胸膜腔内气体分压与毛细血管气体分压的压力梯度，高浓度吸氧（10L/min）能加快胸膜腔内气体的吸收。在保守治疗过程中需密切观察病情变化，尤其在气胸发生后 24 ~ 48 h 内。如患者年龄偏大，有肺基础疾病，其胸膜裂口愈合慢，呼吸困难症状严重，即使气胸量较少，原则上不主张采取保守治疗。

2. 排气疗法

（1）**胸腔穿刺排气**　适用于少量气胸、呼吸困难较轻、心肺功能尚好的闭合性气胸患者。通常于患侧锁骨中线外侧第 2 肋间进行（局限性气胸除外）穿刺抽气，直到患者呼吸困难缓解为止。一般 1 次抽气量不宜过快、过多，每天或隔天抽气 1 次。张力性气胸患者的病情危急，短时间内可危及生命。紧急情况下可立即将无菌粗针头（16 号）经患侧锁骨中线外侧第 2 肋间插入胸膜腔，使胸腔内高压气体得以排出，以达到暂时减压和挽救患者生命的目的。也可将粗针头尾部扎一橡皮指套，在指套顶端剪一裂缝，使高压气体从小裂缝排出，待胸腔内压减至负压时，套囊塌陷，裂缝关闭，外界空气不能进入胸腔。

（2）**胸腔闭式引流**　对于呼吸困难明显、肺压缩程度较大的气胸患者，包括交通性气胸、张力性气胸和气胸反复发作的患者，无论气胸容量多少，均应尽早行胸腔闭式引流。插管部位一般选在锁骨中线外侧第 2 肋间或腋前线第 4 ~ 5 肋间（局限性气胸和有胸腔积液的患者需经 X 线胸片定位）。肺复张不满意时可加用负压吸引。对于肺压缩严重、时间较长的患者，插管后应夹闭引流管分次引流，避免胸腔内压力骤降产生肺复张后肺水肿。

3. 化学性胸膜固定术　对于气胸反复发生，肺功能欠佳，不宜手术治疗的患者，可胸腔内注入硬化剂，如多西环素、无菌滑石粉等，产生无菌性胸膜炎症，使两层胸膜粘连、胸膜腔闭锁，达到防治气胸复发的目的。

4. 手术治疗　对于反复性气胸、长期气胸、张力性气胸引流失败，双侧自发性气胸、血气胸或支气管胸膜瘘的患者，可经胸腔镜行直视下粘连带烙断术，促使破口关闭；也可开胸行破口修补术、肺大疱结扎术或肺叶肺段切除术。手术治疗的成功率高，复发率低。

【常见护理诊断】

1. 低效性呼吸型态　与胸膜腔内积气压迫肺脏导致的限制性通气功能障碍有关。

2. 疼痛：胸痛　与脏层胸膜破裂、引流管置入有关。

3. 活动无耐力　与日常活动时氧供不足有关。

【护理措施】

1. 一般护理

（1）急性自发性气胸患者应绝对卧床休息，避免用力、屏气、咳嗽等增加胸腔内压的活动。血压平稳者取半坐位，有利于呼吸、咳嗽排痰及胸腔引流。卧床期间，协助患者每2h翻身1次。如有胸腔引流管，翻身时应注意防止引流管脱落。

（2）给予高热量、高蛋白、高维生素、纤维素丰富的饮食，保证大便通畅，防止因便秘用力大便时胸腔内压力增高，诱发或加重气胸。

2. 吸氧　根据患者缺氧的严重程度选择适当的吸氧方式和吸入氧流量，保证患者$SaO_2 > 90\%$。对于选择保守治疗的患者，需给予高浓度吸氧，有利于促进胸膜腔内气体的吸收。

3. 促进被压缩肺复张的护理

（1）胸腔闭式引流的护理参见本章第十五节"呼吸系统常用诊疗技术"的护理。

（2）对于胸膜裂口已愈合或已行裂口修补术的患者，可进行轻咳、练习吹蜡烛、吹气球的方式，促进肺的复张。

4. 心理支持　患者由于疼痛和呼吸困难常会出现紧张、焦虑和恐惧等情绪反应，导致耗氧量增加，从而加重呼吸困难和缺氧。因此当患者呼吸困难严重时应尽量在床旁陪伴，解释病情、介绍治疗方法及治疗效果，及时回应患者的需求。即使是在非常紧急的情况下，也要在实施治疗措施的同时用简单明了的语言进行必要的解释，不应只顾执行治疗性护理而忽视患者的心理状态。胸痛较重者遵医嘱给予止痛药物，缓解疼痛，减轻紧张、恐惧情绪。

5. 病情观察　密切观察患者生命体征，重点观察呼吸频率、呼吸困难和缺氧的情况及治疗后的反应，治疗后患侧呼吸音的变化等。大量抽气或放置胸腔引流管后，如呼吸困难缓解后再次出现呼吸困难加重、胸闷，并伴有咳嗽加剧、患侧肺部湿性啰音，应考虑复张性肺水肿的可能，立即报告医生进行处理。

【健康教育】

1. 坚持肺部基础疾病的治疗　向患者介绍积极治疗肺部基础疾病对于预防气胸复发的重要性。肺的基础疾病，特别是COPD、肺结核、肺尘埃沉着症等是引起继发性自发性气胸的重要原因，上述疾病使小气道部分阻塞，气体排出受阻，气体在肺内积聚至一定程度，引起肺泡和胸膜破裂，或形成肺大疱并破裂，出现气胸。

2. 避免气胸诱发因素　①避免抬举重物、剧烈咳嗽、屏气、用力排便等，预防便秘。②吸烟者应指导戒烟。③注意劳逸结合，在气胸痊愈后的1个月内，不要进行剧烈运动，如打球、跑步等。④保持心情愉快，避免情绪波动。

3. 气胸复发时的处理　一旦出现突发性胸痛，随即感到呼吸困难、胸闷，可能为气胸复发，应及时就诊。

第十三节　呼吸衰竭

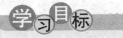

掌握　慢性呼吸衰竭和急性呼吸窘迫综合征的身体状况、常见护理诊断及护理措施

熟悉　呼吸衰竭的分类、治疗要点

了解　病因和发病机制

一、慢性呼吸衰竭

病案　某男，78岁。反复咳嗽、咳痰30余年，气促10年，加重3天。患者30余年前开始，经常因受凉出现咳嗽、咳痰，以后逐年加重，偶有黏液脓痰。约10年前开始，活动后出现气促，逐年加重。3天前，受凉后咳嗽、咳脓痰，气促加剧，开始烦躁不安、昼夜颠倒，逐渐出现精神错乱、谵妄、嗜睡等。吸烟40余年。体格检查：体温37.4℃，脉搏110次/分，呼吸30次/分，血压120/78mmHg。体表静脉充盈、皮肤潮红、温暖多汗；口唇、颜面发绀；桶状胸，双肺叩诊呈过清音，呼吸音低，可闻及散在的哮鸣音，双中下肺可闻及细湿啰音，剑突下搏动明显，心率110次/分，房颤律，肺动脉瓣区第二心音亢进；肌肉震颤、扑翼样震动、膝腱反射减弱。PaO_2 55mmHg，$PaCO_2$ 52mmHg。

1. 该患者最可能的诊断是什么，主要治疗方法有哪些？

2. 有哪些主要护理诊断，怎样护理？

3. 健康教育的内容有哪些？

呼吸衰竭（respiratory failure）简称呼衰，是指各种原因引起的肺通气和（或）换气功能严重障碍，以致在静息状态下亦不能维持足够的气体交换，导致低氧血症伴（或不伴）高碳酸血症，进而引起一系列病理生理改变和相应临床表现的综合征。动脉血氧分压（PaO_2）<60mmHg，伴或不伴二氧化碳分压（$PaCO_2$）>50mmHg，为诊断呼吸衰竭的重要依据。

【分类】

1. 按动脉血气分析分类　①I型呼吸衰竭：仅有缺氧，无CO2潴留，血气分析特点为：PaO_2 <60mmHg，$PaCO_2$ 降低或正常，是肺换气功能障碍引起，如严重肺部感染性疾病、间质性肺疾病等。②Ⅱ型呼吸衰竭：既有缺氧，又有CO2潴留，血气分析特点为：PaO_2 <60mmHg，$PaCO_2$ >50mmHg，是肺泡通气不足所引起，如慢性阻塞性肺部疾病。

2. 按发病急缓分类 ①急性呼吸衰竭：由于多种突发致病因素使通气或换气功能迅速出现严重障碍，在短时间内发展为呼吸衰竭。因机体不能很快代偿，如不及时抢救，将危及患者生命。如急性呼吸窘迫综合征。②慢性呼吸衰竭：由于呼吸和神经肌肉系统的慢性疾病，导致呼吸功能损害逐渐加重，经过较长时间发展为呼吸衰竭。由于缺氧和 CO_2 潴留逐渐加重，在早期机体可代偿适应，多能耐受轻工作及日常活动，此时称为代偿性慢性呼吸衰竭。若在此基础上并发呼吸系统感染或气道痉挛等，可出现急性加重，在短时间内 PaO_2 明显下降、$PaCO_2$ 明显升高，则称为慢性呼衰急性加重。

3. 按发病机制分类 ①泵衰竭：由呼吸泵（驱动或制约呼吸运动的神经、肌肉和胸廓）功能障碍引起。②肺衰竭：由肺组织及肺血管病变或气道阻塞引起。

【病因及发病机制】

（一）病因与诱因

参与肺通气和肺换气的任何一个环节的严重病变，都可导致呼吸衰竭，包括如下几点。

1. 气道阻塞性病变 如慢性阻塞性肺疾病、重症哮喘等。

2. 肺组织病变 如严重肺结核、肺水肿、肺间质纤维化、矽肺等。

3. 肺血管疾病 如肺栓塞。

4. 胸廓与胸膜病变 如胸外伤造成的连枷胸、胸廓畸形、广泛胸膜增厚、气胸等。

5. 神经肌肉病变 如脑血管疾病、脊髓高位损伤、重症肌无力等。

6. 感染 既是引起呼吸衰竭的原因，也是重要诱因。

另外镇静催眠药物、麻醉药物、劳累等是常见的诱因。

（二）发病机制

1. 低氧血症和高碳酸血症的发生机制 当上述各种原因引起肺通气不足、弥散障碍、肺泡通气/血流比例失调、肺内动－静脉解剖分流增加和氧耗量增加，这五个机制先后参与或多个机制同时参与，使通气和/或换气过程发生障碍，导致呼吸衰竭，引起低氧血症和高碳酸血症。

（1）肺通气不足（hypoventilation） 各种原因导致肺通气不足，使进出肺的气体量减少，导致肺泡氧分压（PaO_2）降低和二氧化碳分压（$PaCO_2$）升高，使流经肺泡毛细血管的血液不能充分动脉化，从而导致缺氧和二氧化碳潴留。通气功能障碍的患者若同时伴有氧耗量增加，机体就不能通过增加通气量来防止肺泡氧分压下降，可出现严重的缺氧（图2－9）。

（2）弥散障碍（diffusion abnormality） 肺内气体交换是通过弥散过程实现的。气体的弥散量取决于弥散面积、肺泡膜的厚度和通透性、气体和血液接触的时间和气体分压差等。如肺实变、肺不张等肺部疾病引起弥散面积减少，肺水肿、肺纤维化等可导致弥散距离增加，引起弥散障碍。由于氧气的弥散能力仅为二氧化碳的1/20，因此弥散障碍时通常以低氧血症为主，二氧化碳潴留不明显。

（3）通气/血流比例失调（ventilation－perfusion mismatch） 通气/血流比例是指每分钟肺泡通气量与每分钟肺毛细血管总血流量之比（V_A/Q），正常成人安静时约为

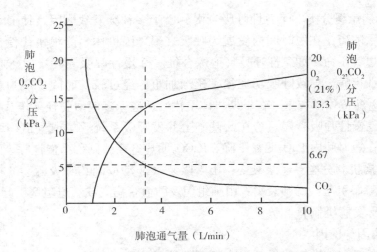

图 2 – 9　肺通气量对肺泡氧和二氧化碳分压的影响

4L/5L（0.8）。导致 Va/Q 比例失调有两种情况：部分肺泡通气不足、部分肺泡血流不足及肺内动 – 静脉解剖分流增加，都可导致氧分压降低。

2. 低氧血症和高碳酸血症对机体的影响

（1）对中枢神经系统的影响　脑组织耗氧量大，约为全身耗氧量的 1/5～1/4，因此对缺氧十分敏感。通常供氧完全停止 4～5min 即可引起不可逆的脑损害。缺氧对中枢神经系统的影响程度取决于缺氧的程度和发生速度。PaO_2 低至 60 mmHg 可出现注意力不集中，视力和智力轻度减退；PaO_2 降低至 40～50 mmHg 或以下时，可表现为头痛、烦躁不安、定向力和记忆力障碍、精神错乱、嗜睡、谵妄等神经精神症状；PaO_2 低于 30mmHg 可引起神志丧失甚至昏迷；若 PaO_2 低于 20mmHg，仅数分钟即可出现神经细胞不可逆转性损伤。急性缺氧可引起头痛、烦躁不安、谵妄、抽搐；慢性缺氧时症状出现缓慢。

CO_2 轻度增加时，对皮质下层刺激加强，间接引起皮质兴奋，患者往往出现失眠、精神兴奋、烦躁不安等兴奋症状；当 CO_2 潴留使脑脊液 H^+ 浓度增加时，可影响脑细胞代谢，降低脑细胞兴奋性，抑制皮质活动，称为 CO_2 麻醉（carbon dioxide narcosis）。

严重的缺氧和 CO_2 潴留均会使脑血管扩张、通透性增加，引起脑细胞、脑间质水肿，导致颅内压增高，压迫脑组织和血管，进一步加重脑缺氧，形成恶性循环。

（2）对循环系统的影响　缺氧和 CO_2 潴留均可引起反射性心率加快、心肌收缩力增强致心排血量增加。缺氧引起肺小动脉收缩，肺循环阻力增加，导致肺动脉高压、右心负荷加重，同时心肌缺氧可使心肌的舒缩功能下降，最终导致肺源性心脏病。严重缺氧可引起心动过缓、期前收缩甚至心室颤动。$PaCO_2$ 轻、中度升高时，脑血管、冠状血管、皮下浅表毛细血管和静脉扩张，表现为四肢红润、温暖、多汗；而肾、脾和肌肉血管则收缩。

（3）对呼吸的影响　缺氧对呼吸的影响是双向的，既有兴奋作用又有抑制作用。①反射性兴奋作用：当 $PaO_2 < 60mmHg$ 时，可作用于颈动脉窦和主动脉体化学感受器，

反射性兴奋呼吸中枢，但若缺氧缓慢加重，这种反射作用迟钝。②直接抑制作用：严重缺氧对呼吸中枢产生直接的抑制作用，当 $PaO_2 < 30mmHg$ 时，抑制作用占优势。CO_2 对呼吸中枢具有强大的兴奋作用，CO_2 浓度增加时，通气量明显增加，每增加 $1mmHg$，通气量增加 $2L/min$。但当 $PaCO_2 < 80mmHg$ 时，会对呼吸中枢产生抑制和麻痹作用，通气量反而下降，此时呼吸运动主要靠缺氧的反射性呼吸兴奋作用维持。

（4）对消化系统和肾功能的影响　严重缺氧可使胃壁血管收缩，胃黏膜屏障作用降低而 CO_2 潴留可增强胃壁细胞碳酸酐酶活性，使胃酸分泌增多，出现胃肠黏膜糜烂、坏死、溃疡和出血。缺氧可直接或间接损害肝细胞使丙氨酸氨基转移酶上升；也可使肾血管痉挛，肾血流量减少，导致肾功能不全。

（5）对酸碱平衡和电解质的影响　严重缺氧使细胞能量代谢的有氧氧化减少，无氧酵解增加，能量产生减少；并产生大量乳酸，引起代谢性酸中毒；$K^+ - H^+$ 交换增加，使细胞内 K^+ 转移至细胞外。另一方面能量不足致 $Na^+ - K^+ - ATP$ 泵功能障碍，细胞外钾进入细胞内减少，造成高钾血症和细胞内酸中毒。慢性 CO_2 潴留时肾脏排出 HCO_3^- 减少以维持正常 pH，机体为维持血中主要阴离子的相对恒定，出现排 Cl^- 增加，造成低氯血症。

【护理评估】

（一）健康史

是否有引起呼吸衰竭的相关疾病史和诱发因素。

（二）身体状况

除呼衰原发疾病的症状、体征外，主要为缺氧和 CO_2 潴留所致的呼吸困难和多脏器功能障碍。

1. **呼吸困难与发绀**　多数患者有明显的呼吸困难，急性呼吸衰竭早期表现为呼吸频率增加，病情严重时辅助呼吸肌活动增加，可出现三凹征。慢性呼衰多由 COPD 引起，表现为呼吸费力伴呼气延长，严重时呼吸浅快，并发 CO_2 麻醉时，出现浅慢呼吸或潮式呼吸。口唇、指甲和舌发绀。

2. **精神-神经症状**　急性呼衰可迅速出现精神错乱、狂躁、昏迷、抽搐等症状。慢性呼衰表现出先兴奋后抑制症状。开始注意力不集中、表情淡漠或烦躁不安、昼夜颠倒、视力和智力减退、定向力和记忆力障碍，逐渐出现精神错乱，谵妄、嗜睡等精神症状。严重时肌肉震颤、扑翼样震动、间歇抽搐、昏迷等，腱反射减弱或消失，锥体束征阳性。

3. **循环系统表现**　早期出现心动过速，血压升高；随病情进展，可出现心肌损害、周围循环衰竭、血压下降、心律失常甚至心脏骤停。有 CO_2 潴留者出现体表静脉充盈、皮肤潮红、温暖多汗；慢性呼衰并发肺心病时可出现体循环瘀血等右心衰竭表现。因脑血管扩张，患者常有搏动性头痛。

4. **消化和泌尿系统表现**　部分患者可因胃肠黏膜糜烂或应激性溃疡而发生上消化道出血、食欲下降。严重呼衰时可损害肝、肾功能，尿量减少。

（三）辅助检查

1. 动脉血气分析 确诊呼吸衰竭和衰竭类型的重要依据，$PaO_2 < 60mmHg$，伴或不伴 $PaCO_2 > 50mmHg$。

2. 影像学检查 X线胸片、胸部 CT 和放射性核素肺通气/灌注扫描等可协助分析呼衰的原因。

3. 其他检查 尿中可见红细胞、蛋白及管型，丙氨酸氨基转移酶和尿素氮升高；亦可有低血钾、高血钾、低血钠、低血氯等。

（四）心理和社会支持状况

患者和家属是否因为长期气促、体力活动受限或反复加重而焦虑、恐惧；是否有预防加重的相关知识。

〖 **诊断要点** 〗

有导致呼吸衰竭的病因或诱因；有呼吸困难、发绀、精神或神经兴奋或抑制的临床表现；在海平面大气压下，静息状态呼吸空气时，$PaO_2 < 60mmHg$，和（或）伴 $PaCO_2 > 50mmHg$，并排除心内解剖分流或原发性心排血量降低时，呼吸衰竭的诊断即可成立。

〖 **治疗要点** 〗

呼吸衰竭处理的原则是在保持呼吸道通畅条件下，迅速纠正缺氧、CO_2 潴留、酸碱失衡和代谢紊乱，积极治疗原发病，消除诱因，预防和治疗并发症。

1. 保持呼吸道通畅 保持气道通畅是纠正缺氧和 CO_2 潴留最重要的措施。呼吸道通畅是保持肺泡正常通气量的前提，气道分泌物积聚与感染互为因果，气道不通畅可加重呼吸肌疲劳，并可导致肺不张，减少呼吸面积，加重呼吸衰竭，

（1）清除呼吸道分泌物及异物 给予祛痰药物或机械吸痰。

（2）缓解支气管痉挛 用支气管舒张药，必要时给予糖皮质激素以缓解支气管痉挛。

（3）建立人工气道 如上述方法不能有效地保持气道通畅，可采用气管插管或气管切开建立人工气道，以方便吸痰和机械通气治疗。

2. 氧疗 氧疗是纠正呼衰患者低氧血症的重要治疗措施，氧疗能提高肺泡内氧分压，使 PaO_2 和 SaO_2 升高，从而减轻组织损伤，恢复脏器功能；减轻呼吸作功，减少耗氧量；降低缺氧性肺动脉高压，减轻右心负荷。应根据其基础疾病、呼吸衰竭的类型和缺氧的严重程度选择适当的给氧方法和吸入氧分数。原则是 Ⅱ 型呼吸衰竭应给予低浓度（<35%）持续吸氧；Ⅰ 型呼吸衰竭则可给予较高浓度（>35%）吸氧。

3. 增加通气量、减少 CO_2 潴留

（1）呼吸兴奋剂 呼吸兴奋剂通过刺激呼吸中枢或外周化学感受器，增加呼吸频率和潮气量，改善通气，但同时增加呼吸作功，增加氧耗量和 CO_2 的产生量。因此必须在保持气道通畅的前提下使用，否则会促发和（或）加重呼吸肌疲劳，加重呼吸衰竭。主要用于以中枢抑制为主所致的呼衰，不宜用于以通气功能障碍为主所致的呼衰。常用药物有尼可刹米、洛贝林、多沙普仑等。

（2）机械通气 对于呼吸衰竭严重、经上述处理不能有效地改善缺氧和 CO_2 潴留时，及时给予机械通气，以保障通气量。

4. 抗感染 积极抗感染治疗是防治呼吸衰竭的重要措施。根据痰培养或发病场所选用细菌敏感的、强有力的抗生素，一般社区发病首选抗革兰阳性菌为主，兼顾抗革兰阴性菌的抗生素；院内发病首选抗革兰阴性菌，兼顾抗革兰阳性菌的抗生素。

5. 纠正酸碱平衡失调 呼衰患者常有呼吸性酸中毒合并代谢性酸中毒，应及时加以纠正。改善通气的方法纠正。如果呼吸性酸中毒的发生发展过程缓慢，机体常以增加碱储备来代偿，当呼吸性酸中毒纠正后，原已增加的碱储备会使 pH 升高，对机体造成严重危害，因此，在纠正呼吸性酸中毒的同时需给予盐酸精氨酸和氯化钾，以防止代谢性碱中毒的发生。

6. 病因治疗 呼吸衰竭是严重肺、胸廓、肺血管病变的表现，根本的治疗措施应该是在纠正呼吸衰竭本身造成危害的同时，积极治疗原发病，消除病因。

7. 一般支持治疗 重症患者需转入 ICU 进行积极抢救和监测，预防和治疗肺动脉高压、肺源性心脏病、肺性脑病、肾功能不全和消化道功能障碍，尤其要注意防治多器官功能障碍综合征（multiple organ dysfunction syndrome，MODS）。

【 **常见护理诊断** 】

1. 低效型呼吸型态 与肺顺应性降低、气道阻力增加、呼吸肌疲劳、不能维持自主呼吸有关。

2. 清理呼吸道无效 与呼吸道感染致分泌物过多或黏稠、无力咳嗽有关。

3. 语言沟通障碍 与气管插管有关。

4. 功能障碍性撤离呼吸机反应 与缺乏有关撤离呼吸机的知识、缺乏撤离呼吸机的信心有关。

5. 焦虑 与呼吸窘迫、疾病危重有关。

6. 潜在并发症 肺性脑病、消化道出血、心力衰竭等。

【 **护理措施** 】

1. 一般护理 ①休息：安排患者在单人间或重症监护病房（ICU）。为减少体力消耗，降低耗氧量，取舒适的端坐位或半坐位，有利于呼吸。尽量减少自理活动和不必要的操作。②饮食：提供高热量、高蛋白、丰富维生素、适量纤维的饮食，避免产气和难以消化的食物。昏迷或气管插管的患者不能正常进食者，给予鼻饲或静脉营养，保障营养供给。③指导呼吸：指导呼吸衰竭的患者，特别是Ⅱ型呼吸衰竭的患者进行腹式－缩唇呼吸，使气体均匀而缓慢的呼出，减少肺内残气量，增加有效通气量，改善通气功能。④力劝患者戒烟。

2. 保持呼吸道通畅 呼吸衰竭患者的呼吸道净化作用减弱，炎性分泌物增多，痰液黏稠，引起肺泡通气不足。在氧疗和改善通气之前，必须采取各种措施，使呼吸道保持通畅。具体方法包括如下几点。

（1）指导并协助患者进行有效的咳嗽、咳痰。

（2）饮水、口服或雾化吸入祛痰药可湿化痰液，使痰液便于咳出或吸出。

（3）每 1 ~ 2 小时翻身 1 次，并给予拍背，促使痰液排出。

（4）病情严重、意识不清、或不能进行有效咳嗽咳痰的患者可予以机械吸痰。机械吸痰过程中应严格无菌操作。

（5）遵医嘱应用支气管扩张剂等。

（6）必要时行气管插管或气管切开，保证呼吸道的通畅。建立人工气道者，吸入气体应恰当湿化。可采用蒸发罐湿化；必要时可采用气管内滴注生理盐水加化痰药物，使分泌物稀释，易于咳出或吸出。气管内滴注生理盐水，可每隔 20 ~ 30 分钟，滴注 3 ~ 5ml；或 4 ~ 5 滴/分。

3. 合理氧疗

（1）根据其基础疾病、呼吸衰竭的类型和缺氧的严重程度选择适当的给氧方法和吸入氧分数。I 型呼吸衰竭和 ARDS 患者需吸入较高浓度（$FiO_2 > 35\%$）的氧，使 PaO_2 迅速提高到 60 ~ 80mmHg 或 $SaO_2 > 90\%$。II 型呼吸衰竭的患者一般在 $PaO_2 < 60mmHg$ 时才开始氧疗，应予低浓度（$< 35\%$）持续给氧，使 PaO_2 控制在 60mmHg 或 SaO_2 在 90% 或略高，以防因缺氧完全纠正，使外周化学感受器失去低氧血症的刺激而导致呼吸抑制，反而会导致呼吸频率和幅度降低，加重 CO_2 潴留。向患者和家属说明氧疗的重要性和选择氧疗模式的原理，嘱其不要擅自停止吸氧和调节氧流量。

（2）效果观察　氧疗过程中，应注意观察氧疗效果，如吸氧后呼吸困难缓解、发绀减轻、心率减慢，表示氧疗有效；如果意识障碍加深或呼吸过度表浅、缓慢，可能为 CO_2 潴留加重。应根据动脉血气分析结果和患者的临床表现，及时调整吸氧流量或浓度，保证氧疗效果，防止氧中毒和 CO_2 麻醉。

4. 用药护理　观察药物疗效及不良反应。使用呼吸兴奋剂时，先确保呼吸道通畅，适当提高吸入氧分数，静脉滴注时速度不宜过快，注意观察呼吸频率、节律、神志变化以及动脉血气的变化，以便调节剂量。若出现颜面潮红、面部肌肉抽搐、烦躁不安、恶心、呕吐等，表示呼吸兴奋剂过量，需减慢滴速或停药，及时通知医生。

5. 病情监测　呼吸衰竭需收住 ICU 进行严密监护，监测项目包括如下几点。

（1）意识状况及神经精神症状　观察有无肺性脑病的表现。昏迷者应评估瞳孔、肌张力、腱反射及病理反射。

（2）呼吸状况　观察呼吸频率、节律和深度和使用辅助呼吸肌呼吸的情况，评估呼吸困难的程度和类型。若出现呼吸浅慢、节律不齐或呼吸暂停，为呼吸中枢抑制的表现；观察有无发绀、球结膜充血水肿、面部潮红等缺氧及 CO_2 潴留情况；观察肺部有无呼吸音及啰音变化。

（3）循环状况　观察心率、心律及血压变化，必要时进行血流动力学监测。

（4）痰　注意观察痰的色、质、量、味及痰液的实验室检查结果。正确留取痰液检查标本。发现痰液出现特殊气味或痰液量增多、色变浓及黏稠度等发生变化，提示病情加重，应及时与医生联系，以便调整治疗方案。

（5）记录每小时出入水量　有肺水肿的患者（ARDS）适当保持液体负平衡。

（6）并发症的观察　①监测动脉血气分析和生化检查结果，了解电解质和酸碱平衡情况，原则上根据血气分析结果及时调整呼吸机参数；了解肝肾等内脏功能和血凝状态。②观察大便颜色和隐血及时发现消化道出血。

6. 心理支持 呼吸衰竭和 ARDS 患者因呼吸困难、预感病情危重、可能危及生命，常会产生紧张、焦虑情绪。应多了解和关心患者的心理状况，特别是对建立人工气道和使用机械通气的患者，应经常巡视，让患者说出或写出引起或加剧焦虑的因素，合理解释目前的病情变化，多介绍救治成功的案例；指导患者应用放松、分散注意力和引导性想像技术，以缓解患者的紧张和焦虑。

【健康教育】

1. 疾病知识指导、避免诱因 向患者及家属解释引起呼吸衰竭的原因、诱发加重因素：①及时治疗原发病。②避免吸入刺激性气体，劝告患者戒烟。③避免劳累，情绪激动等不良因素刺激。④防止受凉，尽量少去人群拥挤的地方，避免与呼吸道感染者接触，减少感染的机会。⑤若有气急、发绀加重等变化，应尽早就医。

2. 增强体质 与患者一起回顾日常生活中所从事的各项活动，根据患者的具体情况指导患者制定合理的活动与休息计划，教会患者避免氧耗量较大的活动，并在活动过程中增加休息。①指导患者合理安排膳食，加强营养，改善体质。②鼓励患者进行耐寒锻炼和呼吸功能锻炼提高呼吸道抗感染的能力。③教会患者有效咳嗽、咳痰技术，如缩唇呼吸、腹式呼吸、体位引流、拍背等方法。提高患者的自我护理能力，延缓肺功能恶化。

3. 用药指导 出院时应将患者使用的药物、剂量、用法和注意事项告诉患者，并写在纸上交给患者以便需要时使用。指导并教会低氧血症的患者及家属学会合理的家庭氧疗方法及其注意事项。

二、急性呼吸窘迫综合征

病案 某男，40岁。烧伤2天，呼吸困难2h。2天前被铁水烫伤，给予抗感染、止痛、补液等综合治疗，病情尚平稳。2h前开始出现呼吸困难，呼吸深快，感胸廓紧束、严重憋气，给予面罩吸氧，仍进行性加剧；发热；24h尿量约600ml、黄色；体温39.2℃，脉搏110次/分，呼吸31次/分，血压90/60mmHg。双肺呼吸可闻及少量细湿啰音。双下肢、腹部、双前臂和双手共烫伤面积约40%，绝大部分为深Ⅱ度和Ⅲ度烧伤。

1. 该患者呼吸困难最可能的原因是什么？

2. 有哪些主要护理诊断，主要护理措施有哪些？

急性呼吸窘迫综合征（acute respiratory distress syndrome，ARDS）是急性肺损伤（acute lung injury，ALI）的严重阶段。是由心源性以外的各种内、外致病因素导致的急性、进行性呼吸困难。临床上以呼吸急促、呼吸窘迫、顽固性低氧血症为特征。主要病理特征为肺微血管的高通透性所致的高蛋白质渗出性肺水肿和透明膜形成，可伴有肺间质纤维化。病理生理改变以肺顺应性降低、肺内分流增加及通气/血流比例失调为主。

ARDS 的主要病理改变为肺广泛充血、水肿和肺泡内透明膜形成。主要有 3 个病理阶段：渗出期、增生期和纤维化期，常重叠存在。早期可见微血管充血、出血和微血栓，肺间质和肺泡内有炎细胞浸润和富含蛋白质的水肿液（有"湿肺"之称）；72h 后形成透明膜，伴灶性或大片肺泡萎陷；1～3 周后，Ⅱ型肺泡上皮和成纤维细胞增生，胶原沉积，透明膜逐渐吸收消散，肺泡开始修复或纤维化。

【护理评估】

（一）健康史

1. 病因 ARDS 的病因尚不清楚。与 ARDS 发病相关的危险因素包括肺内因素（直接因素）和肺外因素（间接因素）两大类。

（1）肺内因素 指对肺的直接损伤，包括各种病原体引起的重症肺炎；吸入胃内容物、毒气、烟尘及长时间吸入纯氧等；肺挫伤；淹溺。我国最主要的危险因素是重症肺炎。

（2）肺外因素 包括败血症、急性重症胰腺炎、长时间的休克、严重的非胸部创伤、严重烧伤、药物或麻醉品中毒等。

2. 发病机制 ARDS 的发病机制不十分清楚。目前认为，除上述多种损伤因素对肺部造成直接损伤外，还可激发机体产生系统性炎症反应综合征，即机体失控的自我持续放大和自我破坏的"瀑布"式炎症反应，最终导致肺泡膜损伤、毛细血管通透性增加和微血栓形成，毛细血管内液体和蛋白质漏入肺间质和肺泡，引起肺间质和肺泡水肿；并可损伤肺泡上皮细胞，表面活性物质减少或消失，加重肺水肿和肺不张，使通气/血液比例失调，引起肺氧合功能障碍，导致顽固性低氧血症。

（二）身体状况

除原发病的表现外，常在原发病起病后 5 天内，约半数发生于 24h 内，突然出现进行性加重的呼吸困难、发绀，常伴有烦躁、焦虑、出汗等。呼吸困难的特点是呼吸深快、费力，患者常感胸廓紧束、严重憋气，即呼吸窘迫。呼吸困难不能被通常氧疗所缓解，也不能用其他心肺原因所解释。早期多无阳性体征；中期可闻及细湿啰音；后期可闻及水泡音及管状呼吸音。

（三）辅助检查

1. X 线胸片 X 线胸片的表现以演变快速多变为特点。早期无异常或出现边缘模糊的肺纹理增多。继之出现斑片状并逐渐融合成大片状浸润阴影，大片阴影中可见支气管充气征。后期可出现肺间质纤维化改变。

2. 动脉血气分析 典型改变为低 PaO_2、低 $PaCO_2$ 和高 pH 值。肺氧合功能指标包括肺泡 – 动脉氧分压差 $[P_{(A-a)}O_2]$、肺内分流（QS/QT）、呼吸指数 $[P_{(A-a)}O_2/PaO_2]$、氧合指数（PaO_2/FiO_2）等，其中 PaO_2/FiO_2 为最常使用的指标，PaO_2/FiO_2 降低是诊断 ARDS 的必要条件，正常值为 400～500mmHg，ARDS 时 ≤ 200mmHg。

3. 床边肺功能监测 ARDS 肺顺应性降低，无效腔通气量比例（V_D/V_T）增加，但无气流受限。

4. 血流动力学监测 通常仅用于与左心衰竭鉴别有困难时，通过置入 Swan – Gana 导管测定肺毛细血管楔压（PCWP），SRDS 一般 PCWP < 12mmHg，若 > 18mmHg 则支持左心衰竭的诊断。

【诊断要点】

中华医学会呼吸病分会 1999 年制定的诊断标准，符合下列 5 项条件者可诊断为 ARDS。

1. 有 ALI 和（或）ARDS 的高危因素。
2. 急性起病、呼吸频数和（或）呼吸窘迫。
3. 低氧血症 氧合指数≤200mmHg。
4. 胸部 X 线检查显示两肺浸润阴影。
5. PCWP≤18mmHg 或临床上能除外心源性肺水肿。

【治疗要点】

ARDS 的治疗目标为：改善肺氧合功能，纠正缺氧，保护器官功能，防治并发症，消除原发病。急性期的主要治疗措施为积极治疗基础疾病、氧疗、机械通气、调节体液平衡。慢性呼衰患者渡过危重期后，重要的是预防和及时控制呼吸道感染等诱因，减少急性发作，尽可能延缓肺功能恶化的进程，使患者能在较长时间内保持生活自理能力，提高生活质量。

1. 积极治疗原发病 治疗原发病是治疗 ARDS 的首要原则和基础，防止进一步肺损伤。如控制感染、纠正休克等。感染是导致 ARDS 的最常见原因，也是 ARDS 的首位高危因素，另外 ARDS 患者易并发感染，因此所有 ARDS 患者都应怀疑感染的可能，除非有明确的其他导致 ARDS 的原因存在，治疗上宜选用强有力的广谱抗生素。

2. 氧疗 一般需用面罩进行高浓度（ > 50%）给氧，使 PaO_2≥60mmHg 或 SaO2 ≥90%。

3. 机械通气 由于 ARDS 主要表现为常规吸氧难以纠正的顽固性低氧血症，故多数患者需及早应用机械通气，以提供充分的通气和氧合，支持器官功能。但由于 ARDS 病变的不均匀性，传统的机械通气潮气量可以使顺应性较好的处于非下垂位肺区的肺泡过度充气而造成肺泡破坏，造成容积伤。而已经萎陷的肺泡在通气的过程中仍处于萎缩状态，在局部扩张肺泡和萎缩肺泡之间产生剪切力，可引起肺严重损伤。因此，ARDS 患者的机械通气需采用肺保护性通气（lung – protective ventilation），给予合适水平的呼吸末正压（PEEP）和小潮气量通气。

（1）呼气末正压（PEEP） 应用 PEEP 时应注意：①对于血容量不足的患者，应补充足够的血容量，以代偿回心血量的不足；但需避免过量而加重肺水肿。②从低水平开始，先用 $5cmH_2O$，逐渐增加到合适水平，一般为 10～18cmH_2O，争取维持 PaO_2 >60mmHg，而 FiO_2 <60%。适当的 PEEP 可以使萎陷的小气道和肺泡重新开放，防止肺泡随呼吸周期反复开闭而造成的损伤，减轻肺泡水肿，从而改善肺泡弥散功能和通气/血流比例，减少肺内分流，达到改善氧合功能和肺顺应性的目的。但 PEEP 可增加

胸腔正压，减少回心血量，从而降低心排出量，PEEP 过高有加生肺损伤的潜在危险。

（2）小潮气量（Low tidal volume）　潮气量为 6～8ml/kg，使吸气压控制在 30～35cmH_2O 以下，防止肺泡过度充气。为保证小潮气量，可允许一定程度的 CO_2 潴留和呼吸性酸中毒（pH 7.25～7.30），合并代谢性酸中毒时需适当补碱。

（3）通气模式的选择　目前暂无统一的标准，压力控制通气可以保证气道吸气压不超过预设水平，避免肺泡过度扩展而导致呼吸机相关肺损伤，较常用。反比通气的吸气相长于呼气相，与正常呼、吸比例相反，可以改善氧合，当与压力控制通气联合使用时，延长的吸气时间可以产生一延长的低压气流，从而改善气体的弥散功能。

4. 液体管理　为了减轻肺水肿，应合理限制液体入量，可允许以较低的循环容量来维持有效循环，保持双肺相对"干"的状态。在血压稳定和保障组织器官灌注前提下，液体出入量宜呈轻度负平衡。适当使用利尿剂可以促进肺水肿的消退。一般 ARDS 早期不宜输胶体液，因内皮细胞受损，毛细血管通透性增加，胶体液可渗入间质加重肺水肿。大量出血患者必须输血时，最好输新鲜血，用库存 1 周以上的血时应加用微过滤器，避免发生微血栓而加重 ARDS。

5. 营养支持与监护　ARDS 时机体处于高代谢状态，应补充足够的营养。由于全静脉营养可引起感染和血栓形成等并发症，且在禁食 24～48h 后即可以出现肠道菌群异位，进食能保护胃黏膜，因此宜尽早开始胃肠营养。患者应安置在 ICU，严密监测呼吸，循环，水、电解质，酸碱平衡等，以便及时调整治疗方案。

6. 其他治疗　肾上腺糖皮质激素、表面活性物质替代治疗、吸入一氧化二氮等可能有一定的价值。

【**常见护理诊断和护理措施**】
见本节呼吸衰竭患者的护理。

第十四节　肺　栓　塞

学习目标

掌握　肺栓塞的概念、身体状况、常见护理诊断及护理措施
熟悉　肺栓塞的危险因素、辅助检查、诊断要点、治疗要点、预防措施
了解　肺栓塞的发病机制、病理生理改变

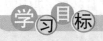

男，78 岁。右小腿肿胀 3 天，突发呼吸困难 1h 入院。患者 10 天前摔伤致右股骨颈骨折，给予牵引固定治疗。近 3 天来，出现右小腿进行性肿胀、疼痛。1h 前，因坐起进餐，突然出现呼吸困难、左侧胸痛，高浓度吸氧呼吸无改善。既往有高血压病史 15 年，糖尿病史 5 年。吸烟40 余年。体查：体温37.8℃；脉搏110 次/分，

呼吸 32 次/分, 血压 180/90mmHg。烦躁不安, 双肺呼吸音稍低, 无啰音; 心率 110 次/分, 早搏 3~5 次/分, 肺动脉瓣区第二心音亢进, 伴分裂; 肝右肋缘下 1cm, 质韧、边钝、轻触痛, 腹-颈静脉回流征阳性; 右小腿肿胀, 直径比左小腿粗 1.2cm。入院后血压进行性下降, 面罩给氧下血氧饱和度和氧分压仍维持在低水平, 二氧化碳分压基本正常。入院 3h 后死亡。胸片双肺透明度稍增加, 左中下肺外周肺纹理稀少。心电图 I 导联深 S 波, III 导联出现 Q/q 波和 T 波倒置, 偶发室性早搏。

1. 该患者最可能的诊断是什么?

2. 入院时的主要常见护理诊断有哪些, 主要护理措施有哪些?

肺栓塞 (pulmonary embolism, PE) 是内源性或外源性栓子堵塞肺动脉系统引起肺循环障碍, 以呼吸困难、胸痛为主要表现的一组疾病或临床综合征的总称。来自静脉系统或右心的血栓引起肺动脉系统的阻塞, 称为肺血栓栓塞症 (pulmonary thromboembolism PTE), 占肺栓塞中的绝大多数, 通常所称的肺栓塞即指肺血栓栓塞症。发生肺出血或坏死者称肺梗死 (pulmonary infarction, PI)。引起 PTE 的血栓主要来源于深静脉血栓形成 (deep venous thrombosis, DVT)。PTE 和 DVT 合称为静脉血栓栓塞症 (venous thromboembolism, VTE)。

肺栓塞发病率高, 误诊率高, 病死率高, 未经治疗的 PTE 的病死率为 25%~30%。美国每年估计约有近 30 万新发 PTE 患者。每年约有 5 万人死于 PTE, 死亡率仅次于肿瘤和心肌梗死。在过去 20 年中可疑肺栓塞患者增加了 10 倍。我国尚无肺栓塞的流行病学调查资料, 不少医院诊断的肺栓塞患者有逐年增多趋势, 可能的是对肺栓塞的诊断意识和水平提高所致, 也不排除是患病率的升高。

【护理评估】

(一) 健康史

1. 危险因素与发病机制　包括任何可以引起血管内皮损伤、静脉血流淤滞、血液高凝状态和血液中混入不可溶异物的因素。血管内皮损伤在血栓形成中起着重要的初始和持续作用。危险因素包括如下几点。

(1) 年龄与性别　肺栓塞的发病率随年龄的增加而上升, 60 岁以上者可达 20%。肺栓塞以 50~60 岁年龄段最多见。性别与肺栓塞的发生在 20~39 岁年龄组女性深静脉血栓病的发病比同龄男性高 10 倍。

(2) 血栓性静脉炎、静脉曲张　由于静脉内皮损伤和血液淤滞, 在病变部位易形成血栓。

(3) 急性脊柱损伤和急性心肌梗死　血栓的形成与长期卧床 (超过 5 天)、高凝状态、休克及心力衰竭等有关。

(4) 中心静脉或其他深静脉置管术　由于置管术可造成静脉内皮损伤, 管道在血管中成为异物、感染, 都可引起血栓形成。另外空气易经置管进入血液, 形成空气栓塞。

(5) 心肺疾病　慢性心肺疾病是肺血栓栓塞的主要危险因素, 特别是心房颤动伴心力衰竭患者尤易发生。

（6）创伤、手术　肺栓塞并发于外科或外伤者约占43%，其中创伤患者约15%并发肺栓塞，特别是骨折患者，一方面长期卧床，血流淤滞；另一方面脂肪滴进入血液，易导致肺栓塞。大面积烧伤和软组织创伤也可并发肺栓塞，后者推测可能因受伤组织释放的某些物质损伤了肺血管内皮，引起多发性肺微血栓形成。

（7）肿瘤　癌症能增加肺栓塞发生的危险，恶性肿瘤患者易并发肺栓塞的原因可能与凝血机制异常有关。

（8）制动　下肢骨折、偏瘫、手术后、重症心肺疾病及健康人不适当的长期卧床或长途乘车（或飞机），肢体活动减少，丧失肌肉的按摩动作，降低静脉血流的驱动力，血流轴向运动减慢血液停滞。连续卧床7天，血流速度减慢到最低点。深静脉血栓形成的发生率与卧床时间正相关，另外骨折时，骨髓中的脂肪滴可进入血液，形成脂肪栓子。

（9）妊娠、分娩和避孕药　孕妇血栓栓塞病的发生率比同龄未孕妇女多7倍，易发生于妊娠的开始3个月和围产期，确切机制不清。分娩时羊水可进入血液成为羊水栓子。服避孕药的妇女静脉血栓形成的发生率比不服药者高4～7倍。已证明避孕药能引起凝血因子－血小板－纤维蛋白溶酶系统变化，改变血浆脂蛋白、三酰甘油和胆固醇含量，这些可能与血栓病的多发有关。

（10）其他　如肥胖，超过标准体重20%者栓塞病的发生率增加。脱水、某些血液病（如镰状细胞病、红细胞增多症）、代谢性疾病（糖尿病等）及静脉内插管等也易发生血栓病。遗传性高凝状态，静脉血栓形成可能是一多基因病高凝状态持续终生。至少有12种基因参与静脉血栓形成，有400余种类型的基因损害，最常见的是凝血因子 VLeiden 和 G20210A 凝血酶原基因突变，另外还有 AT_{III} 蛋白、S 蛋白、纤维蛋白溶酶原相关基因分子等缺陷。

肺栓塞栓子最多见的为血性栓子，绝大多数的肺栓塞是以下肢静脉病开始，以肺栓塞终结。栓子也可来源于肺循环本身。其他的还有少见的空气、脂肪、羊水、转移的恶性肿瘤、寄生虫等。静脉血栓脱落的原因尚不清楚可能与静脉内压急剧升高或静脉血流突然增多（如用力大便，长期卧床后突然活动等）有关。活动期的血栓性静脉炎血栓比较松软，易于脱落。脱落的血栓迅速通过大静脉、右心，达到肺动脉，发生肺栓塞。也有沿中心静脉导管形成血栓经过右心房室直接延伸到肺动脉引起堵塞者。

2. 病理改变　梗死肺有出血性改变，显微镜下可见肺泡组织破坏，充满血液，常累及邻近胸膜，发生血性或浆液性胸腔渗液。梗死处的坏死组织逐渐被吸收常不遗留瘢痕或仅有少量条状瘢痕形成。慢性患者在愈合的梗死区或机化的血栓栓塞部位，可发生支气管－肺动脉侧支吻合（通过扩大的毛细血管），对某些患者可能有一定生理意义。

3. 病理生理改变　肺栓塞一旦发生，血管腔堵塞，血流减少或中断引起不同程度的血流动力学和呼吸功能改变，轻者可无任何变化；重者肺循环阻力突然增加，肺动脉压升高，心排血量下降，休克，脑血管和冠状血管供血不足，导致晕厥，甚至死亡。

（1）血流动力学改变　肺栓塞的血流动力学反应主要决定于栓塞肺血管的多少和患者心肺的基础功能状态。栓子堵塞肺血管后，受机械、反射或体液因素的影响，肺循环阻力增加肺动脉压升高，致右心室充盈压增加，心脏指数下降，发生右心功能不全，右心排血量下降（也可正常或增加）继发引起左心排血量减少，血压下降，甚至休克。急性肺栓塞引起的肺血管阻力增加，除机械性堵塞因素外，近年，研究证实体液因素的作用。血小板和白细胞是肺血管活性物质两个重要的来源。

（2）呼吸功能改变　较大的肺栓塞可引起反射性支气管痉挛，同时由于血栓本身释放的 5 - 羟色胺、缓激肽、组胺、血小板活化因子等也促使气道收缩，增加气道阻力，使肺通气量减少，肺通气/灌注比严重失衡，引起呼吸困难。患者发生不同程度的低氧血症。

（二）身体状况

肺栓塞的症状多种多样，但缺乏特异性，症状的严重程度因梗塞面积不同有很大的差别，可以从无症状（隐匿），到血流动力学不稳，甚至猝死。概括为四个临床症候群：①急性肺心病：突然呼吸困难，濒死感、发绀、右心衰竭、低血压肢端湿冷，见于突然栓塞二个肺叶以上的患者。②肺梗死：突然呼吸困难，胸痛、咯血及胸膜摩擦音或胸腔积液。③"不能解释的呼吸困难"：栓塞面积相对较小，是提示无效腔增加的惟一症状。④慢性反复性肺血栓栓塞：起病缓慢，发现较晚，主要表现为重症肺动脉高压和右心功能不全，是临床进行性的一个类型。

1. 常见的症状

（1）呼吸困难　是肺栓塞最常见的症状，以活动后明显，有时患者自诉活动"憋闷"，需与劳力性"心绞痛"相区别。

（2）胸痛　突然发生，多与呼吸有关，咳嗽时加重。多与肺梗死有关。有时酷似心绞痛发作。

（3）咯血　是提示肺梗死的症状，多在梗死后 24h 内发生，常为小量咯血，大咯血少见。鲜红色，数天后可变成暗红色。约 20% 的患者有呼吸困难、胸痛和咯血，称为肺梗塞"三联症"。

（4）烦躁不安、惊恐，甚至濒死感　可能与胸痛或低氧血症有关。

（5）咳嗽　多为干咳，或有少量白痰，也可伴有喘息。

（6）晕厥　最主要原因是由大块肺栓塞（堵塞血管在 50% 以上）所引起的脑供血不足。多数伴有低血压，右心衰竭和低氧血症。

（7）腹痛　肺栓塞有时有腹痛发作可能与膈肌受刺激或肠缺血有关。

2. 体征

（1）呼吸系统体征　呼吸急促最常见；发绀；肺部可闻及细湿啰音和（或）哮鸣音，偶可闻及血管杂音；合并肺不张或胸腔积液时出现相应的体征。

（2）循环系统体征　心动过速；严重时可出现血压下降甚至休克；颈静脉充盈或异常搏动；肺动脉瓣区第二心音亢进或分裂，三尖瓣区收缩期杂音。

（3）诱发肺栓塞的其他基础疾病的体征　如可有患肢肿胀或两下肢不对称性肿胀，

两侧肢体周径相差 1cm 即有诊断意义。患肢压痛、行走后易疲劳和/或肿胀加重，色素沉着、静脉曲张等。

（4）其他　可伴有发热，少数患者有 38.0℃ 以上发热。

3. 并发症　常见并发症有咯血、肺梗死、心源性休克。

（三）辅助检查

1. 血浆 D-二聚体（D-dimer）　敏感性高，特异性差。急性 PTE 时升高。低于 500ug/L，有重要的排除价值。

2. 动脉血气分析　低氧血症，低碳酸血症，肺泡-动脉血氧分压 $[P_{(A-a)}O_2]$ 增大，部分患者的血气结果可以正常。

3. 心电图　最常见的改变为窦性心动过速。有肺动脉及右心压力升高时可出现 $S_I Q_{III} T_{III}$ 征（I 导联深 S 波，III 导联出现 Q/q 波和 T 波倒置）、$V_1 \sim V_4$ 的 T 波倒置和 ST 段异常、右束支传导阻滞、肺性 P 波、电轴右偏及顺钟向转位。

4. X 线胸片/CT/磁共振检查　X 线胸片常见的征象有：①肺动脉阻塞征：区域性肺纹理稀疏、纤细，肺野透光度增强。②肺动脉高压与右心扩大征：右肺下动脉横径增宽（>15mm），或伴截断征；肺动脉段凸出；右心室常扩大。③肺组织继发改变：局部肺野浸润阴影，多呈楔形凸向肺门，底边朝向胸膜；胸腔积液影；肺不张影；患侧膈肌抬高。⑤奇静脉和上腔静脉影增宽。X 线胸片征象不是特异性的，也可完全正常，因此，正常的放射线所见不能除外肺栓塞的可能。多排螺旋 CT 肺动脉造影/磁共振能发现段以上肺动脉内的血栓。

5. 超声检查　心动图：可有右心室壁运动幅度减弱，右心扩大，室间隔左移和运动异常，近端肺动脉扩张；下腔静脉扩张。部分患者下肢血管可发现血栓。

6. 放射性核素肺通气/血流灌注扫描　是诊断 PTE 的重要方法。典型征象是呈肺段分布的肺血流灌注缺损，并与通气显像不匹配。

（四）心理和社会支持状况

患者和家属是否了解肺发生栓塞的危险因素；大面积的肺栓塞患者，是否有因为呼吸困难和胸痛威胁生命而导致恐惧和焦虑。

【诊断要点】

PTE 的临床表现多样，有时隐匿，缺乏特异性。确诊需要特殊检查。减少误诊的关键首先是临床医师提高对本病的诊断意识；其次，要了解肺栓塞发生的危险因素；以下情况均要考虑肺栓塞的可能：①下肢无力、静脉曲张、不对称性下肢水肿和血栓性静脉炎。②原有疾病发生突然变化呼吸困难加重或创伤后呼吸困难、胸痛、咯血。③晕厥发作。④原因不明的呼吸困难。⑤不能解释的休克。⑥低热、血沉增快、黄疸、发绀等。⑦心力衰竭对洋地黄制剂反应不好。⑧X 线胸片肺野有圆形或楔形阴影。⑨肺扫描有血流灌注缺损。⑩"原因不明的肺动脉高压"及右室肥大等。

【治疗要点】

肺栓塞的治疗目的是使患者渡过危急期，缓解栓塞引起的心肺功能紊乱和防止再发；尽可能地恢复和维持足够的循环血量和组织供氧。

1. 急性肺栓塞的治疗

（1）急救措施　肺栓塞发病后开始两天最危险，急性肺栓塞80%死亡者死于发病后2h以内，因此，治疗抢救须抓紧进行。避免一切用力活动。为预防肺内感染和治疗静脉炎应用抗生素。

①一般处理：使患者安静、吸氧；镇静、止痛，必要时可给予吗啡、哌替啶、可待因；为预防肺内感染和治疗静脉炎应用抗生素。

②缓解迷走神经张力过高引起的肺血管痉挛和冠状动脉痉挛，静脉注射阿托品0.5～1.0mg，如不缓解可每1～4小时重复1次，也可给罂粟碱30mg皮下、肌内或静脉注射，1次/小时，该药也有镇静和减少血小板聚集的作用。

③抗休克：合并休克者给予多巴胺5～10μg/（kg·min）、多巴酚丁胺3.5～10μg/（kg·min）或去甲肾上腺素0.2～2.0μg/（kg·min），迅速纠正引起低血压的心律失常，如心房扑动、心房颤动等，维持平均动脉血压>80mmHg，心脏指数>2.5L/（min·m²）及尿量>50ml/h。

④改善呼吸：如并有支气管痉挛可应用氨茶碱、二羟丙茶碱（喘定）等支气管扩张剂和黏液溶解剂。也可用酚妥拉明10～20mg溶于5%～10%葡萄糖100～200ml内静脉滴注既可解除支气管痉挛，又可扩张肺血管。呼吸衰竭严重低氧血症患者可短时应用机械通气治疗

（2）溶栓治疗　大面积栓塞者，积极进行溶栓抗凝治疗争取病情迅速缓解。肺栓塞14天内可进行溶栓。常用的溶栓药有：①链激酶（SK）：使纤溶酶原转变成纤溶酶。链激酶具有抗原性，至少6个月内不能再应用。②尿激酶（VK）：直接将纤溶酶原转变成纤溶酶发挥溶栓作用。③重组组织型纤溶酶原激活剂（rt-PA）：直接将纤溶酶原转变成纤溶酶。溶栓前检验血型和备血，输血时要滤出库存血血块。

（3）抗凝治疗　肺栓塞抗凝治疗可有效防止血栓再形成和复发。常用的抗凝药物有肝素和华法林。但肝素不能直接溶解已存在的血栓。应用肝素使激活的部分凝血活酶时间（APTT）至少要大于对照值的1.5倍（通常是1.5～2.0倍），在有效抗凝范围内给予最小肝素治疗剂量。用药期限以急性过程平息，临床情况好转，血栓明显溶解为止，通常7～10天。肝素最重要的副作用是出血，

（4）手术治疗

①肺动脉血栓摘除术：仅适应于经积极内科治疗无效的紧急情况，如致命性肺动脉主干或主要分支堵塞的大面积PTE，或有溶栓禁忌证者。

②肺动脉导管碎解和抽吸血栓：用导管碎解和抽吸肺动脉内大块血栓，也可同时合用局部溶栓。多用于溶栓和抗凝治疗有禁忌证的患者。

③安装下腔静脉滤器：下腔静脉滤器主要用于已证实栓子来源于下肢或盆腔者，用以防止肺栓塞的复发。因滤器只能预防肺栓塞复发，并不能治疗DVT，因此安装滤器后仍需抗凝，防止进一步血栓形成。

（5）血管扩张药等治疗　栓塞性肺动脉高压除机械堵塞因素外，体液因素也可能参与部分作用，具有部分可逆性。临床可以试用硝苯地平，地尔硫草等血管扩张药。

2. 心力衰竭的治疗　当右心房压升高，有明显右心衰竭时可应用地高辛、利尿剂、血管紧张素转换酶抑制剂及多巴胺等治疗。早期患者疗效比较满意。

【常见护理诊断】

1. 气体交换受损　部分肺动脉堵塞致通气血液比例失调引起。

2. 疼痛　胸痛与肺梗死引起的胸膜反应有关。

3. 焦虑　与呼吸困难、胸痛、咯血、疾病对生命的威协有关。

4. 潜在并发症　肺梗死、心源性休克。

【护理措施】

1. 一般护理　①梗塞面积较大患者收入 ICU 病房或单人病房，连续监测血压、心率、呼吸、心电图、中心静脉压和血气。②开始 5～7 天，患者绝对卧床休息，避免一切用力活动，包括避免用力大便等。③给予高热量、高蛋白、高维生素、高食用纤维素、易消化、无刺激的饮食，保持大便通畅。

2. 对症护理　①合理氧疗：根据呼吸困难的程度和氧疗效果，选择合理的给氧。轻者可鼻塞给氧，重者可面罩给氧，使血氧饱和度和动脉氧分压保持在较高水平。②疼痛、烦躁者按医嘱给予镇静、止痛药物，如吗啡、哌替啶、可待因，有利于患者休息。③咳嗽者给予止咳药物，如复方甘草片，必要时可给可待因等中枢止咳药物。

3. 用药护理　溶栓治疗和抗凝治疗者，最主要的并发症为出血。最严重的颅内出血。了解溶栓治疗的禁忌证。绝对禁忌证有：活动性内出血和近期自发性颅内出血。相对禁忌证有：2 周内的大手术、分娩、器官活检或不能压迫止血部位的血管穿刺；2 个月内的脑梗死；10 天内的胃肠道出血；15 天内的严重创伤；1 月内的神经外科或眼科手术；难于控制的重度高血压（收缩压 >180mmHg，舒张压 >110mmHg）；近期曾行心肺复苏；血小板计数 $< 100 \times 10^9$/L；妊娠；细菌性心内膜炎；严重肝肾功能不全；糖尿病出血性视网膜病变；高龄（一般 >70 岁）等。用药前和用药中定时监测凝血功能。溶栓治疗中应每 2～4 小时监测一次凝血酶原时间（PT）或活化部分凝血活酶时间（APTT），当其水平降至正常值 2 倍时，开始应用肝素抗凝。在肝素治疗的最初 24h 内每 4～6h 测 APTT 一次，根据 APTT 调整剂量，尽快使 APTT 达到并维持于正常值的 1.5～2.5 倍。以后每天测定 APTT 一次。肝素可诱导血小板减少，每 1～2 复查血小板一次，血小板减少达 30% 以上或 $< 100 \times 10^9$/L，停用肝素。如肝素过量引起出血时可用硫酸鱼精蛋白对抗。华法林需数天才能发挥全部作用，因此与肝素需要至少重叠应用 4～5 天，当连续两天测定的国际标准化比率（INR）达到 2.0～3.0，或 PT 延长至正常值的 1.5～2.5 倍时，才能停用肝素，根据 INR 或 PT 调节华法林的剂量。一般口服华法林至少 3～6 月，对于栓子来源不明的首发案例，至少给予 6 个月的抗凝；对复发性静脉血栓栓塞症、并发肺心病或危险因素长期存在者，抗凝达 12 月或以上，甚至终生抗凝。华法林的主要并发症是出血，可以用维生素 K 拮抗。华法林可引起血管性紫癜致皮肤坏死，在治疗前几周应注意。为防止溶栓或抗凝治疗中发生出血，应尽量避免血管穿刺和有创检查。溶栓前用一套管针做静脉穿刺，保留此静脉通道至溶栓结束后第 2 天。

4. 心理护理　梗塞面积较大者，医护人员应守在患者旁，给患者安全感；向患者介绍肺的双重循环特点，强调发生肺梗死的几率不大。

【健康教育】

1. 防治引起肺栓塞的疾病　肺栓塞的最重要预防是针对下肢血栓性静脉炎和血栓形成。积极医治脚部感染（包括脚癣）和防治静脉曲张等。手术和创伤后应减少卧床时间，鼓励早日下床活动，如需长期卧床者应定期做下肢主动和被动活动，以减轻血液停滞。慢性心肺疾病患者除积极治疗心肺基础疾病外，亦应减少卧床，有血栓形成或栓塞证据时可行预防性抗凝治疗。长途乘车、乘机者应适时活动下肢，以防血栓形成；对于"原发性"（遗传性）高凝状态或有深静脉血栓形成—肺栓塞家族史者，应及早检查和发现凝血机制的缺陷，如 $AT_{III}C$ 蛋白、S 蛋白及纤维蛋白溶酶原缺乏等。

2. 防止肺栓塞　一旦发生急性血栓性静脉炎，应卧床休息，下肢减少活动，同时应用抗生素和抗凝剂，发病后应终生抗凝，积极安装下腔静脉滤器等。

第十五节　呼吸系统常用诊疗技术

一、纤维支气管镜检查术

纤维支气管镜检查是利用光学或电子纤维内镜对气管–支气管管腔进行的检查。纤维支气管镜可经口腔、鼻腔、气管导管或气管切开套管插入段、亚段支气管，甚至更细的支气管。可在直视下行活检或刷检、钳取异物、吸引或清除阻塞物；并可作支气管肺泡灌洗，为行细胞学或液体成分的分析采取标本；另外，利用支气管镜可注入药物，或切除气管内腔的良性肿瘤等。纤维支气管镜检查成为支气管、肺和胸腔疾病诊断及治疗不可缺少的手段。

【适应证】

1. 疑为异物或肿瘤

（1）胸部 X 线占位改变或阴影而致肺不张、阻塞性肺炎、支气管狭窄或阻塞、刺激性咳嗽，经抗生素治疗不缓解者。

（2）X 线胸片阴性，但痰细胞学检查阳性的"隐性肺癌"者。

（3）性质不明的弥漫性病变、孤立性结节或肿块，需病理学或细胞学检查者。

（4）原因不明的喉返神经麻痹、膈神经麻痹。

（5）不明原因的干咳或局限性哮鸣者。

（6）吸收缓慢或反复发作性肺炎。

2. 原因不明的咯血　需明确病因及出血部位，或需局部止血治疗者。

3. 采集病原学标本　需采集高质量肺部分泌物作病原学培养者。

4. 用于治疗　用于清除黏稠的分泌物、黏液栓或异物；行支气管肺泡灌洗及用药等治疗。对于气道狭窄者，在支气管镜下行球囊扩张或放置支架等介入治疗。

【禁忌证】

1. 患者体质差不能耐受者　如肺功能严重损害、重度低氧血症、严重心功能不全、高血压或心律失常、频发心绞痛、严重肝肾功能不全、全身状态极度衰竭者。

2. 出凝血机制严重障碍者。

3. 新近有上呼吸道感染或高热者。

4. 哮喘发作或大咯血者需待症状控制后再考虑支纤镜检查。

5. 有主动脉瘤破裂危险者。

6. 对麻醉药物过敏及不能配合检查者。

【操作前准备】

1. 患者准备　向患者及家属说明检查目的、操作过程及有关配合注意事项，以消除紧张情绪，取得合作。纤维支气管镜检查是有创性操作，术前患者应签署知情同意书。患者术前 4h 禁食禁水，以防误吸。患者若有活动性义齿应事先取出。

2. 完善患者的影像学检查资料，以确定病变位置　有出血倾向者需作凝血时间和血小板计数，对年老体弱、心肺功能差者作心电图和肺功能检查，以评价患者对检查的耐受性。

3. 术前用药评估　患者对消毒剂、局麻药或术前用药是否过敏，防止发生变态反应。术前半小时遵医嘱给予阿托品 0.5mg 和地西泮 10mg 肌内注射，以减少呼吸道分泌和镇静。

4. 物品准备　备好吸引器和复苏设备，以防术中出现喉痉挛和呼吸窘迫，或因麻醉药物的作用抑制患者的咳嗽和呕吐反射，使分泌物不易咳出。

【操作中护理】

纤维支气管镜可经鼻或口插入，目前大多数经鼻插入。患者常取仰卧位，不能平卧者，可取坐位或半坐位。按医生指示经纤维支气管镜滴入麻醉剂作黏膜表面麻醉，并根据需要配合医生做好吸引、灌洗、活检、治疗等相关操作。医师检查时，护士密切观察患者的生命体征和反应，如果检查中患者突然出现血压显著升高或降低、心律失常、面部和口唇发绀、烦躁不安等异常反应时立即报告医师，停止检查，并按医嘱相应处理。

【操作后护理】

1. 病情观察　密切观察患者有无发热、胸痛、呼吸困难；观察痰液的颜色和特征。向患者和家属说明术后数小时内，特别是活检后会有少量咯血及痰中带血，不必担心；但对咯血量较多者应通知医生，并防止窒息的发生。

2. 避免误吸　术后 2h 内禁食禁水。麻醉消失、咳嗽和呕吐反射恢复后可进食温凉流质或半流质饮食。进食前试验小口喝水，无呛咳再进食。

3. 减少咽喉部刺激　术后数小时内避免吸烟、谈话和咳嗽，使声带得以休息，以免声音嘶哑和咽喉部疼痛。

二、胸腔穿刺术

胸腔穿刺术是自胸腔内抽取积液或积气的操作。

【适应证】

1. 协助病因诊断　胸腔积液性质不明者，需抽取积液检查。

2. 缓解压迫症状　胸腔内大量积液或气胸者，排除积液或积气，避免胸膜粘连增厚。

3. 脓胸抽脓灌洗治疗，或恶性胸腔积液需胸腔内注入药物者。

【操作前准备】

1. 患者准备　向患者及家属解释穿刺目的、操作步骤以及术中注意事项，争取患者配合穿刺。胸腔穿刺术是一种有创性操作，术前应确认患者签署知情同意书。操作前指导患者处于穿刺体位，一般取坐位，如患者衰弱可取半坐卧位，并告知患者在操作过程中保持穿刺体位，不要随意活动，避免咳嗽或深呼吸，避免说话，回答问题可用摇头点头或手势应答，以免损伤胸膜或肺组织，必要时给予镇咳药。术前经超声检查确定穿刺部位。

2. 用物准备　准备好靠背高度适中的椅子，穿刺包（内有 12 号和 16 号尾部带胶管的穿刺针各 1 根、无菌试管 2 根、无菌纱布 2 块或创可贴 2 块、5ml、50ml 或 100ml 无菌注射器各 1 附、三通活塞 1 套、止血钳 2 把），全套消毒用品，盛胸水的容器，胶布。

【操作中护理】

1. 协助患者抽液体位　协助患者反坐于靠背椅上，双手平放椅背上；或取坐位，使用床旁桌支托；或协助患者取半卧位。完全暴露背部或侧胸、胸部。

2. 确定穿刺部位　一般胸腔积液的穿刺点在肩胛线或腋后线第 7～8 肋间隙或腋前线第 5 肋间隙。气胸者取患侧锁骨中线第 2 肋间隙或腋前线第 4～5 肋间隙进针。

3. 穿刺方法

（1）常规消毒皮肤，局部麻醉。术者左手示指和拇指固定穿刺部位的皮肤，右手将胶管钳夹了的穿刺针在局部麻醉处沿下位肋骨上缘缓慢刺入胸壁直达胸膜。连接注射器，抽取胸腔积液或气体。穿刺过程中应避免损伤脏层胸膜，并注意保持密闭，防止发生气胸。术毕拔出穿刺针，再次消毒穿刺点后，覆盖无菌敷料，稍用力压迫穿刺部位片刻。

（2）抽液抽气量　每次抽液、抽气时，不宜过快、过多，防止抽吸过多过快使胸腔内压骤然下降，发生复张后肺水肿或循环障碍、纵隔移位等意外。首次抽液量不宜超过 600～800ml，抽气量不宜超过 1000ml，以后每次抽吸量不宜超过 1000ml。如胸腔穿刺是为了明确诊断，抽液 50～100ml 即可，置入无菌试管送检。如治疗需要，抽液抽气后可注射药物。

4. 术中护理　穿刺过程中应密切观察患者的脉搏、面色等变化，以判定患者对穿刺的耐受性。注意询问患者有无异常的感觉。抽吸时，若患者出现头晕、心悸、冷汗、面色苍白、脉细、四肢发凉，提示患者可能出现"胸膜反应"，应立即停止抽吸，使患者平卧，密切观察血压，防止休克。

【操作后护理】

1. 记录穿刺的时间、抽液抽气的量、胸水的颜色以及患者在术中的状态。

2. 监测患者穿刺后的反应，观察患者的脉搏和呼吸状况，注意血胸、气胸、肺水肿等并发症的发生。观察穿刺部位，如出现红、肿、热、痛、体温升高或液体溢出等及时通知医生。

3. 鼓励患者深呼吸，促进萎缩的肺膨胀。

三、胸腔闭式引流术

胸腔闭式引流术是依靠水封瓶中的液体使胸膜腔与外界隔离，当胸膜腔内因积液或积气形成高压时，胸膜腔内的液体或气体可排至引流瓶内；当胸膜腔内恢复负压时，水封瓶内的液体被吸至引流管下端形成负压水柱，阻止空气进入胸膜腔。主要作用为排出积气或积液，重建负压，促进肺复张；平衡压力，预防纵隔移位及肺萎缩；发现胸膜腔内活动性出血、支气管残端瘘、食管胸膜瘘等。

【适应证】

适应于气胸、液气胸及脓胸的引流治疗。

【方法】

1. 部位　气胸于锁骨中线外侧第 2 肋间隙处或腋前线第 4~5 肋间；引流液体在腋中线或腋后线第 7~8 肋间；引流脓液在脓腔最低处。

2. 经套管针将引流导管插入胸膜腔或行手术切开后置入引流管。

3. 导管连接水封瓶，水封瓶塞上连接导管的长玻璃管插入水面下 1.5~2.0cm，使胸膜腔内压力保持在 2.0cmH$_2$O 以下。肺复张不满意时可采用负压吸引闭式引流装置，压力维持在 -8~-12cmH$_2$O。

【术前护理】

1. 用物准备　准备好无菌水封瓶、引流管、胸腔切开包、床旁小桌、大弯血管钳 2 把、无菌手套 2 副、全套消毒用品。严格检查引流管是否通畅和整套胸腔闭式引流装置（图 2-10）是否密闭。

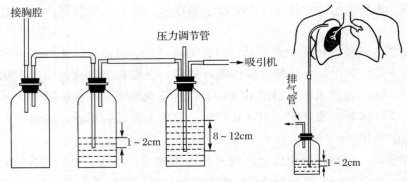

图 2-10　引流装置与引流示意图

水封瓶内注入适量无菌蒸馏水或生理盐水，标记液面水平。为了确保患者的胸腔和引流装置之间为一密闭系统，并使胸膜腔内压力保持在 1~2cmH$_2$O，需将连接胸腔引流管的玻璃管一端置于水面下 1~2cm。引流瓶塞上的另一短玻璃管为排气管，其下端应距离液面5cm以上。如同时引流液体时，需在水封瓶之前增加一贮液瓶，使液体引流入贮液瓶中，确保水封瓶液面的恒定。引流效果不佳时按医嘱连接负压引流装置，注意保持负压在 $-8 \sim -12cmH_2O$ 之间。为了防止负压过大造成肺损伤，确保患者的安全，需在水封与负压吸引之间增加一调压瓶。调压瓶内加入适量的无菌蒸馏水或生理盐水，根据所需负压将调压瓶中的调节管末端保持在水面下 $8 \sim 12cm$ 处，这样，如果吸引器产生的负压过大，外界空气可以经压力调节管进入调压瓶内，确保胸腔所承受的吸引负压不会超过设置值。

2. 患者准备 向患者简要说明排气疗法的目的、意义、过程及注意事项，以取得患者的理解与配合。

【术后护理】

1. 保证有效的引流 ①确保引流装置安全：引流瓶应放在低于患者胸部且不易踢到的地方，其液平面应低于引流管胸腔出口平面60cm，以防瓶内的液体反流进入胸腔。妥善固定引流管于床旁，留出适宜长度的引流管，既要便于患者翻身活动，又要避免过长扭曲受压。②观察引流管通畅情况：密切观察引流管内的水柱是否随呼吸上下波动及有无气体自水封瓶液面逸出。必要时，可请患者做深呼吸或咳嗽。如有波动，表明引流通畅。若水柱波动不明显，液面无气体逸出，患者无胸闷、呼吸困难，可能肺组织已复张；若患者呼吸困难加重，出现发绀、大汗、胸闷、气管偏向健侧等症状，可能是引流管被阻塞。首先检查引流管是否被扭曲受压；如排除引流管扭曲受压，应立即通知医生紧急处理。如同时引流液体，应观察和记录引流液的量、色和性状。③防止胸腔积液或渗出物堵塞引流管：引流液黏稠或引流血液时，应根据病情定时由胸腔端向引流瓶端的方向挤压引流管。④防止意外：搬动患者时需要用两把血管钳将引流管双重夹紧，防止在搬动过程中发生引流管滑脱、漏气或引流液反流等意外情况。若胸腔引流管不慎滑出胸腔时，应嘱患者呼气，同时迅速用凡士林纱布及胶布封闭引流口，并立即通知医生进行处理。

2. 引流装置及伤口护理 严格执行无菌操作，引流瓶上的排气管外端应用 $1 \sim 2$ 层纱布包扎好，避免空气中尘埃或脏物进入引流瓶内。如使用一次性闭式引流系统，需每天更换引流瓶，更换时应注意连接管和接头处的消毒，更换前用双钳夹紧引流管近心端，更换完毕检查无误后再放开，以防止气体进入胸腔。伤口敷料每 $1 \sim 2$ 天更换1次，有分泌物渗湿或污染时及时更换。

3. 肺功能锻炼 鼓励患者每2h进行1次深呼吸、咳嗽和吹气球练习，以促进受压萎陷的肺扩张，加速胸腔内气体排出，促进肺尽早复张。但应避免持续剧烈的咳嗽。

4. 拔管护理 引流管拔除指征：引流管无气体逸出 $1 \sim 2$ 天后，夹闭1天患者无气急、呼吸困难，透视或X线胸片示肺已全部复张，可拔除引流管。拔管时嘱患者深呼气，拔管后立即用无菌凡士林纱布覆盖伤口。拔管后24h内注意观察有无胸闷、呼吸困难、切口处漏气、渗出、出血、皮下气肿等情况，如发现异常应及时处理。

四、机械通气

机械通气是指人工方法或机械装置的通气代替、控制或辅助患者呼吸。以达到增加通气量，改善气体交换，减轻呼吸能量消耗，维持呼吸功能等目的的一系列措施。呼吸机的应用为抢救危重患者的生命，特别是各种原因发生的呼吸衰竭患者的生命起了其它方法不可替代的作用。

【目的】

1. 维持代谢所需的肺泡通气。

2. 纠正低氧血症和改善氧运输　呼气末正压通气（positive end expiratory pressure PEEP），可使肺内气体分布均匀，纠正通气/血流比例失调，减少肺内分流，提高氧分压。

3. 减少呼吸功　机械通气可减少或代替呼吸肌作功，降低呼吸肌氧耗量。

【适应症】

1. 急慢性呼吸衰竭　成人呼吸频率大于40次/分或小于6~8次/分；低氧血症，用鼻导管给氧后，$PaO_2 < 50mmHg$，$PaCO_2 > 50 mmHg$。

2. 肺实质病变　如急性呼吸窘迫综合征（ARDS）、重症肺炎、严重心源性肺水肿等。

3. 阻塞性通气功能障碍　如慢性阻塞性肺疾病（COPD）急性加重、哮喘急性发作等。

4. 胸部创伤　多发性肋骨骨折、连枷胸。

5. 呼吸中枢控制失调、神经肌肉疾患致呼吸肌瘫痪者

6. 预防性使用　如心、胸外科手术短期保留机械通气以帮助患者减轻因手术创伤而加重的呼吸负担，减轻心肺和体力上的负担，促进术后恢复。

7. 呼吸性酸碱平衡失调　呼吸性酸中毒。

8. 需强化气道管理者　如需保持呼吸道通畅、防止窒息和使用某些呼吸抑制药物时。

9. 心肺复苏　任何原因引起的心跳、呼吸骤停进行心肺复苏时。

【禁忌证】

1. 大咯血或严重误吸引起的窒息呼吸道未通畅之前。

2. 未经引流的气胸和纵隔气肿。

3. 肺大疱可发生气胸或纵隔气肿，为相对禁忌证。

【护理措施】

1. 上机械通气前的护理

（1）患者的准备　①向患者介绍使用机械通气的必要性、作用，争取患者的配合。②教会患者肢体语言，以便上机械通气后以非言语方式的交流。

（2）用物准备　准备好适当型号的气管插管、喉镜或气管套管、吸引器等吸痰设备，湿化瓶内盛上无菌蒸馏水。检查各种套管连接是否牢固、漏气，通电开机后机器是否运行正常，有无异常声响等，如有及时维修好。

2. 上呼吸机时的护理

（1）确定通气模式　临床常用的通气模式有如下几种。

①控制通气（controlled ventilation，CV）：呼吸机完全替代患者自主呼吸的通气模

式，包括容积控制和压力控制两种。

（a）容积控制通气（volume controlled ventilation，VCV）：是潮气量、呼吸频率完全由呼吸机控制的通气模式，适用于中枢或外周驱动能力很差或无自主呼吸的患者。

（b）压力控制通气（pressure controlled ventilation，PCV）：预设压力控制水平和吸气时间，吸气开始后，呼吸机提供的气流很快使气道压达到预设水平，此时送气速度减慢以维持预设压力到预设吸气时间结束，转向呼气。适用于 ARDS 患者和婴幼儿。

②辅助控制通气（assist‑controlled mechanical ventilation，ACMV）：是在控制通气模式的基础上加上辅助通气模式，控制通气部分仍有容积控制和压力控制。使用这种通气模式时，如患者能够触发呼吸机，就由患者触发呼吸并控制呼吸频率，但当患者无力触发或自主呼吸频率低于预设频率时，呼吸机则以预设参数通气。适用于自主呼吸频率低的患者。

③压力支持通气（pressure support ventilation，PSV）：是一种由患者自主呼吸触发，并决定呼吸频率和吸/呼比例（I/E）的通气模式。适用于有一定自主呼吸能力、呼吸中枢驱动稳定的患者或用于要撤机的患者。

④呼吸末正压（positive end‑expiratory pressure，PEEP）通气：PEEP 是借助呼气管路中的阻力阀等装置使呼吸末气道压仍高于大气压，从而改善通气、提高氧合。主要用于 ARDS 患者。

⑤持续气道正压（continuous positive airway pressure，CPAP）通气：CPAP 是指气道压在吸气相和呼气相都保持相同水平的正压。气道处于持续正压状态，可以防止肺与气道萎缩，改善肺顺应性，减少吸气阻力。

（2）常用参数的设置

①潮气量（tidal volume，VT）：成人 8～12ml/kg，儿童 5～6ml/kg。

②呼吸频率（RR）：成人 12～16 次/分；新生儿 40 次/分，婴幼儿 30 次/分，学龄儿童 20 次/分。

③吸呼比（I：E）：1：（1.5～2.0）。对于慢阻肺及高碳酸血症的患者，呼气时间可适度延长至 I：E 1：（2.5～4）；而 ARDS 患者可增大 I：E，甚至采用反比通气（I/E ＞1，即吸气时间长于呼气时间）。

④吸入氧分数（fraction of inspired oxygen，FiO_2）：选择范围为 21%～100%，但当 FiO_2 大于 50% 时，应警惕氧中毒。因此调节 FiO_2 的原则是在保证氧合的前提下，尽量使用较低的 FiO_2。一般从 0.3 开始，根据 PaO_2 和 $PaCO_2$ 的变化逐渐增加。

⑤呼气末正压（PEEP）：一般在 5～10cmH_2O 左右。最初可将 PEEP 设定在 3～5cmH_2O，随后根据血气分析和血氧饱和度适当增加 3～5cmH_2O，直至能获得较满意的血氧饱和度。原则是达到最好的气体交换和最小循环影响的最小 PEEP。高水平的 PEEP 应注意监测血液动力学的变化。

⑥吸气峰流速（peak inspiratory flow）：对于有自主呼吸的患者，吸气峰流速应与自主呼吸相匹配。当吸气需求增高时，需相应提高吸气峰流速，以降低呼吸做功。一般为 40～80L/min。

⑦触发灵敏度（trigger sensitivity）：是指吸气开始到呼吸机开始送气之间的时间差。当呼吸机的启动由患者的自主呼吸触发时（压力触发机制和流速触发机制）需设置触发灵敏度。一般 $-2 \sim -4cmH_2O$ 或 $0.1L/S$。

⑧报警参数设置：设置报警参数可以保证呼吸机使用的安全。常用的报警参数包括：（a）无呼吸报警：当过了预设时间（通常为 $10 \sim 20s$）而呼吸机未感知到呼吸时，无呼吸报警即启动。可能的情况有呼吸机管路脱开、气道或管道阻塞、患者无自主努力等。（b）高呼吸频率报警：当患者自主呼吸过快时，需及时处理，防止过度通气。（c）低容量报警：当呼出气体量少于预设水平时报警。（d）压力限制报警：此参数既作为报警参数，又可确保预防两肺压力过高。患者的吸气峰压一般为 $15 \sim 20cmH_2O$；吸气峰压过高容易造成肺的气压伤，并对循环产生不良影响，因此需设置压力上限报警，通常设置在高于患者的吸气峰压 $5 \sim 10cmH_2O$。

（3）人工气道的护理　原则：保持通畅，保持清洁，固定牢靠，留置时间不太长。导管粗细硬度适宜，导管保留的时间，一般经口腔气管插管 $48 \sim 72h$，经鼻腔气管插管可保留 $2 \sim 4$ 周或更久。气管造口，适合长时间机械通气。经口腔气管插管较简单，容易掌握。缺点：不易固定，患者难耐受，口腔护理困难。经鼻腔气管插管患者易耐受且有利于导管固定和口腔卫生。气管造口的优点：分泌物容易清除，呼吸道阻力及死腔明显减少，可以进食。缺点：丧失呼吸道的保湿功能，增加呼吸道感染机会，长时间易致气管出血、溃烂及狭窄。

（4）保持气道通畅

①加强气道湿化：湿化的主要目的是使痰液稀薄而易于咳出、吸出，防止痰液干燥结痂，保持呼吸道通畅。既要确保痰液稀薄易于咳出、吸出，同时肺底不因湿化过度而出现湿啰音为宜，一般每日湿化液不应少于 $250ml$。可通过蒸汽、雾化和直接滴注，其内可按医嘱加入痰液稀释药物。直接滴注液体量每次不超过 $3 \sim 5ml$，每 $30 \sim 60$ 分钟 1 次。

②吸引呼吸道分泌物：选用大小适宜的吸痰管。（a）吸痰管外径≤气管导管或套管内径的 $1/2$。（b）吸痰前先适当提高 FiO_2，一般吸 $3min$ 纯氧边吸边退，边旋转吸氧管，最初 $3 \sim 4cm$ 适当慢点。随后迅速的退出，吸引负压不要超过 $19.6KPa$（$200cmH_2O$），每次吸痰时间不超过 $15s$。（c）每次吸痰后应提高 FiO_2。（d）吸痰前结合翻身拍背，使痰液从周边肺野向中心集中后再吸痰。

（5）病情观察

①观察有无人机对抗：人机同步时患者安静。神态自如，生命体征稳定。如出现患者呼吸急促、躁动不安、发绀明显、出汗、血压升高、心率加快；不能解释的气道高压报警和气道低压报警或气道压力表指针摆动明显；潮气量不稳定忽大忽小；清醒患者可出现躁动，不耐受，说明有可能为人机对抗。常见原因：（a）治疗早期患者不配合或插管过深。（b）治疗中病情变化需氧量增加或肺顺应性降低，气道阻力增加或体位改变等。（c）通气机械及管道故障：同步呼吸机性能不好，同步功能触发灵敏度装置故障或失灵，管道漏气。处理：首先脱开呼吸机（气道高压的患者慎用）并用简易呼吸器辅助通气，一方面检查呼吸机问题，另一方面感受患者的气道阻力，其次若

是患者的问题，如发热、气道阻塞、气胸等，做相应处理，如提高 FiO_2、舒张支气管、吸痰、调整通气压力、引流或暂停机等。必要时更换气道导管或套管。必要时给与镇静药与肌肉松弛剂。也可试更改通气模式，从新设置参数。

②观察呼吸机气道压力、潮气量变化。

③观察生命体征、心电、四肢色泽、温度、动脉血气分析等变化。通气不当时，患者可出现明显发绀，生命体征改变，各种心率失常甚至血压下降，危及生命。若出现上述症状，首先应排除正压通气对循环系统的影响，经调整无效，考虑为休克。机械通气效果见表2-4。

表2-4　机械通气效果的观察

	通气好转	通气不足
神志	稳定且逐渐好转	逐渐恶化
末梢循环	甲床红润，循环良好	有发绀现象，或颜面部过度潮红
血压、脉搏	稳定	波动明显
胸廓起伏	平稳起伏	不明显或呼吸困难
血气分析	正常	$PaCO_2 \geq 50mmHg$、$PaO_2 \leq 60mmHg$
潮气量（TV）和分钟潮气量	正常	降低
人机协调	协调	不协调或出现对抗

（6）认真记录各班的机械通气参数，与患者病情变化（特别是动脉血气分析结果）。

（7）防止并发症：常见并发症有：导管阻塞、气管损伤、通气不足与通气过度、气压伤、呼吸道感染、肺不张等。如发生及时报告医师处理。

（8）生活护理：①加强口腔护理：及时清除口腔分泌物。停机前先吸出口腔分泌物，然后放气防止分泌物流入气道造成感染。②加强营养：机械通气患者处于高分解代谢状态，营养低下，机体免疫力降低，可导致脱机不顺利。鼻饲应给予高热量、高蛋白食物、必要时给与静脉等营养。

3. 呼吸机撤离的护理

（1）撤机的指征

①导致呼吸衰竭的原发病已解除，患者自主呼吸能力加强，咳嗽反射良好。

②患者身体情况良好、稳定：患者神志清楚，安静无汗；血流动力学平稳、心排血量和血容量正常、无心律失常。

③呼吸功能明显改善：自主呼吸频率12~25次/分；自主潮气量 >5ml/kg，深吸气 >10ml/kg；$FiO_2 < 40\%$；吸气负压 $\geq 25cmH_2O$。

④血气分析保持稳定：$PaO_2 > 60mmHg$，$PaCO_2 < 50mmHg$。

（2）撤机的护理

①准备撤机时向患者解释撤机的安全性，消除担心或依靠心理。

②按步骤有序撤机

（a）调整呼吸机参数：如逐渐减少进气量、进气压力及 FiO_2。

（b）间断使用呼吸机或调节呼吸机模式：如可选用压力支持通气（PSV）等，锻炼呼吸肌，帮助患者恢复呼吸功能，要特别注意循序渐进，不可操之过急。

（c）撤机：当患者具备完全撤离呼吸机的能力后，需按以下4个步骤进行：撤离呼吸机—气囊放气—拔管（气管切开除外）—吸氧。

（3）呼吸机的终末消毒与保养　呼吸机使用后要按要求进行拆卸，彻底清洁和消毒，然后再按原结构重新安装调试备用。

撤机后常规给予吸氧。密切观察生命征、神志、动脉血气分析结果的变化。

由于患者长时间的气管内刺激，常有咳嗽、痰黏稠，加强呼吸道湿化，鼓励轻咳嗽，将痰咳出。

（黄铁锋）

第三章 循环系统常见疾病的护理

第一节 概　述

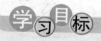
循环系统由心脏、血管和调节血液循环的神经体液组成。循环系统疾病包括心脏和血管的疾病，统称为心血管病。在人类跨入 21 世纪之初，心血管病已成为全球性的重大公共卫生问题。近几十年来，随着我国经济的发展、人民生活水平的提高、饮食结构的改变及人口迅速老龄化，心血管病的发病率和死亡率呈明显上升趋势，是全球范围内上升速度较快的国家之一。目前我国每年约有 300 万人死于心血管病，给人民健康造成严重威胁并给社会带来沉重负担。因此，积极开展心血管疾病的预防和治疗及危险因素的干预，具有重要意义。

一、循环系统的解剖和生理

1. 心脏

（1）心脏的组织结构　心脏位于胸腔中纵隔内，是一个中空的肌性器官，形似倒置的、前后稍扁的圆锥体，约本人握拳大小。约 2/3 位于正中线左侧，1/3 位于右侧。心尖朝向左前下方，心底朝向右后上方。心脏被心间隔及房室瓣分成 4 个心腔即左心房、左心室、右心房、右心室。左心房室之间的瓣膜称二尖瓣，右心房室之间的瓣膜称三尖瓣，两侧房室瓣均有腱索与心室乳头肌相连。左、右心室与大血管之间亦有瓣膜相隔，位于左心室与主动脉之间的瓣膜称主动脉瓣，位于右心室与肺动脉之间的瓣膜称肺动脉瓣。心壁可分为 3 层：内层为心内膜，由内皮细胞和薄结缔组织构成；中层为心肌层，心室肌远较心房肌厚，以左心室为甚；外层为心外膜，即心包的脏层，紧贴于心脏表面，与心包壁层之间形成心包腔，腔内含少量浆液，在心脏收缩和舒张时起润滑作用。

（2）心脏的传导系统 心肌细胞按形态和功能可分为普通心肌细胞和特殊心肌细胞。前者主要功能是收缩；后者具有自律性和传导性，其主要功能是产生和传导冲动，控制心脏的节律性活动。心脏传导系统由特殊心肌细胞构成，包括窦房结、结间束、房室结、希氏束、左右束支及其分支和浦肯野纤维网（图3-1）。心脏传导系统的细胞均能发出冲动，但以窦房结的自律性最高，为正常人心脏的起搏点，其后依次为房室结、房室束、左右束支。

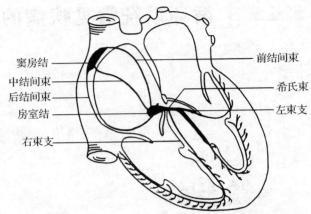

图3-1 心脏传导系统示意图

（3）心脏的供血 心脏的血液供应来自左、右冠状动脉，灌流主要在心脏舒张期。左冠状动脉主干很短，然后分为前降支和回旋支。营养心脏前壁、左室侧壁及室间隔的前2/3；右冠状动脉一般分布于右房、右室前壁大部分、右室侧壁和后壁的全部、左室后壁的一部分及室间隔的后1/3。当冠状动脉中的某一支血管发生慢性闭塞时，其他两支有可能通过侧支形成来维持其分布区心肌的血供。当冠状动脉的一支或多支发生狭窄甚至阻塞而侧支循环尚未建立时，则可造成相应供血区域的心肌发生缺血性改变或坏死。

2. 血管 循环系统的血管分动脉、毛细血管和静脉3类。动脉的主要功能为输送血液到组织器官，其管壁含平滑肌和弹性纤维，故又称"阻力血管"。毛细血管是血液与组织液进行物质交换的场所，故又称"功能血管"。静脉的主要功能是汇集从毛细血管来的血液，将血液送回心脏，其容量大，故又称"容量血管"。

3. 调节循环系统的神经 – 体液

（1）调节循环系统的神经 主要包括交感神经和副交感神经两组。当交感神经兴奋时，通过肾上腺素能 α 和 β_1 受体，使心率加快，心肌收缩力增强，外周血管收缩，血管阻力增加，血压升高；当副交感神经兴奋时，通过乙酰胆碱能受体作用，使心率减慢，心肌收缩力减弱，外周血管扩张，血管阻力减小，血压下降。

（2）调节循环系统的体液因素 如肾素 – 血管紧张素 – 醛固酮系统、血管内皮因子、某些激素和代谢产物等。肾素 – 血管紧张素 – 醛固酮系统是调节钠钾平衡、血容量和血压的重要因素。血管内皮细胞生成的收缩物质及舒张物质的平衡对维持正常的循环功能起重要作用。

二、循环系统疾病的诊断

1. 病因诊断　根据致病因素可将心血管病分为先天性和后天性两大类。先天性心血管病为心脏、大血管在胎儿期发育异常所致，如动脉导管未闭、法洛四联症。后天性心血管病为出生后心脏、大血管受外来或机体内在因素作用而致病，如冠状动脉粥样硬化性心脏病、风湿性心脏病、原发性高血压、病毒性心肌炎、肺源性心脏病、甲状腺功能亢进性心脏病、心血管神经症等。

2. 病理解剖诊断　指出病变部位、范围、性质以及组织结构改变，位于病因诊断之后。包括心内膜病（心内膜炎、心瓣膜狭窄或关闭不全等）；心肌病（心肌炎症、肥厚、缺血、坏死等）；心包疾病（心包炎症、积液、缩窄等）。

3. 病理生理诊断　列出不同病因的心血管病可引起相同或不同的病理生理变化。如心功能不全、各种心律失常、休克、心绞痛等。

在诊断心血管病时，需将病因、病理解剖和病理生理分类诊断先后列出。

心脏病诊断示例：

风湿性心脏瓣膜病（病因诊断）；

二尖瓣狭窄伴关闭不全（病理解剖诊断）；

心脏扩大（病理解剖诊断）；

心房颤动（病理生理诊断）；

心功能Ⅳ级（病理生理诊断）。

三、循环系统疾病常见症状及体征的护理

心源性呼吸困难

心源性呼吸困难（cardiogenic dyspnea）是指由于各种心血管疾病引起患者呼吸时感到空气不足，呼吸费力，并伴有呼吸频率、深度与节律异常。

【护理评估】

（一）健康史

最常见的病因是左心衰竭，亦见于右心衰竭、心包积液、心脏压塞时。

（二）身体状况

心源性呼吸困难常表现如下。

1. 劳力性呼吸困难　在体力活动时发生或加重，休息后缓解或消失，常为左心衰竭最早出现的症状。开始多发生在较重体力活动时，休息后缓解，随着病情进展，轻微体力活动时即可出现。

2. 夜间阵发性呼吸困难　即患者在夜间已入睡后因突然胸闷、气急而憋醒，被迫坐起，呼吸深快。轻者数分钟至数十分钟后症状逐渐缓解，重者可伴有咳嗽、咯白色泡沫痰、气喘、发绀、肺部哮鸣音，称为心源性哮喘。

3. 端坐呼吸　患者常因平卧时呼吸困难加重而被迫采取高枕卧位、半卧位或坐位。

4. 急性肺水肿　是心源性哮喘的进一步发展。

【常见护理诊断】

1. 气体交换受损　与左心功能不全致肺淤血、肺水肿或伴肺部感染有关。

2. 活动无耐力　与呼吸困难所致能量消耗增加和机体缺氧状态有关。

【护理措施】

1. 休息　患者有明显呼吸困难时应卧床休息，以减轻心脏负荷，利于心功能恢复。劳力性呼吸困难者，应减少活动量，以不引起症状为度。对夜间阵发性呼吸困难者，应加强夜间巡视，协助患者坐起。对端坐呼吸者，需加强生活护理，注意口腔清洁，协助大小便。此外，应保持病室安静、整洁，利于患者休息，适当开窗通风，每次15~30min，但注意不要让风直接对着患者。患者应衣着宽松，盖被轻软，以减轻憋闷感。

2. 体位　根据患者呼吸困难的类型和程度采取适当的体位，严重呼吸困难时，应协助端坐位，使用床上小桌，让患者扶桌休息，必要时双腿下垂。半卧位、端坐位可使横膈下移，增加肺活量，双腿下垂可减少回心血量，均有利于改善呼吸困难。注意患者体位的舒适与安全，可用枕或软垫支托肩、臂、骶、膝部，以避免受压或下滑，必要时加用床栏防止坠床。

3. 吸氧　对于有低氧血症者，纠正缺氧对缓解呼吸困难、保护心脏功能、减少缺氧性器官功能损害有重要的意义。氧疗方法包括鼻导管吸氧（氧流量一般为2~4L/min）、面罩吸氧、无创正压通气吸氧等。

4. 心理护理　呼吸困难患者常因影响日常生活及睡眠而心情烦躁、痛苦、焦虑。应与家属一起安慰鼓励患者，稳定患者情绪，帮助树立战胜疾病的信心，以降低交感神经兴奋性，有利于减轻呼吸困难。

5. 输液护理　控制输液量和速度，防止加重心脏负荷，诱发急性肺水肿。24h输液量应控制在1500ml以内为宜，并将输液速度控制在每分钟20~30滴。

6. 病情监测　密切观察呼吸困难有无改善，发绀是否减轻，听诊肺部湿啰音是否减少，监测血氧饱和度、血气分析结果是否正常等。

7. 出院指导　出院前根据患者病情及居家生活条件如居住的楼层、卫生设备条件以及家庭支持能力等进行活动指导，指导患者在职业、家庭、社会关系等方面进行必要的角色调整。

心源性水肿

水肿（edema）是指液体在组织间隙过多积聚。

【护理评估】

（一）健康史

心源性水肿最常见的病因是右心衰竭，其发生机制主要是有效循环血量不足，肾血流量减少，肾小球滤过率降低，水钠潴留；同时体静脉压增高，毛细血管静水压增高，组织液回吸收减少。

（二）身体状况

心源性水肿的特点是水肿首先出现在身体最下垂的部位，如卧床患者的背骶部、会阴或阴囊部，非卧床患者的足踝部、胫前。用指端加压水肿部位，局部可出现凹陷，称为压陷性水肿。重者可延及全身，出现胸水、腹水。此外，患者还可伴有尿量减少，近期体重增加等。

【常见护理诊断】

1. **体液过多**　与水钠潴留、低蛋白血症有关。

2. **有皮肤完整性受损的危险**　与水肿所致组织细胞营养不良、局部长时间受压有关。

【护理措施】

1. **休息与体位**　休息有助于减轻水肿。因此，轻度水肿者应限制活动；重度水肿者应卧床休息，伴胸水或腹水者宜采取半卧位。

2. **保护皮肤**　保持床褥清洁、柔软、平整、干燥，严重水肿者可使用气垫床。定时协助或指导患者变换体位，膝部及踝部等骨隆突处可垫软枕以减轻局部压力。使用便盆时动作轻巧，勿强行推、拉，防止擦伤皮肤。嘱患者穿柔软、宽松的衣服。用热水袋保暖时水温不宜太高，防止烫伤。心衰患者常因呼吸困难而被迫采取半卧位或端坐位，最易发生压疮的部位是骶尾部，经常给予按摩，保持会阴部清洁干燥，男患者可用托带支托阴囊部。严密观察水肿部位、肛周及受压处皮肤有无发红、起水疱或破溃现象。

3. **饮食护理**　给予低盐易消化饮食，少量多餐，伴低蛋白血症者可静脉补充清蛋白。限制钠盐摄入，每天食盐摄入量在5g以下为宜。限制含钠量高的食品如腌或熏制品、香肠、冰淇淋、乳酪、爆米花、薯条、坚果、海产品、脑、肾脏、发酵面食、苏打饼干、干果、菠菜、胡萝卜、味精、啤酒、碳酸饮料等。控制液体摄入，一般每天入水量不超过1500ml。

4. **用药护理**　使用利尿剂的护理见本章第二节"慢性心力衰竭"的护理。

5. **病情监测**　测量体重，时间安排在患者晨起排尿后、早餐前最适宜。准确记录24h液体出入量，若患者尿量<30ml/h，应报告医生。有腹水者应每天测量腹围。此外，询问患者有无厌食、恶心，注意颈静脉充盈程度、肝脏大小、水肿消退情况等。

胸　痛

多种循环系统疾病可引起胸痛（chest pain）。常见病因有各种类型的心绞痛、急性心肌梗死、急性心包炎、急性主动脉夹层、心血管神经症等，其特点见表3-1。

表3-1　几种常见胸痛特点比较

病　因	特　点
心绞痛	多位于胸骨后，呈阵发性压榨样痛，于体力活动或情绪激动时发生，休息或含服硝酸甘油后多可缓解

续表

病　因	特　点
急性心肌梗死	疼痛多无明显诱因，程度较重，持续时间较长，伴心律、血压改变，含服硝酸甘油多不能缓解
急性主动脉夹层	可出现胸骨后或心前区撕裂样剧痛或烧灼痛，可向背部放射
急性心包炎	可因呼吸或咳嗽而加剧，呈刺痛，持续时间较长
心血管神经症	可出现心前区针刺样疼痛，但部位常不固定，与体力活动无关，且多在休息时发生，伴神经衰弱症状

心　悸

　　心悸（palpitation）是指患者自觉心跳或心慌并伴心前区不适感。常见的病因有：①心律失常：如心动过速、心动过缓、期前收缩、心房扑动或颤动等。②心脏搏动增强：如各种器质性心血管病（二尖瓣、主动脉瓣关闭不全等）及全身性疾病（甲亢、贫血）。③心血管神经症：除了有心悸外，常有胸痛、头痛、失眠等神经官能症。④此外，生理性因素如健康人剧烈运动、精神紧张或情绪激动、过量吸烟、饮酒、饮浓茶或咖啡，应用某些药物如肾上腺素、阿托品、氨茶碱等可引起心率加快、心肌收缩力增强而致心悸。心悸严重程度并不一定与病情成正比。初次、突发的心律失常，心悸多较明显。慢性心律失常者，因逐渐适应可无明显心悸。

心源性晕厥

　　心源性晕厥（cardiogenic syncope）系由于心排血量骤减、中断或严重低血压而引起脑供血骤然减少或停止而突然出现的可逆性短暂意识丧失，5s 以上可发生晕厥。心源性晕厥的常见病因包括严重心律失常（如病窦综合征、严重房室传导阻滞、阵发性室性心动过速）和器质性心脏病（如严重主动脉瓣狭窄、急性心肌梗死、急性主动脉夹层）。晕厥发作时先兆症状常不明显，持续时间甚短。大部分晕厥患者预后良好，反复发作的晕厥系病情严重和危险的征兆。

第二节　心力衰竭

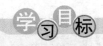

　　掌握　心力衰竭的定义、分类、分级、临床表现、治疗及护理措施
　　熟悉　心力衰竭的病因、辅助检查及护理诊断
　　了解　心力衰竭的发病机制及健康指导

病案　患者，女，48 岁，劳累性心悸、气短 3 年，伴间断性双下肢水肿 3 月，呼吸困难、不能平卧 5 天而入院。3 年前无明显诱因出现劳动耐力下降，且心悸、气短。休息后好转。曾检查发现"早搏、心电图不正常"未经系统治疗。3 月前开始出现尿量减少，色深黄，双下肢水肿。5 天前，因感冒后症状加重，咳嗽，痰呈白色泡沫样，呼吸困难、不能平卧而来院就诊。既往体健，不嗜烟酒。5 年前其哥哥曾患相似疾病去世。

体格检查：体温 37℃，脉搏 108 次/分，呼吸 26 次/分，血压 96/64mmHg。端坐位，呼吸急促，口唇轻度发绀，颈静脉怒张，双肺底有广泛中小水泡音，心界向两侧扩大，以左侧明显，心尖部 3/6 级的收缩期杂音，心率 108 次/分，心律不齐，可闻及早搏，每分钟 8 次。肝脏触诊于右锁骨中线肋缘下 4.0cm，前正中线剑突下 5.0cm。双下肢中度凹陷性水肿。

辅助检查：血常规示白细胞 11.5×10^9/L，中性粒细胞 85%，淋巴细胞 15%。尿常规正常。心电图示窦性心律，肢导联低电压，P－R 间期 0.24s，频发室性早搏。超声心动图示左室扩大，左室流出道扩大，室间隔、左室后壁运动减弱，提示心肌收缩力下降，二尖瓣前后叶呈镜面像，且振幅降低。

1. 该患者的主要症状和体征有哪些，其心力衰竭属哪一类，常用的治疗方法有哪些？
2. 请列举主要的护理诊断及主要的护理措施？

心力衰竭（heart failure）是由于各种原因引起的心肌损伤导致心脏结构和功能的变化，最后导致心室充盈和射血能力减退而引起的一组临床综合征。其临床上出现静脉回流受阻，体循环和（或）肺循环淤血。主要临床表现是呼吸困难、疲乏和液体潴留。心力衰竭按发展速度可分为急性心力衰竭和慢性心力衰竭；按发生的部位可分为左心衰竭、右心衰竭和全心衰竭；按左室射血分数是否正常可分为射血分数正常性心衰和射血分数降低性心衰两类，而替代了以往的收缩性心力衰竭和舒张性心力衰竭的概念。心功能不全或心功能障碍理论上是一个更广泛的概念，伴有临床症状的心功能不全称之为心力衰竭，而有心功能不全者，不一定全是心力衰竭。

一、慢性心力衰竭

大多数心血管疾病到一定程度均可引起心力衰竭，因此导致心力衰竭的原因也很多。从病理生理的角度看，心肌舒缩功能障碍可分为原发性心肌损害和长期负荷过重，心肌功能由代偿最终发展为失代偿两类。

慢性心力衰竭是一个逐渐发展的过程，当基础心脏病导致心功能受损时，机体首先发生多种代偿机制，这些代偿机制可使心功能在一定时间内维持在相对正常的水平，久之则发生失代偿。其发病机制有如下。

1. Frank－Starling 机制　即增加心脏的前负荷，使回心血量增多，心室舒张末期容积增加，从而增加心排血量及心脏做功量。心室舒张末期容积增加，意味着心室扩张，舒张末压力也增高，相应地心房压、静脉压也随之升高。图 3－2 示左心室功能曲线，在心力衰竭时，心功能曲线向右下偏移。当左心室舒张末压 >18mmHg 时，出现肺充血的症状和体征；若心脏指数＜2.2 L／（min·m²）时，出现低心排血量的症状和体征。

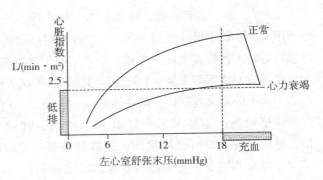

图3－2 左心室功能曲线

2. 心肌肥厚 当心脏后负荷增高时，常以心肌肥厚作为主要的代偿机制，心肌收缩力增强，克服后负荷阻力，使心排血量在相当长时间内维持正常。心肌肥厚以心肌细胞增大为主，心肌细胞数增多并不明显，心肌从整体上显得能源不足，继续发展终至心肌细胞死亡。

3. 神经体液的代偿机制 主要包括：①交感神经兴奋性增强。②肾素－血管紧张素系统（RAS）激活等。

4. 其他 如心肌损害与心室重塑、心力衰竭时各种体液因子的改变、舒张性心力衰竭等因素。

【护理评估】

（一）健康史

1. 询问患者有无下列病史

（1）原发性心肌损害 ①冠心病心肌缺血和（或）心肌梗死。②心肌炎和心肌病，各种类型的心肌炎和心肌病均可引起心肌损害，以扩张型心肌病为常见。③心肌代谢障碍性疾病，以糖尿病心肌病最常见。

（2）心脏负荷过重 ①压力负荷（后负荷）过重：即收缩期负荷过重，左室压力负荷过重常见于高血压、主动脉瓣狭窄；右室压力负荷过重常见于二尖瓣狭窄、慢性阻塞性肺气肿致肺动脉高压、肺动脉瓣狭窄、肺栓塞等。②容量负荷（前负荷）过重：即舒张期负荷过重，见于心脏瓣膜关闭不全，血液反流，如二尖瓣、主动脉瓣关闭不全等；左、右心或动静脉分流性先天性心脏病，如间隔缺损、动脉导管未闭等。此外，伴有全身血容量增多或循环血量增多的疾病如慢性贫血、甲状腺功能亢进症等。③心肌舒张受限（心室前负荷不足）如心包缩窄或填塞、限制性心肌病等，心室充盈受限，使前负荷不足，体循环与肺循环淤血而出现心功能不全。

2. 询问患者有无下列诱因 ①感染：呼吸道感染是最常见、最重要的诱因，其次风湿活跃，感染性心内膜炎作为心力衰竭的诱因也不少见。②心律失常：特别是快速心律失常，如快速心房颤动是诱发心力衰竭的重要因素。其他各种类型的快速性心律失常以及严重的缓慢性心律失常亦可诱发心力衰竭。③劳累过度、情绪激动、精神过于紧张。④妊娠和分娩：妊娠和分娩可加重心脏负荷，从而诱发心力衰竭。⑤合并甲状腺功能亢进或贫血等疾病。⑥其他：如钠盐摄入过多，输液或输血过快、过多。

（二）身体状况

1. 左心衰竭 主要表现为以肺循环淤血和心排血量降低所致的临床综合征。

（1）症状

①呼吸困难：呼吸困难是左心衰竭较早出现的最主要的症状。可表现为劳力性呼吸困难、夜间阵发性呼吸困难或端坐呼吸、急性肺水肿。

②咳嗽、咳痰和咯血：咳嗽、咳痰是肺泡和支气管黏膜淤血所致。开始常发生在夜间，坐位或立位时可减轻或消失。痰常呈白色泡沫状，偶可见痰中带血丝。慢性肺瘀血，肺静脉压力升高，在支气管黏膜下形成扩张的血管，一旦破裂可引起大咯血。

③乏力、虚弱、心悸：主要是由于心排血量降低，器官、组织血液灌注不足及代偿性心率加快所致。

④泌尿系统症状：严重的左心衰竭时肾血流量减少，患者可出现少尿。长期慢性肾血流量减少可出现血尿素氮、肌酐升高并可有肾功能不全的相应表现。

（2）体征

①肺部湿性啰音：由于肺毛细血管压增高，液体可渗出到肺泡而出现湿性啰音。随着病情由轻到重，肺部啰音可从局限于肺底部直至全肺。

②心脏体征：患者一般均有心脏扩大、舒张期奔马律及肺动脉瓣区第二心音亢进。同时伴有基础心脏病的固有体征。

2. 右心衰竭 以体静脉淤血为主要表现的临床综合征。

（1）症状

① 消化道症状：胃肠道及肝淤血引起腹胀、纳差、恶心、呕吐等，是右心衰竭最常见的症状，长期肝淤血可致心源性肝硬化的发生。

②呼吸困难：右心衰竭可由左心衰竭发展而来。单纯性右心衰竭多由分流性先天性心脏病或肺部疾病所致。左心功能不全的症状因右心衰的出现而减轻。

（2）体征

①心脏体征：除基础心脏病的相应体征外，右心衰竭时可因右心室显著扩大而出现三尖瓣关闭不全的反流性杂音。

②水肿：体静脉压力增高使皮肤等软组织出现水肿，其特征为首先出现在身体最低垂的部位，为对称性压陷性水肿。

③颈静脉回流征：颈静脉充盈、怒张，是右心衰竭的主要体征，肝颈静脉回流征阳性则更具特征性。

④瘀血性肝肿大、伴压痛：持续慢性右心衰竭可致心源性肝硬化，晚期可出现肝功能受损、黄疸及大量腹水。

⑤胸腔积液、腹水：胸水是因体静脉压力增高引起，以双侧多见，若为单侧则以右侧更为多见。腹水多发生于病程晚期，多与心源性肝硬化有关。

3. 全心衰竭 多见于心脏病晚期、病情危重，同时具有左、右心力衰竭的表现。当右心衰竭出现后，右心排血量减少，因此阵发性呼吸困难等肺淤血症状反而有所减轻。

（三）心功能分级

目前通用的是美国纽约心脏病协会（NYHA）分级。将患者按心功能状况给以分级，可大体上反映病情严重程度，对治疗措施的选择、劳动能力的评定、预后的判断等有实用价值（表3-2）。

表3-2 心功能分级（NYHA）

心功能分级	特 点
Ⅰ级	患者患有心脏病，但平时一般活动不引起疲乏、心悸、呼吸困难、心绞痛等症状
Ⅱ级	体力活动轻度受限。休息时无自觉症状，但平时一般活动可出现上述症状，休息后很快缓解
Ⅲ级	体力活动明显受限。休息时无症状，低于平时一般活动量时即可引起上述症状，休息较长时间后症状方可缓解
Ⅳ级	不能从事任何体力活动。休息时亦有心衰的症状，体力活动后加重

（四）辅助检查

1. 常规化验检查 血常规、尿常规、肝肾功能、水电解质及酸碱平衡、甲状腺功能等检查，有助于对心力衰竭的诱因、诊断与鉴别诊断提供依据，指导治疗。

2. 心电图检查 有助于基本病变的诊断，如心房、心室肥大、心肌缺血等；对心肌梗塞更有诊断作用，为治疗提供依据，$V_1ptf < -0.03$（mm·s），提示左房负荷过重或有早期左心衰。

3. X线检查 心影大小及外形可为心脏病的病因诊断提供重要依据，心脏扩大的程度和动态改变也可间接反映心功能状态；肺淤血的有无及其程度直接反映心功能状态。早期肺静脉压增高时，主要表现为肺门血管影增强；肺动脉压力增高可见右下肺动脉增宽，进一步出现间质性肺水肿可使肺野模糊；Kerley B线是在肺野外侧清晰可见的水平线状影，是肺小叶间隔内积液的表现，是慢性肺淤血的特征性表现。

4. 超声心动图 更准确地提供各心腔大小变化及心瓣膜结构功能情况。以收缩末及舒张末的容量差计算射血分数（EF值），可反映心脏收缩功能，正常EF值>50%；超声多普勒可显示心动周期中舒张早期与舒张晚期心室充盈速度最大值之比（E/A），是临床上最实用的判断舒张功能的方法，正常人E/A值不应小于1.2；舒张功能不全时E/A值降低。

5. 放射性核素检查 放射性核素心血池显影有助于判断心室腔大小，计算EF值及左心室最大充盈速率，反映心脏收缩及舒张功能。

6. 有创性血流动力学检查 可采用漂浮导管经静脉插管直至肺小动脉，测定各部位的压力及血液含氧量，计算心脏指数（CI）及肺小动脉楔压（PCWP），直接反映左心功能。正常时 $CI > 2.5L/$（min·m²），PCWP < 12mmHg。

（五）心理和社会支持状况

患者由于长期的疾病折磨和体力活动受限，影响了正常的生活及工作，患者常焦虑、内疚、恐惧、甚至绝望。家属和亲人可因长期照顾患者而忽视了患者的心理感受。

【诊断要点】

心力衰竭的诊断是根据病史、症状、体征、实验室及其他检查结果而作出的。首先应明确有无器质性心脏病或损害心功能疾病的诊断。左心衰竭肺淤血引起不同程度的呼吸困难，右心衰竭体静脉淤血引起颈静脉怒张、肝大、水肿等是诊断心力衰竭的重要依据。

【治疗要点】

1. 治疗原则、目的 纠正血流动力学异常，缓解症状，防止心肌损害进一步加重；阻止或延缓心室重塑，降低死亡率。改善生活质量、延长寿命。

2. 治疗方法

（1）病因治疗

①基本病因的治疗：如控制高血压，应用药物、介入或手术治疗改善冠心病心肌缺血，心瓣膜病的换瓣手术以及先天畸形的纠治手术等。

②消除诱因：如积极选用适当抗生素控制感染；对于心室率很快的心房颤动，如不能及时复律应尽可能控制心室率。甲状腺功能亢进、贫血等也可能是心力衰竭加重的原因，应注意检查并予以纠正。

③改善生活方式：戒烟、戒酒、控制体重、控制高血压、血脂及糖尿病。

（2）减轻心脏负荷

①休息和镇静剂的应用：休息是减轻心脏负荷的主要措施之一，包括限制体力和心理活动。休息可以减轻心脏负荷，减慢心率，增加冠状动脉血供，有利于心功能改善。应予心理治疗，鼓励和安慰患者，可适当应用镇静药物以保证患者充分休息。严重心衰患者，用镇静药催眠剂时应慎重。

②控制钠盐摄入：正常成年人，每日钠摄入量约为 3～6g，心衰 I 度者，每日钠摄入应限制在 2g 左右（相当于氯化钠 5g），II 度者应限制在 1g（相当于氯化钠 2.5g），III 度者应限制在 0.4g（相当于氯化钠 1g）。

③水分的摄入：在严格限制钠摄入时，液体摄入量以每日 1.5～2.0L 为宜。

④利尿剂：利尿剂可增加心力衰竭患者的尿钠排出，减轻液体潴留体征。适用于所有伴液体潴留的心衰患者和绝大部分有液体潴留病史的患者。常用利尿剂的作用和用法见表 3－3。

表 3－3 常用利尿剂

种类	剂量及用法
排钾类	
氢氯噻嗪	轻度：25mg；每周 2 次或隔天 1 次口服
	较重：每天 75～100mg，分 2～3 次口服
吲达帕胺	2.5～5mg，每天 1 次口服
呋塞米	轻度：20mg，每天 1～2 次口服
	重度：100mg，每天 2 次口服或静脉注射
保钾类	
螺内酯	20mg，每天 3 次口服
氨苯蝶啶	50～100mg，每天 2 次口服

⑤血管扩张剂：患者以前负荷过度心力衰竭为主，应选择扩张静脉为主的药物；

以后负荷过度心力衰竭为主，应选用扩张小动脉为主的药物；若后负荷和前负荷过度的心力衰竭都存在，则选用均衡扩张动静脉药物或以两类药物联合应用效果较好。临床常用血管扩张剂：（a）硝普钠：硝普钠均衡扩张小动脉和小静脉，降低体循环和肺血管阻力，减轻心脏前后负荷，增加心排血量，减轻肺淤血症状。适用于急性左心衰竭与肺水肿，尤其伴高血压者应首选硝普钠治疗。对难治性心力衰竭有较好疗效。对心源性休克，可与多巴胺或多巴酚丁胺合用。硝普钠应从小剂量开始，一般初始剂量 $15\mu g/min$，可每隔 $5\sim10min$ 增加 $5\sim10\mu g/min$，直到获得满意效果。最大剂量 300 $\mu g/min$，维持量 $25\sim250\mu g/min$。（b）硝酸酯类血管扩张剂：硝酸酯类血管扩张剂主要直接作用于血管平滑肌，扩张外周静脉、肺小动脉及冠状动脉，对外周小动脉的扩张较弱。常用硝酸甘油静脉用药时要从小剂量开始，逐渐增量，停药时逐渐减量，以免发生"反跳"。初始量 $10\mu g/min$，最高剂量 $200\mu g/min$。

（3）肾素 – 血管紧张素 – 醛固酮系统抑制剂　血管紧张素转换酶抑制剂（ACEI）是抑制慢性心力衰竭患者肾素 – 血管紧张素系统的首选药物。ACEI 用于治疗心力衰竭时其主要作用机制是扩张血管，减轻瘀血症状，同时降低心力衰竭患者代偿性神经 – 体液变化的不利影响，限制心肌、小血管的重塑，以达到维护心肌功能，推迟心力衰竭进展，降低远期死亡率的目的。ACEI 治疗应从小剂量开始，患者能够很好耐受才可以逐渐加量，至适量后长期维持。ACEI 目前种类很多，如短效制剂卡托普利 $12.5\sim25mg$，餐前 1h 口服，每天 $2\sim3$ 次；苯那普利（ $5\sim10mg$ ）、培哚普利（ $2\sim4mg$ ）等为长效制剂，每天 1 次，可提高患者服药的依从性。

（4）血管紧张素受体拮抗剂（ARB）　对不能耐受 ACEI 的患者，可改用 ARB 替代。常用药物如氯沙坦、缬沙坦等。

（5）醛固酮拮抗剂　螺内酯是应用最广泛的醛固酮拮抗剂。小剂量 20mg，$1\sim2$ 次/天，螺内酯阻断醛固酮效应，对抑制心血管重塑、改善慢性心力衰竭的远期预后有很好的作用。

（6）β 受体阻滞剂　β 受体阻滞剂可对抗代偿机制中交感神经兴奋性增强这一效应，从而提高患者运动耐量，降低死亡率。除非患者有禁忌证或不能耐受，对所有左心室射血分数下降的稳定的心力衰竭患者均应当用 β 受体阻滞剂。用于治疗心力衰竭的 β 受体阻滞剂仅限于比索洛尔、卡维地洛和缓慢释放型美托洛尔中的一种。应用时从小剂量开始，逐渐增加剂量，适量长期维持。症状改善常在用药后 $2\sim3$ 个月才出现。

（7）洋地黄　洋地黄可增强心肌收缩力，抑制心脏传导系统。对迷走神经系统的直接兴奋作用是洋地黄的一个独特优点，长期应用地高辛，即使较少剂量也可对抗心力衰竭时交感神经兴奋的不利影响。常用洋地黄制剂有：地高辛，适用于中度心力衰竭的维持治疗。目前采用维持量法给药，0.25mg，1 次/天，连续口服相同剂量 7 天后血浆浓度可达稳态。70 岁以上或肾功能不良者宜减量。毛花苷 C（西地兰），适用于急性心力衰竭或慢性心力衰竭加重时，特别适用于心力衰竭伴快速心房颤动者。每次 $0.2\sim0.4mg$，稀释后静脉注射，10min 起效，$1\sim2h$ 达高峰，24h 总量 $0.8\sim1.2mg$。

（8）其他 酌情适当的运动锻炼与药物治疗相结合，心脏再同步化治疗，植入式心脏复律除颤器（ICD）的应用，干细胞移植等。

（9）舒张性心功能不全为主的心衰治疗 ①去除舒张性心衰的因素：如积极控制高血压，应用硝酸酯类药、β受体阻滞剂和钙拮抗剂，缓解和改善心肌缺血，及手术解除诱因，如缩窄性心包炎心包切除术。②松弛心肌：如钙拮抗剂维拉帕米可加快肥厚型心肌病的心室舒张。③逆转左室肥厚、改善舒张功能：如ACEI、钙拮抗剂及β受体阻滞剂等。④降低前负荷、减轻肺淤血，可用利尿剂和静脉扩张剂（如硝酸盐类）。⑤心动过速的控制、心房颤动的迅速复律。地高辛等正性肌力药不仅无效，还可能起不良作用。

（10）难治性终末期心力衰竭的治疗 应仔细评价和控制液体潴留，可考虑静脉应用非洋地黄类正性肌力药物（多巴胺、多巴酚丁胺和米力农）和扩血管药物（硝酸甘油、硝普钠）以减轻症状，经内科治疗预计1年死亡率>50%的患者可考虑应用左心室辅助装置作为永久或"终点"治疗；或者应用人工心脏起搏器，对终末状态的患者，心脏移植是一种治疗选择。

【常见护理诊断】

1. 气体交换受损 与左心衰竭致肺淤血有关。

2. 体液过多 与右心衰竭致体循环淤血有关。

3. 活动无耐力 与心排血量下降有关。

4. 潜在并发症 洋地黄中毒。

【护理措施】

1. 活动与休息 ①制定活动计划：鼓励患者体力活动（心衰症状和体征急性加重期或怀疑心肌炎的患者除外），督促其坚持动静结合，循序渐进增加活动量。可结合6min步行试验、超声或核素检查测定左室射血分数（LVEF）值等，与患者及家属一起制定个体化的运动方案。②活动过程中监测：若患者活动中有呼吸困难、胸痛、心悸、头晕、疲劳、大汗、面色苍白、低血压等情况时应停止活动。如患者经休息后症状仍持续不缓解，应及时通知医生。运动治疗中需要进行心电监护的指征，包括：LVEF<30%；安静或运动时出现室性心律失常；运动时收缩压降低；心脏性猝死、心肌梗死、心源性休克的幸存者等。

2. 饮食护理 见本章第一节"心源性水肿"的护理措施。

3. 用药护理

（1）血管紧张素转换酶抑制剂 主要不良反应包括咳嗽、低血压和头晕、肾损害、高钾血症、血管神经性水肿等。在用药期间需监测血压，避免体位的突然改变，监测血钾水平和肾功能。若患者出现不能耐受的咳嗽或血管神经性水肿应停止用药。

（2）β受体阻滞剂 主要不良反应有液体潴留（可表现为体重增加）和心衰恶化、心动过缓、低血压等，应监测心率和血压，当心率低于50次/分时，暂停给药。

（3）利尿剂 遵医嘱正确使用利尿剂，注意药物不良反应的观察和预防。如袢利尿剂和噻嗪类利尿剂最主要的不良反应是低钾血症，同时多补充含钾丰富的食物，如鲜橙汁、西红柿汁、香蕉、枣、杏、无花果、葡萄干、梅干、马铃薯、菠菜、花菜等，必要时遵医嘱补充钾盐。口服补钾宜在饭后或将水剂与果汁同饮，以减轻胃肠道不适；外周静脉补钾时每 500ml 液体中 KCl 含量不宜超过 1.5g。噻嗪类的其他不良反应有胃部不适、呕吐、腹泻、高血糖、高尿酸血症等。螺内酯、氨苯蝶啶的不良反应有胃肠道反应、嗜睡、乏力、皮疹，长期用药可产生高钾血症，尤其是伴肾功能减退，少尿或无尿者应慎用。

（4）洋地黄　观察洋地黄中毒表现：①心脏反应：洋地黄中毒最重要的反应是各类心律失常，最常见者为室性期前收缩，多呈二联律或三联律，其他如房性期前收缩、心房颤动、房室传导阻滞等。②胃肠道反应如食欲下降、恶心、呕吐。③神经系统症状如头痛、倦怠、视力模糊、黄视、绿视等在用维持量法给药时则相对少见。洋地黄中毒的处理：①立即停用洋地黄。②低血钾者可口服或静脉补钾，停用排钾利尿剂。③纠正心律失常：快速性心律失常可用利多卡因或苯妥英钠，一般禁用电复律，有传导阻滞及缓慢性心律失常者可用阿托品静脉注射或安置临时心脏起搏器。

预防洋地黄中毒：①洋地黄用量个体差异很大，老年人、心肌缺血缺氧、重度心力衰竭、低钾低镁血症、肾功能减退等情况对洋地黄较敏感，使用时应严密观察患者用药后反应。②与奎尼丁、胺碘酮、维拉帕米、阿司匹林等药物合用，可增加中毒机会，在给药前应询问有无上述药物及洋地黄用药史。③必要时监测血清地高辛浓度。④严格按时按医嘱给药，给药前数脉搏，当脉搏 <60 次/分或节律不规则应暂停服药并告诉医师。

【健康教育】

1. 饮食与活动　饮食宜低盐、易消化、富营养，每餐不宜过饱，多食蔬菜、水果，防止便秘。指导患者根据心功能状态进行适当体力活动锻炼。

2. 预防病情加重　对早期心力衰竭患者即应强调控制血压、血糖、血脂异常，积极治疗原发病。避免可导致增加心力衰竭危险的行为（如吸烟、饮酒），注意避免各种诱发因素，育龄妇女应根据具体情况决定是否可以妊娠与自然分娩。

3. 积极配合治疗　教育家属给予患者积极的支持，帮助树立战胜疾病的信心。教会患者服地高辛前自测脉搏，当脉搏在 60 次/分以下时暂停服药，到医院就诊。当发现体重或症状有变化时亦应及时就诊。

二、急性心力衰竭

急性心力衰竭系指由于急性心脏病变导致心排血量显著、急骤下降而引起急性循环淤血的综合征。临床上以急性左心衰竭较为常见，多表现为急性肺水肿或心源性休克，是临床最常见的急危重症之一，本节将重点讨论急性左心衰。

【护理评估】

（一）健康史

1. 病因　患者如有心脏解剖或功能的突发异常，使心排血量急剧降低和肺静脉压突然升高均可发生急性左心衰竭。询问患者有无如下病史。

（1）急性弥漫性心肌损害　如广泛前壁心肌梗死、急性心肌炎。

（2）急性容量负荷过重　如急性心肌梗死及感染性心内膜炎引起的瓣膜穿孔、腱索断裂所致急性反流；在原有心脏病基础上输液过快过多等。

（3）急性心脏后负荷过重　如高血压心脏病血压急剧升高。

2. 发病机制　各种原因致心脏收缩力突然严重减弱，或左室瓣膜急性反流，心排血量急剧减少，左室舒张末压迅速升高，肺静脉回流不畅，导致肺静脉压快速升高，肺毛细血管压随之升高使血管内液体渗入到肺间质和肺泡内，形成急性肺水肿。肺水肿早期可因交感神经激活，血压升高，但随病情持续进展，血管反应减弱，血压逐步下降。

（二）身体状况

急性左心衰发病急骤，主要表现为急性肺水肿，患者突发严重呼吸困难，呼吸频率可达 30～40 次/分，端坐呼吸，频频咳嗽，咳粉红色泡沫样痰，有窒息感而极度烦躁不安、恐惧。面色灰白或发绀，大汗，皮肤湿冷。肺水肿早期血压可一过性升高，如不能及时纠正，血压可持续下降直至休克。听诊两肺满布湿啰音和哮鸣音，心率增快，心尖部可闻及舒张期奔马律，肺动脉瓣第二心音亢进。

（三）心理和社会支持状况

因病情突然加重及严重呼吸困难，患者出现烦躁不安、恐惧、甚至有濒死感。

【诊断要点】

根据患者典型的症状和体征，如突发极度呼吸困难、咳粉红色泡沫痰、两肺满布湿啰音等，一般不难作出诊断。

【常见护理诊断】

1. 气体交换受损　与急性肺水肿有关。

2. 恐惧　与病情突然加重、产生窒息感有关。

3. 潜在并发症　心源性休克、猝死。

【治疗与护理措施】

1. 体位　立即协助患者取坐位，双腿下垂，以减少回心血量。

2. 吸氧　通过氧疗将血氧饱和度维持在 95%～98% 水平是非常重要的，以防出现脏器功能障碍甚至多器官功能衰竭。首先应保证有开放的气道，立即给予 6～8L/min 的高流量鼻管吸氧，病情特别严重者可予面罩给氧或采用包括持续气道正压通气（CPAP）或无创性正压机械通气（NIPPV）。给氧时在氧气湿化瓶加入 50%～70% 的乙醇，有助于消除肺泡内的泡沫。如患者不能耐受，可降低乙醇浓度至 30% 或给予间断吸入。

3. 镇静剂　吗啡可使患者镇静，降低心率，同时扩张小血管而减轻心脏负荷。早期即予吗啡 3～5mg 静脉注射，必要时每隔 15min 可重复应用 1 次，共 2～3 次。老年患者应减量或改为肌内注射。观察患者有无呼吸抑制或心动过缓。

4. 快速利尿剂　如呋塞米 20～40mg 静脉注射，必要时可重复 1 次。迅速利尿，减轻心脏前负荷。

5. 血管扩张剂　可选用硝普钠、硝酸甘油或酚妥拉明静脉滴注，严格按医嘱定时监测血压，有条件者用输液泵控制滴速，根据血压调整剂量，维持收缩压在 100mmHg

左右，对原有高血压者血压降低幅度（绝对值）以不超过 80mmHg 为度。

（1）硝普钠　为动、静脉血管扩张剂，一般初始剂量为 16μg/min，在严密观察下逐渐增至 50～100μg/min。硝普钠含有氰化物，连续使用不得超过 24h。

（2）硝酸甘油　可扩张小静脉，降低回心血量。一般从 10μg/min 开始，每 10min 调整 1 次，每次增加 5～10μg。以后根据治疗后情况调整剂量。

6. 强心苷　尤其适用于快速心房颤动或已知有心脏增大伴左心室收缩功能不全的患者。可用毛花苷 C 静脉注射，首剂 0.4～0.8mg，2h 后可酌情再给 0.2～0.4mg。

7. 氨茶碱　解除支气管痉挛，减轻呼吸困难。并有一定的正性肌力及扩血管、利尿作用，常用 0.25g 以葡萄糖水稀释后静脉推注，10～15min 推完，必要时 4～6h 重复应用。

8. 病情监测　严密监测血压、呼吸、心率、血氧饱和度、心电图，检查血电解质、血气分析等，记出入水量。观察意识、精神状态、皮肤颜色及温度、肺部啰音的变化。

9. 护理　恐惧或焦虑可导致交感神经系统兴奋性增高，使呼吸困难加重。医护人员在抢救时必须保持镇静、操作熟练、避免在患者面前讨论病情，以减少误解。护士应与患者及家属保持密切接触，提供情感支持，并做好基础护理与日常生活护理。

【健康教育】

向患者及家属介绍急性心力衰竭的病因和诱因，嘱患者积极治疗原发性心脏疾病，指导患者在静脉输液前主动告诉护士自己有心脏病史，以便静脉输液时控制输液量和速度。

第三节　心律失常

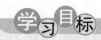

掌握　各种常见心律失常的概念及心电图表现与身体状况
熟悉　各种常见心律失常的治疗及护理措施
了解　各种常见心律失常的病因与诱因

病案　患者，男性，55 岁，感心悸、气短 2 年，加重伴晕厥 2 个月入院。患者于 2 年前无明显诱因出现心悸气短而住院，诊断为"冠心病、心力衰竭"，经治疗缓解出院，后多次发作到当地急救中心救治。近 2 个月来上述症状加重，多次出现意识丧失，抽搐，每次发作持续 10～20min，经阿托品治疗后症状缓解。心电图显示Ⅲ度 AVB，收入住院。发病以来患者无胸痛及水肿，食欲尚可，大便及小便正常。

体格检查：体温 37℃，脉搏 48 次/分，呼吸 18 次/分，血压 120/70mmHg。发育正常，营养良好，自动体位。无发绀及颈静脉怒张，两肺底可闻及少许湿啰音。心界不大，心率48次/分，心律齐，心尖区闻及Ⅱ级收缩期吹风样杂音，腹软，肝脾未触及，双下肢无水肿。

辅助检查：心电图显示Ⅲ度AVB，QRS波群宽大畸形呈完全性左束支阻滞图形，心室率48次/分。超声心动图：左房增大，其余各腔室大小正常。电解质检查：K^+ 5.3mmol/L，Na^+142mmol/L，Cl^-108mmol/L，二氧化碳结合力（CO_2CP）20.6mmol/L。

1. 什么是心律失常？心律失常的常见病因及诱因有哪些？
2. 上述病例中发作性晕厥和心电图中Ⅲ度AVB之间有什么关系？
3. 心律失常的护理措施有哪些？

心律失常（cardiac arrhythmia）是指心脏冲动的起源或传导异常导致心脏的频率或节律的异常。

【分类】

正常的心脏冲动由窦房结产生，经结间束、房室结、希氏束、左右束支及浦肯野纤维，最终到达心室。心律失常按其发生原理可分为冲动形成异常和冲动传导异常两大类。

1. 冲动形成异常

（1）窦性心律失常　①窦性心动过速。②窦性心动过缓。③窦性心律不齐。④窦性停搏。

（2）异位心律

①被动性异位心律：包括逸搏（房性、房室交界区性、室性）、逸搏心律（房性、房室交界区性、室性）。②主动性异位心律：包括期前收缩（房性、房室交界区性、室性）、阵发性心动过速（房性、房室交界区性、室性）、心房扑动、心房颤动、心室扑动、心室颤动。

2. 冲动传导异常

（1）生理性　干扰和房室分离。

（2）病理性　①窦房传导阻滞。②房内传导阻滞。③房室传导阻滞。④束支或分支阻滞（左、右束支及左束支分支传导阻滞）或室内阻滞。

（3）房室间传导途径异常　预激综合征。

按照心律失常发生时心率的快慢，可分为快速性心律失常和缓慢性心律失常两大类。前者包括期前收缩、心动过速、扑动和颤动等；后者包括窦性心动过缓、房室传导阻滞等。

一、窦性心律失常

正常窦性心律的冲动起源于窦房结，成人频率为60~100次/分。心电图显示窦性心律的P波在Ⅰ、Ⅱ、aVF导联直立，aVR导联倒置，P-R间期0.12~0.20s。窦性心律的频率因年龄、性别、体力活动等不同有显著的差异。

（一）窦性心动过速

成人窦性心律的频率超过100次/分，称为窦性心动过速（sinus tachycardia）。窦性心动过速通常逐渐开始与终止，频率多在 100~150 次/分。健康人可在吸烟，饮茶、咖啡、酒，体力活动或情绪激动等情况下发生；某些病理状态，如发热、甲状腺功能亢进、贫血、心肌缺血、心力衰竭、休克以及应用肾上腺素、阿托品等药物亦常引起。

窦性心动过速的治疗应针对病因和去除诱因，如治疗心力衰竭、控制甲状腺功能亢进等。必要时可用 β 受体阻滞剂如美托洛尔（倍他乐克）减慢心率。

（二）窦性心动过缓

成人窦性心律的频率低于 60 次/分称为窦性心动过缓（sinus bradycardia）。窦性心动过缓常同时伴有窦性心律不齐（不同 PP 间期的差异大于 0.12s）。常见于健康的青年人、运动员与睡眠状态，窦房结病变、急性下壁心肌梗死亦常发生窦性心动过缓。其他原因包括颅内疾患、严重缺氧、甲状腺功能减退、阻塞性黄疸，以及应用拟胆碱药、胺碘酮、β 受体阻滞剂、洋地黄或非二氢吡啶类钙通道阻滞剂等。窦性心动过缓多无自觉症状，重者可因心排血量不足，出现胸闷、头晕等症状。

无症状的窦性心动过缓常不需治疗。因心率过慢而出现症状者可用阿托品、麻黄碱或异丙肾上腺素等药物，但长期、反复发作者可考虑心脏起搏治疗。

（三）窦性停搏

窦性停搏或窦性静止（sinus pause or sinus arrest）是指窦房结在一段时间内不能产生冲动。心电图表现为比正常 PP 间期显著长的时间内无 P 波发生或 P 波与 QRS 波群均不出现，长的 PP 间期与基本的窦性 PP 间期无倍数关系。迷走神经张力增高或颈动脉窦过敏，急性心肌梗死、窦房结变性与纤维化、脑血管病变等，应用洋地黄、乙酰胆碱等药物可引起窦性停搏。长时间的窦性停搏后，低位的潜在起搏点如房室交界区或心室可发出单个逸搏或出现逸搏性心律控制心室。一旦窦性停搏时间过长而无逸搏，患者常可发生头晕、黑矇、晕厥，甚至发生阿-斯综合征（Adams-Stokes 综合征）以至死亡。窦性停搏的治疗可参照病态窦房结综合征。

（四）病态窦房结综合征

病态窦房结综合征（sick sinus syndrome，SSS）简称病窦综合征，是由窦房结病变产生多种心律失常的综合表现。

【病因】

多种病变如淀粉样变性、甲状腺功能减退、纤维化与脂肪浸润、硬化与退行性变等均可损害窦房结，窦房结周围神经和心房肌的病变、窦房结动脉供血减少、迷走神经张力增高、某些抗心律失常药物抑制窦房结功能，亦可导致其功能障碍。

【临床表现】

患者可出现与心动过缓有关的心、脑等脏器供血不足的症状，如发作性头晕、黑矇、乏力等，严重者可发生晕厥，甚至发生阿-斯综合征。如有心动过速发作，则可出现心悸、心绞痛等症状。

【心电图特征】

主要包括：①持续而显著的窦性心动过缓（<50 次/分）。②窦性停搏与窦房传导阻滞。③窦房传导阻滞与房室传导阻滞并存。④心动过缓-心动过速综合征（慢-快

综合征），是指心动过缓与房性快速性心律失常（如房性心动过速、心房扑动、心房颤动）交替发作。⑤房室交界区性逸搏心律等。

【治疗要点】

无症状者不必治疗，仅定期随诊观察；有症状者应接受起搏器治疗。应用起搏治疗后，患者仍有心动过速发作，则可同时应用各种抗心律失常药物。

二、期前收缩

期前收缩（premature beats）又称过早搏动，简称早搏，是异位起搏点过早发出冲动引起的心律失常。根据异位起搏点的部位不同，早搏分为房性早搏、交界性早搏和室性早搏。早搏超过 5 次/分称频发早搏；每一次窦性搏动后出现一个早搏，连续 3 次或 3 次以上，称为早搏二联律；每二次窦性搏动后出现一个早搏，连续 3 次或 3 次以上，称为早搏三联律；两个早搏连续出现称成对早搏；早搏起源于两个或两个以上异位起搏点称为多源性早搏。

【病因】

正常成人进行 24h 心电监测显示约 60% 有房性期前收缩发生，正常人发生期前收缩的机会随年龄的增长而增加；各种器质性心脏病患者均可发生期前收缩，心肌炎症、缺血、缺氧、麻醉和手术等均可使心肌受到机械、电、化学性刺激而发生期前收缩，常见于冠心病、心肌病、心肌炎、风湿性心脏病与二尖瓣脱垂等。此外，药物中毒、电解质紊乱、精神不安、过量烟酒等亦能诱发期前收缩。

【临床表现】

1. 症状 患者一般无明显症状或感心悸；频发早搏可因心排血减少出现头晕、乏力、胸闷；已有左室功能减退伴频发室性早搏发作时可引起晕厥。

2. 体征 听诊时，早搏的第二心音减弱，仅能听到第一心音，其后出现较长的停歇。脉搏不齐、脉搏短绌。

【心电图主要特征】

1. 房性期前收缩 ①提前出现的 P′ 波，其形态与窦性 P 波不同；P′ – R 间期 ≥ 0.12s。②下传的 QRS 波群形态多正常；少数无 QRS 波群发生（称未下传的房性期前收缩），或出现宽大畸形的 QRS 波群（称室内差异性传导）。③多为不完全代偿间歇（图 3 – 3）。

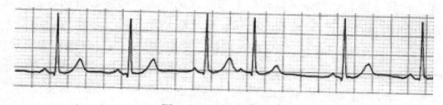

图 3 – 3 房性期前收缩

2. 交界性期前收缩 ①提前出现的 QRS 波，其形态多正常；少数出现宽大畸形的 QRS 波群（称室内差异性传导）。②逆行的 P′ 可位于 QRS 波群之前（P′ – R 间期 <

0.12s）、之中（看不到）或之后（RP′间期＜0.20s）。③多为完全代偿间歇（图3-4）。

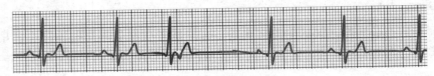

图3-4 交界性期前收缩

3. 室性期前收缩 ①提前出现的 QRS 波，宽大畸形，时限常≥0.12s；T 波方向与 QRS 主波方向相反。②QRS 波前后常无相关的 P′波。③多为完全代偿间歇（图3-5）。

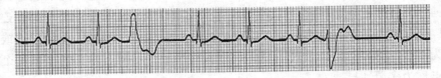

图3-5 室性期前收缩

当室性期前收缩发生在舒张晚期、QRS 落在前面 T 波的终末部（RonT 现象），可诱发室速。

【治疗要点】

1. 房性和交界性期前收缩通常无需治疗。当有明显症状或触发室上性心动过速时，应给予药物如 β 受体阻滞剂、普罗帕酮（心律平）等治疗。

2. 对于无器质性心脏病的患者，室性期前收缩不会增加其发生心脏性死亡的危险性，如无明显症状，以病因治疗为主，不必使用药物治疗；如有明显症状，应做心理疏导，避免诱发因素，药物宜选用利多卡因、β 受体阻滞剂、美西律、普罗帕酮、莫雷西嗪等。β 受体阻滞剂对室性期前收缩的疗效不显著，但能降低心肌梗死后猝死发生率、再梗死率和总死亡率。

三、阵发性心动过速

当异位起搏点自律性增高或连续的折返激动时，突然发生 3 个或 3 个以上的期前收缩，称阵发性心动过速。可分为室上性和室性阵发性心动过速两大类。

【病因和发生机制】

1. 室上性阵发性心动过速 简称室上速。常见于无器质性心脏病者，少数见于心脏疾病如冠心病、高血压、风湿性心脏病、甲状腺功能亢进、洋地黄中毒等。大部分室上速由折返机制引起，折返可发生在窦房结、房室结与心房，分别称为窦房折返性、房室结内折返性与心房折返性心动过速。此外，利用隐匿性房室旁路逆行传导的房室折返性心动过速习惯上亦归属室上速范畴，但折返回路并不局限于房室交界区。房室结内折返性心动过速是最常见的室上速类型。少数由自律性增高等引起。

2. 室性阵发性心动过速 简称室速。常发生于各种器质性心脏病患者，最常见为冠心病，尤其是心肌梗死者。其次是心肌病、心力衰竭、二尖瓣脱垂、心瓣膜病等。

其他病因包括代谢障碍、电解质紊乱、长 QT 综合征等，偶可发生于无器质性心脏病者。

【临床表现】

1. 室上性阵发性心动过速　心动过速突然发作与终止，持续时间长短不一。发作时患者因心排血减少等，常有心悸、胸闷、头晕，少见有晕厥、心绞痛、心力衰竭、休克等。症状轻重取决于发作时心室率快慢及持续时间。听诊心率 150～250 次/分，心律绝对规则，心尖部第一心音强度恒定。

2. 室性阵发性心动过速　症状的轻重视发作时心室率、持续时间、基础心脏病变和心功能状态不同而异。非持续性室速（发作持续时间短于 30s，能自行终止）的患者通常无症状。持续性室速（发作持续时间超过 30s，需药物或电复律方能终止）常伴明显血流动力学障碍与心肌缺血，临床上可出现气促、少尿、低血压、晕厥、心绞痛等。听诊心律轻度不规则。

【心电图特征】

1. 室上性阵发性心动过速　①心率 150～250 次/分，节律规则。②QRS 波群形态及时限正常（伴室内差异性传导或原有束支传导阻滞者可异常）。③P′不易分辨。④起始突然，常由一个室上性期前收缩触发（图 3－6）。

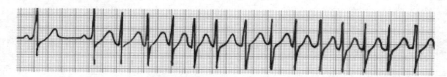

图 3－6　室上性阵发性心动过速

2. 室性阵发性心动过速　①3 个或 3 个以上的室性期前收缩连续出现，通常起始突然。②QRS 波群畸形，时限超过 0.12s，T 波方向与 QRS 波群主波方向相反。③心室率一般为 100～250 次/分，心律规则或略不规则。④心房独立活动与 QRS 波群无固定关系，形成室房分离。⑤心室夺获或室性融合波：是确立室速诊断的重要依据。心室夺获是指室速发作时少数室上性冲动下传心室，表现为窄 QRS 波群，其前有 P 波，P－R 间期大于 0.12s；室性融波的 QRS 波群形态介于窦性与异位心室搏动之间，其意义为室上性冲动部分夺获心室（图3－7）。

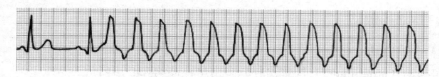

图 3－7　室性阵发性心动过速

尖端扭转是室速的一个特殊类型，因发作时 QRS 波群的振幅和波峰呈周期性改变，宛如围绕等电位线连续扭转而得名（图 3－8）。频率 200～250 次/分，Q－T 间期常超过 0.5s，U 波显著。其病因常为先天性、电解质紊乱、抗心律失常药物、颅内病变、心动过缓（特别是第三度房室传导阻滞）等。

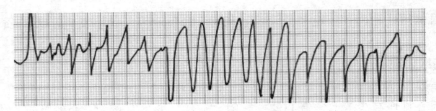

图 3 - 8　尖端扭转

【治疗要点】

1. 室上性心动过速

（1）尝试刺激迷走神经，如诱导恶心、Valsalva 动作（深吸气后屏气，再用力作呼气动作）、按摩颈动脉窦（患者取仰卧位，先右侧，每次约 5 ~ 10s，切勿双侧同时按摩）、将面部浸于冰水内等。

（2）首选药物为腺苷，6 ~ 12mg 快速静脉注射，无效时改为静脉注射维拉帕米（首次 5mg，无效时隔 10min 再静脉注射 5mg）；其他可选用普罗帕酮、艾司洛尔等药物。

（3）洋地黄静脉注射　除伴有心力衰竭者可作首选外，其他患者已较少应用。

（4）升压药如苯福林、甲氧明、间羟胺等，对低血压者，通过反射性兴奋迷走神经终止心动过速。

（5）食管心房调搏术　常能有效终止发作。

（6）以上治疗无效或当患者出现严重心绞痛、低血压、心力衰竭时应施行同步直流电复律。

（7）预防复发　洋地黄、长效钙通道阻滞剂、β受体阻滞剂或普罗帕酮可供选用。导管射频消融技术已十分成熟，具有安全、迅速、有效且能根治心动过速的优点，应优先考虑应用。

2. 室性阵发性心动过速　终止室速发作。室速患者如无显著血流动力学障碍，首先给予利多卡因或普鲁卡因胺静脉注射，同时持续静脉滴注。静脉注射普罗帕酮亦十分有效，但不宜用于心肌梗死或心力衰竭的患者，其他药物治疗无效时可选用胺碘酮静脉注射或同步直流电复律。若患者已发生低血压、休克、心绞痛、脑部血流灌注不足等症状，应迅速施行电复律。

四、扑动和颤动

（一）心房扑动

心房扑动（atrial flutter）简称房扑，多由房性冲动在心房内折返所致。

【病因】

多发生于心脏病患者，包括风湿性心脏病、冠心病、高血压性心脏病、心肌病等；肺栓塞、慢性心力衰竭、房室瓣狭窄与反流导致心房增大者，亦可出现房扑；此外，房扑也可见于无器质性心脏病者。

【临床表现】

心室率不快时，患者可无症状；心室率极快者可发生心绞痛与心力衰竭。体格检查可见快速的颈静脉扑动。房扑多持续时间短暂，可恢复窦性心律或进展为心房颤动，但亦可持续数月或数年。

【心电图特征】

1. 心房活动呈规律的锯齿状扑动波，称 F 波，在 Ⅱ、Ⅲ、aVF 或 V_1 导联最明显。心房率通常为 250～300 次/分。

2. 心室律规则或不规则，取决于房室传导是否恒定，不规则的心室律系由于传导比率发生变化所致。

3. QRS 波群形态多正常，伴有室内差异传导或原有束支传导阻滞者 QRS 波群可增宽、形态异常（图 3－9）。

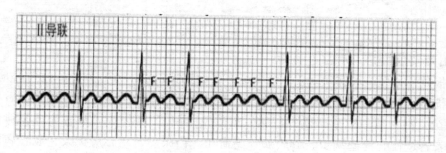

图 3－9　心房扑动

【治疗要点】

应针对原发病进行治疗。最有效的终止房扑方法为同步直流电复律。钙通道阻滞剂如维拉帕米有效减慢房扑的心室率。若上述治疗方法无效或房扑发作频繁，可应用洋地黄制剂减慢心室率。普罗帕酮、胺碘酮等对转复及预防房扑复发有一定疗效。部分患者可选用射频消融术根治。

（二）心房颤动

心房颤动（atrial fibrillation）简称房颤，是一种十分常见的心律失常；指各种致病因素引起心房肌细胞电生理异常（如微折返）导致心房内产生极快的冲动，心房肌纤维极不协调地乱颤，心房丧失有效的收缩。

【病因】

房颤多发生于原有心血管疾病者，如风湿性心脏病、冠心病、高血压性心脏病、甲状腺功能亢进性心脏病、缩窄性心包炎、心肌病、感染性心内膜炎及慢性肺源性心脏病等。正常人在情绪激动、运动或急性乙醇中毒时亦可发生房颤。房颤发生在无心脏病变的中青年，称孤立性房颤。初次发生的房颤且在 24～48h 以内，称急性房颤，常可在短时间内自行终止。

【临床表现】

房颤症状的轻重受心室率快慢的影响。心室率不快时可无明显症状，或有心悸、胸闷；心室率超过 150 次/分时可诱发心绞痛或心力衰竭；心脏听诊第一心音强弱不等，心律极不规则，可有脉搏短绌。房颤并发动脉栓塞的危险性甚大，栓子来自左心房，多在左心耳部。二尖瓣狭窄并房颤时，脑栓塞的发生率更高。

【心电图特征】

1. P波消失，代之以小而不规则的基线波动，形态与振幅均变化不定，称 f 波，频率 350～600 次/分。

2. 心室率通常在 100～160 次/分，心室律极不规则。

3. QRS 波群形态一般正常，当心室率过快，伴有室内差异性传导时 QRS 波群增宽变形（图 3－10）。

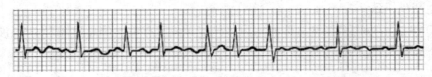

图 3－10　心房颤动

【治疗要点】

积极处理原发病和诱发因素。症状显著者应迅速给予治疗，如静脉注射洋地黄、β受体阻滞剂或钙通道阻滞剂，使安静时心率保持在 60～80 次/分，轻微活动后不超过 100 次/分。24～48h 内仍未能恢复窦性心律者，可应用药物或同步直流电复律。慢性房颤患者若过往有栓塞病史、瓣膜病、高血压、糖尿病、左心房扩大、冠心病等或是老年患者，应接受长期抗凝治疗。口服华法林或阿司匹林，使凝血酶原时间国际标准化比值（INR）维持在 2.0～3.0 之间，能安全而有效预防脑卒中发生。房颤发作频繁、心室率很快、药物治疗无效者，可施行房室结阻断消融术，同时植入起搏器。其他方法包括射频消融、外科手术等。

（三）心室扑动与心室颤动

心室扑动（venthcular flutter）与心室颤动（ventricular fibrillation）为致命性心律失常。

【病因】

常见于缺血性心脏病。此外，某些抗心律失常药物、严重缺氧、预激综合征合并房颤和极快的心室率、电击伤等亦可引起。

【临床表现】

临床表现包括意识丧失、抽搐、呼吸停止甚至死亡。触诊大动脉搏动消失，听诊心音消失；血压无法测到。

【心电图特征】

心室扑动呈正弦波图形，波幅大而规则，频率为 150～300 次/分，有时难以与室速鉴别（图 3－11）。心室颤动的波形、振幅及频率均极不规则，无法辨认 QRS 波群、ST 段与 T 波（图 3－12）。

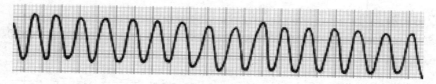

图 3 – 11 心室扑动

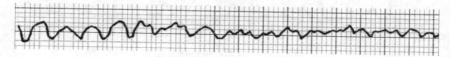

图 3 – 12 心室颤动

【治疗要点】

参见本章第十一节"心脏性猝死与心肺复苏术"的处理。

五、房室传导阻滞

冲动在心脏传导系统的任何部位传导时均可发生减慢或阻滞。若发生于窦房结与心房之间，称窦房传导阻滞；发生于心房内称房内传导阻滞；发生于心室内称室内传导阻滞；发生在心房与心室之间，称房室传导阻滞。

本节重点叙述房室传导阻滞（atrioventricular block，AVB），又称房室阻滞，是指房室交界区脱离了生理不应期后，心房冲动传导延迟或不能传导至心室。阻滞可发生在房室结、希氏束及束支等不同部位。按房室传导阻滞的严重程度，通常将其分为三度。第一度传导阻滞的传导时间延长，全部冲动均能传导至心室。第二度传导阻滞是指部分冲动不能传导至心室，分为两型，即莫氏Ⅰ型（文氏型）和Ⅱ型；Ⅰ型阻滞表现为传导时间进行性延长，直至1次冲动不能传导至心室（心搏脱漏）；Ⅱ型阻滞表现为间歇出现的心搏脱漏。第三度又称完全性传导阻滞，此时全部冲动不能被传导至心室，常伴交界性或室性逸搏心律。

【病因】

正常人或运动员偶可出现第一度房室传导阻滞或文氏型房室传导阻滞，与迷走神经张力增高有关，常发生在夜间。更多见于病理情况下，如急性心肌梗死、冠状动脉痉挛、病毒性心肌炎、心肌病、急性风湿热、先天性心血管病、原发性高血压、心脏手术、电解质紊乱、药物中毒等。

【临床表现】

第一度房室传导阻滞患者常无症状。第二度房室传导阻滞患者可有心悸与心搏脱漏；第二度Ⅰ型房室传导阻滞患者第一心音强度逐渐减弱并有心搏脱漏，Ⅱ型患者亦有间歇性心搏脱漏，但第一心音强度恒定。第三度房室传导阻滞是一种严重的心律失常，临床症状取决于心室率的快慢与伴随病变；症状主要由心排血量减少所致，包括疲乏、头晕、晕厥、心绞痛、心衰等。若心室率过慢导致脑缺血，患者可出现暂时性意识丧失，甚至抽搐，即阿-斯综合征，严重者可猝死。听诊第一心音强度经常变化，间或听到响亮清晰的第一心音（大炮音）。

【心电图特征】

1. 第一度房室传导阻滞 每个冲动都能传导至心室，但 P－R 间期 >0.20s（图3－13）。

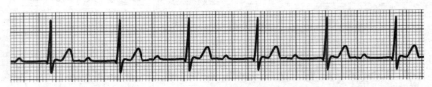

图 3 － 13　第一度房室传导阻滞

2. 第二度房室传导阻滞

（1）Ⅰ型　P－R 间期进行性延长，相邻 R－R 间期进行性缩短，直至一个 P 波后 QRS 波群脱落；之后 P－R 间期又恢复至以前时限，周而复始（图3－14）。

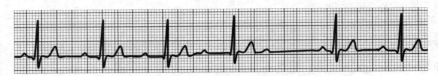

图 3 － 14　第二度Ⅰ型房室传导阻滞

（2）Ⅱ型　P－R 间期固定（正常或延长），R－R 间期恒定不变，每隔数个心动周期后出现 QRS 波群脱落。本型易转变为第三度房室传导阻滞（图3－15）。

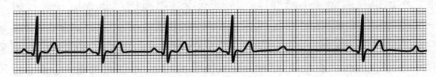

图 3 － 15　第二度Ⅱ型房室传导阻滞

3. 第三度房室传导阻滞　①心房与心室活动各自独立、互不相关（房室分离）。②心房率快于心室率，心房冲动来自窦房结或异位心房节律。③交界性或室性逸搏心律：心室起搏点通常在阻滞部位稍下方。如位于希氏束及其附近，心室率约 40～60 次/分，QRS 波群正常，心律亦较稳定；如位于室内传导系统的远端，心室率可在 40 次/分以下，QRS 波群增宽（图3－16）。

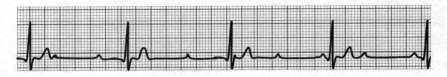

图 3 － 16　第三度房室传导阻滞

【治疗要点】

应针对不同病因进行治疗。第一度或第二度Ⅰ型房室阻滞心室率不太慢者无需特殊治疗。第二度Ⅱ型或第三度房室阻滞如心室率慢伴有明显症状或血流动力学障碍，甚至阿－斯综合征发作者，应给予心脏起搏治疗。阿托品、异丙肾上腺素仅适用于无心脏起搏条件的应急情况。

六、心律失常的护理

【常见护理诊断】

1. 活动无耐力　与心律失常导致心排血量减少有关。

2. 潜在并发症　猝死。

3. 有受伤的危险　与心律失常引起的头晕、晕厥有关。

4. 焦虑　与心律失常反复发作、疗效欠佳有关。

5. 潜在并发症　心力衰竭、脑栓塞。

【护理措施】

1. 一般护理

（1）休息与活动　评估患者心律失常的类型及临床表现，与患者及家属共同制定活动计划。对无器质性心脏病的良性心律失常患者，鼓励其正常工作和生活，建立健康的生活方式，保持心情舒畅，避免过度劳累。窦性停搏、第二度Ⅱ型或第三度房室传导阻滞、持续性室性心动过速等严重心律失常患者应卧床休息，以减少心肌耗氧量。胸闷、心悸、头晕等不适时采取高枕卧位、半卧位或其他舒适体位，尽量避免左侧卧位，因左侧卧位时患者常能感觉到心脏的搏动而使不适感加重。有头晕、晕厥发作或曾有跌倒病史者应卧床休息，加强生活护理，嘱患者避免单独外出，防止意外。

（2）饮食　戒烟酒，避免摄入刺激性食物如咖啡、浓茶等，避免饱餐。多食纤维素丰富的食物，保持大便通畅，心动过缓患者避免排便时过度屏气，以免兴奋迷走神经而加重心动过缓。

（3）做好心理护理，保持情绪稳定，必要时遵医嘱给予镇静剂，保证患者充分的休息与睡眠。

（4）给氧　伴呼吸困难、发绀等缺氧表现时，给予 2～4L/min 氧气吸入。

2. 心电监护　对严重心律失常者，应持续心电监护，严密监测心率、心律、心电图、生命体征、血氧饱和度变化。发现潜在引起猝死危险的心律失常（频发、多源性、成对的或呈 RonT 现象的室性期前收缩，室上性阵发性心动过速，窦性停搏，房扑房颤，第二度Ⅱ型房室传导阻滞）或随时有猝死危险的严重心律失常（阵发室速、室扑、室颤、第三度房室传导阻滞等），立即报告医生。安放监护电极前注意清洁皮肤，用乙醇棉球去除油脂，电极放置部位应避开胸骨右缘及心前区，以免影响做心电图和紧急电复律；1～2 天更换电极片 1 次或电极片松动时随时更换，观察有无皮肤发红、发痒等过敏反应。

3. 病情观察与对症护理

（1）重点观察脉搏、心律、心率、呼吸等。

（2）阿－斯综合征　①评估危险因素：向患者及知情者询问患者晕厥发作前有无诱因及先兆症状，了解晕厥发作时的体位、晕厥持续时间、伴随症状等。必要时心电监护，动态观察心律失常的类型。②休息与活动：有头晕、晕厥发作或曾有跌倒病史者应卧床休息，加强生活护理，嘱患者避免单独外出，防止意外。③避免诱因：嘱患者避免剧烈活动、情绪激动或紧张、快速改变体位等，一旦有头晕、黑矇等先兆时立即平卧，以免跌伤。④遵医嘱给予治疗：如心率显著缓慢的患者可予阿托品、异丙肾上腺素等药物或配合人工心脏起搏治疗；对其他心律失常患者可予遵医嘱给予抗心律失常药物。

（3）心脏骤停　一旦发生猝死的表现如意识突然丧失、抽搐、大动脉搏动消失、呼吸停止，立即进行抢救；抢救措施见外科相关章节。

（4）心源性休克　严重心律失常可导致心源性休克，发生后应立即进行抗休克处理。

4. 用药护理　严格遵医嘱按时按量给予抗心律失常药物，静脉注射时速度宜慢（腺苷除外），一般 5～15min 内注完，静脉滴注药物时尽量用输液泵调节速度。观察患者意识和生命体征，必要时监测心电图，注意用药前、用药过程中及用药后的心率、心律、P-R 间期、Q-T 间期等的变化，以判断疗效和有无不良反应。

【健康教育】

1. 疾病知识指导　向患者及家属讲解心律失常的常见病因、诱因及防治知识。说明按医嘱服抗心律失常药物的重要性，不可自行减量、停药或擅自改用其他药物；告诉患者药物可能出现的不良反应，有异常时及时就诊。

2. 避免诱因　嘱患者注意劳逸结合、生活规律，保证充足的休息与睡眠；保持乐观、稳定的情绪；戒烟酒，避免摄入刺激性食物如咖啡、浓茶等，避免饱餐。多食纤维素丰富的食物，保持大便通畅，心动过缓患者避免排便时过度屏气，以免兴奋迷走神经而加重心动过缓。避免劳累、感染，防止诱发心力衰竭。

3. 家庭护理　教给患者自测脉搏的方法以利于自我监测病情；对反复发生严重心律失常，危及生命者，教会家属心肺复苏术以备应急。

第四节　心脏瓣膜病

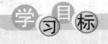

掌握　心脏瓣膜病的身体状况、并发症及治疗方法与护理措施

熟悉　心脏瓣膜病的常用辅助检查方法

了解　心脏瓣膜病的病因及发病机制

病案　患者，男性，45 岁，农民，因间断心悸、气短咳嗽 3 年，加重伴不能平卧 1 周，入院。患者 3 年前因重体力劳动后诱发心悸、气短，以后上述症状反复因

感冒、劳动、情绪激动诱发出现，有时痰中带血，劳动能力逐渐下降。近半年在静息时也有咳嗽、咯血、呼吸困难，多在夜间睡眠时发作，当地医院诊断为风湿性心脏病，给予吸氧、抗感染、利尿治疗好转。一周前患者无明显诱因出现呼吸困难，不能平卧咳嗽，咳粉红色泡沫样痰，已在当地医院对症治疗，病情稍好转，为进一步明确诊断及治疗而入院。

既往有反复咽部及关节游走样疼痛史，未系统诊治，否认食物药物过敏史，否认传染性疾病史，已婚，爱人和孩子健康，否认家族遗传性疾病史。

体格检查：体温 36.8℃，脉搏 112 次/分，呼吸 28 次/分，血压 108/72mmHg。二尖瓣面容，无颈静脉怒张，两肺底可闻及湿啰音及哮鸣音，湿啰音以肺底明显，心尖区可触及舒张期震颤，心率 112 次/分，律齐，P_2 亢进，二尖瓣听诊区可闻及双期杂音，舒张期杂音为舒张中晚期低调的隆隆样杂音，无传导，收缩期杂音为全收缩期 V 级吹风样杂音，向左腋下及背部传导，腹部平坦，无压痛、反跳痛及腹肌紧张，肝脾未触及，双下肢无水肿，活动正常。

辅助检查：心电图示窦性心动过速，P 波宽度 0.14s，P 波呈双峰，峰距 > 0.04s。胸片示两肺淤血，肺动脉扩张，无结节病灶，心脏呈梨形。超声心动图示，二尖瓣瓣叶融合、增厚、钙化，活动度减低，左心房增大，二尖瓣口面积 $1.4cm^2$，收缩期可见大量反流。

1. 该病的临床诊断是什么，如何治疗？

2. 该病的主要护理诊断及护理措施是什么？

心脏瓣膜病（valvular heart disease）是由于炎症、黏液样变性、缺血性坏死、退行性改变、先天性畸形、创伤等原因引起的单个或多个瓣膜结构的功能或结构异常，导致瓣口狭窄和（或）关闭不全。心室扩大和主、肺动脉根部严重扩张也可产生相应房室瓣和半月瓣的相对性关闭不全。二尖瓣最常受累，其次为主动脉瓣。

风湿性心脏瓣膜病（rhematic valvular heart disease）简称风心病，是风湿性心脏炎症反复发作后所致的瓣膜损害。风心病与甲族乙型溶血性链球菌反复感染引起免疫损害心脏瓣膜有关，主要累及 40 岁以下人群，约 2/3 为女性。

我国风心病的人群患病率已有所下降，但仍是常见的心脏病之一，而老年人的瓣膜钙化和瓣膜黏液瘤样变性在我国日益增多。本节重点介绍风心病中较常见的二尖瓣病变和主动脉瓣病变。

一、二尖瓣狭窄

[护理评估]

（一）健康史

询问患者有无风湿热及反复链球菌所致的咽、扁桃体炎或咽峡炎的病史；近期有无呼吸道感染、风湿活跃、心律失常等使病情加重的诱发因素。

（二）身体状况

二尖瓣狭窄（mitral stenosis）的最常见病因是风湿热。初次风湿病变至形成明显二尖瓣狭窄至少需 2 年时间。约半数患者无明显急性风湿热发作史，但多有反复链球菌扁桃体炎或咽峡炎史。单纯二尖瓣狭窄约占风心病的 25%，二尖瓣狭窄伴关闭不全占40%，常同时伴有主动脉瓣病变。

1. 病理解剖与病理生理

（1）病理解剖　二尖瓣狭窄的病理解剖改变可表现为瓣膜交界处、瓣叶游离缘、腱索等处粘连融合。上述病变导致二尖瓣开放受限，瓣口面积减少，严重时狭窄的二尖瓣呈漏斗状，瓣口呈"鱼口"状。瓣叶钙化使瓣环显著增厚。并发心房颤动时左心耳及左心房内可形成附壁血栓。

（2）病理生理　正常成人二尖瓣口面积为 $4 \sim 6cm^2$。当瓣口面积减少至 $2cm^2$ 以下（轻度狭窄）时，左心房压力升高，左心房代偿性扩张及肥厚以增强收缩。此时患者多无症状。当瓣口面积减少至 $1cm^2$（重度狭窄）时，左房压力开始升高，使肺静脉和肺毛细血管压力相继增高，临床上出现劳力性呼吸困难，称左房衰竭期。由于左房压和肺静脉压升高，引起肺小动脉反应性收缩，最终导致肺小动脉硬化，肺动脉压力增高，增加右心室后负荷，右心室肥厚扩张，导致右心衰竭，称右心衰竭期。

2. 症状

（1）呼吸困难　是最常见的早期症状，常因运动、精神紧张、感染、性交、妊娠或心房颤动等诱发出现。多先有劳力性呼吸困难，随狭窄加重，出现夜间阵发性呼吸困难和端坐呼吸，甚至急性肺水肿。

（2）咯血　严重二尖瓣狭窄患者可突然咯大量鲜血，为支气管静脉破裂出血，可为首发症状；夜间阵发性呼吸困难时可伴血性痰或血丝痰；急性肺水肿时可伴大量粉红色泡沫痰。

（3）咳嗽　常见，尤其在冬季明显。表现在卧床时干咳，可能与支气管黏膜瘀血水肿易引起慢性支气管炎等有关。

（4）声音嘶哑　少见，由于扩大的左心房和肺动脉压迫左喉返神经所致。

3. 体征

（1）心尖区可有低调的隆隆样舒张中晚期杂音（最重要体征）；心尖区可触及舒张期震颤。

（2）重度二尖瓣狭窄者常有"二尖瓣面容"。

（3）心尖区可闻及第一心音亢进和开瓣音，提示瓣膜前叶柔顺、活动度好。

（4）肺动脉高压时肺动脉瓣区第二心音亢进、分裂。

（5）右心室扩大伴相对性三尖瓣关闭不全时，在三尖瓣区可闻及全收缩期吹风样杂音。

4. 并发症

（1）右心衰竭　为风心病最常见并发症，也是就诊和致死的主要原因。右心衰竭发生后，呼吸困难等肺循环淤血症状可有所减轻。

（2）心房颤动　为风湿性心瓣膜病最常见的心律失常；常诱发和加重右心衰竭。

（3）急性肺水肿　为重度二尖瓣狭窄的严重并发症，如不及时救治，可能致死。

（4）血栓栓塞　多见于心房颤动者，栓子多来源于左心房附壁血栓脱落，以脑动脉栓塞最多见。另外心衰者长期卧床，下肢静脉形成血栓，脱落可导致肺栓塞。

（5）亚急性感染性心内膜炎　较少见。

（6）肺部感染　常见。

（三）辅助检查

1. X 线检查　轻度二尖瓣狭窄时，X 线表现可正常。左心房显著增大时，心影呈梨形（二尖瓣型心脏），是肺动脉总干、左心耳和右心室扩大所致。

2. 心电图　左心房扩大可出现"二尖瓣型 P 波"，P 波宽度 > 0.12s，伴切迹；可有电轴右偏和右心室肥厚表现。

3. 超声心动图　是明确诊断的可靠方法。M 型超声示二尖瓣前叶活动曲线 EF 斜率降低，双峰消失，前后叶同向运动，呈"城墙样"改变。二维超声心动图可显示狭窄瓣膜的形态和活动度，测量瓣口面积。彩色多普勒血流显像可实时观察二尖瓣狭窄的射流。经食管超声心动图有利于左心房附壁血栓的检出。

（四）心理和社会支持状况

随着瓣膜损害的加重，患者可出现心力衰竭、心律失常及栓塞等各种并发症，影响患者的活动、休息及睡眠，易产生烦躁甚至悲观的心理。

【诊断要点】

典型临床表现者，心尖区有舒张期隆隆样杂音，X 线或心电图示左心房增大，一般可诊断二尖瓣狭窄，超声心动图检查可确诊。

【治疗要点】

内科治疗以保持和改善心功能、积极预防和控制风湿活动及并发症发生为主。

1. 预防风湿热复发和感染性心内膜炎　有风湿活动的患者应长期甚至终身应用苄星青霉素，120 万 U，每月肌内注射 1 次。感染性心内膜炎的防治见本章第六节。

2. 并发症治疗

（1）急性肺水肿的处理　治疗原则参见本章第二节，但应选用扩张静脉、减轻心脏前负荷为主的硝酸酯类药物，避免使用以扩张小动脉为主的药物；正性肌力药对单纯二尖瓣狭窄引起的肺水肿无益，慎用。

（2）心房颤动　①急性发作伴快心室率可静脉注射毛花苷 C 等减慢心室率。②慢性者据情考虑电复律或药物复律。③无抗凝禁忌者服用肠溶性阿司匹林或华法林预防血栓栓塞。

（3）血栓栓塞　慢性心房颤动者如无禁忌证应长期服用肠溶性阿司匹林或华法林。

（4）右心衰竭　限制钠盐摄入，应用利尿药和地高辛。

3. 介入和外科治疗　是治疗本病的根本方法。包括经皮球囊二尖瓣成形术、二尖瓣分离术、人工瓣膜置换术等。

二、二尖瓣关闭不全

【护理评估】

（一）健康史

询问患者有无风湿热及反复链球菌所致的咽、扁桃体炎或咽峡炎的病史；近期有无呼吸道感染、风湿活跃、心律失常等使病情加重的诱发因素。

（二）身体状况

二尖瓣关闭不全（mitral incompetence）慢性最常见病因为风心病；急性可由腱索断裂引起。

1. 病理解剖与病理生理 风湿性炎症引起瓣叶纤维化、增厚、僵硬、缩短，使心室收缩时两瓣叶不能紧密闭合。常伴二尖瓣狭窄或主动脉病变。

由于二尖瓣关闭不全，心室收缩时部分血液反流入左心房，左心室排血减少；舒张期左房有过多血液流入左心室，长期以往，导致左房和左室肥大，终致左室功能衰竭，出现肺淤血，最终导致肺动脉高压和右心衰竭。

2. 症状 轻者可终身无症状；严重反流者出现左心排血减少，首先出现的最突出症状是疲乏无力；肺淤血症状如呼吸困难出现较晚；后期可出现右心功能不全表现。

3. 体征 心尖区闻及全收缩期粗糙吹风样杂音，向左腋下和右肩胛下区传导，是最重要体征，可伴震颤；心尖搏动增强并向左下移位；第一心音减弱；肺动脉高压时肺动脉瓣区第二心音亢进。

4. 并发症 与二尖瓣狭窄相似。

（三）辅助检查

1. X 线检查 常见左心房、左心室增大，左心衰竭时可见肺淤血征。

2. 心电图 主要为左心房增大，部分有左心室肥厚。

3. 超声心动图 M 型和二维超声心动图不能确定二尖瓣关闭不全。脉冲多普勒超声和彩色多普勒血流显像可在二尖瓣左心房侧探及明显收缩期反流束，诊断二尖瓣关闭不全的敏感性几乎达 100%，且可半定量反流程度。

4. 其他 放射性核素心室造影等。

（四）心理和社会支持状况

随着瓣膜损害的加重，患者可出现心力衰竭、心律失常及栓塞等各种并发症，影响患者的活动、休息及睡眠，易产生烦躁甚至悲观的心理。

【诊断要点】

主要诊断依据为典型心尖区收缩期杂音伴 X 线或心电图示左心房、左心室增大；超声心动图检查有确诊价值。

【治疗要点】

内科治疗包括预防风湿活动和感染性心内膜炎，针对并发症治疗。外科治疗为恢复瓣膜关闭完整性的根本措施，包括瓣膜修补术和人工瓣膜置换术。

三、主动脉瓣狭窄

【护理评估】

（一）健康史

询问患者有无风湿热及反复链球菌所致的咽、扁桃体炎或咽峡炎的病史；近期有无呼吸道感染、风湿活跃、心律失常等使病情加重的诱发因素。

（二）身体状况

1. 病理解剖与病理生理　风湿性主动脉瓣狭窄（aortic stenosis）大多伴有主动脉瓣关闭不全或二尖瓣病变。风湿性炎症导致瓣膜交界处粘连融合，瓣叶纤维化、僵硬、钙化和挛缩畸形，引起狭窄。

正常成人主动脉瓣口面积≥3.0cm^2；当瓣口面积≤1.0cm^{2}时，左室收缩压明显升高，跨瓣压差显著。主动脉瓣狭窄使左室射血阻力增加，左室代偿性扩张肥厚，室壁顺应性降低，引起左室舒张末压升高，因而使左房后负荷增加，左房代偿性肥厚，最终导致左心衰竭。严重主动脉瓣狭窄、心排血量降低等原因，可出现心绞痛、晕厥甚至猝死。

2. 症状　出现较晚。呼吸困难、心绞痛和晕厥为典型主动脉瓣狭窄的三联症。

（1）呼吸困难　劳力性呼吸困难为常见首发症状，进而可发生夜间阵发性呼吸困难、端坐呼吸和急性肺水肿。

（2）心绞痛　见于60%的有症状患者。主要由心肌缺血引起。

（3）晕厥　见于1/3的有症状患者，多发生于直立、运动中或运动后即刻，因脑缺血引起。严重者可致猝死。

3. 体征　最重要体征为主动脉瓣第一听诊区可闻及粗糙而响亮的吹风样收缩期杂音，可向颈部传导，常伴震颤。心尖搏动相对局限、持续有力。

4. 并发症　可有晕厥甚至猝死，猝死一般发生于先前有症状者。右心衰竭、感染性心内膜炎、体循环栓塞少见。

（三）辅助检查

1. X线检查　心影正常或左心室轻度增大，左心房可能轻度增大，升主动脉根部常见狭窄后扩张。

2. 心电图　重度者可有左心室肥厚伴继发性 ST – T 改变。

3. 超声心动图　为明确诊断和判定狭窄程度的重要方法。二维超声心动图对探测主动脉瓣异常十分敏感，有助于显示瓣膜结构。多普勒超声可测出主动脉瓣口面积及跨瓣压差。

4. 心导管检查　可同步测定左心室与主动脉内压力并计算压差。

（四）心理和社会支持状况

随着瓣膜损害的加重，患者可出现心力衰竭、心律失常及栓塞等各种并发症，影响患者的活动、休息及睡眠，易产生烦躁甚至悲观的心理。

【诊断要点】

根据临床表现及主动脉瓣区典型收缩期杂音伴震颤，较易诊断。确诊有赖于超声心动图。

【治疗要点】

1. **内科治疗**　包括预防感染性心内膜炎和风湿热复发。如有频发房性期前收缩，应予抗心律失常药物预防心房颤动，一旦出现应及时转复为窦性心律。心绞痛者可试用硝酸酯类药物。心力衰竭者宜限制钠盐摄入，可小心应用洋地黄和利尿剂，但过度利尿可发生直立性低血压；不宜使用小动脉扩张剂，以防血压过低。

2. **介入和外科治疗**　治疗成人主动脉瓣狭窄的主要方法为人工瓣膜置换术；有适应证者可行经皮球囊主动脉瓣成形术。

四、主动脉瓣关闭不全

【护理评估】

（一）健康史

询问患者有无风湿热及反复链球菌所致的咽、扁桃体炎或咽峡炎的病史；近期有无呼吸道感染、风湿活跃、心律失常等使病情加重的诱发因素。

（二）身体状况

主动脉瓣关闭不全（aortic incompetence）由主动脉瓣和（或）主动脉根部病变所致，多为风心病引起。由于风湿性炎性病变使瓣叶纤维化、增厚、缩短、变形，造成关闭不全。风心病单纯主动脉瓣关闭不全少见，常合并二尖瓣损害。

1. **病理解剖与病理生理**　主动脉瓣反流引起左心室舒张末容量增加，使每搏容量增加和主动脉收缩压增加；舒张期主动脉血液反流，主动脉舒张压降低，脉压差增大；左心室扩张，直至发生左心衰竭；另外左心室心肌肥厚使心肌氧耗增多，主动脉舒张压降低使冠状动脉血流减少，引起心肌缺血、缺氧，产生心绞痛。

2. **症状**　早期可无症状。最先的症状表现为与心搏量增多、脉压差增大有关，如心悸、心前区不适、头部动脉强烈搏动感等。晚期可出现左心室衰竭的表现。常有体位性头晕，晕厥罕见。

3. **体征**　最重要体征为胸骨左缘第3、4肋间可闻及舒张期高调叹气样杂音，坐位前倾和深呼气时明显。心尖搏动呈抬举性，向左下移位。重度反流者，常在心尖区听到舒张中晚期隆隆样杂音（Austin – Flint 杂音），其产生机制目前认为系严重的主动脉反流使左心室舒张压快速升高，导致二尖瓣处于半关闭状态而引起。

收缩压升高，舒张压降低，脉压增大，周围血管征常见，包括毛细血管搏动征、水冲脉、点头征、股动脉枪击音、Duroziez 征等。

4. **并发症**　感染性心内膜炎、室性心律失常较常见，猝死少见。

（三）辅助检查

1. **X 线检查**　可有左心房、左心室增大，升主动脉继发性扩张。

2. **心电图**　左心室肥厚及继发性 ST – T 改变。

3. 超声心动图　M型超声示二尖瓣前叶或室间隔纤细扑动；二维超声可显示瓣膜和主动脉根部的形态改变；脉冲多普勒和彩色多普勒血流显像在主动脉瓣的心室侧可探及全舒张期反流束，为最敏感的确定主动脉瓣反流的方法，并可通过计算反流血量与搏出血量的比例，判断其严重程度。

4. 放射性核素心室造影　可测定左心室收缩、舒张末容量和静息、运动时射血分数，判断左心室功能。

5. 主动脉造影　当无创技术不能确定反流程度，并考虑外科治疗时，可行选择性主动脉造影，半定量反流程度。

（四）心理和社会支持状况

随着瓣膜损害的加重，患者可出现心力衰竭、心律失常及栓塞等各种并发症，影响患者的活动、休息及睡眠，易产生烦躁甚至悲观的心理。

【诊断要点】

根据临床表现、胸骨左缘第3、4肋间典型舒张期杂音伴周围血管征可诊断为主动脉瓣关闭不全。超声心动图可助确诊。

【治疗要点】

内科治疗参照"主动脉瓣狭窄"，严重主动脉瓣关闭不全的主要治疗方法为人工瓣膜置换术。

五、联合瓣膜病变

同时具有两个或两个以上的瓣膜受伤时，称为联合瓣膜病变。风湿性心瓣膜病以二尖瓣狭窄并主动脉瓣关闭不全最常见。

【常见护理诊断】

1. 体温过高　与风湿活动、并发感染有关。

2. 潜在并发症　心力衰竭、栓塞、心律失常、感染性心内膜炎、猝死等。

3. 家庭应对无效　与家属长期照顾患者导致体力、精神、经济上负担过重有关。

4. 焦虑　与担心疾病预后、工作、生活与前途有关。

【护理措施】

1. 减轻心脏负担，增强活动耐力　按心功能分级安排活动量。有风湿活动、并发症及心衰者，需多卧床休息。病情稳定者适当活动，增加心脏储备力，但应避免过劳。饮食宜易消化、低胆固醇、低钠、高蛋白、富含维生素。保持情绪稳定，心情舒畅。

2. 预防和护理心力衰竭　具体见本章第二节"心力衰竭"。

3. 预防和护理风湿热复发　风湿热活动时应注意休息，病变关节因制动、保暖，并用软垫固定，避免受压和碰撞；局部热敷、按摩，增加血液循环，减轻疼痛，遵医嘱使用止痛剂。

4. 防止栓塞发生

（1）防止下肢静脉血栓形成　指导患者适当腿部活动，避免长时间盘腿或蹲坐，勤换体位，肢体保持功能位。

（2）合并房颤者服用阿司匹林，防止附壁血栓形成。

（3）避免剧烈运动和突然改变体位，以免附壁血栓脱落、栓塞血管。

（4）观察栓塞发生的征兆　脑栓塞可引起突起头痛、呕吐，偏瘫等；肾动脉栓塞出现剧烈腰痛，肉眼血尿；四肢动脉栓塞引起相应肢体剧烈疼痛、局部皮肤温度下降，动脉搏动减弱或消失；肺动脉栓塞可出现突起一侧剧烈胸痛、呼吸困难、紫绀、暗红色血痰。

5. 亚急性感染性心内膜炎的护理　见本章第六节。

【健康教育】

1. 疾病知识指导　告诉患者及家属本病的病因和病程进展特点，鼓励患者树立信心，做好长期与疾病作斗争以控制病情进展的思想准备。告诉患者坚持按医嘱用药的重要性，并定期门诊复查。有手术适应证者劝患者尽早择期手术，提高生活质量，以免失去最佳手术时机。

2. 预防感染　尽可能改善居住环境中潮湿、阴暗等不良条件，保持室内空气流通、温暖、干燥，阳光充足。日常生活中适当锻炼，加强营养，提高机体抵抗力。注意防寒保暖，避免感冒，避免与上呼吸道感染、咽炎患者接触，一旦发生感染应立即用药治疗。在拔牙、内镜检查、导尿术、分娩、人工流产等手术操作前应告诉医生自己有风湿性心脏病史，以便预防性使用抗生素，劝告反复发生扁桃体炎者在风湿活动控制后 2~4 个月手术摘除扁桃体。

3. 避免诱因　避免重体力劳动、剧烈运动或情绪激动。女患者注意不要因家务劳动过重而加重病情。育龄妇女要根据心功能情况在医师指导下选择好妊娠与分娩时机，病情较重不能妊娠与分娩者，做好患者及其配偶的思想工作。

第五节　原发性高血压

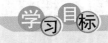

掌握　原发性高血压的定义、诊断标准、分级、并发症及治疗方法

熟悉　原发性高血压的病因、护理措施及高血压急症的抢救

了解　原发性高血压的发病机制及辅助检查

病案　患者，男性，52 岁，以"间断性头晕、头痛 4 年"入院。患者于 6 年前出现头晕头胀痛，有时伴耳鸣、心悸，自感记忆力减退、睡眠欠佳，劳累及紧张时加重，当时未进行特殊治疗。4 年前受强烈精神刺激后出现头晕、头痛加重，在当地医院就诊，当时测得血压 190/110mmHg。给予降压治疗后症状明显减轻。此后，间断服用降压药物控制血压，血压一直在 146~168/96~100mmHg 之间。患病以来无活动后

心悸、气促、无少尿及下肢水肿，无心前区不适及疼痛。

既往健康，有吸烟史 20 年，每日 10 支，家族中母亲患高血压病，65 岁时死于急性心肌梗死。

体格检查：体温 36.8℃，脉搏 98 次/分，呼吸 16 次/分，血压 162/108mmHg，精神尚可，发育正常，营养良好。无颈静脉怒张，颈部血管无杂音，甲状腺无肿大，双肺检查正常，心界不大，心率 98 次/分，主动脉瓣区第二心音亢进，心律齐，无杂音。腹部平软，无压痛、反跳痛，肝脾肋下未触及，肝肾区无叩击痛，移动性浊音阴性，未闻及血管杂音。双下肢无水肿，生理反射正常，病理反射未引出。眼底检查未见异常。

辅助检查：血常规示白细胞 9.0×10^9/L，血红蛋白：136g/L。尿常规示蛋白（+），BUN7.6mmol/L，Scr124μmol/L。眼底检查动脉变细，反光增强，左侧眼底可见出血。心电图示窦性心律，心电轴轻度左偏，$R_{V_5} + S_{V_1} = 5.0$mV，R_{V_5}3.5mV。

1. 本病的临床诊断是什么，主要护理诊断及护理措施有哪些？

2. 高血压的诊断标准是什么，高血压主要影响哪些器官？

原发性高血压（primary hypertension）是以体循环动脉压升高为主要特点，由多基因遗传、环境及多种危险因素相互作用所致的综合征，通常简称高血压病。收缩压≥140mmHg 和（或）舒张压≥90mmHg 即诊断为高血压。高血压是多种心、脑血管疾病的重要病因和危险因素，影响重要脏器如心、脑、肾的结构与功能，最终可导致这些器官的功能衰竭。高血压分为原发性高血压（又称高血压病，约占 95%）和继发性高血压（约占 5%）。

高血压的患病率在欧美等国家高于亚非国家，工业化国家较发展中国家高。我国高血压的患病率不如西方国家高。我国高血压患病率和流行存在地区、城乡和民族差别，北方高于南方，东部高于西部，城市高于农村，高原少数民族地区患病率较高。高血压病的患病率也随年龄而上升，女性更年期前患病率低于男性，更年期后高于男性。

【护理评估】

（一）健康史

1. 病因　目前认为原发性高血压是在一定的遗传背景下由于多种后天环境因素作用，使正常血压调节机制失代偿所致。

（1）遗传和基因因素　原发性高血压有群集于某些家族的倾向，提示其有遗传学基础或伴有遗传生化异常。双亲均有高血压的正常血压子女，以后发生高血压的比例增高。高血压的遗传可能存在主要基因显性遗传和多基因关联遗传两种方式。

（2）环境因素　高血压可能是环境因素与遗传易感性相互作用的结果。

①饮食：流行病学资料显示食盐摄入量与高血压的发生和血压水平呈正相关。但改变钠盐摄入并不能影响所有患者的血压水平，摄盐过多导致血压升高主要见于对盐敏感的人群中。另外，有人认为饮食低钙、低钾、高蛋白质摄入、饮食中饱和脂肪酸或饱和脂肪酸与不饱和脂肪酸的比值较高也可能属于升压因素。饮酒也与血压水平线性相关。

②肥胖：是血压升高的重要危险因素。一般采用体重指数（BMI）来衡量肥胖程度，即体重（kg）／身高（m）^{2}（以 20～24 为正常范围）。血压与 BMI 呈显著正相关。

2. 发病机制 影响血压的因素众多，从血流动力学角度，主要决定于心排血量及体循环的外周血管阻力。高血压的发病机制主要在于以下几个环节。

（1）交感神经系统活动亢进 人在长期精神紧张、压力、焦虑或长期环境噪声、视觉刺激下也可引起高血压，因此，城市脑力劳动者高血压患病率超过体力劳动者，从事精神紧张度高的职业和长期噪声环境中工作者患高血压较多。各种病因因素使大脑皮层下中枢神经功能发生变化，各种神经递质浓度与活性异常，导致交感神经系统活动亢进，血浆儿茶酚胺浓度升高，阻力小动脉收缩增强。

（2）肾素－血管紧张素－醛固酮系统（RAAS）激活 体内存在两种 RAAS，即循环 RAAS 和局部 RAAS。肾小球入球小动脉的球旁细胞分泌的肾素，可作用于肝合成的血管紧张素原而生成血管紧张素 I，经血管紧张素转换酶（ACE）的作用转变为血管紧张素 II（A II）。可使小动脉平滑肌收缩，外周血管阻力增加，并可刺激肾上腺皮质球状带分泌醛固酮，使水钠潴留，血容量增加。A II 还可通过交感神经末梢突触前膜的正反馈使去甲肾上腺素分泌增加。以上机制均可使血压升高，参与高血压发病并维持。此外，很多组织中 RAAS 在高血压形成中起了很大的作用。

（3）肾脏潴留过多钠盐 各种原因引起肾性水钠潴留，机体为避免心输出量增高使组织过度灌注，全身阻力小动脉收缩增强，导致外周血管阻力增高。也可能通过排钠激素分泌释放增加使外周血管阻力增高。

（4）胰岛素抵抗（insulin resistance，IR） 高血压病患者中约半数存在胰岛素抵抗。胰岛素抵抗是指胰岛素维持正常血糖的能力下降，即一定浓度的胰岛素没有达到预期的生理效应，或组织对胰岛素的反应下降。临床表现为高胰岛素血症。大多数高血压患者空腹胰岛素水平增高，而糖耐量有不同程度降低，提示有 IR 现象。胰岛素的以下作用可能与血压升高有关：①使肾小管对钠的重吸收增加。②增强交感神经活动。③使细胞内钠、钙浓度增加。④刺激血管壁增生肥厚。

（5）内皮细胞功能受损 血管内皮通过代谢、生成、激活和释放各种血管活性物质在血液循环、心血管功能的调节中起着重要作用。高血压时血管内皮细胞功能受损，具有舒张血管作用的物质生成减少，而内皮素等缩血管物质增加，血管平滑肌细胞对舒张因子的反应减弱而对收缩因子反应增强。

（二）身体状况

1. 症状 原发性高血压通常起病缓慢，早期常无症状或不明显，仅在体格检查时发现血压升高，少数患者则在发生心、脑、肾等并发症后才被发现。高血压患者可有头痛、眩晕、后颈部疼痛、疲劳、心悸、耳鸣等症状，但并不一定与血压水平相关。

2. 体征 听诊可闻及主动脉瓣区第二心音亢进、带有金属音调、主动脉瓣区收缩期杂音或收缩早期喀喇音；长期持续高血压可有左心室肥厚出现抬举性心尖搏动，并可闻及第四心音。

3. 恶性或急进型高血压 发病急骤，血压显著升高，舒张压可持续高于

120mmHg，伴有头痛、视力模糊，眼底检查可发现眼底出血、渗出和视乳头水肿。肾损害突出，表现为持续蛋白尿、血尿与管型尿，进展迅速，预后差，如不及时治疗可发展为肾衰竭、脑卒中或心力衰竭而死亡。

4. 并发症

（1）高血压危象　患者表现为头痛、眩晕、恶心、呕吐、心悸、胸闷、气急、视力模糊等严重症状，以及伴有动脉痉挛累及的靶器官缺血症状。

（2）高血压脑病　血压极度升高突破了脑血流自动调节范围，可发生高血压脑病，临床以脑病的症状与体征为特点，表现为严重头痛、恶心、呕吐及不同程度的意识障碍、昏迷或惊厥，血压降低即可逆转。

（3）脑血管病　包括短暂性脑缺血发作、脑血栓形成、腔隙性脑梗死、脑出血。

（4）心力衰竭　左心室后负荷长期增高可致心室肥厚、扩大，晚期可发生心力衰竭。

（5）慢性肾功能不全　长期持久血压升高可致进行性肾小球硬化，可出现蛋白尿、肾损害，晚期出现肾衰竭。

（三）辅助检查

1. 血压测量　包括诊所偶测血压、自测血压、动态血压监测，特别是24h动态血压监测有助于判断高血压的严重程度，了解其血压变异性和血压昼夜节律；指导降压治疗和评价降压药物疗效。

2. 实验室检查　检查血常规、尿常规、肾功能、血糖、血脂分析、血尿酸等，可发现高血压对靶器官损害情况。

3. 心电图　可见左心室肥大、劳损。

4. X线胸片检查　可见主动脉弓迂曲延长，左室增大，出现心力衰竭时肺野可有相应的变化。

5. 超声心动图　了解心室壁厚度、心腔大小、心脏收缩和舒张功能、瓣膜情况等。

6. 眼底检查　有助于对高血压严重程度的了解，其分级标准如下：①Ⅰ级：视网膜动脉变细，反光增强。②Ⅱ级：视网膜动脉狭窄，动静脉交叉压迫。③级：眼底出血或棉絮状渗出。④Ⅳ级：视神经盘水肿。

（四）心理和社会支持状况

患者可烦躁、失眠；当病情进展且疗效不佳时，患者可出现精神紧张、恐惧、绝望等心理反应。

【诊断要点】

1. 高血压诊断　主要根据测量的血压值，测量安静休息时上臂肱动脉部位血压。但必须以非药物状态下2次或2次以上非同日血压测定所得的平均值为依据。原发性高血压患者需作相关检查，评估靶器官损害和相关危险因素。

2. 诊断标准　目前我国采用国际上统一的高血压诊断标准，即收缩压≥140mmHg和（或）舒张压≥90mmHg即诊断为高血压。根据血压升高的水平，可进一步分为高血压1、2、3级（见表3－4）。

表 3 - 4　血压水平的定义和分类（mmHg）

类别	收缩压	舒张压
正常血压	< 120	< 80
正常高值	120 ~ 139	80 ~ 89
高血压	≥140	≥90
1 级高血压（轻度）	140 ~ 159	90 ~ 99
2 级高血压（中度）	160 ~ 179	100 ~ 109
3 级高血压（重度）	≥180	≥110
单纯收缩期高血压	≥ 140	< 90

注：当收缩压和舒张压分属于不同分级时，以较高的级别作为标准。

以上标准适用于男、女任何年龄的成人。

3. 高血压危险度分层　高血压预后与血压升高水平、有无其他心血管危险因素存在及靶器官损害程度有关，现主张对高血压进行危险程度的分层，将高血压患者分为低危、中危、高危和极高危，治疗目标及预后判断也应以此为基础。具体分层标准根据血压升高水平、心血管疾病危险因素、靶器官损害以及并存临床情况（见表 3 - 5）。

（1）用于分层的心血管疾病危险因素包括　①血压水平（1 ~ 3 级）。②吸烟。③血胆固醇 > 5.72mmol/L。④糖尿病。⑤男性 > 55 岁。⑥女性 > 65 岁。⑦早发心血管疾病家族史（发病年龄女性 < 65 岁，男性 < 55 岁）。

（2）靶器官损害　①左心室肥厚（心电图或超声心动图）。②蛋白尿和（或）血肌酐轻度升高（106 ~ 177μmol/L）。③超声或 X 线证实有动脉粥样硬化斑块（颈动脉、髂动脉、股动脉或主动脉）。④视网膜动脉局灶或广泛狭窄。

（3）并存临床情况

①心脏疾病：心肌梗死、心绞痛、冠状动脉血运重建术后、心力衰竭。

②脑血管疾病：脑出血、缺血性脑卒中、短暂性脑缺血发作。

③肾脏疾病：糖尿病肾病、血肌酐升高超过 177umol/L 或 2.0mg/dl。

④血管疾病：主动脉夹层、外周血管病。

⑤重度高血压性视网膜病变：出血或渗出、视乳头水肿。

表 3 - 5　高血压患者的危险分层

危险因素和病史	血压水平（mmHg）		
	1 级	2 级	3 级
Ⅰ. 无其他危险因素	低危	中危	高危
Ⅱ. 1 ~ 2 个危险因素	中危	中危	极高危
Ⅲ. 3 个及以上危险因素，或糖尿病或靶器官损害者	高危	高危	极高危
Ⅳ. 并存临床情况	极高危	极高危	极高危

总之对已明确诊断的高血压患者，诊断性评估一般包括 3 个内容：①是否有影响

预后的各种心血管危险因素。②是否存在靶器官损害和相关的临床状况。③有无引起高血压的其他疾病。

【治疗要点】

有效的治疗必须使血压降至正常范围，目前主张高血压患者血压应降到 140/90mmHg 以下，对于高血压合并糖尿病或慢性肾脏病变的患者，应降到 130/80mmHg 以下。老年收缩期性高血压应使收缩压降至 140~150mmHg，舒张压 <90mmHg 但不低于 65~70mmHg。

1. **改善生活行为**　适用于各级高血压患者。①减轻体重。②限制钠盐摄入。③补充钙和钾盐。④减少食物中饱和脂肪酸的含量和脂肪总量。⑤戒烟、限制饮酒。⑥适当运动。⑦减少精神压力，保持心理平衡。

2. **降压药物治疗**　凡高血压 2 级或以上患者；高血压合并糖尿病，或者已有心、脑、肾靶器官损害和并发症的患者；血压持续升高 6 个月以上，非药物治疗手段仍不能有效控制血压者，必须使用降压药物治疗。

（1）降压药物种类与作用特点　目前常用降压药物可归纳为 5 类，即利尿剂、β 受体阻滞剂、钙通道阻滞剂、血管紧张素转换酶抑制剂及血管紧张素 Ⅱ 受体拮抗剂。各类代表药物名称、剂量、用法见表 3-6。

表 3-6　常用降压药物名称、剂量、用法

药物分类	药物名称	剂量及用法	
利尿剂			
噻嗪类	氢氯噻嗪	12.5mg	1~2 次/天
	氯噻酮	25~50mg	1 次/天
袢利尿剂	呋噻米	20~40mg	1~2 次/天
醛固酮受体拮抗剂	螺内酯	20~40mg	1~2 次/天
保钾利尿药	氨苯蝶啶	50mg	1~2 次/天
	阿米洛利	5~10mg	1 次/天
β 受体阻滞剂	普萘洛尔	10~20mg	2~3 次/天
	美托洛尔	25~50mg	2 次/天
	阿替洛尔	50~100mg	1 次/天
	卡维洛尔	12.5~25mg	1~2 次/天
钙通道阻滞剂	硝苯地平	5~10mg	3 次/天
	硝苯地平控释剂	30~60mg	1 次/天
	氨氯地平	5~10mg	1 次/天
	维拉帕米缓释剂	240mg	1 次/天
	地尔硫䓬缓释剂	90~180mg	1 次/天
血管紧张素转换酶抑制剂	卡托普利	12.5~50mg	2~3 次/天
	伊那普利	10~20mg	2 次/天
	培哚普利	4~8mg	1 次/天
血管紧张素 Ⅱ 受体拮抗剂	缬沙坦	80~160mg	1 次/天
	氯沙坦	50~100mg	1 次/天
	伊贝沙坦	150~300mg	1 次/天
	替米沙坦	40~80mg	1 次/天

（2）降压药物应用方案 联合用药治疗可以增强药物疗效，减少不良反应，目前比较合理的2种降压药物联合治疗方案是利尿剂与β受体阻滞剂；利尿剂与ACEI或ARB；二氢吡啶类钙通道阻滞剂与β受体阻滞剂；钙通道阻滞剂与ACEI或ARB。药物治疗应从小剂量开始，逐步递增剂量，达到满意血压水平所需药物的种类与剂量后进行长期降压治疗。推荐应用长效制剂可以减少血压的波动，降压药物和治疗方案选择应个体化。

（3）高血压急症的治疗 高血压急症是指短时期内（数小时或数天）血压重度升高，舒张压 >120或130mmHg和（或）收缩压 >200mmHg，伴有重要器官组织如心、脑、肾、眼底、大动脉的严重功能障碍或不可逆损害。

①迅速降低血压：在监测血压的前提下选择适宜有效的降压药物静脉滴注给药，应采取逐步控制性降压的方式，即开始的24h内血压降低20%～25%，48h内血压不低于160/100mmHg，再将血压逐步降到正常水平。常用的降压药物包括：（a）硝普钠：为首选药物，能同时直接扩张动脉和静脉，降低心脏前、后负荷。（b）硝酸甘油：扩张静脉和选择性扩张冠状动脉与大动脉。（c）拉贝洛尔：是兼有α受体阻滞作用的β受体阻滞剂。

②有高血压脑病时宜应用脱水剂，如甘露醇；或选择快速利尿剂如呋塞米静脉注射。

③伴烦躁、抽搐者应用地西泮静脉注射、巴比妥类药物肌内注射。

④脑出血急性期：实施血压监控与管理，只有在血压 >180/105mmHg时，才考虑严密监测血压的情况下将血压控制在不低于160/100mmHg的水平。

【常见护理诊断】

1. 疼痛 头痛与血压升高有关。

2. 有受伤的危险 与头晕、视力模糊、意识改变或发生直立性低血压有关。

3. 潜在并发症 高血压急症。

【护理措施】

1. 一般护理 根据患者的性格特点，提出改变不良性格的方法，保持心绪平和、轻松、稳定。指导其按医嘱服用降压药物，同时指导其尽量避免过劳和寒冷刺激。患者头痛时嘱患者卧床休息，抬高床头，改变体位的动作要慢，为患者提供安静、温暖、舒适的环境，尽量减少探视。护理人员操作应相对集中，动作轻巧，防止过多干扰患者。避免劳累、情绪激动、精神紧张、环境嘈杂等不良因素。指导患者使用放松技术，如心理训练、缓慢呼吸等。

2. 饮食护理 ①限制钠盐摄入，每天应低于6g。②保证充足的钾、钙摄入，多食绿色蔬菜、水果、豆类食物、油菜、芹菜、蘑菇、木耳、虾皮、紫菜等食物含钙量较高。③减少脂肪摄入，补充适量蛋白质，如蛋类、鱼类等。④增加粗纤维食物摄入，预防便秘。⑤戒烟限酒。⑥控制体重。

3. 用药护理 遵医嘱应用降压药物治疗，测量血压的变化以判断疗效，观察药物不良反应。定时测量患者血压并做好记录。患者有头晕、眼花、耳鸣、视力模糊等症状时，应嘱患者卧床休息，上厕所或外出时有人陪伴。若头晕严重，应协助在床上大小便。伴恶心、呕吐的患者，应将痰盂放在患者伸手可及处，防止取物时跌倒。避免迅速改变体位，必要时病床加用床栏。出现直立性低血压的预防和处理是：①首先要告诉患者直立性低血压的表现为乏力、头晕、心悸、出汗、恶心、呕吐等。②指导患者预防直立性低血压的方法：避免长时间站立，尤其在服药后最初几个小时内站立会使腿部血管扩张，血液淤积于下肢，脑部血流量减少；改变姿势，特别是从卧、坐位起立时动作宜缓慢；服药时间可选在平静休息时，服药后继续休息一段时间再下床活动。③应指导患者在直立性低血压发生时采取下肢抬高位平卧，以促进下肢血液回流。

4. 高血压急症的护理　定期监测血压，一旦发现血压急剧升高、剧烈头痛、视力模糊、面色及神志改变、肢体运动障碍等症状，立即通知医生。对于已发生高血压急症的患者，应绝对卧床休息，抬高床头，避免一切不良刺激和不必要的活动，协助生活护理。保持呼吸道通畅，吸氧。安定患者情绪，必要时用镇静剂。连接好心电、血压、呼吸监护。迅速建立静脉通路，遵医嘱尽早应用降压药物，用药过程注意监测血压变化。

【健康教育】

1. 疾病知识指导　让患者了解自己的病情，了解控制血压的重要性和终身治疗的必要性。教会患者和家属正确的测量血压方法，每次就诊携带记录，作为医生调整药量或选择用药的依据。指导患者调整心态，避免情绪激动，以免诱发血压增高。家属应对患者充分理解、宽容和安慰。

2. 指导患者用药物

（1）强调长期药物治疗的重要性，用降压药物使血压降至理想水平后，应继续服用维持量。对无症状者更应强调。

（2）告知有关降压药物的名称、剂量、用法、作用及不良反应。嘱患者必须遵医嘱按时按量服药。

（3）不能擅自突然停药，经治疗血压得到满意控制后，可以逐渐减少剂量。

3. 安排合理运动　指导患者根据年龄和血压水平选择适宜的运动方式，对中老年人应包括有氧、伸展及增强肌力 3 类运动，具体项目可选择步行、慢跑、太极拳、气功等。运动强度因人而异，常用的运动强度指标为运动时最大心率达到 170 减去年龄（如 50 岁的人运动心率为 120 次/分），运动频率一般每周 3 ~ 5 次，每次持续30 ~ 60min。

4. 定期复诊　根据患者的总危险分层及血压水平决定复诊时间。危险分层属低危或中危者，可安排患者每 1 ~ 3 个月随诊 1 次；若为高危者，则应至少每 1 个月随诊1 次。

第六节　感染性心内膜炎

掌握　感染性心内膜炎的身体状况及辅助检查
熟悉　感染性心内膜炎的护理措施
了解　感染性心内膜炎的病因及发病机制

病案　患者，男性，45岁，农民，因发热15天，左上腹痛，血尿3天入院。患者15天前在诊所拔牙后出现发热，体温持续在38.5℃左右，无寒战伴心悸、气短、咳嗽，无明显咳痰。自服"去痛片"治疗1周无好转，3天前无诱因出现左上腹痛、血尿，腹痛呈持续性，无恶性呕吐，无尿频、尿急、尿痛，在当地医院治疗2天，无明显好转。

既往有风湿性心脏病二尖瓣狭窄合并关闭不全病史4年。否认食物药物过敏史，否认传染性疾病史，无不良嗜好，已婚，爱人和孩子健康。否认家族遗传性疾病史。

体格检查：体温38.8℃，脉搏108次/分，呼吸24次/分，血压108/72mmHg。皮肤、眼结膜有出血点，二尖瓣面容，无颈静脉怒张，两肺呼吸音清，未闻及干湿啰音，心率108次/分，律齐，P_2亢进，二尖瓣听诊区可闻及粗糙的双期杂音，全腹无压痛、反跳痛及腹肌紧张，肝脏未触及，脾肋下3cm可触及，质软无压痛，肠鸣音正常，双下肢无水肿，活动正常。

辅助检查：血常规示白细胞15.8×10^9/L，中性粒细胞83%，淋巴细胞17%，红细胞3.56×10^{12}/L，血红蛋白82g/L。尿常规示红细胞满视野，蛋白（＋＋）。心电图示窦性心动过速，二尖瓣型P波。胸片示两肺轻度淤血，无结核病灶，心影增大。超声心动图示左心房增大，左心室增大，二尖瓣融合、增厚、钙化，活动度减低，收缩期可见大量反流，二尖瓣后叶有赘生物形成。

1. 该患者有哪些重要症状及体征，诊断该病目前最重要的辅助检查是什么？
2. 该患者的临床诊断及主要治疗方法和护理措施有哪些？

感染性心内膜炎（infective endocarditis，IE）为微生物感染心脏内膜面，伴赘生物形成。赘生物为大小不等、形状不一的血小板和纤维素团块，内含大量微生物和少量炎症细胞，最常累及瓣膜。根据病程分为急性和亚急性。

急性感染性心内膜炎的特征为：①中毒症状明显。②病程进展迅速，数天至数周引起瓣膜破坏。③感染迁移多见。④病原体主要为金黄色葡萄球菌。

亚急性感染性心内膜炎的特征为：①中毒症状轻。②病程数周至数月。③感染迁移少见。④病原体以草绿色链球菌多见，其次为肠球菌。急性感染性心内膜炎相对少见。

亚急性自体瓣膜心内膜炎最常见的致病菌是草绿色链球菌，其次为 D 族链球菌（牛链球菌和肠球菌）和表皮葡萄球菌。真菌、立克次体和衣原体为少见致病微生物。

本病主要发生于器质性心脏病的基础上，以心脏瓣膜病为主，其次为先天性心脏病。发病主要与以下因素有关：①血流动力学因素：赘生物常位于血流从高压腔经病变瓣口或先天缺损至低压腔产生高速射流和湍流的下游，高速射流冲击导致相应部位损伤，易于感染。②非细菌性血栓性心内膜病变：当内膜的内皮受损暴露其下结缔组织的胶原纤维时，血小板聚集，形成血小板微血栓和纤维蛋白沉着，成为结节样无菌性赘生物，是细菌定居瓣膜表面的重要因素。③短暂性菌血症：各种感染或细菌寄居的皮肤黏膜的创伤导致暂时性菌血症，循环中的细菌定居在无菌性赘生物上即可发生心内膜炎。④细菌感染无菌性赘生物：取决于发生菌血症的频度和循环中细菌的数量，以及细菌黏附于无菌性赘生物的能力。本节重点介绍亚急性感染性心内膜炎。

【护理评估】

（一）健康史

询问患者有无心瓣膜病、先心病、肺源性心脏病、心肌病病史；近期内有无上呼吸道感染、咽峡炎、扁桃体炎及其他部位感染史；是否做过导尿、拔牙、泌尿系器械检查、心导管检查及心脏手术；有无静脉药瘾。

（二）身体状况

1. 发热 是最常见的症状。多为弛张性低热，一般不超过 39℃，午后和晚上高热，常伴有头痛、背痛和肌肉关节痛。可有全身不适、乏力、食欲不振和体重减轻等全身症状。

2. 心脏杂音 绝大多数患者有病理性杂音，可由基础心脏病和（或）心内膜炎导致瓣膜损害所致。

3. 周围体征 可能由微血管炎或微栓塞引起，包括：①瘀点：以锁骨以上皮肤、口腔黏膜和睑结膜多见。②指（趾）甲下线状出血。③Osler 结节：在指和趾垫出现的豌豆大的红或紫色痛性结节。④Roth 斑：视网膜的卵圆形出血斑，中心呈白色。⑤Janeway 损害：为手掌和足底处直径 1~4mm 的无痛性出血红斑。

4. 慢性感染的症状 如贫血、脾大等，部分患者可见杵状指（趾）。

5. 并发症

（1）心脏 心力衰竭为最常见并发症，其它可见心肌脓肿、急性心肌梗死、心肌炎和化脓性心包炎等。

（2）动脉栓塞 可为首发症状，可发生于机体的任何部位，常见于脑、心、脾、肺、肾、肠系膜和四肢。

（3）细菌性动脉瘤 受累动脉依次为近端主动脉、脑、内脏和四肢。

（4）迁移性脓肿 多见于急性患者，常发生于肝、脾、骨髓和神经系统。

（5）神经系统 患者可有脑栓塞、脑细菌性动脉瘤、脑出血、中毒性脑病、脑脓肿、化脓性脑膜炎等不同神经系统受累表现。

（6）肾脏　大多数患者有肾损害，包括肾动脉栓塞和肾梗死、肾小球肾炎、肾脓肿等。

（三）辅助检查

1. 血培养　是最重要的诊断方法，药物敏感试验可为治疗提供依据。近期未接受过抗生素治疗的患者阳性率可高达95%以上，2周内用过抗生素或采血、培养技术不当，常降低血培养的阳性率。

2. 血液　血常规检查进行性贫血较常见，白细胞计数正常或轻度升高，分类计数中性粒细胞轻度左移。红细胞沉降率升高。

3. 尿液　可见镜下血尿和轻度蛋白尿，肉眼血尿提示肾梗死。红细胞管型和大量蛋白尿提示弥漫性肾小球性肾炎。

4. 免疫学检查　患者可有高丙种球蛋白血症、出现循环中免疫复合物。病程超过6周以上的患者50%可检出类风湿因子阳性。

5. 超声心动图　经胸超声可诊断出50%～75%的赘生物，经食管超声可检出＜5mm的赘生物，敏感性高达95%以上。未发现赘生物时需密切结合临床。

6. 其他　X线检查可了解心脏外形、肺部表现等。心电图可发现心律失常。

（四）心理和社会支持状况

由于症状的加重，患者可烦躁、恐惧；当病情进展且疗效不佳时，患者可出现精神紧张、绝望等心理反应。

【诊断要点】

原有心瓣膜病变或其他心脏病基础上，患者发现周围体征（瘀点、甲下线状出血、Osler结节、Roth斑、杵状指）提示本病的存在，血培养阳性或超声心动图发现赘生物对明确诊断有重要价值。

【治疗要点】

1. 抗微生物药物治疗　为最重要治疗措施。应早期、大剂量、长疗程、联合应用杀菌性抗生素；疗程至少6～8周，以静脉给药方式为主。病原微生物不明时，选用针对大多数链球菌的抗生素；本病大多数致病菌对青霉素敏感，可作为首选药物；已培养出病原微生物时，根据药物敏感试验结果选择用药。

2. 外科治疗　对抗生素治疗无效、严重心内并发症者应考虑手术治疗。

【常见护理诊断】

1. 体温过高　与感染有关。

2. 营养失调：低于机体需要量　与食欲下降、长期发热导致机体消耗过多有关。

3. 焦虑　与发热、出现并发症、疗程长或病情反复有关。

4. 潜在并发症　心力衰竭。

5. 急性意识障碍　与脑血管栓塞有关。

【护理措施】

1. 饮食　给予清淡、高蛋白、高热量、高维生素、易消化的半流质或软食，以补充发热引起的机体消耗。鼓励患者多饮水，做好口腔护理。有心力衰竭征象的患者按心力衰竭患者饮食进行指导。

2. 加强病情观察　观察体温及皮肤黏膜变化：动态监测体温变化情况，每 4～6h 测量体温 1 次并准确绘制体温曲线，判断病情进展及治疗效果。评估患者有无皮肤瘀点、指（趾）甲下线状出血、Osler 结节和 Janeways 损害等及消退情况。观察患者有无栓塞征象，重点观察瞳孔、神志、肢体活动及皮肤温度等。

3. 抗生素应用的护理　遵医嘱应用抗生素治疗，观察药物疗效、可能产生的不良反应，并及时报告医生。告知患者抗生素是治疗本病的关键，病原菌隐藏在赘生物内和内皮下，需坚持大剂量长疗程的抗生素治疗才能杀灭。严格按时间用药，以确保维持有效的血药浓度。注意保护静脉，可使用静脉留置针，避免多次穿刺增加患者痛苦。

4. 正确采集血标本　告知患者及家属为提高血培养结果的准确率，需多次采血，且采血量较多，在必要时甚至需暂停抗生素，以取得理解和配合。对于未经治疗的亚急性患者，应在第 1 天每间隔 1h 采血 1 次，共 3 次。如次日未见细菌生长，重复采血 3 次后，开始抗生素治疗。已用过抗生素者，停药 2～7 天后采血。急性患者应在入院后立即安排采血，在 3h 内每隔 1h 采血 1 次，共取 3 次血标本后，按医嘱开始治疗。本病的菌血症为持续性，无需在体温升高时采血。每次采血 10～20ml，同时作需氧和厌氧培养。

5. 并发症的观察和护理

（1）发热护理　高热患者卧床休息，注意病室的温度和湿度适宜。可予以冰袋物理降温，并记录降温后的体温变化。出汗较多时可在衣服与皮肤之间垫以柔软毛巾，便于潮湿后及时更换，增加舒适感，并防止因频繁更衣而导致患者受凉。

（2）栓塞　心脏超声可见巨大赘生物的患者，应绝对卧床休息，防止赘生物脱落。观察患者有无栓塞征象，重点观察瞳孔、神志、肢体活动及皮肤温度等。当患者突然出现胸痛、气急、发绀和咯血等症状，要考虑肺栓塞的可能；出现腰痛、血尿等考虑肾栓塞的可能；当患者出现神志和精神改变、失语、吞咽困难、肢体功能障碍、瞳孔大小不对称，甚至抽搐或昏迷征象时，警惕脑血管栓塞的可能；当出现肢体突发剧烈疼痛，局部皮肤温度下降，动脉搏动减弱或消失要考虑外周动脉栓塞的可能。出现可疑征象，应及时报告医生并协助处理。

【健康教育】

1. 疾病知识指导　向患者和家属讲解本病的病因与发病机制、致病菌侵入途径、坚持足够剂量和足够疗程抗生素治疗的重要性。在施行口腔手术如拔牙、扁桃体摘除术、上呼吸道手术或操作、泌尿、生殖、消化道侵入性诊治或其他外科手术治疗前，应说明自己患有心瓣膜病、心内膜炎等病史，以预防性使用抗生素。

2. 生活指导　嘱患者平时注意防寒保暖，避免感冒，加强营养，增强机体抵抗力，合理安排休息。保持口腔和皮肤清洁，少去公共场所。勿挤压痤疮、疖、痈等感染病灶，减少病原体入侵的机会。

3. 病情自我监测指导　教会患者自我监测体温变化，有无栓塞表现，定期门诊随访。

第七节　冠状动脉粥样硬化性心脏病

掌握　冠状动脉粥样硬化性心脏病的分型、心绞痛及急性心肌梗死的主要临床表现及治疗方法

熟悉　心绞痛及心肌梗死的主要护理诊断与护理措施

了解　冠状动脉粥样硬化性心脏病的病因及发病机制

病案　患者，女性，60 岁、教师，因"阵发性胸痛 1 周、持续性胸痛 3h"入院。患者 1 周前骑自行车上班途中出现胸痛，部位在胸骨后，可波及心前区，范围约拳头大小，呈压榨性，伴紧缩感，下车休息 3～5min 后自然缓解。在医务室查心电图未见异常，医生怀疑冠心病，嘱其以后出现胸痛时，立即舌下含服硝酸甘油 1 片。以后上述症状又因劳累或情绪激动诱发，经舌下含服硝酸甘油 1 片，均可迅速缓解，未系统诊治。3h 前患者无诱因出现胸闷、胸痛，疼痛部位同前，呈持续性，有濒死感，伴恶心呕吐大汗，呕吐物为胃内容物，经休息及先后舌下含服硝酸甘油 3 片，均未见缓解，经 120 救护车送入医院。

既往有高血压病史 6 年，间断口服"北京降压 0 号"治疗，血压一般在 130/88mmHg 左右，高脂血症 4 年，未系统治疗，否认食物药物过敏史，否认传染性疾病史。有吸烟嗜好，每日 10～20 支，不饮酒。已婚，爱人和孩子健康。否认家族遗传性疾病史。

体格检查：体温 36.8℃，脉搏 88 次/分，呼吸 24 次/分，血压 125/80mmHg。面色苍白、多汗，表情痛苦，口唇无发绀，无颈静脉怒张，两肺呼吸音清，未闻及干湿啰音。心浊音界正常，心音弱，心率 88 次/分，律齐，未闻及病理性杂音，腹部平坦，无压痛、反跳痛及腹肌紧张，肝脾未触及，双下肢无水肿，活动正常。

辅助检查：心电图示窦性心律，胸前导联 $V_{1～5}$ST 段弓背向上型抬高，与 T 波融合形成单向曲线，床旁 X 线胸片正常，超声心动图示各腔室大小正常，左心室前壁活动度减低。

1. 本病例近 3h 的症状与此前的症状有什么不同，该病的临床诊断及治疗措施有哪些？

2. 该病的主要护理诊断及护理措施有哪些？

冠状动脉粥样硬化性心脏病（coronary atherosclerotic heart disease）指冠状动脉粥样硬化使血管腔狭窄或阻塞，导致心肌缺血缺氧而引起的心脏病，它和因冠状动脉功能

性改变（痉挛）一起统称冠状动脉性心脏病（coronary heart disease），简称冠心病，亦称缺血性心脏病（ischemic heart disease）。

冠心病是严重危害人民健康的常见病。1999年我国农村和城市男性35~74岁人群中冠心病死亡率分别为64/10万和106/10万，同期美国同年龄段男性冠心病死亡率为230/10万。

本病病因尚未完全明确，目前认为是多种因素作用于不同环节所致，这些因素亦称为危险因素或易患因素。主要的危险因素有如下几点。

1. 年龄 本病多见于40岁以上中、老年人。

2. 性别 男性多见，女性在绝经期后发病率增加。可能与雌激素对心血管的保护作用有关。

3. 血脂异常 脂质代谢异常是动脉粥样硬化最重要的危险因素。总胆固醇（TC）、甘油三酯（TG）、低密度脂蛋白（LDL）或极低密度脂蛋白（VLDL）增高；高密度脂蛋白尤其是它的亚组分Ⅱ（HDLⅡ）减低，载脂蛋白A（ApoA）降低和载脂蛋白B（ApoB）增高都被认为是危险因素。新近又认为脂蛋白（a）［Lp（a）］增高是独立的危险因素。

4. 高血压 血压增高与本病密切相关。60%~70%的冠状动脉粥样硬化患者有高血压，高血压患者患本病较血压正常者高3~4倍，收缩压和舒张压增高都与本病关系密切。

5. 吸烟 吸烟可造成动脉壁氧含量不足，损伤血管内膜，促进动脉粥样硬化的形成。吸烟者与不吸烟者比较，本病的发病率和病死率增高2~6倍，且与每天吸烟的支数呈正比，被动吸烟也是冠心病的危险因素。

6. 糖尿病和糖耐量异常 糖尿病患者中本病发病率较非糖尿病者高2倍。糖耐量减低者常见本病患者。

次要的危险因素包括：①肥胖。②缺少体力活动。③进食过多的动物脂肪、胆固醇、糖和钠盐。④遗传因素。⑤A型性格等。

近年来发现的危险因素还有：①胰岛素抵抗。②血中同型半胱氨酸增高。③血中一些凝血因子增高。④病毒、衣原体感染等。

临床上冠心病分为以下5型。

1. 隐匿型（无症状型） 患者无自觉症状，但静息、动态或运动心电图有ST段压低、T波低平或倒置等心肌缺血性改变。

2. 心绞痛型 有发作性胸骨后疼痛，为一过性心肌供血不足引起。

3. 心肌梗死型 由冠状动脉闭塞致心肌急性缺血性坏死所致。

4. 缺血性心肌病型 表现为心脏增大、心力衰竭和心律失常，为长期心肌缺血导致心肌纤维化引起。临床表现与扩张型心肌病类似。

5. 猝死型 因原发性心脏骤停而猝然死亡，多为心肌缺血引起严重的室性心律失常所致。

近年来提出急性冠状动脉综合征（acute coronary syndrome，ACS）的概念，包括不稳定型心绞痛、非ST段抬高性心肌梗死及ST段抬高性心肌梗死。这3种病症的共同病理基础均为冠脉内不稳定的粥样斑块破裂，继而出血和血栓形成，可有冠脉痉挛参与。患者往往出现胸痛，而胸痛发作之初并不能确定其最终的结果，故统称为急性冠状动脉综合征，以利于对这类患者的重视，及时地做出正确的临床判断并尽早采取积极的救治措施，降低死亡率。本节重点介绍心绞痛及心肌梗死。

一、心绞痛

心绞痛（angina pectoris）是冠状动脉供血不足，引起心肌急剧、暂时的缺血、缺氧所致的临床综合征。典型特点为阵发性的前胸压榨性疼痛，主要位于胸骨后部，可放射至心前区和左上肢尺侧，常发生于劳力等心脏负荷增加时，持续数分钟，休息或用硝酸酯制剂后消失。

本病最常见的病因是冠状动脉粥样硬化。正常情况下，冠状循环血流量具有很大的储备力量，其血流量可随身体的生理情况有显著的变化，在剧烈体力活动、情绪激动等对氧的需求增加时，冠状动脉适当扩张，血流量增加（可增加 6 ~ 7 倍），达到供求平衡。当冠状动脉粥样硬化致冠状动脉狭窄或部分分支闭塞时，其扩张性减弱，血流量减少，平静时心肌血供尚能应付需要，休息时无症状；一旦心脏负荷突然增加，如劳累、激动、心力衰竭等使心脏负荷增加，心肌耗氧量增加时，对血液的需求增加，而冠脉的供血已不能相应增加，即可引起心绞痛。

【护理评估】

（一）健康史

询问患者有无血脂异常、高血压、糖尿病和糖耐量异常、是否吸烟、体力活动情况；生活方式、遗传因素及性格等。

（二）身体状况

1. 症状　以发作性胸痛为主要临床表现，稳定型心绞痛典型的疼痛特点如下。

（1）部位　主要在胸骨体中段或上段之后，可波及心前区，界限不很清楚，常放射至左肩、左臂内侧达无名指，或至颈、咽或下颌部、上腹部。

（2）性质　为压迫、发闷或紧缩性、烧灼感，但不尖锐，非针刺或刀割样痛，偶伴濒死感；发作时患者常不自觉地停止原来的活动。

（3）诱因　体力劳动、情绪激动、饱餐、寒冷、吸烟、心动过速、休克等。

（4）持续时间　疼痛出现后常逐渐加重，3 ~ 5min 内逐渐消失。

（5）缓解方式　休息或含服硝酸甘油可缓解。可数天或数周发作 1 次，亦可 1 天内多次发作。

2. 体征　平时多无明显体征；心绞痛发作时患者可有面色苍白、出冷汗、心率增快、血压升高，心尖部听诊有时出现第四心音奔马律，或暂时性心尖部收缩期杂音。

目前，临床上已趋向将除上述典型的稳定型劳力性（stable angina pectoris）心绞痛以外的缺血性胸痛统称为不稳定型心绞痛（unstable angina pectoris，UAP）。除变异型心绞痛（Prinzmetal′s variant angina pectoris）具有短暂 ST 段抬高的特异心电图变化而仍为临床所留用外，原有心绞痛的其他分型命名临床上均已弃用。

不稳定型心绞痛主要是指：①原有稳定型心绞痛在 1 个月内疼痛发作的频率增加、程度加重、时限延长、诱因发生改变，硝酸酯类药物缓解作用减弱；②1 个月之内新发生的较轻负荷所诱发的心绞痛；③休息状态下发作心绞痛或较轻微活动即可诱发，发作时表现有 ST 段抬高的变异型心绞痛。

（三）辅助检查

1. 心电图 约半数患者静息心电图正常；心绞痛发作时可出现暂时性心肌缺血引起的 ST 段压低（≥0.1mV）。心电图负荷实验及 24h 动态心电图可显著提高缺血性心脏病的检出率。

2. 放射性核素检查 利用放射性铊心肌显像所示灌注缺损提示心肌供血不足或血供消失，对心肌缺血诊断较有价值。

3. 冠状动脉造影 选择性冠状动脉造影可使左、右冠状动脉及其主要分支得到清楚的显影，具有确诊价值。

4. 多排探测器螺旋 X 线计算机断层显像 进行冠状动脉三维重建，有助于冠状动脉病变的诊断。

（四）心理和社会支持状况

由于疼痛，患者会产生焦虑、恐惧不安的表现，医护人员及亲属应给予患者关心和安慰。

【诊断要点】

根据典型的发作性胸痛，含服硝酸甘油后缓解，结合年龄和存在的冠心病危险因素，除外其他原因所致的心绞痛，一般即可建立诊断。发作时心电图检查对诊断有帮助，诊断仍有困难者，可考虑作心电图负荷实验、冠状动脉造影等。

【治疗要点】

1. 发作时的治疗

（1）休息 发作时应立即休息，一般患者停止活动后症状即可消除。

（2）药物治疗 硝酸酯制剂是最有效，作用最快终止心绞痛发作的药物，除可扩张冠状动脉增加冠状动脉血流量外，还可扩张外周血管，减轻心脏负荷，从而缓解心绞痛。①硝酸甘油 0.3～0.6mg 舌下含化，1～2min 内显效，约 30min 后作用消失。②硝酸异山梨酯 5～10mg，舌下含化，2～5min 显效，作用维持 2～3h。

2. 缓解期的治疗

（1）硝酸酯制剂 硝酸异山梨酯 5～20mg 口服，每天 3 次，服后半小时起作用，持续 3～5h；缓释制剂可维持 12h，可 20mg，每天 2 次；单硝酸异山梨酯 20mg，每日 2 次；长效硝酸甘油制剂，口服半小时起作用，持续 8～12h，可每 8h 服 1 次，每次 2.5mg；2% 硝酸甘油油膏或橡皮膏贴片用于胸前、上臂皮肤而缓慢吸收，可用于预防夜间心绞痛发作。

（2）β 受体阻滞剂 其抗心绞痛作用主要是通过降低血压、减慢心率，降低心肌收缩力，降低心肌氧耗量。常用药物有美托洛尔、普萘洛尔（心得安）、阿替洛尔（氨酰心安）等。该药能引起低血压，宜以小剂量开始，停用时应逐步减量，突然停用有诱发心肌梗死的可能；有支气管哮喘、低血压、心动过缓、Ⅱ度或以上房室传导阻滞的患者不宜应用。

（3）钙通道阻滞剂　抑制钙离子进入细胞内，抑制心肌收缩，减少氧耗；并通过扩张冠状动脉，扩张外周血管、减轻心脏负荷，从而缓解心绞痛，还可以降低血黏度，抗血小板聚集，改善心肌的微循环。常用药物有维拉帕米、硝苯地平缓释制剂。

（4）抗血小板药物　阿司匹林 100～300mg，每天 1 次。

（5）调整血脂药物　可选用他汀类、贝特类等药物。

（6）中医中药治疗　如活血化淤药物、针刺或穴位按摩等。

3. 经皮穿刺腔内冠状动脉成形及支架植入术

4. 外科治疗　可行主动脉 - 冠状动脉旁路移植术。

5. 运动锻炼疗法　合理的运动锻炼有利于促进侧支循环的建立，提高活动耐受量而改善症状。

【常见护理诊断】

1. 疼痛：胸痛　与心肌缺血、缺氧有关。

2. 活动无耐力　与心肌氧的供需失调有关。

3. 潜在并发症　心肌梗死。

4. 焦虑　与心绞痛反复频繁发作有关。

5. 知识缺乏　缺乏控制诱发因素及预防心绞痛发作的知识。

【护理措施】

1. 发作时护理

（1）休息　心绞痛发作时应立即停止活动，休息。不稳定型心绞痛者，应卧床休息，密切观察。

（2）心理护理　安慰患者，解除紧张不安情绪，以减少心肌耗氧量。

（3）吸氧。

（4）病情观察　评估患者疼痛的部位、性质，程度、持续时间，给予心电监测，严密监测心率、心律、血压变化，观察患者有无面色苍白、大汗、恶心、呕吐等。

（5）用药护理　心绞痛发作时给予患者舌下含服硝酸甘油，用药后注意观察患者胸痛变化情况，如服药后 3～5min 仍不缓解可重复使用。对于心绞痛发作频繁者，可遵医嘱给予硝酸甘油静脉滴注，但应控制滴速，并告知患者及家属不可擅自调节滴速，以防低血压发生。部分患者用药后出现面部潮红、头部胀痛、头晕、心动过速、心悸等不适，应告知患者是由于药物所产生的血管扩张作用导致，以解除顾虑。

2. 缓解期的护理

（1）休息与活动　缓解期的患者一般不需要卧床休息，根据患者的活动能力制定合理的活动计划，鼓励患者参加适当的体力劳动和体育锻炼，最大活动量以不发生心绞痛症状为度，避免竞赛活动和屏气用力动作，避免精神过度紧张和长时间工作。适当运动有利于侧支循环的建立，提高患者的活动耐力。对于规律性发作的劳力性心绞痛，可进行预防用药，如外出、就餐、排便等活动前含服硝酸甘油。监测患者活动过程中有无胸痛、呼吸困难、脉搏增快等反应，出现异常情况应立即停止活动，并给予含服硝酸甘油、吸氧等处置。

（2）减少或避免诱因　疼痛缓解后，与患者一起分析引起心绞痛发作的诱因，如过劳、情绪激动、寒冷刺激等。调节饮食，禁烟酒。保持排便通畅，切忌用力排便，以免诱发心绞痛。保持心境平和，改变焦躁易怒、争强好胜的性格等。

【健康教育】

1. 避免诱发因素　告知患者及家属过劳、情绪激动、饱餐、寒冷刺激等都是心绞痛发作的诱因，应注意尽量避免。

2. 改变生活方式　生活方式的改变是冠心病治疗的基础，应指导患者：①合理膳食：宜摄入低热量、低脂、低胆固醇、低盐饮食，多食蔬菜、水果和粗纤维食物如芹菜、糙米等，避免暴饮暴食，注意少量多餐。②控制体重：在饮食治疗的基础上，结合运动和行为治疗等综合治疗。③适当运动：运动方式应以有氧运动为主，注意运动的强度和时间因病情和个体差异而不同，必要时需要在监测下进行。④戒烟。⑤减轻精神压力：逐渐改变急躁易怒的性格，保持平和的心态，可采取放松技术或与他人交流的方式缓解压力。

3. 病情自我监测指导　教会患者及家属心绞痛发作时的缓解方法，胸痛发作时应立即停止活动或舌下含服硝酸甘油。如服用硝酸甘油不缓解，或心绞痛发作比以往频繁、程度加重、疼痛时间延长，应立即到医院就诊，警惕心肌梗死的发生。不典型心绞痛发作时可能表现为牙痛、上腹痛等，为防止误诊，可先按心绞痛发作处理并及时就医。

4. 用药指导　指导患者出院后遵医嘱服药，不要擅自增减药量，自我监测药物的不良反应。外出时随身携带硝酸甘油以备急需。硝酸甘油见光易分解，应放在棕色瓶内存放于干燥处，以免潮解失效。药瓶开封后每6个月更换1次，以确保疗效。

5. 定期复查　告知患者应定期复查心电图、血糖、血脂等。

二、心肌梗死

心肌梗死（myocardial infarction）是心肌的缺血性坏死，为在冠状动脉病变的基础上，发生冠状动脉血供急剧减少或中断，使相应的心肌严重而持久地急性缺血所致。临床表现为持久的胸骨后剧烈疼痛、发热、白细胞计数和血清心肌坏死标记物增高及心电图进行性改变。常可发生心律失常、心源性休克或急性心力衰竭，属冠心病的严重类型。目前，在全球每年1700万死于心血管疾病的患者中，有一半以上死于急性心肌梗死。

【护理评估】

（一）健康史

本病的基本病因是冠状动脉粥样硬化（偶为冠状动脉栓塞、炎症、先天性畸形、痉挛和冠状动脉口阻塞所致），造成一支或多支冠脉管腔狭窄和心肌供血不足，而侧支循环尚未充分建立。一旦血供急剧减少或中断，使心肌严重而持久地急性缺血达1h以上，即可发生心肌梗死。心肌梗死的原因多数是不稳定粥样斑块破溃，继而出血或管腔内血栓形成，使血管腔完全闭塞，少数为血管持续痉挛所致。

促使粥样斑块破溃出血及血栓形成的诱因有：休克、脱水、出血、重体力活动、外科手术或严重心律失常，使心排血量骤降，冠状动脉灌流量锐减；心肌梗死常常在饱餐特别是进食多量高脂饮食后，晨起 6 时至 12 时或用力大便时发生。

（二）身体状况

1. 先兆　50%～81.2% 的患者在发病前数天有乏力，胸部不适，活动时心悸、气急、烦躁、心绞痛等前驱症状，新发生心绞痛或原有心绞痛加重最为突出，心绞痛发作较以往频繁、性质较剧、持续时间长，硝酸甘油疗效差，诱发因素不明显。心电图示 ST 段一时性明显抬高或压低，T 波倒置或增高。及时处理先兆症状，可使部分患者避免发生心肌梗死。

2. 症状

（1）疼痛　为最早出现、最突出的症状。常发生于安静时；疼痛的性质和部位与心绞痛相似，但程度更剧烈，多伴有大汗、烦躁不安、恐惧及濒死感，持续时间可达数小时或数天，休息和服用硝酸甘油不缓解。部分患者疼痛可向上腹部放射而被误诊为急腹症，或因疼痛向下颌、颈部、背部放射而误诊为其他疾病。少数患者无疼痛，一开始即表现为休克或急性心力衰竭。

（2）全身症状　一般在疼痛发生后 24～48h 出现，由坏死物质吸收所引起。表现为发热、心动过速、白细胞增高和血沉增快等；体温在 38℃ 左右，持续约 1 周。

（3）胃肠道症状　疼痛剧烈时常伴恶心、呕吐、上腹胀痛，与迷走神经受坏死心肌刺激和心排血量降低组织灌注不足等有关。重者可发生呃逆。

（4）心律失常　75%～90% 患者有心律失常，是急性心肌梗死主要死因；多发生在起病 1～2 周内，24h 内最多见。以室性心律失常最多，尤其是室性期前收缩，如频发（每分钟 5 次以上）、多源、成对出现、短阵室速或呈 RonT 现象的室性期前收缩常为心室颤动的先兆。室颤是急性心肌梗死早期，特别是入院前的主要死因。前壁心肌梗死易发生室性心律失常，下壁心肌梗死则易发生房室传导阻滞及窦性心动过缓。

（5）低血压和休克：疼痛发作时血压下降常见，但未必是休克；如疼痛缓解而收缩压仍低于 80mmHg，患者烦躁不安、面色苍白、皮肤湿冷、脉细而快、大汗淋漓、尿少、反应迟钝，甚至晕厥者则为休克表现；多发生于起病后数小时至 1 周内，主要是心源性休克，为心肌广泛坏死，心排血量急剧下降所致。

（6）心力衰竭：主要为急性左心衰竭，为心肌梗死后心脏舒缩力显著减弱或不协调所致。表现为呼吸困难、咳嗽、发绀、烦躁等症状，重者可发生急性肺水肿，随后可发生颈静脉怒张、肝大、水肿等右心衰表现。右心室心肌梗死者可一开始就出现右心衰竭表现，伴血压下降。

3. 体征　心脏浊音界可正常或轻至中度增大；心率多增快，也可减慢，心律不齐；心尖部第一心音减弱，可闻第三或第四心音奔马律；部分患者在起病第 2～3 天出现心包摩擦音，为反应性纤维性心包炎所致；亦有部分患者在心前区可闻及收缩期杂音或喀喇音，为二尖瓣乳头肌功能失调或断裂所致；除急性心肌梗死早期血压可增高外，几乎所有患者都有血压下降。

4. 并发症

（1）乳头肌功能失调或断裂 二尖瓣乳头肌因缺血、坏死等使收缩功能发生障碍，造成二尖瓣脱垂及关闭不全。重者可严重损害左心功能致使发生急性肺水肿，在数天内死亡。

（2）心脏破裂 少见，常在起病1周内出现，多为心室游离壁破裂。

（3）栓塞 少见，可为左心室附壁血栓脱落或下肢静脉血栓脱落所致。

（4）心室壁瘤 主要见于左心室。较大的室壁瘤体检时可见左侧心界扩大，超声心动图可见心室局部有反常运动，心电图示ST段持续抬高。

（5）心肌梗死后综合征 发生率为10%。心肌梗死后数周至数月内出现，可能为机体对坏死组织的过敏反应，表现为心包炎、胸膜炎或肺炎，有发热，胸痛等症状。

（三）辅助检查

1. 心电图

（1）特征性改变 典型急性心肌梗死表现为：①在面向透壁心肌坏死区的导联ST段明显抬高呈弓背向上型，宽而深的Q波（病理性Q波），T波倒置。②在背向心肌坏死区的导联则出现相反的改变，即R波增高，ST段压低和T波直立并增高。

（2）动态性改变 急性心肌梗死的心电图演变过程为：①在起病数小时内可无异常或出现异常高大两肢不对称的T波。②数小时后，ST段明显抬高，弓背向上，与直立的T波连接，形成单相曲线；数小时至2天内出现病理性Q波，同时R波减低，为急性期改变。Q波在3~4天内稳定不变，此后大多永久存在。③如果急性心肌梗死早期不进行治疗干预，抬高的ST段可在数天至2周内逐渐回到基线水平，T波逐渐平坦或倒置，为亚急性期改变。④数周至数月后，T波呈V形倒置，两支对称，为慢性期改变。

（3）定位诊断 心肌梗死的定位和范围可根据出现特征性改变的导联来判断：V_1、V_2、V_3导联示前间壁心肌梗死，$V_3 \sim V_6$导联示局限前壁心肌梗死，$V_1 \sim V_5$导联示广泛前壁心肌梗死，Ⅱ、Ⅲ、aVF导联示下壁心肌梗死，Ⅰ、aVL导联示高侧壁心肌梗死，$V_7 \sim V_8$导联示正后壁心肌梗死，Ⅱ、Ⅲ、aVF导联伴右胸导联（尤其是V_{4R}）ST段抬高，可作为下壁心肌梗死并发右室梗死的参考指标。

2. 血清心肌坏死标记物增高 ①肌酸激酶（CPK）在起病6h内升高，12h达高峰，3~4天恢复正常。肌酸激酶的同工酶（CPK-MB）在起病后4h内增高，16~24h达高峰，3~4天恢复正常。CPK-MB增高的程度能较准确地反映梗死的范围，其高峰出现时间是否提前有助于判断溶栓治疗是否成功。②天门冬酸氨基转移酶（AST）在起病6~10h后升高，24h达高峰，3~6天后降至正常。③乳酸脱氢酶（LDH）起病8~10h后升高，2~3天达高峰，持续1~2周。④心肌肌钙蛋白Ⅰ（cTnI）或T（cTnT）在起病3~4h后升高，cTnI于11~24h达高峰，7~10天降至正常，cTnT于24~48h达高峰，10~14天降至正常。⑤肌红蛋白：在急性心肌梗死后出现最早，于起病后 2h 内即升高，12h 内达高峰；24～48h 内恢复正常。

3. 超声心动图　切面和 M 型超声心动图有助于了解心室壁的运动和左心室功能，诊断室壁瘤和乳头肌功能失调等。

4. 放射性核素检查　可显示心肌梗死的部位与范围，观察左心室壁的运动和左心室射血分数，有助于判定心室的功能、诊断梗死后造成的室壁运动失调和心室壁瘤。

5. 其它实验室检查　血液检查：起病 24～48h 后白细胞计数增高，中性粒细胞增多，嗜酸性粒细胞减少或消失，红细胞沉降率增快，C 反应蛋白增高，均可持续 1～3 周。

（四）心理和社会支持状况

由于剧烈的疼痛使患者产生焦虑、恐惧不安甚至绝望的表现，医护人员及亲属应给予患者充分的安慰和关爱。

【诊断要点】

临床具备下列 3 条标准中的 2 条即可诊断急性心肌梗死：①缺血性胸痛的临床病史。②心电图的动态演变。③心肌坏死的血清心肌标记物浓度的动态改变。

【治疗要点】

强调及早发现、及早入院治疗，加强入院前的就地处理。治疗原则是尽早使心肌血液再灌注（到达医院后 30min 内开始溶栓或 90min 内开始介入治疗）以挽救濒死的心肌，防止梗死面积扩大或缩小心肌缺血范围，保护和维持心脏功能，及时处理严重心律失常、心力衰竭和各种并发症，防止猝死。

1. 监护和一般治疗

（1）休息　应卧床休息 1 周，保持环境安静，减少不良刺激。

（2）吸氧　间断或持续吸氧 2～3 天；鼻导管给氧，氧流量 2～5L/min，以增加心肌氧的供应，减轻缺血和疼痛。

（3）监测　急性期应住冠心病监护室，进行心电、血压、呼吸监测 5～7 天，必要时进行血流动力学监测。

（4）阿司匹林　无禁忌证者给予肠溶性阿司匹林，一般首次剂量 150～300mg，此后 50～150mg 每天 1 次长期服用。

2. 解除疼痛

（1）哌替啶（杜冷丁）50～100mg 肌内注射或吗啡 5～10mg 皮下注射，必要时可重复使用。

（2）疼痛较轻者可用可待因或罂粟碱。

（3）用硝酸甘油或硝酸异山梨酯。

3. 再灌注心肌　积极的治疗措施是起病 3～6h（最多 12h）内使闭塞的冠状动脉再通，心肌得到再灌注，濒临坏死的心肌可能得以存活或使坏死范围缩小，对梗死后心肌重塑有利，改善预后。

（1）经皮冠状动脉介入治疗（percutaneous coronary intervention，PCI）　有条件的医院对具备适应证的患者应尽快实施 PCI，可获得更好的治疗效果。

（2）溶栓疗法（thfombolytic therapy）　所有在症状发作后 12h 内就诊的 ST 段抬高的心肌梗死患者，若无禁忌证均可考虑溶栓治疗。发病虽超过 12h 但仍有进行性胸痛和心电图 ST 段抬高者，也可考虑溶栓治疗。

①适应证：（a）2 个或 2 个以上相邻导联 ST 段抬高（胸导联 ≥0.2mV，肢导联 ≥0.1mV），或病史提示急性心肌梗死伴左束支传导阻滞，起病时间 <12h，患者年龄 <75 岁。（b）ST 段显著抬高的心肌梗死患者年龄 >75 岁，经慎重权衡利弊仍可考虑。（c）ST 段抬高的心肌梗死发病时间已达 12~24h，但如有进行性缺血性胸痛，广泛 ST 段抬高者可考虑。

②禁忌证：（a）既往发生过出血性脑卒中，1 年内发生过缺血性脑卒中或脑血管事件。（b）近期（2~4 周）活动性内脏出血（月经除外）、外科大手术、创伤史，包括头部外伤、创伤性心肺复苏或较长时间（>10min）的心肺复苏，在不能压迫部位的大血管穿刺。（c）严重而未控制的高血压（≥180/110mmHg）或慢性严重高血压病史。（d）可疑主动脉夹层。（e）出血性疾病或有出血倾向者，严重肝肾功能损害及恶性肿瘤等。

③溶栓药物的应用：溶栓药物是以纤维蛋白溶酶原激活剂激活血栓中纤维蛋白溶酶原，使转变为纤维蛋白溶酶而溶解冠状动脉内的血栓。常用的溶栓药物有：（a）第一代纤溶药物有尿激酶（UK）和链激酶（SK），不具有纤维蛋白选择性，对血浆中纤维蛋白原的溶解作用明显，可致全身纤溶状态。尿激酶 150 万~200 万 U，30min 内静脉滴注。链激酶 150 万 U 静脉滴注，60min 内滴完。（b）第二代纤溶药物主要以组织型纤溶酶原激活剂（t-PA）为代表，具有纤维蛋白选择特性，主要溶解已形成的纤维蛋白血栓，而对血浆中纤维蛋白原的降解作用较弱。（c）第三代纤溶药物是通过对 t-PA 进行蛋白质工程技术的改造获得，主要特点是半衰期长，血浆清除减慢，更适合静脉注射给药。目前临床上主要应用重组组织型纤溶酶原激活剂（rt-PA），一般以 100mg 在 90min 内静脉给予，先静脉注射 15mg，继而 30min 内静脉滴注 50mg，其后 60min 内再静脉滴注 35mg。

（3）紧急主动脉 - 冠状动脉旁路移植术　介入治疗失败或溶栓治疗无效，有手术指征，宜争取 6~8h 内施行主动脉 - 冠状动脉旁路移植术。

4. 消除心律失常　心律失常必须及时消除，以免演变为严重心律失常甚至猝死。

（1）室性期前收缩或室性心动过速，予利多卡因 50~100mg 静脉注射，必要时可重复使用，至期前收缩消失或总量达 300mg，继以 1~3mg/min 的速度静脉滴注维持，如室性心律失常反复发作者可用胺碘酮。

（2）心室颤动时，尽快采用非同步直流电除颤；室性心动过速药物疗效不满意时，也应及早用同步直流电复律。

（3）缓慢性心律失常可用阿托品 0.5~1mg 肌内注射或静脉注射。

（4）二度或三度房室传导阻滞，伴有血流动力学障碍者，宜用临时心脏起搏器。

（5）室上性快速心律失常药物治疗不能控制时，可考虑同步直流电复律。

5. 控制休克　心肌梗死时有心源性休克，也有血容量不足、外周血管舒缩障碍等因素存在，因此，应在血流动力学监测下，予补充血容量、纠酸、血管活性药物等抗休克处理。无效时应选用在主动脉内气囊反搏术的支持下，立即行直接 PTCA 或支架植入，使冠状动脉及时再通，也可做急诊冠脉旁路移植术。

6. 治疗心衰　主要是治疗急性左心衰竭，以应用吗啡（或哌替啶）和利尿剂为主，也可选用血管扩张剂减轻左心室的前、后负荷。心肌梗死发生后 24h 内不宜用洋地黄制剂，有右心室梗死的患者应慎用利尿剂。

7. 其他治疗

（1）抗凝疗法　溶栓治疗后或不宜溶栓者应用，对防止梗死面积扩大及再梗死有积极疗效。常用药物为肝素或低分子肝素，口服抗凝药物有阿司匹林或氯吡格雷。对有出血倾向、活动性溃疡病、新近手术创面未愈合、血压过高及严重肝肾功能不全者禁用抗凝治疗。

（2）β 受体阻滞剂、钙通道阻滞剂和血管紧张素转换酶抑制剂　在起病的早期即应用普萘洛尔、美托洛尔或阿替洛尔等 β 受体阻滞剂，尤其是前壁心肌梗死伴有交感神经功能亢进者，可防止梗死范围的扩大，改善预后。血管紧张素转换酶抑制剂中的卡托普利有助于改善恢复期的心肌重构，降低心力衰竭发生率，降低死亡率。

（3）极化液疗法　氯化钾 1.5g、胰岛素 10U 加入 10% 葡萄糖溶液 500ml 内静脉滴注，每天 1 次，7～14 天为一疗程，对恢复心肌细胞膜极化状态，改善心肌收缩功能，减少心律失常有益。

【常见护理诊断】

1. 疼痛：胸痛　与心肌缺血坏死有关。

2. 活动无耐力　与心肌氧的供需失调有关。

3. 潜在并发症　心律失常、心力衰竭、休克。

4. 有便秘的危险　与进食少、活动少、不习惯床上排便有关。

【护理措施】

1. 一般护理

（1）休息　第一周卧床休息，前 3 天绝对卧床休息；随后逐渐在床上四肢活动；指导患者进行腹式呼吸、关节被动与主动运动，协助患者洗漱、进餐，在患者活动耐力范围内，鼓励患者自理部分生活活动，以增加患者的自我价值感，逐渐过渡到床边活动。第二周逐步离床站立，座椅子进餐，洗漱。第三周逐步室内缓步走动、室外走廊散步、做医疗体操，在帮助下入厕、洗澡、试着上下一层楼梯等。若有并发症，则应适当延长卧床时间。

（2）饮食　第一周流质、半流质；进食不宜过饱，可少量多餐，食物以含必需的热量和营养，易消化、低钠、低脂、产气少者为宜。

（3）心理护理　疼痛发作时应有专人陪伴，允许患者表达内心感受，给予心理支持，鼓励患者战胜疾病的信心。向患者讲明住进 CCU 后病情的任何变化都在医护人员的严密监护下并能得到及时的治疗，最终会转危为安，以缓解患者的恐惧心理。解释疾病过程与治疗配合，说明不良情绪会增加心肌耗氧量而不利于病情的控制。医护人员工作应紧张有序,避免忙乱而带给患者不信任感和不安全感。将监护仪的报警声尽量调低,以免影响患者休息,增加患者的心理负担。烦躁不安者可肌内注射地西泮使患者镇静。

(4)保持大便通畅 及时增加富含纤维素的食物如水果、蔬菜的摄入;无糖尿病者每天清晨给予蜂蜜20ml加温开水同饮;适当腹部按摩(按顺时针方向)以促进肠蠕动。一般在患者无腹泻的情况下常规应用缓泻剂,以防止便秘时用力排便导致病情加重。床边使用坐便器比床上使用便盆较为舒适,可允许患者床边使用坐便器,排便时应提供隐蔽条件,如屏风遮挡。一旦出现排便困难,应立即告知医护人员,可使用开塞露或低压盐水灌肠。

2. 心电监护 及时发现心率及心律的变化,在心肌梗死溶栓治疗后4h内易发生再灌注性心律失常,特别是在溶栓治疗即刻至溶栓后2h内应设专人床旁心电监测。发现频发室性期前收缩、成对出现或呈短阵室速、多源性或RonT现象的室性期前收缩及严重的房室传导阻滞时,应立即通知医生,遵医嘱使用利多卡因等药物,警惕室颤或心脏停搏的发生。

3. 病情观察

(1)及时发现急性心肌梗死的先兆表现并报告医师,予以及时抢救处理。

(2)心律失常的观察 急性期严密心电监测,及时发现心率及心律的变化。监测电解质和酸碱平衡状况,因电解质紊乱或酸碱平衡失调时更容易并发心律失常。准备好急救药物和抢救设备如除颤器、起搏器等,随时准备抢救。

(3)心力衰竭的观察 急性心肌梗死患者在起病最初几天,甚至在梗死演变期可发生心力衰竭,特别是急性左心衰竭。应严密观察患者有无呼吸困难、咳嗽、咳痰、少尿、颈静脉怒张、低血压、心率加快等,听诊肺部有无湿啰音。避免情绪激动、饱餐、用力排便等可加重心脏负担的因素。一旦发生心力衰竭,则按心力衰竭进行护理。

4. 对症护理

(1)疼痛的护理 起病后就地停止活动,绝对卧床,注意保暖,禁忌刺激性饮料和食物;24h内给予流质饮食,减轻胃扩张;保持环境安静,限制探视,并告知患者和家属休息可以降低心肌耗氧量和交感神经兴奋性,有利于缓解疼痛,以取得合作;鼻导管给氧,氧流量2~5L/min,增加心肌氧的供应,减轻缺血和疼痛;遵医嘱给予吗啡或哌替啶止痛,注意有无呼吸抑制等不良反应;给予硝酸酯类药物时应随时监测血压的变化。

(2)心源性休克的护理 将患者头部抬高30°,高流量吸氧;密切观察生命体征、神志、尿量;保持静脉输液通畅,预防并发症。

5. 溶栓治疗的护理

(1)询问患者是否有脑血管病病史、活动性出血和出血倾向、严重而未控制的高血压、近期大手术或外伤史等溶栓禁忌证。

(2)溶栓前先检查血常规、出凝血时间和血型。

(3)迅速建立静脉通路,遵医嘱应用溶栓药物,注意观察有无不良反应:①过敏反应表现为寒战、发热、皮疹等。②低血压（收缩压低于 90mmHg）。③出血，包括皮肤黏膜出血、血尿、便血、咯血、颅内出血等，一旦出血，应紧急处置。

（4）溶栓疗效观察：可根据下列指标间接判断溶栓是否成功：①胸痛 2h 内基本消失。②心电图 ST 段于 2h 内回降 > 50%。③2h 内出现再灌注性心律失常。④血清 CPK - MB 酶峰值提前出现（14h 以内）。冠状动脉造影可直接判断冠脉是否再通。

【健康教育】

除参见"心绞痛"患者的健康指导外，还应注意如下几点。

1. 积极治疗高血压、高脂血症、糖尿病等相关疾病。

2. 饮食调节　急性心肌梗死恢复后的所有患者均应采用饮食调节，可减少再发，即低饱和脂肪和低胆固醇饮食，要求饱和脂肪占总热量的 7% 以下，胆固醇 < 200mg/天。

3. 指导患者及家属掌握简易急救方法，患者随身携带保健盒。

4. 戒烟　戒烟是心肌梗死后的二级预防的重要措施，研究表明急性心肌梗死后继续吸烟再梗死和死亡危险增高 22% ~ 47%，每次随诊都必须了解并登记吸烟情况，积极劝导患者戒烟，并实施戒烟计划。

5. 心理指导　心肌梗死后患者焦虑情绪多来自于对今后工作能力和生活质量的担心，应予以充分理解并指导患者保持乐观、平和的心情，正确对待自己的病情。告诉家属对患者要积极配合和支持，并创造一个良好的身心修养环境，生活中避免对其施加压力，当患者出现紧张、焦虑或烦躁等不良情绪时，应予以理解并设法进行疏导，必要时争取患者工作单位领导和同事的支持。

6. 康复锻炼指导　急性心肌梗死 6 ~ 8 周后，病情稳定、体力恢复、病程进入恢复期可进行康复锻炼。适当运动可以提高患者的心理健康水平和生活质量、延长存活时间。体力活动量须考虑患者的年龄、心肌梗死前活动水平及体力状态等。活动时的监测：开始进行康复训练时，必须在护理人员的监测下进行，以不引起任何不适为度，心率增加 10 ~ 20 次/分为正常反应。运动时心率增加小于 10 次/分可加大运动量，进入高一阶段的训练。若运动时心率增加超过 20 次/分，收缩压降低超过 15mmHg，出现心律失常或心电图 ST 段缺血型下降≥0.1mV 或上升≥0.2mV，则应退回到前一个运动水平。运动方式包括步行、慢跑、太极拳、骑自行车、游泳、健美操等，每周运动 3 ~ 4 天，开始时每次 10 ~ 15min，逐步延长到每天 30min 以上，避免剧烈活动、竞技性活动、活动时间过长。个人卫生活动、家务劳动、娱乐活动等也对患者有益。性生活应适度。经 2 ~ 4 个月的体力活动锻炼后，酌情恢复部分或轻工作。

7. 用药指导　指导患者按医嘱服药，告知药物的作用和不良反应，并教会患者定时测脉搏，定期门诊随诊。若胸痛发作频繁、程度较重、时间较长，服用硝酸酯制剂疗效较差时，提示急性心血管事件，应及时就医。

第八节　病毒性心肌炎

掌握　病毒性心肌炎的主要临床表现及治疗方法
熟悉　病毒性心肌炎的主要护理诊断及护理措施
了解　病毒性心肌炎的主要病因及发病机制

病案　患者，男性，18 岁，学生，因胸闷、心悸 6 天入院。患者 6 天前跑步时出现胸闷、心悸，胸闷伴全身乏力，无胸痛、发热，无咳嗽咳痰，在医务室查心电图示，窦性心动过速，偶发室性期前收缩，非特异性 ST－T 改变。几天来，上述症状持续存在，以活动后明显，自服速效救心丸无效。

既往两周前无明显诱因出现发热、腹痛、腹泻，大便次数增多，稀水样，无脓血，在医务室诊断为"肠炎"，经补液、对症治疗 1 周痊愈，否认其他疾病史，否认食物药物过敏史，否认传染性疾病史，无不良嗜好，未婚。否认家族遗传性疾病史。

体格检查：体温 36.8℃，脉搏 108 次/分，呼吸 18 次/分，血压 108/72mmHg。发育正常，营养中等，口唇无发绀，无颈静脉怒张，两肺呼吸音清，未闻及干湿啰音。心浊音界正常，心音低，心率 108 次/分，每分钟可闻及 6～8 次期前收缩，P_2 大于 A_2，未闻及病理性杂音及心包摩擦音，全腹无压痛反跳痛及腹肌紧张，肝脾未触及，肠鸣音正常，双下肢无水肿，活动正常。

辅助检查：血常规示白细胞 8.2×10^9/L，中性粒细胞 72%，淋巴细胞 28%，红细胞 4.5×10^{12}/L，血红蛋白 138g/L，心电图示窦性心动过速，偶发室性期前收缩，非特异性 ST－T 改变。胸片检查和超声心电图检查正常。

1. 该患者的可能诊断是什么？
2. 诊断该病还需做哪些辅助检查？

病毒性心肌炎（viral myoeardi－tis）是指嗜心肌性病毒感染引起的，以心肌非特异性间质性炎症为主要病变的心肌炎。病毒性心肌炎包括无症状的心肌局灶性炎症和心肌弥漫性炎症所致的重症心肌炎。

【护理评估】

（一）健康史

许多病毒可引起心肌炎，如柯萨奇病毒 A 或 B、埃可病毒、脊髓灰质炎病毒、流感和疱疹病毒等，其中以柯萨奇病毒 B 引起的心肌炎最常见。

在病变早期，病毒常直接侵犯心肌，造成心肌细胞溶解，间质水肿，同时也存在免疫反应的作用；在病变后期，免疫反应则成为造成心肌受损的主要因素。

（二）身体状况

病毒性心肌炎临床表现取决于病变的广泛程度和严重性，轻者可无明显症状，重者可致猝死。

1. 病毒感染症状 约半数患者在发病前 1~4 周有病毒感染前驱症状，如发热、全身倦怠感等"感冒"样症状或恶心、呕吐、腹泻等消化道症状。

2. 心脏受累症状 患者常出现心悸、胸闷、呼吸困难、胸痛、乏力等表现。严重者甚至出现阿-斯综合征、心源性休克、猝死。

3. 主要体征 与体温不相称的心动过速，心律失常，心尖部第一心音减弱，可出现第三心音或杂音。或有肺部啰音、颈静脉怒张、肝大、心脏扩大、下肢水肿等心力衰竭体征。

（三）辅助检查

患者可出现白细胞增高，血沉加快，C 反应蛋白阳性，急性期或心肌炎活动期心肌肌酸激酶（CK－MB）、肌钙蛋白 T、肌钙蛋白 I 增高。心电图检查可见低电压、ST－T 改变，及各种类型心律失常。X 线检查可见心影扩大或正常。血清柯萨奇病毒 IgM 抗体滴度明显增高、外周血肠道病毒核酸阳性或肝炎病毒血清学检查阳性，心内膜心肌活检有助于病原学诊断。

（四）心理和社会支持状况

患者由于不适可有焦虑不安、恐惧的表现。

【诊断要点】

目前病毒性心肌炎的临床诊断主要依据病毒前驱感染史、心脏受累症状、体征、心肌损伤表现及病原学检查结果等综合分析，但病毒性心肌炎的确诊有赖于病毒抗原、病毒基因片段或病毒蛋白的检出。

若患者有阿-斯综合征发作、心力衰竭、心源性休克、持续性室性心动过速伴低血压等在内的 1 项或多项表现，可诊断为重症病毒性心肌炎。

【治疗要点】

1. 一般治疗 急性期应卧床休息，补充富含维生素和蛋白质的食物。

2. 改善心肌营养和代谢 应用大剂量维生素 C、三磷酸腺苷、辅酶 A、肌苷、细胞色素 C、辅酶 Q_{10} 等药物

3. 对症治疗 心力衰竭者给予利尿剂和血管紧张素转换酶抑制剂等。频发室性期前收缩或有快速性心律失常者，可选用抗心律失常药物；完全性房室传导阻滞者，可考虑使用临时心脏起搏器。目前不主张早期使用糖皮质激素，但对有房室传导阻滞、难治性心力衰竭、重症患者或考虑有自身免疫的情况下则可慎用。

4. 抗病毒治疗 近年来采用黄芪、牛磺酸等中西医结合治疗，有抗病毒、调节免疫功能等作用。干扰素也具有抗病毒、调节免疫等作用。

【常见护理诊断】

1. 活动无耐力 与心肌受损、并发心律失常或心力衰竭有关。

2. 潜在并发症　心律失常、心力衰竭。

【护理措施】

1. 一般护理　向患者解释急性期卧床休息可减轻心脏负荷，减少心肌耗氧，有利于心功能的恢复，防止病情加重或转为慢性病程。无并发症者急性期应卧床休息 1 个月；重症病毒性心肌炎患者应卧床休息 3 个月以上，直至患者症状消失、血液学指标等恢复正常后方可逐渐增加活动量。协助患者满足生活需要。保持环境安静，保证患者充分的休息和睡眠时间。

2. 活动监测　病情稳定后，与患者及家属一起制定并实施每天活动计划，严密监测活动时心率、心律、血压变化，若活动后出现胸闷、心悸、呼吸困难、心律失常等，应停止活动，以此作为限制最大活动量的指征。

3. 心理护理　病毒性心肌炎常影响患者日常生活、学习或工作，从而易产生不良情绪。应向患者说明本病的演变过程及预后，使患者安心休养。告诉患者体力恢复需要一段时间，不要急于求成，对不愿活动或害怕活动的患者，应给予心理疏导，督促患者完成耐力范围内的活动量。为患者提供适宜的活动环境和氛围，激发患者活动的兴趣。

4. 并发症护理　对重症病毒性心肌炎患者，急性期应进行心电监护直至病情平稳。注意心率、心律、心电图变化，密切观察生命体征，同时准备好抢救仪器及药物，一旦发生严重心律失常或急性心力衰竭，立即配合急救处理。

【健康教育】

1. 饮食　患者应进食高蛋白、高维生素、易消化饮食，尤其是补充富含维生素 C 的食物如新鲜蔬菜、水果，戒烟酒及刺激性食物。

2. 活动　急性病毒性心肌炎患者出院后需继续休息 3 ~ 6 个月，无并发症者可考虑恢复学习或轻体力工作，6 个月至 1 年内避免剧烈运动或重体力劳动、妊娠等。

3. 自我保健与监测　适当锻炼身体，增强机体抵抗力。预防病毒性感冒。教会患者及家属测脉率、节律，发现异常或不适及时就诊。

第九节　心　肌　病

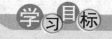

掌握　扩张型心肌病及肥厚型心肌病的主要临床表现、诊断及治疗方法

熟悉　扩张型心肌病及肥厚型心肌病的主要护理措施

了解　心肌病的病因及分型

病案　患者，男性18岁，学生，主因反复胸闷、胸痛伴晕厥4年入院。患者 4 年前剧烈运动后出现胸闷、胸痛，伴头晕，头晕严重时眼前发黑，摔倒在地，约 1 ~

3min 可自行缓解，以后上述症状反复因运动和劳累诱发，自服速效救心丸无效。晕厥均在剧烈活动时出现，共发生过十多次。

既往体健。否认食物药物过敏史，否认传染性疾病史。无不良嗜好，未婚。其父亲于三年前猝死，死因不详。否认其他遗传性疾病史。

体格检查：体温 36.8℃，脉搏 98 次/分，呼吸 18 次/分，血压 108/72mmHg。口唇无发绀，无颈静脉怒张，两肺呼吸音清，未闻及干湿啰音，心浊音界正常，心音低，心率 98 次/分，律齐，P_2 大于 A_2，胸骨左缘 3、4 肋间可闻及粗糙的 4/6 级收缩期喷射性杂音，腹部无压痛，反跳痛，腹肌紧张，肝脾未触及，肠鸣音正常，双下肢无水肿，活动正常。

辅助检查：心电图示左心室肥厚，$V_{3\sim6}$ 导联异常 Q 波，非特异性 ST - T 段改变。胸片检查正常，超声心动图检查示室间隔非对称性肥厚及运动减弱，舒张期室间隔厚度与左心室后壁厚度之比大于 1.3，收缩期向左心室突出。

1. 该患者的临床诊断是什么，主要治疗方法有哪些？

2. 该患者的主要护理诊断及措施有哪些？

3. 该患者心电图和超声心动图检查有哪些改变？

心肌病（cardiomyopathy）是指伴有心肌功能障碍的心肌疾病。按病理生理、病因学和发病学心肌病可分为扩张型心肌病、肥厚型心肌病、限制型心肌病、致心律失常型右室心肌病、未分类心肌病、特异性心肌病。本节重点阐述扩张型心肌病和肥厚型心肌病。

一、扩张型心肌病

扩张型心肌病（dilated cardiomyopathy，DCM）主要特征是左室或双侧心腔扩大、心肌收缩功能减退，可产生心力衰竭，常伴有心律失常，病死率较高。本病男性多于女性，平均年龄 40 岁左右。

【护理评估】

（一）健康史

绝大多数患者经适当治疗后能痊愈，少数患者在急性期可因严重心律失常、急性心力衰竭或心源性休克而死亡。部分患者经过数周或数月后病情可趋稳定但可能留有一定程度的心脏扩大、心功能减退、心电图异常，形成慢性心肌炎，临床上很难与扩张型心肌病相鉴别。病因迄今未明，除家族遗传因素外，近年认为持续病毒感染是其重要原因。持续病毒感染对心肌组织的直接损伤，自身免疫包括细胞、自身抗体或细胞因子介导的心肌损伤等可导致和诱发扩张型心肌病。此外，代谢异常、神经激素受体异常等因素亦可引起本病。

（二）身体状况

起病缓慢，可在任何年龄发病，但以 30 - 50 岁多见。早期患者可有心脏轻度扩大而无明显症状。随着病情发展而出现气急甚至端坐呼吸、肝大、水肿等心力衰竭的症状和体征。常出现各种心律失常，部分患者可发生栓塞或猝死。主要体征为心脏扩大，常可闻及第三或第四心音，心率快时呈奔马律。

（三）辅助检查

1. X 线检查　心影明显增大，心胸比 >50%，肺淤血征。

2. 心电图　可见多种心律失常如室性心律失常、心房颤动，少数病例可见病理性 Q 波，QRS 低电压，ST 段下移及 T 波倒置。

3. 超声心动图　心脏各腔均增大，以左心室扩大早而显著，室壁运动减弱，提示心肌收缩力下降。彩色血流多普勒显示二尖瓣、三尖瓣反流。

4. 其他　心导管检查和心血管造影、放射性核素检查、免疫学检查、心内膜心肌活检等均有助于诊断。

（四）心理和社会支持状况

患者可产生焦虑、恐惧甚至绝望的感觉。医护人员及家属要安慰、关心患者。

【诊断要点】

患者有心脏增大、心力衰竭和心律失常的临床表现，若超声心动图证实有心腔扩大与心脏搏动减弱，即应考虑本病的可能，但须除外各种病因明确的器质性心脏病后方可确立诊断。

【治疗要点】

目前治疗原则是针对心力衰竭和保护心肌、改善心肌代谢及治疗各类心律失常。但本病较易发生洋地黄中毒，应慎用洋地黄。近年来发现心力衰竭时肾上腺素能神经过度兴奋，选用 β 受体阻滞剂从小剂量开始，视症状和体征调整用量，长期使用可延缓病情进展。中药黄芪对改善症状和预后有一定作用。对长期严重心力衰竭、内科治疗无效的病例，可考虑进行外科心脏移植。

二、肥厚型心肌病

肥厚型心肌病（lypertrophic cardiomyopathy，HCM）是以心肌非对称性肥厚、心室腔变小为特征，左心室血液充盈受阻、舒张期顺应性下降。临床根据左心室流出道有无梗阻可分为梗阻性肥厚型心肌病及非梗阻性肥厚型心肌病。

【护理评估】

（一）健康史

本病常为青年猝死的原因。本病常有明显的家族史，约占 50%，目前认为是常染色体显性遗传性疾病；约 50% 的患者致病机制尚不明确。

（二）身体状况

半数以上患者无明显自觉症状，主要症状为心悸、胸痛、劳力性呼吸困难、头晕及晕厥甚至猝死。室性心律失常发生率为 50%。

主要体征有心脏轻度增大，患者在胸骨左缘第 3、4 肋间可听到喷射性收缩期杂音，心尖部也常可闻及吹风样收缩期杂音。使心肌收缩力下降或使左心室容量增加的因素，如应用 β 受体阻滞剂、取下蹲位，杂音可减轻；而使心肌收缩力增强或使左心室容量减少的因素，如含服硝酸甘油片，杂音可增强。

（三）辅助检查

1. 心电图 最常见左心室肥大，可有 ST – T 改变、深而不宽的病理性 Q 波。室内传导阻滞和室性心律失常亦常见。

2. X 线检查 心影增大多不明显，如有心力衰竭则心影明显增大，有肺淤血征。

3. 超声心动图 是临床主要诊断手段。可显示室间隔的非对称性肥厚，舒张期室间隔厚度≥15mm，且与左心室后壁厚度之比 >1.3 ~ 1.5，间隔运动低下。左室流出道狭窄，彩色多普勒血流显像可评价左室流出道压力阶差，二尖瓣返流。少数病例显示心肌均匀肥厚或心尖部肥厚。

4. 其他 心导管检查、心血管造影、动态心电图、磁共振心肌显像及心内膜心肌活检等。

（四）心理和社会支持状况

患者可有焦虑、不安、恐惧甚至绝望的感觉。医护人员及家属要充分关爱及安慰患者，增强信心。

【诊断要点】

对临床表现类似冠心病的患者，如较年轻，诊断冠心病依据不足而又不能用其他心脏病来解释，则应考虑本病的可能。结合心电图、超声心动图及心导管检查可作出诊断。如有阳性家族史（猝死、心脏增大等）更有助于诊断。

【治疗要点】

治疗目标：减轻左室流出道梗阻，缓解症状，尽可能逆转心肌肥厚，改善左心室舒张功能，预防猝死，提高肥厚性心肌病患者的长期生存率。以 β 受体阻滞剂及钙通道阻滞剂为最常用。常用药物有美托洛尔或维拉帕米、地尔硫草。避免使用增强心肌收缩力的药物，如洋地黄等及减轻心脏负荷的药物，以免加重左室流出道梗阻。对重症梗阻性肥厚性心肌病者可作无水乙醇化学消融术或植入 DDD 型起搏器，或外科手术切除肥厚的室间隔心肌。有些肥厚型心肌病患者随着病程进展，伴发左心室扩张和心力衰竭，对此应用扩张型心肌病伴心力衰竭时的治疗措施进行治疗。

三、心肌病的护理

【常见护理诊断】

1. 潜在并发症 心力衰竭。

2. 疼痛：胸痛 与肥厚心肌耗氧量增加有关。

3. 有受伤的危险 与梗阻性肥厚型心肌病所致头晕及晕厥有关。

4. 焦虑 与疾病呈慢性过程、病情逐渐加重、生活方式被迫改变有关。

【护理措施】

1. 一般护理 嘱患者避免激烈运动、突然屏气或站立、持重、情绪激动、饱餐、寒冷刺激，戒烟酒，防止诱发心绞痛。评估疼痛的部位、性质、程度、持续时间、诱因及缓解方式，注意血压、心率、心律及心电图变化。

2. 发作时护理 立即停止活动，卧床休息；安慰患者，解除紧张情绪；遵医嘱使用β受体阻滞剂或钙通道阻滞剂，注意有无心动过缓等不良反应；不宜用硝酸酯类药物；持续吸氧，氧流量 3～4L/min。

【健康教育】

1. 疾病知识指导　症状轻者可参加轻体力工作，但要避免劳累。防寒保暖，预防感冒和上呼吸道感染。肥厚型心肌病者应避免情绪激动、持重、屏气及激烈运动如球类比赛等，减少晕厥和猝死的危险。有晕厥病史或猝死家族史者应避免独自外出活动，以免发作时无人在场而发生意外。

2. 饮食护理　给予高蛋白、高维生素、富含纤维素的清淡饮食，心力衰竭时低盐饮食。

3. 用药与随访　坚持服用抗心力衰竭、抗心律失常的药物，说明药物的名称、剂量、用法，教会患者及家属观察药物疗效及不良反应。嘱患者定期门诊随访，症状加重时立即就诊，防止病情进展、恶化，以提高生存年限。

第十节　心包疾病

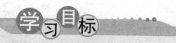

掌握　急性心包炎的临床表现及诊断与治疗方法

熟悉　急性心包炎的主要护理诊断及护理措施

了解　心包炎的病因及分型

病案　患者，女性，36 岁，教师，因发热、胸痛 15 天，呼吸困难、双下肢水肿 2 天入院，患者 15 天前无明显诱因出现发热胸痛，体温 38.8℃左右，无寒战，无咳嗽、咳痰，胸痛位于心前区，可放射至左肩背部，呈尖锐性的刺痛，深呼吸、咳嗽时加重，坐位身体前倾时减轻。2 天前患者呼吸困难、上腹部胀满，下肢无水肿。

既往体健，否认食物药物过敏史，否认传染性疾病史。无不良的嗜好，已婚，爱人和孩子健康。否认家族遗传疾病史。

体格检查：体温 38.5℃，脉搏 118 次/分，呼吸 24 次/分，血压 90/72mmHg。发育正常，营养良好，自动体位，口唇无发绀，颈静脉怒张。两肺呼吸音清，未闻及干湿啰音，心前区无隆起，心浊音界向两侧扩大，心音遥远，心率 118 次/分，律齐，P_2 大于 A_2，未闻及病理性杂音，全腹无压痛、反跳痛、腹肌紧张，肝肋下 5cm 可触及，肠鸣音正常，双下肢凹陷性水肿，活动正常。

辅助检查：血常规示白细胞 12.8×10^9/L，中性粒细胞 85%，淋巴细胞 15%，红细胞 4.9×10^{12}/L，血红蛋白 135g/L，心电图示窦性心动过速，各导联 QRS 波群降低呈低电压。胸片示心界向两侧扩大，呈烧瓶心，心膈角变钝，超声心动图检查示心包积液。

1. 该患者的诊断是什么，诊断该病最具价值的辅助检查是什么?
2. 该患者的主要治疗方法及护理措施有哪些?

心包疾病，除原发感染性心包炎症外，尚有肿瘤、代谢性疾病、自身免疫性疾病、尿毒症等所致非感染性心包炎。按病程进展，可分为急性心包炎、慢性心包积液、粘连性心包炎、亚急性渗出性缩窄性心包炎、慢性缩窄性心包炎等。临床上以急性心包炎和慢性缩窄性心包炎最为常见。

一、急性心包炎

急性心包炎为心包脏层和壁层的急性炎症，可由病毒、细菌、自身免疫、物理、化学等因素引起。心包炎常为某种疾病表现的一部分或为其并发症，因此常被原发疾病所掩盖，但也可单独存在。

【护理评估】

（一）健康史

1. 病因　过去常见的病因为风湿热、结核及细菌性感染等。近年来，病毒感染、肿瘤、尿毒症及急性心肌梗死引起心包炎明显增多。

（1）感染性　病毒、细菌、真菌、寄生虫、立克次体等感染引起。

（2）非感染性　常见的有急性非特异性心包炎、自身免疫性疾病（风湿热、系统性红斑狼疮、结节性多动脉炎、类风湿关节炎等）、肿瘤、代谢性疾病如尿毒症、痛风等、外伤或放射性等物理因素及心肌梗死等邻近器官疾病。

2. 发病机制　心包腔是心包脏层与壁层之间的间隙，正常腔内约有 30ml 左右的浆液，以减少心脏搏动时的摩擦。急性炎症反应时，心包脏层和壁层出现纤维蛋白、白细胞渗出，此时尚无明显液体积聚，为纤维蛋白性心包炎。随着病程发展，心包腔渗出液增多，则转变为渗出性心包炎，常为浆液纤维蛋白性，液体量由 100ml 至 2000 ~ 3000ml 不等，可呈血性或脓性。当渗出液短时间内大量增多时，心包腔内压力迅速上升，导致心室舒张期充盈受限，并使外周静脉压升高，最终导致心排血量降低，血压下降，出现急性心脏压塞的临床表现。

（二）身体状况

1. 纤维蛋白性心包炎

（1）症状　心前区疼痛为主要症状。疼痛可位于心前区，尖锐性，与呼吸运动有关，常因咳嗽、变换体位或吞咽动作而加重。疼痛也可为压榨性，位于胸骨后，需注意与心肌梗死相鉴别。

（2）体征　心包摩擦音是纤维蛋白性心包炎的典型体征，因炎症而变得粗糙的壁层与脏层在心脏活动时相互摩擦而引起，呈抓刮样粗糙音，与心音的发生无相关性。多位于心前区，以胸骨左缘第 3、4 肋间最为明显，坐位时身体前倾、深吸气或将听诊器胸件加压更易听到。心包摩擦音可持续数小时或持续数天、数周，当积液增多将两层心包分开时，摩擦音即可消失。心前区听到心包摩擦音即可作出心包炎的诊断。

2. 渗出性心包炎 临床表现取决于积液对心脏的压塞程度。重者可出现循环障碍或衰竭。

（1）症状 呼吸困难是最突出的症状，与支气管、肺受压及肺淤血有关。严重时可有端坐呼吸，伴身体前倾、呼吸浅速、面色苍白、发绀等。也可因压迫气管、喉返神经、食管而产生干咳、声音嘶哑及吞咽困难。全身症状可表现为发冷、发热、乏力、烦躁、上腹胀痛等。

（2）体征 心尖搏动减弱或消失，心音低而遥远，心脏浊音界向两侧扩大，且为绝对浊音区。大量积液时可在左肩胛骨下出现浊音及左肺受压迫引起的支气管呼吸音，称心包积液征（Ewart 征）。大量心包积液可使收缩压下降，脉压缩小。可出现颈静脉怒张、肝大、水肿及腹水等。

3. 心脏压塞 急性表现为心动过速、血压下降、脉压变小和静脉压明显上升，如心排血量显著下降可引起急性循环衰竭、休克。亚急性或慢性心脏压塞表现为体循环静脉淤血、颈静脉怒张、静脉压升高、奇脉等。

（三）辅助检查

1. 实验室检查 感染性常有外周血白细胞计数增加、红细胞沉降率加快。

2. X 线检查 渗出性可见心影向两侧扩大，胸透可见心尖搏动减弱或消失；肺部无明显充血现象而心影扩大是心包积液的有力证据。

3. 心电图 常规导联（除 aVR 外）普遍 ST 段抬高呈弓背向下型抬高；数天后，ST 段回到基线，T 波低平或倒置，持续数周或数月后 T 波逐渐恢复正常。心包积液时可有 QRS 波群低电压及电交替，无病理性 Q 波。

4. 超声心动图 对诊断心包积液迅速可靠。

5. 心包穿刺 心包穿刺的主要指征是心脏压塞和未能明确病因的渗出性心包炎。抽取心包穿刺液进行常规涂片、细菌培养和寻找肿瘤细胞等。

6. 心包镜及心包活检 有助于明确病因。

（四）心理和社会支持状况

患者可有焦虑、不安、恐惧的感觉。医护人员及家属要给患者以关爱及安慰。

【诊断要点】

根据临床表现、X 线检查、心电图、超声心动图可作出诊断，结合心包穿刺、心包活检等作出病因诊断。

【治疗要点】

1. 病因治疗 针对病因，应用抗生素、抗结核药物、化疗药物等治疗。

2. 对症治疗 呼吸困难者给予半卧位、吸氧；疼痛者应用镇痛剂。

3. 心包穿刺 解除心脏压塞和减轻大量渗液引起的压迫症状，必要时可经穿刺在心包腔内注入抗菌药物或化疗药物等。

4. 心包切开引流及心包切除术等

二、慢性缩窄性心包炎

慢性缩窄性心包炎（constrictive pericarditis）是指心脏被致密厚实的纤维化或钙化

心包所包围，使心室舒张期充盈受限而产生的一系列循环障碍的病症。

【护理评估】

（一）健康史

慢性缩窄性心包炎继发于急性心包炎，在我国，以结核性心包炎最常见，其次为化脓性或创伤性心包炎后演变而来。急性心包炎后，随着渗出液逐渐吸收可有纤维组织增生，心包增厚、粘连、钙化，最终形成坚厚的瘢痕，心包失去伸缩性，致使心室舒张受阻、充盈减少，心搏量下降，腔静脉淤血。

（二）身体状况

心包缩窄多于急性心包炎后 1 年内形成，少数可长达数年。常见症状为劳力性呼吸困难，主要与心搏量降低有关。可伴有疲乏、食欲不振、上腹胀满或疼痛等症状。体征有颈静脉怒张、肝大、腹水、下肢水肿、心率增快等；可见 Kussmaul 征，即吸气时颈静脉怒张更明显。心脏体检可见心浊音界正常或稍大，心尖搏动减弱或消失，心音减低，可出现奇脉和心包叩击音。

（三）辅助检查

X 线检查心影偏小、正常或轻度增大；部分可见心包钙化。心电图有 QRS 波群低电压、T 波低平或倒置。超声心动图可见心包增厚、室壁活动减弱、室间隔矛盾运动等。

（四）心理和社会支持状况

患者可有焦虑、不安的感觉。医护人员及家属要充分关心患者。

【诊断要点】

典型患者根据临床表现及实验室检查可明确诊断。

【治疗要点】

早期实施心包切除术。通常在心包感染被控制，结核活动已静止即应手术，并在术后继续用药 1 年。

三、心包疾病的护理

【常见护理诊断】

1. **气体交换受损** 与肺淤血、肺或支气管受压有关。

2. **体液过多** 与渗出性、缩窄性心包炎有关。

3. **疼痛：胸痛** 与心包炎症有关。

4. **活动无耐力** 与心排血量减少有关。

5. **营养失调：低于机体需要量** 与结核、肿瘤等病因有关。

6. **焦虑** 与病因诊断不明、病情重、疗效不佳有关。

【护理措施】

1. **病情监测** 观察患者呼吸困难的程度；评估疼痛情况。

2. **一般护理**

（1）**体位** 协助患者取舒适卧位，如半坐卧位或坐位，使膈肌下降，利于呼吸。

出现心脏压塞的患者往往被迫采取前倾坐位，应提供可以依靠的床上小桌，使患者取舒适体位。协助患者满足生活需要。

（2）保持环境安静，限制探视，注意病室的温度和湿度，避免患者受凉，以免发生呼吸道感染而加重呼吸困难。患者衣着应宽松，以免妨碍胸廓运动。

（3）遵医嘱用药，控制输液速度，防止加重心脏负荷。胸闷气急者给予氧气吸入。

3. 疼痛的护理

（1）评估疼痛情况　如患者疼痛的部位、性质及其变化情况，是否可闻及心包摩擦音。

（2）休息与卧位　指导患者卧床休息，勿用力咳嗽、深呼吸或突然改变体位，以免引起疼痛加重。

（3）用药护理　遵医嘱给予解热镇痛剂，注意观察患者有无胃肠道反应、出血等不良反应。若疼痛加重，可应用吗啡类药物。据病因应用糖皮质激素、抗菌、抗结核、抗肿瘤等药物治疗。

4. 心包穿刺术的护理　配合医生行心包穿刺或切开引流术，以缓解压迫症状或向心包内注射药物达到治疗的目的。

（1）术前护理　术前需行超声检查，以确定积液量和穿刺部位，并对最佳穿刺点做好标记；备齐物品，向患者说明手术的意义和必要性，解除思想顾虑，必要时应用少量镇静剂；询问患者是否有咳嗽，必要时给予可待因镇咳治疗；进行心电、血压监测；操作前开放静脉通路，准备抢救药品如阿托品等以备急需。

（2）术中配合　嘱患者勿剧烈咳嗽或深呼吸，穿刺过程中有任何不适应立即告知医护人员。严格无菌操作，抽液中随时注意夹闭胶管，防止空气进入心包腔；抽液要缓慢，第 1 次抽液量不宜超过 200 ~ 300ml，以后每次抽液量不超过 1000ml，以防急性右室扩张；若抽出新鲜血，立即停止抽吸，密切观察有无心脏压塞症状；记录抽液量、性质，按要求及时送检。密切观察患者的反应，如面色、呼吸、血压、脉搏、心电等变化，如有异常，及时协助医生处理。

（3）术后护理　术毕拔除穿刺针后，穿刺部位覆盖无菌纱布，用胶布固定；穿刺后 2h 内继续心电、血压监测，嘱患者休息，并密切观察生命体征变化。心包引流者需做好引流管的护理，待心包引流液 <25ml/d 时拔除导管。

【健康教育】

1. 疾病知识指导　嘱患者注意休息，加强营养，增强机体抵抗力。予高热量、高蛋白、高维生素、易消化食物，限制钠盐摄入。注意防寒保暖，防止呼吸道感染。

2. 用药与治疗指导　告诉患者坚持足够疗程药物治疗（如抗结核治疗）的重要性，不要擅自停药，防止复发；注意药物不良反应；定期随访检查肝肾功能。对缩窄性心包炎患者讲明行心包切除术的重要性，解除思想顾虑，尽早接受手术治疗。术后患者仍应坚持休息半年左右，加强营养，以利于心功能的恢复。

第十一节　心脏性猝死与心肺复苏术

掌握　心脏性猝死及心脏骤停的定义、临床表现及初级心肺复苏的方法
熟悉　心脏性猝死的护理措施
了解　心脏性猝死的病理生理变化及病因

心脏骤停是指心脏射血功能的突然终止。心脏性猝死（sudden cardiac death）是指患者无论是否有心脏病，因心脏原因引起的急性症状发作后 1 小时内出现以意识突然丧失为特征的无法预料的自然死亡。心脏骤停常是心脏性猝死的直接原因。

【护理评估】

（一）健康史

导致心脏骤停的主要原因最常见为快速型室性心律失常，其次为缓慢性心律失常或心室停顿，无脉性电活动较少见。绝大部分心脏性猝死患者都有器质性心脏病。在西方国家，4/5 左右心脏性猝死是由冠心病及其并发症引起的，约 3/4 冠心病均有心肌梗死病史。心肌梗死后左室射血分数 <30% 或频发性与多源性室性期前收缩存在，预示有发生心脏性猝死的高度危险。35 岁以前心脏性猝死患者主要是由于心肌病所引起，各种心肌病引起的心脏性猝死约占 5%~15%。此外充血性心力衰竭，风心病心脏破裂，急性心脏压塞，心脏流入、流出道的急性阻塞及离子通道病等亦可发生心脏性猝死。

常见的病理表现是冠状动脉粥样硬化及陈旧性心肌梗死，其次是左心室肥厚或左心室肥厚并心肌缺血。

（二）身体状况

心脏性猝死的临床经过可分为：前驱期、终末事件期、心脏骤停与生物学死亡四个时期。但部分患者可无典型临床经过。

1. 前驱期　在猝死前的一段时间，部分患者可出现心悸、气促、乏力、胸痛等症状。有些患者可无前驱表现。

2. 终末事件期　是指心血管状态出现急剧变化到心脏骤停发生前，持续时间不超过 1 小时。此期可出现突发心悸、剧烈胸痛，呼吸困难及昏厥等典型表现，也可事先无预兆。猝死前常有心电活动的改变，常见为心率加快、室性异位搏动、室性心动过速及室颤。

3. 心脏骤停　心脏骤停后因脑血流量急剧减少而致意识突然丧失，可伴抽搐。出现下列表现有助于判断：意识丧失、动脉搏动消失、呼吸断续或停止、皮肤苍白或发

绀、听诊心音消失等。

4. 生物学死亡 心脏骤停至发生生物学死亡时间与原发病的性质及心肺复苏开始的时间有关。心脏骤停发生后，一般 4~6min 内即发生不可逆脑损害。避免发生生物学死亡的关键在于立即实施心肺复苏和尽早除颤。脑损害是复苏成功后死亡的最主要的原因，另外有继发感染、低心排血量及心律失常复发等。

【诊断要点】

当患者突然出现意识丧失时，首先要判断患者有无反应，观察皮肤颜色，有无呼吸运动及动脉搏动，拍打或摇动患者并大声问"你怎么啦?"如患者无反应、无脉搏及呼吸时，应 10s 内确立心脏骤停的诊断。

【治疗与护理措施】

心脏骤停大部分发生在院外，抢救成功的关键是尽早进行心肺复苏（cardiopulmonary resuscitation，CPR）和尽早进行复律治疗。因此，开展全民心肺复苏的知识及技术的健康教育，建立社区急救体系非常重要。心肺复苏分为初级心肺复苏和高级心肺复苏两个阶段，通常按照以下顺序进行。

1. 确立 心脏骤停的诊断

2. 呼救 在进行心肺复苏的同时，应设法通知急救医疗系统。

3. 初级心肺复苏 即基础生命活动的支持。一旦确立心脏骤停的诊断，应立即进行。

研究表明，胸外按压延迟 1 分钟，心肺复苏成功率下降10%，2010 年国际心肺复苏指南将传统 A - B - C 更改为 C - A - B 程序，可以尽快开始胸外按压，能尽量缩短通气延误时间。主要包括人工胸外按压（circulation）、开通气道（airway）和人工呼吸（breathing）三步骤（简称 CAB 三步曲）。

（1）**胸外按压** 是建立人工循环的主要方法。人工胸外按压时，患者应仰卧平躺于硬质平面，救助者跪在其旁；若在床上进行胸外按压，患者背部应垫以硬板。胸外按压的部位是双乳头之间联线与胸骨下半部交界处，或胸骨中下 1/3 交界处。将一手掌根部放在按压部位，使手掌根部横轴与胸骨长轴方向一致，另一手平行重叠放在前一手背上，两手指相互锁扣或伸直，但不应接触胸壁。按压时肘关节伸直，用肩部和背部的力量垂直向下按压，成人按压幅度至少为 5cm；婴儿和儿童的按压幅度至少为胸部前后径的 1/3（婴儿大约为 4cm，儿童大约为 5cm）保证每次按压后胸部完全回弹，放松时双手不要离开胸壁，按压和放松的时间大致相等，按压频率至少 100次/分。尽可能减少胸外按压的中断。胸外按压的并发症主要有：肋骨骨折、气胸、血胸、心包积血或压塞、肺挫伤、肝脾撕裂伤和脂肪栓塞等。

（2）**开通气道** 人工胸外按压 30 次后，应立即开通气道。首先应清除患者口中的异物和呕吐物，取下松动的义齿，然后可采用仰头抬颏法开通气道。方法是：术者将一手放在患者前额用力向后加压，使头后仰；另一手的示、中两指抬起下颏，使下颌尖与耳垂之间的连线与地面垂直。

（3）**人工呼吸** 人工胸外按压 30 次后，应在 10 秒以内判断有无自主呼吸，方法是将耳朵贴近患者的口鼻附近，感觉有无气息及气流呼出，并观察胸部有无起伏。若确定无呼吸，应立即开通气道并实施人工通气2次。气管内插管是予人工呼吸的最好方法。若客观条件不允许时，可予口对口、口对鼻或口对口鼻罩呼吸。口对口呼吸是救助者用放在患者前额的手拇指与示指捏住患者鼻孔，吸一口气，用口唇将患者的口全罩住，然后用力吹气，每次吹气持续时间至少1s以上，每次吹气量约500~600ml。进行心肺复苏时，按压和通气的比例均为30:2，交替进行，上述措施只作为临时性抢救措施，应尽快气管内插管，以人工气囊挤压或呼吸机进行辅助呼吸。

（4）除颤及复律　心脏体外电除颤是终止室颤及持续快速室性心动过速，恢复窦性心律最有效的手段。进行一段时间CPR（如5个循环）后，如果具备自动电除颤仪（AED），应该联合应用CPR和AED。

4. 高级心肺复苏　主要措施包括气管插管、呼吸机辅助呼吸、除颤、建立静脉通路使用药物维持循环。监测心电图、血压、血氧饱和度、呼气末二氧化碳分压测定等，必要时进行有创血流动力学监测，如动脉血气分析、中心动脉压、动脉压、肺动脉压等。

（1）通气与氧供　有条件应尽早行气管插管。院外患者常用面罩或简易球囊维持通气，予吸入氧浓度100%；院内患者常予呼吸机，并根据血气分析结果调整呼吸机参数。

（2）电除颤、复律与起搏治疗　心脏骤停时最常见的心律失常是心室颤动，迅速恢复窦性心律是复苏成功的关键。胸外按压和人工呼吸极少能将室颤转为正常心律，终止室颤最有效的方法是电除颤。但心脏停顿与无脉电活动电除颤无益。采用双向波电除颤可以选择150~200J，单向波电除颤应选择360J。一次电击无效应继续胸外按压和人工通气，5个周期的CRP后再次分析心律，必要时再次除颤。电除颤虽列为高级复苏的手段，但有条件在初级心肺复苏中即应行电复律治疗。

对心搏停止者不推荐经皮起搏治疗，而对有症状心动过缓者则考虑起搏治疗。若患者出现严重症状，尤其是当高度房室传导阻滞发生在希氏束以下时，则应该立即施行起搏治疗。若患者对经皮起搏没有反应，则应进行经静脉起搏治疗。

（3）药物治疗　心脏骤停患者在进行心肺复苏时应尽早开通静脉通道使用药物。①肾上腺素是CPR的首选药物，常规方法是静脉推注1mg，每3~5分钟重复1次，可逐渐增加剂量至5mg。通常用于电击无效的室颤及无脉室速、心脏停搏或无脉性电生理活动。血管升压素也可以作为一线药物，但只推荐使用一次40U静脉注射。严重低血压可以予去甲肾上腺素、多巴胺、多巴酚丁胺。②复苏过程中通过改善通气可改善代谢性酸中毒，不必过分补充碳酸氢盐，但对心脏骤停或复苏时间过长者，可适当补充碳酸氢钠（初始剂量1mmol/kg），在复苏过程中每15分钟重复1/2量，注意防止产生碱中毒。③给予2~3次除颤加CPR及肾上腺素之后仍然是室颤/无脉室速，可考虑使用抗心律失常药。常用药物胺碘酮，可先用利多卡因。利多卡因（首剂1~1.5mg/kg静脉注射）如无效可每3~5分钟重复一次，若总量达3mg/kg室颤不能控制可给予胺碘酮治疗。胺碘酮（首剂150mg缓慢静脉注射）如无效可重复给药至总量达500mg，再以 10mg/（kg·d）维持静脉滴注，每日总量可达 2g，根据需要可维持数天。④缓慢性心律失常及心室停顿在给予基础生命支持后，应设法稳定自主心律或起搏心脏。常用药物为肾上腺素（每隔 3~5 分钟静脉注射 1mg）及阿托品（1~2mg 静脉注射）。心脏停顿或无脉性电活动患者使用阿托品（每 3~5 分钟静脉注射 1mg，最大总量 3mg）。缓慢性心律失常施行临时性人工心脏起搏。⑤经过心肺复苏使心脏节律恢复后，可使用儿茶酚胺类药物维持心电与血流动力学状态稳定，其中肾上腺素为首选药。

5. 复苏后的处理　心肺复苏后的处理主要是维持循环和呼吸功能稳定，预防再次心脏骤停，维持水、电解质和酸碱平衡，防治脑水肿、急性肾衰竭和继发感染等，其中重点是脑复苏。

（1）维持有效循环及呼吸功能　应对心血管系统及相关因素进行评价，寻找心脏骤停的原因，特别注意是否有急性心肌梗死及电解质紊乱存在，并及时处理。自主循环恢复后，患者仍可存在呼吸系统功能障碍，部分患者仍需机械通气和吸氧治疗，应根据监测结果及时调整。持续性低碳酸血症可加重脑缺血，应避免常规使用高通气治疗。

（2）防治脑缺氧和脑水肿　亦称脑复苏。脑复苏是心肺复苏后成功的关键。主要措施包括：①降温：体温增高可进一步导致脑组织缺氧，从而加重脑损伤。心跳骤停复苏后，应监测体温变化，采取降温措施，体温维持 33~34℃ 为宜。②脱水：通常选用 20% 甘露醇（1~2g）或 25% 山梨醇（1~2g）快速静脉滴注（2~4 次/日）。联合使用呋塞米（首次 20~40mg，必要时增加至 100~200mg 静脉注射）、25% 白蛋白（20~40ml 静脉滴注）或地塞米松（5~10mg 静脉注射）有助于避免或减轻渗透性利尿导致的"反跳现象"。同时应注意防止过度脱水造成血容量不足。③防治抽搐：应用冬眠药物控制缺氧性脑损害引起的四肢抽搐以及降温过程的寒战反应。可用异丙嗪 50mg、二氢麦角碱 0.6mg 静脉滴注；亦可用地西泮 10mg 静脉注射。④高压氧治疗。⑤促进早期脑血流灌注：予抗凝及钙拮抗剂治疗。

（3）防治急性肾衰竭　如果心脏骤停时间较长或复苏后持续低血压，则易发生急性肾衰竭。要防治急性肾衰竭。

【健康教育】

心脏性猝死的预防，关键在于识别高危人群。加强原发病的治疗及二级预防应能减少心脏性猝死的发生率。β 受体阻滞剂能明显减少急性心肌梗死、心梗后及充血性心力衰竭患者心脏性猝死的发生，对扩张型心肌病、长 Q-T 综合征、儿茶酚胺依赖性多形性室速及心肌桥患者亦有预防心脏性猝死的作用。血管紧张素转换酶抑制剂对减少充血性心力衰竭猝死的发生可能有作用。胺碘酮对心肌梗死后合并左心室功能不全或心律失常的患者能显著减少心律失常导致的死亡，但对总死亡率无明显影响。近年的研究证明，埋藏式心脏复律除颤器能改善部分有高度猝死危险患者的预后。伴无症状性非持续性室速的陈旧性心肌梗死患者及非一过性或可逆性原因引起的室颤或室速所致心脏骤停的存活者、持续性室速及明确为快速性心律失常引起的晕厥患者，ICD 较其他方法能更好地预防心脏性猝死的发生。

第十二节　循环系统常用诊疗技术

一、心脏电复律

心脏电复律（cardioversion）是指在短时间内向心脏通以高压强电流，使心肌瞬间同时除极，消除异位性快速心律失常，使之转复为窦性心律的方法。最早用于消除心室颤动，故亦称为心脏电除颤（defibrillation）。

【适应证】

1. 心室颤动和扑动。是电复律的绝对指征。

2. 药物及其他方法治疗无效或有严重血流动力学障碍的阵发性室上性心动过速或室性心动过速。

3. 心房颤动和扑动伴血流动力学障碍者。

4. 预激综合征伴快速心律失常者。

【禁忌证】

1. 病史多年，心脏（尤其是左心房）明显增大及心房内有新鲜血栓形成或近 3 个月有栓塞史。

2. 伴高度或完全性房室传导阻滞的心房颤动或扑动。

3. 伴病态窦房结综合征的异位性快速心律失常。

4. 有洋地黄中毒、低钾血症时，暂不宜电复律。

【方法选择】

1. 直流电同步电复律　适用于除心室颤动以外的快速型心律失常。除颤器一般设有同步装置，使放电时电流正好与 R 波同步，即电流刺激落在心室肌的绝对不应期，从而避免在心室的易损期放电导致室速或室颤。

2. 直流电非同步电除颤　临床上用于心室颤动，此时已无心动周期，也无 QRS 波，患者神志多已丧失，应立即实施电除颤。间隔时间越短，除颤成功率越高。

【复律步骤】

1. 患者平卧于绝缘的硬板床上，开放静脉通路，松开衣领，有义齿者取下，给予氧气吸入。术前做全导联心电图。

2. 清洁电击处的皮肤，连接好心电导联线，贴放心电监测电极片时注意避开除颤部位。

3. 连接电源，打开除颤器开关，选择一个 R 波高耸的导联进行示波观察。选择"同步"或"非同步"按钮。

4. 遵医嘱用地西泮 0.3～0.5mg/kg 体重缓慢静脉注射，至患者睫毛反射开始消失的深度。麻醉过程中严密观察呼吸。

5. 充分暴露患者前胸，将两电极板上均匀涂满导电糊或包以生理盐水浸湿的纱布，分别置于胸骨右缘第 2～3 肋间和心尖部，两电极板之间距离不应小于 10cm，与皮肤紧密接触，并有一定压力。通常经胸壁体外电复律能量选择为：心房颤动和室上性心动过速在 100～150J 左右，室性心动过速为 100～200J 左右，心房扑动所需电能一般较小，在 50～100J 左右。心室颤动选择非同步电除颤，通常能量选择在 200～360J。按充电钮充电到所需功率，嘱任何人避免接触患者及病床，两电极板同时放电，此时患者身体和四肢会抽动一下，通过心电示波器观察患者的心律是否转为窦性。

6. 若不成功，可 3～5min 后重复，室颤可重复多次；室颤以外连续复律不超过 3 次。

【护理措施】

1. 术前护理

（1）向择期复律的患者介绍电复律的目的和必要性、大致过程、可能出现的不适和并发症，取得其合作。

（2）遵医嘱作术前检查（血电解质等）。

（3）遵医嘱停用洋地黄类药物 1～2 天；改善心功能、纠正低血钾和酸中毒。伴心房颤动的患者复律前应进行抗凝治疗。

（4）复律前 1～2 天口服奎尼丁，预防转复后复发，服药前做心电图，观察 QRS 波时限及 QT 间期变化。

（5）复律术前当天晨禁食，排空膀胱。

（6）建立静脉通道。

（7）物品准备　除颤器、生理盐水、导电糊、纱布垫、地西泮、心电和血压监护仪及心肺复苏抢救设备和药品。

2. 复律中配合

3. 复律后护理

（1）患者卧床休息 1 天，清醒后 2h 内避免进食，以免恶心、呕吐。

（2）心电监护 24h，注意心律、心率变化。

（3）及时发现有无因电击而致的各种心律失常及栓塞、局部皮肤灼伤、肺水肿等并发。

（4）遵医嘱继续服用奎尼丁、洋地黄或其他抗心律失常药物以维持窦性心律。

（5）密切观察病情变化，如神志、瞳孔、呼吸、血压、皮肤及肢体活动情况，及时发现患者有无栓塞征象。

二、心脏起搏术

心脏起搏器简称起搏器（pacemaker），由脉冲发生器和起搏电极导线组成。它通过发放一定形式的电脉冲，刺激心脏，使之激动和收缩，即模拟正常心脏的冲动形成和传导，以治疗由于某些心律失常所致的心脏功能障碍。

【起搏器的种类】

1. 根据起搏器电极导线植入的部位分为

（1）单腔起搏器　只有一根电极导线置于一个心腔。常见的有 VVI 起搏器（电极导线植入右心室）和 AAI 起搏器（电极导线植入右心房）；

（2）双腔起搏器　两根电极导线分别置于心房和心室，进行房室顺序起搏。

（3）三腔起搏器　目前主要分为双房＋右室三腔起搏器治疗房室传导阻滞合并阵发性心房颤动和右房＋双室三腔起搏器治疗心力衰竭。

2. 根据心脏起搏器应用的方式分为

（1）临时心脏起搏　采用体外携带式起搏器；

（2）植入式心脏起搏　起搏器一般埋植在患者胸部（偶尔植入其他部位）的皮下组织内。

【适应证】

1. 植入式心脏起搏

（1）伴有临床症状的完全或高度房室传导阻滞。

（2）伴有症状的束支 – 分支水平阻滞，间歇性第二度Ⅱ型房室传导阻滞。

（3）病态窦房结综合征或房室传导阻滞，有明显临床症状或虽无症状，但逸搏心律＜40 次/分或心脏停搏时间＞3s。

（4）有窦房结功能障碍或房室传导阻滞的患者，必须采用具有减慢心率作用的药物治疗时，应该植入起搏器。

（5）反复发生的颈动脉窦性晕厥和血管迷走性晕厥，以心脏反应为主者。

（6）药物治疗效果不满意的顽固性心力衰竭（可行心脏再同步起搏治疗）。

近年来，随着起搏新技术的不断研发，起搏器治疗的适应证不断扩展，如预防和治疗心房颤动，预防和治疗长 Q – T 间期综合征的恶性室性心律失常，辅助治疗梗阻性肥厚型心肌病等。

2. 临时心脏起搏　适用于急需起搏、房室传导阻滞有可能恢复；超速抑制治疗异位快速心律失常或需"保护性"应用的患者。

【方法】

1. 临时心脏起搏　采用电极导线经外周静脉（常用股静脉或锁骨下静脉）送至右心室，电极接触到心内膜，起搏器置于体外。放置时间不能太久，一般不能超过 1 个月，以免发生感染。

2. 植入式心脏起搏　适用于所有需长期起搏的患者。单腔起搏：将电极导线从头静脉、锁骨下静脉或颈内静脉跨越三尖瓣送入右心室内嵌入肌小梁中，脉冲发生器多埋藏在胸壁胸大肌前皮下组织中。双腔起搏：一般将心房起搏电极导线顶端置于右心房，心室起搏电极置于右心室。三腔起搏时如行双房起搏则左房电极放置在冠状窦内，如行心脏再同步治疗（双心室）时，左室电极经过冠状窦放置在左室侧壁。

【护理措施】

1. 术前护理

（1）辅助检查　指导患者完成必要的实验室检查，如血尿常规、血型、出凝血时间、胸片、心电图、Holter 等。

（2）心理护理　根据患者的年龄、心理素质、文化程度，采用适当的形式向患者及家属介绍手术的必要性和安全性、手术过程、方法和注意事项，解除思想顾虑和精神紧张。必要时手术前应用地西泮，保证充足的睡眠。

（3）青霉素皮试。

（4）训练患者平卧床上大小便，以免术后由于卧床体位而出现排便困难。

（5）术前应用抗凝剂者需停用至凝血酶原时间恢复在正常范围内。

（6）皮肤准备　通常经股静脉临时起搏，备皮范围是会阴部及双侧腹股沟；植入式起搏备皮范围是左上胸部，包括颈部和腋下，备皮后注意局部皮肤清洁。

2. 术中配合

（1）严密监测心率、心律、呼吸及血压的变化，发现异常立即通知医生。

（2）关注患者的感受，了解患者术中疼痛情况及其他不适主诉，并做好安慰解释工作，帮助患者顺利配合手术。

3. 术后护理

（1）伤口护理与观察　伤口局部以沙袋加压6h，每间隔2h解除压迫5min。定期更换敷料，临时起搏器应每天换药1次，术后7天拆线。观察起搏器囊袋有无出血或血肿，观察伤口有无渗血、红、肿，患者有无局部疼痛、皮肤变暗发紫、波动感等，及时发现出血、感染等并发症。监测体温变化，常规应用抗生素，预防感染。

（2）休息与活动　术后平移至床上，嘱患者保持平卧位或略向左侧卧位1~3天，如患者平卧极度不适，可抬高床头30°~60°；术侧肢体不宜过度活动；安置临时起搏器患者需绝对卧床，术侧肢体避免屈曲或活动过度。勿用力咳嗽，以防电极脱位，如出现咳嗽症状，尽早应用镇咳药；卧床期间做好生活护理。

（3）监测　术后描记12导联心电图，心电监护24h，监测脉搏、心率、心律、心电变化及患者自觉症状；观察有无腹壁肌肉抽动、心脏穿孔等表现；监测起搏和感知功能，及时发现有无电极导线移位或起搏器起搏感知障碍，出现异常时立即报告医生并协助处理。出院前常规拍摄胸片。

【健康教育】

1. 起搏器知识指导　告知患者起搏器的设置频率及使用年限。告知患者应避免强磁场和高电压的场所（如核磁、激光、变电站等），但家庭生活用电一般不影响起搏器工作。嘱患者一旦接触某种环境或电器后出现胸闷、头晕等不适，应立即离开现场或不再使用该种电器。移动电话对起搏器的干扰作用很小，推荐平时将移动电话放置在远离起搏器至少15cm的口袋内，拨打或接听电话时采用对侧。指导其妥善保管好起搏器卡（有起搏器型号、有关参数、安装日期、品牌等），外出时随身携带，便于出现意外时为诊治提供信息。

2. 病情自我监测指导　教会患者每天自测脉搏2次，出现脉率低于起搏心率5次以上或再次出现安装起搏器前的症状应及时就医。不要随意抚弄起搏器植入部位。自行检查该部位有无红、肿、热、痛等炎症反应或出血现象，出现不适立即就医。

3. 活动指导　避免剧烈运动，装有起搏器的一侧上肢应避免做用力过度或幅度过大的动作（如打网球、举重物等），以免影响起搏器功能或使电极脱落。

4. 定期随访　出院后半年内每 1~3 个月随访 1 次以测试起搏器功能,情况稳定后每半年随访 1 次,接近起搏器使用年限时,应缩短随访间隔时间,在电池耗尽之前及时更换起搏器。

三、心导管检查术

心导管检查术包括右心导管检查与选择性右心造影、左心导管检查与选择性左心造影,用于明确心脏和大血管病变的部位与性质、病变是否引起了血流动力学改变及其程度,为进一步采用介入性治疗或外科手术提供依据。

【适应证】

1. 先天性心脏病,特别是有心内分流的先心病诊断。

2. 需作血流动力学检测者,从静脉置入漂浮导管至右心及肺静脉。

3. 心内电生理检查。

4. 室壁瘤需了解瘤体大小与位置以决定手术指征。

5. 静脉及肺动脉造影。

6. 选择性冠状动脉造影术。

7. 心肌活检术。

【禁忌证】

1. 感染性疾病,如感染性心内膜炎、败血症、肺部感染等。

2. 严重心律失常及严重的高血压未加控制者。

3. 电解质紊乱,洋地黄中毒。

4. 有出血倾向者,现有出血疾病者或正在进行抗凝治疗者。

5. 外周静脉血栓性静脉炎者。

6. 严重肝肾损害者。

【方法】

一般采用 Seldinger 经皮穿刺法,局麻后自股静脉、上肢贵要静脉或锁骨下静脉(右心导管术)或股动脉(左心导管术)插入导管到达相应部位。连续测量并记录压力,必要时采血行血气分析。插入造影导管至相应部位,注入造影剂,进行造影。

【护理措施】

1. 术前准备

(1)向患者及家属介绍手术的必要性和安全性、手术的方法,解除思想顾虑和精神紧张,必要时手术前夜口服地西泮 5mg,保证充足的睡眠。

(2)指导患者完成必要的实验室检查(血尿常规、血型、出凝血时间、血电解质、肝肾功能)、胸片、超声心动图等。

(3)训练患者床上排尿。

(4)青霉素皮试及造影剂碘过敏试验。

(5)穿刺股动脉者应检查两侧足背动脉搏动情况并标记,以便于术中、术后对照观察。

（6）指导患者衣着舒适，术前排空膀胱。

（7）术前不需禁食，术前一餐饮食以六成饱为宜，可进食米饭、面条等，不宜喝牛奶、吃海鲜和油腻食物，以免术后卧床出现腹胀或腹泻。

（8）根据需要行双侧腹股沟及会阴部或上肢、锁骨下静脉穿刺术区备皮及清洁皮肤。

（9）备齐抢救药品、物品和器械，以供急需。

2. 术中配合

（1）严密监测生命体征、心律、心率变化，准确记录压力数据，出现异常及时通知医生并配合处理。

（2）维持静脉通路通畅，准确及时给药。

（3）尽量多陪伴在患者身边，多与患者交谈，分散其注意力，以缓解对陌生环境和仪器设备的紧张焦虑感等。同时告知患者出现任何不适应及时告诉医护人员。

（4）准确递送所需各种器械，完成术中记录。

3. 术后护理

（1）卧床休息，穿刺侧肢体制动 10～12h，卧床期间做好生活护理。

（2）静脉穿刺者以 1kg 沙袋加压伤口 4～6h；动脉穿刺者压迫止血后进行加压包扎，沙袋加压伤口 6h；观察动、静脉穿刺点有无出血与血肿，如有异常立即通知医生。检查足背动脉搏动情况，比较两侧肢端的颜色、温度、感觉与运动功能情况。

（3）监测患者的一般状态及生命体征。观察术后并发症，如心律失常、空气栓塞、出血、感染、热原反应、心脏压塞、心脏壁穿孔等。

（4）常规应用抗生素，预防感染。

四、心导管射频消融术

射频消融术（radio frequency catheter ablation，RFCA）是指通过心导管将射频电能引入心脏内，以消蚀特定部位的心肌细胞，消除病灶、治疗快速心律失常的方法。射频电能是一种低电压高频（30kHz～1.5MHz）电能。射频消融仪通过导管头端的电极释放射频电能，在导管头端与局部的心肌内膜之间电能转化为热能，达到一定温度（46～90℃）后，使特定的局部心肌细胞脱水、变形、坏死，自律性和传导性能均发生改变，从而使心律失常得以根治。

【适应证】

1. 预激综合征合并阵发性心房颤动和快速心室率。

2. 房室折返性心动过速、房室结折返性心动过速、房速和无器质性心脏病证据的室性期前收缩和室性心动过速呈反复发作性，或合并有心动过速心肌病，或者血流动力学不稳定者。

3. 发作频繁和（或）症状重、药物治疗不能满意控制的心肌梗死后室速。

4. 不适当窦速合并心动过速心肌病。

5. 顽固性心房扑动。近年来特发性心房颤动也逐渐成为适应证。

【禁忌证】

同"心导管检查术"。

【方法】

首先行电生理检查以明确诊断并确定消融靶点。选用射频消融导管引入射频电流。消融左侧房室旁路时,消融导管经股动脉逆行或股静脉经房间隔置入;消融右侧房室旁路或改良房室结时,大头导管经股静脉置入。确定电极到位后,能量 5～30W 放电 10～60s。重复电生理检查,确认异常传导途径或异位兴奋灶消失。

【护理措施】

术前、术后护理基本同"心导管检查术",另外,应注意以下几点。

(1)术前停用抗心律失常药物 5 个半衰期以上。

(2)术前禁食禁饮 6h。

(3)术后心电监护 24h,常规 12 导联心电图检查,严密监护患者血压、呼吸、心率、心律等。

(4)观察术后并发症,如房室传导阻滞、血栓与栓塞、气胸、心脏压塞等。

五、经皮穿刺球囊二尖瓣成形术

经皮球囊二尖瓣成形术(percutaneous balloon mitral valvuloplasty,PBMV)方法是经皮穿刺将球囊导管从股静脉送入右心房,通过房间隔穿刺送入左心房并到达二尖瓣口,稀释造影剂向球囊内快速加压充盈,膨胀的球囊将粘连狭窄的二尖瓣交界部分离。为缓解单纯二尖瓣狭窄的首选方法,可获得与外科二尖瓣闭式分离术相似的效果。

【适应证】

1. 中至重度二尖瓣狭窄,瓣叶较柔软,无明显钙化,心功能 Ⅱ～Ⅲ 级者。

2. 外科分离术后再狭窄。

【禁忌证】

1. 二尖瓣狭窄伴有中度至重度的二尖瓣反流及主动脉瓣病变。

2. 左心房血栓或近期(半年内)有体循环栓塞史。

3. 严重的瓣下结构病变,二尖瓣有明显钙化为相对禁忌证。

4. 风湿活动。

【护理措施】

1. 术前护理 同"心导管检查术"。术前应进行经食管超声探查有无左心房血栓,有血栓者或慢性心房颤动的患者应在术前充分应用华法林抗凝。

2. 术中配合 同"心导管检查术",另应注意扩张前测量右房压力,扩张前后测量并记录左房压力。

3. 术后护理 基本同"心导管检查术",应注意以下几点。

(1)术后第 2 天复查超声心动图评价扩张效果。

(2)观察术后并发症,如二尖瓣反流、心脏压塞、体循环动脉血栓与栓塞等。

六、冠状动脉造影术

冠状动脉造影术（coronary arterial angiography，CAG）是将冠状动脉造影导管经动脉送至左右冠状动脉开口部进行造影的方法；可提供冠状动脉病变的部位、性质、范围、侧支循环状况等的准确资料，有助于选择最佳治疗方案，是诊断冠心病最可靠的方法。

【方法】

用特形的心导管经股动脉、肱动脉或桡动脉送到主动脉根部，右冠状动脉口，注入造影剂使冠状动脉及其主要分支显影。

【适应证】

1. 对药物治疗中心绞痛仍较重者，明确动脉病变情况以及考虑介入性治疗或旁路移植手术。

2. 胸痛似心绞痛而不能确诊者。

3. 中老年患者心脏增大、心力衰竭、心律失常，疑有冠心病而无创性检查未能确诊者。

【护理措施】

与"心导管检查术"基本相同。

七、经皮冠状动脉介入治疗术

经皮冠状动脉介入治疗（percutaneous coronary intervention，PCI）是用心导管技术疏通狭窄甚至闭塞的冠状动脉管腔，从而改善心肌的血流灌注的方法。包括经皮冠状动脉腔内成形术（percutaneous transluminal coronary angioplasty，PTCA）、经皮冠状动脉内支架置入术（percutaneous intracoronary stent implantation）、冠状动脉内旋切术、旋磨术和激光成形术，统称为冠状动脉介入治疗。

【方法】

1. PTCA　是用以扩张冠状动脉内径，解除其狭窄，使相应心肌供血增加，缓解症状，改善心功能的一种非外科手术方法，是冠状动脉介入诊疗的最基本手段。

2. 冠状动脉内支架置入术　是将不锈钢或合金材料制成的支架置入病变的冠状动脉内，支撑其管壁，以保持管腔内血流畅通，防止和减少 PTCA 后急性冠状动脉闭塞和后期再狭窄，保证血流通畅。

【适应证】

1. 稳定型心绞痛经药物治疗后仍有症状，狭窄的血管供应中到大面积处于危险中的存活心肌的患者。

2. 有轻度心绞痛症状或无症状但心肌缺血的客观证据明确，狭窄病变显著，病变血管供应中到大面积存活心肌的患者。

3. 介入治疗后心绞痛复发，管腔再狭窄的患者。

4. 急性心肌梗死

（1）直接 PTCA　发病 12h 以内属下列情况者：①ST 段抬高和新出现的左束支传导

阻滞（影响 ST 段的分析）的心肌梗死。②ST 段抬高的心肌梗死并发心源性休克。③适合再灌注治疗而有溶栓治疗禁忌证者。④无 ST 段抬高的心肌梗死，但梗死相关动脉严重狭窄，血流≤TIMI Ⅱ 级。

（2）补救性 PCI　溶栓治疗后仍有明显胸痛，抬高的 ST 段无明显降低，冠状动脉造影显示 TIMI 0 ~ Ⅱ 级血流者。

（3）溶栓治疗再通者的 PCI　溶栓治疗成功的患者，如无缺血复发表现，7 ~ 10 天后根据冠脉造影结果，对适宜的残留狭窄病变行 PCI 治疗。

5. 主动脉 - 冠状动脉旁路移植术后复发心绞痛的患者。包括扩张旁路移植血管的狭窄，吻合口远端的病变或冠状动脉新发生的病变。

6. 不稳定型心绞痛经积极药物治疗，病情未能稳定；心绞痛发作时心电图 ST 段压低 >1mm，持续时间 >20min，或血肌钙蛋白升高的患者。

【护理措施】

1. 术前护理　同"心导管检查术"外，还应注意以下几点。

（1）术前口服抗血小板聚集药物　①择期 PTCA 者术前晚饭后开始口服肠溶阿司匹林和氯吡格雷。②直接 PTCA 者尽早顿服肠溶阿司匹林 300mg 和氯吡格雷 300mg。

（2）拟行桡动脉穿刺者，术前行 Allen 试验　即同时按压桡、尺动脉，嘱患者连续伸屈五指至掌面苍白时松开尺侧，如 10s 内掌面颜色恢复正常，提示尺动脉功能好，可行桡动脉介入治疗。留置静脉套管针，应避免在术侧上肢。

2. 术中配合　同"心导管检查术"外，还应注意重点监测导管定位时、造影时、球囊扩张时及有可能出现再灌注心律失常时心电及血压的变化，发现异常，及时报告医生并采取有效措施。

3. 术后护理　同"心导管检查术"，还应注意以下几点。

（1）心电、血压监护 24h。心电监护需严密观察有无心律失常、心肌缺血、心肌梗死等急性期并发症。对血压不稳定者应每 15 ~ 30min 测量 1 次，直至血压稳定后改为每 1h 测量 1 次。

（2）即刻做 12 导联心电图，与术前对比，有症状时再复查。

（3）一般于术后停用肝素 4 ~ 6h 后，测定 ACT <150s，即可拔除动脉鞘管。拔除动脉鞘管后，按压穿刺部位 15 ~ 20min 以彻底止血，以弹力绷带加压包扎，砂袋压迫 6 ~ 8h，术侧肢体制动 24h，防止出血。经桡动脉穿刺者术后立即拔除鞘管，局部按压彻底止血后加压包扎。

（4）术后 24h 后，嘱患者逐渐增加活动量，起床、下蹲时动作应缓慢，不要突然用力。经桡动脉穿刺者除急诊外，如无特殊病情变化，不强调严格卧床时间，但仍需注意病情观察。

（5）术后鼓励患者多饮水，以加速造影剂的排泄；指导患者合理饮食，少食多餐，避免过饱；保持大便通畅；卧床期间加强生活护理，满足患者生活需要。

（6）抗凝治疗的护理　术后常规给予低分子肝素皮下注射，注意观察有无出血倾向，如伤口渗血、牙龈出血、鼻出血、血尿、血便、呕血等。

（7）常规使用抗生素3~5天，预防感染。

（8）遵医嘱口服抑制血小板聚集的药物，如氯吡格雷75mg，1次/天，连用6~9个月，阿司匹林300mg，1次/天，3个月后改为100mg，1次/天。以预防血栓形成和栓塞而致血管闭塞和急性心肌梗死等并发症。定期监测血小板、出凝血时间的变化。

（9）指导患者出院后根据医嘱继续服用药物，以巩固冠脉介入治疗的疗效，预防再狭窄发生。PTCA术后半年内约有30%左右的患者可能发生再狭窄，支架置入后半年内再狭窄率约为20%，故应定期门诊随访。

（10）术后负性效应的观察与护理

①造影剂反应：极少数患者注入造影剂后出现皮疹或有寒战感觉，经使用地塞米松后可缓解。肾损害及严重过敏反应罕见。术后可经静脉或口服补液，在术后4~6h内（拔管前）使尿量达到1000~2000ml，可起到清除造影剂保护肾功能和补充容量的双重作用。

②低血压：多为拔除鞘管时伤口局部加压后引发血管迷走反射所致。备好利多卡因，协助医生在拔除鞘管前局部麻醉，减轻患者疼痛感。备齐阿托品、多巴胺等抢救药品，连接心电、血压监护仪，除颤仪床旁备用，密切观察心率、心律、呼吸、血压变化，及早发现病情变化。迷走反射性低血压常表现为血压下降伴心率减慢、恶心、呕吐、出冷汗，严重时心跳停止。一旦发生应立即报告医生，并积极配合处理。此外，静脉滴注硝酸甘油时要严格掌握滴数，并监测血压。

③穿刺血管损伤的并发症：包括穿刺血管（包括动-静脉）损伤产生夹层、血栓形成和栓塞，以及穿刺动脉局部压迫止血不当产生的出血、血肿、假性动脉瘤和动-静脉瘘等并发症。（a）采取正确压迫止血方法（压迫动脉不压迫静脉）后，嘱患者术侧下肢保持伸直位，咳嗽及用力排便时压紧穿刺点，观察术区有无出血、渗血或血肿，无并发症者一般于24h后方可活动，必要时予以重新包扎并适当延长肢体制动时间。经桡动脉穿刺者注意观察术区加压包扎是否有效，松紧度是否得当，监测桡动脉搏动情况。（b）腹膜后出血或血肿常表现为低血压、贫血貌、血细胞比容降低>5%，腹股沟区疼痛、张力高和压痛等，一旦诊断应立即输血和压迫止血等处理，必要时行外科修补止血，否则可因失血性休克而死亡。（c）假性动脉瘤和动-静脉瘘多在鞘管拔除后1~3天内形成，前者表现为穿刺局部出现搏动性肿块和收缩期杂音，后者表现为局部连续性杂音，一旦确诊应立即局部加压包扎，如不能愈合可行外科修补术。（d）穿刺动脉血栓形成或栓塞可引起动脉闭塞产生肢体缺血，术后应注意观察双下肢足背动脉搏动情况、皮肤颜色、温度、感觉改变，下床活动后肢体有无疼痛或跛行等，发现异常及时通知医生；穿刺静脉血栓形成或栓塞可引起致命性肺栓塞，术后应注意观察患者有无突然咳嗽、呼吸困难、咯血或胸痛，需积极配合给予抗凝或溶栓治疗。若术后动脉止血压迫和包扎过紧，可使动、静脉血流严重受阻而形成血栓。（e）对于局部血肿及瘀血者，出血停止后可用50%硫酸镁湿热敷或理疗，以促进血肿和瘀血的消散和吸收。

④心肌梗死：由于病变处血栓形成导致急性闭塞所致。故术后要注意观察患者有无胸闷、胸痛症状，并注意有无心肌缺血的心电图表现和心电图的动态变化情况。

第四章 | 消化系统常见疾病的护理

第一节 概 述

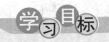

熟悉 消化系统疾病常见症状和体征的护理
了解 消化系统的结构和生理功能

消化系统疾病主要包括食管、胃、肠、肝、胆、胰等的器质性和功能性疾病，是临床上常见病、多发病。病变可局限于消化系统也可累及其他系统，其他系统或全身疾病也可引起消化系统疾病或症状（图4-1）。

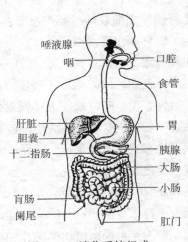

图4-1 消化系统组成

一、消化系统的结构和生理功能

（一）食管

食管是连接咽和胃的通道，全长25～30cm，为一肌性管，管壁由黏膜层、黏膜下层和肌层组成，没有浆膜层。其功能是把来自口、咽的食物和唾液输送到胃，并具有防止胃内容物反流和作为胃内压力增高时的出口。

（二）胃

1. 胃的结构 胃分为贲门部、胃底、胃体、幽门四部分。胃壁由黏膜层、黏膜下层、肌层和浆膜层组成，黏膜层内含丰富的腺体（图4-2）。

2. 胃的腺体

（1）壁细胞 分布在胃底胃体，分泌盐酸和内因子。盐酸是胃液的重要成分，具有激活胃蛋白酶原和杀菌的作用。内因子能协助维生素 B_{12} 被回肠末端吸收。

（2）主细胞 分布在胃底胃体，分泌胃蛋白酶原。被激活后参与蛋白质的消化。

（3）黏液细胞　分泌碱性黏液，可中和胃酸和保护胃黏膜。

（4）G细胞　分部在胃窦部，为内分泌细胞，分泌胃泌素（促胃液素），调节胃酸、胃蛋白酶原的分泌。

3. 胃的功能　暂时贮存食物，并通过胃蠕动将食物与胃液充分混合、液化，形成食糜，使之排入十二指肠。幽门括约肌控制着食糜进入十二指肠的速度，并阻止十二指肠液返流入胃。

（三）小肠

1. 小肠的结构　小肠分为十二指肠、空肠和回肠。十二指肠始于幽门，下端与空肠连接，长约25cm，呈"C"形弯曲并包绕胰头，又分为球部、降部、横部、升部。空肠为小肠中段，长2.5m，下与回肠相连。回肠为小肠终端，长3.6m，与结肠相连。小肠壁分黏膜层、黏膜下层、肌层和浆膜层，内有肠腺分泌小肠液（图4-3）。

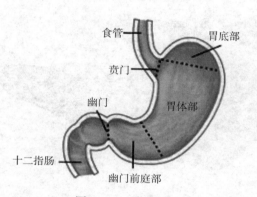

图4-2　胃的结构

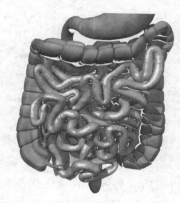

图4-3　肠

2. 小肠的功能　小肠是食物消化和吸收最重要的场所。小肠具有极大的吸收面积，食物在其中停留时间长（3~8h），消化酶（胰液、胆汁、小肠液）含量多、种类齐，能对食物进行比较完全的消化吸收。

（四）大肠

包括盲肠及阑尾、结肠、直肠三部分，全长约1.5m。大肠的主要功能是吸收水分和盐类，并为食物残渣提供暂时的贮存场所。大肠内的细菌含有能分解食物残渣的酶，并能利用肠内物质合成维生素B复合物和维生素K。大肠腺的分泌液能保护肠黏膜和润滑粪便。

（五）肝胆

肝是人体最大的消化腺，并有多种功能（图4-4）。

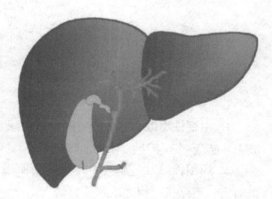

图4-4　肝胆

1. 分泌胆汁　由胆道系统运输和排泄至十二指肠，促进脂肪在小肠内的消化吸收。

2. **参与物质代谢** 糖、脂肪、蛋白质、维生素等多种营养物质的代谢都需要肝脏的参与。

3. **解毒作用** 肝脏是人体主要的解毒器官。一些肠道吸收的或体内代谢产生的有毒物质，要经肝脏处理失毒或减毒后排出。如把有毒的氨转变成无毒的尿素经肾脏排出。

4. **合成多种凝血因子，参与止、凝血过程**

5. **灭活激素** 雌激素、醛固酮、抗利尿激素在肝脏灭活。

6. **其他** 合成清蛋白、参与造血等。

7. **胆囊的作用是浓缩贮存和调节排放胆汁**

（六）胰腺

胰腺是一个重要的消化腺，为腹膜后器官，分为头、颈、体、尾四部。胰腺具有内分泌及外分泌功能。其内分泌功能胰岛完成，胰岛 A 细胞分泌胰高血糖素，B 细胞分泌胰岛素，调节血糖浓度。外分泌功能由胰的腺泡细胞和导管完成，分泌的胰液主要有胰淀粉酶、胰脂肪酶、胰蛋白酶和糜蛋白酶，经导管流入十二指肠被激活后分别水解淀粉、脂肪、蛋白质。另外，胰液中碳酸氢盐的含量很高，可中和进入十二指肠的胃酸，保护肠黏膜（图 4 – 5）。

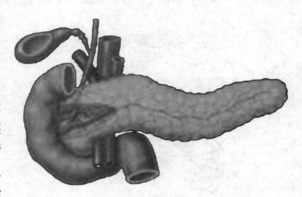

图 4 – 5　胰腺

二、消化系统疾病常见症状及体征的护理

恶心、呕吐

恶心是延髓的呕吐中枢受刺激引起的上腹部不适的感觉，常是呕吐的先兆。呕吐是胃内容物经贲门、食管逆流出口腔的反射动作。

【护理评估】

（一）健康史

1. **中枢性呕吐** 常见于颅内高压；尿毒症、代谢性酸中毒；洋地黄中毒；神经官能症、感受到不卫生的环境、气味等。

2. **周围性呕吐** 常见于胃黏膜受刺激、幽门梗阻；腹腔脏器急性炎症、肠梗阻；晕动病、迷路炎、梅尼埃病等。

（二）身体状况

通过对呕吐过程和呕吐物的观察，询问患者呕吐时自我感受，可对引起呕吐的原因作出初步判断并作出护理评估。

1. 发作状态　注意呕吐前有无恶心，呕吐时间、方式、次数，与进食的关系。如颅内压增高所致的呕吐呈喷射状，多无恶心先兆；反射性呕吐常有较明显的恶心先兆；慢性胃炎、妊娠及尿毒症患者常在晨间发生呕吐；幽门梗阻患者常在餐后发生呕吐；闭目平卧后恶心呕吐可缓解为前庭功能紊乱；进食后即刻呕吐，吐出量不多，多为功能性消化道疾病；进食后数小时发生，量较多，多为器质性消化道疾病。

2. 呕吐物的量、性状和特点　观察呕吐物的量、性质、气味、消化程度及是否混有血液、胆汁、粪便等。如幽门梗阻时呕吐物量大，呈酸腐味的宿食，呕吐后腹部症状减轻；小肠下段梗阻呕吐物为粪臭味；消化性溃疡、胃癌呕吐物多含有血液、咖啡样残渣；急性胃肠炎呕吐物内含未消化的食物。

3. 身、心反应　注意是否伴随面色苍白，呼吸急促，脉搏增快、减慢或不齐，出冷汗，唾液增多，乏力，食欲减退等症状。注意是否因恶心、呕吐引起患者痛苦、焦虑、恐惧或不安等情绪变化。反复呕吐或呕吐量过大时要注意是否伴有：①脱水、低氯低钾血症和代谢性碱中毒。②营养不良。③吸入性肺炎或窒息。

【常见护理诊断】

1. 有体液不足的危险　与大量呕吐导致体液丢失有关。

2. 活动无耐力　与频繁呕吐导致失水、电解质丢失有关。

3. 焦虑　与频繁呕吐不能进食有关。

4. 有窒息的危险　与呕吐物吸入气道有关，特别是意识障碍患者。

【护理措施】

1. 消除患者不安情绪　保持环境清洁安静，语言和态度上表示对患者关心和安慰。

2. 减轻恶心呕吐引起的痛苦

（1）患者呕吐时应协助坐起或侧卧位，膝部弯曲，头偏一侧，取容器接呕吐物；对昏迷患者应尽可能吸尽口腔呕吐物，避免呕吐物吸入气道而引发窒息。

（2）呕吐停止后应及时给患者漱口，清理被污染的床铺、衣被等。

（3）出现恶心、呕吐时鼓励患者作深呼吸动作，对频繁呕吐患者可针刺内关、足三里等穴位，或按医嘱给甲氧氯普胺（胃复安）、多潘立酮（吗丁啉）等止呕药物。镇吐药大多有倦怠嗜睡等反应，应予解释。嘱患者避免开车或从事危险工作。同时应加强观察，以防掩盖其他病情。

（4）清洁口腔时，注意避免刺激舌、咽、上腭等，以防诱发恶心、呕吐。

（5）疑有肠梗阻时，应禁食、禁水并进行胃肠减压。对不能经口摄取营养和水、电解质的患者，应静脉输液补充。

腹　痛

腹痛可因腹腔内器官的器质性病变或功能性障碍所致，也可因腹壁或腹腔外器官病变引起。其病因复杂，诊断时应详细询问病史，全面检查，辅以其他检查，以求正确诊断。

【护理评估】

（一）健康史

1. 急性腹痛

（1）急性炎症　如胃炎、胆囊炎、阑尾炎、肠炎或胰腺炎等。

（2）急性穿孔　消化性溃疡、阑尾炎、伤寒病及其他肠胃疾病或胆囊炎等并发穿孔。

（3）空腔器官梗阻或扩张　如胆道系统结石、胆道蛔虫症、肠梗阻、泌尿系统结石及急性胃扩张等。

（4）腹部器官破裂或扭转　如肝、脾、肾、异位妊娠输卵管破裂，卵巢囊肿或肠系膜扭转等。

（5）血管病变　肠系膜动脉硬化并发血栓形成、栓塞、动脉瘤，脾或肾梗死等。

（6）中毒与代谢障碍　如铅中毒、糖尿病酮症酸中毒等。

（7）变态反应性疾病　如过敏性紫癜、荨麻疹等。

（8）胸腔疾病的牵涉痛　如心肌梗塞、下叶肺炎、肺梗死等。

2. 慢性腹痛

（1）慢性炎症　胃炎、胆道感染、消化性溃疡、胰腺炎、结核性腹膜炎、盆腔炎、肝炎、阑尾炎及结肠炎等。

（2）腹膜及器官包膜的牵张　如手术后腹膜粘连、肝脾肿大等。

（3）肿瘤　胃癌、肝癌、胰腺癌、泌尿生殖器癌肿等。

（4）肠寄生虫　蛔虫病、钩虫病等。

（5）胃肠神经功能症、结肠激惹综合征等。

（6）其他　尿毒症、血卟啉病、痛经、腹主动脉瘤、食道炎及食道裂孔疝等。

（二）身体状况

1. 腹痛发病原因及诱因

（1）起病急骤，全身情况迅速恶化者，常见于腹腔内出血、空腔器官及管道梗阻或穿孔、胰腺炎、肠炎、肠系膜动脉栓塞、宫外孕破裂、卵巢囊肿蒂扭转。

（2）腹部器官破裂常有摔伤或腹部外伤史；心绞痛、心肌梗死的腹痛多在劳累或激动后发作；继急性上呼吸道感染后发生腹痛者，应考虑下叶肺炎、胸膜炎、肠系膜淋巴结炎或原发生腹膜炎；原有心房纤颤患者的急性腹部剧痛，可由肠系膜血管栓塞等引起。

（3）有慢性腹痛病史者，出现急性腹痛，除慢性腹痛急性发作或出现了并发症外，还应想到新的急性腹痛疾病发生。

（4）病程长久，反复发作的腹痛，多为消化性溃疡、炎症或空腔器官结石。

（5）开始腹痛较轻，但进行性加重者，常为炎症性病变。

2. 腹痛性质和程度

（1）持续性　器官炎症、实质性器官肿大包膜张力增加、胃扩张及麻痹性肠梗阻。

（2）阵发性　空腔器官、器官管道梗阻（结石、肿瘤、寄生虫或其他机械性原因）或痉挛。

（3）持续性疼痛阵发性加剧　可能既有炎症又有梗阻或炎症刺激引起痉挛。

（4）腹痛程度 隐痛、钝痛提示深部器官病变，多为慢性疾患；绞痛多为空腔器官炎症或梗阻；持续性锐痛，多为壁层腹膜受到炎症刺激所致；胃、胆穿孔后流出胃液、胆液、胰腺分泌的胰液等对腹膜的刺激性最大，腹痛剧烈，体征明显。腹型过敏性紫癜、腹型风湿热，亦可致剧烈腹痛，应结合病史及全面检查，予以鉴别。

3. 腹痛部位 躯体性腹痛的部位，多反映病变部位所在。因此，可以根据腹腔器官的解剖位置作出定位诊断。但应注意下列情况。

（1）转移性腹痛 阑尾炎初期，其疼痛可在上腹或脐周围，经一段时间以后移至右下腹；胆囊炎早期表现上腹痛，以后移至右上腹。

（2）牵涉性痛 腹腔器官炎症、出血可刺激左右膈肌，使疼痛向左右肩部放射；胆道疾病可牵涉右肩疼痛；急性胰腺炎常有左腰背部带状牵涉痛；尿路结石的腹痛牵涉下腹部及会阴部疼痛。

（3）原有病变范围扩大或发生了并发症，则原有腹痛范围亦扩大，但仍以原发部位最为显著，如胃穿孔后引起全腹部疼痛，但上腹疼痛最明显。

4. 身、心反应

（1）发热 多见于炎症，先寒战，后发热则以急性化脓性感染居多；先发热，后腹痛则以内科腹痛居多；先腹痛，后发热，一般为外科腹痛；发热、疼痛同时发生者，常见急性感染。

（2）呕吐 急性腹痛伴明显呕吐、腹泻者多见于急性胃肠炎；剧烈呕吐、腹胀、阵发性腹部绞痛、不排气、不排便为胃肠道梗阻的症状。呕吐物呈酸性胃液、带有胆汁则为高位梗阻；呕吐物有粪臭味，则为低位梗阻。若明显腹胀、肠鸣音消失，为麻痹性肠梗阻。

（3）腹泻 常见于急、慢性肠道炎症，慢性肝、胆、胰腺疾病。

（4）便血 急性者可见于肠套叠、绞窄性肠梗阻、急性出血坏死性肠炎。慢性者可见慢性痢疾、结肠炎、肠结核及肠肿瘤等。

（5）血尿 常见于尿路结石。

（6）黄疸 见于肝炎、肝癌、胆道疾患及胰头癌等。

（7）休克 肝、脾、宫外孕、肾破裂出血，消化道穿孔、胰腺炎、绞窄性肠梗阻等急腹症及心肌梗死等。

【常见护理诊断】

1. 疼痛 腹痛与腹腔脏器炎症、平滑肌痉挛、缺血、溃疡及腹膜刺激有关。

2. 焦虑 与腹痛有关。

【护理措施】

1. 询问腹痛发生的缓急、时间和既往史。

2. 心理护理 消化系统疾病产生疼痛多由器官的炎症及痉挛引起，因此疼痛的处理应根据不同疾病的疼痛机制采取不同的措施。疼痛往往与年龄、情绪、注意力、个性及个体对疼痛原因的理解以及对疼痛的态度有关。护理人员应进行心理疏导，消除患者紧张恐惧心理，使患者精神放松，情绪稳定，增强患者对疼痛的耐受性，从而减轻疼痛。

3. 密切观察疼痛发展动态　消化系统疾病如产生剧痛，往往是某些并发症的临床表现。如溃疡穿孔，对突发性剧痛经一般处理疼痛不仅不能减轻，反而加重，即应提高警惕，请医师进行必要的检查。严禁随意使用镇痛药物，以免掩盖症状，延误病情。

4. 健康教育　向患者及家属介绍患者选择对其有效的缓解疼痛的方法，教育患者及家属不能滥用止痛药，尤其突发性剧痛，告其有哪些并发症的可能。

腹　泻

由于各种原因使肠蠕动过快，肠黏膜的分泌与吸收功能异常，导致排便次数增多，粪便稀薄或带有黏液、脓血、未消化的食物，称为腹泻。

【护理评估】

（一）健康史

1. 急性腹泻　见于食物中毒、急性传染病，肠变态反应性疾病及化学药品等因素所致。

2. 慢性腹泻　见于慢性肠道感染、消化吸收功能障碍、肠道肿瘤、慢性萎缩性胃炎、胃空肠吻合术后、慢性肝炎、肝硬化、慢性胆囊炎和胰腺炎等。

（二）身体状况

1. 大便的次数、性状、颜色、量及气味　询问患者排便的次数，粪便中是否伴有黏液脓血，每次排便的量。粪便中含较多黏液、便色较深、量少次数多常为结肠性腹泻；粪便稀薄呈液状、色较浅常为小肠性腹泻；粪便呈油腻状、多泡沫、含食物残渣、有恶臭可能为小肠消化吸收不良所致；粪便脓血黏液较多则常见于痢疾、结肠癌等。

2. 腹泻持续的时间、诱因及规律　急性腹泻持续时间短，腹泻持续超过 2 个月为慢性腹泻。急性胃肠炎多有不洁饮食史，进食某些食物后 24h 内发生腹泻。溃疡性肠结核、慢性结肠炎及结肠癌，可腹泻与便秘交替出现。神经官能症性腹泻发生在进食后 1h 左右。

3. 身、心反应

（1）腹泻是否伴有腹痛、里急后重感　直肠和乙状结肠病变患者如痢疾、结肠癌等可有下腹或左下腹持续性疼痛，多有里急后重感；小肠病变时腹痛多在脐周，呈间歇性阵发性绞痛，无里急后重感。

（2）腹泻时可伴其他消化系统症状，如食欲不振、呕吐、肛门疼痛。

（3）严重腹泻时可伴有脱水、电解质紊乱、周围循环衰竭等。

【常见护理诊断】

1. 腹泻　与肠道疾病及全身疾病有关。

2. 有液体不足的危险　与腹泻失水有关。

【护理措施】

1. 减轻不适感

（1）措施　腹泻者卧床休息，避免精神紧张，注意腹部保暖，排便次数较多、肛门刺激较明显者，给予便后温水坐浴或肛门热敷，可用凡士林油涂抹肛周。保持肛门清洁、干燥。并保持身体、用物、病床的清洁。

（2）减轻心理不安和恐惧　向患者解释情绪、运动与肠道活动的关系。指导患者做松弛训练，安排患者每天至少用 20～30min 进行做操、散步等活动。

2. 指导合理饮食　腹泻者宜摄取营养丰富、低脂肪、易消化及低纤维饮食，适当补充水分和食盐。根据病情采取禁食，逐渐过渡到流质、半流质、软食以至普通饮食。避免食用茄子、韭菜、芹菜、酸性食物和碳酸类饮料等多纤维易胀气的食物，也应避免刺激性强的调味品，以免刺激肠黏膜，引起肠蠕动亢进而加重腹泻。

3. 协助治疗　腹泻者按医嘱给予抗感染药物、止泻药以及输液治疗。对严重肠道感染应严格隔离消毒，填报传染病卡。如电解质丢失过多时，应根据血液检验指标于静脉输液中及时补充。对老人、小孩应注意防止输液过快引起血液循环负荷过重。

呕血和黑便

当上消化道出血时，胃内或反流入胃内的血液，经口腔呕出称为呕血。血液流入肠道，血红蛋白的铁质在肠道经硫化物作用，形成黑色硫化铁，随大便排出即形成黑便。上消化道大量出血均有黑便但不一定有呕血。出血部位在幽门以上者常兼有呕血，但出血量小速度慢多无呕血；出血部位在幽门以下者多表现为黑便，若出血量大，速度快也可引起呕血。

食入动物血、大量绿色蔬菜，服用铁剂、铋剂、某些中草药等也可使粪便呈黑色，应注意鉴别。

【护理评估】

（一）健康史

1. 食管疾病　如食管炎、食管癌。

2. 胃、十二指肠疾病　如消化性溃疡、急性胃炎、胃黏膜脱垂、胃癌等。

3. 肝脏疾病　如肝硬化所致的食管 - 胃底静脉曲张破裂。

4. 胆道和胰腺疾病　如胰腺炎、胆道肿瘤等。

5. 其他　如血液病、尿毒症、应激性溃疡等。

（二）身体状况

主要通过询问患者的自我感受，对呕吐物、粪便的直接观察，以及检查患者身心状况，结合纤维胃镜等检查资料进行评估。

1. 发作诱因　患者最近的饮食情况，有无服用可能诱发出血的药物史，有无工作及心理压力及严重的全身性疾病等。

2. 呕血和黑便的形状、颜色和量　呕血的颜色取决于出血的量和速度。少量而缓慢的出血，呕出的血液常呈暗褐色或咖啡色，因血液在胃内停留较久经胃酸作用形成亚铁血红蛋白所致。大量快速出血，则呕鲜红色血液。出现呕血说明胃内积血量至少达 250～300ml。一次出血达 5～10ml 粪便外观无异常，隐血试验可呈阳性，出血量达 50～70ml 以上时，可产生黑便。

3. 身、心反应

（1）常有恐惧、焦虑等情绪反应。

（2）胃部胀痛不适、肠鸣音活跃。

（3）头晕、心悸、晕厥等。

（4）血压下降、脉搏细速、面色苍白、尿量减少及四肢湿冷等。

（5）原有疾病加重。

【常见护理诊断】

1. 体液不足 与上消化道大量出血有关。

2. 恐惧 与上消化道大量出血对生命及自身健康受到威胁有关。

3. 有窒息的危险 与呕出血液反流入气管有关。

【护理措施】

1. 促进止血

（1）卧床休息 呕血时采取半卧位或去枕平卧位，头偏向一侧。安慰患者，说明情绪安定有助于止血，而精神紧张可导致反射性血管扩张，加重出血。环境保持安静，避免噪音和强光刺激。注意保暖，保持衣被和床单整洁舒适。

（2）观察病情 密切观察呕血、黑便的量及性质、次数、伴随症状、体温、脉搏、呼吸、血压、尿量、意识状态及诱发因素等，及时做好记录。

（3）按医嘱迅速采取各种止血措施 如使用止血剂；胃溃疡出血用冰盐水洗胃；对食管、胃底静脉出血者应用双气囊三腔管压迫止血；急性胃出血者需协助进行纤维胃镜直视下止血。

（4）饮食 严重呕吐或呕血伴有剧烈呕吐者，应暂禁食8～24h。消化性溃疡伴小量出血，一般不需禁食，可摄入少量温凉流质如牛奶，以中和胃酸，待病情稳定后过渡到软食。

（5）出血后注意事项 呕血停止后帮助漱口，清洁口腔；呕血时因混有胃液，所以呕出物看起来较实际出血量多，应尽量不让患者见到；沾污衣被要及时撤换，若患者已看到出血，应作必要的解释，以免加重其不安、忧虑。

2. 维持有效血容量，预防或纠正失血性休克

（1）补充液体 迅速建立静脉通路，保证输液通畅；失血量多时应以粗针头快速输液，先用生理盐水或林格氏液，然后输中分子右旋糖酐或其他血浆代用品，必要时输血。

（2）注意事项 应避免因输血、输液过多、过快而引起急性肺水肿，对老年人和有心血管疾病的人尤需注意。

（3）预防失血性休克 一次大量快速的呕血和便血可导致失血性休克，应指导患者如何早期发现呕血和便血的先兆，以便早期处理。

黄 疸

由于胆色素代谢障碍致血中胆红素含量增高，使巩膜、黏膜和皮肤染成黄色，称为黄疸。如果实验室检查中胆红素超过正常范围，而肉眼仍未能察见黄疸时，称为隐性黄疸（图4-6）。

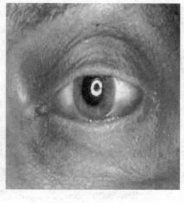

图4-6　黄疸

【护理评估】

（一）健康史

1. **肝细胞性黄疸**　常见于病毒性肝炎、胆硬化、中毒性肝炎等。

2. **溶血性黄疸**　常见于溶血性疾病、败血症、血型不合输血反应及毒蛇咬伤等。

3. **阻塞性黄疸**　常见于胆石症、胆囊炎、胰头癌、胆汁性肝硬化及胆道蛔虫等。

（二）身体状况

1. **黄疸发生的急缓、部位及色泽**　急骤出现的黄疸见于急性肝炎、胆囊炎、胆石症和大量溶血。缓慢潜隐发生的黄疸常为癌性黄疸。黄疸在巩膜和软腭较早出现，颜面及前胸次之。溶血性黄疸常为淡黄色（浅柠檬色）；急性肝细胞性黄疸多为金黄色；胆汁淤积引起的黄疸为暗黄色，严重时为黄绿色。

2. **身、心反应**

（1）急性病毒性肝炎　常伴食欲不振、恶心、呕吐、肝区轻度胀痛。

（2）癌症　体重减轻或恶液质。

（3）胆石症　常伴有发热、寒战、全身酸痛、右上腹阵发性绞痛。

（4）阻塞性黄疸　常伴有脂肪性腹泻、白陶土样便、皮肤瘙痒及出血倾向等。

（5）其他　肝细胞性黄疸、阻塞性黄疸时尿色加深，甚至呈浓茶样。患者常因巩膜、体表发黄而产生病情严重的预感而致心情抑郁。

【常见护理诊断】

1. **有皮肤完整性受损的危险**

2. **瘙痒**　与胆盐刺激有关。

【护理措施】

1. **病情观察**　注意患者的尿色、便色和皮肤、巩膜黄染的动态变化，伴随症状、诱因或病因有无消除，已采取哪些治疗措施，效果如何等。

2. **给予心理支持**　安静卧床，注意姿势调整，避免负性语言刺激。向患者解释有关黄疸的知识及注意事项，鼓励患者树立信心，渡过黄疸期。

3. **饮食护理**　饮食宜清淡、易消化、含丰富维生素；蛋白质供应视肝功能情况而定，禁忌烟酒。胆道阻塞患者脂溶性维生素吸收不足可由肌肉注射补充。

4. **皮肤护理**　对皮肤瘙痒者应注意清洁，睡前温水浴，局部可擦炉甘石洗剂等止痒剂，并按医嘱服用扑尔敏、非那根等。剪短指甲，以免搔破皮肤。

5. **保持大便通畅**　对因严重肝脏疾病引起的黄疸，有肝性脑病潜在可能的患者应嘱其养成定时排便习惯，防止因便秘造成毒素的产生和吸收增加而使病情加重。

第二节 胃 炎

掌握 胃炎的护理诊断及护理措施
熟悉 胃炎的护理评估、健康教育
了解 胃炎的诊断治疗要点

病案 患者，男，42岁，近2年来反复上腹部胀痛，反酸嗳气，食欲不振等。平时嗜酒和咖啡。2天前上述症状加重，检查：生命体征无异常，消瘦，大便潜血试验（＋），胃镜见胃黏膜呈颗粒状，黏膜血管显露，色泽灰暗，皱壁细小，幽门螺杆菌检测为阳性。

初步诊断慢性萎缩性胃炎。

结合上述病例请思考该患者：

1. 为什么该患者诊断为慢性萎缩性胃炎？

2. 慢性胃炎与急性胃炎有什么不同？

胃炎是由多种原因引起的胃黏膜炎症。按临床发病急缓及病程长短分为急性胃炎和慢性胃炎两大类。

一、急性胃炎

急性胃炎（acute gastritis）是指各种原因引起的急性胃黏膜炎症。可分为急性单纯性胃炎、急性糜烂性胃炎、急性腐蚀性胃炎等（图4-7、图4-8）。

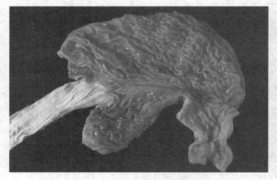

图4-7 正常胃黏膜肉眼观

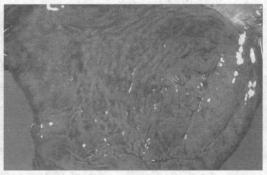

图4-8 急性胃炎肉眼观

（一）急性单纯性胃炎

急性单纯性胃炎在急性胃炎中最多见，主要由化学、物理因素和微生物感染、细菌毒素等引起。

【护理评估】

1. 健康史

（1）外源性刺激因子　包括：①化学因素：如药物（水杨酸盐类、非甾体类消炎药、肾上腺皮质激素及某些抗癌药等）及浓茶烈酒等。②物理因素：如进食过冷、过热、粗糙食物以及暴饮暴食等。③微生物感染或细菌毒素：进食被细菌或细菌毒素污染的食物，致病菌以沙门菌属、嗜盐菌为最常见，毒素以金黄色葡萄球菌毒素为最多见。若同时合并肠炎称急性胃肠炎。

（2）内源性刺激因素　包括精神因素、神经功能障碍、应激状态等。

2. 身体状况　一般在进食后数小时至24h即可发病，表现为中上腹部不适、腹痛、食欲减退、恶心、呕吐等，呕吐物为不消化食物。若伴有肠炎可出现腹泻。严重者可有发热、脱水、酸中毒，甚至引起休克。体格检查上腹部或脐部有轻压痛，肠鸣音亢进。

3. 辅助检查

（1）呕吐物及粪便检查。

（2）胃镜检查。

4. 心理和社会支持状况　评估患者对刺激因子的了解情况，心理状态、经济情况、饮食习惯。

【诊断要点】

1. 24h 内接触刺激因子

2. 相应的表现　上腹部不适、腹痛、食欲减退、恶心、呕吐等，呕吐物为不消化食物。

3. 胃镜检查

【治疗要点】

本病为自限性的病理过程，一般预后良好。治疗应注意去除病因，卧床休息，可暂时禁食1~2顿或予以清淡流质食物，多饮水。腹痛剧烈给予局部热敷或解痉剂。频繁呕吐等引起脱水和电解质紊乱者，应予静脉补液纠正水电解质紊乱。伴肠炎者可加用抗生素。

（二）急性糜烂性胃炎

其主要病变是胃黏膜充血、水肿、糜烂、出血，故又称急性糜烂出血性胃炎。

【护理评估】

1. 健康史　引起急性糜烂性胃炎主要有以下原因。

（1）生物因素　主要是细菌及其毒素、病毒等。

（2）理化因素　刺激性食物和烈酒、咖啡及药物（特别是非甾体抗炎药如阿司匹林）等。

（3）急性应激　可由严重脏器疾病、大手术、大面积烧伤、休克等引起。

（4）血管因素　常见于老年动脉硬化患者，或腹腔动脉栓塞治疗后，血管闭塞造成胃黏膜缺血。

2. 身体状况

（1）症状与体征　多数急性起病，症状轻重不一，轻者多无明显症状。主要表现为上腹饱胀、隐痛、食欲减退、恶心、呕吐等。胃出血常见，一般为呕吐物略带血性，但也可发生大量出血，表现为呕血和（或）黑便，急性应激引起者常以上消化道出血为主要表现。体检时上腹部可有压痛。

（2）并发症　一般预后良好。若由急性应激引起者，可导致上消化道大出血。

3. 辅助检查

（1）粪便检查　大便隐血试验阳性或阴性。

（2）胃镜检查　强调在出血后 24 ~ 48h 内进行，镜下见多发性糜烂、出血灶和黏膜水肿为特征的急性胃黏膜损害。

4. 心理和社会支持状况　评估患者对刺激因子的了解情况，心理状态、经济情况。

【诊断要点】

1. 有服用非甾体抗炎药等药物、饮酒、应激病史。

2. 有呕血、黑便或大便隐血试验阳性。

3. 胃镜检查有特征性表现。

【治疗要点】

1. 有急性应激者除积极治疗原发病外，应用制酸药及 H_2 受体拮抗药或质子泵抑制药作为预防措施。

2. 药物引起者就立即停止服用，并用抗酸药治疗。

3. 若已发生消化道大出血者，治疗参阅"上消化道出血"一节。

（三）急性腐蚀性胃炎

【护理评估】

1. 健康史　急性腐蚀性胃炎是由于误食或有意吞服强酸（如硫酸、盐酸、硝酸、石灰酸、来苏儿等）、强碱（如氢氧化钠、氢氧化钾）或其他有腐蚀剂引起的急性胃黏膜炎症。

2. 身体状况　吞服腐蚀剂后，最早出现的症状为口腔、咽喉、胸骨后及上腹部剧痛，常伴有吞咽疼痛或困难。可有频繁的恶心呕吐。严重者可引起休克、食管或胃穿孔，最终会导致食管、贲门或幽门的瘢痕性狭窄。腐蚀剂不同，可在唇、口腔、咽喉部黏膜上呈现不同颜色的灼痂。如硫酸为黑色痂、盐酸为灰棕色痂、硝酸呈深黄色痂、醋酸或草酸为白色痂，强碱呈透明水肿，这有助于腐蚀剂的鉴别。

3. 辅助检查　急性期禁用胃镜。

4. 心理和社会支持状况　评估患者对刺激因子的了解情况，心理状态、家庭及社会关系。

【诊断要点】

1. 吞服腐蚀剂

2. 相应的表现

【治疗要点】

本病属内科急症，须积极抢救，采取妥善措施。有休克者首先抢救休克。应禁食，吞服强酸者应立即口服牛奶、蛋清或弱碱溶液如镁乳、氢氧化铝等。碱性毒物可用稀释的食醋或果汁。禁忌洗胃。为防止感染可给广谱抗生素。针对腐蚀剂种类选用针对性的解毒药物。后期出现有食管狭窄者可进行食管扩张术。

二、慢性胃炎

慢性胃炎（chronic gastritis）是由多种原因引起的胃黏膜慢性炎症。病变局限于黏膜层，分布不均匀，以淋巴细胞和浆细胞浸润为主，间有少量中性粒细胞和嗜酸性粒细胞。

慢性胃炎是一种常见病，其发病率在各种胃病中居首位。男性稍多于女性。任何年龄均可发病，但随年龄增长发病率逐渐增高。根据尸检资料，发病率为60%，高年组达80%，根据胃镜检查资料，占活检的55%～80%，其中以慢性浅表性胃炎（CSG）为主，萎缩性胃炎（CAG）占15%～20%。慢性胃炎的分类方法很多。

1. 以病变的解剖部位来分

（1）**慢性胃窦炎（B型胃炎）**最常见。绝大多数（90%）由Hp感染引起，少数与胆汁反流、非甾体抗炎药、吸烟及嗜酒等因素有关。

（2）**慢性胃体炎（A型胃炎）**少见。病变主要累及胃体和胃底。主要由自身免疫反应引起。

2. 以胃腺体是否受累来分

（1）**慢性浅表性胃炎** 炎性细胞浸润仅局限于黏膜的表层，胃腺体则完整无损。

（2）**慢性萎缩性胃炎** 病变发展累及腺体，腺体萎缩、消失，胃黏膜变薄。

【护理评估】

（一）健康史

慢性胃炎的病因尚未完全阐明，主要病因有以下几方面：

1. 幽门螺杆菌（Hp）感染 目前认为Hp感染是慢性胃炎最主要的病因。

（1）**Hp感染作为慢性胃炎病因的依据** ①绝大多数慢性活动性胃炎患者胃黏膜中可检出Hp。②Hp在胃内的分布与胃内炎症的分布一致。③根除Hp可以使胃黏膜炎症消退。④从健康自愿者和动物模型中可以复制Hp感染引起的慢性胃炎。

（2）**Hp的作用机制** ①黏附作用。②蛋白酶的作用。③尿素酶作用。④毒素作用。⑤Hp菌体细胞还可作为抗原产生免疫反应。

2. 自身免疫 壁细胞损伤后能作为自身抗原刺激机体的免疫系统而产生相应的壁细胞抗体和内因子抗体。

3. 物理及化学因素 长期饮浓茶、酒、咖啡，食用过热、过冷、过于粗糙的食物，服用非甾体类抗炎药，各种原因引起的十二指肠液反流等均可损伤胃黏膜。

4. 其他因素 有人认为慢性萎缩性胃炎可能与胃黏膜退行性变有关。此外，某些疾病如心力衰竭、肝硬化门静脉高压、尿毒症以及营养不良等也使胃黏膜易于受损。

在慢性胃炎的发展过程中，胃腺细胞可发生肠腺化生，或假性幽门腺化生和增生，增生的上皮和肠化的上皮可发生发育异常，形成不典型增生，中度以上的不典型增生被认为是癌前病变。

（二）身体状况

慢性胃炎病程迁延，进展缓慢，缺乏特异性症状。大多无明显症状，部分有上腹痛或不适、食欲不振、饱胀、嗳气、反酸、恶心和呕吐等消化不良的表现，症状常与进食和食物种类有关。少数可有少量上消化道出血。A 型胃炎患者可出现明显畏食、贫血和体重减轻。体征多不明显，有时上腹轻压痛。

（三）辅助检查

1. 胃液分析　A 型胃炎均有胃酸缺乏。B 型胃炎胃酸正常，有时增多，大量 G 细胞破坏时，胃酸可降低。

2. 血清学检查　A 型胃炎血清促胃液素水平明显增高，抗壁细胞抗体和抗内因子抗体均可阳性。B 型胃炎时，根据 G 细胞破坏程度，血清促胃液素水平有不同程度的下降，抗壁细胞抗体或可测得，但滴度低。

3. 胃镜及胃黏膜活组织检查　是最可靠的诊断方法。通过胃镜在直视下观察黏膜病损，可取活组织检查进一步证实为何种类型胃炎（图 4 - 9 ~ 11）。

4. Hp 检测　可通过培养、涂片、尿素酶测定等方法检测出 Hp。

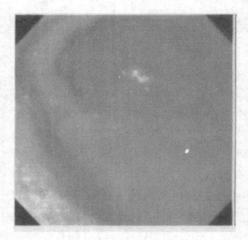
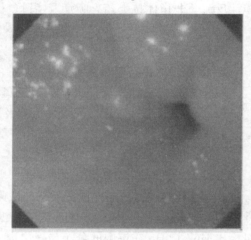

图 4 - 9　正常胃黏膜　　　　　　　　　　　图 4 - 10　浅表性胃炎

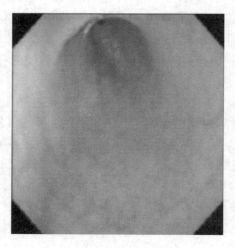

图 4 - 11　萎缩性胃炎

（四）心理和社会支持状况

评估患者对刺激因子的了解情况，心理状态、家庭关系。

【诊断要点】

（一）慢性胃炎的诊断

临床上有反复上腹胀痛及消化不良表现，病程迁延。确诊有赖于胃镜及胃黏膜活组织检查。

（二）慢性胃炎的分型

1. 浅表性胃炎　黏膜充血、水肿、渗出多，黏膜光滑，红白相间，以红为主，有少量出血点，轻度糜烂。

2. 萎缩性胃炎　黏膜苍白或灰白，红白相间，以白为主，弥漫性或灶性分布；黏膜变细而平坦，黏膜下血管透见；也可粗糙，呈颗粒状小结节；易发生糜烂和出血。

3. 胃窦炎（B 型胃炎）与胃体炎（A 型胃炎）　表 4 - 1。

表 4 - 1　两型胃炎鉴别

	慢性胃窦炎（B 型）	慢性胃体炎（A 型）
发生部位	胃窦部	胃体部和胃底部
主要病因	Hp 感染	自身免疫反应
表现特点	消化道症状明显	消化道症状不多
胃泌素	低下或正常	升高
胃酸	正常、低下、或高	胃酸缺乏 V 维生素 B_{12} 低下，恶性贫血
恶性贫血	无	

【治疗要点】

（一）根除 Hp 感染

推荐的根除 HP 治疗方案如下。

（1）方案一　三联疗法：铋剂 + 两种抗生素。

①铋剂标准剂量 + 阿莫西林 500mg + 甲硝唑 400mg，每日两次 × 2 周。

②铋剂标准剂量 + 四环素 500mg + 甲硝唑 400mg，每日两次 × 2 周。

③铋剂标准剂量 + 克拉霉素 250mg + 甲硝唑 400mg，每日两次 × 1 周。

（2）方案二　三联疗法：质子泵抑制剂（PPI）+ 两种抗生素。

①PPI 标准剂量 + 克拉霉素 500mg + 阿莫西林 1g，每日两次 × 1 周。

②PPI 标准剂量 + 阿莫西林 1g + 甲硝唑 400mg，每日两次 × 1 周。

③PPI 标准剂量 + 克拉霉素 250mg + 甲硝唑 400mg，每日两次 × 1 周。

（3）方案三　四联疗法

①雷尼替丁、枸橼酸铋（RBC）400mg 替代推荐方案二中的 PPI。

②H_2 受体阻断剂（H_2RA）或 PPI + 推荐方案一。

（二）根据病因给予相应处理

若因非甾体类抗炎药引起，应停服药并给予制酸剂或硫糖铝；若因胆汁反流，可用氢氧化铝凝胶来吸附，或予以硫糖铝。

（三）对症处理

有胃动力学改变者，可服用多潘立酮、西沙必利等；A 型胃炎无特殊治疗，有恶性贫血者可肌内注射维生素 B_{12}；对于胃黏膜肠化和不典型增生者，给予 β 胡萝卜素、维生素 C、维生素 E 和叶酸等抗氧化维生素，以及锌、硒等微量元素或有助于其逆转。

三、胃炎的护理

【常见护理诊断】

1. 疼痛　腹痛与胃黏膜炎性病变有关。

2. 营养失调：低于机体需要量：与畏食、消化吸收不良等有关。

3. 焦虑　与病情反复，病程迁延有关。

4. 活动无耐力　与 A 型胃炎致恶性贫血有关。

5. 知识缺乏　缺乏对慢性胃炎病因和预防知识的了解。

【护理措施】

1. 一般护理　嘱患者卧床休息，身心放松，提供舒适的进食环境，保持环境清洁，空气新鲜，温度适宜，避免环境中的不良刺激，如噪声，不良气味等，有利于患者食欲的增加。

2. 制定饮食计划　向患者说明摄取足够营养的重要性，指导患者及家属改进烹饪技巧，变换食物的色、香、味，刺激患者食欲。胃酸低者食物应完全煮熟后食用，以利于消化吸收，并给刺激胃酸分泌的食物，如肉汤、鸡汤等；高胃酸者应避免进酸性、多脂肪食物。鼓励患者少量多餐，饮食宜少渣，温热，高热量、高蛋白、高维生素，易消化的饮食，避免过咸，过甜，过辣的刺激性食物。少量出血者可给米汤等流食中的胃酸。急性大出血者禁食。

3. 保持口腔清洁　鼓励患者晨起，睡前，进食前后刷牙或漱口，保持口腔清洁舒适，促进食欲。

4. 营养状况评估　观察并记录患者每日进餐次数、量、品种，以了解其摄入营养能否满足机体需要。定期测量体重，监测有关营养指标的变化，如血红蛋白浓度、血清蛋白等，并及时将营养状况的改善转告患者，以增强患者的信心。

5. 对症护理　观察疼痛的部位、程度，疼痛时遵医嘱给予物理或药物止痛，如针灸和热敷；也可用热水袋热敷胃部，以减轻腹痛。若有出血，按上消化道出血护理。严重呕吐者记录出入量，并及时纠正水、电解质紊乱。

6. 用药护理　遵医嘱给患者以根除 Hp 感染治疗时，注意观察药物的疗效及副作用。

（1）**胶体铋剂**　枸橼酸铋钾（CBS）为常用制剂，因其在酸性环境中方起作用，故宜在餐前半小时服用。服 CBS 过程中可使齿、舌变黑，可用吸管直接吸入。部分患者服药后出现便秘和大便呈黑色，停药后自行消失。少数患者有恶心、一过性的血清转氨酶升高等，极少出现急性肾衰竭。

（2）抗菌药物 阿莫西林服用前应询问患者有无青霉素过敏史，应用过程中注意有无迟发性过敏反应，如皮疹。甲硝唑可引起恶心、呕吐等胃肠道反应，可遵医嘱用甲氧氯普胺、维生素 B_{12} 等拮抗。

（3）指导患者正确服用药物，解释用药方法和注意事项。

7. 心理护理 急性应激导致出血者，注意消除紧张恐惧心理。

【健康教育】

1. 向患者及家属讲解有关病因，并指导患者避免诱发因素。如生活要有规律，劳逸结合；加强饮食卫生和营养，养成有规律的饮食习惯；避免使用对胃黏膜有刺激的药物；戒除烟酒等。

2. 指导患者按时服用抗菌药物及胃黏膜保护剂等，并向患者介绍药物的不良反应，如有异常及时复诊，定期门诊复查。

第三节 消化性溃疡

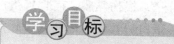

掌握 消化性溃疡的护理诊断及护理措施
熟悉 消化性溃疡的护理评估、健康教育
了解 消化性溃疡的诊断治疗要点

病案 患者，男，35 岁，反复中上腹疼痛 3 年余，疼痛呈烧灼感，常有午夜痛，进食后疼痛能缓解。近日来症状加重。检查：生命体征无异常。上腹部有压痛。纤维胃镜见十二指肠球部黏膜潮红水肿，球腔变形变小，前壁近大弯处有一椭圆形溃疡，边缘光滑，表面覆盖厚白苔，周围黏膜明显水肿。

初步诊断为十二指肠溃疡。

结合上述病例请思考该患者：

1. 为什么诊断该患者是十二指肠溃疡？

2. 如何配合治疗？

3. 如何对该患者进行护理，饮食应注意什么？

消化性溃疡（PU）主要指发生于胃和十二指肠黏膜的慢性溃疡，即胃溃疡（GU）和十二指肠溃疡（DU）。溃疡的形成与多种因素有关，其中胃酸和胃蛋白酶的自身消化作用是溃疡形成的基本因素。全世界约有 10% 的人一生中患过此病。临床上 DU 较 GU 多见，两者之比约为 3 : 1。DU 好发于青壮年，GU 的发病年龄一般较 DU 约迟 10

年。秋冬和冬春之交是本病的好发季节。

【护理评估】

(一) 健康史

近年来的实验和临床研究表明，幽门螺杆菌感染，胃酸分泌过多和胃黏膜保护作用减弱等因素是引起消化性溃疡的主要环节。其发生是由于对胃十二指肠黏膜有损害作用的侵袭因素与黏膜自身防御－修复因素之间失去平衡的结果。DU 的发生主要与侵袭因素增强有关，而 GU 的形成则主要由于黏膜自身防御－修复因素减弱所致。

1. 对黏膜有损伤的侵袭因素

(1) 幽门螺杆菌感染　十多年来，大量研究表明，幽门螺杆菌 (Hp) 感染是消化性溃疡的主要病因。①消化性溃疡患者 Hp 感染率高。②根除 Hp 治疗可促进溃疡愈合和显著降低溃疡复发率。③Hp 感染可直接或间接损害黏膜屏障，可引起高促胃液素血症，使胃酸分泌增加，从而增强了侵袭因素。两方面的协同作用使胃十二指肠黏膜损害和溃疡形成。

(2) 胃酸和胃蛋白酶　胃酸和胃蛋白酶是胃液的主要成分，是对胃和十二指肠黏膜有侵袭作用的主要因素，而胃酸又在其中其主要作用。这是因为不但胃蛋白酶原需要盐酸激活才能转变为胃蛋白酶，从而降解蛋白质分子，损伤黏膜，而且胃蛋白酶的活性取决于胃液 pH，当胃液 pH 上升到 4 以上时，胃蛋白酶就失去活性。因此胃酸的存在是溃疡发生的决定因素。

胃酸分泌过多在 DU 的发病机制中起主要作用。研究发现 DU 患者的平均基础胃酸排泌量 (BAO) 和最大胃酸排泌量 (MAO) 常大于正常人，而 GU 患者的基础和最大胃酸排泌量则多属正常甚至低于正常。

(3) 药物因素　某些非甾体类抗炎药 (NSAID)，抗癌药等对胃十二指肠黏膜具有损伤作用，其中以 NSAID 最为明显。长期服用 NSAID 可诱发消化性溃疡，阻碍溃疡的愈合，增加溃疡的复发率和出血，穿孔等并发症的发生。NSAID 除直接作用于胃十二指肠黏膜导致其损伤外，主要通过抑制前列腺素合成，削弱后者对胃十二指肠黏膜的保护作用。

(4) 胃排空延缓和胆汁反流　DU：胃排空比正常人快 →十二指肠酸的负荷加大→黏膜损伤。GU：胃排空延缓→胃窦张力↑→G 细胞分泌促胃液素↑→胃酸分泌↑。幽门括约肌功能障碍时，多伴有十二指肠－胃反流，反流液中的胆汁、胰液和卵磷脂损伤胃黏膜。

(5) 精神及遗传因素　临床观察表明长期精神紧张，焦虑或情绪容易波动的人易患消化性溃疡。遗传素质也与消化性溃疡有关，有资料表明，GU 患者的家族中，GU 的发病率较正常人高 3 倍。O 型血者 DU 的发病率较其他血型高 1.4 倍。但随着对 Hp 在消化性溃疡发病中重要作用的认识，遗传因素的重要性受到了挑战，有研究表明，消化性溃疡的家庭聚集现象和 O 型血易得 DU 均与 Hp 感染有关。但单卵双胎同胞发生溃疡的一致性都高于双卵双胎，说明遗传因素仍不能否定。

(6) 其他因素　吸烟者消化性溃疡的发生率比不吸烟者高，其机制尚不明确，可能与吸烟增加胃酸和胃蛋白酶分泌，降低幽门括约肌张力和影响胃黏膜前列腺素合成等因素有关。高盐饮食因高浓度盐损伤胃黏膜而增加 GU 发生的危险性。

2. 黏膜自身防御－修复因素

（1）黏液屏障。

（2）黏膜屏障。

（3）黏膜丰富的血流量。

（4）黏膜细胞强大的更新能力。

（5）其他　前列腺素、表皮生长因子。

消化性溃疡大多是单发，呈圆形或椭圆形，边缘整齐，规则，底部平整，干净或有灰白色渗出物。多数直径 <2.0cm，深度 <1.0cm，溃疡浅者累及黏膜肌层，深者则可贯穿肌层，甚至浆膜层，穿破浆膜层时可致穿孔，血管破溃可引起出血。直径大于 2cm 称为巨大溃疡。DU 多发生在球部前壁；GU 多在胃角和胃窦小弯。

（二）身体状况

临床表现不一，少数患者可无症状，或以出血、穿孔等并发症作为首发症状。多数消化性溃疡有慢性、周期性和节律性疼痛的特点。其发作常与不良精神刺激，情绪波动，饮食失调等有关。

1. 症状

（1）腹痛　慢性、周期性、节律性上腹部疼痛是本病的主要症状。

①疼痛原因：（a）溃疡与周围组织的炎性病变，提高了局部内感受器的敏感性，使其对胃酸的痛阈降低。（b）局部肌张力的增高或痉挛。（c）胃酸刺激溃疡面的神经末梢。

②疼痛性质：可为饥饿样不适感、钝痛、胀痛、灼痛（烧心）或剧痛等。

③疼痛部位：疼痛多位于上腹中部，偏右或偏左，GU 多位于剑突下正中或偏左，DU 多位于上腹正中或偏右。

④疼痛范围：如手掌面积大小。

⑤疼痛的节律性：多数患者疼痛有典型的节律，与进食有关。DU 的疼痛常在餐后 3~4h 开始出现，如不服药则持续至下次进餐后才缓解，即疼痛—进餐—缓解，故又称饥饿痛。约半数患者于午夜出现疼痛，称夜间痛。GU 的疼痛多在餐后 1/2~1h 出现，至下次餐前自行消失，即进餐—疼痛—缓解。部分患者无上述典型疼痛，而仅表现为无规律性的上腹隐痛不适，也可因并发症的出现而发生疼痛性质及节律的改变。

⑥疼痛的周期性：发作与缓解交替，并与季节、诱因有关。

（2）其他症状　消化性溃疡除上腹疼痛外，尚可有反酸，嗳气，恶心，呕吐，食欲减退等消化不良症状，也可有失眠，多汗，脉缓等自主神经功能失调表现。

2. 体征　溃疡活动期可有剑突下固定而局限的压痛点，缓解期则无明显体征。

3. 特殊类型的消化性溃疡　①无症状性溃疡：约15%~35%消化性溃疡患者无任何症状，尤以老年人多见，多因其他疾病作胃镜或 X 线钡餐检查时偶然发现；或当发生出血，穿孔等并发症时，甚至于尸体解剖时始被发现。②老年人消化性溃疡：胃巨大溃疡多见，临床表现多不典型，常无任何症状或症状不明显，疼痛多无规律，食欲不振，恶心与呕吐，消瘦，贫血等症状较突出，需与胃癌鉴别。③复合性溃疡：指胃与十二指肠同时存在溃疡，多数 DU 发生先于 GU。本病约占全部消化性溃疡的 5%，其临床症状并无特异性，但幽门梗阻的发生率较单独 GU 或 DU 高。④幽门管溃疡：较为少见，常伴胃酸分泌过高。其主要表现为餐后立即出现较为剧烈而无节律性的中上腹疼痛，对抗酸药反应差，易出现幽门梗阻，穿孔，出血等并发症。⑤球后溃疡：指发生于十二指肠球部以下的溃疡，多位于十二指肠乳头的近端。球后溃疡的夜间痛和背部放射性疼痛更为多见，并发大量出血者亦多见，药物治疗效果差。⑥多发性溃疡：同一部位有 2 个以上的溃疡称为多发性溃疡。

4. 并发症

（1）大出血　是上消化道出血最常见的原因，是消化性溃疡最常见的并发症。发生于约 15% ～25% 的患者。DU 比 GU 容易发生。常因服用 NSAID 而诱发。部分患者以大出血为首发症状。出血引起的临床表现取决于出血的速度和量。轻者表现为黑便，呕血，重者出现周围循环衰竭，甚至低血容量性休克，应积极抢救。

（2）穿孔　约见于 2% ～10% 的病例。消化性溃疡穿孔的后果有 3 种：①急性穿孔：即游离穿孔，溃疡穿透浆膜层达腹腔致弥漫性腹膜炎。是消化性溃疡最严重并发症。②慢性穿孔：即穿透性溃疡，溃疡穿透并与邻近实质性器官相连。③形成瘘管：溃疡穿孔入空腔器官。游离穿孔引起突发的剧烈腹痛，多自上腹开始迅速蔓延至全腹，腹肌呈板样僵直，有明显压痛和反跳痛，肝浊音区消失，肠鸣音减弱或消失，部分患者出现休克。穿透性溃疡往往表现为腹痛规律发生改变而持久。

（3）幽门梗阻　约见于 2% ～4% 的病例。大多由 DU 或幽门管溃疡引起。急性梗阻多因炎症水肿和幽门部痉挛所致，梗阻为暂时性，随炎症好转而缓解；慢性梗阻主要由于溃疡愈合后瘢痕收缩而呈持久性。患者可感上腹饱胀不适，疼痛于餐后加重，且有反复大量呕吐，呕吐物呈酸腐味的宿食，大量呕吐后疼痛可暂缓解。严重频繁呕吐可致失水和低氯低钾性碱中毒，常继发营养不良。上腹饱胀和逆蠕动的胃型，以及空腹时检查胃内有震水音，是幽门梗阻的特征性表现。

（4）癌变　少数 GU 可发生癌变，癌变率在 1% 以下。对长期 GU 病史，年龄在 45 岁以上，经严格内科治疗 4～6 周症状无好转，大便隐血实验持续阳性者，应怀疑是否癌变，需进一步检查和定期随访。

（三）辅助检查

1. 胃液分析　GU 患者的胃酸分泌正常或低于正常，DU 患者则胃酸增多，故胃液分析对消化性溃疡的诊断仅作参考。

2. 幽门螺杆菌检测　Hp 感染的检测方法主要包括快速尿素酶试验，组织学检查，^{13}C – 或 ^{14}C – 尿素呼气试验和血清学实验等。其中 ^{13}C – 或 ^{14}C – 尿素呼气试验检测 Hp 感染的敏感性和特异性均较高，常作为根除治疗后复查的首选方法。

3. 大便隐血实验　隐血实验阳性提示溃疡有活动，如 GU 患者持续阳性，应怀疑癌变的可能。

4. X 线钡餐检查　溃疡的 X 线直接征象是龛影，对溃疡诊断有确诊价值。但部分溃疡看不到龛影。

5. 胃镜检查和黏膜活检　可直接观察溃疡部位，病变大小，性质，并可在直视下取活组织做病理检查和 Hp 检测。其诊断的准确性高于 X 线钡餐检查。

（四）心理和社会支持状况

评估患者对相关知识的了解，特别是病因、用药要求、不良反应。了解其心理、家庭、经济状况。

【诊断要点】

根据本病具有慢性病程，周期性发作和节律性中上腹疼痛等特点，可作出初步诊断。但确诊需要依靠 X 线钡餐检查和胃镜检查（图 4 - 12 ~ 13）。

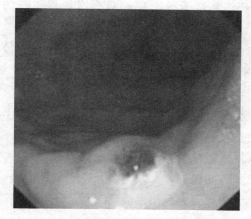

图 4 - 12　胃体溃疡基底可见血痂附着

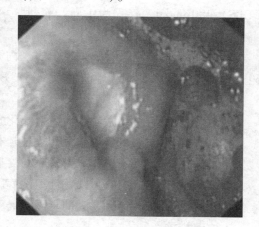

图 4 - 13　十二指肠球部溃疡

【治疗要点】

治疗的目的在于消除病因，控制症状，愈合溃疡，防止复发和避免并发症。

1. 根除 Hp 治疗　对于 Hp 阳性的消化性溃疡患者，应首先给予根除 Hp 治疗。目前多采用将抑制胃酸分泌药，抗菌药或起协同作用的胶体铋剂联合应用的治疗方案。常应用一种质子泵抑制剂或一种胶体铋剂加上克拉霉素，阿莫西林，甲硝唑 3 种抗菌药物中的 2 种，组成三联疗法。如枸橼酸铋钾 480mg/d，阿莫西林 1000 ~ 2000mg/d 及甲硝唑 800mg/d，上述剂量分 2 次服，疗程 7 天，可有效根除 Hp 感染。四联疗法：参见本章慢性胃炎治疗。

2. 降低胃酸的药物治疗　包括抗酸药和抑制胃酸分泌药两类。前者如碱性抗酸药氢氧化铝、氢氧化镁及其复方制剂等。但长期大量应用时，副作用较大，很少单一应用抗酸药来治疗溃疡。目前临床上常用的抑制胃酸分泌药有 H_2 受体拮抗剂（H_2RA）和质子泵抑制剂（PPI）两大类。

（1）H_2RA　主要通过选择性竞争结合 H_2 受体，使壁细胞分泌胃酸减少。常用药物有西咪替丁 800 mg/d，雷尼替丁 300 mg/d，法莫替丁 40 mg/d，三者一日量可分 2 次口服或睡前顿服，服药后基础胃酸分泌特别是夜间胃酸分泌明显减少。

（2）PPI 使壁细胞分泌胃酸的关键酶即 $H^+ - K^+ - ATP$ 酶失去活性，其抑制胃酸分

泌作用较 H_2RA 更强，作用更持久。常用奥美拉唑 20mg，兰索拉唑 30mg 和潘托拉唑 40mg，每天 1 次口服。

对 Hp 阴性的溃疡，服用任何一种 H_2RA 或 PPI，DU 疗程一般为 4~6 周，GU 为 6~8 周，并根据溃疡复发率，患者年龄，溃疡并发症和合并其他严重疾病等危险因素，考虑是否进行维持治疗。

3. 保护胃黏膜治疗 常用的胃黏膜保护剂包括硫糖铝和枸橼酸铋钾（CBS）。硫糖铝和 CBS 能黏附覆盖在溃疡面上形成一层保护膜，从而阻止胃酸和胃蛋白酶侵袭溃疡面。此外，还可促进内源性前列腺素合成和刺激表皮生长因子分泌，使上皮重建和增加黏液/碳酸氢盐分泌。硫糖铝常用剂量是 1.0g，一日 3 次；枸橼酸铋钾（CBS）480 mg/d，疗程为 4 周。前列腺素类药物如米索前列醇亦具有增加胃黏膜防御能力的作用。

4. 外科手术治疗 对于大量出血经内科紧急处理无效，急性穿孔，瘢痕性幽门梗阻，内科治疗无效的顽固性溃疡以及胃溃疡疑有癌变者可行手术治疗。

【常见护理诊断】

1. 腹痛 与胃酸刺激溃疡面，引起化学性炎症反应有关。

2. 焦虑 与疾病反复发作，病程迁延有关。

3. 营养失调、低于机体需要量 与疼痛致摄入量减少及消化吸收障碍有关。

4. 知识缺乏 缺乏有关消化性溃疡病因及预防知识。

5. 潜在并发症 穿孔，幽门梗阻，癌变及上消化道大量出血。

【护理措施】

1. 腹痛

（1）帮助患者认识和去除病因 向患者解释疼痛的原因，指导和帮助患者减少或去除加重和诱发疼痛的因素：①对服用非甾体类抗炎药者，应停药。②避免暴饮暴食和食用刺激性饮食，以免加重对胃肠黏膜的损伤。③对嗜烟酒者，劝其戒除。但应注意突然戒断烟酒可引起焦虑，烦躁，也会刺激胃酸分泌，故应与患者共同制定切实可行的戒烟酒计划，并督促其执行。

（2）疼痛护理 注意观察及详细了解患者疼痛的规律和特点，并按其特点指导缓解疼痛的方法。如 DU 表现为空腹痛或夜间痛，患者可准备制酸性食物（苏打饼干等）在疼痛前进食，或服用制酸剂以防疼痛。也可采用局部热敷或针灸止痛等。在症状较重时，嘱患者卧床休息，可使疼痛等症状缓解。病情许可的患者则可鼓励适当活动，以分散注意力。

2. 饮食调理 指导患者建立合理的饮食习惯和结构。可有效避免疼痛的发作。

（1）进餐方式 患者应定时进食，以维持正常消化活动的节律。在溃疡活动期，宜少食多餐，避免餐间零食和睡前进食，使胃酸分泌有规律。饮食不宜过饱，以免胃窦部过度扩张而增加促胃液素的分泌。一旦症状得到控制，应尽快恢复正常的饮食规律。进餐时注意细嚼慢咽，咀嚼可增加唾液分泌，后者具有稀释和中和胃酸的作用。

（2）食物选择 食物选择选择营养丰富，易于消化的食物。症状较重的患者可以面食为主，因面食较柔软，易消化，且含碱，能有效中和胃酸，不习惯于面食则以软米饭或米粥代替。由于蛋白质类食物具有中和胃酸作用，可摄取适量脱脂牛奶，宜安排在两餐间饮用，但牛奶中的钙质反过来刺激胃酸分泌，故不宜多饮。脂肪到达十二指肠时虽能刺激小肠黏膜分泌抑胃液素，抑制胃酸分泌，但同时又可引起胃排空减慢，胃窦扩张，致胃酸分泌增多，故脂肪摄取也应适量。避免食用机械性刺激强的食物（指生、冷、硬、粗纤维多的蔬菜、水果，如葱头、韭菜、芹菜等）和化学性刺激强的食物（如浓肉汤，咖啡，浓茶和辣椒，酸醋等调味品）。

3. 用药护理　遵医嘱给患者进行药物治疗，并注意观察药效及不良反应。

（1）抗酸药　如氢氧化铝凝胶，应在饭后 1h 和睡前服用。服用片剂时应嚼服，乳剂给药前应充分摇匀。抗酸药应避免与奶制品同时服用，因两者相互作用可形成络合物。酸性食物及饮料不宜与抗酸药同服。氢氧化铝凝胶能阻碍磷的吸收，引起磷缺乏症，表现为食欲不振，软弱无力等症状，甚至可导致骨质疏松，长期大量服用还可引起严重便秘，代谢性碱中毒与钠潴留，甚至造成肾损害。服用镁制剂则易引起腹泻。

（2）H_2 受体拮抗剂　这类药物应在餐中或餐后立刻服用，也可把一日剂量在睡前服用。如需同时服用抗酸药，则两药应间隔 1h 以上。如静脉给药时应注意控制速度，速度过快可引起低血压和心律失常。西咪替丁对雄激素受体有亲和力，可产生男性乳腺发育，阳痿以及性功能紊乱，肾脏是其主要排泄器官，应用期间应注意患者肾功能。此外，少数患者还可出现一过性肝功能损害和粒细胞缺乏，可出现头痛、头晕、疲倦、腹泻及皮疹等反应，如出现上述反应应及时协助医生进行处理。药物可从母乳排除，哺乳期应停止用药。

（3）其他药物　奥美拉唑可引起头晕，应嘱患者用药期间避免开车或做其他必须高度集中注意力的工作。硫糖铝片宜在进餐前 1h 服用，可有便秘，口干，皮疹，眩晕，嗜睡等不良反应。因其含糖量较高，糖尿病患者应慎用。不能与多酶片同服，以免降低两者的效价。枸橼酸铋钾和某些抗菌药物的用药护理参见本章"胃炎"一节。

4. 潜在并发症－上消化道大量出血护理　见本章"上消化道大量出血"。

【健康教育】

1. 向患者及家属讲解引起和加重溃疡病的相关因素。

2. 指导患者保持乐观情绪，规律的生活，避免过度紧张与劳累。

3. 指导患者建立合理的饮食习惯和结构，戒除烟酒，避免摄入刺激性食物。

4. 嘱患者慎用或勿用致溃疡药物，如阿司匹林、咖啡因、泼尼松等。

5. 指导患者按医嘱正确服药，学会观察药效及不良反应，不随便停药，以减少复发。

6. 嘱患者定期复诊，若上腹疼痛节律发生变化并加剧，或者出现呕血，黑便时，应立即就医。

第四节 胃 癌

掌握 胃癌的护理诊断及护理措施
熟悉 胃癌的健康教育
了解 胃癌的诊断治疗要点

病案 患者，男，49 岁。上腹饱胀，餐后加重 3 年，继之有隐痛不适，近 1 月疼痛逐渐加重且不能缓解，并且食欲不振，体重减轻。检查生命体征无异常。胃镜检查见菜花状肿块突入胃腔，表面呈结节，有浅表糜烂、充血、溃疡。有黑便。初步诊断为：胃癌。

结合上述病例请思考该患者：

1. 该患者的护理评估？

2. 如何配合治疗？

3. 如何对该患者进行护理？

胃癌（gastric cancer）是我国最常见的恶性肿瘤之一，居消化道肿瘤死亡原因的首位。其发病率在不同年龄间，各国家地区和种族间有较大差异。一般而言，有色人种比白种人易患本病。日本、智利、俄罗斯和冰岛为高发区，而北美、西欧、澳大利亚和新西兰发病率较低。我国的发病率亦较高，尤以西北地区发病率最高，中南和西南地区则较低。全国平均每年死亡率约为 16/10 万。

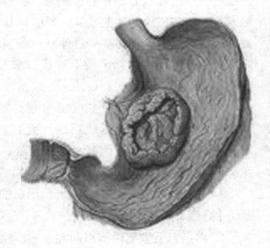

图 4 – 14 胃癌

本病男性居多，男女之比约为（2～3）：1。高发年龄为 30～60 岁（图 4 – 14）。

【护理评估】

（一）健康史

胃癌的病因迄今尚未完全阐明，一般认为其产生与以下因素有关。

1. 饮食与环境因素 不同国家和地区发病率的明显差异，说明本病与环境因素有关。流行病学研究结果表明，长期食用霉变粮食、霉制食品、咸菜、烟熏和腌制鱼肉以及高盐食品，可增加胃癌发生的危险性。烟熏和腌制食品中含高浓度的硝酸盐，后者可在胃内受细菌硝酸盐还原酶的作用形成亚硝酸盐，再与胺结合形成致癌的亚硝胺。

高盐饮食致胃癌危险性增加的机制尚不清楚，可能与高浓度盐造成胃黏膜损伤使粘膜易感性增加而协同致癌作用有关。

2. 幽门螺杆菌感染　大量流行病学资料提示 Hp 是胃癌发病的危险因素，已在实验室中成功的用 Hp 直接诱发蒙古沙鼠发生胃癌。其主要原因是 Hp 分泌的毒素使胃黏膜病变，自活动性浅表性炎症发展为萎缩，肠化与不典型增生，在此基础上易发生癌变。此外，Hp 还是一种硝酸盐还原剂，具有催化亚硝化作用而起致癌作用。

3. 遗传因素　从胃癌发病具有家族聚集倾向和可发生于同卵同胞的现象，认为其发生与遗传密切相关。许多学者认为遗传素质使致癌物质对易感者更易致癌。

4. 癌前病变　易恶变的全身性或局部疾病或状态称为癌前病变。胃癌的癌前病变有：①慢性萎缩性胃炎。②腺瘤型胃息肉，息肉 >2cm 者。③残胃炎，特别是行 Billroth Ⅱ 式胃切除术后者。④恶性贫血胃体黏膜有显著萎缩者。⑤少数胃溃疡患者。

（二）身体状况

1. 症状

（1）**早期胃癌**　早期多无症状，部分患者可出现非特异性消化不良症状。

（2）**进展期胃癌**　上腹痛为最早出现的症状，可急可缓，开始仅有上腹饱胀不适，餐后加重。继之有隐痛不适，偶呈节律性溃疡样疼痛，最后逐渐加重不能缓解。患者同时有胃纳差，体重进行性下降。胃壁受累时可有易饱感；贲门癌累及食管下端时可出现吞咽困难；胃窦癌引起幽门梗阻时出现严重恶心，呕吐；黑便或呕血常见于溃疡型胃癌。转移至身体其他脏器可出现相应的症状，如转移至骨骼时，可有全身骨骼剧痛；胰腺转移 则会出现持续性上腹痛并放射至背部等。

2. 体征　早期胃癌多无明显体征。进展期胃癌主要体征为腹部肿块，多位于上腹部偏右，呈坚实可移动结节状，有压痛。肝脏转移可出现肝大，并扪及坚硬结节，常伴黄疸。腹膜转移时可发生腹水，出现移动性浊音。远处淋巴结转移时可在左锁骨上内侧触到质硬而固定的淋巴结，称为 Virchow 淋巴结。直肠指诊时在直肠膀胱间凹陷可触及一架板样肿块。此外，某些胃癌患者可出现伴癌综合征，包括反复发作性血栓性静脉炎，黑棘皮病（皮肤皱褶处有色素沉着，尤其在两腋）和皮肌炎等，可有相应的体征，有时可在胃癌被察觉前出现。

3. 并发症　可并发胃出血，贲门或幽门梗阻，穿孔等。

（三）辅助检查

1. 血常规检查　多数患者有缺铁性贫血。

2. 大便隐血实验　呈持续阳性，是胃癌普查时的筛选实验。

3. 胃液分析　进展期胃癌呈无酸或低胃酸分泌，但低胃酸分泌与正常人重叠，故已不列为常规检查。

4. X 线钡餐检查　早期胃癌可表现为局限性表浅的充盈缺损；或呈边缘锯齿状不规则的龛影；或黏膜有灶性积钡，胃小区模糊不清等征象。进展期胃癌 X 线的诊断率可达 90% 以上。凸入胃腔的肿块，表现为较大而不规则的充盈缺损；溃疡型胃癌表现为龛影位于胃轮廓之内，边缘不整齐，周围黏膜僵直，蠕动消失，并见皱襞中断现象；

浸润型胃癌表现为胃壁僵直，蠕动消失，胃腔狭窄。

5. 胃镜检查 内镜直视下可观察病变部位，性质，并取黏膜作活组织检查，是目前最可靠的诊断手段。早期胃癌可呈现一片变色的黏膜，或局部黏膜粗糙不平呈颗粒状，有时不易辨认；进展期胃癌可表现为凹凸不平，表面污秽的肿块，或不规则较大溃疡，常见渗血及溃烂。

（四）心理和社会支持状况

评估患者对相关知识的了解。了解其心理承受能力，家庭及经济状况。

【诊断要点】

确诊主要依赖 X 线钡餐检查及胃镜和活组织检查。早期确诊是根治胃癌的重要条件，有下列现象者应及早或定期进行胃镜检查：①40 岁以上患者，尤其是男性，近期出现消化不良，或突然出现呕血或黑粪者。②拟诊为良性溃疡，但五肽促胃液素刺激实验仍缺乏胃酸者。③慢性萎缩性胃炎伴肠化及不典型增生者。④胃溃疡经内科治疗 2 个月，X 线检查显示溃疡反而增大者。⑤X 线检查胃息肉 >2cm 者。⑥胃切除术后 15 年以上，应每年定期随访。

【治疗要点】

1. 手术治疗 是目前惟一有可能根治胃癌的方法。治疗效果取决于胃癌的病期、癌肿侵袭深度和扩散范围。对早期胃癌，一般首选胃部分切除术，如已有局部淋巴结转移，则应同时予以清扫。对进展期患者，如无远处转移，应尽可能手术切除。

2. 化学治疗 应用抗肿瘤药物辅助手术治疗，在术前、术中及术后使用，以抑制癌细胞的扩散和杀伤残存的癌细胞，从而提高手术效果。联合化疗亦可用于晚期胃癌不能施行手术者。常用药物有氟尿嘧啶（5－FU）、丝裂霉素（MMC）、替加氟（FT－207）、阿霉素（ADM）等。

3. 内镜下治疗 对早期胃癌可在电镜下用电灼、激光或微波作局部灼除，中、晚期胃癌不能手术者，亦可在内镜下局部注射抗肿瘤药、无水乙醇或免疫增强剂等治疗。

4. 支持治疗 应用高能量静脉营养疗法以增强患者的体质，使其能耐受手术和化疗；使用免疫增强剂如卡介苗，左旋咪唑等，提高患者的免疫力；配合应用中药扶正治疗等。

【常见护理诊断】

1. 疼痛 与癌细胞浸润有关。

2. 营养失调：低于机体需要量 与胃癌造成吞咽困难，消化吸收障碍等有关；与使用化疗药物有关。

3. 有感染的危险 与化疗致白细胞减少，免疫功能降低有关。

4. 预感性悲哀 与患者预感疾病的预后有关。

5. 活动无耐力 与疼痛及患者机体消耗有关。

6. 自我形象紊乱 与化疗致脱发有关。

7. 有液体不足的危险 与幽门梗阻致严重恶心，呕吐有关。

8. 知识缺乏 缺乏有关胃癌的防治知识。

【护理措施】

1. 观察疼痛特点 注意评估疼痛的性质，部位，是否伴有严重的恶心和呕吐，吞咽困难，呕血及黑粪等症状。如出现剧烈腹痛和腹膜刺激征，应考虑发生穿孔的可能性，及时协助医师进行有关检查或手术治疗。

2. 疼痛的护理

（1）药物止痛 遵医嘱给予相应的止痛药，目前治疗癌性疼痛的主要药物：①非麻醉性镇痛药（阿司匹林、吲哚美辛、对乙酰氨基酚等）。②弱麻醉性镇痛药（可待因、布桂嗪等）。③强麻醉性镇痛药（吗啡、哌替啶等）。④辅助性镇痛药（地西泮、异丙嗪、氯丙嗪等）。给药时应遵循 WHO 推荐的三阶梯疗法，即选用镇痛药必须从弱到强。

（2）患者自控镇痛（PCA）该方法是用计算机化的注射泵，经由静脉，皮下或椎管内注射药物，以输注止痛药，患者可自行间歇性给药。

3. 饮食护理 让患者了解充足的营养支持对机体恢复有重要作用，对能进食者鼓励其尽可能进食易消化，营养丰富的流质或半流质饮食。提供清洁的进食环境，并注意变换食物的色、香、味，增进患者的食欲。

4. 静脉营养支持 对贲门癌有吞咽困难者和中、晚期患者应按医嘱静脉输注高营养物质，以维持机体代谢需要。幽门梗阻时，可行胃肠减压，同时遵医嘱静脉补充液体。

5. 营养监测 定期测量体重，监测血清清蛋白和血红蛋白等营养指标。

6. 使用化疗药的护理 遵医嘱进行化学治疗，以抑制和杀伤癌细胞。并向患者说明毒副作用，使其有一定的思想准备。严密观察血象变化。保护静脉减少局部刺激。

7. 给予心理支持，消除悲观情绪

【健康教育】

1. 开展卫生宣教，提倡多食富含维生素 C 的新鲜水果、蔬菜、多食肉类、鱼类、豆制品和乳制品。避免高盐饮食，少进咸菜、烟熏和腌制食品。粮食储存要科学，不食霉变食物。

2. 有癌前病变者，应定期检查，以便早期诊断及治疗。

3. 指导患者保持乐观态度，情绪稳定，以积极的心态面对疾病，运用适当的心理防卫机制。

4. 坚持体育锻炼，增强机体抵抗力。注意个人卫生，特别是体质衰弱者，应做好口腔、皮肤黏膜的护理，防止继发性感染。

5. 定期复诊，以监测病情变化和及时调整治疗方案。

第五节 肝硬化

病案 患者，女，47 岁。有慢性乙型肝炎病史 20 年，肝功能检查：反复有异常。乏力、纳差 2 个月，腹胀、少尿半月。体检：生命体征无异常。消瘦，神志清楚，肝病面容，巩膜轻度黄染，肝掌（+），左侧面部和颈部可见蜘蛛痣，腹部明显膨隆，未见腹壁静脉曲张，移动性浊音（+），双下肢轻度水肿。初步诊断为：肝硬化（肝功能失代偿期）

结合上述病例请思考该患者：

1. 为什么诊断该患者是肝硬化?

2. 常见并发症有哪些?

3. 如何护理?

肝硬化（cirrhosis of liver）是一种常见的由多种原因长期反复作用引起的，以肝脏弥漫性纤维化、假小叶和再生结节形成为特征的慢性、进行性肝病。病理特点为广泛的肝细胞变性坏死，再生结节形成，结缔组织增生，致使正常肝小叶结构破坏和假小叶形成。临床可有多系统受累，主要表现为肝功能损害和门静脉高压，可出现消化道出血、肝性脑病、感染等严重并发症（图 4 - 15 ~ 16）。

在我国，肝硬化是常见疾病和主要死因之一。本病占内科总住院人数的 4.3% ~ 14.2%。患者以青壮年男性多见，35 ~ 48 岁为发病高峰年龄，男女比例约为（3.6 ~ 8）：1。

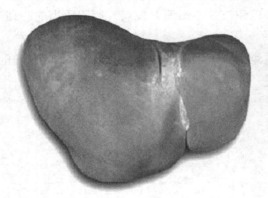

图 4 - 15　正常肝脏

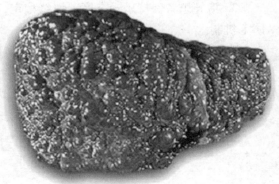

图 4 - 16　肝硬化

【护理评估】

（一）健康史

引起肝硬化的病因很多，我国最为常见的是病毒性肝炎，国外则以酒精中毒居多。

1. 病毒性肝炎　主要为乙型病毒性肝炎，其次为丙型肝炎，或乙型加丁型重叠感染，甲型和戊型一般不发展为肝硬化。

2. 血吸虫病　我国长江流域血吸虫病流行区多见。

3. 酒精中毒　长期大量饮酒者，乙醇及其中间代谢产物（乙醛）直接引起酒精性肝炎，并发展为肝硬化，酗酒所致的长期营养失调也对肝脏起一定损害作用。

4. 药物或化学毒物　长期服用双醋酚丁、甲基多巴等药物、或长期反复接触磷、砷、四氯化碳等化学毒物，可引起中毒性肝炎，最终演变为肝硬化。

5. 胆汁淤积　持续存在肝外胆管阻塞或肝内胆汁淤积时，高浓度的胆汁酸和胆红素损害肝细胞，导致肝硬化。

6. 循环障碍　慢性充血性心力衰竭、缩窄性心包炎、肝静脉或下腔静脉阻塞等使肝脏长期淤血，肝细胞缺氧，坏死和结缔组织增生，最后发展为肝硬化。

7. 遗传和代谢疾病　如肝豆状核变性，血色病，半乳糖血症和 α_1 - 抗胰蛋白酶缺乏症。

8. 营养失调　食物中长期缺乏蛋白质、维生素、胆碱等，以及慢性炎症性肠病，可成为肝硬化的直接或间接病因。

9. 其他　部分病例发病原因难以确定，称为隐源性肝硬化；部分病例与无黄疸型病毒性肝炎，尤其是丙型肝炎有关；自生免疫性肝炎可发展为肝硬化。

各种病因引起的肝硬化，其病理变化和发展演变过程是基本一致的。特征为广泛肝细胞变性坏死，结节性再生，弥漫性结缔组织增生，假小叶形成。上述病理变化造成肝内血管扭曲，受压，闭塞而致血管床缩小，肝内门静脉、肝静脉和肝动脉小分支之间发生异常吻合而形成短路，导致肝血循环紊乱。这些严重的肝内血循环障碍，是形成门静脉高压的病理基础，且使肝细胞营养障碍加重，促使肝硬化病变进一步发展。

（二）身体状况

肝硬化的临床表现多样，起病常隐匿，病情进展缓慢，可潜伏 3～5 年或 10 年以上，少数因短期大片肝坏死，3～6 个月可发展成肝硬化。临床上分为肝功能代偿期和失代偿期，但两期的界限并不清晰，有时不易划分，现分述如下。

1. 代偿期　早期症状轻，以乏力、食欲不振为主要表现，可伴有恶心、厌油腻、腹胀、上腹隐痛及腹泻等。症状常因劳累或伴发病而出现，经休息或治疗可缓解。患者营养状况一般或消瘦，肝轻度大，质地偏硬，可有轻度压痛，脾轻至中度大。肝功能多在正常范围内或轻度异常。

2. 失代偿期　主要为肝功能减退和门静脉高压所致的全身多系统症状和体征。

（1）肝功能减退的临床表现

①全身症状和体征：一般状况与营养状况均较差，乏力，消瘦，不规则低热，面色灰暗黝黑（肝病面容），皮肤干枯粗糙，浮肿，舌炎，口角炎等。

②消化道症状：食欲减退甚至畏食，进食后上腹饱胀不适，恶心，呕吐，稍进油腻肉食易引起腹泻，因腹水和胃肠积气而腹胀不适。肝细胞有进行性或广泛性坏死时可出现黄疸。

③出血倾向和贫血：常有鼻出血，牙龈出血，皮肤紫癜和胃肠出血等倾向。出血原因系肝合成凝血因子减少，脾功能亢进和毛细血管脆性增加所致。贫血可因缺铁，缺乏叶酸和维生素 B_{12}，脾功能亢进等因素引起。

④内分泌失调：（a）雌激素增多、雄激素和糖皮质激素减少：肝对雌激素的灭活功能减退，故体内雌激素增多。雌激素增多时，通过负反馈抑制腺垂体分泌促性腺激素及促肾上腺皮质激素的功能，致雄激素和肾上腺皮质激素减少。雌激素与雄激素比例失调，男性患者常有性欲减退、睾丸萎缩、毛发脱落及乳房发育；女性患者可有月经失调、闭经、不孕等。部分患者出现蜘蛛痣（图4－17），主要分布在面颈部，上胸，肩背和上肢等上腔静脉引流区域；手掌大小鱼际和指端腹侧部位皮肤发红称为肝掌（图4－18）。肾上腺皮质功能减退，表现为面部和其他暴露部位皮肤色素沉着。（b）醛固酮和抗利尿剂素增多：肝功能减退时对醛固酮和抗利尿激素的灭活作用减弱，致体内醛固酮及抗利尿激素增多，钠水潴留导致尿少，浮肿，并促进腹水形成。

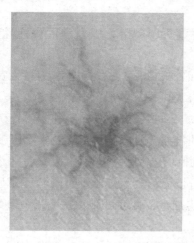
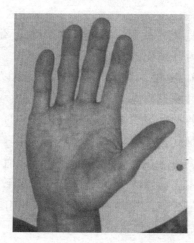

图4－17　蜘蛛痣　　　　　　　　　　　　　图4－18　肝掌

（2）门静脉高压的临床表现　门静脉高压症的三大临床表现是脾大、侧支循环的建立和开放、腹水。

①脾大：门静脉高压致脾静脉压力增高，脾淤血而肿大，一般为轻，中度大，有时可为巨脾。上消化道大量出血时，脾脏可暂时缩小，待出血停止并补足血容量后，脾脏再度增大。晚期脾大常伴有对血细胞破坏增加，使周围血中白细胞，红细胞和血小板减少，称为脾功能亢进。

②侧支循环的建立和开放：正常情况下，门静脉系与腔静脉系之间的交通支很细小，血流量很少。门静脉高压形成后，来自消化器官和脾脏的回心血液流经肝脏受阻，使门静脉交通支充盈扩张，血流量增加，建立起侧支循环。临床上重要的侧支循环有：（a）食管下段和胃底静脉曲张，主要是门静脉系的胃冠状静脉和腔静脉系的食管静脉，

奇静脉等沟通开放，常在恶心，呕吐，咳嗽，负重等使腹内压突然升高，或因粗糙食物机械损伤，胃酸反流腐蚀损伤时，导致曲张静脉破裂出血，出现呕血，黑便及休克等表现。（b）腹壁静脉曲张，由于脐静脉重新开放，与附脐静脉，腹壁静脉等连接，在脐周和腹壁可见迂曲静脉以脐为中心向上及下腹壁延伸。（c）痔核形成，为门静脉系的直肠上静脉与下腔静脉系的直肠中，下静脉吻合扩张形成，破裂时引起便血（图4－19）。

③腹水：是肝硬化肝功能失代偿期最为显著的临床表现。腹水出现前，常有腹胀，以饭后明显。大量腹水时腹部隆起，腹壁绷紧发亮，患者行动困难，可发生脐疝，膈抬高，出现呼吸困难，心悸。部分患者伴有胸水（图4－20）。

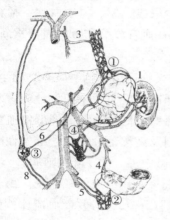

图4－19　侧支循环的建立和开放

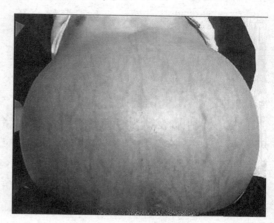

图4－20　肝硬化腹水

腹水形成的因素有：（a）门静脉压力增高：使腹腔脏器毛细血管床静水压增高，组织间液回吸收减少而漏入腹腔。（b）低清蛋白血症：系指血浆清蛋白低于30g/L，肝功能减退使清蛋白合成减少及蛋白质摄入和吸收障碍，低清蛋白血症时血浆胶体渗透压降低，血管内液外渗。（c）肝淋巴液生成过多：肝静脉淋巴回流受阻时，肝内淋巴液生成增多，超过胸导管引流能力，淋巴管内压力增高，使大量淋巴液自肝包膜和肝门淋巴管渗出至腹腔。（d）抗利尿激素及继发性醛固酮增多，引起水钠重吸收增加。（e）肾脏因素：有效循环血容量不足致肾血流量减少，肾小球滤过率降低，排钠和排尿量减少。

（3）肝脏情况　早期肝脏增大，表面尚平滑，质中等硬；晚期肝脏缩小，表面可呈结节状，质地坚硬；一般无压痛，但在肝细胞进行性坏死或并发肝炎和周围炎时可有压痛与叩击痛。

3. 并发症

（1）上消化道出血　为本病最常见的并发症。由于食管下段或胃底静脉曲张破裂，引起突然大量的呕血和黑便，常引起出血性休克或诱发肝性脑病，死亡率高。应注意鉴别的是，部分肝硬化患者上消化道出血的原因系并发急性胃黏膜糜烂或消化性溃疡。

（2）感染　由于患者抵抗力低下，门腔静脉侧支循环开放等因素，增加细菌入侵繁殖机会，易并发感染如肺炎、胆道感染、大肠杆菌败血症、自发性腹膜炎等。自发性腹膜炎系指腹腔内无脏器穿孔的急性腹膜细菌性感染。其主要原因是肝硬化时单核－吞噬细胞的噬菌作用减弱，肠道内细菌异常繁殖并经由肠壁进入腹膜腔，以及带菌的淋巴液漏入腹腔引起感染；致病菌多为革兰阴性杆菌。患者可出现发热、腹痛、腹胀、腹膜刺激征、腹水迅速增长或持续不减，少数病例发生中毒性休克。

（3）肝性脑病　是晚期肝硬化的最严重并发症。详见本章"肝性脑病"一节。

（4）原发性肝癌　肝硬化患者短期内出现肝脏迅速增大、持续性肝区疼痛、腹水增多且为血性、不明原因的发热等，应考虑并发原发性肝癌，需作进一步检查。

（5）功能性肾衰竭　又称肝肾综合征。表现为少尿或无尿、氮质血症、稀释性低钠血症和低尿钠，但肾无明显器质性损害。主要由于肾血管收缩和肾内血液重新分布，导致肾皮质血流量和肾小球滤过率下降等因素引起。

（6）电解质和酸碱平衡紊乱　出现腹水和其他并发症后患者电解质紊乱趋于明显，常见的如下：①低钠血症：长期低钠饮食致原发性低钠，长期利尿和大量放腹水等致钠丢失，抗利尿激素增多使水潴留超过钠潴留而致稀释性低钠。②低钾低氯血症与代谢性碱中毒：进食少、呕吐、腹泻、长期应用利尿剂及高渗葡萄糖液、继发性醛固酮增多等可引起低钾低氯，而低钾低氯血症可致代谢性碱中毒，诱发肝性脑病。

（7）肝肺综合征　指严重肝病、肺血管扩张和低氧血症组成的三联征。由于肝硬化时血管活性物质增加，肺内毛细血管扩张，肺动静脉分流，致通气/血流比例失调所致。临床表现为呼吸困难和低氧血症，内科治疗多无效。

（三）辅助检查

1. 血常规　代偿期多正常，失代偿期常有不同程度的贫血。脾功能亢进时白细胞和血小板计数亦减少。

2. 尿常规　代偿期正常，失代偿期可有蛋白尿、血尿和管型尿。有黄疸时可有胆红素，尿胆原增加。

3. 肝功能试验　代偿期正常或轻度异常，失代偿期多有异常。重症患者血清胆红素增高，胆固醇酯低于正常。转氨酶轻、中度增高，一般以 ALT（GPT）增高较显著，血清总蛋白正常、降低或增高，但清蛋白降低，球蛋白增高，清蛋白/球蛋白比例降低或倒置；在血清蛋白电泳中，清蛋白减少，γ－球蛋白显著增高。凝血酶原时间有不同程度延长。

4. 免疫功能检查　血清 IgG 显著增高，T 淋巴细胞数常低于正常；病因为病毒性肝炎者，乙型，丙型或乙型加丁型肝炎病毒标记可呈阳性反应。

5. 腹水检查　一般为漏出液，并发自发性腹膜炎、结核性腹膜炎或癌变时腹水性质发生相应变化。

6. 影像学检查　X 线钡餐检查食管静脉曲张者显示虫蚀样或蚯蚓样充盈缺损，胃底静脉曲张时钡剂呈菊花样充盈缺损。超声显像可显示肝大小和外形改变，脾大，门脉高压症时可见门静脉、脾静脉直径增宽；有腹水时可见液性暗区。CT 和 MRI 检查可显示肝脾形态改变、腹水。放射性核素检查可见肝摄取核素稀疏，脾核素浓集等。

7. 纤维内镜检查　可直视静脉曲张及其分布和程度。

8. 腹腔镜检查　可直接观察肝脾情况，在直视下对病变明显处进行穿刺作活组织检查。

（四）心理和社会支持状况

评估患者对相关知识的了解特别是病因、饮食要求、并发症。了解其心理、家庭、经济状况。

【诊断要点】

肝硬化失代偿期的诊断主要依据有病毒性肝炎、血吸虫病、长期酗酒或营养失调等病史，肝功能减退与门静脉高压症的临床表现，肝质地坚硬，以及肝功能试验异常等。代偿期的诊断常不容易，故对原因不明的肝脾大、迁延不愈的肝炎患者应定期复查，以利早期诊断。

【治疗要点】

目前尚无特效治疗，应重视早期诊断，加强病因及一般治疗，以缓解病情，延长代偿期和保持劳动力。肝硬化代偿期患者可服用抗纤维化的药物（如秋水仙碱）及中药，不宜滥用护肝药物，避免应用对肝有损害的药物。

失代偿期主要是对症治疗、改善肝功能和处理并发症，有手术适应症者慎重选择时机进行手术治疗。

1. 腹水治疗

（1）限制水、钠的摄入　部分患者通过限制水、钠的摄入，可产生自发性利尿。

（2）利尿剂　常用潴钾利尿剂：螺内酯和氨苯蝶啶，排钾利尿剂有呋塞米和氢氯噻嗪。单独应用排钾利尿剂需注意补钾。螺内酯和呋塞米联合应用有协同作用，并可减少电解质紊乱。常用螺内酯 100mg/d，数日后加用呋塞米 40mg/d，效果不明显时可按比例逐渐加大药量，但螺内酯不能超过 400mg/d 和呋塞米 160mg/d，腹水消退时逐渐减量。

（3）腹腔穿刺放液　当大量腹水引起高度腹胀、影响心肺功能时，可穿刺放腹水以减轻症状。同时静脉输注清蛋白可达到较好效果。

（4）提高血浆胶体渗透压　定期输注血浆、新鲜血或清蛋白，不仅有助于促进腹水消退，也利于改善机体一般状况和肝功能。

（5）腹水浓缩回输　是难治性腹水的有效治疗方法。放出腹水 5000ml，经超滤或透析浓缩成 500ml 后，回输至患者静脉内，从而减轻水、钠潴留，并可提高血浆清蛋白浓度，增加有效血容量，改善肾血液循环，以减轻腹水。有感染的腹水不可回输。

（6）减少腹水生成和增加其去路　例如腹腔 - 颈静脉引流是通过装有单向阀门的硅管，利用腹 - 胸腔压力差，将腹水引入上腔静脉；胸导管 - 颈内静脉吻合术可使肝淋巴液顺利进入颈内静脉，减少肝淋巴液漏入腹腔，从而减少腹水来源。

2. 手术治疗　各种分流、断流术和脾切除术等，包括近年来开展的以介入放射学方法进行的颈静脉肝内门体分流术,目的是降低门脉系统压力和消除脾功能亢进。肝移植手术是治疗晚期肝硬化的新方法。

【常见护理诊断】

1. 营养失调:低于机体需要量　与肝功能减退、门静脉高压引起食欲减退、消化和吸收障碍有关。

2. 体液过多　与肝功能减退、门静脉高压引起钠水潴留有关。

3. 活动无耐力　与肝功能减退、大量腹水有关。

4. 有皮肤完整性受损的危险　与营养不良、水肿、皮肤干燥、瘙痒、长期卧床有关。

5. 潜在并发症　上消化道出血、肝性脑病。

6. 焦虑　与担心疾病预后、经济负担等有关。

7. 有感染的危险　与机体抵抗力低下有关。

【护理措施】

1. 一般护理

(1) **休息**　肝硬化患者的精神、体力状况随病情进展而减退,疲倦乏力、精神不振逐渐加重。应根据病情适当安排休息和活动。合并腹水时多卧床休息,尽量取平卧位,以增加肝、肾血流量,改善肝细胞的营养,提高肾小球滤过率。并抬高下肢,以减轻水肿。阴囊水肿者可用托带托起阴囊,以利水肿消退。大量腹水者卧床时可取半卧位,使膈下降,减轻呼吸困难和心悸。

(2) **避免腹内压骤增**　大量腹水时,应避免剧烈咳嗽、打喷嚏、用力排便等。

(3) 肝硬化患者因常有皮肤干燥、浮肿、瘙痒、长期卧床等因素,易发生皮肤破损和继发感染。除常规的皮肤护理,预防压疮外,应注意沐浴时避免水温过高和使用有刺激性的皂类、沐浴液,沐浴后使用性质柔和的润肤品,以减轻皮肤干燥和瘙痒;皮肤瘙痒者给予止痒处理,嘱患者勿用手抓搔,以免皮肤破损。

2. 饮食护理　既保证饮食营养又遵守必要的饮食限制是改善肝功能、延缓病情进展的基本措施。应向患者及家属说明导致营养状况下降的有关因素、饮食治疗的意义及原则,与患者共同制定符合治疗需要而又为其接受的饮食计划。饮食治疗原则:高热量、高蛋白、高维生素、易消化饮食,并根据病情变化及时调整。

(1) **蛋白质**　是肝细胞修复和维持血浆清蛋白正常水平的重要物质基础,应保证其摄入量。蛋白质来源以豆制品、鸡蛋、牛奶、鱼、鸡肉、瘦猪肉为主。血氨升高时应限制或禁食蛋白质,待病情好转后再逐渐增加摄入量,并应选择植物蛋白,例如豆制品,因其含蛋氨酸、芳香氨基酸和产氨氨基酸较少。

(2) **维生素**　新鲜蔬菜和水果含有丰富的维生素,例如西红柿、柑橘等富含维生素 C,日常食用可保证维生素的摄取。

(3) **限制水钠**　有腹水者应低盐或无盐饮食,氯化钠限制在每日 1.2~2.0g,进水量限制在每日 1000ml 左右。应向患者介绍高钠食物有咸肉、酱菜、酱油、罐头食品、含钠味精等,应尽量少食用;含钠较少的食物有粮谷类、瓜茄类、水果等;限钠饮食常使患者感到食物淡而无味，可适量添加柠檬汁、食醋等，改善食品的调味，以增进食欲。

（4）避免损伤曲张静脉　食管胃底静脉曲张者应食菜泥、肉末、软食，进食时细嚼慢咽，咽下的食团宜小且外表光滑，切勿混入糠皮、硬屑、鱼刺、甲壳等，药物应磨成粉末，以防损伤曲张的静脉导致出血。

3. 营养支持　必要时遵医嘱给予静脉补充足够的营养，如高渗葡萄糖液、复方氨基酸、清蛋白或新鲜血。进行营养状况监测，经常评估患者的饮食和营养状况，包括每日的食品和进食量，体重和实验室检查有关指标的变化。

4. 用药护理　使用利尿剂时应特别注意维持水电解质和酸碱平衡。利尿速度不宜过快，以每日体重减轻不超过 0.5kg 为宜。

5. 病情监测　观察腹水和下肢水肿的消长，准确记录出入量，测量腹围、体重，并教会患者正确的测量和记录方法。进食量不足、呕吐、腹泻者，或遵医嘱应用利尿剂、放腹水后更应密切观察。监测血清电解质和酸碱度的变化，以及时发现并纠正水电解质、酸碱平衡紊乱，防止肝性脑病、功能性肾衰竭的发生。

6. 腹腔穿刺放腹水的处理　术前说明注意事项，测量体重、腹围、生命体征、排空膀胱以免误伤；术中及术后监测生命体征，观察有无不适反应；术毕用无菌敷料覆盖穿刺部位，如有溢液可用明胶海绵处置；术毕缚紧腹带，以免腹内压骤然下降；记录抽出腹水的量、性质和颜色，标本及时送检。

【健康教育】

1. 护士应帮助患者和家属掌握本病的有关知识和自我护理方法，分析和消除不利于个人和家庭应对的各种因素，树立治病信心，保持愉快心情，把治疗计划落实到日常生活中。

2. 保证身心两方面的休息，应有足够的休息和睡眠，生活起居有规律。活动量以不加重疲劳感和其他症状为度。应十分注意情绪的调节和稳定。在安排好治疗、身体调理的同时，勿过多考虑病情，遇事豁达开朗。

3. 注意保暖和个人卫生，预防感染。

4. 切实遵循饮食治疗原则和计划，安排好营养食谱。

5. 按医师处方用药，加用药物需征得医师同意，以免服药不当而加重肝脏负担和肝功能损害。应向患者详细介绍所用药物的名称、剂量、给药时间和方法，教会其观察药物疗效和不良反应。例如服用利尿剂者，如出现软弱无力、心悸等症状时，提示低钠、低钾血症，应及时就医。

6. 家属应理解和关心患者，给予精神支持和生活照顾。细心观察、及早识别病情变化，例如当患者出现性格、行为改变等可能为肝性脑病的前驱症状时，或消化道出血等其他并发症时，应及时就诊。定期门诊随访。

第六节 原发性肝癌

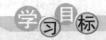

掌握 肝癌的护理诊断及护理措施
熟悉 肝癌的健康教育

病案 患者，男，47 岁，发现 HBsAg 阳性 5 年，无特殊表现，未治疗。近一周肝区疼痛难忍就诊，检查肝肿大右肋下 4cm，表面有结节，疑为肝癌。

结合上述病例请思考该患者：

1. 如何早期发现原发性肝癌？

2. 特色护理是什么？

原发性肝癌（primary carcinoma of the liver）指原发于肝细胞和肝内胆管细胞的癌肿，为我国常见恶性肿瘤之一，其死亡率在消化系统恶性肿瘤中列第三位，仅次于胃癌和食管癌。肝癌在世界各地的发病率虽有所不同，但均有上升趋势。本病可发生于任何年龄，以 40～49 岁为最多，男女之比为（2～5）：1（图 4－21）。

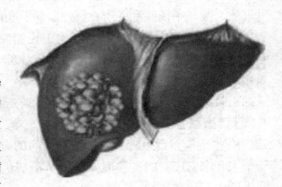

图 4－21 原发性肝癌

【护理评估】

（一）健康史

原发性肝癌病因与发病机制尚未完全肯定，可能与多种因素的综合作用有关。

1. 病毒性肝炎 流行病学调查发现约 1/3 的原发性肝癌患者有慢性肝炎史，肝癌高发区人群的 HBsAg 阳性率高于低发区，肝癌患者血清 HBsAg 及其他乙型肝炎标志的阳性率可达 90%，显著高于健康人群，提示乙型肝炎病毒与肝癌发病有关。近年研究发现肝细胞癌中 5%～8% 患者抗 HCV 阳性，提示丙型病毒性肝炎与肝癌的发病关系密切。因此，乙型和丙型肝炎病毒均为肝癌的促发因素。

2. 肝硬化 原发性肝癌合并肝硬化者占 50%～90%，多数为乙型或丙型病毒性肝炎发展成肝硬化。肝细胞恶变可能在肝细胞受损害后引起再生或不典型增生的过程中发生。在欧美国家，肝癌常发生在酒精性肝硬化的基础上。一般认为，胆汁性和淤血性肝硬化、血吸虫病性肝纤维化与原发性肝癌的发生无关。

3. 黄曲霉毒素 黄曲霉素的代谢产物黄曲霉素 B_1 有强烈的致癌作用。流行病学调查发现在粮油，食品受黄曲霉毒素 B_1 污染严重的地区，肝癌的发病率也较高，提示黄曲霉毒素 B_1 与肝癌的发生有关。

4. 其他因素 近年发现池塘中生长的蓝绿藻产生的藻类毒素可污染水源，造成饮用水污染而致肝癌。此外，遗传、酒精中毒、有机氯类农药、亚硝胺类化合物、寄生虫等，可能与肝癌发生有关。

原发性肝癌可经血行转移、淋巴转移、种植转移造成癌细胞扩散。肝内血行转移发生最早、最常见，很容易侵犯门静脉分支形成肝内多发性转移灶，并在肝外转移至肺、肾上腺、骨等形成肝外转移灶。

（二）身体状况

起病常隐匿，早期缺乏典型症状。经甲胎蛋白（AFP）普查检出的早期病例无任何症状和体征，称为亚临床肝癌。一旦出现症状而就诊者病程大多已进入中晚期，其主要特征如下。

1. 症状

（1）肝区疼痛 半数以上患者有肝区疼痛，多呈持续性钝痛或胀痛，由癌肿迅速生长肝包膜绷紧所致。若肿瘤侵犯膈，疼痛可放射至右肩；如肿瘤生长缓慢，则无或仅有轻微钝痛。当肝表面癌结节包膜下出血或向腹腔破溃，腹痛突然加剧，可有急腹症的表现，如出血量大，则引起昏厥和休克。

（2）消化道症状 常有食欲减退、腹胀，也可有恶心、呕吐、腹泻等。

（3）全身症状 有乏力、进行性消瘦、发热、营养不良，晚期患者可呈恶病质等。少数患者由于癌肿本身代谢异常，进而对机体产生影响引起内分泌或代谢异常，可有自发性低血糖、红细胞增多症、高血钙、高血脂等伴癌综合征。对肝大伴有此类表现的患者，应警惕肝癌的存在。

（4）转移灶症状 肿瘤转移之处有相应症状。如转移至肺可引起胸痛和血性胸水；胸腔转移以右侧多见，可有胸水征；骨骼和脊柱转移，可引起局部压痛或神经受压症状；颅内转移可有相应的神经定位症状和体征。

2. 体征

（1）肝大 肝呈进行性肿大，质地坚硬，表面及边缘不规则，有大小不等的结节或巨块，常有不同程度的压痛。如癌肿突出于右肋弓下或剑突下，上腹可呈现局部隆起或饱满；如癌肿位于膈面，则主要表现为膈抬高而肝下缘可不大；如压迫血管，致动脉内径变窄，可在腹壁下听到吹风样血管杂音。

（2）黄疸 一般在晚期出现，由于肝细胞损害，或癌肿压迫、侵犯肝门附近的胆管，或癌组织和血块脱落引起胆道梗阻所致。

（3）肝硬化征象 肝癌伴肝硬化门脉高压者可有脾大、静脉侧支循环形成及腹水等表现。腹水一般为漏出液，也有血性腹水出现。

3. 并发症

（1）肝性脑病 常为肝癌终末期的并发症，约 1/3 的患者因此死亡。

（2）上消化道出血 约占肝癌死亡原因的 15%。肝癌常因合并肝硬化或门静脉、肝静脉癌栓致门静脉高压，引起食管胃底静脉曲张破裂出血。也可因胃肠道黏膜糜烂、凝血功能障碍等而出血。

（3）肝癌结节破裂出血　约10%的肝癌患者因癌结节破裂出血致死。肝癌组织坏死、液化可致自发破裂，或因外力作用而破裂。如限于包膜下，可形成压痛性包块，破入腹腔可引起急性腹痛和腹膜刺激征。

（4）继发感染　本病患者在长期消耗或因放射、化学治疗而致白细胞减少的情况下，抵抗力减弱，加之长期卧床等因素，容易并发各种感染，如肺炎、败血症、肠道感染等。

4. 临床分型、分期　目前临床多采用1977年全国肝癌防治研究协会通过的将肝癌分3型、3期的方案。

（1）分型　①单纯型：临床和化验检查无明显肝硬化表现者。②硬化型：有明显肝硬化的临床和化验表现者。③炎症型：病情发展迅速，并伴有持续性癌性高热或丙氨酸氨基转移酶（ALT）升高一倍以上者。

（2）分期　Ⅰ期：无明显肝癌症状与体征者，亦称亚临床期。Ⅱ期：介于Ⅰ期与Ⅲ期之间者。Ⅲ期：有黄疸、腹水、远处转移或恶病质之一者。

（三）辅助检查

1. 癌肿标记物的检测

（1）甲胎蛋白（AFP）　是诊断肝细胞癌最特异性的标志物，现已广泛用于肝癌的普查、诊断、判断治疗效果和预测复发。普查中阳性发现可早于症状出现8~11个月，肝癌AFP阳性率为70%~90%。AFP浓度通常与肝癌大小呈正相关。在排除妊娠和生殖腺胚胎瘤的基础上，AFP检查诊断肝细胞的标准为：①AFP大于$500\mu g/L$，持续4周。②AFP由低浓度逐渐升高不降。③AFP在$200\mu g/L$以上的中等水平持续8周。

（2）γ-谷氨酰转移同工酶Ⅱ（$\gamma-GT_2$）　$\gamma-GT_2$在原发性和转移性肝癌的阳性率可达90%，特异性达97.1%。在小肝癌中$\gamma-GT_2$阳性率为78.6%。

（3）其他　异常凝血酶原（AP）、$\alpha-L-$岩藻糖苷酶（AFU）等活性升高。

2. 超声显像　可显示直径为2cm以上的肿瘤，对早期定位诊断有较大价值，结合AFP检测，已广泛用于普查肝癌，有利于早期诊断。近年发展的彩色多普勒血流成像可分析测量进出肿瘤的血液，根据病灶供血情况，鉴别病变良性抑或恶性。

3. 电子计算机X线体层显像（CT）　CT可显示2cm以上的肿瘤，阳性率在90%以上。如结合肝动脉造影，或注射碘油的肝动脉造影，对1cm以下肿瘤的检出率可达80%以上，是目前诊断小肝癌和微小肝癌的最佳方法。

4. X线肝血管造影　选择性腹腔动脉和肝动脉造影能显示直径1cm以上的癌结节，阳性率可达87%以上，结合AFP检测的阳性结果，常用于小肝癌的诊断。

5. 放射性核素肝显像　用^{90m}锝－植酸钠等制剂进行肝γ照相能显示直径在3~5cm以上的肿瘤。用^{90m}锝－红细胞作肝血池显像，有助于肝癌与肝脓肿、囊肿、血管瘤等良性占位性病变鉴别。

6. 磁共振显像（MRI）　能清楚显示肝细胞癌内部结构特征，对显示子瘤和瘤栓有价值。

7. 肝穿刺活检　近年来在超声或 CT 引导下用细针穿刺癌结节，吸取癌组织检查，癌细胞阳性者即可诊断。

8. 剖腹探查　疑有肝癌的病例，经上述检查仍不能证实，如患者情况许可，应进行剖腹探查以争取早期诊断和手术治疗。

（四）心理和社会支持状况

评估患者对相关知识的了解。了解其心理承受能力，家庭及经济状况。

【诊断要点】

凡有肝病史的中年人，特别是男性患者，如有不明原因的肝区疼痛、消瘦、进行性肝大，应作 AFP 测定，并选作上述其他检查，争取早期诊断。对年龄 35 岁以上、有肝炎病史 5 年以上、乙型或丙型肝炎标记物阳性者，进行每年 1～2 次的 AFP 检测和超声显像检测，是早期发现肝癌的有效措施。AFP 持续低浓度增高但转氨酶正常，往往是亚临床肝癌的主要表现。

【治疗要点】

早期肝癌应尽量采取手术切除，对不能切除的大肝癌可运用多种治疗措施。

1. 手术治疗　手术切除仍是目前根治原发性肝癌最好的方法，对诊断明确并有手术指征者应及早手术。如剖腹探查发现肿瘤已不适于手术，术中可选择作肝动脉插管进行局部化学药物灌注治疗，或作肝血流阻断术，也可将两者结合，有时可使癌肿缩小，延长患者生命。还可采用液氮冷冻或激光治疗。

2. 化学抗肿瘤药物治疗　可用氟尿嘧啶（5－FU）、丝裂霉素（MMC）、阿霉素（ADM）、顺铂（DDP）、替加氟（FT－207）等，经静脉给药，但疗效逊于肝动脉栓塞化疗。

3. 介入治疗　采用肝动脉给药和（或）栓塞，配合放射治疗，效果较明显。对较小的肝癌用经皮穿刺乙醇注射疗法（PEI）、微波或射频热固化治疗，可能有根治效果。

4. 放射治疗　在 CT 或超声定位后用直线加速器或 ^{60}Co 作局部外照射，如结合化学治疗、中药治疗和其他支持治疗，可获得显著疗效。国内外正试用肝动脉内注射 Y－90 微球、^{131}I－碘化油或放射性核素标记的单克隆抗体或其他导向物质作导向内放射治疗，疗效必将继续提高。

5. 生物和免疫治疗　在上述治疗的基础上，应用生物和免疫治疗可起巩固和增强疗效的作用，如用干扰素、肿瘤坏死因子（TNF）、白细胞介素 2（IL－2）进行治疗。

6. 中医治疗　配合手术、化疗和放疗使用，以改善症状，调动机体免疫功能，减少不良反应，从而提高疗效。

7. 并发症的治疗　肝癌结节破裂时，可行肝动脉结扎、大网膜包裹填塞、喷洒止血药等治疗。并发上消化道出血、肝性脑病、感染等，治疗参阅有关章节。

【常见护理诊断】

1. 疼痛　肝区痛与肿瘤增长迅速，肝包膜被牵拉或肝动脉栓塞术后产生栓塞后综合征有关。

2. 营养失调：低于机体需要量　与恶性肿瘤对机体的慢性消耗、化疗所致胃肠道反应有关。

3. 有感染的危险　与长期消耗及化疗、放疗而致白细胞减少、抵抗力下降有关。

4. 潜在并发症　上消化道出血、肝性脑病、癌结节破裂出血。

5. 恐惧　与腹部剧烈疼痛或担心预后有关。

【护理措施】

1. 观察疼痛特点　注意经常评估患者疼痛的程度、性质、部位及伴随症状，及时发现和处理异常情况。

2. 指导并协助患者减轻疼痛　具体措施参见本章第二节。可采用患者自控镇痛（PCA）法进行止痛，参见"胃癌"一节。

3. 化疗药物护理　根据医嘱给患者应用抗肿瘤的化学药物治疗，注意药物疗效及不良反应。鼓励患者保持积极心态，坚持完成化疗。

4. 肝动脉栓塞化疗的护理　对实施肝动脉栓塞化疗的患者，术前应给患者及家属解释有关治疗的必要性、方法和结果，使其配合治疗。术后可出现腹痛、发热、恶心、呕吐、血清清蛋白降低、肝动脉异常等改变，应作好相应护理：①术后禁食 2－3 天，逐渐过渡到流质饮食，少量多餐。②穿刺部位压迫止血 15min 再加压包扎，沙袋压迫 6h，密切观察穿刺部位有无血肿及渗血。③多数患者于术后 4－8h 体温升高，持续 1 周左右，是机体对坏死组织吸收的反应。高热者应采取降温措施。一旦发现肝性脑病前驱症状，及时配合医生进行处理。④鼓励患者有效排痰，必要时吸氧，利于肝细胞的代谢。⑤栓塞术 1 周后，应根据医嘱静脉输注清蛋白，适量补充葡萄糖液。

5. 向患者解释进食的意义，鼓励患者进食　安排良好的进食环境，保持患者口腔清洁，以增加患者的食欲。饮食以高蛋白、适当热量、高维生素为宜，避免摄入高脂、高热量和刺激性食物。有恶心、呕吐时，服用止吐剂后进少量食物，增加餐次。如有肝性脑病倾向，应减少蛋白质摄入。对晚期肝癌患者，可根据医嘱静脉补充营养，维持机体代谢需要。

6. 观察患者感染征象　密切观察患者体温、脉搏、呼吸及血象改变，询问患者有无咽痛、咳嗽、尿痛等不适，及时发现感染迹象并协助医生进行处理。

7. 减少感染的机会　病房应减少探视，定期空气、衣物消毒，保持室内空气新鲜。严格遵循无菌原则进行各项操作，防止交叉感染。指导并协助患者作好皮肤、口腔护理，注意会阴部及肛门的清洁，减少感染的机会。

【健康教育】

1. 指导患者保持乐观情绪，建立积极的生活方式，有条件者可参加社会性抗癌组织活动，增加精神支持，以提高机体抗癌功能。

2. 保持生活规律，注意劳逸结合，避免情绪剧烈波动和劳累，以减少肝糖原分解，减少乳酸和血氨的产生。

3. 指导患者合理进食，增强机体抵抗力。戒烟、酒，减轻对肝的损害。注意饮食和饮水卫生。

4. 指导患者和家属熟悉肝癌的有关知识和并发症的预防和识别，以便随时发现病情变化，及时就诊，调整治疗方案。

5. 按医嘱服药，忌服损肝药物。

第七节 肝性脑病

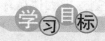

掌握 肝性脑病的一般护理及饮食护理
熟悉 肝性脑病的临床分期
了解 肝性脑病的治疗要点

病案 患者，女，56岁，有乙肝病史，腹胀、水肿、皮肤黏膜出血2年。一周前出现昼夜颠倒。昨天食鸡蛋后出现答非所问情况。体检：体温36℃，脉搏80次/分，呼吸18次/分，血压100/70mmHg，嗜睡，对答不切题，定向力差。消瘦，慢性肝病面容，扑翼样震颤（＋），腹壁静脉曲张，脾肋下2cm，腹部移动性浊音（＋），双下肢可见淤斑。初步诊断为：肝硬化、肝性脑病。

结合上述病例请思考该患者：

1. 为什么诊断该患者是肝性脑病？

2. 肝性脑病与肝硬化有什么关系？

3. 肝性脑病与肺性脑病的异同点？

4. 如何配合治疗、如何护理？

肝性脑病（hepatic encephalopathy，HE）过去称肝性昏迷（hepatic coma），是严重肝病引起的，以代谢紊乱为基础的中枢神经系统功能失调的综和病症，其主要临床表现是意识障碍、行为失常和昏迷。若脑病的发生是由于门静脉高压、广泛门－腔静脉侧支循环形成所致，则称为门体分流性脑病（porto－systemic encephalopathy，PSE）。无明显临床表现和生化异常，仅能用精细的智力实验和（或）电生理检测才能作出诊断的肝性脑病，称为亚临床或隐性肝性脑病（subclinical or latent HE）。

【护理评估】

（一）健康史

1. 病因 各型肝硬化，特别是肝炎后肝硬化是引起肝性脑病最常见的原因，如果把亚临床肝性脑病也计算在内，肝硬化发生肝性脑病者可达70%。部分可由改善门静脉高压的门体分流术引起。小部分肝性脑病见于重症病毒性肝炎、中毒性肝炎和药物性肝炎的急性或暴发性肝衰竭阶段。少数还可由原发性肝癌、妊娠期急性脂肪肝、严重胆道感染等引起。

肝性脑病特别是门体分流性脑病常有明显的诱因，常见的有上消化道出血、高蛋白饮食、大量排钾利尿剂和放腹水、催眠镇静药和麻醉药、便秘、感染、尿毒症、低血糖、外科手术等。

2. 发病机制 肝性脑病的发病机制迄今尚未完全明确。一般认为本病产生的病理生理基础是由于肝细胞功能衰竭和门-腔静脉分流手术造成或自然形成的侧支循环，使来自肠道的许多毒性代谢产物，未被肝解毒和清除，便经侧支进入体循环，透过血-脑脊液屏障而至脑部，引起大脑功能紊乱。关于肝性脑病发病机制的学说主要有：

（1）氨中毒学说 此学说研究最多，最确实有据。氨代谢紊乱引起氨中毒是肝性脑病，特别是门体分流性脑病的重要发病机制（图4-22）。

①氨的形成和代谢：血氨主要来自肠道、肾和骨骼肌生成的氨，其中胃肠道是氨进入身体的主要门户。正常人胃肠道每日产氨约4g，并主要以非离子型氨（NH_3）在结肠部位弥散进入肠黏膜。游离的NH_3有毒性，能透过血-脑脊液屏障；NH_4^+则相对无毒，不能透过血-脑脊液屏障，两者受pH梯度改变的影响而相互转化。当结肠内pH>6时，NH_3大量弥散入血；pH<6时，则以NH_4^+形式从血液转至肠腔，随粪便排出。肾产氨是通过谷氨酰胺酶分解谷氨酰胺成为氨，亦受肾小管液pH的影响。此外，骨骼肌和心肌在运动时也可产生少量氨。机体清除氨的主要途径为：（a）肾是排泄的主要场所。肾在排酸的同时，也以NH_4^+形式排除大量氨。此外，大部分来自肠道的氨在肝内合成尿素并通过肾排泄。（b）在肝、脑、肾等组织消耗氨合成谷氨酸和谷氨酰胺。（c）血氨过高时，可从肺部呼出少量。

②肝性脑病是血氨增高的原因：血氨增高主要是由于氨的生成过多和（或）代谢清除减少所致。血氨生成过多可以是外源性的，如摄入过多含氮食物（高蛋白饮食）或药物，在肠道转化为氨；也可以是内源性的，如上消化道出血后，停留在肠内的血液分解为氨。肾前性与肾性氮质血症时，血中的大量尿素弥散至肠腔转变为氨，再进入血液。在肝衰竭时，其合成尿素的能力减退；门体分流存在时，肠道的氨未经肝解毒而直接进入体循环，使血氨升高。

③氨对中枢神经系统的毒性作用：一般认为氨对大脑的毒性作用是干扰脑的能量代谢，引起高能磷酸化合物浓度降低，使脑细胞的能量供应不足，不能维持正常功能。此外，氨在大脑的去毒过程中，需消耗大量的辅酶、三磷酸腺苷（ATP）、谷氨酸等，并产生大量的谷氨酰胺。谷氨酰胺是一种有机渗透质，可导致脑水肿。谷氨酸是大脑的重要兴奋性神经递质，缺少则使大脑抑制增加。同时，氨是一种具有神经毒性的化合物，可致中枢神经系统直接损害。

（2）胺、硫醇和短链脂肪酸的协同毒性作用 蛋氨酸在胃肠道内被细菌代谢形成甲基硫醇及其衍变物二甲基亚砜，二者均可在实验动物引起意识模糊、定向力丧失、昏睡和昏迷。肝臭可能是甲基硫醇和二甲基二硫化物挥发的气味。在严重肝病患者中，甲基硫醇的血浓度增高，伴脑病者增高更明显。短链脂肪酸（主要是戊酸、己酸和辛酸）能诱发实验性肝性脑病，在肝性脑病患者的血浆和脑脊液中明显增高。在肝衰竭的实验动物中，较少量地单独使用胺、硫醇或短链脂肪酸，都不足以诱发肝性脑病，但联合使用，即使剂量不变也可引起脑部症状。因此，胺、硫醇和短链脂肪酸对中枢神经系统的协同毒性作用，可能是导致肝性脑病发生的重要机制。

（3）假神经递质学说 神经冲动的传导是通过递质来完成。神经递质分兴奋和抑制两类，兴奋性递质有儿茶酚胺中的多巴胺和去甲肾上腺素、乙酰胆碱、谷氨酸和门冬氨酸等；抑制性递质如5－羟色胺、γ－氨基丁酸等。正常时，兴奋性递质与抑制性递质保持生理平衡。食物中的芳香族氨基酸，如酪氨酸、苯丙氨酸等，经肠菌脱羧酶的作用分别转变为酪胺和苯乙胺。正常时这两种胺在肝内被单胺氧化酶分解清除，肝衰竭时，清除发生障碍，此二种胺进入脑组织并在β羟化酶的作用下分别形成β－羟酪胺和苯乙醇胺，后二者的化学结构与正常神经递质去甲肾上腺素相似，但传导神经冲动的能力仅有正常神经递质的1%，故称为假性神经递质。当假性神经递质被脑细胞摄取而取代正常递质时，神经传导发生障碍，兴奋冲动不能正常地传至大脑皮层而产生异常抑制，出现意识障碍或昏迷。

（4）γ－氨基丁酸/苯二氮（GABA/BZ）复合体学说 GABA是哺乳动物大脑的主要抑制性神经递质，在门体分流和肝衰竭时，可绕过肝进入体循环。近年在肝性脑病的动物模型中发现GABA浓度增高，血－脑脊液屏障的通透性也增高，大脑突触后神经元的GABA受体增多。这种受体不仅与GABA结合，还可与巴比妥类和苯二氮类药物结合，故称为GABA/BZ复合体。上述三者的任何一种与受体结合后，均可导致神经传导抑制。

（5）氨基酸代谢不平衡学说
肝硬化使代偿期患者血浆芳香族氨基酸（如苯丙氨酸、酪氨酸、色氨酸）增多而支链氨基酸（如缬氨酸、亮氨酸、异亮氨酸）减少。正常人的芳香族氨基酸在肝中代谢分解，支链氨基酸主要在骨骼肌分解，胰岛素可促使支链氨基酸进入肌肉组织。肝衰竭时，芳香族氨基酸分解减少而使血中浓度增高；支链氨基酸则由于胰岛素在肝内灭活作用降低，血中浓度增高，因而促使大量支链氨基酸进入肌肉组织，使其在血中浓度降低。上述两组氨基酸在相互竞争和排斥中通过

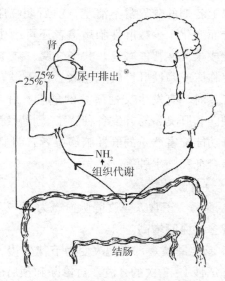

图4－22 氨的形成、代谢和对中枢神经系统的作用

血－脑脊液屏障进入大脑，进入脑中的芳香族氨基酸增多，可进一步形成假性神经递质。并且脑中增多的色氨酸可衍生为5－羟色胺，后者是中枢神经系统某些神经元的抑制性递质，有拮抗去甲肾上腺素的作用，可能与昏迷有关。

（二）身体状况

肝性脑病的临床表现常因原有肝病的性质、肝细胞损害的轻重缓急以及诱因的不

同而很不一致。一般根据意识障碍的程度、神经系统表现和脑电图改变，将肝性脑病由轻到重分为四期。

1. 一期（前驱期） 轻度性格改变和行为异常，如欣快激动或淡漠少言、衣冠不整或随地便溺。应答尚准确，但吐词不清楚且较缓慢。可有扑翼样震颤，即嘱患者两臂平伸，肘关节固定，手掌向背侧伸展，手指分开时，可见到手向外侧偏斜，掌指关节、腕关节、甚至肘与肩关节急促而不规则地扑击样抖动。脑电图多正常。此期历时数日或数周。此期历时数日或数周，有时症状不明显，易被忽视。

2. 二期（昏迷前期） 以意识错乱、睡眠障碍、行为异常为主要表现。前一期的症状加重。定向力及理解力均减退，对时间、地点、人物的概念混乱，不能完成简单的计算和智力构图，言语不清、书写障碍，举止反常、并多有睡眠倒错。患者有明显神经体征，如腱反射亢进、肌张力增高、踝阵挛及巴宾斯基征阳性等。此期扑翼样震颤存在，脑电图异常。患者可出现不随意运动及运动失调。

3. 三期（昏睡期） 以昏睡和精神错乱为主，大部分时间患者呈昏睡状态，但可以唤醒，醒时尚可应答，但常有神志不清和幻觉。各种神经体征持续或加重，肌张力增高，四肢被动运动常有抵抗力，锥体束征常阳性。扑翼样震颤仍可引出，脑电图异常。

4. 四期（昏迷期） 神志完全丧失，不能唤醒。浅昏迷时，对疼痛等强刺激尚有反应，腱反射和肌张力仍亢进，扑翼样震颤无法引出；深昏迷时，各种反射消失，肌张力降低，瞳孔常散大，可出现阵发性惊厥、踝阵挛。脑电图明显异常。

以上各期的分界常不清楚，前后期临床表现可有重叠，其程度可因病情发展或治疗好转而变化。少数肝性脑病患者还可因中枢神经系统不同部位有器质性损害而出现暂时性或永久性智能减退、共济失调、锥体束征阳性或截瘫。

亚临床或隐性肝性脑病患者，由于没有临床表现而被视为健康人，但在驾驶各种交通工具时，有发生交通事故的危险。肝功能损害严重的肝性脑病患者有明显黄疸、出血倾向和肝臭，易并发各种感染、肝肾综和征和脑水肿等。

肝功能损害严重的肝性脑病患者有明显黄疸、出血倾向和肝臭，易并发各种感染、肝肾综合征和脑水肿等。

（三）辅助检查

1. 血氨 正常人空腹静脉血氨为 $40 \sim 70\mu g/dl$。慢性肝性脑病特别是门体分流性脑病患者多有血氨增高。

2. 脑电图检查 典型改变为节律变慢，主要出现普遍性每秒 $4 \sim 7$ 次 θ 或三相波，也可有每秒 $1 \sim 3$ 次的 δ 波。对诊断和预后的判断有意义。

3. 简易智力测验 测验内容包括书写、构词、画图、搭积木、用火柴搭五角星等，常规使用的数字连接实验和符号数字实验，结果容易计量，便于随访。简易智力测验对于诊断早期肝性脑病包括亚临床肝性脑病最有价值。

（四）心理和社会支持状况

评估患者对相关知识的了解特别是病因诱因、用药要求、不良反应。了解其心理精神状态，家庭、经济状况。

[诊断要点]

肝性脑病的主要诊断依据为：①严重肝病和（或）广泛门–体静脉侧支循环。②精神错乱、昏睡或昏迷。③肝性脑病的诱因。④明显肝功能损害或血氨增高。⑤扑翼样震颤和典型的脑电图改变。

[治疗要点]

本病尚无特效疗法，常采用综合治疗措施。

1. 消除诱因，避免诱发和加重肝性脑病

2. 减少肠内毒物的生成和吸收　①饮食：开始数日内禁食蛋白质。食物以碳水化合物为主，每日供给热量5.0~6.7kJ和足量维生素。神志清楚后，可逐渐增加蛋白质。②灌肠或导泻：清除肠内积食、积血或其他含氮物，可用生理盐水或弱酸性溶液灌肠，或口服33%硫酸镁导泻。也可口服乳果糖或乳梨醇，乳果糖的剂量为30~60g/d，分3次口服，从小剂量开始，以调节到每日排便2–3次，粪pH5~6为宜。乳梨醇疗效与乳果糖相同，剂量为30~45g/d，分3次口服。对急性门体分流性脑病昏迷患者以66.7%乳果糖500ml灌肠作为首选治疗。③抑制肠道细菌生长：口服新霉素2~4g/d；或甲硝唑0.2g，每日4次。也可选巴龙霉素、去甲万古霉素、利福昔明。

3. 促进有毒物质的代谢清除，纠正氨基酸代谢紊乱　①降氨药物：谷氨酸钾（每支6.3g/20ml）和谷氨酸钠（每支5.75g/20ml），每次用4支，加入葡萄糖液中静脉滴注，每日1~2次；精氨酸10~20g加入葡萄糖液中静脉滴注，每日1次，可促进尿素合成而降低血氨；苯甲酸钠口服每次5g，每日2次，用于治疗急性门体分流性脑病的效果与乳果糖相当；苯乙酸、鸟氨酸、门冬氨酸亦有显著降氨作用。②纠正氨基酸代谢紊乱药物：口服或静脉输注以支链氨基酸为主的氨基酸混合液，理论上可纠正氨基酸代谢不平衡，有利于恢复患者的正氮平衡。③GABA/BZ复合受体拮抗药：氟马西尼是BZ受体拮抗剂，通过抑制GABA/BZ受体发挥作用，剂量为1~2mg，静脉注射。④人工肝：用活性炭、树脂等进行血液灌流可清除血氨，对于肝性脑病有一定疗效。

4. 对症治疗　①纠正水，电解质和酸碱失衡：每日液体总入量以不超过2500ml为宜。肝硬化腹水患者一般以尿量加1000ml为标准控制入液量，以免血液稀释，血钠过低而加重昏迷。注意纠正低钾和碱中毒，及时补充氯化钾或静脉滴注精氨酸溶液。②保护脑细胞功能：可用冰帽降低颅内温度。③保持呼吸道通畅：深昏迷者，应作气管切开排痰，给氧。④防止脑水肿：静脉滴注高渗葡萄糖、甘露醇等脱水剂。

5. 肝移植　是治疗各种终末期肝病的有效方法，严重肝性脑病在肝移植术后能得到显著的改善。

[常见护理诊断]

1. 意识模糊　与血氨增高，干扰脑细胞能量代谢和神经传导有关。

2. 照顾者角色困难　与患者意识障碍、照顾者缺乏有关照顾知识及经济负担过重有关。

3. 营养失调：低于机体需要量　与肝功能减退、消化吸收障碍以及控制蛋白摄入有关。

4. **活动无耐力** 与肝功能减退、营养摄入不足有关。

5. **有感染的危险** 与长期卧床、营养失调、抵抗力低下有关。

6. **知识缺乏** 缺乏预防肝性脑病的有关知识。

【护理措施】

1. **一般护理** 及时去除或避免诱发因素，应协助医生迅速去除本次发病的诱发因素，并注意避免其他诱发因素。①避免应用催眠镇静药、麻醉药等。②避免快速利尿和大量放腹水，及时处理严重的呕吐和腹泻，加重肝脏损害。③防止感染，应遵医嘱及时、准确地应用抗生素，有效控制感染。④禁止大量输液，过多液体可引起低血钾、稀释性低血钠、脑水肿等，从而加重肝性脑病。⑤保持大便通畅，防止便秘。可采用灌肠和导泻的方法清除肠内毒物。灌肠应使用生理盐水或弱酸性溶液（生理盐水 1～2L 加用食醋 100ml）；忌用肥皂水，因其为碱性，可增加氨的吸收。⑥积极预防和控制上消化道出血，上消化道出血可使肠道产氨增多，使血氨增高而诱发本病，出血停止后应灌肠和导泻，以清除肠道内积血，减少氨的吸收。

2. **严密观察病情变化** 密切注意肝性脑病的早期征象，如患者有无冷漠或欣快，理解力和近期记忆力减退，行为异常（哭泣、叫喊、当众便溺），以及扑翼样震颤，观察患者思维及认知的改变，采用给患者刺激，定期唤醒等方法判断其意识障碍的程度。监测并记录患者生命体征及瞳孔变化。定期复查血氨、肝肾功能、电解质。

3. **提供情感支持** 尽量安排专人护理，训练患者的定向力，利用电视、收音机、报纸、探视者等提供环境刺激。对烦躁患者应注意保护，可加床栏，必要时使用约束带，防止发生坠床及撞伤等意外。在患者清醒时向其讲解意识模糊的原因，安慰患者，尊重患者的人格，切忌嘲笑患者的异常行为。

4. **合理饮食** 因食物中的蛋白质可被肠菌的氨基酸氧化酶分解产生氨，故肝性脑病患者应限制蛋白质的摄入。在发病开始数日内禁食蛋白质，每日供给足够的热量和维生素，以碳水化合物为主要食物，可口服蜂蜜、葡萄糖、果汁、面条、稀饭等。昏迷患者以鼻饲 25% 葡萄糖液供给热量，以减少体内蛋白质分解。糖类可促使氨转变为谷氨酰胺，有利于降低血氨。注意胃排空不良时应停止鼻饲，改用深静脉插管滴注 25% 葡萄糖溶液维持营养。患者神志清楚后，可逐步增加蛋白质饮食，每天 20g，以后每 3～5 天增加 10g，但短期内超过 40～50g/d，以植物蛋白为好。因植物蛋白含支链氨基酸较多，而含蛋氨酸、芳香族氨基酸较少，且能增加粪氮排泄。此外，植物蛋白含非吸收性纤维，被肠菌酵解产酸有利于氨的排除，并有利于通便。脂肪可延缓胃的排空，应尽量少用。不宜用维生素 B_6，因其可使多巴在周围神经处转为多巴胺，影响多巴进入脑组织，减少中枢神经系统的正常传导递质。

5. **用药护理** ①应用谷氨酸钾和谷氨酸钠时，两者比例应根据血清钾、钠浓度和病情而定。患者尿少时少用钾剂，明显腹水和水肿时慎用钠剂。②应用精氨酸时，滴注速度不宜过快，否则可出现流涎、呕吐、面色潮红等反应。因精氨酸呈酸性，含氯离子，不宜与碱性溶液配伍使用。③乳果糖因在肠内产气较多，可引起腹胀、腹绞痛、恶心、呕吐及电解质紊乱等，应用时应从小剂量开始。④长期服用新霉素的患者中少数可出现听力或肾功能损害，故服用新霉素不宜超过一个月，用药期间应做好听力和肾功能的监测。⑤大量输注葡萄糖的过程中，必须警惕低钾血症、心力衰竭和脑水肿。

6. 昏迷患者的护理 ①患者取仰卧位，头略偏向一侧以防舌后坠阻塞呼吸道。②保持呼吸道通畅，深昏迷患者应作气管切开以排痰，保证氧气的供给。③做好口腔、眼部的护理。保持床褥干燥、平整，定时协助患者翻身，按摩受压部位，防止压疮。④尿潴留患者给予留置尿管，并详细记录尿量、颜色、气味。⑤给患者做肢体的被动运动，防止静脉血栓形成及肌肉萎缩。

7. 照顾者角色困难 ①评估照顾者存在的困难和应对能力与照顾者建立良好的关系，了解他们的基本情况，正确估计照顾者所具备的应对能力。②给照顾者提供各种社会支持对照顾者表示关心和信任，给与情感上的支持。对其照顾患者所起的重要作用给与积极肯定，使其确定自我价值。③协助照顾者制定照顾计划与照顾者一起讨论护理问题，让其了解本病的特点，做好充分的心理准备。帮助照顾者合理安排时间，制定一个切实可行的照顾计划，将各种需要照顾的内容和方法进行讲解和示范，帮助照顾者进入角色。

【健康教育】

1. 向患者和家属介绍肝脏疾病和肝性脑病的有关知识，防止和减少肝性脑病的发生。

2. 指导患者和家属认识肝性脑病的各种诱发因素，要求患者自觉避免诱发因素，如限制蛋白质的摄入，不滥用对肝有损害的药物，保持大便通畅，避免各种感染，戒烟酒等。

3. 告诉患者及家属肝性脑病发生时的早期征象，以便患者发病时能及时得到诊治。

4. 使患者及家属认识疾病的严重性，嘱患者要加强自我保健意识，树立战胜疾病的信心。家属要给予患者精神支持和生活照顾。

5. 指导患者按医嘱规定的剂量、用法服药，了解药物的主要副作用，定期随访复诊。

第八节 急性胰腺炎

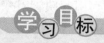

掌握 急性胰腺炎的护理措施
熟悉 急性胰腺炎的护理评估、健康教育
了解 急性胰腺炎的治疗要点

病案 患者，男，36岁，大量饮酒后左中上腹部持续性钝痛向左腰部放射6

小时，伴恶心、呕吐，吐出食物和胆汁，呕吐后腹痛不减轻，无腹泻。检查：体温36℃，脉搏80次/分，呼吸18次/分，血压100/70mmHg，左中上腹压痛。血清淀粉酶900 U/L。

结合上述病例请思考：

1. 为什么诊断该患者是急性胰腺炎？

2. 诱因是什么？

3. 急性胰腺炎患者血清淀粉酶是否都升高？

4. 如何对该患者进行治疗护理，尤其饮食应注意什么？

急性胰腺炎（acute pancreatitis）是指胰腺分泌的消化酶引起胰腺组织自身消化的化学性炎症。临床主要表现为急性上腹痛、发热、恶心、呕吐、血和尿淀粉酶增高，重症伴腹膜炎、休克等并发症。本病可见于任何年龄，但以青壮年居多（图4－33）。

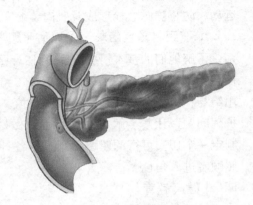

图4－23　急性胰腺炎

【护理评估】

（一）健康史

引起急性胰腺炎的病因较多，我国以胆道疾病为常见病因，西方国家则以大量饮酒引起的多见。

1. **胆道疾病**　国内报道约50%以上的急性胰腺炎并发于胆石症、胆道感染或胆道蛔虫等胆道系统疾病，引起胆源性胰腺炎的因素可能为：①胆石、感染、蛔虫等因素致Oddi括约肌水肿、痉挛，使十二指肠壶腹部出口梗阻，胆道内压力高于胰管内压力，胆汁逆流入胰管，造成胰管黏膜完整性受损，使消化酶易于进入胰实质，引起急性胰腺炎。②胆石在移行过程中损伤胆总管、壶腹部或胆道感染引起Oddi括约肌松弛，使十二指肠液反流入胰管引起急性胰腺炎。③胆道感染时细菌毒素、游离胆酸、非结合胆红素等，可通过胆胰间淋巴管交通支扩散到胰腺，激活胰酶，引起急性胰腺炎。

2. **胰管阻塞**　胰管结石、狭窄、肿瘤或蛔虫钻入胰管等均可引起胰管阻塞，胰管内压过高，使胰管小分支和胰腺腺泡破裂，胰液外溢到间质引起急性胰腺炎。

3. **酗酒和暴饮暴食**　大量饮酒和暴饮暴食均可致胰液分泌增加，并刺激Oddi括约肌痉挛，十二指肠乳头水肿，使胰管内压增高，胰液排出受阻，引起急性胰腺炎。慢性嗜酒者常有胰液蛋白沉淀，形成蛋白栓堵塞胰管，致胰液排泄障碍。

4. **其他**　腹腔手术，特别是胰、胆或胃手术，腹部钝挫伤等；某些急性传染病如流行性腮腺炎、传染性单核细胞增多症等；某些药物如噻嗪类利尿剂、糖皮质激素等；都可能损伤胰腺组织引起急性胰腺炎。尽管急性胰腺炎病因繁多，多数可找到致病因素，但仍有8%～25%的患者病因不明。

虽然急性胰腺炎可由多种病因引起，但都具有相同的病理生理过程，即一系列胰腺消化酶被激活导致胰腺的自身消化。正常胰腺分泌的消化酶有两种形式：一种是有生物活性的酶如淀粉酶、脂肪酶等；另一种是以酶原形式存在的无活性的酶，如胰蛋白酶原、糜蛋白酶原等。正常情况下，胰腺合成的胰酶是无活性的酶原，在各种病因作用下，胰腺自身防御机制中某些环节被破坏，酶原被激活为有活性的酶，使胰腺发生自身消化。近年的研究提示胰腺组织损伤过程中，一系列炎性介质，如氧自由基、血小板活化因子、前列腺素等，可引起胰腺血液循环障碍，导致急性胰腺炎的发生和发展。

急性胰腺炎的病理变化一般分为水肿型和出血坏死型。水肿型可见胰腺肿大、分叶模糊、间质水肿、充血和炎性细胞浸润等改变；出血坏死型可见明显出血，分叶结构消失，胰实质有较大范围的脂肪坏死，坏死灶周围有炎性细胞浸润，病程稍长者可并发脓肿、假性囊肿或瘘管形成。

（二）身体状况

急性胰腺炎的临床表现和病程，取决于其病因、病理类型，以及治疗是否及时。水肿型胰腺炎症状相对较轻，有自限性；出血坏死型胰腺炎起病急骤，症状严重，可于数小时内猝死。

1. 症状

（1）腹痛　为本病的主要表现和首发症状，常在暴饮暴食或酗酒后突然发生。疼痛剧烈而持续，呈钝痛、钻痛、绞痛或刀割样痛，可有阵发性加剧。腹痛常位于中上腹，向腰背部呈带状放射，取弯腰抱膝位可减轻疼痛，一般胃肠解痉药无效。水肿型腹痛一般 3～5 天后缓解。出血坏死型腹部剧痛，持续较长，由于渗液扩散可引起全腹痛。极少数患者腹痛较轻微或无腹痛。

（2）恶心、呕吐及腹胀　起病后多出现恶心、呕吐，大多频繁而持久，吐出食物和胆汁，呕吐后腹痛并不减轻。常同时伴有腹胀，甚至出现麻痹性肠梗阻。

（3）发热　多数患者有中度以上发热，一般持续 3～5 天。若持续发热一周以上并伴有白细胞升高，应考虑有胰腺脓肿或胆道炎症等继发感染。

（4）水电解质及酸碱平衡紊乱　多有轻重不等的脱水，呕吐频繁者可有代谢性碱中毒。出血坏死型者可有显著脱水和代谢性酸中毒，伴血钾、血镁、血钙降低。

（5）低血压和休克　见于出血坏死型胰腺炎，极少数患者可突然出现休克，甚至发生猝死。亦可逐渐出现，或在有并发症时出现。其主要原因为有效循环血容量不足、胰腺坏死释放心肌抑制因子致心肌收缩不良、并发感染和消化道出血等。

2. 体征

（1）急性水肿型胰腺炎　腹部体征较轻，多数有上腹压痛，但无腹肌紧张和反跳痛，可有肠鸣音减弱。

（2）急性出血坏死型胰腺炎　患者常呈急性重病面容，痛苦表情，脉搏增快，呼吸急促，血压下降。出现急性腹膜炎体征，腹肌紧张，全腹显著压痛和反跳痛，伴麻痹性肠梗阻时有明显腹胀，肠鸣音减弱或消失。可出现移动性浊音，腹水多呈血性。

少数患者由于胰酶或坏死组织液沿腹膜后间隙渗到腹壁下，致两侧腰部皮肤呈暗灰蓝色，称 Grey – Turner 征，或出现脐周围皮肤青紫，称 Cullen 征。如有胰腺脓肿或假性囊肿形成，上腹部可扪及肿块。胰头炎性水肿压迫胆总管时，可出现黄疸。低血钙时有手足抽搐，提示预后不良。

3. 并发症 主要见于出血坏死型胰腺炎。局部并发症有胰腺脓肿和假性囊肿。全身并发症常在病后数天出现，如并发急性肾衰竭、急性呼吸窘迫综合征、心力衰竭、消化道出血、肝性脑病、弥散性血管内凝血、肺炎、败血症、糖尿病等，病死率极高。

（三）辅助检查

1. 白细胞计数 多有白细胞增多及中性粒细胞核左移。

2. 淀粉酶测定 血清淀粉酶一般在起病后 6 ~ 12h 开始升高，48h 后开始下降，持续 3 ~ 5 天。血清淀粉酶超过正常值 5 倍即可诊断本病，但淀粉酶的高低不一定反映病情轻重，出血坏死型胰腺炎血清淀粉酶值可正常或低于正常。尿淀粉酶升高较晚，常在发病后 12 ~ 14h 开始升高，持续 1 ~ 2 周逐渐恢复正常，但尿淀粉酶受患者尿量的影响。

3. 淀粉酶、内生肌酐清除率比值（Cam/Ccr%） 正常为 1% ~ 4%，急性胰腺炎时可增加 3 倍。

4. 血清脂肪酶测定 血清脂肪酶常在发病后 24 ~ 72h 开始升高，持续 7 ~ 10 天，超过 1.5U/L（Cherry/Crandall 法）时有意义。

5. 血清正铁血清蛋白 出血坏死型胰腺炎起病 72h 内常为阳性。

6. 其他生化检查 可有血钙降低，若低于 1.75mmol/L 则预后不良。血糖升高较常见，持久空腹血糖高于 10mmol/L 反映胰腺坏死。此外，可有血清 AST、LDH 增加，血清清蛋白降低。

7. 影像学检查 腹部 X 线平片可见肠麻痹或麻痹性肠梗阻征象；腹部 B 超与 CT 显像可见胰腺弥漫增大，其轮廓与周围边界模糊不清，坏死区呈低回声或低密度图像，对并发胰腺脓肿或假性囊肿的诊断有帮助。

（四）心理和社会支持状况

评估患者对相关知识的了解特别是病因、饮食及用药要求。了解其心理、家庭、经济状况。

【诊断要点】

有胆道疾病、酗酒、暴饮暴食等病史；突发剧烈而持续的上腹部疼痛，伴恶心、呕吐、发热及上腹部压痛；血、尿淀粉酶显著升高及 Cam/Ccr% 比值增高即可诊断。

【治疗要点】

治疗原则为减轻腹痛、减少胰腺分泌、防止并发症。

1. 减少胰腺分泌 可采用：①禁食及胃肠减压。②抗胆碱能药，如阿托品、山莨菪碱（654 – 2）等肌内注射。③生长抑素、胰升糖素和降钙素能抑制胰液分泌，尤以生长抑素类药物奥曲肽疗效较好，首剂 100μg 静脉注射，以后按 25μg/h 静脉滴注，持续 3 ~ 7 天。

2. 解痉镇痛　阿托品或山莨菪碱肌内注射，每日 2～3 次。疼痛剧烈者可加用哌替啶 50～100mg 肌内注射，必要时 6～8h 可重复使用一次。亦可用吲哚美辛镇痛退热。

3. 抗感染　因多数急性胰腺炎与胆道疾病有关，故多应用抗生素，常有氧氟沙星、环丙沙星、克林霉素及头孢菌素类等。

4. 抗休克及纠正水、电解质平衡紊乱　积极补充液体和电解质，维持有效循环血容量。重症患者应给予清蛋白、全血及血浆代用品，休克者在扩容的基础上用血管活性药，注意纠正酸碱失衡。

5. 抑制胰酶活性　适用于出血坏死型胰腺炎的早期，常用抑酶肽 20 万～50 万 U/d，分 2 次溶于葡萄糖液中静脉滴注。

6. 并发症的处理　对出血坏死型胰腺炎伴腹腔内大量渗液者，或伴急性肾衰竭者，可采用腹膜透析治疗；急性呼吸窘迫综合症除药物治疗外，可作气管切开和应用呼吸机治疗；并发糖尿病者可使用胰岛素。

7. 中医治疗　对急性胰腺炎效果良好。主要有：柴胡、黄连、黄芩、枳实、厚朴、木香、白芍、芒硝、大黄（后下）等，根据症状加减用量。

8. 手术治疗　对于急性出血坏死型胰腺炎经内科治疗无效，或胰腺并发脓肿、假性囊肿、弥漫性腹膜炎、肠穿孔、肠梗阻及肠麻痹坏死时，需实施外科手术治疗。

【常见护理诊断】

1. 疼痛　腹痛与胰腺及其周围组织炎症、水肿或出血坏死有关。

2. 有体液不足的危险　与呕吐、禁食、胃肠减压、出血有关。

3. 体温过高　与胰腺炎症、坏死和继发感染有关。

4. 恐惧　与腹痛剧烈及病情进展急骤有关。

5. 潜在并发症　急性肾衰竭、心力衰竭、DIC、败血症、急性呼吸窘迫综合征。

6. 知识缺乏　缺乏有关本病的病因和预防知识。

【护理措施】

1. 一般护理　患者应绝对卧床休息，以降低机体代谢率，增加脏器血流量，促进组织修复和体力恢复。协助患者取弯腰、屈膝侧卧位，以减轻疼痛。因剧痛辗转不安者应防止坠床，周围不要有危险物，以保证安全。多数患者需禁食 1～3 天，明显腹胀者需行胃肠减压，其目的在于减少胃酸分泌，进而减少胰液分泌，以减轻腹痛和腹胀。应向患者及家属解释禁食的意义，患者口渴时可含漱或湿润口唇，并做好口腔护理。

2. 病情观察　注意观察呕吐物的量及性质，行胃肠减压者，观察和记录引流量及性质。观察患者皮肤黏膜色泽、弹性有无变化，判断失水程度。准确记录 24h 出入量，作为补液的依据。定时留取标本，监测血、尿淀粉酶、血糖、血清电解质的变化，做好动脉血气分析的测定。出血坏死型胰腺炎患者应注意有无多器官功能衰竭的变现。随时观察患者体温的变化，注意热型及体温升高的程度。监测血象中白细胞计数和分类的变化。

3. 对症护理

（1）缓解疼痛　遵医嘱给予解痉止痛药，如阿托品能抑制腺体分泌，解除胃、胆管及胰管痉挛，但持续应用时应注意有无心动过速等不良反应。止痛效果不佳时遵医嘱配合使用其他止痛药如哌替啶。禁用吗啡，以防引起 Oddi 括约肌痉挛，加重病情。注意用药后疼痛有无减轻，疼痛的性质和特点有无改变。若疼痛持续存在伴高热，则应考虑是否并发胰腺脓肿；如疼痛剧烈，腹肌紧张、压痛和反跳痛明显，提示并发腹膜炎，应报告医师及时处理。指导并协助患者采用非药物止痛方法，如松弛疗法、皮肤刺激疗法等。

（2）维持水、电解质平衡　禁食患者每天的液体入量常需达 3000ml 以上。根据患者脱水程度、年龄和心肺功能调节输液速度，及时补充因呕吐、发热和禁食所丢失的液体和电解质，纠正酸碱平衡失调。

（3）防止低血容量性休克　定时测量患者的体温、血压、脉搏、呼吸，特别注意患者血压、神志及尿量的变化，如出现神志改变、血压下降、尿量减少、皮肤粘膜苍白、冷汗等低血容量性休克的表现，应积极配合医生进行抢救：①迅速准备好抢救用物如静脉切开包、人工呼吸器、气管切开包等。②患者取平卧位，注意保暖，给予氧气吸入。③保持通畅的静脉通路，必要时静脉切开，按医嘱输注液体、血浆或全血，补充血容量。根据血压调整给药速度，必要时测定中心静脉压，以决定输液量和速度。④如循环衰竭持续存在，按医嘱给予升压药。

（4）高热的护理　高热时可采用头部冰敷、酒精擦浴等物理降温的方法，并观察降温效果。注意定期进行病房的空气消毒，减少探视人员，协助患者做好皮肤、口腔的清洁护理。并遵医嘱使用抗生素，严格执行无菌操作。

【健康教育】

1. 向患者及家属介绍本病的主要诱发因素和疾病的过程。

2. 教育患者积极治疗胆道疾病，注意防治胆道蛔虫。

3. 指导患者及家属掌握饮食卫生知识，平时养成规律进食习惯，避免暴饮暴食。腹痛缓解后，应从少量低脂、低糖饮食开始逐渐恢复正常饮食，避免刺激强、产气多、高脂肪和高蛋白食物，戒除烟酒，防止复发。

第九节　溃疡性结肠炎

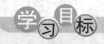

掌握　溃疡性结肠炎的护理措施
熟悉　溃疡性结肠炎的健康教育
了解　溃疡性结肠炎的治疗要点

 患者，女，36 岁，离异。反复左下腹疼痛、腹泻 3 年，大便为糊状，一天4～6次，自服止泻止痛药，病情时好时发，多次大便检查未发现异常。本次再发入院，结肠镜检查可见病变黏膜充血和水肿，粗糙呈颗粒状，质脆易出血。黏膜上有多发性浅溃疡，散在分布。初步诊断溃疡性结肠炎。

结合上述病例请思考：

1. 溃疡性结肠炎最常累及何部位，主要症状是什么，最有助于诊断的检查是什么？
2. 轻中型治疗首选何种药物，重型活动期及急性暴发型患者首选何种药物？
3. 护理重点是什么？

溃疡性结肠炎（ulcerative colitis）亦称非特异性溃疡性结肠炎，是一种病因不明的慢性直肠和结肠炎性疾病。病变主要位于结肠的黏膜及黏膜下层。主要症状有腹泻、黏液脓血便和腹痛，病程漫长，病情轻重不一，常反复发作。本病多见于20～40岁，男女发病率无明显差别。

【护理评估】

（一）健康史

病因与发病机制至今尚未明确，目前认为可能与下列因素有关。

1. 感染因素　有人认为，本病可能与痢疾杆菌或溶组织阿米巴感染有关，然而迄今未检出某一特异病原微生物与本病有特定关系。但认为病原微生物乃至食物抗原可能是本病的非特异性促发因素。

2. 免疫因素　为近年来最受关注的因素，一般认为本病为促发因素作用于易感者，激发肠黏膜亢进的免疫炎症反应。而对本病免疫炎症反应的促发及持续的原因，有不同解释。有研究指出，本病患者结肠黏膜可能存在与遗传有关的异常上皮细胞，能够分泌异常黏液糖蛋白，改变了正常结肠黏膜的通透性，使一般不易通过正常肠黏膜、对正常人无害的肠道共生菌群及食物等抗原，可以进入肠黏膜而激发一系列抗原特异性免疫反应。也有认为本病是自身免疫性疾病，因发现某些侵犯肠壁的病原体与结肠上皮细胞抗原簇之间存在共同抗原性，患者经病原体重复感染后，使机体对自身结肠上皮细胞产生免疫反应。此外，研究还发现正常结肠上皮有一种抗原，在溃疡性结肠炎患者中可检出该抗原的特异性抗体。

3. 遗传因素　在不同种族，本病的发病率差异悬殊，欧美文献统计患者直系亲属中有10%～20%的发病；单卵双胎可同患本病，均说明本病有一定遗传性。

4. 精神因素　生活中的应激事件和遭受重大精神创伤可诱发本病，患者常有精神抑郁和焦虑表现。

病变主要位于直肠和乙状结肠，也可降结肠，甚至整个结肠。病灶呈连续性分布，一般仅限于黏膜和黏膜下层（图4－24）。

（二）身体状况

起病多数缓慢，少数急性起病。病程长，呈慢性经过，常有发作期与缓解期交替。

1. 症状

（1）消化系统表现

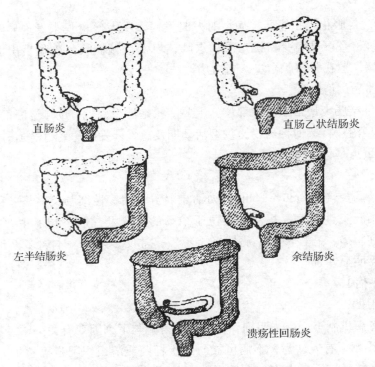

直肠炎　　　　　　　　　　　　　　直肠乙状结肠炎

左半结肠炎　　　　　　　　　　　　余结肠炎

溃疡性回肠炎

图 4 - 24　溃疡性结肠炎的类型（阴影部分为病变部分）

①腹泻：为最主要的症状，典型者呈黏液或黏液脓血便，为炎症渗出和黏膜糜烂及溃疡所致。大便次数和便血程度反映病情严重程度，轻者每日排便 2～4 次，粪便呈糊状，可混有黏液，脓血；重者腹泻每日可达 10 次以上，大量脓血，甚至呈血水样粪便。大多伴有里急后重，为直肠炎症刺激所致。病变限于直肠和乙状结肠的患者，偶有腹泻与便秘交替的现象，与病变直肠排空功能障碍有关。

②腹痛：轻者或缓解期患者多无腹痛或仅有腹部不适，活动期有轻或中度腹痛，为左下腹或下腹的阵痛，亦可涉及全腹。有疼痛—便意—便后缓解的规律。若并发中毒性结肠扩张或腹膜炎，则腹痛剧烈而持续。

③其他症状：可有腹胀，食欲不振，恶心，呕吐等。

（2）全身表现　中、重型患者活动期有低热或中等度发热，高热多提示有并发症或见于急性暴发型。重症患者可出现衰弱、低蛋白血症、水和电解质平衡紊乱等表现。

（3）肠外表现　本病可伴有一系列肠外表现，包括口腔黏膜溃疡，结节性红斑，关节炎，虹膜睫状体炎等。

2. 体征　患者呈慢性病容，精神状态差，重者呈消瘦贫血貌。轻者仅有左下腹轻压痛，有时可触及痉挛的降结肠和乙状结肠。重症者常有明显腹部压痛和鼓肠。若有反跳痛，腹肌紧张，肠鸣音减弱等应注意中毒性结肠扩张和肠穿孔等并发症。

3. 并发症　可并发中毒性结肠扩张，直肠结肠癌变，大出血，急性肠穿孔，肠梗阻等。

4. 临床分型　临床上根据本病的病程，严重程度，病变范围和病期进行综合分型。

（1）根据病程经过分型 ①初发型：无既往史的首次发作。②慢性复发型：最多见，发作期与缓解期交替。③慢性持续型：病变范围广，症状持续半年以上。④急性暴发型：少见，病情严重，全身毒血症状明显，易发生大出血和其他并发症。上述后三型可相互转化。

（2）根据病情严重程度分型 ①轻型：多见，腹泻每日 4 次以下，便血轻或无，无发热，贫血轻或无，血沉正常。②中型：介于轻型和重型之间。③重型：腹泻每日 6 次以上，有明显黏液血便，体温 >37.7℃，至少持续 2 天以上，脉搏 >90 次/分，血红蛋白 ≤75g/L，血沉 >30mm/h，血清清蛋白 <30g/L，短期内体重明显减轻。

（3）根据病变范围分型 可分为直肠炎，直肠乙状结肠炎，左半结肠炎，全结肠炎以及区域性结肠炎。

（4）根据病期分型 可分为活动期和缓解期。

（三）辅助检查

1. 血液检查 可有红细胞和血红蛋白减少。白细胞计数增高、血沉增快和 C 反应蛋白增高是活动期的标志。重症患者可有血清清蛋白下降、电解质平衡紊乱。

2. 粪便检查 粪便肉眼检查常见血、脓和黏液，显微镜见多量红、白细胞或脓细胞，急性发作期可见巨噬细胞。

3. 结肠镜检查 是本病诊断的重要手段之一，可直接观察病变肠黏膜并取活检。内镜下可见病变黏膜充血和水肿，粗糙呈颗粒状，质脆易出血。黏膜上有多发性浅溃疡，散在分布，亦可融合，表面附有脓性分泌物。也可见假性息肉形成，结肠袋变钝或消失。

4. X 线钡剂灌肠检查 可见黏膜粗乱或有细颗粒改变，也可呈多发性小龛影或小的充盈缺损，有时病变肠管缩短，结肠袋消失，肠壁变硬，可呈铅管状。重型或暴发型一般不宜作此检查，以免加重病情或诱发中毒性结肠扩张。

（四）心理和社会支持状况

评估患者对相关知识的了解。了解其心理、家庭、经济状况。

【诊断要点】

临床上有持续或反复发作的腹泻和黏液血便、腹痛、不同程度的全身症状，在排除细菌性痢疾、阿米巴痢疾、Crohn 病、肠结核等基础上，结合结肠镜检所见特点和黏膜活检呈炎性反应，以及 X 线钡剂灌肠检查所示征象，可以诊断本病。

表 4-2 溃疡性结肠炎与结肠 Crohn 病的鉴别

项目	结肠 Crohn 病	溃疡性结肠炎
症状	有腹泻但脓血便少	脓血便多见
病变分布	呈节段性	病变连续
直肠受累	少见	绝大多数受累
末段回肠受累	多见	少见
肠腔狭窄	多见、偏心性	少见、中心性
瘘管形成	多见	罕见

续表

项目	结肠 Crohn 病	溃疡性结肠炎
内镜表现	纵行或匐行溃疡伴周围黏膜正常或鹅卵石样改变	溃疡浅，黏膜弥漫性充血、水肿，呈颗粒状、脆性增加
病理改变	节段性全壁炎，有裂隙状溃疡，非干酪性肉芽肿	呈颗粒状、脆性增加。病变主要在黏膜层，有浅溃疡、隐窝脓肿，杯状细胞减少

【治疗要点】

治疗目的是控制急性发作，缓解病情，减少复发，防治并发症。

1. 氨基水杨酸制剂　柳氮磺吡啶（简称 SASP）是治疗本病的常用药物，适用于轻型、中型或重型经糖皮质激素治疗已有缓解者。用药方法：活动期 4g/d，分 4 次口服，用药 3~4 周病情缓解后可减量使用 3~4 周，然后改为维持量 2g/d 维持 1~2 年。也可用其他氨基水杨酸制剂，如奥沙拉嗪、巴柳氮等。

2. 糖皮质激素　适用于对氨基水杨酸制剂疗效不佳的轻、中型患者，特别是重型活动期及暴发型患者。其作用机制为非特异性抗炎和抑制免疫反应。一般给予泼尼松 40mg/d，口服。重症患者常先予氢化可的松 200~300mg/d 或地塞米松 10mg/d，静脉滴注 7~14 天后，改为口服泼尼松 60mg/d，病情好转后逐渐减量至停药。

3. 免疫抑制剂　硫唑嘌呤或巯嘌呤可试用于对糖皮质激素治疗效果不佳或对糖皮质激素依赖的慢性活动性病例。

4. 手术治疗　并发大出血，肠穿孔，中毒性结肠扩张，结肠癌或经积极内科治疗无效者可选择手术治疗。

【常见护理诊断】

1. 疼痛　与肠道炎症，溃疡有关。

2. 腹泻　与炎症导致结肠黏膜对水钠吸收障碍及结肠运动功能失常有关。

3. 营养失调：低于机体需要量　与长期腹泻及吸收障碍有关。

4. 体温过高　与肠道炎症有关。

5. 有体液不足的危险　与肠道炎症致长期频繁腹泻有关。

6. 潜在并发症　中毒性结肠扩张、直肠结肠癌变、大出血。

7. 焦虑　与病情反复迁延有关。

8. 知识缺乏　缺乏本病的预防与治疗知识。

【护理措施】

1. 病情观察　严密观察腹痛的性质，部位以及生命体征的变化，以了解病情的进展情况。如腹痛性质突然改变，应注意是否发生大出血、肠梗阻、中毒性结肠扩张，肠穿孔等并发症。

2. 用药护理　遵医嘱给予柳氮磺吡啶（SASP）和（或）糖皮质激素，以减轻炎症，使腹痛缓解。注意药物的疗效及不良反应，如应用 SASP 时，患者可出现恶心、呕吐、皮疹、粒细胞减少及再生障碍性贫血等，应嘱患者餐后服药，服药期间定期复查血象；应用糖皮质激素者，要注意激素的副作用，不可随意停药，防止反跳现象。

3. 饮食指导 指导患者食用质软，易消化，少纤维素又富含营养，有足够热量的食物，以利于吸收，减轻对肠黏膜的刺激，供给足够的热量，维持机体代谢的需要。避免食用冷饮、水果、多纤维的蔬菜及其他刺激性食物，忌食牛乳和乳制品。急性发作期患者，应进流质或半流质饮食，病情严重者应禁食，按医嘱给予静脉高营养，以改善全身状况。应注意给患者提供良好的进餐环境，避免不良刺激，以增进患者食欲。观察患者进食情况，定期测量体重，监测血红蛋白和清蛋白，了解营养状况的变化。

【健康教育】

1. 指导患者合理休息与活动。在急性发作期或病情严重时均应卧床休息，缓解期也应适当休息，注意劳逸结合。

2. 指导患者合理饮食，摄入足够的营养，忌食冷、硬及刺激性食物。

3. 教育患者及家属正确对待疾病，让患者保持情绪稳定，树立战胜疾病的信心。

4. 嘱患者坚持治疗，教会患者识别药物的不良反应，不要随意更换药物或停药。如用药期间出现疲乏、头痛、发热、手脚发麻、排尿不畅等症状，应及时就诊，以免耽误病情。

第十节 肠结核及结核性腹膜炎

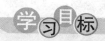

学习目标

掌握 肠结核及结核性腹膜炎的护理措施
熟悉 肠结核及结核性腹膜炎的健康教育
了解 肠结核及结核性腹膜炎的治疗要点

病案 患者，女，26 岁，10 年前曾患肺结核，经治疗后出院。近半年消瘦、乏力、腹痛、腹泻，怀疑肠结核。

结合上述病例请思考：

肠结核好发于何部位，确诊依据、治疗关键、护理要点分别是什么？

一、肠结核

肠结核（intestinal tuberculosis）是由结核杆菌侵犯肠道引起的慢性特异性炎症。肠结核在发展中国家发病率较高，而西方发达国家少见。本病多见于青壮年，女性略多于男性。

【护理评估】

（一）健康史

肠结核主要由人型结核杆菌引起，少数人可感染牛型结核杆菌致病。

其感染途径有：①胃肠道感染：是结核杆菌侵犯肠道的主要途径。患者多有开放性肺结核或喉结核，因经常吞咽含结核杆菌的痰液而致病；或经常与开放性肺结核患者共餐，餐具未经消毒隔离；或饮用未经消毒的带菌牛奶和乳制品等。肠结核易发生在回盲部，可能与如下因素有关：结核杆菌进入肠道后，含有结核杆菌的肠内容物在回盲部停留时间较长，且回盲部淋巴组织丰富，结核杆菌又容易侵犯淋巴组织。但其他肠断亦可受累。②血行播散：肠外结核病灶经血行播散侵犯肠道，多见于粟粒性肺结核。③直接蔓延：由腹腔内结核病灶如女性生殖器结核直接蔓延而侵犯肠壁。

肠结核的发病是人体和结核杆菌相互作用的结果，一旦入侵的结核杆菌数量多，毒力大，并且人体免疫功能低下，肠功能紊乱引起局部抵抗力削弱时，就可发病。

肠结核主要位于回盲部，其他部位依次为升结肠、空场、横结肠、降结肠、阑尾、十二指肠和乙状结肠，少数见于直肠。本病的病理变化随人体对结核杆菌的免疫力与过敏反应的情况而定。若人体过敏反应强，病变以渗出性为主，感染菌量多，毒力大，可有干酪样坏死形成溃疡，称为溃疡型肠结核；如果机体免疫状况好，感染较轻，则表现为肉芽组织增生、纤维化，称为增生型肠结核；兼有两种病变者称为混合型肠结核。

（二）身体状况

肠结核大多起病缓慢，病程较长。早期症状不明显，容易被忽略。

1. 症状

（1）腹痛　多位于右下腹，也可因回盲部病变引起上腹或脐周牵涉痛。疼痛性质一般为隐痛或钝痛，进食易诱发或加重，出现腹痛与排便。排便后疼痛可有不同程度的缓解。增生型肠结核或并发肠梗阻时，有腹部绞痛，伴腹胀。

（2）腹泻和便秘　腹泻是溃疡型肠结核的主要表现之一。每日排便 2~4 次，粪便呈糊状或稀水状，不含粘液或脓血，如直肠未受累，无里急后重感。若病变严重而广泛时，腹泻次数可达每日十余次，粪便可有少量黏液，脓液。也可有便秘、腹泻交替出现。增生型肠结核多以便秘为主要表现。

（3）全身症状和肠外结核表现　溃疡型肠结核常有结核毒血症及肠外结核特别是活动性肺结核的临床表现；增生型肠结核全身情况一般较好。

2. 体征　患者呈慢性病容，消瘦，苍白。腹部肿块为增生型肠结核的主要体征。当溃疡型肠结核同时有肠系膜淋巴结结核时，也可出现腹部肿块。

3. 并发症　见于晚期患者，常有肠梗阻，瘘管形成，肠出血少见，也可并发结核性腹膜炎，偶有急性肠穿孔。

（三）辅助检查

1. 血液检查　血常规检查可有不同程度的贫血，无并发症的患者白细胞计数一般正常。红细胞沉降率多明显增快，可作为评估结核病活动程度的指标之一。

2. 粪便检查　粪便多为糊状，一般不混有黏液脓血，显微镜下可见少量脓细胞和红细胞。粪便浓缩有时可查到结核杆菌，对痰菌阴性者有意义。

3. X线检查　X线钡餐造影或钡剂灌肠检查对肠结核的诊断具有重要意义。其X线表现主要是肠黏膜皱襞粗乱，增厚，溃疡形成。在溃疡型肠结核，钡剂在病变肠段排空很快，显示充盈不佳，呈激惹状态，而在病变的上，下肠段则钡剂充盈良好，称为X线钡影跳跃征象。此外。尚可见肠腔狭窄，肠段缩短变形，回肠盲肠正常角度丧失。

4. 结肠镜检查　可直接观察全结肠和回肠末段，内镜下病变肠黏膜充血、水肿、溃疡形成，可伴有大小及形态各异的炎性息肉、肠腔狭窄等。如果活检找到干酪样坏死性肉芽肿或结核杆菌，则可以确诊。

5. 其他　结核菌素实验强阳性及聚合酶链反应（PCR）阳性也有辅助诊断的作用。

（四）心理和社会支持状况

评估患者对相关知识的了解，特别是传染性、用药要求、不良反应。了解其心理、家庭、经济状况。

【诊断要点】

如有下列各点应考虑本病：①青壮年患者有肠外结核，特别是肺结核。②临床表现有腹痛，腹泻，右下腹压痛，腹部肿块，原因不明的肠梗阻，伴有发热，盗汗等结核毒血症状。③X线钡餐检查，结肠镜检查及活检有肠结核征象。④结核菌素试验强阳性。

【治疗要点】

肠结核的治疗目的是消除症状，改善全身情况，促使病灶愈合及防治并发症。

1. 抗结核化学药物治疗　目前多主张采用短程疗法，疗程6~9个月。治疗方案参阅第二章第九节"肺结核"。

2. 对症治疗　腹痛可用阿托品或其他抗胆碱药物；严重腹泻或摄入不足者，应注意纠正水，电解质与酸碱平衡紊乱；对不完全性肠梗阻患者，需进行胃肠减压，以缓解梗阻近端肠曲的膨胀与潴留。

3. 手术治疗　当肠结核并发完全性肠梗阻，急性穿孔，慢性穿孔肠瘘形成，肠道大量出血经积极抢救不能止血者，需要手术治疗。

二、结核性腹膜炎

结核性腹膜炎（tuberculous peritonitis）是由结核杆菌引起的慢性、弥漫性腹膜炎症。本病见于任何年龄，但以青壮年多见，男女发病率之比约为1:2。近年来，本病患病率虽有降低趋势，但在发展中国家和地区仍不少见。

【护理评估】

（一）健康史

由于结核杆菌感染腹膜引起，常继发于肺结核或体内其他部位结核病。依据侵入腹腔的结核菌数量与毒力及机体免疫力，常表现为三种基本的病理类型：渗出型、粘连型、干酪型，以前两型多见。也可有两种或三种类型的病变并存，称为混合型。

258

（二）身体状况

本病由于其病理类型不同，病变活动性及机体反应性不一，临床表现各异。多数起病缓慢，少数起病急骤，以急性腹痛、高热为主要表现。

1. 症状

（1）全身症状　有结核病的毒血症状，主要为发热和盗汗。高热主要见于渗出型、干酪型，或伴有粟粒型肺结核、干酪型肺炎等严重结核病的患者。部分患者可有食欲不振、体重减轻、贫血等表现。

（2）腹部症状

①腹痛、腹胀：可出现腹部持续性隐痛或钝痛。如腹痛呈阵发性加剧，应考虑并发不完全性肠梗阻。偶可表现为急腹症，系肠系膜淋巴结结核、腹腔内其他结核的干酪样坏死病灶破溃或肠结核急性穿孔所致。多数患者可出现不同程度腹胀。

②腹泻、便秘：腹泻常见，一般每日不超过 3～4 次，粪便呈糊样。少数患者腹泻与便秘交替出现。

2. 体征

（1）患者呈慢性病容，后期有明显的营养不良，表现为消瘦、浮肿、苍白、舌炎、口角炎等。

（2）腹部压痛与反跳痛　多数患者有腹部压痛，一般轻微，少数压痛明显，且有反跳痛，常见于干酪型结核性腹膜炎。

（3）腹壁柔韧感　是结核性腹膜炎的临床特征，是由于腹膜慢性炎症、增厚、粘连所致。

（4）腹部包块　见于粘连型或干酪型，常由于增厚的大网膜、肿大的肠系膜淋巴结、粘连成团的肠曲或干酪样坏死脓性物积聚而成。常位于脐周，大小不一，边缘不清，不易推动。

（5）腹水　多为少量至中等量腹水。

3. 并发症　肠梗阻多见，主要发生在粘连型结核性腹膜炎。也可发生急性肠穿孔、肠瘘及腹腔脓肿。

（三）辅助检查

1. 血象、血沉及结核菌素试验　部分患者有轻度至重度贫血，白细胞计数大多正常或稍偏高，少数偏低。干酪型患者或腹腔结核病灶急性扩撒时，白细胞计数增高。多数患者血沉增快，可作为活动性病变的简易指标。结核菌素试验呈强阳性对诊断本病有意义。

2. 腹水检查　腹水多为草黄色渗出液，少数为淡血色，偶见乳糜性，比重一般超过 1.016，蛋白质含量在 30g/L 以上，白细胞计数超过 500×10^6/L，以淋巴细胞为主。但有时因低清蛋白血症，或合并肝硬化，腹水性质可接近漏出液。如果腹水葡萄糖 < 3.4mmol/L、pH < 7.35，提示细菌感染；若腹水腺苷脱氨酶活性增高，可能是结核性腹膜炎。腹水浓缩找结核杆菌或结核杆菌培养阳性率均低，腹水动物接种阳性率则可达 50% 以上，但费时较长。

3. X 线检查 腹部 X 线平片检查有时可见钙化影，提示钙化的肠系膜淋巴结结核。胃肠 X 线钡餐检查可发现肠粘连、肠结核、肠瘘、肠腔外肿块等征象，对本病有辅助诊断的价值。必要时可行腹部 CT 检查。

4. 腹腔镜检查 可见腹膜、网膜、内脏表面有散在或聚集的灰白色结节，浆膜混浊粗糙，活组织检查有确诊价值。此项检查一般适用于有游离腹水的患者，禁用于腹膜有广泛粘连者。

（四）心理和社会支持状况

评估患者对相关知识的了解，特别是传染性、用药要求、不良反应。了解其心理、家庭、经济状况。

【诊断要点】

本病的主要诊断依据是：①青壮年患者，有结核病史，伴有其他器官结核病证据。②不明原因发热达 2 周以上，伴有腹痛、腹胀、腹水、腹壁柔韧感或腹部包块。③腹腔穿刺有渗出性腹水，一般细菌培养结果阴性。④结核菌素试验呈强阳性。⑤X 线胃肠钡餐检查发现肠粘连等征象。

【治疗要点】

本病的治疗关键是及早给予规则、全程抗结核化学药物治疗，以达到早日康复、避免复发和防止并发症的目的。

1. 抗结核化学药物治疗 抗结核化学药物的选择、用法、疗程详见第二章第九节"肺结核"。

2. 腹腔穿刺放液治疗 对大量腹水者，可适当放腹水以减轻症状。

3. 手术治疗 对经内科治疗未见好转的肠梗阻、肠穿孔及肠瘘均可行手术治疗。

（三）肠结核及结核性腹膜炎的护理

【常见护理诊断】

1. 疼痛：腹痛 与结核杆菌侵犯肠壁，结肠痉挛、肠蠕动增加，或腹膜炎症及伴有活动性肠结核、肠梗阻或盆腔结核有关。

2. 腹泻 与结核杆菌感染致肠功能紊乱有关。

3. 营养失调：低于机体需要量 与结核杆菌毒素所致毒血症、消化吸收功能障碍有关。

4. 潜在并发症 肠梗阻、肠穿孔、肠瘘等。

【护理措施】

1. 一般护理

（1）休息与活动 嘱患者卧床休息，减少活动，以降低代谢，减少毒素的吸收。

（2）加强营养供给 结核病是一种慢性消耗性疾病，只有保证营养的供给，提高机体抵抗力，才能促进疾病的痊愈。

①饮食的营养供给：应给与高热量、高蛋白、高维生素而又易于消化的食物，如新鲜蔬菜、水果、鲜奶、肉类及蛋类等。与患者及家属共同制定饮食计划，提供舒适的进食环境，促进患者食欲，保证营养摄入。腹泻明显的患者应少食乳制品、富含脂

肪的食物和粗纤维食物，以免加快肠蠕动。肠梗阻的患者应禁食，并给予静脉营养。

②静脉营养：严重营养不良者应协助医师进行静脉营养治疗，以满足机体代谢需要。定期对患者进行营养状况监测，以了解营养改善状况，确实保证营养的供给。

2. 病情观察

（1）疼痛的观察与护理　严密观察腹痛的性质、特点，正确评估病程进展状况。如患者疼痛突然加重，压痛明显，或出现便血等应及时报告医师并积极配合采取抢救措施。当患者出现腹痛症状时，护理人员可与患者多交流，分散其注意力，教会患者相应心理防卫机制，以提高疼痛阈值，使疼痛减轻；或采用热敷、按摩、针灸方法，缓解疼痛；根据医嘱给患者解痉、止痛药物；对肠梗阻所致疼痛加重者，应行胃肠减压。

（2）腹泻的观察与护理　监测患者的排便情况、伴随症状及全身情况及粪便的化验检查结果，以便及时发现病情变化。对腹泻的患者指导其选择恰当的饮食，注意腹部保暖，加强肛周皮肤的护理。

3. 用药护理

（1）遵医嘱给予抗结核化学药物　嘱患者按时、按剂量服用药物，可帮助患者制定一个切实可行的用药计划，以免漏服。

（2）遵医嘱给予解痉、止痛药物　向患者解释药物的作用和可能出现的不良反应，如阿托品可松弛肠道平滑肌缓解疼痛，但由于同时抑制唾液腺的分泌，可出现口干现象，应嘱患者多饮水，以解除不适。

4. 心理护理　由于结核毒血症状，以及腹痛、腹泻等不适，加之病程长，需长期服药，患者易产生焦虑情绪。护理人员应多与患者交谈，介绍有关肠结核和结核性腹膜炎的相关知识，说明只要早期、合理、足量应用抗结核药物，症状可以逐渐缓解和治愈。指导患者掌握放松的技巧，改变生活方式，保持轻松愉快的心情，以缓解紧张、焦虑。

【健康教育】

1. 病因与疾病预防指导　向患者及家属解释有关病因，配合医师对原发结核病积极治疗。指导患者有关消毒、隔离等知识，防止结核菌的传播，如注意个人卫生，提倡用公筷进餐及分餐制，牛奶应消毒后饮用，对结核患者的粪便要消毒处理等。

2. 生活指导　加强身体锻炼、合理营养、生活规律、劳逸结合，保持良好心态，以增强抵抗力。

3. 用药指导　指导患者坚持按医嘱服药，不要自行停药，同时注意药物的不良反应，如恶心、呕吐等胃肠道反应以及肝肾功能损害等。定期复查，及时了解病情变化，以利于治疗方案的调整。

第十一节　上消化道大出血

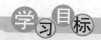

掌握　上消化道大出血患者的护理措施、病情观察
熟悉　上消化道大出血患者的健康教育及三腔二囊管压迫止血的护理
了解　上消化道大出血的治疗要点

病案（一）　患者，男，36 岁，上腹节律性疼痛反复发作 6 年，每于空腹时腹痛，进食后缓解，有夜间痛。今晨食山芋后连续呕血 3 次，总量约 1200ml，呕吐物初为咖啡色，后为鲜红色，有稀黑便、头晕、心慌。查体：体温 36℃，脉搏 110 次/分，呼吸 22 次/分，血压 80/50mmHg。

初步诊断为：十二指肠溃疡并发上消化道大出血伴休克。

1. 为什么诊断该患者是上消化道大出血？

2. 病因和诱因各是什么？

3. 上消化道大出血指失血量超过多少？

4. 如何抢救护理？

病案（二）

情境 1　消化科的病房里收住了一位重病患者，其简要病史如下：王先生，男，38 岁，6 小时前吃了油榨花生米后，感到上腹部不适，未予重视，2 小时前突然出现呕血，初为暗红色，伴有胃内容物，后呕出大量鲜血伴有血凝块，计约 1200ml，患者出现头晕、心悸、出冷汗，家人立即拨打 120 送到本院就诊。病程中无意识障碍，无大小便失禁。过去史：20 年前被确诊为"慢性乙肝"，10 年前确诊为"肝硬化失代偿期"。体检：血压 80/50mmHg，脉搏 120 次/分，肝病面容，面色苍白，神志清，面部及前胸壁可见 4 枚蜘蛛痣，肝掌，双肺呼吸音清，心率 124 次/分，未闻及杂音，蛙状腹，全腹软，无压痛、反跳痛，未扪及包块，肝脏肋下未及，脾肋下 8cm，移动性浊音阳性，肠鸣音未闻及异常。

针对患者目前的病情，为患者提供的护理措施有哪些？根据你所学过和知识，此时患者上消化道出血的程度属于哪一型？请写出其依据。

情境 2　患者生命体征平稳后，护士对患者的病情有了进一步的了解，20 年前正值高考前夕，患者感到乏力、食欲下降、腹胀。查肝功能示：ALT 293U/L，AST 300 U/L。乙肝两对半示：HBsAg（+），HBeAg（+），HBcAb（+）。B 超示：肝脏体积增大。确诊为"急性乙肝"，进行住院治疗，症状消失后出院。后来，王先生高中毕业后去了一家公司，工作繁忙，有时感到乏力，无皮肤黏膜黄染等其它症状，肝功能时好时坏，乙肝两对半示：大三阳。此时王先生被确诊为"慢性乙肝"。因症状不严重，患者未予重视，工作较辛苦，生活无规律，在外的应酬较多，有时甚至喝烈性酒。

如果你是王先生的主管护师，为延缓慢性乙肝的发展，该如何对其进行生活指导。

情境3　后来，王先生时常有乏力、食欲不振、腹胀等不适症状，B超示：肝硬化，脾肿大，腹水。

请问：为减轻腹胀，提高患者的生存质量，减少腹水生成的措施有哪些？针对患者"长期营养失调：低于机体需要量"的护理诊断，请制定相应的护理措施。

情境4　本次患者查胃镜示：食管胃底静脉破裂出血。为防止再次发生出血，应如何对患者的饮食进行指导？

情境5　在此次入院后第二天，患者的生命体征已平稳，无呕血，但有黑便。患者出现白天嗜睡，夜间情绪激动，烦燥不安，语无伦次。请问针对目前的情况，患者最可能的诊断是什么？发生这样的情况，最可能的原因是什么？为防止肝硬化患者上消化道大出血后出现肝性脑病的并发症，主要的护理措施有哪些？肝硬化除了上消化道出血和肝性脑病的并发症外，还有可能会出现哪些并发症？

上消化道出血（upper gastrointestinal hemorrhage）是指曲氏韧带以上的消化道，包括食管、胃、十二指肠、胰腺、胆道或胃空肠吻合术后的空肠等病变引起的出血。大量出血是指在数小时内失血量超过1000ml或占循环血容量的20%，临床表现以呕血和（或）黑便为主，常伴有急性周围循环衰竭，严重者导致失血性休克而危及生命（图4-25）。

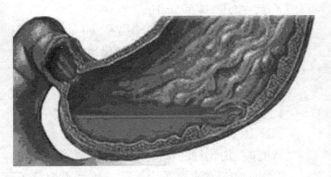

图4-25　胃出血

【护理评估】

（一）健康史

最常见消化性溃疡、食管胃底静脉曲张破裂、急性胃黏膜病变等。

1. 上消化道疾病　①胃、十二指肠疾病：消化性溃疡最为常见，其次为胃癌、急慢性胃炎、十二指肠炎等。②食管、空肠疾病：食管癌、食管消化性溃疡、食管物理性或化学性损伤、空肠Crohn病、胃肠吻合术空肠溃疡等。

2. 门静脉高压引起食管胃底静脉曲张破裂　①肝硬化。②门静脉炎、门静脉血栓形成或受邻近肿块压迫而致门静脉阻塞等。

3. 上消化道邻近器官或组织的疾病　①胆道出血：胆管或胆囊结石或癌症、胆道蛔虫病等。②胰腺疾病累及十二指肠，如胰腺癌等。

4. 全身性疾病　①血液病。②应激性溃疡。③其他。尿毒症、流行性出血热等。

（二）身体状况

临床表现取决于出血病变性质、部位、出血量与速度。

1. 症状与体征

（1）呕血与黑便　　是上消化道出血的特征性表现。呕血是指上消化道出血时，胃内或反流入胃的血液经口呕出；黑便是上消化道出血后，血红蛋白中的铁在肠道经硫化物作用形成黑色的硫化铁随大便排出所致。上消化道大出血后均有黑便，出血部位在幽门以上者常有呕血，若出血量少，速度较慢，也可无呕血仅见黑便；出血在幽门以下者可仅有黑便，如出血量大、速度快，可因血液反流入胃，引起呕血。

（2）失血性周围循环衰竭　　急性周围循环衰竭的程度与出血量及出血速度有关。若出血量较大且速度快者，循环血容量可迅速减少，导致心排血量降低，可出现一系列表现，如头晕、心悸、出汗、脉细数、血压下降、皮肤湿冷、烦躁不安或意识不清，收缩压低于80mmHg（10.7kpa）等休克状态。

（3）出血量的评估　　详细询问呕血和（或）黑便的发生时间、次数、量及性状，以便准确估计出血量。①大便隐血阳性提示每日出血量>5～10ml。②出现黑便表明出血量在50～70ml以上。③胃内积血量达250～300ml时引起呕血。④一次出血量在400ml以下，一般不引起全身症状；如出血量超过400～500ml时，可引起头晕、心悸、乏力等症状。⑤短期内出血量超过1 000ml或循环血量的20%时，即出现急性周围循环衰竭的表现，严重者引起失血性休克，如心率超过120/min，收缩压低于80mmHg（10.7kpa）或低于基础压的25%，出现表情淡漠、烦躁不安、面色苍白、四肢湿冷、尿量减少等表现。

（4）出血是否停止或再出血的评估　　患者出血后黑便持续时间受排便次数的影响，如每天排便1次，约3d大便颜色恢复正常；因此需根据患者的一般情况、排便状况、血压、心率等情况综合判断出血是否停止。下列情况提示继续出血或有再出血的可能：①反复呕血，甚至呕血转为鲜红色，或胃管抽吸液持续为血性。②黑便持续存在，或次数增多，粪质稀薄，甚至变成暗红色，伴肠鸣音亢进。③经积极补充血容量后，周围循环衰竭的表现无明显改善，或暂时好转而后又恶化。

根据以下资料可对出血量和出血是否停止作出评估（表4-3～4）。

表4-3　消化道出血程度的估计

出血程度	失血量	血压	脉搏	血红蛋白	临床表现
轻度	占全身总血量10%～15%，成人失血量<500ml	基本正常	正常	无变化	一般不引起全身症状或仅有头晕、乏力
中度	占全身总血量20%以上，成人失血量500ml～1000ml	收缩压下降	>100次/分	70～100g/L	一时性眩晕，口渴、心悸、烦躁、尿少、肤色苍白
重度	占全身总血量30%以上，成人失血量>1500ml	收缩压<80mmHg（10.6kPa）	>120次/分	<70g/L	神志恍惚、四肢厥冷、少尿或无尿

表4-4 上消化道出血是否停止的判断

临床表现	活动性出血	出血停止
呕血	反复出现	无
柏油样便	次数增加、变稀、转为暗红	无
意识	模糊	清醒
情绪	淡漠或烦躁	安静
口渴	有	无
冷汗	有	无
晕厥	有	无
血压	下降	稳定
脉压差	变小	由小变大
脉搏	细速	正常有力
尿量	$<25ml/h$	$>30ml/h$
皮肤色泽	苍白	转红
胃液情况	伴有血液	清、无血液
肠鸣音亢进	有	无

（5）氮质血症 血尿素氮常增高，称为肠源性氮质血症，其原因主要是大量血液进入肠道，血液中蛋白质被消化吸收引起。

（6）发热 上消化道大量出血被控制后，多数患者出现低热，一般不超过38.5℃，持续3~4d。可能与血容量减少，急性循环衰竭，导致体温调节中枢功能障碍有关。

（7）血象变化 出血24h内网织红细胞增高，出血停止后逐渐恢复正常；白细胞计数可暂时增高，血止后2~3h即恢复正常；肝硬化合并脾功能亢进者白细胞计数可不高。

2. 并发症 出血量大者可并发失血性休克，急性肾功能衰竭等。

（三）辅助检查

1. 血液检查 测红细胞、白细胞和血小板计数、血红蛋白浓度、红细胞比容、网红细胞计数、肝功能、肾功能等。

2. 胃镜检查 出血24~48h内行急诊胃镜检查，可以直观察出血部位，明确出血病因诊断，并可进行镜下止血治疗。

3. 影像学检查 ①X线钡餐对明确病因有价值。②选择性动脉造影如腹腔动脉、肠系膜上动脉造影帮助确定出血部位。③吞线试验可估计活动性出血的部位。

4. 其他 大便隐血试验等。

（四）心理和社会支持状况

评估患者对相关知识的了解，特别是病因诱因、用药及饮食要求。了解其心理状况、饮食习惯。

【诊断要点】

1. 有引起上消化道出血疾病的病史。

2. 有呕血、黑便、周围循环衰竭的表现。

3. 大便隐血试验阳性,红细胞、血红蛋白低于正常;上消化道胃镜检查有阳性发现。

【治疗要点】

治疗原则是迅速补充血容量,控制休克,积极采取有效止血措施及对症处理。

1. 补充血容量 立即开放静脉、取血配血,迅速补充血容量,输液开始宜快,可先输入平衡液、右旋糖酐、羟乙基淀粉等,必要时尽早输入全血,及时恢复有效血容量,使血红蛋白维持在 90～100g/L;肝硬化患者需输新鲜血,库存血含氨多易诱发肝性脑病。

2. 止血措施

(1) 食管胃底静脉曲张破裂出血的止血措施如下。

①药物止血:(a) 垂体后叶素:可降低门静脉压力,适用于食管胃底静脉曲张破裂出血,但冠状动脉粥样硬化性心脏病、高血压及孕妇禁用。(b) 生长抑素:可减少内脏血流量30%～40%,对上消化道出血止血效果较好,多用于食管胃底静脉曲张破裂出血;常用药物有善宁、施他宁等。

②三腔气囊管压迫止血:适用于食管胃底静脉曲张裂出血,止血效果肯定、经济,但患者痛苦、并发症多、早期再出血率高,常用于药物止血效果不好时应用。经鼻腔插入三腔管,进入胃内后使胃囊充气,然后向外牵拉,以压迫胃底曲张静脉;必要时再充食管气囊,以压迫食管曲张静脉。

③内镜治疗:治疗食管胃底静脉曲张,预防再出血,目前采用注射硬化剂至曲张静脉,或用套圈结扎曲张的静脉,达到有效止血的目的,也可两种方法联合应用;此种治疗的并发症主要有局部溃疡、出血、穿孔、瘢痕狭窄等。

④外科治疗:食管胃底静脉曲张破裂出血内科治疗无效,应考虑外科手术。

⑤介入治疗:经颈静脉肝内门体静脉分流术。

(2) 其他病因所致上消化道大量出血的止血措施如下。

①药物治疗:(a) 口服药物止血:去甲肾上腺素 8mg 加入 100ml 生理盐水中分次口服,也可经胃管注入,亦可服凝血酶等,适用于胃、十二指肠出血。(b) H_2 受体拮抗药或质子泵抑制剂:抑制胃酸分泌提高胃内 pH 值,促进止血,适用于消化性溃疡、食管胃底静脉曲张破裂出血、急性胃黏膜损害等引起的出血。常用药物有西咪替丁、雷尼替丁、法莫替丁、奥美拉唑等,急性出血期均应静脉给药。

②内镜治疗:激光、热探头、高频电凝、微波、注射疗法、上止血夹等,适用于有活动性出血或暴露血管的溃疡。

③手术治疗。

④介入治疗:血管栓塞治疗。

【常见护理诊断】

1. 体液不足 与上消化大量出血有关。

2. 恐惧 与上消化道大量出血对生命及血身健康受到威胁有关。

3. 有窒息的危险 与呕出血注反流入气管有关,与三腔气囊管过度压迫气管有关。

【护理措施】

1. 休息与体位 绝对卧床休息,取平卧位并将下肢略抬高,以保证脑部供血;呕血时头偏向一侧，防止窒息或误吸；必要时用负压吸引器清除气道内分泌物、血液或呕吐物，保持呼吸道通畅。

2. 饮食护理　食管胃底静脉曲张破裂出血、急性大出血伴恶心、呕吐者应禁食，少量出血无呕吐者，可进温凉、清淡流质食物；消化性溃疡患者进食可减少胃收缩运动，并可中和胃酸，促进溃疡愈合。出血停止后改为营养丰富、易消化、无刺激性半流食饮食，宜少量多餐，逐步过渡到正常饮食。食管胃底静脉曲张破裂出血的患者，止血后 1~2d 可进高热量、高维生素流食，无再出血可渐改为半流质饮食，限制蛋白质摄入，避免粗糙、坚硬、刺激性食物，应细嚼慢咽，防止损伤曲张静脉而再次出血。

3. 用药护理　立即建立静脉通道，配合医师迅速、准确地实施输血、输液、各种止血治疗及用药等抢救措施，并观察治疗效果及不良反应。积极补充血容量，必要时可先用右旋糖酐或其他血浆代用品，输液开始宜快，以尽快恢复和维持有效循环血量，必要时测定中心静脉压作为调整输液量和速度的依据；治疗中避免因输液、输血过多、过快而引起急性肺水肿，对老年人和心肺功能不全者尤应注意。垂体后叶素可引起腹痛、血压升高、心律失常、心肌缺血等，故滴注速度宜缓慢，并严密观察有无胸部不适、腹痛、腹泻等不良反应；肝病患者禁用吗啡、巴比妥类药物。

4. 病情观察　严密观察患者的意识状态，监测心率、血压、呼吸变化，必要时进行心电监护；密切注意上消化道出血的早期征象，如患者有无头晕、心悸、大汗、腹痛、肠鸣音活跃等；如患者出现烦躁不安、面色苍白、皮肤湿冷、四肢冰凉则提示微循环血液灌注不足；而皮肤逐渐变暖、出汗停止则提示血液灌注好转。观察呕吐物和粪便的性质、颜色及量，正确估计出血量；准确记录出入量，必要时留置导尿管；每 4h 测量 1 次尿量，应保持尿量 >30ml/h。定期复查红细胞计数、血细胞比容、血红蛋白、网织红细胞计数、血尿素氮，以了解贫血程度，出血是否停止。急性大出血时，经由呕吐物、鼻胃管抽吸和腹泻，可丢失大量水分和电解质，故应密切监测血清电解质的变化。

5. 对症护理　持续吸氧，加强生活护理，如口腔、皮肤清洁等，卧床者特别是老年人和重症患者注意预防压疮，排便次数多者加强肛周皮肤清洁和护理，同时注意防止继发感染。

6. 心理护理　关心、安慰患者，并向其解释安静休息有利于止血，以减轻患者的紧张情绪；大出血时，不断巡视并陪伴患者，使其有安全感；呕血或黑便后及时清除血迹、污物，以减少对患者的不良刺激；留置三腔气囊管给患者以不适感，有过插管经历的患者尤其易出现恐惧感，故应向患者耐心解释本治疗方法的目的、过程、重要性及注意事项，并加以安慰和鼓励，取得患者的配合；解释各项检查、治疗措施的意义，听取并解答患者家属的提问，以减轻疑虑。

7. 三腔二囊管压迫止血的护理

（1）**插管前护理**　仔细检查气囊，分别向胃囊和食管囊内注气，确认无漏气后，抽尽囊内气体，做好标记，用石蜡油润滑管及囊外部。

（2）**插管护理**　①协助医生插管时操作应轻柔、熟练，当胃管插入约 15cm 时，嘱患者做吞咽动作，减少咽喉部的摩擦和黏膜损伤，保证胃管顺利进入食管。②插管至

50~65cm 时，抽取胃液，明确管腔在胃内，并抽出胃内积液。③胃囊先充气 150~200ml，压力达 50~70mmHg（6.7~9.3kPa），封闭管腔口，缓慢向外牵拉，使用胃囊压迫胃底扩张的静脉；而后向食管囊内注气约 100ml，压力约 40mmHg（5.3kPa），封闭管口，压迫食管扩张的静脉。④气囊管的外端用绷带连接 0.5kg 的重物，放于患者床尾端的牵引架上做持续牵引。牵引绷带和水平面呈 30°角，防止压迫鼻腔，牵引重物距地面 5~10cm，若滑脱，气囊向上移位时，重物即至地上而减轻了牵拉压力。⑤有人主张单独胃囊充气后，观察 4~6h，如止血，则食管囊内不必充气。⑥操作时防止气囊压迫使分泌物聚积于食管并反流至气管而窒息。注意严密观察。

（3）气囊压迫护理　①初次压迫可持续 6~12h，以后每 4~6h 放气半小时后再注气，避免被压黏膜发生缺血和坏死。②定期抽吸胃腔内的引流液，详细观察和记录颜色、量和性状，评估出血是否停止；经胃管可用冰水或冰盐水洗胃，消除积血，减少有毒物质在肠道的吸收，防止诱发肝性脑病。③气囊压迫一般 3~4d，继续出血者可适当延长。④密切观察牵引装置，防止因胃囊充气不足或破裂致食管囊向上移位，造成窒息等并发症。一旦发生，即放松牵引物并抽出食管囊内气体立即拔管。⑤定时做好鼻腔、口腔清洁护理，垫纱布于鼻腔的气囊压迫处，防止压疮发生。⑥床边放置抢救物品，以备拔管、换管和抢救用。

（4）拔管护理　①出血停止 24h 后，在气囊放气情况下，继续置管 24h，如未再出血，即可拔管。②拔管前嘱患者口服石蜡油 20~30ml，润滑黏膜和气囊管处壁，轻柔、缓慢地拔管。③拔管后 24h 内仍需严密观察，如发现出血征象，仍可用三腔二囊管止血。

【健康教育】

帮助患者和家属掌握有关疾病的病因和诱因、预防、治疗和自我护理知识，以减少再度出血的危险；指导患者合理饮食，戒除烟酒，避免暴饮暴食；进食营养丰富、易消化的食物，避免粗糙、刺激性食物饮料等；生活起居要规律，劳逸结合，保持乐观情绪，避免长期精神紧张，保证身心休息。遵医嘱正确用药，定期复查；帮助患者及家属学会早期识别出血征象及应急措施，出现头晕、心悸等不适，或呕血、黑便时，立即卧床休息，保持安静，减少身体活动；呕吐时取侧卧位以免误吸，立即送医院治疗。

第十二节　消化系统常用诊疗技术

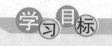

掌握　消化系统常用诊疗技术的术前、术中、术后的护理
熟悉　消化系统常用诊疗技术的操作方法
了解　消化系统常用诊疗技术的适应证及禁忌证

一、腹腔穿刺术

【适应证】

1. 检验腹水性质、查明病因。

2. 放腹水减压治疗。

3. 腹腔内注射药物。

【禁忌证】

1. 严重肠胀气。

2. 妊娠。

3. 腹腔内广泛粘连。

4. 不能合作者。

【方法】

患者取做位、侧卧位或半卧位。

1. 常用穿刺点　①脐与髂前上棘连线的中外 1/3 交界处。②侧卧位可取脐水平线与腋前线相交点。③坐位可取脐与耻骨连线中点稍偏左或稍偏右 1～1.5cm 处。

2. 穿刺部位常规消毒后，术者带手套，铺洞巾，皮试阴性后用 1% 普鲁卡因 3～5ml，做穿刺点局麻。术者左手拇指和食指固定穿刺部位皮肤，右手持腹穿针，刺入腹壁，用力均匀徐徐进针，待感到阻力消失时，示针头已穿过腹膜壁层，即可抽到腹水。

3. 术毕拔针，穿刺部位盖上无菌纱布，用胶布固定。

【护理及注意事项】

1. 术前

（1）让患者取坐位、侧卧位或半卧位。

（2）测量腹围、体重和生命体征。

（3）向患者说明注意事项，如嘱患者排尿，以免刺破膀胱。

2. 术中

（1）协助医生抽取腹水，可边抽边用腹带加压，防止腹内压急剧降低。

（2）密切观察患者反应。如出现面色苍白、出汗、脉速或主诉头晕、心悸、恶心等，应停止抽液并做相应处理。

3. 术后

（1）注意穿刺部位是否渗漏。如有渗漏可用消毒棉垫或腹带加压压迫。

（2）记录腹水量、颜色和性质，及时送检。

（3）放液后测量腹围，检查腹部体征，做好记录，观察病情。

二、上消化道内镜检查术

【适应证】

1. 诊断不明的食管、胃、十二指肠疾病均可做此项检查。

2. 不明原因的上消化道出血。

【禁忌证】

1. 重症心肺疾病。

2. 消化道大量出血生命体征不平稳者。

3. 精神异常者。

4. 急性咽炎者。

5. 明显主动脉瘤。

6. 腐蚀性食管炎急性期。

7. 疑有胃肠穿孔者。

【护理及注意事项】

1. 检查前

（1）向患者解释检查的意义、过程、注意事项，消除焦虑不安和恐惧心理。

（2）患者检查前 12 小时禁食，半小时内肌内注射山莨菪碱（654 - 2）或阿托品，减少胃液唾液分泌和减轻胃肠蠕动。

（3）喷雾或口含麻醉药进行咽喉部麻醉，减少咽喉部疼痛和呕吐反射，观察患者反应。

（4）检查已消毒好的器械。

2. 检查中

（1）协助患者取左侧卧位，头稍向后仰，放松领口和腰带，取出假牙，咬紧牙垫。

（2）密切观察患者反应，保持头部位置不动，当胃、十二指肠镜到达咽喉部时，嘱其做吞咽动作，使胃镜能顺利通过食管。

（3）观察患者的面色、呼吸、脉搏。如有异常立即报告操作人员，做相应处理或停止操作。

（4）观察检查过程及结果，配合做好照相、活检工作。

3. 检查后

（1）嘱患者检查后 2h 无不适可进水、进食。

（2）部分患者可出现咽痛、吞咽不适、声音嘶哑等咽部水肿症状，一般 1～2h 后可自行缓解，如出现黑便、头晕、心悸等消化道出血症状或腹部疼痛，伴压痛、反跳痛等急性腹膜炎症状和体征，应立即就诊或通知医护人员，及时诊断和治疗。

（3）对内镜等器戒进行消毒保养，以备再用。

三、结肠镜检查术

【适应证】

1. 不明原因的下消化道出血。

2. 不明原因的慢性腹泻。

3. 不明原因的低位肠梗阻。

4. 肠息肉、肿瘤、出血等病变需要做肠镜下治疗。

5. 大肠癌普查。

【禁忌证】

属相对禁忌证。

1. 妊娠。

2. 急性腹膜炎。

3. 大肠炎症急性活动期。

4. 急性憩室炎。

5. 近期发作过心肌梗死或心力衰竭。

6. 肠道大出血血压不稳定者。

7. 高热、身体极度衰竭。

【操作前护理及注意事项】

1. 术前用品准备 电子结肠镜一套、2%利多卡因棉球塞、活检钳 1 个、阿托品 0.5mg、地西泮 10mg、血压计，其他如无菌手套 2 副、纱布、润滑油、甲醛固定液标本瓶及抢救药品等。

2. 术前患者准备

（1）向患者讲解检查的目的、方法、注意事项，解除其顾虑。

（2）嘱患者检查前 2~3d 进少渣饮食，检查前 1d 进流质，当日空腹。

（3）做好肠道准备：①常用蓖麻油 30~50ml 于检查前 8~10h 口服，同时饮水 2000ml，再于术前 1h 用 800~1000ml 温开水高位清洁灌肠，直到无粪排出为止。②可于检查前 2~3h 口服 20%甘露醇溶液 250ml，同时服凉开水 1500~2000ml，因甘露醇在肠道内被细菌分解，产生易燃气体，故对行高频电凝手术者禁用，避免发生意外。肠道准备中注意患者排便情况，如排泄物为水样则可进行结肠镜检。

（4）根据医嘱给患者在检查前半小时肌内注射阿托品 0.5~1.0mg 或地西泮 10mg，有青光眼或明显前列腺肥大者忌用阿托品。

【操作中护理及注意事项】

嘱患者取左侧卧位，双腿屈曲，腹部放松，保持身体不要摆动。用 2%利多卡因棉球塞肛麻醉。密切注意患者反应，如患者有腹胀不适，嘱其缓慢深呼吸；如有面色、呼吸、脉搏等异常应随时停止插镜，同时建立静脉通道以备抢救及术中用药。根据观察情况，进行活检、黏膜染色、刷取细胞等。

【操作后护理及注意事项】

1. 检查后询问患者腹胀、腹痛及排便情况，如腹胀明显者，再行内镜下排气；腹痛未缓解或排血便者，应留院观察。

2. 卧床休息，做好肛门清洁护理。

3. 进少渣饮食 3d，注意粪便颜色，必要时连续做 3 次大便隐血试验，以了解有无活动性出血。

4. 密切观察生命体征，如发现有剧烈腹痛、腹胀、面色苍白、心率与脉率增快、血压下降、大便次数增多呈黑色，提示并发肠出血、肠穿孔，应及时报告医师，协助处理。

5. 做好内镜的消毒工作，避免交叉感染，并妥善保存。

（杨建丽）

第一节 概 述

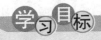

掌握 泌尿系统主要症状和体征的护理措施

熟悉 泌尿系统主要症状和体征的护理评估

了解 泌尿系统的解剖结构和生理功能

一、泌尿系统的解剖结构和生理功能

泌尿系统由肾、输尿管、膀胱、尿道及其有关的血管神经组成，主司生成和排出尿液。肾也是重要的内分泌器官，对维持机体内环境的稳定起重要的作用。本系统疾病与其他系统疾病联系密切。

引起泌尿系统疾病的原因很多，如变态反应、感染、肾血管病变、代谢异常、先天性疾病、药物、毒素、创伤、结石、肿瘤及肾血流减少等因素。疾病多呈久治不愈的慢性病程，持续发展，可导致严重的肾功能不全，使全身各系统均受到损害，严重威胁患者的生命。

（一）解剖结构

正常人有 2 个肾，肾长 10～12cm，宽 5～6cm，厚 3～4cm。肾实质分为皮质和髓质。皮质由肾小体、肾小管曲部和近端集合管组成；髓质由肾锥体构成，锥体由髓袢、远端集合管和直血管平行排列而组成，锥体尖端称肾乳头，为集合管的开口。

肾小盏包绕肾乳头，并汇成大盏，再合成肾盂，移行于输尿管。肾单位由肾小体和肾小管组成，是肾结构和功能的基本单位，每个肾约有 100 万个。①肾小体由肾小球和肾小囊组成：肾小球由入球动脉、毛细血管网丛、出球小动脉和球内系膜组织构成。球内系膜细胞具吞噬能力和能清除滤过膜上的沉积物并参与基膜的形成。肾小体是血液滤过器，滤过膜由毛细血管内皮细胞、基膜及肾小囊脏层上皮细胞组成，此三层都有大小不同的筛孔，基膜有带负电荷的涎蛋白，起阻止带负电荷蛋白滤过的作用。

②肾小管可分为：近端小管、髓袢、远端小管。集合管与远曲小管相连接，具有浓缩尿液和调节酸碱平衡的作用。肾小管之间有少量结缔组织和间质细胞称为肾间质。动脉出入肾小球处称为血管极，位于血管极旁有球旁细胞、致密斑和球外血管系膜细胞组成的肾小球旁器，它是肾素－血管紧张素系统的主要结构成分。肾的血液供应来自腹主动脉发出的肾动脉。出球小动脉离开肾小球后发出分支形成肾小管周围毛细血管网，或成直小血管与髓袢平行呈 U 形走向，且协同作用形成髓质高渗状态。

（二）生理功能

1. 生成尿液 分三个步骤：①肾小球滤过：正常两肾的血流量每分钟约 1200ml。血液中除了血细胞和大分子的蛋白质不能通过滤过膜外，均可滤到肾小囊腔内成原尿，每分钟约 120ml。原尿的生成与肾小球滤过膜的面积和通透性、有效滤过压以及肾血流量等因素有关。②重吸收：当原尿流经肾小管和集合管时，其内容物被选择性地重吸收。原尿中几乎全部的葡萄糖、氨基酸、蛋白质及大部分的钠、氯、钾、钙、无机磷和 40% 尿素在近端小管重吸收。原尿液每天约 180L，其中多数在近端小管随钠等物质一起呈等渗重吸收，其余水分在髓袢、远端小管和集合管，受逆流倍增的作用及抗利尿激素的调节再部分重吸收。正常时近端小管的重吸收量与肾小球滤过量维持在一定的比例（约 60% ~ 70%），此现象称球－管平衡。③肾小管和集合管的排泌：远端小管和集合管的细胞能排泌 H^+，并与尿中 Na^+ 进行交换，能使尿液酸化。肾小管的细胞能产生和排泌氨（NH_3）与尿中 H^+ 结合为铵（NH_4），以铵盐排出。尿中排出的 K^+ 主要由远端小管和集合管的细胞排泌。没有 K^+ 的摄入或机体缺钾显著时肾仍排泌 K^+。当醛固酮增多、尿 Na^+ 重吸收增多或尿中负离子增多时可促进排 K^+，碱中毒时 K^+ 排泌增多，酸中毒时则相反。肾通过生成尿液借以排泄代谢终末产物（如尿素、肌酐等含氮物质）、过剩的盐类及有毒物质等，同时回吸收有用物质。经肾的滤过、分泌、吸收、排泄等功能维持了体内水、电解质和酸碱平衡。

2. 内分泌功能 ①调节血压：当肾内血压下降、肾小管液量和钠减少或交感神经兴奋时均能使肾小球旁器分泌肾素增多，从而使血管紧张素生成增加，进而使小动脉收缩及醛固酮分泌，致血压升高。当血压升高时引起肾分泌激肽释放酶，致激肽增多，激肽能扩张小动脉、促进钠和水的排泄，使血压下降。激肽、儿茶酚胺、血管紧张素均可使肾间质细胞生成和分泌前列腺素 A_2、E_2 增加，A_2、E_2 有扩张血管、增加钠和水排泄作用，因而使血压下降。综合上述，肾在调节血压并保持其稳定方面起重要作用。②促进红细胞生成：90% 以上的促红细胞生成因子由肾分泌。③活性最强的（1，25）－二羟维生素 D_3 仅在肾生成，它能促进小肠和肾小管对钙、磷的吸收及成骨细胞成熟与钙化，维持钙、磷代谢平衡。④肾对胃泌素、甲状旁腺素、胰岛素具有灭活的功能，肾功能不全时可诱发消化性溃疡、甲状旁腺功能亢进及胰岛素应用过量反应等。

二、泌尿系统疾病常见症状和体征的护理

泌尿系统疾病的常见症状和体征主要有肾性水肿、尿路刺激征、尿量异常、肾性高血压。

肾性水肿

水、钠潴留于组织间隙，即为水肿，是肾小球疾病最常见的体征，隐性水肿仅体重增加，早期常仅于晨起时发现眼睑或颜面水肿，后延及全身，甚至出现胸腔、腹腔积液。依发病机制可分为如下两类。

1. 肾炎性水肿　因肾小球毛细血管炎症使滤过面积和血流量减少致滤过率下降，肾小管因尿液减少而重吸收增多，引起尿少、水和钠潴留于血管及组织间隙。水肿为全身性，多呈轻、中度，以眼睑等组织疏松部位为著；常伴血压升高、循环淤血，重者发生心力衰竭。

2. 肾病性水肿　患者大量蛋白尿，致使血浆白蛋白减少，胶体渗透压下降，血管内水分移入组织间隙，因血容量减少又引起醛固酮和抗利尿激素分泌增加，使肾小管回吸收钠、水增多，从而导致水肿。常见于肾病综合征。这类水肿受重力影响，体位低处水肿显著，水肿部位指压有凹陷。

【护理评估】

（一）健康史

询问水肿发生的部位、时间、原因及诱因；水肿的特点、程度、进展情况，是否出现全身性水肿；有无尿量减少、头晕乏力、呼吸困难、心跳加快、腹胀等伴随症状；水肿的治疗经过，尤其用药情况，应详细了解所用药物的种类、剂量、用法、疗程及其效果等；对曾用过激素和免疫制剂的患者，应评估其治疗的依从性和治疗效果如何；评估患者每日水、钠盐摄入量、输液量、尿量及透析量。

（二）身体状况

评估患者的生命体征、尿量及体重的改变，检查皮肤水肿的范围、程度、特点及皮肤完整性；有无眼睑和面部水肿、下肢水肿、外阴水肿等；心肺检查有无啰音、胸腔积液；有无腹部膨隆和移动性浊音；有无精神紧张、焦虑、抑郁等不良情绪。

（三）辅助检查

尿常规、尿蛋白定性和定量，血清电解质、肾功能检查（包括 Ccr、BUN、Scr）和影像学检查等有助于诊断。

（四）心理和社会支持状况

由于水肿带来的身体不适和生活不便而产生焦虑、紧张等心理。

【常见护理诊断】

1. 体液过多　与肾小球的滤过功能降低、大量蛋白尿导致的血浆胶体渗透压降低等因素有关。

2. 有皮肤完整性受损的危险　与皮肤水肿、营养失调、机体抵抗力降低有关。

【护理措施】

1. 一般护理

（1）休息与活动　保持清洁的病区环境，定期做好病室空气的消毒，病室注意保持合适的温度和湿度，定时开放门窗进行通风换气，必要时每日用消毒水清洗地板、湿擦桌椅。嘱患者卧床休息，因平卧可增加肾血流量，提高肾小球滤过率，减少水、钠潴留。轻度水肿患者可休息与活动交替进行，但应注意限制活动量。严重水肿患者以卧床休息为主。

（2）水盐摄入　轻度水肿尿量＞1000ml/d不必过分限制水，钠盐限制在每日3g以内；若每日尿量少于500ml或有严重水肿者需限制水的摄入，液体摄入量为前一日的排尿量加500ml，给予无盐饮食（钠含量＜700mg），并用糖、醋、葱等调料增加食欲。

（3）蛋白质摄入　肾功能不全者限制蛋白质摄入。如果水肿主要是因低蛋白血症引起，在无氮质潴留时，可给予正常量的优质蛋白饮食1.0g/（kg·d），如鸡蛋、鱼、肉、鲜牛奶等；对于有氮质血症的水肿患者，由于血中含氮物质浓度升高，应限制食物中蛋白质的摄入，予以优质低蛋白饮食。对于慢性肾衰竭的患者，可根据GFR来调节蛋白质的摄入量。低蛋白饮食的患者需注意提供足够的热量，每日摄入的热量不应低于126kJ/（kg·d），以免引起负氮平衡，同时注意补充各种维生素。

2. 病情观察　观察患者进食情况及身体有何不适；观察皮肤水肿消长的情况，及有无破损、化脓等情况的发生，同时注意患者体温有无异常。如有腹水者应定期测量腹围、体重及尿量，同时注意观察其动态变化。必要时记录24小时出入液量，以便监测尿量的动态变化。如经治疗尿量没有恢复正常，反而进一步减少，甚至出现无尿，提示可能出现严重的肾实质损害，应及时通知医生给予处理。

如果患者出现尿量急剧减少，水肿程度加重，要注意观察有无严重呼吸困难、发绀、咳嗽并咳出大量粉红色泡沫痰等急性心衰的症状时，通知医生紧急处理。

3. 用药护理　长期使用利尿剂者应监测血清电解质和酸碱平衡的情况，注意有无低钾血症和低氯性碱中毒的表现。对于使用糖皮质激素的患者，应注意治疗效果及副作用的观察，如水钠潴留、高血压、骨质疏松、继发感染。类肾上腺皮质功能亢进症如满月脸、水牛背、多毛、向心性肥胖。使用环磷胺等免疫抑制剂的患者，容易引起骨髓抑制、肝损害、脱发等。因此对使用激素和免疫抑制时，应特别注意交待患者及家属不可擅自加减药量和停药。如果在用药过程中患者出现以上不良反应及时通知医生予以处理。

4. 皮肤护理　指导和协助患者作好皮肤黏膜的清洁，同时注意保护水肿部位的皮肤。如清洗时勿过分用力，避免使用刺激性强的肥皂，同时避免损伤皮肤。水肿严重的患者，应避免紧身的衣服。卧床休息时抬高下肢，增加静脉回流，以减轻水肿的症状。对于卧床的患者应经常变换体位，对年老体弱者，可协助翻身，并给予适当按摩，避免皮肤长期受压破损。严重的患者应尽量避免肌内注射，可采用静脉途径保证药物准确及时地输入。不能避免者拔针后，在穿刺点用无菌干棉签按压穿刺部位，以防止液体渗漏。各项操作应严格无菌技术，必要时遵医嘱使用抗生素，以防止感染的发生。

尿路刺激征

尿路刺激征是指膀胱颈和膀胱三角区受炎症和机械的刺激所引起的尿频、尿急、尿痛，可排尿不尽感及下腹坠痛。

尿频是指单位时间内排尿次数增多。正常成人白天4~6次，夜间0~2次。引起尿频的常见原因有：①多尿性尿频：是指排尿次数增多而每次尿量不少，全天总尿量增多。见于糖尿病、尿崩症和急性肾衰竭的多尿期。②炎症性尿频：排尿次数增多而每次尿量少，多伴有尿急和尿痛，见于膀胱炎、尿道炎、前列腺炎等。③神经性尿频：排尿次数增多，不伴有尿急和尿痛。见于癔症和神经源性膀胱。④其他原因导致膀胱容量减小，如膀胱占位性病变。

尿急是指患者一有尿意即迫不及待需要排尿，难以控制。见于泌尿道炎症，尤其是膀胱三角区和后尿道黏膜炎症，尿急症状特别明显；此外膀胱和尿道结石或异物刺激黏膜等也可产生尿频。

尿痛是指患者排尿时感觉耻骨上区、会阴部和尿道内疼痛或烧灼感。是由于炎症刺激，使膀胱收缩、痉挛或尿液流经发炎的尿道而引起。

【护理评估】

（一）健康史

询问患者尿频程度，单位时间排尿频率，包括每日排尿次数、尿量，每次排尿间隔时间及排尿时是否伴有疼痛。对于伴有尿痛的患者应询问尿痛的部位和时间；询问患者病前有无明显诱因，是否有发热、腰痛等伴随症状；有无导尿、尿路器械检查等明显诱因；有无泌尿系统畸形、前列腺增生、妇科炎症、结核病等相关病史；有无尿路感染的反复发作史；询问患病以来的治疗经过，曾使用过哪些药物，药物的剂量、用法、疗程及疗效如何，有无出现不反应。

（二）身体状况

评估患者的精神、营养状况、体温有无升高，肾区有无疼痛、叩击痛，尿道口无红肿；由于膀胱刺激征易反复出现，部分患者可能会发展为慢性肾盂肾炎，患者常有紧张、焦虑等不良心理反应，应评估患者的心理状态。同时注意评估患者的家庭及社会支持系统。

（三）辅助检查

了解有无白细胞尿、血尿、蛋白尿和管型尿等；24h尿量有无异常、有无夜尿增多和尿比重降低；了解患者肾功能的情况如何；通过影像学检查了解肾脏大小，形态有无异常，尿路有无梗阻或畸形。

（四）心理和社会支持状况

由于反复发作，患者及家属可出现焦虑、紧张、自卑等心理。

【常见护理诊断】

1. 排尿形态改变　尿频、尿急、尿痛与炎症或理化因素刺激膀胱有关。

2. 焦虑　与病情反复发作、患者舒适的改变有关。

3. 体温过高　与尿路感染有关。

【护理措施】

1. 一般护理

（1）休息与活动　嘱患者保证充分的休息，症状严重者应卧床休息。向患者解释此症状的起因和预后，减轻患者心理负担，因过分紧张可加重尿频。同时可以通过听舒缓的音乐、看电视或聊天等，分散患者注意力，减轻患者的紧张、焦虑的情绪，从而缓解尿路刺激征的症状。各项治疗、护理措施尽量集中，为患者提供充足的休息和睡眠时间。根据患者排尿习惯选择合适的便器和排尿方式。

（2）水分摄入　在无禁忌的情况下，指导患者多饮水，必要时静脉补液，使尿量增加，促进细菌和炎症分泌物的排泄，达到冲洗尿路缓解症状的目的。尿路感染者每日饮水量不低于2000ml，保证每日尿量在1500ml以上。

（3）保持个人卫生　指导患者注意个人卫生，保持外阴部的清洁干燥，避免擦便纸污染尿道口，养成每次排便后清洁外阴的习惯。教会患者正确清洗会阴的方法，以减少尿路感染的机会。需留取尿标本者，应指导患者正确留取尿标本的方法；女患者月经期尤其注意会阴部的清洁。

2. 病情观察　观察排尿情况，体温和伴随症状的变化，对疼痛的患者指导患者进行膀胱区热敷或按摩，以缓解局部肌肉的痉挛，减轻疼痛；对高热、头痛及腰痛者给予退热镇痛剂。

3. 用药护理　遵医嘱给予抗生素，注意观察药物的疗效及有无副作用。药物要遵医嘱使用，勿随意停药和加、减药量，以免影响治疗效果。必要时按医嘱加用碱性药物，减轻或消除尿路刺激症状并注意药物的不良反应。尿路刺激症状明显者给予阿托品、普鲁苯辛等抗胆碱药物缓解症状。

肾性高血压

肾脏疾病常伴有高血压，按其病因可分为肾血管性和肾实质性两类。前者少见，由肾动脉狭窄导致肾缺血引起，在整个肾性高血压中所占比例尚不及一半。由其他单侧或双侧肾实质疾病所引起的高血压，统称为肾实质性高血压。几乎每一种肾实质疾病都可以引起高血压。肾脏疾病引起的高血压与其病变的性质、疾病对肾小球功能的影响、肾实质缺血的程度及病变的范围等密切相关。常见疾病有急性或慢性肾小球肾炎、慢性肾衰竭等肾实质性疾病。

肾性高血压按其发生机制分为：容量依赖型高血压和肾素依赖型高血压。

1. 容量依赖型高血压　肾实质损害后，肾脏处理钠、水的能力减退，导致机体内水钠潴留。如果水钠潴留在血管内，使血容量扩张，即可发生高血压。同时水钠潴留可使血管平滑肌细胞内水钠含量增加，血管壁增厚，弹性降低，血管的阻力以及对儿茶酚胺的反应性增强，并使血管紧张素Ⅱ对血管受体亲和力提高，从而导致高血压的发生。

2. 肾素依赖型高血压　其发病机制为肾动脉狭窄，肾内灌注压降低和肾实质疾病，以及分泌肾素的细胞肿瘤，均能使球旁细胞释放大量肾素。从而引起血管紧张素Ⅱ活性增高，全身小动脉管壁收缩导致血压升高。肾素及血管紧张素Ⅱ又能促使醛固酮分泌增多，导致钠水潴留，使血容量增加而产生血压升高。肾实质损害后激肽释放酶及前列腺素的释放减少，这些舒张血管物质的减少也是高血压形成的重要因素。

【护理评估】

(一) 健康史

询问患者开始出现高血压的时间，有无诱因或神经紧张以及血压波动情况；是否用过降压药物进行治疗，疗效如何，有无头晕、头痛、呕吐、恶心等伴随症状；有无高血压家族史。评估症状是否影响患者的学习、工作和日常生活；询问患者家庭环境及人际关系情况；了解患者心理状态及家庭和社会的支持等。

(二) 身体状况

患者生命体征，特别是血压的情况，必要时进行 24h 动态血压监测；评估患者四肢活动、视力情况。

(三) 辅助检查

动态监测 24h 血压变化，有助于血压的诊断和预后的判断；评估患者心电图有无异常；肾功能有无提示肾实质的损害。

(四) 心理和社会支持状况

由于病程长、反复迁延不愈，患者常出现焦虑、忧郁、绝望等心理。

【常见护理诊断】

1. 疼痛　头痛与血压升高有关。

2. 有受伤的危险　与头晕、意识模糊有关。

【护理措施】

1. 一般护理　保持病室安静，光线柔和，尽量减少探视，保证充足的睡眠。血压较高时，指导患者改变体位时要慢，以免引起不适。避免劳累、精神紧张、情绪波动、吸烟、酗酒等不良生活方式。嘱患者合理安排休息与工作。

2. 病情观察　严密观察患者生命体征的变化，特别是血压的监测，要注意定期测量血压，同时要观察患者有无剧烈头痛、呕吐、抽搐、意识障碍、惊厥等高血压脑病的症状。

3. 用药护理　遵医嘱给予降压药物，并密切观察血压的变化、疗效和药物的不良反应；嘱患者按医嘱规律服药，不得随意停药和加减药量；使用噻嗪类和袢利尿剂时，注意补钾、防止低钾血症。用 β 受体阻滞剂应注意有无心动过缓、房室传导阻滞、低血糖等不良反应。

排尿异常

1. 尿量异常

正常人每日平均尿量约为 1500ml，尿量的多少取决于肾小球滤过率和肾小管的重吸收功能。尿量的异常包括少尿、多尿、无尿和夜尿增多。

(1) 少尿和无尿　24h 尿量少于 400ml，或每小时尿量少于 17ml 称为少尿；如 24 小时尿量少于 100ml，12h 完全无尿称为无尿或尿闭。导致少尿和无尿的因素有：①肾前性因素：如心力衰竭、休克、脱水、重度肝炎及低蛋白血症。②肾脏因素：如急性肾炎、慢性肾炎、急性肾小管坏死及恶性肾硬化等。③肾后因素：如肾结石、肾肿瘤、尿路梗阻、肾囊肿及特发性腹膜后纤维增生症。这些因素均可导致双侧肾盂积水，严重时可引起无尿、少尿。若无尿的现象持续时间较长则提示预后较差。

（2）多尿　每日尿量超过2500ml称为多尿，分为肾源性和非肾源性两类。前者见于各种原因所致的肾小管功能不全、慢性肾小球肾炎和急性肾小球肾炎等；后者见于糖尿病、垂体性尿崩症、神经性烦渴或癔症性多尿。

（3）夜尿增多　指夜间尿量超过白天尿量或夜间尿量超过750ml。如持续的夜尿增多，且尿比重低而固定，提示肾小管浓缩功能减退。

2. 蛋白尿

健康人的尿液中含有极微量蛋白质和红细胞，尿常规检查尿蛋白及红细胞呈阴性。如每日尿蛋白定量持续超过150mg或尿蛋白定性阳性称为蛋白尿。若每日尿蛋白含量持续超过$3.5g/1.73m^2$（体表面积）或者$50mg/kg$体重，称大量蛋白尿。微蛋白尿的定义是：24h尿白蛋白排泄在30～300mg。

产生蛋白尿的原因很多，一般可分为以下4类。

（1）生理性蛋白尿　①功能性蛋白尿，是一轻度、暂时性蛋白尿，多见于发热、剧烈运动或充血性心力衰竭。②体位性蛋白尿，常见于青春发育期的青少年，于直立和脊柱前凸姿势时出现蛋白尿，卧位时尿蛋白消失，一般<1g/d。

（2）肾小球性蛋白尿　主要是由于肾小球毛细血管屏障的损伤，足细胞的细胞骨架结构和它们的裂隙膜或GBM的损伤，使血浆中大量蛋白质超过肾小管的重吸收能力，而出现蛋白尿。病变轻时，仅有白蛋白滤过，称为选择性蛋白尿；当病变加重，更高分子的蛋白无选择性滤过，称为非选择性蛋白尿。

（3）肾小管性蛋白尿　当肾小管受损或功能紊乱时，抑制近端肾小管对正常滤过的蛋白质重吸收，导致小分子蛋白质从尿中排出，包括β_2微球蛋白、溶菌酶等。尿蛋白总量一般不超过2g/d。见于肾小管病变以及其他原因引起肾间质损害的病变。

（4）溢出性蛋白尿　是由于血中低分子量的异常蛋白（血红蛋白、肌红蛋白等）增多，经肾小球时未被肾小管全部重吸收所致。多见于急性溶血性疾病、多发性骨髓瘤、巨球蛋白血症等。

3. 血尿　血尿按其轻重程度可分为肉眼血尿和镜下血尿，前者1L尿含1ml血，尿液外观呈血红色或洗肉水样，甚至伴有血块。后者尿液外观正常，新鲜尿沉渣镜检每高倍视野红细胞超过3个为镜下血尿。导致血尿的主要原因是肾小球基底膜破裂，红细胞通过该裂缝时受到挤压受损，受损的红细胞在通过肾小管各段受到渗透压和pH作用，呈现变形红细胞血尿。临床上可通过新鲜尿沉渣相差显微镜检查或尿红细胞容积分布曲线两种检查方法，将血尿分为肾小球源性血尿和非肾小球源性血尿。血尿可由各种泌尿系统疾病及某些全身性疾病引起，如肾小球疾病特别是肾小球肾炎，其血尿常为无痛性、全程血尿，可呈镜下或肉眼血尿，持续性或间断性发作。此外，肾脏对药物的过敏或毒性反应也可出现血尿。有时血尿出现在剧烈运动后称为功能性血尿。

4. 管型尿　健康人尿中可偶见透明管型，若12h尿沉渣计数管型超过5000个，或镜检时发现大量或其他类型管型，称为管型尿。管型尿的出现表示蛋白质在肾小管内凝固，其形成与尿蛋白的性质、浓度、尿酸碱度以及尿量密切相关。管型尿可因肾小球和肾小管疾病所致，也可因炎症、药物刺激使黏蛋白分泌增多而形成。红细胞管型见于肾小球肾炎，白细胞管型对于肾盂肾炎或间质性肾炎有重要诊断意义，是区分上、下尿路感染的重要依据。颗粒管型见于各种肾小球疾病和肾小管损伤。肾病综合征患者尿中可出现脂肪颗粒。

5. 白细胞尿、脓尿、菌尿 新鲜离心尿液每高倍镜视野白细胞超过 5 个或 1h 新鲜尿液白细胞数超过 40 万或 12h 尿中超过 100 万者称为白细胞尿。因蜕变的白细胞称脓细胞，故也称脓尿。白细胞尿增多见于尿路感染、急性肾小球肾炎和肾结核等。如在清洁外阴后无菌技术下采集的中段尿标本，经涂片镜检每个高倍视野均可见细菌，或培养菌落计数超过 $10^5/ml$，称为细菌尿，是尿路感染的重要诊断指标。

第二节 肾小球肾炎

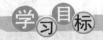

掌握 慢性肾小球肾炎的护理评估内容、护理措施及健康教育
熟悉 慢性肾小球肾炎的诊断要点及治疗要点
了解 慢性肾小球疾病的发病机理和分类

病案 王某，男性，32 岁，因血尿、蛋白尿 5 年，血压增高 8 个月入院。患者 5 年前于上呼吸道感染后发现尿中泡沫增多，尿色深，呈浓茶样，在当地医院化验尿蛋白（＋＋～＋＋＋），尿红细胞 8～10 个/HP，24h 尿蛋白定量波动于 2～4g，尿红细胞位相提示为变形红细胞尿。间断予以中药治疗，尿检较前无明显改善。1 年前起出现夜尿增多，8 个月前无诱因出现头痛，测血压为 180/120mmHg，降压治疗血压不稳定，不伴视物不清。1 个月前出现双下肢水肿。

体格检查：血压 160/90mmHg，脉搏 75 次/分。神清，轻度贫血貌，双眼睑无水肿。双肺呼吸音清，心律齐，腹软，肝脾肋下未及，双肾区无叩击痛，双下肢轻度凹陷性水肿。

辅助检查：血常规示白细胞 $7.6 \times 10^9/L$，血红蛋白 95g/L，血小板 $220 \times 10^9/L$，血沉 16mm/h。尿常规示尿蛋白（＋＋），红细胞 20～25 个/HP。

1. 列出该患者主要的护理诊断。

2. 为该患者制定详细的护理措施。

一、肾小球疾病概述

肾小球疾病是指一组有相似的临床表现（如血尿、蛋白尿、水肿、高血压）的肾脏疾病，但病因、发病机制、病理改变、病程和预后不尽相同，病变主要累及双肾肾小球。根据病因可分为原发性、继发性和遗传性三大类。原发性是指仅局限肾脏本身发生的疾病，原因尚未确定。继发性肾小球病是指继发于全身性疾病（如系统性红斑狼疮、糖尿病等）的肾小球损害。遗传性肾小球病为遗传变异基因所致的肾小球病（如 Alport 综合征等）。

本节着重介绍原发性肾小球疾病，它占肾小球疾病的大多数，是我国引起慢性肾衰竭最主要的疾病。

【发病机制】

目前认为多数肾小球疾病是免疫介导性炎症疾病，但在慢性进展过程中也有非免疫非炎症因素参与。

（一）免疫反应

包括体液免疫和细胞免疫。

1. 体液免疫 通过下列两种途径致病。

（1）循环免疫复合物沉积 某些外源性或内源性抗原能刺激机体产生相应抗体，并在血循环中形成免疫复合物（CIC），沉积于肾小球而致病。

（2）原位免疫复合物形成 是指血液循环中游离抗体或抗原与肾小球中的某些固有抗原（如肾小球基底膜抗原）或种植于肾小球的外源性抗原或抗体相结合，在肾小球局部形成免疫复合物而发病。

2. 细胞免疫 近年来，细胞免疫在某些类型肾炎发病机制中的重要作用得到肯定。但细胞免疫可否直接诱发肾炎，长期以来一直未得到肯定回答。

（二）炎症反应

免疫反应激活炎症细胞（如中性粒细胞、单核细胞、血小板等），使之释放炎症介质（如补体激活物质、凝血及纤溶因子、生物活性肽等），炎症介质又能反作用于炎症细胞，两者的共同参与及相互作用，而导致肾小球的损伤。

（三）非免疫非炎症

在肾小球疾病慢性进展过程中，存在着非免疫非炎症致病机制。如肾小球内高压、高灌注及高滤过，可促进肾小球硬化。此外，高脂血症也是加重肾小球损伤的重要因素之一。

【原发性肾小球疾病的分类】

原发性肾小球疾病可作临床及病理分型。

（一）原发性肾小球疾病的临床分型

1. 急性肾小球肾炎

2. 急进性肾小球肾炎

3. 慢性肾小球肾炎

4. 无症状性血尿或（和）蛋白尿（隐匿性肾小球肾炎）

5. 肾病综合征

（二）原发性肾小球疾病的病理分型

依据世界卫生组织（WHO）1995 年制定的肾小球疾病病理分类标准，分型如下。

1. 轻微型肾小球病变

2. 局灶性节段性病变，包括局灶性肾小球肾炎

3. 弥漫性肾小球肾炎

（1）膜性病变。

（2）增生性肾炎　①系膜增生性肾小球肾炎。②毛细血管内增生性肾小球肾炎。③系膜毛细血管性肾小球肾炎。④新月体和坏死性肾小球肾炎。

（3）硬化性肾小球肾炎。

4. 未分化的肾小球肾炎　肾小球疾病的临床和病理类型之间有一定联系，并随着认识的深化可找到更多的规律。但两者之间又常难以有肯定的对应关系，同一病理类型可呈现多种不同的临床表现，而相同的一种临床表现可来自多种不同的病理类型。因此，肾活检是确定肾小球疾病病理类型和病变程度的必要手段，而正确的病理诊断又必须与临床密切结合。

二、慢性肾小球肾炎

慢性肾小球肾炎（chronic glomerulonephritis）简称慢性肾炎，系指以蛋白尿、血尿、水肿、高血压为基本临床表现，起病方式各有不同，病情迁延，病程进展缓慢，可有不同程度的肾功能减退，最终将发展为慢性肾功能衰竭的一组肾小球疾病。

多数慢性肾炎的病因不明，与急性肾炎无肯定的因果关系。仅少数为急性链球菌感染后急性肾炎迁延不愈转为慢性，其常见病理类型为系膜增生性肾炎、系膜毛细血管性肾炎、膜性肾病、局灶性节段性肾小球病变等。发病机制主要与原发病的免疫炎症损伤有关，除免疫因素外，非免疫因素如肾小球内的高灌注、高滤过、高压状态等，可促使肾小球进一步硬化，而疾病过程中出现的高血压、肾小动脉硬化、大量蛋白尿和高脂血症等也会加重肾脏的损伤。

【护理评估】

（一）健康史

1. 评估有无急性肾炎病史，有无与慢性肾小球肾炎发病相关的感染史，此次发病前有无感染、劳累、妊娠和应用肾毒性药物、高蛋白、高脂或高磷饮食等诱发因素。疾病过程中的症状及其进展、迁延反复发作的情况。

2. 评估饮食及水、盐摄入情况。

3. 了解检查、治疗经过及其效果，目前主要不适及病情变化等。

（二）身体状况

慢性肾炎因病因、病理类型不同而临床表现有较大差异，现将常见的共同表现归纳如下。

1. 水肿　为多数患者首发症状。水肿程度及持续时间不一，多为眼睑水肿和（或）轻度至中度下肢可凹陷性水肿，水肿主要由低蛋白血症、球－管失衡所致，晚期肾小球滤过率下降为主要原因，继发性醛固酮增多和心功能不全也为加剧水肿的因素。

2. 高血压　大多数患者迟早会出现高血压，部分患者为首发或突出表现。多呈持

续性升高,亦有呈间歇性。持续性血压升高可加速肾小球硬化,使肾功能恶化较快,预后较差。

3. 蛋白尿 为必有的表现。尿蛋白量常在 1~3g/d。

4. 血尿与管型尿 常有镜下血尿,可有肉眼血尿,呈肾小球源性血尿。常有颗粒管型。

5. 肾功能损害 随疾病的进展,肾功能逐渐减退,先为肾小球功能减退,如肾小球滤过率下降(内生肌酐清除率可在 50ml/min 以上),血肌酐和尿素氮在正常范围或轻度升高,以后出现夜尿多、尿比重降低、酚红排泄率下降等肾小管功能损害。到晚期,被毁损的肾单位增多,遇有应激状态,如感染、创伤及应用肾毒性药物等,使处于代偿阶段的肾功能急骤恶化,出现肾功能不全乃至尿毒症。

6. 全身症状 有头昏、乏力、食欲不振、腰部酸痛、精神差等症状,贫血为常见表现。与高血压、贫血及某些代谢紊乱有关。

7. 并发症

(1)感染 因免疫功能低下,易并发呼吸道感染和泌尿道感染。

(2)心脏损害 由于持续性高血压、动脉硬化、水和钠潴留等多因素导致心脏损害,包括心肌肥大、心律失常、心功能不全。

(三)辅助检查

1. 尿液检查 常有尿蛋白(+~+++),24h 蛋白定量多在 1~3g,多为非选择性蛋白尿,尿中可有多形性红细胞(+~++),急性发作期可有肉眼血尿,及各种细胞和管型,晚期可见宽大粗糙的肾衰管型。

2. 血液检查 贫血患者可见红细胞数量及血红蛋白含量降低,部分患者可有血脂升高,血浆清蛋白降低。另外,血清补体 C3 始终正常或持续降低 8 周以上不恢复正常。严重者可有电解质紊乱,如低钠或高钠、低钾或高钾、低钙及高磷和代谢性酸中毒。

3. 肾功能检查 内生肌酐清除率下降,血尿素氮及血肌酐增高。晚期出现低张尿,24 小时各次尿比重 <1.020,晚期常固定在 1.010。

4. B 超检查 可见肾脏缩小、肾内结构紊乱、肾脏表面不平等改变。

5. 肾组织活检 可以确定本病的类型,以弥漫系膜增生性肾炎、局灶性、阶段增生性肾炎、系膜毛细血管性肾炎、IgA 肾病等为常见。

(四)心理和社会支持状况

1. 评估患者对疾病的反应 如患者有无焦虑、忧郁、悲观情绪等。

2. 评估患者对疾病的认识 如患者及家属是否知道慢性肾炎有慢性进展的趋势,有无坚持长期治疗的思想准备。

3. 评估患者的应对能力 患者最终发展为慢性肾功能衰竭,家属及患者是否有足够的经济基础以保证其终身用药及透析治疗等。

【诊断要点】

凡尿常规化验异常(蛋白尿、血尿、管型尿)、水肿及高血压病史达 1 年以上,无论有无肾功能损伤均应考虑本病，排除其他继发性肾小球疾病及遗传性肾小球肾炎后，临床即可诊断为慢性肾小球肾炎。

【治疗要点】

慢性肾炎的治疗应以防止或缓解肾功能进行性恶化、改善或缓解临床症状及防治严重并发症为主要目的。

1. 一般治疗 凡有水肿、高血压、肾功能不全，或血尿、蛋白尿严重者，应卧床休息。病情稳定后可任轻工作，但应避免受寒与感冒，不使用对肾有毒性的药物，密切观察血压、尿变化与肾功能，防止进一步加重。水肿与高血压时，限制盐摄入（1～3g/d），限量优质蛋白饮食［0.6～0.8g/（kg·d）］，如牛奶、鸡蛋、瘦肉等，可改善营养缺乏又不加重肾小球滤过负担，减缓肾小球硬化。

2. 对症治疗

（1）消除水肿 经卧床休息、低盐饮食后仍水肿明显者用利尿疗法，应注意防止引起水、电解质平衡失调，常用氢氯噻嗪25mg，每日2～3次，应注意钾的补充。或与潴钾利尿剂氨苯蝶啶50～100mg，每日3次或螺内酯20mg，每日3次合用。水肿明显者或上述利尿治疗效果欠佳，则可选用袢利尿剂如呋塞米每日20～120mg，分次口服或静脉注射，呋塞米宜从小剂量开始，可与螺内酯合用使排钾减少。血浆白蛋白低、利尿药效果差者，可给予血浆、血浆白蛋白或血浆代用品以提高血浆渗透压，达到利尿消肿，与呋塞米联合使用常可达到较好效果。有肾功能不全者不宜用噻嗪类药，因可降低肾小球滤过率。注意保护水肿处皮肤，防止破损、压疮。

（2）积极控制高血压和减少尿蛋白 高血压是加速肾小球硬化、促进肾功能恶化的重要因素，积极控制高血压和减少尿蛋白是十分重要的环节。高血压的治疗目标：力争把血压控制在理想水平：蛋白尿≥1g/d，血压控制在125/75mmHg以下；尿蛋白<1g/d，血压可放宽到130/80mmHg以下。尿蛋白的治疗目标则为争取减少至<1g/d。

降压药首选血管紧张素转换酶抑制剂（ACEI）和血管紧张素Ⅱ，研究证实两种药物除具有降压作用外，还有减少尿蛋白和延缓肾功能恶化的肾脏保护作用。常用ACEI有卡托普利25mg，每日3次，贝那普利20mg，每日1次，或血管紧张素Ⅱ受体拮抗剂，如氯沙坦50～100mg，每日1次。此外还可使用钙离子拮抗剂和β_2受体阻断剂。肾功能不全患者应用ACEI或ARB时要防止高血钾，当血肌酐>264μmol/L时应在严密观察下谨慎使用，少数患者应用ACEI可出现持续性干咳的副作用。

3. 血小板解聚药 大剂量双嘧达莫（300～400mg/d）、小剂量阿司匹林（40～300mg/d）有抗血小板聚集作用，目前研究结果显示对系膜毛细血管性肾小球肾炎有一定降尿蛋白的作用。

4. 糖皮质激素和细胞毒药物 可根据疾病的情况选择激素和细胞毒性药物。

5. 避免加重肾脏损害的因素 感染、劳累、妊娠及应用肾毒性药物（氨基糖苷类抗生素等），均可能损伤肾脏，导致肾功能恶化，应予避免。

【常见护理诊断】

1. 营养失调 低于机体需要量与摄入减少，尿蛋白损失，代谢紊乱有关。

2. 体液过多 肾小球滤过率下降导致水钠潴留等因素有关。

3. 焦虑 长期卧床、病情反复发作、治疗效果不显著有关。

4. 有感染的危险 皮肤水肿、营养失调、应用糖皮质激素和细胞毒药物致机体抵抗力下降有关。

5. 潜在并发症 慢性肾衰竭。

【护理措施】

1. 一般护理

（1）休息与活动 急性发作期及高血压、水肿严重伴有肾功能不全者，应绝对卧床休息，同时做好基础护理。病情好转后可逐渐增加活动。

（2）饮食给予低盐、低脂、优质低蛋白、低磷、丰富维生素饮食。蛋白质摄入可根据肾功能减退的程度确定蛋白质的摄入，轻度肾功能减退者蛋白质每日 $0.6 \sim 0.8$ g/（kg·d），以优质蛋白为主，可适当增加 α -酮酸及必需氨基酸。在低蛋白饮食时，糖类和脂类在饮食热量中的比例适当增加，以达到机体能量需要，防止负氮平衡。若有肾功能不全，则应限制蛋白质的摄入，高血压和水肿者应限制盐的摄入，给予低盐饮食每日 $1 \sim 3 g/d$，高度水肿者应忌盐。高脂血症患者，应限制食物中脂肪摄入，尤其是限制大量不饱和脂肪酸的摄入。

（3）加强口腔和皮肤的清洁护理，定期做好病室空气的消毒，保持空气清新。减少病区的探视人数，有上呼吸道感染的探视者应限制入内。医务人员应严格遵守无菌技术操作原则，以防止感染发生；指导和协助患者做好全身皮肤黏膜的清洁卫生，同时保护好水肿部位的皮肤。

2. 病情观察 观察患者水肿的情况，包括水肿的分布、部位、特点及消长等。注意观察患者有无出现胸腔积液、腹腔积液等全身水肿的征象，定期测量体重。做好皮肤护理以预防感染。严格记录 24h 出入液量，尤其是尿量的变化情况，按医嘱定期留尿送检。观察患者有无精神和神经系统方面的变化，如头痛、精神萎靡、意识恍惚、抽搐、恶心、呕吐及尿量减少时，应考虑到尿毒症的可能，及时报告医生。

3. 用药护理 明显水钠潴留的患者遵医嘱应用利尿剂时，注意观察利尿剂的效果、不良反应，有无电解质紊乱，有无高凝状态和加重高脂血症等，肾功能不全的患者在使用血管紧张转换酶抑制剂时，要注意监测有无出现高钾血症。当患者应用氮芥、环磷酰胺等药物时，注意缓慢静脉注射和静脉滴注，避免外溢、防止静脉炎及组织坏死。并嘱患者多饮水，以促进药物从尿中排出。观察药物的不良反应，如出现出血性膀胱炎及消化道反应时，及时通知医生。并定期复查白细胞，若低于 $3.0 \times 10^9/L$ 即报告医生停药。

4. 心理护理 本病有病程长、反复发作的特点，患者易产生焦虑、悲观的消极情绪，护理人员应当加强与患者的交流，鼓励患者正确对待疾病，树立战胜疾病的信心。

【健康教育】

1. 患者学会自我护理知识，重视自我保养，如合理饮食，不吸烟、饮酒，适当锻炼，增强体质，不擅自用药，特别是庆大霉素、丁胺卡那霉素和链霉素等，避免呕吐、腹泻、感染、劳累、妊娠等其他能加重肾损伤的因素。

2. 教会患者自我观察病情，如出现少尿、水肿、急性感染等现象能及时就医，。

3. 给予心理支持，做好患者的疏导工作，让患者了解疾病的慢性进展趋势，坚持治疗，指导掌握放松技巧，如听音乐、缓慢深呼吸，参加娱乐活动等，使患者保持良好的心情。

第三节　原发性肾病综合征

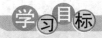

> 掌握　肾病综合征的护理评估内容及主要护理措施。
> 熟悉　肾病综合征的诊断要点及治疗要点
> 了解　肾病综合征的病因、发病机理、病理生理。

病案　患者，女性，25岁，全身严重水肿1月入院。患者1月前开始出现晨起时眼睑水肿，发展到全身，辅助检查：尿常规检查为大量蛋白尿，24h尿蛋白定量测定大于6g。血清白蛋白低于30g/L。血脂偏高。拟诊为肾病综合征。

1. 列出该患者主要的护理诊断。

2. 为该患者制定详细的护理措施。

　　肾病综合征（nephrotic syndrome，NS）是由各种肾脏疾病导致的，以尿蛋白大于3.5g/d、血浆白蛋白低于30g/L、水肿和高脂血症为临床表现的一组综合征。

1. 病因　引起本综合征的病因很多，可分为原发性和继发性两大类。

（1）原发性肾病综合征　是指原因不明，原发于肾本身的疾病引起，包括急性、急进性、慢性肾小球肾炎和原发性肾小球肾病，或病理学诊断中的微小病变肾病、膜性肾病、局灶节段性硬化、系膜毛细血管性肾炎和系膜增生性肾炎等。

（2）继发性肾病综合征　系指继发于全身性疾病或临床诊断原因明确（如遗传性）的肾小球疾病。常见继发于系统性红斑狼疮肾炎、过敏性紫癜肾炎、糖尿病肾病、肾淀粉样变性、亦见于全身性感染如乙型肝炎和重金属、药物等中毒引起，少数因遗传性肾炎如先天性肾病综合征引起。

2. 发病机制　本节仅讨论原发性肾病综合征的发病机制。原发性肾病综合征的发病机制为免疫介导性炎症所致的肾脏损害。

3. 病理生理

（1）大量蛋白尿　肾小球滤过膜通透性改变是使血浆蛋白随尿丢失的病理基础。滤过膜屏障遭破坏后，滤过至原尿中的血浆蛋白大量增加，超过了近曲小管上皮细胞最大重吸收和分解能力，形成大量蛋白尿。尿中蛋白质多数是清蛋白，尿蛋白多少不完全与病变程度一致，而尿蛋白的选择性与病变程度有关。所谓尿蛋白选择性是指肾排泄蛋白质对蛋白分子量的大小有无选择而言，如尿中仅有小分子量蛋白质，称为选择性蛋白尿，尿中大、中、小分子量蛋白质均存在，称非选择性蛋白尿。

（2）低蛋白血症　血浆白蛋白降低主要是大量蛋白尿导致的结果，蛋白质分解增加、摄入减少，肠道排泄过多及肝代偿性合成清蛋白不足也为低蛋白血症的原因。

（3）明显水肿　血浆白蛋白 <25g/L 时，血浆胶体渗透压显著下降，血管内水分移向组织间隙，发生水肿。继发性醛固酮增加、利钠因子产生减少等肾性钠、水潴留也是水肿的重要原因。

（4）高脂血症　血胆固醇和甘油三脂均升高，二者的载体低密度和极低密度脂蛋白也升高。其发生机制与肝脏代偿性合成脂蛋白增加，以及脂蛋白分解减弱相关。高脂血症可使肾小球进行性硬化，并可引起血管血栓、栓塞等动脉硬化性并发症。

【护理评估】

（一）健康史

1. 本次发病的主要症状，如大量尿蛋白、低蛋白血症、水肿、血脂升高；主要症状出现的时间、持续时间及程度，有无其他伴随症状。

2. 有无诱发因素，如感冒、受凉、劳累、上呼吸道感染等。

3. 患者是初次发病还是复发，是否熟悉再次发病的表现及正确处理的方法；能否正确用药，对药物知识的掌握程度，对医嘱的依从性。

（二）身体状况

原发性肾病综合征起病多较急，少数隐匿起病。

1. 水肿　水肿往往是肾病综合征最早出现及最常见的症状，开始多发生在眼睑及面部，然后逐渐波及全身。水肿常随体位而变动，晨起以颜面明显，下午以下肢明显。水肿的程度不一，严重者遍及全身并出现体腔积液，水肿严重者尿量常明显减少。

2. 高血压　部分患者有不同程度的高血压，水肿明显者可随水肿消退而降为正常。

3. 其他　由于低蛋白血症，患者表现为面色苍白，疲乏无力、头晕、食欲减退等。

4. 并发症

（1）感染　感染是主要并发症。与大量尿蛋白的丢失、使用激素及免疫抑制剂治疗等有关。常发生呼吸道、泌尿道、皮肤感染等，严重感染可威胁生命。

（2）血栓及栓塞　多数患者血液呈高凝状态，常可自发形成血栓，最常见为肾静脉血栓，表现为腰痛、血尿、肾功能急剧下降等，其次见于下肢静脉血栓等。

（3）动脉粥样硬化　以冠状动脉粥样硬化多见，与长期高脂血症有关。

（4）急性肾功能衰竭　急性肾功能衰竭是肾病综合征的严重并发症。与血浆胶体渗透压下降，引起有效循环血容量减少，肾血流量不足有关；个别患者可出现肾实质性急性肾功能不全，多见于 50 岁以上的患者。

（三）辅助检查

1. **尿液检查**　尿蛋白定性一般为（＋＋＋～＋＋＋＋），尿蛋白定量 >3.5g/d，尿沉渣镜检可见各种管型及红细胞。

2. **血液检查**　血浆白蛋白小于 30g/L，血中胆固醇、甘油三酯、低密度及极低密度脂蛋白均可增高，血中补体 C3 可正常或降低，血 IgG 可降低。

3. **肾功能检查**　内生肌酐清除率正常或降低，血肌酐、尿素氮可正常或升高。

4. **肾 B 超检查**　发病早期双肾正常，晚期双肾缩小。

5. **肾活检**　可明确原发性肾小球病变的病理类型，指导治疗及判断预后。为必要检查。

（四）心理和社会支持状况

评估疾病对患者日常生活和学习、工作的影响程度，是否有担心、害怕、紧张、焦虑情绪等；患者的社会支持状况，如家庭成员的关心程度、医疗费用的来源是否充足等。

【诊断要点】

1. 蛋白定量超过 3.5g/d。

2. 血浆白蛋白低于 30g/L。

3. 水肿。

4. 高脂血症。

其中 1、2 两项为诊断所必需。排除继发性的病因和遗传性疾病，最好能进行肾活检，作出病理诊断。

【治疗要点】

治疗目的为去除病因和诱因，消除水肿，降低血压，使尿蛋白减少乃至消失，提高血浆蛋白，降低高脂血症，保护肾功能，避免复发。

（一）一般治疗

凡有严重水肿、低蛋白血症者需卧床休息。水肿消失、一般情况好转后，可起床活动。

给予正常量 0.8～1.0g/（kg·d）的高生物效价的优质蛋白（富含必需氨基酸的动物蛋白）饮食。热量要保证充分，水肿时应低盐（<3g/d）饮食。少进富含饱和脂肪酸（动物油脂）的饮食，以减轻高脂血症。多吃富含多聚不饱和脂肪酸（如植物油、鱼油）及富含可溶性纤维（如燕麦、米糠及豆类）的饮食。

（二）利尿消肿

卧床和限制水盐摄入为基本措施，针对水肿主要系血浆胶体渗透压过低所引起，宜先提高血浆胶体渗透压扩充血容量，提高肾小球滤过率，再用利尿剂，可获较好的利尿效果。

1. **提高血浆胶体渗透压**　血浆和清蛋白均可提高血浆胶体渗透压，减少血管内水分向组织渗透，加快吸收组织水分入血循环并随尿排出。低分子右旋糖酐有扩容和暂时性提高血浆胶体渗透压的作用，经肾小球滤过后在肾小管内形成高渗状态，起到利尿效果。但此类渗透性利尿剂，可使血容量增加并易导致肾小管损伤，故心、肾功能不全者慎用。

2. 利尿剂的应用 轻度水肿可口服双氢氯噻嗪 25～50mg，或加服氨苯碟啶 50～100mg，一日 2～3 次，重度水肿或少尿应静脉注射祥利尿剂，如呋塞米或利尿酸钠等。

（三）糖皮质激素的应用

为治疗本病的主要药物。

1. 糖皮质激素治疗作用机制 通过抑制免疫反应及免疫介导的炎症反应减少渗出、细胞增生和浸润，改善肾小球基底膜的通透性，抑制醛固酮和抗利尿激素的分泌达到利尿消肿，减少、消除尿蛋白的目的。

2. 糖皮质激素的使用原则一般是 ①起始足量：常用药物为泼尼松 1mg/（kg·d），口服 8 周，必要时延长至 12 周。②缓慢减药：足量治疗后每 2～3 周减原用量的 10%，当减至 20mg/d 左右时症状易反复，应更加缓慢减量。③长期维持：最后以较小有效剂量（10mg/d）再维持半年左右。激素可采取全日量顿服或在维持用药期间两日量隔日一次顿服，以减轻激素的副作用。水肿严重、有肝功能损害或泼尼松疗效不佳时，可更换为甲泼尼松（等剂量）口服或静脉滴注。因地塞米松半衰期长，副作用大，现已少用。

3. 糖皮质激素的副作用 长期应用激素的患者易发生感染（一般为细菌和结核杆菌）、药物性糖尿、骨质疏松（个别患者有股骨头坏死）、肥胖、高血压等。应密切观察，尽早发现，及时处理。

（四）免疫抑制剂

一般不作为首选药物或单独应用。在激素治疗效果欠佳时加用，或用以减少激素维持量、撤药及停药后维持，从而减轻激素副作用和避免复发。常用的免疫抑制剂有：

1. 环磷酰胺 最常用，副作用主要有骨髓抑制（如白细胞减少）、脱发、肝损害、出血性膀胱炎、睾丸损害等，故用药期间定期查血、尿常规（至少每周查 1～2 次血白细胞）和肝功能，当周围血白细胞≤3×10^9/L 需停药。

2. 其他免疫抑制剂 苯丁酸氮芥、氮芥、硫唑嘌呤等亦可选用。

（五）中医、中药治疗

中医药治疗与激素及免疫抑制剂联合应用能有效地减轻西药副作用，缓解症状快，使撤停激素顺利，缩短疗程，提高疗效。中药雷公藤有抑制免疫反应、抗炎及改善肾小球毛细血管通透性等作用。有些中药如丹参、当归、川芎、红花、桃仁等具有抗血小板凝聚和促进纤维蛋白溶解作用，也可以选用。

（六）防治并发症

1. 感染 在激素治疗时无需应用抗生素预防感染，否则不但达不到预防目的，反而可能诱发真菌二重感染。一旦发现感染，应及时选用对致病菌敏感、强效无肾毒性的抗生素治疗，有明确感染灶者应尽快去除。

2. 血栓及栓塞 当血液存在高凝状态时，应开始预防性抗凝治疗。可给予肝素钠

1875～3750U 皮下注射，每 6h1 次。抗凝同时辅以抗血小板药，如双嘧达莫 300～400mg/d，分 3～4 次服，或阿司匹林 40～300mg/d 口服。已发生血栓、栓塞者应尽早给予尿激酶或链激酶溶栓，并配合抗凝药的应用。

3. 急性肾衰竭 可采取以下措施。①袢利尿剂的应用，可冲刷阻塞的肾小管管型。②血液透析：利尿无效，且达到透析指征者，应给血液透析以维持生命。③原发病治疗。④碱化尿液：口服碳酸氢钠碱化尿液，减少管型形成。

4. 蛋白质及脂肪代谢紊乱 通过调整饮食中蛋白和脂肪的量和结构，将代谢紊乱的影响减少到最低限度。可用 ACEI 及血管紧张素 II 受体拮抗剂均可减少尿蛋白；降脂药物可选择降胆固醇为主的羟甲戊二酸单酰辅酶 A 还原酶抑制剂，如洛伐他汀等他汀类药物；或降甘油三酯为主的氯贝丁酯类，如非诺贝特等。

【常见护理诊断】

1. 体液过多 与低蛋白血症致血浆胶体渗透压下降等有关。

2. 营养失调：低于机体需要量 与大量蛋白尿、摄入不足及吸收障碍有关。

3. 有感染的危险 与机体抵抗力下降、激素和（或）免疫抑制剂的应用有关。

4. 有皮肤完整性受损的危险 与皮肤水肿、营养不良有关。

5. 焦虑 与疾病复发影响工作和学习有关。

6. 知识缺乏 缺乏疾病自我管理知识。

7. 潜在并发症 血栓形成、急性肾衰竭、感染、心脑血管并发症。

【护理措施】

1. 一般护理

（1）活动与休息 凡有重度水肿、低蛋白血症者需卧床休息。水肿消失、一般情况好转后，可起床活动。

（2）饮食护理 给予正常量 0.8～1.0g/（kg·d）的优质蛋白（富含必需氨基酸的动物蛋白）饮食。保证热量供给，每日每公斤体重不少于 126～147kJ（30～35kcal）。尽管患者丢失大量尿蛋白，但由于高蛋白饮食增加肾小球滤过，加重蛋白尿并促进肾脏病变进展，故目前一般不主张应用。水肿时予以低盐（＜3g/d）饮食。为降低高脂血症，应少进富含饱和脂肪酸（动物油脂）的饮食，而多吃富含多聚不饱和脂肪酸（如植物油、鱼油）及富含可溶性纤维（如燕麦、米糠）的饮食。脂肪酸摄入≤50～70g/d。注意对患者营养的监测，记录进食情况，了解饮食结构是否合理，热量供给是否充足。定期监测血浆清蛋白、血红蛋白等指标，评估机体的营养状态。

2. 病情观察 监测患者的生命体征和体重，详细记录患者 24h 出入液量，特别是尿量变化。中、重度水肿患者应严格控制水的摄入，饮水原则：前一日尿量加 500ml，并给予低盐饮食。观察有无感染征象，定期监测尿常规、肾功能、血浆白蛋白、血清电解质等变化。

3. 用药护理 长期应用利尿剂可能导致低血钠、低血钾的发生，故应定期监测血电解质的变化；激素用药过程中应注意用药时间及使用原则，长期应用激素的患者可出现感染、骨质疏松等副作用，少数病例还可能发生股骨头无菌性缺血性坏死，需加强监测，及时处理；使用免疫抑制剂应注意有无骨髓抑制及肝肾毒性、胃肠道反应、出血性膀胱炎、高血压、高尿酸血症、多毛及牙龈增生等。

4. 预防感染 保持环境清洁，定时开门窗通风换气，定期进行空气消毒（可用紫外线或过氧乙酸空气喷雾），保持室内温度和湿度适宜；每日用消毒溶液拖地、擦桌椅；尽量减少非病室人员的走动和探访人次，特别限制上呼吸道感染者探访。

5. 心理护理 护士应多与患者沟通交流，取得患者的信任；尽可能为患者提供更多的舒适；现身教育，让治疗效果好的患者多与其他患者交流，为其树立战胜疾病的信心。

【健康教育】

1. 休息与运动 注意休息，避免劳累，应适当活动，以防发生血栓等并发症。

2. 饮食指导 告诉患者优质蛋白、高热量、低脂、丰富的膳食纤维和低盐饮食的重要性，指导患者根据病情合理安排饮食。

3. 用药指导 告之患者药物的种类、各种药物的作用、副作用、用药的剂量及用法。肾病综合症患者通常用数种药物，不同的药给药时间不同，并需长期用药，如激素，患者不能擅自减量或停服，因此必须让患者学会药物自我管理的策略。患者必须理解即使症状消失也要坚持用药的重要性，知道当症状加重或出现严重副作用时应及时就诊。

4. 预防感染 告诉患者感染能加重病情，应避免受凉、感冒，特别是天气变化要及时加减衣物；服用激素期间，尽量不去人口密集的地方，注意个人卫生。

5. 指导患者在家中自行监测病情变化 重点掌握监测水肿、蛋白尿和肾功能的变化。定期复查。

第四节　尿路感染

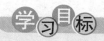

掌握　尿路感染的主要护理诊断及护理措施、健康教育
熟悉　尿路感染的病因及感染途径、护理评估内容
了解　尿路感染的诊断要点及治疗要点

病案 张某，女性，39 岁，因尿频、尿急、尿痛及左侧腰痛伴发热 1 天就诊。患者 1 天前出现左侧腰痛，呈钝痛，与体位及活动无关，伴发热，体温 38.7℃。患者同时有尿频、尿急，尿液外观混浊。既往曾患过 3 次尿道炎。已婚，育有 1 子。无药物过敏史。查体：体温 38.9℃，血压 130/80mmHg，心率 96 次/分，急性病容，心肺查体无异常，腹软，左肋脊角有压痛及叩击痛，双下肢无水肿。

辅助检查：血常规示白细胞 $12 \times 10^9/L$，中性粒细胞 87%，血红蛋白 $123g/L$，血小板 $130 \times 10^9/L$；尿常规示蛋白（－），亚硝酸盐（＋），白细胞 $40 \sim 60$ 个/HP，红细胞 $5 \sim 10$ 个/HP。

1. 该患者初步拟诊为何病，主要的护理诊断有哪些？

2. 列出主要的护理措施并对患者进行正确的健康教育。

尿路感染（urinary tract infection，UTI）是由各种病原微生物在尿路中生长、繁殖而致的尿路感染性疾病。尿路感染分为上尿路感染（主要是肾盂肾炎）和下尿路感染（主要是膀胱炎和尿道炎）。尿路感染发病率约为 2%，男女比例为 $1:10$，多见于育龄女性、老年人、免疫功能低下及伴有泌尿系其他疾病者。肾盂肾炎又分为急性肾盂肾炎和慢性肾盂肾炎，是尿路感染的重要临床类型，为本章讨论之重点。急性肾盂肾炎偶有肾小管功能障碍，治疗后可恢复。慢性肾盂肾炎随病变发展先出现夜尿多、尿比重低而后固定、酚红排泄率下降等肾小管功能障碍。晚期肾小球功能受损，血尿素氮增高，肌酐清除率下降，最后可发展为尿毒症。引起尿路感染的病因和发病机理如下。

1. 病因 主要是细菌，以大肠埃希菌最多见，占 $60\% \sim 80\%$，其次为副大肠埃希菌、变形杆菌、葡萄球菌、粪链球菌、产碱杆菌、铜绿假单胞菌等，急性早期常为一种致病菌引起，慢性期常见混合性感染。

2. 感染途径

（1）上行感染 为最常见的感染途径，病原多为大肠埃希菌。细菌沿尿路逆行上到肾盂，致肾盂黏膜炎症后，再经肾盏、肾乳头上行侵及肾小管及其周围间质等肾实质。病变可发生于单侧或双侧。

（2）血行感染 较少见。任何部位的细菌感染，如扁桃体炎、皮肤化脓性感染等引起的菌血症或败血症，细菌经血流首先侵入肾皮质，然后再沿肾小管向下扩散至肾盂，或炎症从肾乳头部开始，再向上、下扩散。病原以球菌多见，尤其是金黄色葡萄球菌。病变常为两侧性。

（3）淋巴道感染 极少见。由于升结肠与右肾之间有淋巴管相通，下腹部和盆腔器官的淋巴管与肾周围淋巴管亦相通，当盆腔或肠道炎症时，细菌有可能经淋巴管侵犯肾。

（4）直接感染 外伤或肾周围器官的感染时，细菌直接侵入该侧肾而致病。

3. 机体易感因素 健康人的尿道口及前尿道常有细菌存在，偶有细菌进入尿路，因有完善的抗细菌入侵能力，还有尿路不断地被冲洗和排空、尿路黏膜分泌具有杀菌作用的物质（如有机酸）和抗体等防御功能，所以一般不发生感染。在易感因素作用下，使防御功能受损时，细菌才入侵致病。易感因素有如下几点。

（1）尿流不畅 尿路梗阻分为肾外梗阻（因肾盂及其以下的尿路结石、畸形、肿瘤、受压和前列腺肥大等所致）和肾内梗阻（因化学药物结晶、肾间质瘢痕或肾先天性异常引起的肾小管系统梗阻）。尿路梗阻均可引起尿流不畅、瘀积，乃至反流，使细菌易停留、上行感染。

（2）尿路损伤 导尿、泌尿道的器械检查和手术或外伤损伤尿道且将细菌带入。

性交时女性尿道口受压内陷、创伤，加上女性尿道短使细菌易进入膀胱致病。

（3）机体抵抗力降低和其他因素　糖尿病、肝硬化、重危症和造成营养不良的疾病及长期应用糖皮质激素等免疫抑制剂易并发本病，女性易患，其主要原因是与尿道短而括约肌力弱；尿道口距污染的肛门、阴道口近，妊娠期可致膀胱输尿管反流和子宫压迫尿路；月经期、绝经期尿道抵抗力下降等因素相关。

肾盂肾炎发病过程中尚有免疫反应参与，感染后可引起自身免疫反应，使病变迁延、恶化。

【护理评估】

（一）健康史

1. 主要评估患者的易感因素，如有无尿流不畅和尿路梗阻等功能性、器质性病变，有无结石、肿瘤等病史。

2. 有无医源性因素，如留置导尿管、造瘘管史等。

3. 有无使机体抗病能力减弱的因素，如糖尿病、长期应用糖皮质激素等。

4. 了解患者个人卫生习惯。

（二）身体状况

1. 急性肾盂肾炎

（1）全身表现　常急起畏寒、发热，体温可高达40℃，常伴有全身不适、疲乏无力、食欲减退、恶心呕吐等全身表现。

（2）泌尿系统表现　常伴尿频、尿急、尿痛等尿路刺激症状及下腹部或肾区不适、疼痛等。肾区有压痛或叩击痛，上、中输尿管点和膀胱区有压痛。

（3）尿液变化　尿液混浊，可见脓尿或血尿。

2. 慢性肾盂肾炎　在患者有易感因素存在时，急性肾盂肾炎常迁延不愈或反复发作，当病程超过半年，且经B超、X线平片等检查双肾凹凸不平及大小不一、肾盏变形者，则为慢性。慢性肾盂肾炎的临床表现复杂，轻重不一，可表现为反复出现尿路刺激症状；持续或间歇性血尿；部分患者仅表现为面容憔悴、倦怠、腰痛、食欲减退、低热、体重下降等，而无尿路感染症状，但多次尿细菌培养阳性，称"无症状性菌尿"。后期可有贫血、高血压、夜尿增多等肾功能损害表现，晚期可出现尿毒症。

（三）辅助检查

1. 尿液检查

（1）尿液常规检查和尿细胞计数　急性期尿沉渣镜检的白细胞≥5个/HP，也可发现白细胞管型；少数人有镜下血尿，（每个高倍视野平均3个以上的红细胞），极少数人可有肉眼血尿；尿蛋白少量，一般<2.0g/d。慢性者常做尿细胞计数，一小时尿白细胞>30万为阳性，<20万为阴性，20万~30万之间应结合临床判断。

（2）尿细菌定量培养　取清洁中段尿作细菌培养，如尿含菌数≥10^5/ml，表明有泌尿系感染。

2. 血常规　急性期白细胞计数（WBC）>10×10^9/L，中性粒细胞数（N）>70%；慢性期红细胞及血红蛋白可降低。

3. 肾功能检查 慢性期可出现肾功能异常，如夜尿增多，尿渗透压降低、血尿素氮、血肌酐增高等。

4. 其他检查 腹部 X 线平片、肾盂造影、同位素、B 超、磁共振检查等，以了解有无泌尿系的易感因素存在及慢性肾盂肾炎的肾功能情况等。

（四）心理和社会支持状况

1. 评估患者对疾病的反应，如有无焦虑、悲伤等。

2. 评估患者对疾病的认识，如对肾盂肾炎一般知识和自我保健知识的掌握程度。

3. 评估社会支持系统，如是否有家庭、社会的支持，对患者的关怀和支持程度，能否保证患者使用药物。

【诊断要点】

尿感可根据有尿路刺激征及感染中毒症状、结合尿液改变和尿液细菌学检查，予以确诊。无症状性细菌尿的诊断主要依靠尿细菌学检查。凡是有真性细菌尿者，均可诊断为尿路感染。当女性有明显尿频、尿急、尿痛，尿白细胞增多，可拟诊为尿路感染。而尿感的定位诊断需根据临床表现、实验室检查定位、影像学及肾脏功能检查综合分析予以诊断，但难度较大。

【治疗要点】

1. 急性肾盂肾炎 主要是抗菌治疗，应在留取尿标本作尿常规及细菌培养后，立即开始用药。在药物敏感试验结果未出来时，应选用对革兰阴性菌有效的抗菌药物。常用抗菌药物有：复方磺胺甲噁唑 1g，每日 2 次口服；氧氟沙星 0.2g，每日 2 次口服；庆大霉素 0.08~0.12g，每日 2 次，肌内注射或静脉滴注；氨苄西林每日 4~6g，肌内注射；头孢唑啉 0.5g，每 8 小时肌内注射 1 次。以上药物根据病情选用一种单用或 2~3 种联合应用。抗菌药物疗程一般为 14 天，或症状消失，尿检查阴性后继续用 3~5 日。停药后应每周复查尿常规和细菌培养 1 次，共 2~3 周，至第 6 周再复查 1 次，结果均为阴性为临床痊愈，若为阳性，应再用抗菌药治疗一个疗程。

一般治疗主要有多饮水，勤排尿，给予高热量、易消化、富含维生素的药物。

2. 慢性肾盂肾炎 慢性肾盂肾炎治疗的首要问题是寻找易感因素，并予以去除。抗菌治疗原则为：急性发作期参照急性肾盂肾炎的处理；反复发作者给予小剂量抗菌药物，参照药物敏感试验（不用氨基糖苷类抗生素），联合交替使用，每疗程 2 周，中间停药 3~5 天，总疗程 2~4 个月。

【常见护理诊断】

1. 排尿异常 尿频、尿急、尿痛与泌尿系统感染有关。

2. 体温升高 与急性肾盂肾炎有关。

3. 疼痛 与急性肾盂肾炎有关。

4. 焦虑 与尿感反复发作有关。

5. 知识缺乏 缺乏疾病自我管理知识。

6. 潜在并发症 肾乳头坏死、肾周脓肿等。

【护理措施】

（一）一般护理

1. 休息与活动　急性期应卧床休息，体温正常、症状明显减轻后可起床活动；慢性期根据病情酌情活动，避免劳累。

2. 饮食护理　宜进清淡而富于营养的饮食，多饮水，勤排尿，如无禁忌，每日饮水量应多于 2500ml，使尿量增加，以冲洗尿路，促进细菌及炎性分泌物排出，有助于发热的控制，且是缓解尿路刺激症状有效措施。

（二）病情观察

观察体温的变化，了解尿路刺激征有无减轻，腰痛程度及变化，若高热、腰痛等加重，应注意有无肾周脓肿，肾乳头坏死等并发症发生。注意观察有无肾功能衰竭的表现，如出现恶心、呕吐、食欲不振等症状，应及时报告医生。

（三）对症护理

1. 高热

（1）密切观察体温变化，当体温超过 38.5℃ 时，可给予冰敷或醇浴等物理降温措施，并注意观察和记录降温效果。

（2）高热持续不退或体温进一步升高，同时出现腰痛加剧，应考虑是否出现肾周脓肿，肾乳头坏死等并发症，应及时通知医生处理。

2. 尿路刺激症状

（1）调整饮水量　如患者肾功能正常，应嘱其多饮水，减轻理化因素对尿路的刺激，以达到减轻患者尿频、尿急、尿痛症状。

（2）减轻疼痛　出现肾区或膀胱区疼痛时，可指导患者热敷或按摩疼痛部位，以缓解疼痛。尿痛时经多饮水，尿量增多后可得到减轻。此外，按医嘱使用阿托品，及应用分散患者注意力的方式减轻不适或疼痛，如指导患者听音乐、看小说、电视等一些自己感兴趣的事情。

（3）按医嘱给药　如为感染所致，应按医嘱给予抗生素，注意观察疗效及不良反应，并指导患者正规用药，以彻底治愈。

（四）用药护理

1. 嘱患者按医嘱用药　让患者了解药物的作用、用法、疗程的长短，慢性肾盂肾炎治疗的复杂性，使患者能遵从医嘱正确治疗。

2. 适当调整尿液的酸碱度　在使用抗菌药治疗肾盂肾炎时，调节尿液的酸碱度可增加疗效。应用链霉素、庆大霉素、卡那霉素等，同时口服碳酸氢钠 1g，每日 3 次，以碱化尿液；应用呋喃坦啶、多黏菌素等，同时口服维生素 C 1g，每日 3 次，以酸化尿液。

3. 避免药物不良反应　应用磺胺药物，应同时服用碳酸氢钠并多饮水，以预防结晶尿和血尿，孕妇、婴幼儿、严重肾功能不全、肝病患者忌用磺胺药；呋喃坦啶有消化道不良反应，宜饭后服用；氟哌酸可有消化道反应、皮肤瘙痒等，孕妇不宜使用；氨基糖苷类抗生素对肾脏和第八对颅神经有毒性作用，应注意观察，一旦发生应立即停药，并告知医生；慢性肾盂肾炎避免使用氨基糖苷类抗生素等对肾功能有损害的药物。

【健康教育】

1. 加强卫生宣传教育，注意个人清洁卫生，尤其是注意会阴部及肛周皮肤的清洁。
2. 多饮水，勤排尿，消除各种易感因素是预防发病的重要措施。
3. 避免过度劳累，坚持体育锻炼，增强机体的抵抗力。
4. 如果炎症与性生活有关，注意房事后排尿，并口服抗菌药物。
5. 严格掌握尿路器械检查的指征。
6. 积极治疗急性肾盂肾炎，防止迁延不愈转为慢性，减少肾功能衰竭的发生。

第五节 慢性肾功能衰竭

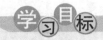

掌握 慢性肾功能衰竭的护理评估及护理措施、健康教育
熟悉 慢性肾功能衰竭的诊断要点、治疗要点及护理诊断
了解 慢性肾功能衰竭的病因、发病机制及诱因

病案 王某，男，50 岁，反复水肿，血尿、高血压 5 年，食欲缺乏，恶心 1 周入院。患者于 5 年前因"感冒"发热后出现眼睑、双下肢水肿，曾以"肾炎"进行治疗、护理体检：体温 39.5℃，脉搏 110 次/分，律齐。肝、脾未触及，双下肢明显水肿。尿液检查：有红细胞和尿蛋白；血液检查：血红蛋白 45g/L，血清钾 6.0mmol/L，血肌酐 700μmol/L，血尿素氮 25mmol/L。

1. 该患者目前主要的护理诊断有哪些？
2. 给患者制定详细的护理措施。

慢性肾功能衰竭（chronic renal failure，CRF）是发生在各种慢性肾实质疾病后期的一种临床综合征。它以肾功能进行性减退，代谢产物潴留，水、电解质和酸碱平衡失调及各系统受累为主要表现。慢性肾衰的患病率为 7.6%。目前慢性肾衰在人类主要死亡原因中占第 5 至第 9 位，是人类生存的重要威胁之一。根据肾功能损害程度可分为如下四期。

1. 肾功能代偿期（储备功能下降） 肾单位减少 25%～50%，GFR 50～70 ml/min，血 Cr < 178μmol/L，血 BUN < 9mmol/L，主要症状为原发疾病表现。

2. 肾功能不全期（氮质血症期） 肾单位减少 50%～70%，GFR 25～50ml/min，血 Cr 178～445μmol/L，血 BUN 9～20mmol/L，主要症状为乏力、食欲减退、夜尿多、轻度贫血。

3. 肾功能衰竭期（尿毒症早期） 肾单位减少 70% ~ 90%，GFR10 ~ 25ml/min，血 Cr > 445μmol/L，血 BUN > 20mmol/L，主要症状为明显的尿毒症、消化道、贫血症状、中毒，血钙低、血磷高，无特殊并发症。

4. 肾功能衰竭终末期（尿毒症晚期） 肾单位残存 < 10%，GFR < 10ml/min，血 Cr > 707μmol/L，主要症状为严重的全身各系统尿毒症症状和水、电解质紊乱，酸中毒及并发症。

【发病机制】

慢性肾衰的发病机制未完全明了。

1. 慢性肾衰进展的发生机制

（1）肾单位高滤过 在慢性肾衰竭时残余肾单位肾小球出现高灌注和高滤过状态是导致肾小球硬化和残余肾单位丧失的重要原因之一。

（2）肾单位高代谢 在慢性肾衰竭时残余肾单位肾小管出现高代谢状况，是肾小管萎缩、间质纤维化和肾单位进行性损害的重要原因之一。

（3）肾组织上皮细胞表型转化的作用 在某些生长因子或炎症因子的诱导下，肾小球上皮细胞、肾小管上皮细胞、肾间质成纤维细胞均可转变为肌成纤维细胞，在肾间质纤维化、局灶节段性或球性肾小球硬化过程中起重要作用。

（4）某些细胞因子－生长因子的作用 慢性肾功能衰竭动物肾组织内某些生长因子（如白细胞介素－1、血管紧张素Ⅱ、单个核细胞趋化蛋白－1、内皮素－1 等）参与肾小球和小管间质的损伤过程，并在促进细胞外基质增多中起重要作用。

（5）其他 肾脏固有细胞凋亡增多与肾小球硬化、间质纤维化、小管萎缩有密切关系，提示细胞凋亡可能在慢性肾衰竭进展中起某种作用。另外，醛固酮过多也参与肾小球硬化和间质纤维化的过程。

2. 尿毒症症状的发生机制 尿毒症的症状及各系统损坏的表现，主要与尿毒症毒素的毒性作用有关，同时也与多种体液因子或营养素缺乏有关。

（1）尿毒症毒素的作用 尿毒症患者体液内约有 200 多种物质的浓度高于正常，可能具有尿毒症毒性作用的物质约有 30 余种。小分子毒素物质以尿素的量最多，其次是胍类（甲基胍、琥珀胍酸等）、各种胺类、酚类等。中分子物质主要与尿毒症脑病、细胞免疫功能低下、某些内分泌紊乱等可能有关。甲状旁腺激素（PTH）属于中分子物质，可引起肾性骨营养不良、软组织钙化等。大分子物质如核糖核酸酶、β_2－微球蛋白、维生素 A 等也具有某些毒性。

（2）体液因子的缺乏 肾脏是分泌激素和调节物质代谢的重要器官之一。慢性肾功能衰竭时，肾脏分泌的某些激素如红细胞生成素（EPO）、骨化三醇 $[1, 25 (OH)_2D_3]$ 的缺乏，可分别引起肾性贫血和肾性骨病。

（3）营养素的缺乏 尿毒症时某些营养素的缺乏或不能有效利用，也与临床某些症状有关，如蛋白质和某些氨基酸、水溶性维生素、热量、微量元素（如铁、锌、硒等），可引起营养不良、消化道症状、免疫功能降低等。

【护理评估】

（一）健康史

1. 询问患者有无各种原发性肾疾病病史，如慢性肾小球肾炎、慢性肾盂肾炎、肾小管间质性肾病，以及各种继发性肾疾病病史，如糖尿病肾病、高血压、肾小动脉硬化症、系统性红斑狼疮性肾病等。

2. 有无引起肾功能恶化的诱发因素，如：感染、饮食中蛋白质过量、有效循环血量减少、严重高血压或血压骤降、应用肾毒性药物、其他加重肾负荷因素，如劳累、手术、创伤等。

3. 本次慢性肾衰竭发病的主要症状，如面色苍白、贫血、食欲下降、眼睑、颜面及双下肢水肿情况等；主要症状出现时间、持续时间、程度，有无其他伴随症状，有无心衰先兆症状。

4. 患者发病后是否及时诊断或治疗；是否正确用药及对所用药物知识的掌握程度，对医嘱的依从性；有无高血压、糖尿病的家族史等。

（二）身体状况

慢性肾功能衰竭的临床表现，涉及全身各系统，概括起来有以下表现。

1. 尿毒症毒素引起的各系统症状

（1）消化道表现　是患者最早、最常见的症状，恶心、呕吐、腹泻，晚期口腔黏膜溃烂，口中有氨味，消化道大出血等。产生的原因主要是尿素在肠道被转化为氨或铵盐刺激胃肠道黏膜引起炎症、溃烂所致。

（2）精神、神经系统表现　主要表现为尿毒症性脑病及周围神经病变两类，可能是某些中分子物质（神经毒素）体内蓄积所致。①尿毒症脑病：早期表现为疲乏、头痛、注意力不集中、记忆力和智力减退、失眠，进而精神萎靡、烦躁或抑郁及其他精神症状如幻觉、妄想，最后出现嗜睡或反应淡漠、谵语、昏迷，此时常伴肌震颤、抽搐。病程中可有脑水肿、颅内压升高。脑电图检查多有正常。②周围神经病变：早期表现下肢感觉异常，如麻木、灼热感，触觉、痛觉减退等或下肢难忍的不适，被迫不停地活动，以求缓解，以后可出现运动障碍。

（3）心血管系统表现　以高血压为最常见，长期高血压引起心脏扩大、心律失常、心力衰竭。心衰和心律失常等心血管病变是慢性肾功能衰竭的主要死亡原因之一，引起心力衰竭的诱因，最常见的是水、钠潴留，与高血压、心律失常、贫血、心肌病变（尿毒症性心肌病）等亦相关。尿毒症性心包炎为晚期表现，主要与毒素积聚并刺激心包有关，可因心包积液增多致心包填塞。心力衰竭、心肌病变、心包炎并有电解质紊乱（特别是高血钾）和代谢性酸中毒等均可引起严重心律失常，如室上性或室性心动过速、窦房阻滞、房室传导阻滞等。尿毒症性心肌病常在晚期出现，表现为心脏扩大、心律失常、心力衰竭。

（4）造血系统表现　贫血为必有症状，中、重度贫血甚为多见，贫血程度与肾功能损害的程度呈平行关系。贫血原因有肾产生促红细胞生成素减少；红细胞寿命缩短；存在抑制红细胞生成的物质；造血物质铁、叶酸、蛋白质等缺乏等。出血表现：鼻出血、牙龈出血、月经量增多、皮肤瘀斑及呕血、便血等。

（5）呼吸系统表现　因机体免疫功能低下，易合并肺部感染，由于代谢产物潴留可引起尿毒症性支气管炎、肺炎、胸膜炎。因心力衰竭和血容量过多及肺毛细血管通透性增加，可发生尿毒症性肺水肿。因代谢性酸中毒而呼吸快，重者呈酸中毒大呼吸。

（6）皮肤表现　皮肤干燥、脱屑无光泽，弹性差、色素沉着，面色萎黄。常见皮肤搔痒，与继发性甲状旁腺功能亢进，引起钙沉着于皮肤和周围神经，以及尿素自汗腺排出后，沉着于皮肤表面，结晶形成尿素霜刺激皮肤有关。

（7）肾性骨营养不良症　简称肾性骨病。常见有纤维性骨炎、尿毒症骨软化症、骨质疏松症和骨硬化症。晚期可发生骨痛、关节畸形、病理性骨折等。

2. 水、电解质及酸碱平衡失调的表现

（1）脱水或水肿　尿毒症时对水的调节能力及耐受性均差，易发生脱水或水肿。当水摄入不足和（或）呕吐、腹泻丢失水钠过多时，因肾浓缩功能减退而不能相应减少排泄，易导致脱水，在肾功能不全的早期，肾小管浓缩功能先受损，出现夜尿多、多尿、尿比重低，则更易脱水。当水摄入量过多时，因肾排泄水的速度慢，易发生水肿，尿毒症晚期毁损肾单位数多，肾小球滤过率低及肾稀释功能损害，引起少尿甚至无尿，若摄水多则更易水肿，并诱发心力衰竭，甚至水中毒。

（2）低钠或高钠血症　尿毒症时肾对钠的调节功能差，肾小管重吸收钠的能力降低，在食入钠盐少、腹泻、应用利尿剂时易引起低钠血症（血钠 < 130mmol/L）。此时患者表现为疲乏无力、表情淡漠、厌食，严重时呕吐、低血压甚至昏迷。若钠摄入过多，而肾排钠能力差，致使钠、水潴留，引起水肿、高血压、心力衰竭。

（3）低钾或高钾血症　尿毒症晚期有高血钾倾向。此时健存肾单位少，导致排钾少，酸中毒使细胞内钾外逸，若长期使用保钾利尿剂或含钾量高的药物、感染、创伤、输库存血及一次摄入钾过多则可引起高钾血症，表现为嗜睡、软弱无力、心动过缓，当血钾 > 6.5mmol/L 时可发生严重心律失常或心跳骤停。若钾的摄入少，而丢失多，如呕吐、腹泻、长期用排钾利尿药等，则易发生低钾血症，表现为肌无力、腹胀、腱反射消失等。

（4）低钙和高磷血症　极常见。磷由于尿排出少，血磷升高。肾形成活性的（1，25）二羟维生素 D3 减少使肠钙吸收减少，加上厌食和低蛋白血症，遂出现低钙血症。高血磷和低血钙引起继发性甲状旁腺功能亢进，后者引起骨质脱钙（致骨质疏松）、骨软化、纤维性骨炎等肾性骨病。尿毒症代谢性酸中毒时，血 pH 值低，使游离钙增多，但接近正常（一般不出现症状），当用碱性药纠正酸中毒后，游离钙减少则引起手足搐搦症。

（5）高镁或低镁血症　尿毒症时高镁血症较少发生，在应用镁剂、感染、少尿和酸中毒（镁由细胞内外逸）时可引起，一般与高钾血症同时发生，出现血管扩张（皮肤潮红、灼热感，血压下降等）、中枢神经抑制、重者呼吸麻痹、昏迷、心跳停止。低镁血症发生原因与低血钾相同，故两者常同时存在。

（6）代谢性酸中毒　尿毒症时均有代谢性酸中毒。引起原因：①酸性代谢产物潴留。②肾小管重吸收碳酸氢盐减少。③肾小管排泌氢离子和生成氨的能力减退。④腹泻造成碱性肠液丢失。患者表现食欲差、恶心、呕吐、嗜睡、呼吸快，重者呈酸中毒大呼吸、渐进入昏迷、休克和心跳停止。

3. 代谢、内分泌紊乱和免疫功能低下的表现　代谢紊乱可表现为体温不升、葡萄糖耐量试验降低，患者血浆清蛋白降低，必需氨基酸缺乏，呈负氮平衡状态。内分泌紊乱有空腹血胰岛素升高，促甲状腺、睾丸素及皮质醇较正常偏低，甲状腺，性腺功能低下，生长发育迟缓。免疫功能低下表现为各种免疫球蛋白降低，机体抵抗力差，易合并呼吸系统、泌尿系统及皮肤感染。

（三）辅助检查

1. 血常规　红细胞数目降低，血红蛋白含量下降，白细胞可升高或降低。

2. 尿液检查　夜尿增多，尿渗透压下降。尿沉渣中可有红、白细胞、颗粒管型、蜡样管型等。

3. 肾功能及电解质的检查　内生肌酐清除率下降，血肌酐升高，血清电解质升高或降低，有代谢性酸中毒等。

4. B超或X线平片　提示双肾缩小。

（四）心理和社会支持状况

1. 应评估患者对疾病诊断和治疗的了解程度，对自我保健知识的掌握程度。

2. 由于患者对慢性肾衰的预后，接受透析疗法等存在恐惧感和绝望，加之治疗费昂贵，常导致患者及家属思想负担及经济负担过重，因此，护士应了解患者及家属的心理状态、家庭经济情况以及对疾病的认识及对患者的关怀、支持程度。

【诊断要点】

1. 反复发作的慢性肾脏病史。

2. 慢性肾衰竭的临床表现。

3. 必要的实验室检查，如肾功能、血清电解质、动脉血气体分析、影像学等检查。符合上述条件者可以诊断为慢性肾衰竭。

【治疗要点】

慢性肾衰竭不同分期，治疗方法不完全一样。肾功能代偿期应积极治疗原发病，防止肾功能进一步恶化；肾功能失代偿期除治疗原发病外，应去除加重肾衰的诱因，保护残存的肾功能；肾功能衰竭期应限制蛋白质摄入，纠正水、电解质酸碱平衡失调及对症处理；尿毒症为肾衰终末期，必须透析或肾移植治疗。

（一）病因治疗

对造成尿毒症又可以去除的病因需尽早予以有效治疗，如活动性肾盂肾炎的抗生素治疗；系统性红斑狼疮肾炎的激素和免疫抑制剂治疗；糖尿病肾病变的胰岛素等治疗；尿路梗阻性疾病去除梗阻的治疗；肾结核的抗结核药物治疗及肾血管疾病的治疗等，常可使肾功能得到改善，甚至恢复到代偿期。

（二）去除诱因

对已有肾损害的患者预防诱因是保护肾功能的有效措施，对尿毒症患者应尽力寻找并去除诱因，如控制感染，纠正血容量不足、高血压和电解质紊乱，不用或停用肾毒性药物等。这些因素若得以消除，常可使恶化的肾功能部分甚至完全缓解。

（三）维持正氮平衡，减轻氮质血症

1. 低蛋白饮食和必需氨基酸疗法　针对患者蛋白质代谢产物（血尿素氮）增加，必需氨基酸缺乏，非必需氨基酸升高，为保证机体代谢的基本需要，且又不加重氮质血症，每天供给热量 146kJ（35cal）/kg，优质蛋白 0.6 ~ 0.8g/（kg·d），如鸡蛋、牛奶、瘦肉和鱼等含必需氨基酸高的食物，每日补充必需氨基酸混合液，同时供给足够热量，蛋白质摄入 <20g/d 可促进氮平衡，减轻氮质血症，也可口服 α 酮酸制剂（肾灵）以代替必需氨基酸注射，达到同样疗效。本疗法适于早期患者，肾衰进入终末期，已有严重并发症，低蛋白饮食不作为主要治疗措施。

2. 胃肠吸附疗法　氧化淀粉是淀粉和高碘酸钠化合物，口服后与肠腔中尿素氮结合从粪便中排出，降低尿素氮。现多口服包醛氧化淀粉 5 ~ 10g，每日 2 ~ 3 次，注意不与碱性药物合用，以免降低药效。活性炭在肠道内可吸附酚类、中分子物质，中药大黄及其制剂口服可使粪含氮量增加。

（四）纠正水、电解质和酸碱平衡失调

1. 水、钠平衡　水和钠的入量根据尿量、有无水肿、高血压情况而定。无少尿和水肿者给予足够水分，以保证尿量在 1500ml 以上，若又无高血压则不必严格限盐。脱水和低钠血症轻者，及时口服补充，钠盐入量 4 ~ 6g/d，重者静脉滴注适量葡萄糖盐水；须防止过量。尿毒症晚期尿少，故水、钠潴留多见，应限制水、钠摄入，每日液体入量以 500 ~ 600ml（不显性失水），加前一日尿量，钠盐每日 2 ~ 3g，水肿明显可用呋塞米口服或静脉注射，或口服甘露醇导泻，严重水肿伴心力衰竭一般治疗无效时，应及时用透析疗法。

2. 低钾血症和高钾血症治疗　低钾血症轻者，去除诱因，多食含钾食物，口服氯化钾或枸橼酸钾 1 ~ 2g，每日 3 次。对高钾血症的患者，严格限制钾的摄入，并积极采取以下措施：①口服碳酸氢钠，纠正酸中毒，必要时静脉给予。②给予袢利尿剂，静脉或肌肉注射呋塞米 40 ~ 60mg，增加尿钾排出。③应用葡萄糖 - 胰岛素溶液输入（葡萄糖 4 ~ 6g 中，加胰岛素 1U）。④口服降钾树脂，常用聚苯乙烯磺酸钙，增加肠道钾排出。⑤对严重高钾血症（血钾 >6.5mmol/L），且伴有少尿、利尿效果欠佳者，应及时给予血液透析治疗。

3. 高磷和低钙血症治疗　除限制含磷食物外，口服碳酸钙，每日 3 次，进餐时服，可使磷从肠道排出增多。低血钙轻症可口服碳酸钙或乳酸钙 1 ~ 2g，每日 3 次，有低血钙手足搐搦者，可用 10% 葡萄糖酸钙 10 ~ 20ml，静脉缓慢注射，若高血磷已控制仍有低血钙，可用活性维生素 D2、D3 制剂口服或肌内注射，提高血钙并防治肾性骨病。

4. 纠正代谢性酸中毒　尿毒症患者发生酸中毒应及时纠正，注意防止纠正酸中毒后发生低血钙而手足搐搦，以及低血钾应注意补充。

（五）对症治疗

1. 胃肠道症状　恶心呕吐可用多潘立酮 10mg 口服，每日 3 次，重者可肌内注射地西泮 10mg，或氯丙嗪 12.5～25mg，同时注意口腔卫生，保持大便通畅。上消化道出血者应消除情绪紧张，可用去甲肾上腺素 8mg 加入冷生理盐水 250ml，分次口服，或静脉滴注西米替丁 0.4～0.6g。失血量大，可少量多次输新鲜血液。

2. 高血压 对高血压进行及时、合理的治疗，不仅是为了控制高血压的某些症状，而且是为了积极主动地保护靶器官（心、肾、脑等）。血管紧张素转化酶抑制剂（ACEI）、血管紧张素 II 受体拮抗剂（ARB）、Ca^{2+} 通道拮抗剂、祥利尿剂、β 受体阻滞剂、血管扩张剂等均可应用，以 ACEI、ARB、Ca^{2+} 拮抗剂的应用较为广泛。

3. 贫血和出血倾向 轻度贫血补充铁剂、叶酸，重度贫血可输少量新鲜血液（亦有止血作用）或红细胞，或应用促红细胞生成素，如用重组人类红细胞生成素，有明显疗效。皮肤黏膜出血除用止血药外，严重者可输血小板。

4. 心力衰竭 处理原则同非尿毒症引起的心力衰竭，洋地黄制剂易蓄积，与体内蛋白结合力高，易中毒，因此宜选用作用快制剂如毛花苷 C、毒毛花苷 K，剂量要小，也可用大剂量呋塞米利尿及应用血管扩张剂如酚妥拉明或透析疗法等。

5. 控制感染 合并感染时应及时使用有效抗生素，忌用对肾有损害的抗生素如庆大霉素、卡那霉素等氨基糖苷类药物及多黏菌素、磺胺类药物等。如所用抗生素主要由肾排泄，则除首次剂量外，常要减量或延长用药时间。

（六）肾脏替代治疗

肾脏替代治疗是终末期肾衰竭患者惟一的有效治疗方法。最近提出了适时开始透析和一体化（综合）治疗的概念，以提高终末期肾衰竭患者的存活率和生活质量。肾脏替代治疗包括如下几种。

1. 透析治疗

（1）腹膜透析 包括连续性和间歇性腹膜透析两种。近年来由于腹膜透析连接系统的改进，包括自动腹膜透析机的应用，使腹膜透析有关的感染并发症减少。其操作简单，安全有效以及残存肾功能保护较好的特点在肾脏替代治疗中起了非常重要的作用。

（2）血液透析 通过扩散、对流及吸附清除体内积聚的毒性代谢产物，清除体内潴留的水分，纠正酸中毒，达到治疗目的。随着透析设备更趋先进，治疗效果更好、更安全。

2. 肾移植 成功的肾移植可以使患者恢复正常的肾功能（包括内分泌和代谢功能）。肾移植后长期需用免疫抑制剂，以防止排斥反应。近年来随着新型免疫抑制剂的应用，肾移植的存活率明显改善。

【常见护理诊断】

1. 体液过多 与肾小球的滤过功能降低、心功能不全等因素有关。

2. 营养失调：低于机体需要量 与长期限制蛋白质摄入、消化吸收功能紊乱等因素有关。

3. 活动无耐力 与心血管并发症、贫血、水、电解质和酸碱平衡紊乱等有关。

4. 有皮肤完整性受损的危险 与皮肤水肿、弹性下降、凝血机制障碍、机体抵抗力下降有关。

5. 有感染的危险　与机体免疫功能低下、白细胞功能异常、透析等有关。

6. 知识缺乏　缺乏疾病自我管理知识。

7. 潜在并发症　水、电解质、酸碱平衡失调。

【护理措施】

（一）一般护理

1. 休息与活动　病情严重者卧床休息，病情缓解后适当活动，避免劳累。

2. 饮食护理　饮食给予高热量、高维生素、优质低蛋白、低磷高钙饮食。有高钾血症时，应限制含钾高的食物的摄入，如有低钙血症时，应摄入含钙较高的食物如牛奶，或遵医嘱使用活性维生素 D 及钙剂。

（1）合理摄入蛋白质　蛋白质的合理摄入，不仅能减少体内氮代谢产物的积聚及体内蛋白质的分解，以维持氮平衡，而且还可防止低蛋白血症和营养不良。应根据肾功能情况，调整蛋白质的摄入量，可按 BUN 的含量来调整。当 BUN 在 14～28mmol/L 时，蛋白质限制在 35～40g/d；BUN 在于 294～3mmol/L 时，为 25～35g/d；BUN > 43mmol/L 时，为 20～25g/d；并要求 60% 以上为富含必需氨基酸的高生物效价优质蛋白质，一般首选蛋类和乳类等动物蛋白，尽量少食含非必需氨基酸的植物性食物，如豆类、豆制品、谷类及硬果类。

（2）保证充足的热量　供给充足的热量可减少体内蛋白质的分解，以避免发生负氮平衡。供给量为 126～146kJ/（kg·d），以碳水化合物为热量的主要来源，最好选用含蛋白质少的纯淀粉类食品（如麦淀粉、玉米淀粉等）代替米、面等谷类食品，另外，含蛋白质低而热量高的食物有：土豆、白薯、淮山、芋头、藕、菱角粉、粉丝、凉粉、南瓜等。脂肪是热量的另一来源，可多食植物油，少食动物油。

（二）病情观察

密切观察患者的生命体征，定时测量体重，准确记录出入水量。定期监测血尿素氮、血肌酐、血电解质、血清蛋白、血红蛋白等变化。观察有无液体量过多的症状和体征，注意有无感染的出现，有无高钾血症、低钙血症的征象，发现异常及时通知医生处理。

（三）对症护理

1. 维持电解质和液体平衡　有少尿、水肿、高血压和心力衰竭者，应限制饮水量及盐的摄入量。饮水量一般为 500～600ml 加上前一日的尿量再减去当日输液量，如果尿量 >1000ml/d，且无水肿者，则不必限制；当患者血钾高，尿量少于 1000ml/d，应避免食含钾高的食物，如豆类、海带、紫菜、银耳、木耳、菠菜、苋菜、薯类、芋头、坚果、桃子、香蕉、红枣等；出现骨质疏松和贫血时应补充钙和铁含量多的食物；氮质血症期初期，应限制磷的摄入，一般每日不超 600mg。

2. 减轻恶心、呕吐　可采取如下措施。

（1）于夜间睡前饮水 1～2 次，以防止因夜间脱水引起的尿毒素浓度升高而导致早晨恶心、呕吐。透析间期的体重不能超过 3kg，预防透析中过多过快脱水引起低血压。

（2）及时清除呕吐物，保持口腔清洁、湿润。

（3）顽固性呕吐者可按医嘱给予氯丙嗪肌内注射。

（4）采用透析疗法，以清除血液中的代谢废物及有毒物质，可有效地减轻恶心、呕吐。

3. 皮肤护理

（1）保持皮肤清洁　以温和的香皂或沐浴液清洗皮肤，洗后涂以润肤露，以避免皮肤干燥，加重瘙痒。

（2）避免皮肤损害　指导患者将指甲修理平整并保持清洁，以防患者挠痒时，抓破皮肤造成感染。

（3）保护水肿皮肤　水肿患者应注意皮肤清洁，指导患者抬高水肿部位，且每2h改变一次姿势，以避免水肿部位皮肤长期受伤，而发生感染甚至压疮。

4. 预防感染

（1）病室每日通风2次，每次15～30min以保持空气新鲜；每日用紫外线或空气喷雾消毒1次。

（2）护士给患者进行各项护理操作时，应严格无菌操作。

（3）进行保护性隔离，减少探视，告知患者及家嘱拒绝上呼吸感染及其他传染病者接触患者；教导患者避免去公共场所。

（4）加强生活护理，作好全身皮肤，口腔、外阴等的清洁，嘱患者保持个人卫生并解释其重要性。

（5）合理饮食，以维持患者最佳健康状况，提高机体抵抗力，注意保暖，防止受凉。

（四）用药护理

由于慢性肾功能衰竭治疗药物的种类较多，应注意观察其疗效和副作用。如利尿剂、碳酸氢钠、降压药、钙剂等。患者必须理解坚持用药的重要性即使蛋白尿及症状消失，知道当症状恶化或出现严重副作用时应及时就诊。

（五）心理护理

1. 建立良好的护患关系　护士应通过与患者语言及非语言交流、给予患者精心照顾，以取得患者的信任，获得良好的心理护理效应。

2. 稳定患者情绪，给予心理支持和疏导，主动仔细倾听患者对感受的诉说，进行心理卫生指导，使其掌握自我调节的方法，如听音乐、看书、看电视、闭目养神、消除杂念等，以避免焦虑，绝望情绪的产生。

3. 提高患者对疾病的认识，护士应以坦诚的态度，实事求是地帮助患者分析现实健康状况，分析有利条件及可能产生的预后，应使患者认识到心理状况对疾病康复的重要性，激发其生存欲望，树立战胜疾病的信心。

（六）血液透析及腹膜透析的护理

1. 血液透析　每次透析间期要注意控制水分的摄入，饮水原则：前一日尿量＋500ml。对使用内瘘的患者应注意内瘘侧肢体不能沉重、穿刺、输液等。透析结束时，注意内瘘的压迫止血，压力要适度，既不能太重导致内瘘堵塞，也不能太轻易致出血。对临时性建立血管通路者，注意动脉穿刺处要加压包扎，预防血液外渗和血肿的出现。对首次透析者应注意观察有无透析失衡综合征的发生，常发生在透析中，或者透析后48h 内，其原因主要是血尿素氮等物质降低过快，导致细胞内、外液间质渗透压失衡，引起颅内压增加和脑水肿所致，出现恶心、呕吐、头痛，重者可出现惊厥、昏迷。出现时应立即报告医生处理。

2. 腹膜透析　更换腹透液时应严格无菌操作；严密监测腹透过程中患者的生命体征；观察腹透液的颜色、性质有无异常；并详细记录腹透液进出腹腔的时间、量；观察腹膜透析的并发症如出血、腹痛、腹膜炎等，如有异常应报告医生及时处理。

【健康教育】

1. 告诉患者晚期慢性肾衰的治疗方法，说明遵医嘱服药和透析治疗的重要性和必要性。

2. 指导合理饮食，说明量出而入的饮水原则及重要性。

3. 让患者知道积极治疗原发病的意义预防各种感染的方法，告诫避免劳累和服用对肾脏有损害的药物。

4. 对于有肾性骨病的患者，可出现意外伤害，因此应指导避免外伤，采取安全措施，如加床栏、地板防滑、生活起居有人扶持或陪伴等。

5. 嘱患者定期复查，如有异常情况及时就医。

第六节　泌尿系统常用诊疗技术

一、血液透析术

血液透析（hemodialysis，HD）简称血透，是最常用的血液净化方法之一。它是指利用体外循环的血泵将患者的血液从体内引出通过人工肾（透析器）半透膜清除血液中的小分子代谢废物（如尿素氮、肌酐）和水分，再输入体内的方法，称为血透。

【血液透析原理】

1. 弥散　弥散（diffusion）指由于半透膜两侧的浓度差使溶质从浓度高的一侧跨膜移动到浓度低的一侧，最后达到膜两侧的浓度平衡，称之弥散。血液透析过程中，溶质的弥散与溶质的分子量大小、溶质的浓度差及透析器表面积、厚度和膜溶质渗透性等因素有关，此外，还与透析时的血流量和透析液流量有关。

2. 容量控制（也称超滤）　指水分在压力梯度的作用下，从压力高的一侧跨膜移动到压力低的一侧，达到清除过多的液体负荷称为超滤。超滤量与透析器的超滤系数（超滤系数又与半透膜的面积和通透性相关）、跨膜压、透析时间有关。

【适应证与相对禁忌证】

1. 适应证

（1）急性肾衰竭　透析治疗指征：①心包炎和严重脑病。②高钾血症。③严重代谢性酸中毒。④对利尿药无效的液体负荷。⑤少尿及无尿。⑥严重的钠代谢紊乱及高热。

（2）慢性肾衰竭 ①内生肌酐清除率≤10ml/min、血肌酐高于707μmol/L。②严重的代谢性酸中毒，CO_2结合力＜13mmol/L。③有明显水潴留，如高度水肿、肺水肿、容量型高血压及高容量的心衰等。④高钾血症，血K^+＞6.5mmol/L。⑤合并有心包炎及严重的贫血。

（3）急性药物或毒物中毒 凡是分子量小、水溶性高、与主张组织蛋白结合率低、能通过透析膜的药物或毒物所致的中毒，均可采取血液透析治疗。如巴比妥类、地西泮、氯丙嗪、水合氯醛等镇静安眠药；氨基甙类（庆大霉素、卡那霉素、链霉素）、利福平、异烟肼、万古霉素等抗生素；有机磷、汞、铝等金属；海洛因；某些造影剂；鱼胆及内源性毒素（氨、尿酸、乳酸等）。

（4）其他疾病 顽固性心力衰竭，严重的水、电解质紊乱及酸碱失衡，肝性脑病，常规治疗难以纠正者。

2. 相对禁忌证 血透无绝对禁忌证，其相对禁忌证有：休克或严重的低血压、心肌梗死、心律失常、心力衰竭、严重出血或感染、晚期恶性肿瘤、极度衰竭患者，以及精神病不合作者。

【血液透析的护理】

1. 透析前的护理 对首次透析者应评估患者的健康状况，特别是血管情况；并向患者介绍透析的有关知识，加强心理护理，消除患者的恐惧心理，取得其配合。对维持性透析的患者，透析前应测量患者的体重、生命体征，留取血标本作生化检查，了解透析效果及病情变化情况，指导患者的饮食和水分的控制。

2. 透析中的观察 严密观察患者生命体征及透析的各项监测指标是否正常，如血流量、跨膜压、静脉压、超滤量、空气监测器、超滤时间等。同时观察有无并发症发生、监护系统有无报警、透析机运行是否正常。

3. 常见透析并发症的预防及处理

（1）低血压 急性低血压是透析最常见的并发症之一。原因：①超滤过多过快致急性低血容量。②透析时血浆胶体渗透压的下降也是低血压的机制之一，它与透析效率直接有关。③醋酸盐透析液有扩张血管的副作用。④心脏压塞、过敏反应及严重贫血等。处理措施：①立即降低血流量，减慢超滤，患者取头低脚高仰卧位，并给予氧气吸入。②静脉输注50%葡萄糖40～60ml或10%NaCl 10ml，或输注生理盐水、林格液或鲜血。③对醋酸盐透析液不适应者改碳酸氢盐透析液。④严密监测血压变化，必要时可用升压药，若血压仍不升，应停止透析。⑤对经常发生低血压者，可提高透析液钠的浓度至140～150mmol/L。

（2）失衡综合征 易发生于高尿素氮血症患者开始透析时，透析前升高的血清BUN和较高的血浆渗透压，再加上高效率透析，导致短时间内血清BUN血浆渗透压突然降低。在透析过程中，血清中的尿素和渗透压下降的速度比脑脊液中的快，促使水向脑细胞内转移而导致颅内高压。其表现为头痛、视物模糊、恶心和呕吐、肌肉收缩、意识障碍，甚至昏迷等。预防与处理措施：①首次透析者，应采用诱导透析方式，即缩短透析时间（一般2～3h），降低血流量（150ml/L）脱水速度不能过快。②静脉注射50%葡萄糖40ml。③采用高钠透析或碳酸氢盐透析液。④发生失衡综合征时，静脉注射高渗糖、高渗钠，也可应用镇静剂，如地西泮。

（3）致热原反应　由内毒素进入体内引起，表现为寒战、发热、常在透析开始1h左右发生。预防与处理措施：①严格无菌操作，注意透析管路和透析器处理消毒，并定期对水处理装置进行消毒，严格检测透析用水。②若发生致热原反应，立即给予异丙嗪肌内注射，地塞米松2～5mg静脉注射，或氢化可的松100～200mg静脉滴注，并注意保暖。

（4）出血　多因肝素应用不当、高血压、血小板功能不良等所致。表现为牙龈出血、消化道出血，甚至颅内出血。处理：注意调整肝素的用量；严密观察患者的病情，一旦发现有出血，应遵医嘱处理，严重的颅内出血应停止透析。

（5）其他　如过敏反应、心律失常、心肌梗死、心绞痛、栓塞（如空气栓塞、血栓栓塞）、失血等。

二、腹膜透析术

腹膜透析（peritoneal dialysis，PD），简称腹透，是向患者腹腔内输入透析液，利用腹膜为透析膜，使体内水、电解质与代谢废物经渗透超滤和弥散作用进入腹腔，而透析液中的某些物质经毛细血管进入血液循环，补充机体需要，达到清除体内代谢产物和多余水分的目的。腹膜具有分泌、吸收、防御、调整及渗透、弥散功能。渗透和弥散功能使腹膜成为天然生物半透膜，从而具有透析功能。

腹膜透析具有操作简单，不需特殊设备、血管通路及抗凝剂，可持续24h，平稳、缓慢、温和地清除毒素和水分，对心血管系统的干扰较少，大大改善患者的预后，因此，其应用前景较好。

【腹膜透析原理】

1. 弥散作用　腹膜是一种半透膜，腹膜两侧的浓度差使溶质从浓度高的一侧跨膜移动到浓度低的一侧，最终达到膜两侧浓度的平衡。

2. 渗透超滤　由于腹透液具有高渗透性，与血液间形成渗透梯度，水分从血液移向腹膜透析液中，达到清除水分的目的。

3. 吸收作用　腹膜和腹膜中的淋巴管能直接和间接地从腹腔中吸收水分和溶质，而参与了腹腔液体和溶质的清除。

【适应证和禁忌证】

（一）适应证

1. 重症监护中需要有肾替代治疗时的常见问题　①高钾血症。②高血容量。③尿毒症。④代谢性酸中毒。

2. 特殊情况　①儿童和婴儿。②血管通路失败。③心血管功能减退。

3. 其他透析方式无法实施

4. 禁用抗凝剂

5. 体温过低

6. 急诊透析指征同血液透析

（二）禁忌证

1. 绝对禁忌证

（1）腹膜感染或肿瘤导致腹膜广泛粘连或纤维化。

（2）腹壁广泛感染或严重烧伤或其他皮肤病。

2. 相对禁忌证

（1）腹部有创伤或手术后 3 日内。

（2）肠梗阻、肠麻痹、严重肠胀气、妊娠晚期或腹内巨大肿瘤。

（3）膈肌缺损。

（4）局限性腹膜炎及腹腔脓肿，肠造瘘或腹部引流。

（5）严重呼吸功能障碍。

（6）精神病患者或不合作者。

【腹膜透析的护理】

1. 饮食护理　由于腹膜透析时导致体内蛋白质及多种营养成分丢失，应增加患者蛋白质的摄入，蛋白质的摄入量：1.3~1.5g/（k·d），50% 以上为优质蛋白。水分的摄入根据尿量及超滤量而定，如患者没有明显的高血压、水肿等，可正常饮水。同时注意能量、钾、钙、铁及维生素等的摄入，维持患者的营养平衡，

2. 腹透操作注意事项　①分离和连接各种导管前要注意消毒和严格无菌操作。②腹透液输入腹腔前要加热至 37℃。③观察透析管出口处皮肤有无渗血、漏液、红肿等。④嘱患者沐浴时注意保护透析管，可用防水的胶布包好并固定，淋浴后将其周围皮肤轻轻擦干并重新消毒包扎。⑤准确记录透析液进出腹腔的时间、液量，定期送引流液做各种检查，测量生命体征。

3. 常见并发症的观察及护理

（1）透析液引流不畅或腹膜透析管堵塞　为常见并发症，若发生则影响腹膜透析的正常进行。多因导管移位、受压、扭曲、纤维蛋白堵塞、大网膜包裹等。处理方法：①改变患者体位。②排空膀胱。③应用导泻剂或灌肠，增加患者的肠蠕动。④腹膜透析管内注入肝素、尿激酶、生理盐水等溶解纤维蛋白。⑤也可在 X 线透视下调整透析管的位置或手术重新置管。

（2）腹膜透析液渗漏　由于腹膜切口过大或荷包缝合不当所致。手术结束时应确认腹膜透析液灌入无渗漏方可关腹。

（3）腹腔脏器损伤（如肠梗阻、膀胱损伤等）　多见于临时腹膜透析管穿刺时，当膀胱充盈或肠粘连时易发生，术前应排空膀胱，有阻力感时避免硬插，可防止损伤发生。

（4）腹痛　可因放液或滤液速度过快、透析液 pH 过低、透析液温度过高或过低、透析液中的某些化学成分刺激引起，而腹膜炎为腹痛的常见原因。处理：注意调节透

析液的温度；控制好透析液的进出速度；积极预防及治疗腹膜炎。

（5）腹膜炎　是腹膜透析最常见的并发症，也是导致腹膜透析失败的常见原因之一。以细菌性腹膜炎多见，常表现为透析液混浊、腹痛，或伴有发热（为低、中度发热）、恶心、呕吐等症状。处理：冲洗腹腔及应用抗生素。

（6）其他并发症　低血压、脱水、血性腹水、低钾血症、肺功能不全、胸腔积液及导管出口处皮肤感染等。

三、肾穿刺术

肾穿刺术又称经皮肾穿刺活组织检查术，是常用的诊断肾脏疾病的重要辅助检查方法。肾穿刺术创伤小、操作简单、成功率高（可达90%以上），对明确肾脏病的诊断、病理类型和指导治疗、判断预后具有重要价值。

【适应证及禁忌证】

1. 适应证　原发性肾小球疾病，原发性肾病综合征，原因不明的小球性蛋白尿或肾小球性血尿，原因不明的急性肾衰竭，全身免疫性疾病所致的肾损害，判断肾移植后排斥反应等。

2. 禁忌证　有明显出血倾向未纠正或严重贫血或穿刺部位皮肤感染者、精神病或不合作者、重度高血压未控制者、固缩肾、孤立肾、多囊肾、慢性肾衰竭尿毒症、肾结核、肾脓肿、肾肿瘤及高度腹水、心力衰竭、妊娠、全身衰竭等。

【肾穿刺术的护理】

1. 术前准备

（1）用物准备　治疗盘、肾脏穿刺包、2%利多卡因或1%普鲁卡因、注射器、小剪刀、无菌手套、棉签、胶布、多头腹带、沙袋、甲醛及戊二醛固定液、标本瓶、冰瓶等。

（2）患者准备　①向患者说明穿刺目的、过程和术中注意事项，消除患者恐惧心理，家属签字同意。②指导患者练习屏气（每次屏气在30s以上）及床上排尿。③抽血查出凝血时间、血小板计数及凝血酶原时间，以了解有无出血倾向；查血肌酐、尿素氮以了解肾功能情况；查血型并备血；留尿做尿常规和细菌培养以排除上尿路感染；肾B超、肾区平片以帮助定位、测量肾大小及排除孤立肾、多囊肾。④监测生命体征，将血压控制在150/90mmHg以下。⑤术前2~3天肌内注射维生素K，术前禁食8h，术前1h肌内注射地西泮。

2. 术中配合　①安置患者俯卧位，腹下垫10cm厚的硬枕将肾脏顶向背侧和避免穿刺时滑动移位。②在B超定位下确定穿刺部位，常取右肾下极。③协助术者常规消毒局部皮肤，戴无菌手套，铺无菌洞巾，用0.2%利多卡因于穿刺点局麻。④根据B超测量的皮肾距离，穿刺针刺入肾包膜脂肪囊时患者吸气莫屏气，立即快速将Turkel肾穿刺针刺入肾脏3cm左右取出肾组织并迅速拔出，告知患者恢复呼吸。⑤拔针后，立即局部压迫5min，然后置小沙袋，再用腹带包扎腰腹部，安置患者俯卧休息。

3. 术后护理　①术后绝对卧床24h，先俯卧4~6h，定时测量血压及脉搏，6h后如无异常，且无持续性腰痛、腹痛、内眼血尿等，可解除小沙袋改为仰卧、如血压、脉搏稳定，术后 24h 可解除腹带，协助患者下床活动，但应避免剧烈动作，以防伤口出血。②密切观察患者表情、尿液颜色等，如出现血尿、呼吸困难、面色苍白、出冷汗等，立即通知医生处理。③鼓励患者多饮水，以尽快排除尿路中凝血块。④术后连续留尿 3 次，做尿常规检查；术后第 3 天复查肾 B 超，了解穿刺局部有无血肿。⑤术后连续应用抗生素及止血药 3 天，以防止感染及出血；术后 10 天内避免举重物及其他剧烈活动。

（邓意志）

第六章 | 血液及造血系统常见疾病的护理

第一节 概 述

掌握 贫血、继发感染、出血的临床表现、护理诊断和护理措施

熟悉 造血系统的生理功能

了解 血液及造血系统疾病的分类，贫血、继发感染、出血的病因

血液系统疾病是指原发或主要累及血液和造血器官的疾病，简称血液病。血液病的病种较多，包括各类红细胞疾病、白细胞疾病以及出血性疾病，其共同特点多表现为骨髓、肝、脾、淋巴结等器官的病理损害，周围血细胞成分质和量的改变，机体免疫功能低下以及出凝血机制的障碍。近年来，随着基础医学研究的不断深入和发展，促进了血液学的研究，使血液病的治疗进展很快，如联合化学治疗、造血干细胞移植、血液分离、免疫治疗、细胞因子的临床应用以及成分输血等，尤其是近年来广泛开展的造血干细胞移植，有可能根治血液系统恶性疾病。在配合新技术、新疗法的开展过程中，血液病的专科护理也得到发展，包括饮食护理、心理护理、症状护理（特别是预防和控制感染、出血的护理）、各种化疗药物的配制与应用、成分输血的护理等，使某些危重血液病患者能够度过危险期，病情得到控制，对提高疾病缓解率，延长患者生存期及改善生活质量起到了重要作用。

一、血液及造血系统的结构和生理功能

（一）造血器官及血细胞的生成

造血器官和组织包括骨髓、肝、脾、淋巴结以及分布在全身各处的淋巴组织和单核 - 吞噬细胞系统。在胚胎早期，肝、脾为机体主要的造血器官；胚胎后期及出生后，骨髓成为主要的造血器官。当机体需要时，如感染、慢性溶血时，已经停止造血的肝脾可部分地恢复其造血功能，成为髓外造血的主要场所。

骨髓是人体内最重要的造血器官，位于骨髓腔内，约占体重的 4.5%，分为红骨髓

和黄骨髓。红骨髓为造血组织，黄骨髓为脂肪组织。婴幼儿时期，所有骨髓均为红骨髓，造血功能旺盛。随着年龄的增长，除了四肢长骨的骨骺端及躯干骨，其余骨髓腔内的红骨髓逐渐被黄骨髓所取代。但当机体需要大量血细胞时，黄骨髓可转变为红骨髓而参与造血。

造血干细胞（hemapoietic stem cell，HSC）是各种血细胞的起始细胞，具有不断自我更新，多向分化和增殖的能力，又称为多能或全能干细胞。在一定条件和某些因素的调节下，HSC 能增殖、分化为各类血细胞的祖细胞，即造血祖细胞。由于其已经失去多向分化的能力，只能向一个或几个血细胞系定向增殖与分化，如红细胞系、巨核细胞系和粒细胞系，故又称为定向干细胞。造血干细胞最早起源于胚胎期第 3 周初的卵黄囊中的血岛，后经血流迁移到胚胎的肝、脾和骨髓。脐带血和胎盘血中也含有较多的 HSC。出生后，HSC 主要存在于红骨髓，外周血含量明显减少。HSC 在体内形成 HSC 池，在细胞因子的调控下，其自我更新与多向分化之间保持动态平衡，以维持 HSC 数量的稳定。由基质细胞（包括骨髓中的网状细胞、内皮细胞、成纤维细胞、吞噬细胞和脂肪细胞）、基质细胞分泌的细胞外基质和各种细胞因子构成了造血微环境，不但可以调节 HSC 的增殖与分化，而且为其提供了营养和粘附的场所。当一些致病因素使 HSC 受损时，可导致一些造血系统疾病。

淋巴系统由中枢淋巴器官与周围淋巴器官组成。中枢淋巴器官包括骨髓和胸腺，周围淋巴器官包括脾、淋巴结、扁桃体以及沿消化道和呼吸道分布的淋巴组织。淋巴细胞的生成与 HSC 的分化有关。一部分 HSC 经血流进入胸腺皮质，分化为 T 淋巴细胞，参与机体的细胞免疫；另一部分则在骨髓内发育为 B 淋巴细胞，为体液免疫的重要组成部分。

单核 - 吞噬细胞来源于骨髓粒、单系祖细胞，血中为单核细胞，游走至组织即成为吞噬细胞，又称组织细胞。单核 - 吞噬细胞系统包括骨髓内原始和幼稚单核细胞、血液中单核细胞、淋巴结、脾和结缔组织中固定和游走的吞噬细胞、肺泡内吞噬细胞、肝脏的 Kupffer 细胞以及神经系统的小神经胶质细胞等。这些细胞有相同的结构、活跃的吞噬功能和体外粘附玻璃的能力，细胞膜上有免疫球蛋白以及补体的受体。

（二）血液组成及血细胞的生理功能

血液是循环流动在心脏和血管系统中的液体，由血浆和血细胞组成。正常成人血液约占体重的 7%～8%，其中血浆占血液容积的 55%，为一种淡黄色的透明液体；细胞成分约占血液容积的 45%，包括红细胞、白细胞和血小板。

成熟红细胞是边缘较厚，中央略凹的扁园形细胞，具有较大的表面积，有利于气体交换。成熟红细胞内无细胞核和细胞器，胞质内充满血红蛋白。血红蛋白具有运输氧及二氧化碳能力。与氧结合的血红蛋白称为氧合血红蛋白，色鲜红。动脉血所含的血红蛋白大部分为氧合血红蛋白，所以呈鲜红颜色；与二氧化碳结合的血红蛋白称为碳酸血红蛋白。氧及二氧化碳同血红蛋白的结合都不牢固，很易分离。此外，红细胞还具有可塑变形性、渗透脆性与悬浮稳定性等生理特性。通过测定这些生理特性有无改变，有助于相关疾病的诊断。网织红细胞是存在于外周血液中的尚未完全成熟的红细胞。网织红细胞计数能反映骨髓造血功能，对贫血等血液病的诊断和预后估计有一定的临床意义。若红细胞数目明显减少，可引起机体重要组织和器官缺氧，并引起功能障碍。

白细胞分为五种，按照体积从小到大是：淋巴细胞，嗜碱粒细胞，中性粒细胞，单核细胞和嗜酸粒细胞。白细胞具有变形、趋化、游走和吞噬等生理特性，是人体防御系统的重要组成部分。其中，中性粒细胞的含量最多，具有吞噬异物，尤其是细菌的功能，是人体抵御细菌入侵的第一道防线。单核细胞具有清除死亡或不健康的细胞及其破坏后的产物、微生物的作用，是人体抵御细菌入侵的第二道防线。嗜酸粒细胞具有抗过敏和抗寄生虫作用。嗜碱粒细胞能释放组胺及肝素。T淋巴细胞约占淋巴细胞的75%，参与人体细胞免疫（如抗肿瘤、排斥异体移植物等），并具有调节免疫的功能；B淋巴细胞又称抗体形成细胞，受到抗原刺激后可以增殖分化为浆细胞，产生抗体，参与人体体液免疫。当白细胞数目减少，尤其是粒细胞减少时，容易诱发各种感染。

血小板的主要功能是凝血和止血，修补破损的血管。血浆成分复杂，含有多种蛋白质、凝血与抗凝血因子、补体、抗体、酶、各种激素与营养物质。当血小板数目减少、血小板功能障碍或各种凝血因子缺乏，均可导致出血。

二、血液及造血系统疾病的分类

1. 红细胞疾病　包括各种贫血、红细胞增多症等。

2. 粒细胞疾病　包括粒细胞缺乏症、中性粒细胞分叶功能不全、类白血病反应等。

3. 单核细胞和吞噬细胞疾病　包括单核细胞增多症、组织细胞增多症等。

4. 淋巴细胞和浆细胞疾病　包括各类淋巴瘤，急、慢性淋巴细胞白血病，多发性骨髓瘤等。

5. 造血干细胞疾病　包括再生障碍性贫血、骨髓增生异常综合征（myelodysplastic syndrome，MDS）、阵发性睡眠性血红蛋白尿（paroxysmal nocturnal hemoglobinuria，PNH）、急性非淋巴细胞白血病以及骨髓增殖性疾病。

6. 脾功能亢进

7. 出血性及血栓性疾病　包括血小板减少性紫癜、血管性紫癜、凝血功能障碍性疾病、弥散性血管内凝血以及血栓性疾病等。

三、血液及造血系统疾病常见症状和体征的护理

贫　血

贫血是指在一定容积的循环血液内红细胞计数、血红蛋白量以及红细胞压积均低于正常范围下限称为贫血。其中以血红蛋白最为重要，成年男性低于120g/L（12.0g/dl），成年女性低于110g/L（11.0/dl），孕妇低于110g/L一般可认为贫血。贫血是临床最常见的表现之一，不是一种立疾病，可是某些疾病的临床表现，一旦发现，必须

查明其发生原因。

【护理评估】

（一）健康史

询问患者有无以下病史。

1. 红细胞生成减少　红细胞生成减少主要原因为造血细胞、造血调节和造血原料的异常。见于缺铁性贫血、巨幼细胞性贫血、再生障碍性贫血、白血病等。

2. 红细胞破坏过多　见于各种溶血性贫血，如葡萄糖－6－磷酸脱氢酶缺乏症、遗传性球形红细胞增多症、自身免疫性溶血性贫血等。

3. 急、慢性失血　见于溃疡病、消化道大出血、钩虫病、痔出血、反复鼻出血、月经过多的疾病。

（二）身体状况

1. 症状　轻度贫血患者多无明显症状；中度以上者常出现头晕、耳鸣、疲乏无力、活动后心悸、气短等表现；重度贫血患者休息时也可有气短、心绞痛、心功能不全等表现。贫血若为缓慢发生，机体能逐渐适应低氧环境，患者自觉症状可相对较轻；若贫血发展迅速，红细胞携氧能力骤然大幅度下降，可导致全身各系统严重缺氧，甚至发生循环衰竭而死亡。

2. 体征　皮肤黏膜苍白是贫血的主要体征，一般以观察口唇、口腔黏膜、睑结膜、舌质及甲床较为可靠。平静时呼吸次数可能不增加，活动后呼吸加深加快，重度贫血平静时就可出现气短、甚至出现端坐呼吸。观察心率、心律有无异常，心尖区或肺动脉瓣区有无吹风样收缩期杂音，是否出现心功能不全的体征。长期贫血会减弱男性特征，用雄性激素治疗者可出现男性特征亢进的表现，如声音变粗，毛发增多、女性男性化等。某些治疗贫血的药物（如糖皮质激素）可引起血压的改变。造血系统恶性肿瘤所致的贫血还会合并肝、脾、淋巴结肿大。

（三）辅助检查

血常规检查可估计初步贫血的类型；血红蛋白的测定为贫血的程度提供依据；网织红细胞计数间接反映骨髓红系增生的情况；骨髓检查反应骨髓增生的程度、细胞成分、比例和形态变化。

（四）心理和社会支持状况

贫血患者由于活动耐力降低，影响活动、学习和工作，患者可产生烦躁、焦虑等心理；再生障碍性贫血由于治疗难度大、经济负担重，增加了患者及其家庭的精神和经济负担。

【常见护理诊断】

活动无耐力　与贫血所致组织缺氧有关。

【护理措施】

1. 病情观察　对重症以及急性患者要密切观察心率、脉搏、血压及呼吸改变。重度贫血患者常并发贫血性心脏病，在输液过程中稍有不慎即可发生左心功能不全。若患者出现心率快、咳粉红色泡沫样痰时，应减慢、甚至立即停止输液，及时报告医生，并协助进行紧急处理。对这类患者进行输液、输血时，速度要控制在每小时 1ml/kg 以内，尤其老年患者更应谨慎。

2. 休息与活动 适当的休息可以减少氧的消耗，应根据患者贫血的程度及发生速度制定合理的休息与活动计划。妥善安排各种护理及治疗时间，使患者有足够时间休息，活动量以不感到疲劳、不加重症状为度，待病情好转逐渐增加活动量。教会患者在活动期间和活动中自测脉搏的方法，如脉搏≥100 次/分，应停止活动。

重度贫血伴有缺氧症状者应注意：①卧床休息，减轻心脏负荷，抬高床头，有利于肺扩张。②保持房间温暖，需要时增加盖被，以防因寒冷刺激引起血管收缩，加重缺氧。③吸氧，以改善组织缺氧症状。④协助做好生活护理，患者起床和入厕时改变体位应缓慢，要扶墙起立，避免登高，防止晕倒摔伤，并协助其完成翻身、沐浴、进食及其他日常活动。

3. 饮食护理 贫血患者胃肠道消化功能往往减退，应给予高热量、高蛋白、高维生素、易消化饮食。缺铁性贫血患者应多食含铁量丰富的食物，如动物肝、瘦肉、蛋黄、鱼、豆类、海带、紫菜、香菇、木耳等食物；大多数蔬菜、水果和谷类中含铁量较低；乳类含铁量极低。巨幼细胞性贫血，应多食富含叶酸和维生素 B_{12} 的食物，如新鲜绿叶蔬菜、水果、豆类、肉类、动物肝肾等富含叶酸；肝、肾、心、肉类、禽蛋、乳等富含维生素 B_{12}。某些溶血性贫血患者应忌食某些酸性食物和药物，如维生素 C、苯巴比妥、阿司匹林、磺胺等，以减少血红蛋白尿的发生；恶性血液系统肿瘤患者化疗后食欲极度下降，应给予流质、低脂、易消化饮食。

4. 心理护理 根据贫血的不同原因、临床特点、疗效、预后做好必要的疏导和解释工作。热情主动地介绍病室环境和工作人员，讲明各种诊疗的目的、意义、方法、药物治疗的作用、用法，介绍新的治疗方法与技术，鼓励患者正视疾病，以减轻患者的心理负担，使患者乐于配合治疗和护理。

继发感染

由于正常白细胞数量减少和质量异常，机体免疫力降低以及营养不良、化疗、贫血等因素的影响，血液病患者容易发生感染。继发感染是白血病患者最常见的死亡原因。

【护理评估】

（一）健康史

询问患者有无粒细胞缺乏症、白血病、再生障碍性贫血、淋巴瘤等疾病；有无受凉、不洁饮食史。

（二）身体状况

1. 症状 感染可发生在各个部位，其中以口腔炎、咽峡炎、牙龈炎最常见。肺部感染、皮肤或皮下软组织化脓性感染、肛周炎、肛周脓肿等亦常见。泌尿道感染以女性居多。发热常伴发以下表现：发热伴口腔黏膜溃疡或糜烂，为口腔炎；伴咽部充血、扁桃体肿大，为咽峡炎；伴咳嗽、咳痰、肺部干湿啰音，为肺部感染；伴皮肤红肿、溃烂，为皮肤软组织感染；伴肛周局部红肿、疼痛、糜烂、出血，为肛周炎或肛周脓肿；伴尿频、尿急、尿痛等，为泌尿道感染。急性白血病和急性再生障碍性贫血患者严重感染时，可出现菌血症或败血症表现。

2. 体征　患者的生命体征可发生改变，尤其是体温会升高；咽和扁桃体会充血、肿大；口腔黏膜出现溃疡；肺部出现啰音；肛周出现红肿等。

（三）辅助检查

血常规、尿常规、X线检查、骨髓检查有无异常。患者的分泌物、渗出物或排泄物的细菌涂片或培养结果。

（四）心理和社会支持状况

了解患者对疾病的认识、治疗的态度。疾病对其生活或工作的影响，是否存在角色适应不良。了解患者家庭情况，尤其是经济能力，家人对患者的关心和支持程度。此外了解其工作单位或社区能提供的支持，有无医疗保障。

【常见护理诊断】

体温过高　与继发感染有关。

【护理措施】

1. 病情观察　观察体温变化及热型，发热前有无寒战和伴随症状。观察感染部位的病情变化，注意呼吸、心率、脉搏、血压的变化。

2. 饮食护理　给予高热量、高蛋白、富有营养易消化的流质或半流质饮食，以补充机体的热量消耗，提高机体的抵抗力。注意饮食卫生，忌食生冷以及不洁之物。

3. 发热的护理

（1）病室应空气清新、安静、避免噪音，温湿度适宜。

（2）鼓励患者多饮水，至少 2000ml/d 以上，以补充水分的消耗。

（3）高热患者可给予物理降温，包括前额、腋下、腹股沟等处局部冷敷，32～34℃温水擦浴，4℃冰盐水灌肠，有出血倾向者禁用乙醇擦浴，以免局部血管扩张引起再出血。

（4）物理降温无效时，遵医嘱应用药物降温，严格掌握药物的适应证及注意事项，降温不宜过速，防止发生虚脱。密切观察用药后的反应，慎用解热镇痛药。

4. 皮肤黏膜护理

（1）皮肤护理　患者宜穿棉质、透气衣服；注意保暖，防止受凉；勤剪指甲，避免抓伤皮肤；勤洗淋浴澡，勤换衣裤，保持皮肤清洁、干燥；高热患者应及时擦洗和随时更换汗湿的衣服、床单、被套等；年老体弱长期卧床者，每日用温水擦洗皮肤，按摩受压部位，协助翻身，预防压疮、溃疡；女性患者应注意会阴部清洁，每日清洗会阴部 2 次，月经期间应增加清洗次数。

（2）鼻腔护理　忌用手指挖鼻腔，鼻腔干燥时可用抗生素软膏涂抹鼻腔黏膜。

（3）口腔护理　①每日口腔护理 4 次，根据口腔 pH 酌情选择合适的漱口液（3%碳酸氢钠液、3% 硼酸水、呋喃西林液等）于进餐前后正确漱口，每次含漱 30s，口腔黏膜有溃疡时，可增加漱口次数，于饭前、睡前涂擦冰硼散或锡类散；合并真菌感染时，用 2.5% 制霉菌素液含漱或局部用克霉唑甘油涂搽。②不能用牙签剔牙。③出现口腔黏膜改变，应取分泌物做细菌培养加药敏实验，增加口腔护理次数，在口腔黏膜破溃处涂抹素高捷疗口腔膏或局部给予紫外线照射治疗。④出现口腔黏膜疼痛影响进食与睡眠，可给予生理盐水 200ml 加利多卡因 200mg，分次含漱。

（4）肛周皮肤护理　便后、睡前用 1/5000 高锰酸钾溶液坐浴，每次 15min 以上，以防肛周皮肤感染；保持大便通畅，便后洗净肛门周围皮肤；有肛裂或肛周感染者，给予局部湿热药敷，发现肛周脓肿应通知医生及时处理。

5. 用药护理　遵医嘱及时、准确使用抗生素。抗生素使用要现用现配。对长期使用抗生素的患者，应注意观察有无口腔黏膜二重感染征象。

6. 预防院内感染

（1）保持病室整洁，空气新鲜，每日通风换气 2 次，每次 30min，每日用紫外线灯进行空气消毒 1～2 次，每次 20～30min，经常用消毒液擦拭地面、家具。

（2）提供单人房间，限制探视的人数、次数。

（3）中性粒细胞 $< 0.5 \times 10^9 /$ L 时称为粒细胞缺乏症，对患者应进行保护性隔离，有条件者可安排在无菌隔离室或层流室，告诉家属，凡是有呼吸道感染或其他传染病者，应避免与患者接触，探视者应戴口罩方可进入病室内，工作人员或探视者在接触患者之前要认真洗手。

（4）进行各项治疗及护理操作时，应严格执行无菌操作原则，避免各种导管及注射途径的感染。

出　血

出血是指机体自发性多部位出血和（或）血管损伤后出血不止。如皮肤黏膜反复自发出血或外伤后出血延长、不易控制的鼻出血、牙龈出血、血尿、消化道出血、关节出血、子宫出血等，出血部位可遍及全身。

【护理评估】

（一）健康史

询问患者有无下列疾病。

1. 血管壁异常　如遗传性出血性毛细血管扩张症、过敏性紫癜及某些感染性疾病等。

2. 血小板异常　如特发性血小板减少性紫癜、脾功能亢进、再生障碍性贫血、白血病、血小板无力症等。

3. 凝血异常　如肝病致凝血因子缺乏、血友病、尿毒症性凝血异常、弥散性血管内凝血（DIC）等。

（二）身体状况

1. 症状　出血部位可遍及全身。以皮肤、牙龈及鼻腔出血最为多见。此外，还可发生关节腔、肌肉及眼底出血。内脏出血多为重症，可表现为消化道出血（呕血、便血）、泌尿道出血（血尿）以及女性生殖道出血（月经过多）等，严重者可发生颅内出血而导致死亡。血管脆性增加及血小板异常所致的出血多表现为皮肤黏膜瘀点、瘀斑；凝血因子缺乏引起的出血常有关节腔出血或软组织血肿。

2. 体征   重点观察有无与出血相关的体征及特点。包括有无皮肤黏膜瘀点、瘀斑，及其数目、大小及分布情况；有无鼻腔黏膜与牙龈出血；有无伤口渗血、关节有无肿胀、压痛、畸形及其功能障碍等。对于主诉头痛的患者，要注意检查瞳孔和脑膜刺激征。此外，还需监测意识状态和生命体征。

（三）辅助检查

血小板计数、出血时间、凝血时间延长、凝血酶原时间、血管脆性试验。

（四）心理和社会支持状况

反复和大量出血常引起患者恐惧心理，长期出血治疗效果不佳常导致患者抑郁、悲观反应。了解患者对疾病的认识、治疗的态度。了解患者家庭情况，尤其是经济能力，家人对患者的关心和支持程度。此外了解其工作单位或社区能提供的支持，有无医疗保障。

【常见护理诊断】

1. 有损伤的危险：出血   与血管壁异常、血小板减少、凝血因子缺乏有关。

2. 恐惧   与出血量大或反复出血有关。

【护理措施】

1. 病情观察   注意观察患者出血的发生部位、发展或消退情况；及时发现新的出血、重症出血及其先兆，并应结合患者的基础疾病及相关实验室或其他辅助检查结果，作出正确的临床判断。如急性早幼粒细胞白血病（M_3）是出血倾向最为明显的一种白血病，当患者的血小板低于 $20 \times 10^9/L$ 时，可发生自发性出血，甚至是致命的颅内出血。此外，高热可增加患者出血的危险。

2. 一般护理   为了避免增加出血的危险或加重出血，应做好出血患者的休息与饮食指导。若出血局限于皮肤黏膜且较为轻微者，原则上无须太多限制；若血小板计数 $<50 \times 10^9/L$ 时，应减少活动，增加卧床休息时间；严重出血或血小板计数 $<20 \times 10^9/L$ 时，必须绝对卧床休息，协助做好各种生活护理。鼓励患者进食高蛋白、高维生素、易消化的软食或半流质，禁食过硬的食物。保持大便通畅，排便时不可过于用力，以免腹压突然升高诱发内脏出血。便秘者可使用开塞露或缓泻剂促进排便。

3. 皮肤出血的预防和护理   重点在于避免人为的损伤而导致或加重出血。保持床单平整，被褥衣裤轻软；避免肢体的碰撞或外伤。清洗或沐浴时避免水温过高和过于用力擦洗皮肤；勤剪指甲，以免抓伤皮肤。高热患者禁用酒精擦浴降温。各项护理操作动作应轻柔；尽可能减少注射次数；静脉穿刺时，应避免用力拍打及揉擦，扎止血带不宜过紧和时间过长；注射或穿刺部位拔针后应适当延长按压时间，必要时局部加压包扎。此外，注射或穿刺部位应交替使用，以防局部血肿形成。

4. 鼻出血的预防与护理

（1）防止鼻黏膜干燥而出血：保持室内相对湿度在 50% ~ 60%。

（2）避免人为诱发出血：指导患者勿用力擤鼻；避免用手抠鼻痂或外力撞击鼻部。

（3）少量出血时，可用棉球或明胶海绵填塞，无效者可用0.1%肾上腺素棉球或凝血酶棉球填塞，并局部冷敷。出血严重时，尤其后鼻腔出血，可用凡士林油纱条行后鼻腔填塞术，术后定时滴入无菌液体石蜡，3天后可轻轻取出油纱条。加强口腔护理，保持口腔湿润，增加患者舒适感，并可避免局部感染。

5. 口腔、牙龈出血的预防与护理　为防止口腔黏膜、牙龈损伤而导致或加重局部出血，应指导患者用软毛牙刷刷牙，忌用牙签剔牙；尽量避免食用煎炸、带刺或含骨头的食物、带壳的坚硬类食品以及质硬的水果等；进食时要细嚼慢咽，避免损伤口腔黏膜。牙龈渗血时，可用凝血酶或0.1%肾上腺素棉球、明胶海绵片贴敷牙龈或局部压迫止血，并及时用生理盐水或1%过氧化氢清除口腔内陈旧血块。

6. 关节腔出血或深部组织血肿的预防与护理　减少活动量，避免过度负重和易致创伤的运动。一旦发生出血，应立即停止活动，卧床休息；关节腔出血者应抬高患肢并固定于功能位，深部组织出血者要注意测量血肿范围，局部冷敷冰袋，减少出血，同时局部可以压迫止血。当出血停止后，应改为热敷，以利于瘀血的消散。

7. 内脏出血的护理　消化道出血者的护理可参照第四章"消化系统常见疾病的护理"；月经量过多者，可遵医嘱给予三合激素（其组分为苯甲酸雌二醇、黄体酮、丙酸睾丸酮）治疗。

8. 眼底及颅内出血的预防与护理　保证充足睡眠，避免情绪激动、剧烈咳嗽和过度用力排便等；伴有高血压者需监测血压。若突发视野缺损或视力下降，常提示眼底出血。应尽量让患者卧床休息，减少活动，避免揉擦眼睛，以免加重出血。若患者突然出现头痛、视力模糊、呼吸急促、喷射性呕吐甚至昏迷，双侧瞳孔变形不等大、对光反射迟钝，提示有颅内出血。颅内出血是血液病患者死亡的主要原因之一。一旦发生，应及时报告医生，并做好相关急救工作的配合：立即去枕平卧，头偏向一侧；随时吸出呕吐物，保持呼吸道通畅；吸氧；迅速建立两条静脉通路，按医嘱快速静脉滴注或静脉注射20%甘露醇、50%葡萄糖、地塞米松、呋塞米等，以降低颅内压，同时进行输血或成分输血；停留尿管；观察并记录患者的意识状态、生命体征以及瞳孔、尿量的变化，做好交接班。

9. 输血或成分输血的护理　出血明显者，遵医嘱给予新鲜全血、浓缩血小板悬液、新鲜血浆或抗血友病球蛋白浓缩剂等。输血前应认真核对；新鲜血浆于采集后6h内输完；血小板取回后应尽快输入；抗血友病球蛋白浓缩剂用生理盐水稀释时，沿瓶壁缓缓注入生理盐水，勿剧烈冲击或震荡；观察有无输血反应。

10. 心理护理　加强沟通，耐心解释与疏导。简要介绍导致出血的原因、减轻或避免加重出血的方法、目前治疗与护理的主要措施及其配合要求等，特别要强调紧张与恐惧不利于控制病情。注意营造一个良好的住院环境；建立良好互信的护患关系；尽可能避免不良刺激的影响。当患者突然出血时，护士应保持镇静，迅速通知医生配合抢救。

第二节 贫 血

掌握 各类贫血的临床表现、护理诊断和护理措施
熟悉 各类贫血的治疗要点
了解 各类贫血的辅助检查和诊断要点

一、概述

贫血是指单位容积周围血液中血红蛋白浓度（Hb）、红细胞计数（RBC）和（或）血细胞比容（HCT）低于同年龄、同性别、同地区正常人低限的一种常见的临床症状。由于红细胞容量测定较复杂，临床上常以血红蛋白浓度来代替。我国血液病学家认为，在我国海平面地区，成人血红蛋白测定：男性 < 120g/ L，女性 < 110g/ L，孕妇 < 100g/ L，即可诊断为贫血。但血容量的变化，特别是血浆容量的变化，可影响血红蛋白浓度，如婴儿、儿童及妊娠妇女的血红蛋白浓度较低，久居高原地区居民的血红蛋白正常值较海平面居民为高，临床判断应予以注意。贫血不是独立的疾病，各系统疾病，如慢性肝炎、慢性肾炎、恶性肿瘤、各种原因的失血等均可引起贫血。

【分类】

基于不同的临床特点，贫血有不同的分类方法，各有优缺点。

1. 按照贫血的病因和发病机制分类

（1）红细胞生成减少性贫血 红细胞的生成主要取决于造血干细胞、造血原料和造血调节三大因素。任一因素发生异常，均可导致红细胞生成减少而发生贫血。

①造血干细胞异常：造血多能或定向干细胞受损、功能缺陷，或质的异常可出现高增生、低分化，从而导致贫血。常见于再生障碍性贫血、骨髓增生异常综合征、白血病、多发性骨髓瘤等。

②造血原料不足或利用障碍：如铁或铁的利用障碍可使血红蛋白合成障碍，而引起缺铁性贫血或铁粒幼细胞性贫血；叶酸或维生素 B_{12} 缺乏或利用障碍，可使 DNA 合成障碍而引起巨幼细胞性贫血。

③造血调节异常：主要是由于骨髓基质细胞及造血微环境受损，如骨髓被异常组织浸润（如白血病、多发性骨髓瘤、淋巴瘤、转移癌等）、骨髓纤维化及各种感染或非感染性骨髓炎所致；此外，造血调节因子水平的异常也可导致贫血，可见于慢性肾功能不全、甲状腺或垂体功能低下，严重肝病、肿瘤等。

（2）红细胞破坏过多性贫血：可见于各种原因引起的溶血。主要是由于红细胞自

身的缺陷，导致红细胞寿命缩短，如遗传性球形红细胞增多症、葡萄糖－6－磷酸脱氢酶缺乏，地中海贫血；也可由于物理、化学、免疫及生物等外在因素导致红细胞大量破坏，超过骨髓的代偿功能而发生，如免疫溶血性贫血、人造心脏瓣膜溶血性贫血、脾功能亢进、大面积烧伤等。

（3）失血性贫血：常见于各种原因引起的急性和慢性失血。根据失血原因可以分为：①出凝血疾病：如特发性血小板减少性紫癜、血友病、严重肝病等。②非出凝血疾病：如外伤、肿瘤、消化性溃疡出血、功能性子宫出血、结核等。

2. 按血红蛋白浓度分类　根据血红蛋白的浓度可将贫血按照严重程度划分为四个等级（表6－1）。

表6－1　贫血严重程度的划分标准

贫血的严重度	血红蛋白浓度	临床表现
轻度	>90g/L	症状轻微
中度	60～90g/L	活动后感心悸气促
重度	30～59g/L	安静时仍感心悸气促
极重度	<30g/L	常并发贫血性心脏病

3. 按红细胞形态特点分类　根据红细胞形态、红细胞平均体积（MCV）和红细胞平均血红蛋白浓度（MCHC），可将贫血分成三类（表6－2）。

表6－2　贫血的细胞形态分类

类型	MCV（fl）	MCHC（%）	常见疾病
大细胞性贫血	>100	32～35	巨幼细胞性贫血
正常细胞性贫血	80～100	32～35	再生障碍性贫血
			急性失血性贫血
			溶血性贫血
小细胞低色素性贫血	<80	<32	缺铁性贫血
			铁粒幼细胞性贫血
			珠蛋白生成障碍性贫血

【临床表现】

贫血的临床表现，与贫血的病因、程度、贫血时血容量下降的程度、贫血发生的速度和个体的代偿能力及其对缺氧的耐受性等有关。由于血红蛋白含量减少，血液携带氧气的能力下降，全身各器官和组织处于缺氧状态，可导致多系统功能障碍。

1. 一般表现　疲乏、困倦、软弱无力是贫血最常见和最早出现的症状，可能与骨骼肌氧的供应不足有关。

2. 神经肌肉系统　头痛、头晕、耳鸣、晕厥、失眠、记忆力衰退、注意力不集中、畏寒、疲乏无力，是贫血常见的症状。主要由于贫血导致脑组织缺氧所致。肢端麻木可由贫血并发的末梢神经炎所致，多见于维生素B_{12}缺乏性巨幼细胞性贫血。

3. **皮肤、黏膜** 皮肤黏膜苍白是贫血共同和最突出的体征，以睑结膜、口唇、指甲及手掌部位较为可靠，可有皮肤弹性下降，毛发稀疏。

4. **循环呼吸系统** 轻度贫血对心肺功能影响不明显，中度贫血者体力活动后可出现心悸、气短，这与活动后组织得不到充分氧气供应有关。严重贫血者轻微活动或休息状态均可发生呼吸困难，二尖瓣区或肺动脉瓣区可听到柔和的收缩期杂音。严重和长期贫血可引起心脏扩大、心力衰竭。心电图可出现窦性心动过速、窦性心律不齐、ST 段下降、T 波平坦或倒置，有时可出现心肌肥厚的心电图改变。这些表现在贫血治愈后可恢复正常。

5. **消化系统** 胃肠黏膜因缺氧可引起消化液分泌减少和胃肠功能紊乱，患者常出现食欲减退、恶心、胃肠胀气、腹泻或便秘、舌炎和口腔炎等。

6. **泌尿生殖系统** 由于肾脏、生殖系统缺氧，患者可出现多尿、尿比重低、轻度蛋白尿、肾功能障碍、女性月经失调、男性性功能减退等。

【辅助检查】

1. **血常规检查** 血红蛋白及红细胞计数是确定患者有无贫血及其严重程度的基本检查项目。

2. **骨髓检查** 骨髓检查是贫血病因诊断的必要检查方法，包括骨髓细胞涂片分类和骨髓活检，提示贫血时造血功能的高低及造血组织是否出现肿瘤性改变，是否有坏死、纤维化与大理石变等。

3. **病因相关检查** 根据患者的不同情况选择病因相关的检查项目，包括原发病诊断的相关检查，各种造血原料水平测定等。

【治疗要点】

1. **对因治疗** 积极寻找和去除病因是治疗贫血的重要环节。慢性失血只有根治出血原因，才能纠正贫血并彻底治愈。缺铁性贫血需要补充铁剂治疗；巨幼细胞性贫血需要补充维生素 B_{12} 或叶酸治疗；免疫相关性贫血采用免疫抑制剂；溶血性贫血应采用糖皮质激素或行脾切除手术；造血干细胞异常性贫血可采用干细胞移植；各类继发性贫血要治疗原发病等。

2. **对症治疗** 目的是减轻重度血细胞减少对患者的致命影响。输血是纠正贫血的有效治疗措施。输血的指征是：急性贫血 Hb < 80g/L 或 HCT < 0.24；慢性贫血 Hb < 60g/L 或 HCT < 0.20 伴有缺氧症状。重度贫血患者、老年人或合并心肺功能不全者应输红细胞，急性大量失血患者应及时输全血或红细胞及血浆。合并出血者，根据不同出血机制采取不同的止血措施，如肝功能异常应补充肝源性凝血因子；重度血小板减少应输血小板；消化性溃疡应给予制酸、抗菌和保护胃黏膜治疗。合并感染者应酌情抗感染治疗。合并其他脏器功能不全者，予以不同的支持治疗。

二、缺铁性贫血

病案 患者，男，38 岁。近 8 月来乏力、心悸，活动后气短，晕厥 3 次。表情淡漠。继往有痔疮史。大便带血，平时月经量多，近日头晕，站起来眼前发黑，精神不振，来院就诊。检查：体温 36℃，脉搏 80 次/分，呼吸 18 次/分，血压 100/70mmHg，面色苍白，毛发稀疏干枯。指端苍白，指甲脆裂呈匙状。实验室检查：Hb 50g/L，RBC $2.5 \times 10^{12}/L$，WBC $9.8 \times 10^9/L$，BPC $130 \times 10^9/L$，红细胞呈小细胞低色素。血清铁 $6.5\mu mol/L$。骨髓检查：红系增生活跃，骨髓铁染色阴性。

1. 该患者临床诊断是什么？
2. 该患者护理诊断有哪些？
3. 如何护理该患者？

　　缺铁性贫血（iron deficiency anemia，IDA）是体内贮存铁缺乏，使血红蛋白合成减少而引起的一种小细胞低色素性贫血。缺铁性贫血是贫血中最常见的一种，以生长发育期儿童和育龄妇女的发病率最高。全球约有 6 亿~7 亿人患有缺铁性贫血。在发展中国家，约 2/3 的儿童和育龄妇女缺铁。在发达国家，约有 20% 的育龄妇女及 40% 的孕妇患缺铁性贫血，儿童的发病率达到 50%，而成年男性为 10%。

　　铁在体内广泛分布于各组织。正常成人含铁总量，男性为 50mg/kg，女性为 35mg/kg。人体内铁分为两部分，一种是功能状态铁，包括血红蛋白铁（占体内铁 67%），肌红蛋白铁以及存在于细胞内某些酶类中的铁。另一种是贮存铁（占体内铁 29%），包括铁蛋白和含铁血黄素。正常成人每日用于造血的需铁量约为 20~25mg，主要来自衰老红细胞破坏后释放的铁，也来源于食物中的铁。成人每日从食物中吸收铁约 1~2mg，乳妇为 2~4mg，动物食品铁吸收率较高，植物食品铁吸收率低。食物中的高铁（Fe^{3+}）需转化为亚铁（Fe^{2+}）后才易被机体所吸收。主要吸收铁的部位在十二指肠和空肠上段。胃肠功能（如胃酸水平等）、体内铁贮存量、骨髓造血功能及某些药物（如维生素 C）等，是影响铁吸收的主要因素。吸收入血的 Fe^{2+} 被氧化为 Fe^{3+} 后，部分与血浆中的转铁蛋白结合成为转铁蛋白复合体即血清铁，并将铁运送到骨髓和其他组织中，被幼红细胞和其他需铁的组织摄取。一般情况下，转铁蛋白仅 33%~35% 与铁结合。在幼红细胞内，大部分铁蛋白解离后转运至线粒体，与原卟啉结合形成血红素，血红素再与珠蛋白结合生成血红蛋白。多余的铁主要以铁蛋白和含铁血黄素形式贮存在肝、脾、骨髓、肠黏膜中，当机体需铁量增加时可动用。正常男性的贮存铁约为 1000mg，女性仅为 300~400mg。正常人铁排泄不超过 1mg，主要由胆汁或粪便排泄。育龄妇女主要通过月经、妊娠、哺乳而丢失。

【护理评估】

（一）健康史

询问患者有无下列病史。

1. 需铁量增加而摄入量不足　婴幼儿、青少年、妊娠和哺乳期的妇女需铁量增加，若饮食结构不合理而导致铁摄入不足则可引起缺铁性贫血。人工喂养的婴儿，以含铁量较低的牛乳、谷类为主要饮食，如不及时补充含铁量较多的食品，也可引起缺铁性贫血。

2. 铁吸收不良　铁主要是在十二指肠及空肠上端吸收，在胃大部切除术及胃空肠吻合术后，胃酸分泌不足及食物在肠内蠕动加快，可影响铁的吸收。此外，胃酸缺乏、小肠黏膜病变、肠道功能紊乱等均可引起铁的吸收不良。

3. 铁丢失过多   慢性失血是成人缺铁性贫血最多见和最重要的原因，反复多次小量失血可使体内贮存铁逐渐耗竭，如消化性溃疡、肠息肉、肠道癌肿、月经过多、钩虫病、痔疮等。

（二）身体状况

1. 贫血一般表现   如面色苍白、乏力、困倦、头晕、心悸气急、耳鸣等。

2. 组织缺铁表现   组织缺铁，细胞中的含铁酶及铁依赖酶的活性降低，进而影响患者的精神、行为、体力、免疫功能及少年儿童的生长发育和智力。另外，缺铁还可引起黏膜组织病变和外胚叶组织营养障碍。可有精神、神经系统异常，如易激动、烦躁、头痛、易动，以儿童多见。少数患者有异食癖，喜食泥土、生米、石子、茶叶等。约 1/3 的患者可发生末梢神经炎或神经痛，严重者可出现颅内压增高、视盘水肿，小儿严重者可出现智能障碍等；口角炎、舌炎、舌乳头萎缩，严重者引起吞咽困难；皮肤干燥、角化、萎缩、无光泽、毛发干枯易脱落、指（趾）甲扁平、不光整、脆薄易裂、甚至反甲等。

3. 缺铁原发病表现   如消化性溃疡、慢性胃炎、溃疡性结肠炎、功能性子宫出血、黏膜下子宫肌瘤等疾病相应的临床表现。

（三）辅助检查

1. 血象   典型血象为小细胞低色素性贫血。红细胞与血红蛋白的减少不成比例，血红蛋白的减少比红细胞的减少更为明显。MCV、MCHC 值均降低。网织红细胞正常或轻度增高。白细胞和血小板计数可正常或减低。

2. 骨髓象   增生活跃或明显活跃；以红系为主，粒系和巨核系无明显异常；红系中以中晚幼红细胞为主，体积变小、核染色质致密、胞浆少，边缘不整齐，有血红蛋白形成不良的表现。

3. 铁代谢   血清铁减少，$< 8.95 \mu mol/L$；血清总铁结合力升高，$> 64.44 \mu mol/L$；转铁蛋白饱和度降低，小于 15%；血清铁蛋白测定可准确反映体内贮存铁的情况，低于 $12 \mu g/L$，可作为缺铁的重要依据。骨髓涂片用亚铁氰化钾染色后，在骨髓小粒中无深蓝色的含铁血黄素颗粒；在幼红细胞内铁小粒减少或消失，铁粒幼细胞计数少于 15%。

4. 红细胞内卟啉代谢   红细胞游离原卟啉（FEP）在缺铁时其值升高，是诊断的一项较灵敏的指标。

（四）心理和社会支持状况

了解患者对缺铁性贫血的认识。病情较轻常不易引起患者的重视，病情加重时导致厌食、疲乏、记忆力下降，从而导致工作效率和生活质量下降，引起患者抑郁或焦虑。了解患者家庭情况，尤其是经济能力，家人对患者的关心和支持程度。

【诊断要点】

根据缺铁性贫血的原因、临床表现以及相关的实验室检查结果，可作出初步的临床诊断。必要时可采取诊断性治疗的方法，以进一步明确诊断。

【治疗要点】

1. 病因治疗　是根治缺铁性贫血的关键。

2. 补铁治疗　是纠正缺铁性贫血的有效措施。治疗性铁剂有无机铁与有机铁两类。无机铁以硫酸亚铁为代表，有机铁包括右旋糖酐铁、葡萄糖酸亚铁、山梨醇铁、富马酸亚铁和琥珀酸亚铁。应首选口服铁剂，如硫酸亚铁，每次 0.3g，每日 3 次；或右旋糖酐铁 50mg，每日 2~3 次。若口服铁剂不能耐受或胃肠道病变影响铁的吸收，可用铁剂肌内注射。常用右旋糖酐铁，首次给药应用 0.5ml 作为试验剂量，1h 后无过敏反应可给足量治疗，成人第一日给 50mg，以后每日或隔日给 100mg，直至完成总的注射铁剂量。计算铁的总需要量按公式计算，防止发生铁中毒。计算公式为：注射铁总量 = [150 − 患者 Hb（g/L）] ×0.33×体重（kg）。

3. 中药治疗　可作为辅助性治疗，主要药物有山楂、半夏、陈皮、茯苓、甘草等配伍服用。

【常见护理诊断】

1. 活动无耐力　与缺铁性贫血引起全身组织缺血、缺氧有关。

2. 营养失调：低于机体需要量　与铁摄入不足、吸收不良、需要增加或丢失过多有关。

3. 潜在并发症　铁剂治疗的不良反应。

【护理措施】

除按贫血护理要求实施外，还应做好如下护理。

1. 病情观察　观察患者的面色、皮肤和黏膜，以及患者的自我症状，如心悸、气促、头晕等有无改善，定期监测血象、血清蛋白铁等生化指标、判断药物的疗效。

2. 饮食护理　应进食含铁丰富、高蛋白、高维生素、高热量食物。改变饮食习惯，不偏食、不调食。口腔炎或舌炎影响食欲者，要避免进食过热或过辣的刺激性食物。

3. 用药护理

（1）口服铁剂的护理　①口服铁剂会刺激胃肠道，可引起恶心、呕吐及胃部不适，餐后服药可减少反应，应避免空腹服药，反应过于强烈应减少剂量或从小剂量开始。②应避免铁剂与牛奶、茶、咖啡同服；为促进铁的吸收，还应避免同时服用抗酸药（如碳酸钙、硫酸镁等）以及 H_2 受体拮抗剂。③可与维生素 C、乳酸或稀盐酸等酸性药物或食物同服。④口服液体铁剂时为避免牙齿染黑，应使用吸管吸入。⑤服用铁剂期间，粪便会变成黑色，此为铁与肠内硫化氢作用而生成黑色的硫化铁所致，应告诉患者消除顾虑。⑥铁剂治疗 1 周后网织红细胞开始上升，网织红细胞数增加可作为有效的指标。2 周左右血红蛋白开始上升，约 8~10 周血红蛋白达正常，患者仍需继续服用铁剂 3~6 个月补充贮存铁，或待血清铁蛋白 >50μg/L 停药。

（2）注射铁剂的护理　①铁剂注射宜深，药液的溢出可引起皮肤染色，故要避开皮肤暴露部位。并要经常更换注射部位，避免形成硬结。②抽取药液后，应更换另一空针头注射，可避免附着在针头的铁剂使组织着色。③可采用"Z"型注射法或空气注射法，避免药液溢出。④注射铁剂不良反应除局部肿痛外，还可发生面部潮红、恶心、头痛、肌肉关节痛、淋巴结炎及荨麻疹等过敏反应，严重者可发生过敏性休克。注射时应备好肾上腺素。部分患者用药后可出现尿频、尿急，应嘱其多饮水。

4. 心理护理　应帮助患者及家属掌握本病的有关知识，解释本病是完全可以治愈的，且痊愈后对身体无不良影响。讲明患者出现的一些神经精神症状是暂时的，在消除病因积极治疗后，这些症状会很快消失，以解除患者的心理障碍，使其精神得到安慰。

【健康教育】

预防缺铁性贫血的发生，应重视在易患人群中开展防止缺铁的卫生知识教育，如婴幼儿生长期应及时添加含铁丰富且铁吸收率高的食品，并注意合理搭配饮食，提倡母乳喂养；以谷类或牛奶为主食的婴幼儿食品中可加入适量铁剂进行强化；妊娠后期、哺乳期妇女、早产儿2个月左右可给小剂量铁剂预防；及时治疗各种慢性失血性疾病等。

三、巨幼细胞性贫血

巨幼细胞性贫血（megaloblastic anemia，MA）是指由于叶酸和（或）维生素 B_{12} 缺乏或某些影响核苷酸代谢药物的作用，导致细胞核脱氧核糖核酸（DNA）合成障碍所引起的贫血。其中90%是由于叶酸和（或）维生素 B_{12} 缺乏所引起的营养性巨幼细胞性贫血。在我国巨幼细胞性贫血以叶酸缺乏为多，山西、陕西、河南等地为高发区。

叶酸在体内的活性形式是四氢叶酸，它和维生素 B_{12} 是细胞合成 DNA 过程中的重要辅酶，而维生素 B_{12} 还可促进叶酸进入细胞并产生各种生化反应。当叶酸和维生素 B_{12} 缺乏达到一定程度时，细胞核中的 DNA 合成速度减慢，细胞的分裂和增殖的时间延长，但胞浆内的 RNA 仍然继续成熟，细胞内 RNA/DNA 比值增大，造成细胞体积变大，胞核发育滞后于胞浆，形成巨幼变。巨幼变的细胞大部分在骨髓内未成熟就被破坏，又称无效造血。由于红细胞的生成速度变慢，进入血流中的成熟红细胞寿命缩短，所以引起贫血。DNA 合成障碍也可累及黏膜上皮组织，造成局部组织萎缩，影响了口腔和胃肠道功能。维生素 B_{12} 缺乏还可导致相关依赖酶的催化反应发生障碍，而引起神经精神异常。

【护理评估】

（一）健康史

询问患者有无下列病史。

1. 叶酸缺乏的原因

（1）需要量增加　婴幼儿、妊娠及哺乳期女性以及溶血性贫血、恶性肿瘤、甲状腺功能亢进、慢性炎症或感染、白血病等消耗性疾病的患者，均可使叶酸的需要量增加，若未能及时补充则会导致叶酸缺乏。

（2）摄入量不足　主要与食物加工方法不当有关，如腌制食品、烹调时间过长或烹调温度过高，均可致食物中的叶酸大量破坏；次之是偏食，如食物中缺少新鲜蔬菜与肉蛋制品等。

（3）吸收不良 维生素 B_{12} 必须与胃壁细胞所分泌的内因子结合后才能为回肠黏膜吸收。若小肠，尤其是空肠发生炎症、肿瘤及手术切除后，长期腹泻、酗酒，以及某些药物的应用如甲氨蝶呤、异烟肼、乙胺嘧啶、苯妥英钠等，均可导致叶酸吸收不良。

（4）排出量增加 如血液透析、酗酒等。

2. 维生素 B_{12} 缺乏的原因

（1）摄入量减少 见于长期素食、偏食等。由于维生素 B_{12} 每天需要量极少且可由肠肝循环再吸收，由此所导致的维生素 B_{12} 缺乏常需较长时间后才出现。

（2）吸收障碍 为维生素 B_{12} 缺乏最常见的原因。包括先天性因素或后天性原因使内因子分泌减少或体内产生内因子抗体，导致内因子缺乏而使维生素 B_{12} 吸收减少，如胃大部切除术后、胃体部糜烂性胃炎、胃体癌肿破坏壁细胞、慢性萎缩性胃炎等；此外，回肠疾病、细菌、寄生虫感染、外科手术后的盲袢综合征等均可影响维生素 B_{12} 的吸收或增加维生素 B_{12} 的消耗。

（3）其他 某些严重肝病可影响维生素 B_{12} 的贮备；麻醉药氧化亚氮可影响维生素 B_{12} 的血浆运转和细胞内的转换和利用。

（二）身体状况

1. 营养性巨幼细胞性贫血 多因叶酸缺乏所致。

（1）血液系统的表现 起病缓慢，除了贫血的一般表现外，如疲乏无力、皮肤黏膜苍白、心悸、气短等，20% 左右的重症患者可伴有白细胞和血小板的减少，出现反复感染和（或）出血。少数有肝、脾肿大。

（2）消化系统的表现 胃肠黏膜受累可出现食欲不振、腹胀、腹泻或便秘。部分患者发生口角炎、舌炎、舌乳头萎缩而使舌面光滑呈"镜面样舌"或舌质绛红成"牛肉样舌"。

（3）神经精神系统的表现 可有末梢神经炎、深感觉障碍、共济失调；小儿生长发育迟缓。少数患者肌张力增强、腱反射亢进和锥体征阳性。叶酸缺乏者常有易怒、妄想等精神症状；维生素 B_{12} 缺乏可出现抑郁、幻觉、妄想、精神失常、人格变态等。

2. 恶性贫血 主要由于内因子缺乏导致维生素 B_{12} 吸收障碍，可能与自身免疫有关。临床上除了营养性巨幼细胞性贫血的表现外，可出现严重的神经精神症状是其特点。

（三）辅助检查

1. 外周血象 典型血象为大细胞性贫血。红细胞与血红蛋白减少可以不成比例，红细胞减少较血红蛋白减少更明显，多数患者血红蛋白 $<60g/L$，呈中重度贫血；红细胞平均体积增高，平均红细胞血红蛋白浓度正常；网织红细胞正常或略升高；重症者白细胞及血小板减少。血涂片中红细胞大小不等，以大卵圆形红细胞为主，可见点彩红细胞，中性粒细胞呈多分叶现象。

2. 骨髓象 骨髓增生活跃，以红系增生为主；贫血越严重，红系细胞与巨幼细胞的比例越高；细胞核发育晚于细胞浆，称"幼粒老浆"现象。

3. 血清叶酸和维生素 B_{12} 浓度测定 为诊断叶酸和维生素 B_{12} 缺乏的重要指标。放射免疫法测定：血清叶酸浓度<6.81nmol/L 即<3ng/ml、红细胞叶酸浓度<227nmol/L 即<100mg/L、血清维生素 B_{12} 浓度<74pmol/L 即<100mg/L 均有诊断意义。

4. 其他 内因子抗体测定、胃液分析、维生素 B_{12} 吸收试验等，对恶性贫血的临床诊断有参考价值。

（四）心理和社会支持状况

了解患者对巨幼细胞性贫血的认识。疾病致厌食、疲乏、记忆力下降，从而导致工作效率和生活质量下降，引起患者抑郁或焦虑。叶酸缺乏者常导致患者易怒、妄想等精神症状；维生素 B_{12} 缺乏可出现抑郁、幻觉、妄想、精神失常、人格变态等。了解患者家庭情况，尤其是经济能力，家人对患者的关心和支持程度。

【诊断要点】

根据患者有长期偏食、素食、婴幼儿喂养不当、服用影响叶酸和维生素 B_{12} 代谢的药物和慢性胃肠道疾病等原因；出现一般贫血及巨幼细胞性贫血的特殊表现；结合典型的外周血象、骨髓象，即可作出临床诊断。

【治疗要点】

1. 病因治疗 为治疗巨幼细胞性贫血的关键所在。应针对不同原因采取相应的措施。

2. 药物治疗

（1）叶酸 叶酸缺乏者给予叶酸 5~10mg 口服，每天 3 次，直至血象完全恢复正常。因胃肠道功能紊乱而吸收障碍者，改用四氢叶酸钙 5~10mg，肌内注射，每天 1 次。伴有维生素 B_{12} 缺乏，单用叶酸治疗可加重神经系统症状，故必须同时加用维生素 B_{12}。

（2）维生素 B_{12} 维生素 B_{12} 缺乏者，可给予维生素 B_{12} 500μg 肌内注射，每周 2 次；若胃肠道吸收功能好，可口服维生素 B_{12} 片剂 500μg，每天 1 次，直至血象恢复正常。若有神经系统表现者，还应维持性治疗半年到一年。恶性贫血患者则需终身性维持治疗。

3. 其他 若患者同时存在缺铁或在治疗过程中出现缺铁的表现时，需要及时补充铁剂。

【常见护理诊断】

1. 营养失调：低于机体需要量 与叶酸、维生素 B_{12} 摄入不足、吸收不良以及需要量增加有关。

2. 活动无耐力 与贫血引起的组织缺氧有关。

3. 口腔黏膜受损 与贫血引起舌炎、口腔溃疡有关。

4. 感知紊乱 与维生素 B_{12} 缺乏引起神经系统损害有关。

5. 有感染的危险 与白细胞减少致免疫力下降有关。

【护理措施】

1. 饮食护理

（1）减少烹调时叶酸的破坏 烹调时不宜温度过高或时间过长，且烹调后不易久置。提倡急火快炒、灼菜、凉拌或加工成蔬菜沙律后直接食用。

（2）养成良好的饮食习惯　宜进食富含叶酸和维生素 B_{12} 的食品，叶酸缺乏者应多吃绿叶蔬菜、水果、谷类和动物肉类等；维生素 B_{12} 缺乏者要多吃动物肉类、肝、肾、禽蛋以及海产品；婴幼儿和妊娠妇女要及时补充叶酸。对于长期偏食、素食及酗酒者，应劝其改正。

（3）改善食欲：对于胃肠道吸收不良的患者，可建议其少量多餐、细嚼慢咽、进食温凉、清淡的饮食。出现口腔炎或舌炎的患者，应注意保持口腔清洁，饭前或饭后用生理盐水漱口。口腔溃疡者可涂溃疡膜等。

2. 用药护理　遵医嘱正确用药，并注意观察药物疗效及不良反应的观察及预防。维生素 B_{12} 肌内注射时偶可发生过敏反应，要善于观察并及时处理。在治疗过程中，因为大量血细胞生成，可使细胞外钾离子内移，而导致血钾含量突然降低，特别是老年人、有心血管疾患、进食量过少者，须遵医嘱预防性补钾。还要注意观察用药后患者的自觉症状、外周血象的变化。通常有效治疗 $1 \sim 2$ 天，患者食欲开始好转；$2 \sim 4$ 天后网织红细胞增加，1 周左右达高峰并开始出现血红蛋白上升，2 周内白细胞和血小板可恢复正常。$4 \sim 6$ 周后血红蛋白恢复正常。半年到一年后患者的神经症状得到改善。

【健康教育】

1. 疾病知识教育　向患者及其家属介绍本病发病的病因、临床表现、对机体的危害性、有关实验室检查的目的、意义、配合治疗及护理的要求等，提高患者对疾病的认识，积极而主动地参与疾病的治疗与康复。

2. 高危人群的预防　婴幼儿要及时添加辅食，如菜泥和肝泥；生长发育的青少年、妊娠期的妇女，要多进食富含叶酸的新鲜蔬菜和含维生素 B_{12} 的动物性食品，必要时可遵医嘱给予预防性口服小剂量的叶酸和维生素 B_{12}；对于服用甲氨蝶呤、氨苯蝶啶和乙胺嘧啶等核苷酸合成药物治疗的患者，也应同时补充叶酸和维生素 B_{12}。

3. 自我监测病情　教会患者自我监测病情的方法，包括贫血的一般症状、神经精神症状以及皮肤黏膜情况。贫血症状明显时要注意卧床休息，以免加重心脏负担而诱发心衰；症状减轻后可逐步增加活动量。注意口腔和皮肤的清洁，勤洗澡更衣，预防损伤和感染。

四、再生障碍性贫血

病案　患者，男，25 岁，长期服阿司匹林。头晕、牙龈出血、皮肤瘀斑、心悸、乏力 3 个月。护理体检：体温 36.2℃，脉搏 80 次/分，呼吸 18 次/分，血压 100/70mmHg，贫血貌，四肢多个瘀斑。血液检查：Hb 70g/L，RBC 3.2×10^{12}/L，WBC 2.9×10^9/L，BPC 26×10^9/L，网织红细胞 0.1%。骨髓检查：红系、粒系增生低下，全片见巨核细胞 1 个。

1. 该患者临床诊断是什么？

2. 该患者护理诊断有哪些？

3. 如何护理该患者？

再生障碍性贫血（aplastic anemia，AA，简称再障）是一种由多种原因导致造血干细胞数量减少（或）功能障碍所引起的一类贫血。主要临床表现为骨髓造血功能低下、全血细胞减少、进行性贫血、出血和感染。在我国再障的年发病率为 7.4/10 万，可发生在任何年龄阶段，以青壮年居多，老年人发病有增多的趋势，男性略多于女性。

目前多认为再障的发生主要是在一定遗传易感倾向的前提下，相关的致病因子通过下列三种机制而产生作用的结果。①造血干细胞的缺陷（"种子"学说）：包括造血干细胞质和量的异常。各种致病因素直接造成骨髓造血干细胞破坏，使造血干细胞的自我复制和分化能力减弱或消失，从而导致骨髓内各系造血细胞明显减少，继而引起外周血液中全血细胞的减少。②造血微环境的异常（"土壤"学说）：造血微环境主要是指造血组织中支持造血的结构成分，主要由基质细胞及其产生的细胞因子所组成。再障患者骨髓活检除发现造血细胞减少外，还有骨髓"脂肪化"、静脉窦壁水肿、出血、毛细血管坏死；部分骨髓基质细胞体外培养生长情况差；骨髓基质细胞受损的再障进行造血干细胞移植不易成功。③免疫异常（免疫学说）：研究表明，T 淋巴细胞数量与功能异常及其所导致的相关细胞因子分泌失调与再障的发病关系密切。认为异常的 T 淋巴细胞可通过免疫介导反应直接抑制骨髓细胞的生长。

【护理评估】

（一）健康史

再障的发生可能与下列因素有关。

1. 药物与化学因素　为再障最常见的致病因素。特别是氯霉素、合霉素、磺胺药、苯巴比妥、阿司匹林、抗癫痫药、吲哚美辛以及苯等，其中以氯霉素最多见。

2. 物理因素　各种电离辐射如 X 射线、γ 射线及其他放射性物质等。

3. 病毒感染　风疹病毒、EB 病毒、流感病毒以及肝炎病毒均可引起再障，特别是肝炎病毒与再障的关系比较明确，主要与丙型肝炎有关，其次是乙型肝炎。

4. 遗传因素　临床资料表明，具有某些 HLA-Ⅱ型抗原的再障患者对免疫抑制剂治疗的反应较好，部分患者对氯霉素及某些病毒具有易感性，说明再障的发生可能与遗传因素有关。

5. 其他因素　少数阵发性睡眠性血红蛋白尿、系统性红斑狼疮、慢性肾衰竭等疾病均可发展成再障。

（二）身体状况

再障的临床表现主要是进行性贫血、出血及感染，但多无肝、脾、淋巴结肿大。根据起病方式、进展速度、病情轻重、主要辅助检查及预后，分为重型再障（SAA）和非重型再障（NSAA），两者的区别见表 6-3。

表 6 – 3 重型、非重型再障的区别

判断指标	重型再障（SAA）	非重型再障（NSAA）
起病	急	缓慢
进展	快	慢
首发症状	感染、出血	贫血为主，偶见出血
感染程度	重	轻
持续高热	明显，难以控制	少见且易于控制
感染部位	呼吸道、消化道、泌尿生殖和皮肤黏膜	上呼吸道、口腔牙龈
主要致病菌	G^-杆菌、金葡菌、真菌	G^-杆菌及各类球菌
败血症	常见，主要死因之一	少见
出血	严重，常发生内脏出血	轻，以皮肤、黏膜多见
贫血	症状重，易发生心衰	症状轻，少有心衰发生
血红蛋白	$<60g/L$	$>60g/L$
白细胞计数	$<2 \times 10^9/L$	$>2 \times 10^9/L$
血小板计数	$<20 \times 10^9/L$	$>20 \times 10^9/L$
骨髓象	多部位增生极度减低	增生减低或有局部增生灶
病程与预后	病程短，预后差，多于 1 年内死亡	病程长，预后较好，少数死亡

（三）辅助检查

1. 外周血象 全血细胞减少，淋巴细胞比例相对性增高。网织红细胞绝对值低于正常。网织红细胞 $<1.0\%$，绝对值 $<15 \times 10^9/L$；中性粒细胞绝对值 $<0.5 \times 10^9/L$；血小板 $<20 \times 10^9/L$ 有助于重型再障的临床诊断。

2. 骨髓象 为诊断再障的主要依据。SAA 多部位骨髓增生重度减低，粒、红细胞均明显减少，常无巨核细胞；淋巴细胞及非造血细胞比例明显增多。NSAA 多部位骨髓增生减低或呈灶性增生；可见较多脂肪滴，三系细胞均有不同程度的减少；淋巴细胞相对性增多。

（四）心理和社会支持状况

了解患者再障的认识、治疗的态度。疾病对其生活或工作的影响，是否存在角色适应不良。了解患者家庭情况，尤其是经济能力，家人对患者的关心和支持程度，造血干细胞移植需巨额医疗费用，使患者和家庭产生巨大的心理和经济压力。此外了解其工作单位或社区能提供的支持，有无医疗保障。

【诊断要点】

根据患者有进行性贫血、出血、感染，无肝、脾、淋巴结肿大；结合辅助检查，可作出初步的临床诊断与分型。并详细询问患者有无特殊药物服用史、放射线或化学药品接触史等，可以进一步明确相关原因。

【治疗要点】

1. 支持治疗

（1）纠正贫血 一般认为血红蛋白低于 60g/L 且患者对贫血耐受性差时，可输血。

一般输浓缩红细胞。

（2）控制出血　用止血药，如酚磺乙胺（止血敏）等。有血浆纤溶酶活性增高者可用抗纤溶药，如氨基己酸。女性子宫出血可肌内注射丙酸睾酮。输浓缩血小板对血小板减少引起的严重出血有效。颅内出血、消化道大出血或血尿，应输血小板。凝血因子不足时，应予纠正。

（3）预防和控制感染　注意环境和饮食卫生，SAA 者应进行保护性隔离，减少感染机会；防止外伤及剧烈活动以避免出血；杜绝接触各类危险因素。感染性发热取可疑分泌物或粪便、尿、血液等作细菌培养和药敏试验，并用广谱抗生素治疗，待细菌培养和药敏试验有结果后再换用敏感抗生素；真菌感染可用两性霉素 B 等。

（4）保肝治疗　再障合并肝功能损害时，应酌情选用保肝药物治疗。

2. 针对不同发病机制的治疗

（1）免疫抑制剂　抗胸腺/淋巴细胞球蛋白（ATG/ALG）具有抑制 T 淋巴细胞或非特异性自身免疫反应的作用，主要用于 SAA 的治疗。一般马 ALG 10 ~ 15 mg/（kg·d），兔 ATG 3 ~ 5 mg/（kg·d），连用 5 天。环孢素（CYA）适用于全部 AA，6 mg/（kg·d），疗程 1 年以上。

（2）促进骨髓造血

①雄激素：为治疗 NSAA 的常用药。其作用机理是刺激肾脏产生更多的促红细胞生成激素，并直接作用于骨髓，促进红细胞生成。长期应用可促进粒细胞系统和巨核细胞系统细胞的增生。常用的雄激素：丙酸睾酮 50 ~ 100mg 肌内注射，每天或隔天 1 次，疗程至少 4 个月；十一酸睾酮（安雄）口服，40mg，每日 3 次；司坦唑醇（康力龙）2mg，每日 3 次；达那唑 0.2g，每日 3 次。

②造血生长因子：主要用于 SAA。单用无效，在免疫抑制剂治疗时或之后应用，有促进骨髓恢复的作用。常用药物有粒 – 单系集落刺激因子（GM – CSF）或粒系集落刺激因子（G – CSF），剂量为 5μg/（kg·d）；红细胞生成素（EPO），常用 50 ~ 100 U/（kg·d），疗程应在 3 个月以上。

（3）造血干细胞移植：主要用于 SAA，包括骨髓移植、脐血输注及胎肝细胞输注等。对 40 岁以下、无感染及其他并发症、未接受输血、有合适供体的 SAA 患者，可考虑造血干细胞移植。

【常见护理诊断】

1. 活动无耐力　与再障致贫血有关。

2. 有感染的危险　与粒细胞减少有关。

3. 组织完整性受损　与血小板减少有关。

4. 潜在并发症　颅内出血。

【护理措施】

贫血、出血、感染的护理见本章第一节相关内容。

1. 病情观察　注意患者生命体征的变化，有无体温升高、脉搏增快、呼吸频率和节律改变、血压下降以及视力变化等。对头痛、视力模糊的患者应注意检查瞳孔的变化。观察皮肤黏膜有无出血点、瘀点、瘀斑，凡迅速发生的紫癜、严重口腔或视网膜出血、血尿或血小板低于 $10 \times 10^9/L$ 而同时有感染者，应警惕合并颅内出血的危险。

2. 用药护理

（1）免疫抑制剂　①应用 ATG/ALG 治疗之前要做过敏试验；用药过程中可用糖皮质激素防治过敏反应；静脉滴注 ATG 不可过快，每日剂量应维持点滴 12～16h；治疗过程中可出现超敏反应、血小板减少和血清病（猩红热样皮疹、关节痛和发热）等，应密切观察。②应用环孢素时要定期检查肝、肾功能，观察有无牙龈增生及消化道反应。③应用糖皮质激素时可有医源性肾上腺皮质功能亢进，机体抵抗力下降等，应密切观察有无诱发或加重感染，有无血压上升，有无上腹痛及黑便等。

（2）雄激素　①本类药物常见不良反应有男性化作用，如毛发增多、痤疮，女性患者停经或男性化等，用药前应向患者说明以消除疑虑。②丙酸睾酮为油剂，不易吸收，注射部位常可形成硬块，甚至发生无菌性坏死。所以应深部缓慢分层肌内注射，并轮换注射部位，检查局部有无硬结，发现硬结要及时理疗，以促进吸收，防止感染。③口服康力龙、达那唑等易引起肝脏损坏和药物性肝内胆汁淤积，治疗过程中应注意观察有无黄疸并定期检查肝功能。④定期监测血红蛋白、白细胞计数及网织红细胞计数，一般药物治疗 1 个月左右网织红细胞开始上升，然后血红蛋白升高，经 3 个月后红细胞开始上升，而血小板上升需要较长时间。

（3）造血生长因子　应用本类药物之前要做过敏试验，用药期间要定期检查血象。①GM－CSF 用药后应注意观察有无发热、肌痛、骨痛、胸膜渗液、静脉炎、腹泻、乏力等，严重者可见心包炎、血栓形成。②G－CSF 皮下注射，患者可见低热、皮疹、氨基转移酶升高、消化道不适、骨痛等不良反应，一般停药后消失。③EPO 可静脉注射或皮下注射。用药期间要监测血压的变化，若发现血压升高应及时报告医师处理。偶可诱发脑血管以外或癫痫发作，应密切观察。

3. 心理护理　向患者及其家属说明免疫抑制剂、雄激素类药是治疗再障较有效的药，但效果出现较慢，需要 3～6 个月才见效。帮助患者认识不良心理状态对身体康复不利，在病情允许的情况下，鼓励患者进行自我护理。鼓励患者要与亲人、病友多交谈，争取家庭、亲友等社会支持系统的帮助，增强康复的信心，积极配合治疗。

【健康教育】

1. 疾病知识指导　向患者及其家属简介疾病的可能原因、临床表现及目前的主要诊疗方法，增强患者的信心，积极主动地配合治疗和护理。告戒患者日常生活不可随便用药，特别是对造血系统有害的药物，如氯霉素、磺胺、保泰松、安乃近、阿司匹林等。注意保暖，避免受凉感冒，尽量少去公共场所，防止交叉感染，避免外伤，教会患者防治出血的简单方法。

2. 自我防护　对长期因为职业关系接触毒物如放射性物质、X 线、农药、苯及其衍生物等人员，应让他们对工作环境有所认识，提高自我保护意识及能力，作好防暑工作，加强营养，定期检查血象。

3. 用药指导　向患者及其家属详细介绍所用药物的名称、用量、用法、疗程及不良反应，应叮嘱必须在医生指导下按时、按量、按疗程用药，不可自行更改或停用相关药物，定期复查血象，以便了解病情变化。

第三节 出血性疾病

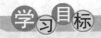

掌握 各类出血性疾病的临床表现、护理诊断和护理措施

熟悉 各类出血性疾病的治疗要点

了解 各类出血性疾病的辅助检查和诊断要点

一、概述

出血性疾病是由于机体正常的止血机制发生障碍，引起自发性出血或轻微损伤后出血不止的一组疾病。任何原因造成血小板数目减少及其功能异常、血管壁通透性增加和凝血功能障碍，均可导致出血。

【分类】

1. 血小板异常

（1）血小板数量减少 ①血小板生成减少：如再生障碍性贫血、白血病等。②血小板破坏增多：如特发性血小板减少性紫癜。③血小板消耗过多：如弥散性血管内凝血、血栓性血小板减少性紫癜。

（2）血小板增多 ①原发性：如原发性血小板增多症。②继发性：如慢性粒细胞白血病、感染、创伤及脾切除术后等。

（3）血小板功能异常 ①遗传性：如血小板无力症、血小板病、巨大血小板综合征。②继发性：如抗血小板药物、严重肝病、尿毒症、重症感染等引起。

2. 血管壁异常

（1）遗传性 遗传性出血性毛细血管扩张症、先天性结缔组织病、家族性单纯性紫癜等。

（2）获得性 营养缺乏与内分泌代谢障碍（如维生素 C、维生素 P 缺乏症、糖尿病、Cushing 病）、过敏性紫癜、动脉硬化、结缔组织病、败血症、化学物质与药物作用等。

3. 凝血异常

（1）遗传性 如遗传性凝血酶原缺乏症、遗传性纤维蛋白原缺乏症、各型血友病等。

（2）获得性 严重肝病、尿毒症及维生素 K 缺乏症。

4. 抗凝及纤维蛋白溶解异常 主要为获得性疾病，如因子Ⅷ、Ⅸ抗体的形成、肝素及双香豆素类药物过量、蛇或水蛭咬伤、溶栓药物过量、敌鼠钠中毒等。

5. 复合性止血机制异常

（1）遗传性 如血管性血友病。

（2）获得性 如弥散性血管内凝血。

【临床表现】

出血性疾病可以分为三类：即血小板疾病、血管性疾病与凝血障碍性疾病，临床表现见表6-4。

表6-4 三种出血性疾病的临床特征

	血管性疾病	血小板疾病	凝血障碍性疾病
性别	多见于女性	多见于女性	多见于男性
阳性家族史	少见	多无	多见
出生后脐带出血	多无	多无	常见
出血部位	以皮肤黏膜为主，偶有内脏出血	以皮肤黏膜为主，重症有内脏出血	以深部组织和内脏出血为主
出血的表现			
皮肤黏膜	皮肤瘀点、紫癜	牙龈出血、皮肤瘀点、紫癜，可见大片瘀斑	少见瘀点、紫癜，可见大片瘀斑
血肿	多无	可见	常见
内脏出血	少见	常见	常见
眼底出血	多无	常见	少见
月经过多	少见	多见	少见
关节腔出血	多无	多无	多见
手术或外伤后	少见	可见	多见
出血不止			
病程	短暂	迁延	终身性
预后	预后较好	预后一般	预后不定

【辅助检查】

辅助检查是出血性疾病诊断与鉴别诊断的主要手段和依据。

1. 筛选试验

（1）血小板异常 血小板计数、血块回缩试验、束臂试验、BT。

（2）血管异常 出血时间、束臂试验。

（3）凝血异常 凝血时间（CT）、活化部分凝血活酶时间（APTT）、血浆凝血酶原时间（PT）、凝血酶时间（TT）等。

2. 特殊检查

（1）血小板及血管异常 包括血小板形态、血小板黏附试验、血小板聚集试验、血小板相关抗体测定等。

（2）凝血功能障碍　包括凝血活酶时间纠正试验及凝血酶原时间纠正试验。

（3）抗凝异常　包括 AT－Ⅲ抗原及活性或凝血酶－抗凝血酶复合物测定和蛋白 C 测定等。

（4）纤溶异常　包括血、尿 FDP 测定、鱼精蛋白副凝试验、纤溶酶原测定等。

【诊断要点】

根据患者的既往病史、家族史、典型的临床表现、某些药物、化学品长期接触史或过敏史等以及筛选试验检查可初步诊断出血性疾病，再根据归类诊断的特殊检查，可进一步诊断具体的疾病以及类型。

【治疗要点】

1. 病因治疗　主要针对获得性出血性疾病的病因而进行。

（1）积极治疗原发病　如各种严重肝病、慢性肾病、尿毒症、结缔组织疾病和重症感染等。

（2）避免接触和使用可加重出血的药物及物质　对血小板质量异常、血管性血友病等患者，应避免使用扩血管及抑制血小板聚集的药物，如阿司匹林类、双嘧达莫、吲哚美辛（消炎痛）、保泰松等。血友病患者应慎用华法林、肝素等抗凝药。过敏性紫癜患者应避免再次接触致敏物质。

2. 止血治疗

（1）补充凝血因子或血小板　因凝血因子缺乏而引起的遗传性出血性疾病患者可补充相应的凝血因子。也可根据病情需要输注全血或血小板悬液等。

（2）止血药物

① 维生素 K：可促进依赖维生素 K 的凝血因子的合成，通常用于重症肝病所致出血的患者。

② 促进血管收缩、改善血管通透性的药物：如维生素 C、卡巴克络（安络血）、芦丁、垂体后叶素及糖皮质激素等药物，常用于血管性疾病，如过敏性紫癜等。

③ 其他：包括促进止血因子释放的药物，如去氨加压素；抑制纤溶亢进的药物，如氨基己酸、氨甲苯酸等；促进血小板生成的药物，如血小板生成素等；局部止血药主要有凝血酶、立止血及明胶海绵等。

3. 其他治疗　包括脾切除、血浆置换、关节成形与置换术、基因治疗和中医中药等。

二、特发性血小板减少性紫癜

病案　患者，女性，22 岁，月经量增多 8 个月，2 周来牙龈出血，下肢皮肤散在出血点与瘀斑，自觉疲乏无力，门诊检查血红蛋白 70g/L，白细胞 5.2×10^9/L，血小板 29×10^9/L，妇科检查无异常发现，医生确诊为"特发性血小板减少性紫癜"。

1. 该患者治疗首选什么？

2. 请找出三个主要护理问题并写出其护理措施。

特发性血小板减少性紫癜（idiopathic thrombocytopenic purpura，ITP）是一种主要与自身免疫有关的出血性疾病。主要由于血小板受到免疫性破坏，导致外周血中血小板数目减少。临床特征为自发性皮肤、黏膜及内脏出血、血小板计数减少、骨髓巨核细胞发育成熟障碍、血小板生存时间缩短及抗血小板自身抗体出现。是血小板减少性紫癜中最常见的一种。本病年发病率约为（38~46）/100 万人口，可分为急性型和慢性型。急性型多见于儿童，慢性型多见于 40 岁以下女性，男、女之比约为 1：4。

【护理评估】

（一）健康史

询问患者有无下列因素。

1. 感染 病毒或细菌感染与 ITP 发病关系密切，尤其是上呼吸道感染。

2. 免疫因素 感染本身不能直接导致 ITP 发病。免疫因素的参与可能是 ITP 发病的重要原因。血小板相关抗体（PAIg）的生成并作用于血小板，可能造成血小板破坏、血小板减少，这是导致出血的主要原因。

3. 肝、脾与骨髓因素 肝、脾与骨髓不但是血小板相关抗体和抗血小板抗体产生的主要部位，也是血小板被破坏的主要场所。其中，以脾脏最为重要。因人体约 1/3 的血小板贮存于脾脏。与抗体结合后的血小板因其表面性状发生改变，在通过血流较为缓慢的脾内血窦时，易被其内单核 – 吞噬细胞系统的细胞所吞噬而大量遭到破坏。肝在血小板的破坏中有类似脾的作用。发病期间，血小板的寿命明显缩短，约为 1~3d（正常血小板平均寿命 7~11d）。急性型更短，血小板更新率加速 4~9 倍。

4. 其他因素 慢性型多见于成年女性，青春期后与绝经期前易发病。可能与雌激素抑制血小板生成及促进单核 – 巨噬细胞对抗体结合血小板的破坏有关。

（二）身体状况

1. 急性型 多见于儿童。①起病方式：80% 以上的患者起病前 1~2 周有呼吸道感染史，特别是病毒感染史。起病急骤，常有畏寒、发热。②皮肤黏膜出血：全身皮肤可有瘀点、瘀斑、紫癜，严重者可有血疱及血肿形成。牙龈、鼻、口腔黏膜出血较重，常先出现于四肢，尤以下肢为多。③内脏出血：可见呕血、便血、咯血、尿血、阴道出血等。颅内出血可致意识障碍、剧烈头痛、瘫痪及抽搐，是本病致死的主要原因。④其他：出血量过大或范围过于广泛者，可出现程度不等的贫血、血压降低甚至发生失血性休克。

2. 慢性型 常见于 40 岁以下的成年女性。①起病方式：起病缓慢，一般无前驱症状。②出血倾向：出血症状相对较轻，长反复出现四肢皮肤散在的瘀点、瘀斑，鼻出血或牙龈出血，女性患者月经过多，每次发作常持续数周或数月、甚至数年。严重内脏出血较少见。③其他：长期月经过多，可出现与出血严重程度相一致的贫血。反复发作者常有轻度脾大。

（三）辅助检查

1. 血小板 急性型发作期血小板常低于 $20 \times 10^9/L$，慢性型常为（$30 \sim 80$）× $10^9/L$左右。血小板平均体积偏大，易见大型血小板；出血时间延长，血块收缩不良；血小板功能一般正常。

2. 骨髓象 巨核细胞增加或正常。急性型幼稚巨核细胞比例增多，胞体大小不一，以小型多见；慢性型颗粒型巨核细胞增多，胞体大小基本正常。有血小板形成的巨核细胞显著减少 <30%；巨核细胞呈现成熟障碍。

3. 其他 80% 以上的 ITP 患者血小板相关抗体（PAIg）阳性，缓解期可降至正常值。白细胞正常或稍高，嗜酸性粒细胞可增多，少数有贫血表现。

（四）心理和社会支持状况

了解患者对 ITP 的认识程度和治疗的态度。病情较重导致广泛出血和内脏出血，引起患者恐惧、抑郁或焦虑。了解患者家庭情况，尤其是经济能力，家人对患者的关心和支持程度。

【诊断要点】

根据反复出现或首次出现程度不等的出血症状；血小板计数明显减少；脾无肿大或轻度肿大；骨髓巨核细胞增多或正常，有成熟障碍；急性型应排除继发性血小板减少症，慢性型应具备下列 5 项中任何一项：①脾切除治疗有效。②泼尼松治疗有效。③PAIgG 阳性。④PAC_3 阳性。⑤血小板生成时间缩短。即可作出诊断。

【治疗要点】

1. 糖皮质激素 为首选药物，其作用是降低毛细血管通透性；减少 PAIgG 生成及减轻抗原抗体反应；抑制血小板与抗体结合并阻止单核 – 吞噬细胞对血小板的破坏；刺激骨髓造血及血小板向外周的释放。常用泼尼松 $30 \sim 60mg/d$ 口服，待血小板接近正常，继续服用 2 周后可逐渐减量；并以小剂量 $5 \sim 10mg/d$ 维持 $3 \sim 6$ 个月；症状重者可短期静脉滴注地塞米松或甲泼尼龙。

2. 脾切除 可减少血小板抗体产生及减轻血小板的破坏。适应证为：①糖皮质激素治疗 $3 \sim 6$ 个月无效者。②泼尼松治疗有效，但维持量大于 $30mg/d$。③有用皮质激素应用禁忌者。④^{51}Cr 扫描脾区放射指数升高。禁忌证为：妊娠期或其他原因不能耐受手术者。

3. 免疫抑制剂 一般不作首选。用于以上疗法无效或疗效差者，可与糖皮质激素合用。主要药物有：①长春新碱：为最常用者。每周 1 次，每次 1mg，静脉注射，$4 \sim 6$ 周为 1 个疗程。②环磷酰胺：$50 \sim 100mg/d$，口服，$3 \sim 6$ 周为一疗程；或静脉注射，$400 \sim 600mg/d$，每 $3 \sim 6$ 周 1 次。③硫唑嘌呤：$100 \sim 200mg/d$，口服，$3 \sim 6$ 周为一疗程。④环孢素：$250 \sim 500mg/d$，口服，$3 \sim 6$ 周为一疗程，可维持半年以上。

4. 急重症的处理 ①血小板计数 $<20 \times 10^9/L$ 者，出血严重、广泛或已经发生颅内出血者，或近期将实施手术或分娩，可输血及血小板悬液。②大剂量丙种球蛋白用于严重出血、手术前准备。③血浆置换用于新发作的急性型患者。④大剂量甲泼尼龙可抑制单核 – 巨噬细胞系统对血小板的破坏而发挥治疗作用。

【常见护理诊断】

1. 组织完整性受损　与血小板减少有关。

2. 有感染的危险　与糖皮质激素治疗有关。

3. 潜在并发症　颅内出血。

【护理措施】

1. 病情观察　注意观察皮肤、黏膜有无损伤出血，观察出血的部位和出血量。监测血小板计数、出血时间，血小板低于 20×10^9/L 时要卧床休息。严密观察患者生命体征及神志变化，若出现头痛、呕吐、烦躁不安、嗜睡、甚至惊厥，颈项抵抗，提示颅内出血。颅内出血时若出现呼吸变慢不规则、双侧瞳孔大小不等，提示合并脑疝。消化道出血时常出现腹痛、便血。血尿、腰痛提示发生肾出血。面色苍白加重，呼吸脉搏增快，出汗，血压下降提示发生了失血性休克。

2. 一般护理　出血严重者应卧床休息。给予高蛋白、高热量、高维生素饮食。根据病情作具体指导，有牙龈出血时，食物的温度不宜过高。多吃蔬菜、水果、防止便秘，禁吃坚硬、多刺、辛辣食物。

3. 预防和避免加重出血　①减少活动，血小板过低时应卧床休息。保持皮肤清洁，穿棉质宽松衣物，避免皮肤受刺激引起出血。避免一切可能造成身体受伤害的因素，如勤剪指甲以防抓伤皮肤，禁用牙签剔牙或硬牙刷刷牙。②避免使用可能引起血小板减少或抑制其功能的药物，如阿司匹林、双嘧达莫、吲哚美辛、保泰松、噻氯匹定等。③便秘、剧烈咳嗽会引起颅内压增高，有可能导致颅内出血，要积极预防并及时处理。

4. 用药护理　应让患者了解药物的作用及不良反应，以主动配合治疗。如长期应用糖皮质激素者应向其解释该药可引起医源性库欣综合征，易诱发或加重感染；长春新碱可引起骨髓造血功能抑制、末梢神经炎的发生；环磷酰胺可导致出血性膀胱炎等。故用药期间应定期检查血压、血糖、尿糖、白细胞分类计数，发现药物出现不良反应，应及时配合医师处理。

5. 心理护理　耐心解答患者提出的各种问题，鼓励患者表达自己的感受，对患者的不良情绪如烦躁、焦虑甚至恐惧等给予理解与安慰。进行护理操作要沉着冷静、敏捷准确，以增加患者的安全感和信任感。

【健康教育】

1. 疾病知识教育　指导患者及其家属学会压迫止血的方法，并学会识别出血征象，如瘀点、黑便等，一旦发生应及时就医。

2. 指导自我保护方法　预防外伤，如不挖鼻孔、不使用硬质牙刷、不玩锐利的玩具，不做易发生外伤的运动。服药期间不与感染患者接触，去公共场所需戴口罩，衣着适度，尽可能避免感染。若血小板在 50×10^9/L 以下时，不要做较强体力活动。

3. 用药指导　长期服用糖皮质激素者，不可突然停药或自行减量，否则会出现反跳现象。避免使用可引起血小板减少或抑制其功能的药物。给予低盐饮食，每周测体重，防止水钠潴留。

三、过敏性紫癜

过敏性紫癜（allergic purpura）是一种常见的血管变态反应性出血性疾病，以皮肤瘀点或紫癜，可伴有腹痛、便血、关节痛、血尿及血管神经性水肿和荨麻疹等为主要临床表现，多为自限性疾病。本病多见于儿童及青少年，男性略多于女性（约 1.4~2）：1，多发于春秋季节。

过敏性紫癜可能是多种致敏因素促发机体产生 I 型和（或）Ⅲ型变态反应的结果。变态反应过程中所产生的各种炎性介质或生物活性物质引起局部小血管的炎症反应，使血管通透性增加，血浆外渗，从而导致相应组织或脏器的出血与水肿，最常见的部位是皮肤、黏膜及胃肠道，也可累及肾脏及关节腔。

【护理评估】

（一）健康史

询问患者有无下列情况。

1. 感染　为本病最常见的原因，包括细菌和病毒感染。细菌，尤其是 β 溶血性链球菌引起的上呼吸道感染、猩红热及其他局灶性感染；病毒，如麻疹、水痘、风疹病毒以及肠道寄生虫感染等。

2. 食物　主要是机体对某些动物性食物中的异性蛋白质过敏所致，如鱼、虾、蟹、蛋及乳类等。

3. 药物　包括抗生素类、磺胺类、异烟肼、阿托品、噻嗪类利尿药、解热镇痛药及奎宁类等。

4. 其他　寒冷刺激、昆虫咬伤、花粉、尘埃、疫苗接种等。

（二）身体状况

多为急性起病，起病前 1~3 周常有上呼吸道感染。首症以皮肤紫癜最常见，紫癜特点为压之不退色。少数病例在紫癜前先有关节痛、腹痛、腰痛或血尿、黑便等。通常根据病变累及部位所出现的临床表现分为以下类型。

1. 单纯型（紫癜型）　最常见，以真皮层毛细血管和小动脉无菌性炎症为特征，血管壁可有灶性坏死及血小板血栓形成。大多以皮肤反复出现瘀点、瘀斑为主要表现，最多见于下肢及臀部，对称分布、分批出现，瘀点大小不等，呈紫红色，可融合成片或略高出皮肤表面。

2. 腹型（Henoeh 紫癜）　为最具有潜在危险的类型。主要表现为腹痛，位于脐周围或下腹部，常呈阵发性绞痛或持续性钝痛，可伴恶心、呕吐、腹泻、便血。由于浆液血性分泌物渗入肠壁，致黏膜下水肿、出血，引起肠不规则蠕动可致肠套叠。本型症状若发生在皮肤紫癜之前易误诊为急腹症。

3. 关节型（Schonlein 紫癜）　除皮肤紫癜外，尚有关节肿痛，有时局部有压痛。多见于膝、踝等大关节，关节腔可以积液，但不化脓。疼痛反复发作，呈游走性，可伴红、肿及活动障碍，一般在数月内消退，积液吸收后不留畸形。若发生在紫癜之前易误诊为风湿性关节炎。

4. 肾型 又称为过敏性紫癜性肾炎，是病情最为严重的一种临床类型。多见于少年，除皮肤紫癜外，还兼有蛋白尿，血尿，甚至尿中出现管型尿。少数病例尚有少尿、浮肿及高血压、蛋白尿、血尿、管型尿，常在紫癜出现后 1 周发生，偶有延至 7 ~ 8 周者。有时伴有浮肿，一般在数周内恢复，也有反复发作，迁延数月者。少数甚至病变累及整个肾而发展为慢性肾炎或肾病综合征，个别发生尿毒症。

5. 混合型和少见类型 以上各型临床表现中如有二种以上同时存在则称为混合型。其中同时有腹型和关节型症状者称为 Henoch – Schonlein 紫癜。其他如病变累及中枢神经系统，呼吸系统等可出现相应症状，少数可有视神经萎缩，虹膜炎或结膜、视网膜出血。

（三）辅助检查

1. 血象 白细胞计数可增加，嗜酸性粒细胞增加；血小板计数正常，偶有轻度减少，但 $> 80 \times 10^9/L$。

2. 出凝血机能检查 出、凝血时间正常，血块收缩良好，束臂试验阳性。

3. 免疫学检查 血清 IgA 和 IgG 常增高，以前者明显；IgA 免疫复合物增高及 IgA 类风湿因子可阳性。

4. 尿液 可有蛋白、红细胞及管型。

5. 其他 血沉常增快。肾功不全时可有尿素氮及肌酐增高。

（四）心理和社会支持状况

了解患者对疾病的认识程度和治疗的态度。病情较重导致广泛出血和内脏出血，引起患者恐惧、抑郁或焦虑。

【诊断要点】

根据患者发病前 1 ~ 3 周有低热、咽痛、全身乏力或上呼吸道感染史；出现典型的四肢皮肤瘀点、紫癜，伴有胃肠道、关节及肾脏的表现；血小板计数正常，束臂试验阳性，出、凝血时间正常，排除其他原因引起的血管炎或紫癜即可作出诊断。

【治疗要点】

1. 去除病因 寻找并清除过敏原很重要，如扁桃腺炎及其他感染病灶治愈后，本病也常获得缓解。曾经有经驱钩虫后顽固性紫癜得到治愈的报道。避免可疑的药物、食物及其他因素。

2. 药物治疗

（1）一般性药物 抗变态反应药物疗效不定，扑尔敏 4mg 每日三次口服；苯海拉明或异丙嗪 25mg 每日 3 次口服；息斯敏 10mg 每日 1 次口服；10% 葡萄糖酸钙 10ml 静脉注射，每日 1 次。辅助性应用大剂量维生素 C，静脉注射，芦丁及静脉注射钙剂，可以降低毛细血管壁的通透性。

（2）止血药 安络血 10mg 每日 2 ~ 3 次肌内注射，或用 40 ~ 60mg，加入葡萄糖液中静脉滴注。止血敏，0.25 ~ 0.5g 每日 2 ~ 3 次肌内注射，或静脉滴注。有肾脏病变者应慎用抗纤溶药。

（3）肾上腺皮质激素 可抑制抗原－抗体反应，改善毛细血管通透性。对皮肤型及肾型疗效不佳，也不能预防肾炎的发生。对关节型及腹型有效，可减轻肠道水肿，防止肠套叠。泼尼松 30～40mg，每日 1 次口服，严重者可用氢化考地松 100～200mg 或地塞米松 10～20mg 每日静脉滴注，连续 3～5 天，病情转后改口服。病情控制后宜用小维持量，一般需 3～4 个月。

（4）免疫抑制剂　对肾炎或并发膜性、增殖性肾炎，单用激素疗效不佳者，可采用环磷酰胺 2～3mg/（kg·d）静脉注射，或硫唑嘌呤 2～3mg/（kg·d）口服，但应注意血象及其它不良反应。潘生丁亦可减少蛋白尿。

（5）中医中药　本症是风湿之邪外袭，与气血相搏，热伤脉络，使血不循经，溢于脉外，渗于肌肤而成。热毒发斑者，宜用凉血解毒，代表方为犀角地黄汤加减。夹有风湿者加防风；夹湿者加陈皮、半夏、苡仁。热毒清除后可改用归脾汤加减治疗。

【常见护理诊断】

1. 皮肤完整性受损　与变态反应、血管炎有关。

2. 疼痛　与关节和肠道变态反应性炎症有关。

3. 潜在并发症　消化道出血、紫癜性肾炎。

【护理措施】

1. 皮肤的护理　观察皮疹形态、数量、部位，是否反复出现，可绘人体图形记录皮疹逐日变化情况。皮疹有痒感，应保持皮肤清洁，防擦伤，防抓伤，如有破溃及时处理，防止出血和感染。除去可能存在的各种致敏原。遵医嘱使用止血药、脱敏药等。

2. 关节肿痛的护理　对关节型病例应观察疼痛及肿胀情况，保持患肢功能位置，协助患者选用舒适体位，做好日常生活护理。使用肾上腺皮质激素，对缓解关节痛效果好。

3. 腹痛的护理　患儿腹痛时应卧床休息，尽量守护在床边。观察有无腹绞痛、呕吐、血便。注意大便性状，有时外观正常但潜血阳性。有血便者应详细记录大便次数及性状，留取大便标本。腹痛者禁止腹部热敷以防肠出血。腹型紫癜患儿应给予无动物蛋白、无渣的流质，严重者禁食，经静脉供给营养。静脉滴注皮质类固醇、输血等。

4. 紫癜性肾炎的护理　参阅急性肾小球肾炎、原发性肾病综合征。

5. 心理护理　本病可反复发作或并发肾损害，给患者及家属带来不安和痛苦，应根据具体情况尽量予以解释，树立战胜疾病的信心。并应做好出院指导，使家长学会继续观察病情、合理调配饮食。嘱出院后必须定期来院复查，及早发现肾并发症。

【健康教育】

1. 疾病知识教育　向患者及其家属介绍本病的病因、临床表现及治疗的主要方法。说明本病是过敏性疾病，避免引发疾病的有关因素。

2. 预防过敏性紫癜的复发　保持病室内干净、整洁，温度 18～22℃，湿度 50～60%，每日定期通风 1～2h，保持空气新鲜，每日紫外线消毒 1～2h。紫癜轻者可适量活动，避免劳累，重者或合并其他部位出血者应卧床休息。每日晨起，饭后漱口液漱口，保持口腔清洁，定期洗澡，更换棉质柔软内衣，每日用温水清洗外阴、肛门，防止感染。饮食应清淡，易消化，禁食辛辣、煎炸之品，可选用清热、凉血、收敛、止血食物，如苦瓜、冬瓜、丝瓜、番茄等，如发现紫癜与某些食物有关，应忌食用，如果出现紫癜肾应禁食盐，少活动。起居有规律，随时增减衣物，注意保暖，饮食有节制。禁搔抓皮肤，剔牙，用软毛刷或用温水刷牙，勿撞碰、挖鼻孔，各种穿刺后要多按压几分钟，防止出血。

3. 学会自我监测病情 教会患者对出血情况及其伴随症状或体征的自我监测。一旦发现新发大量瘀点或紫癜、明显腹痛或便血、关节肿痛、血尿、浮肿、泡沫尿甚至少尿者，提示病情复发或加重，应及时就医。

四、弥漫性血管内凝血

弥散性血管内凝血（disseminated or diffuse intravascular coagulation，DIC）是指在某些致病因子作用下凝血因子和血小板被激活，大量可溶性促凝物质入血，从而引起的以凝血功能失常为主要特征的病理过程。在微循环中形成大量微血栓，同时大量消耗凝血因子和血小板，继发性纤维蛋白溶解过程加强，导致出血、休克、器官功能障碍和贫血等临床表现的出现。

DIC 的发生是由于在各种致病因素的作用下，血循环内出现了促动和激活凝血的过程，产生过量的凝血酶。血液的凝固性过高，破坏了体内凝血与抗凝的平衡。其病理变化包括：①全身微血管内有广泛的纤维蛋白沉着，形成微血栓，造成微循环障碍、红细胞机械性损伤及溶血。②当微循环内发生凝血时，大量血小板和凝血因子被消耗，从而使高凝状态转变为低凝状态。③体内的继发性纤维蛋白溶解产生大量纤溶酶，使纤维蛋白原裂解为 X 和 A、B、C 裂片，再进一步裂解为 Y、D、E 裂片。这些纤维蛋白（原）降解产物的抗凝作用可加重出血。除大量出血外，微循环内的血栓可引起微循环阻塞，导致肺、肾、肝、脑、心等器官的功能衰竭。

【护理评估】

（一）健康史

询问患者有无下列病史。

1. 感染 感染是最常见的致病因素。各种严重的细菌感染（如金黄色葡萄球菌、革兰阴性杆菌、中毒性菌痢、伤寒等）均可导致 DIC。病毒感染（如流行性出血热、重症乙型脑炎等）、恶性疟疾、钩端螺旋体病、立克次体病及立克次体感染也均可引起 DIC。

2. 恶性肿瘤 在癌肿广泛转移及组织坏死（尤其是胰、胃、前列腺及支气管癌），肿瘤细胞含有的组织凝血活性物质，激活外源性凝血系统，产生大量凝血酶而促发凝血。肿瘤细胞中的蛋白酶类物质也可以激活凝血因子，起促凝作用。化疗及放疗杀灭肿瘤细胞释出其中促凝物质，DIC 更容易发生。

3. 产科意外 如羊水栓塞、胎盘早期剥离、死胎滞留等。由于羊水、胎盘等释放的组织因子大量进入血循环，诱发 DIC。

4. 严重创伤 如严重烧伤、广泛性外科手术、挤压综合征、毒蛇咬伤等均可由受损的组织中释放出大量组织因子进入血液，促发凝血。

5. 其他 全身各系统多种疾病。如肺心病、急性胰腺炎、糖尿病酮症酸中毒、系统性红斑狼疮等。

（二）身体状况

1. 出血 急性 DIC 主要表现为突然发生的大量广泛的出血，出血可随原发病变而不同。皮肤出血呈一处或多处的大片瘀斑或血肿；产科意外有大量的阴道流血；在手术中发生时，伤口可渗血不止或血不凝固；在局部注射的部位则有针孔持续渗血；严重的病例也可有胃肠道、肺或泌尿道出血。

2. 低血压及休克 见于严重的病例，休克的程度与出血量不成比例，以革兰阴性杆菌败血症引起的 DIC 最常见，可与 DIC 形成恶性循环。是病情严重，预后不良的征兆。休克一旦发生后会加重 DIC，引起器官功能障碍。

3. 栓塞 器官内血管中有血栓时可伴有相应器官的缺血性功能障碍或甚至功能衰竭，以肺部及肾脏最常见，肾脏有血栓时常有腰痛、血尿、蛋白尿、少尿，甚至尿毒症及急性肾功能衰竭，肺栓塞可引起呼吸困难、紫绀、呼吸窘迫综合征。

4. 溶血 常较经微，一般不容易觉察。微血管病性溶血，除有贫血及溶血的症状外，血象中还可有红细胞的破碎。

（三）辅助检查

1. 消耗性凝血障碍 血小板减少约 95% 的病例都有血小板减少，一般低于 10 万/mm^3。如在动态观察中发现血小板持续下降，诊断的意义较大。凝血酶原时间延长，外源系统因子 Ⅱ、Ⅴ、Ⅶ、Ⅹ 大量消耗，凝血酶原时间即明显延长，阳性率可达 90% 以上；纤维蛋白原减少，约在 70% 左右的 DIC 病例，纤维蛋白原低于 200mg/dl。其他如出血时间延长、凝血时间延长、血块退缩不良、部分凝血时间延长，对诊断也有参考意义，有助于 DIC 的诊断。

2. 纤维蛋白溶解亢进 纤维蛋白原明显减少或纤维蛋白（原）降解产物（FDP）增多；纤维蛋白降解产物的检查正常人血清中仅有微量 FDP。如 FDP 明显增多，即表示有纤维蛋白溶解亢进，间接地反映出 DIC。血浆鱼精蛋白副凝固试验（简称 3P 试验）阳性。

3. 其他 外周血涂片可见到畸形红细胞，如碎裂细胞、盔甲细胞等。血片检查见破碎及变形的红细胞比例超过 2% 时，对 DIC 的诊断有参考价值。

（四）心理及社会支持状况

因 DIC 病情重，且变化迅速，患者及家属精神、心理压力大，易产生恐惧情绪。

【诊断要点】

临床的症状中，特别要注意到突然出现在原发病中难以解释的大量或广泛的出血、血液凝固障碍，难以纠正的顽固性休克、血管内栓塞及器官功能衰竭，急性的症状以大量出血为主；慢性的以栓塞为主，而可无明显的大量出血。在化验方面如同时有血小板减少，PT 或（及）APTT 延长，纤维蛋白原减少三次化验符合，结合临床诊断即比较肯定。D-二聚体的检查已在临床上应用，对 DIC 诊断的可靠性较高。

【治疗要点】

1. 对病因及原发病的治疗　原发病的治疗是 DIC 治疗的一项根本措施。例如积极控制感染、清除子宫内死胎、以及抗肿瘤治疗等。其他如补充血容量、防治休克、改善缺氧及纠正水、电解质紊乱等，也有积极作用。输血时更应预防溶血反应。

2. 肝素治疗　肝素和血液中的抗凝血酶Ⅲ（ATⅢ）形成复合体，加强 ATⅢ 对凝血酶及活性凝血因子Ⅸa、Ⅹa、Ⅺa 及Ⅻa 的灭活，发生抗凝作用。

3. 抗血小板凝集药物　常用者为潘生丁，400～600mg/d，分 3 次口服，或将100～200mg 置于 100ml 葡萄糖液体中静脉滴注，每 4～6h 重复 1 次。阿司匹林1.2～1.5g/d，分 3 次口服。

4. 补充血小板或凝血因子　如凝血因子过低，可输血、血浆或给纤维蛋白原制剂。

5. 抗纤溶药物的应用　在 DIC 早期，纤溶本身是一种生理性的保护机制，故一般不主张应用抗纤溶药物。早期使用反使病情恶化可能。但在 DIC 后期继发性纤溶成为出血的主要矛盾时，则可适当应用抗纤溶药物。

【常见护理诊断】

1. 有损伤的危险　与 DIC 所致凝血因子被消耗、继发现溶亢进、肝素应用等有关。

2. 潜在的并发症　休克、多发性微血管栓塞、多器官功能衰竭。

【护理措施】

1. 病情观察

（1）观察生命体征及意识状态，如有异常及时通知医生。

（2）观察出血症状　DIC 可有广泛自发性出血，皮肤黏膜瘀斑，伤口、注射部位渗血，内脏出血，如呕血、便血、泌尿道出血，颅内出血意识障碍等症状，因此，观察出血部位及出血量。

（3）观察有无微循环障碍症状　皮肤黏膜发绀缺氧，尿少或尿闭，血压下降，呼吸循环障碍等症状。

2. 出血的护理　尽量减少创伤性检查和治疗，护理操作时动作轻柔，减少肌内注射，静脉注射时止血带不宜扎的过紧，拔针后穿刺部位按压 5min。保持鼻腔湿润，防止鼻出血，吸痰动作轻柔。

3. 失血性休克的护理　立即平卧，头偏向一侧，保持呼吸道通畅，迅速建立三路静脉通路，以保证快速用药及补充血容量及凝血因子，争取在 1～4h 改善微循环障碍，注意观察尿量，如每小时少于 30ml，则反应组织灌注不足，及时通知医生。给予吸氧2～4L/min，以改善缺氧，并做好动脉血压检测。

4. 一般护理　保持病室环境安静清洁，嘱患者绝对卧床休息，勿搬动患者，如有休克按休克患者护理常规，并注意保暖。给予高蛋白、高维生素、易消化饮食。如患者有消化道出血应禁食，不能进食者给予鼻饲或遵医嘱给予静脉补充营养。加强基础护理，加强口腔、皮肤、会阴部的护理，预防感染。

5. 心理护理　因 DIC 病情变化迅速，患者及家属精神、心理压力大，因此抢救时现场应保持安静，医护人员态度认真、操作轻柔、动作敏捷，使患者有安全感。对患者进行心理护理，并向家属作好解释和安抚工作，避免他们的不良情绪影响患者。

【健康教育】

1. 生活指导 保证充足睡眠和休息，适当活动。给予可口、易消化、富营养饮食，少量多餐。

2. 疾病知识宣教 向患者及家属解释疾病的病因、主要表现、诊断和治疗配合等。

五、血友病

血友病是一组遗传性凝血因子缺乏引起的出血性疾病。典型血友病患者常自幼年发病、自发或轻度外伤后出现凝血功能障碍，出血不能自发停止。分为：①血友病 A，又称 F$_{VIII}$：C 缺乏症，是临床上最常见的血友病，约占血友患者数的 80% ~ 85%。②血友病 B，又称遗传性 FIX 缺乏症，约占血友患者数的 15% 左右。③遗传性 FXI 缺乏症，又称作 Rosenthal 综合征。在我国极少见。在我国，血友病的社会人群发病率为（5 ~ 10）/10 万，婴儿发生率约 1/5000。

血友病 A、B 均属于性染色体（X 染色体）连锁隐性遗传，致病基因位于女性 X 染色体上，导致下一代男性发病。而遗传性 FXI 缺乏症则为常染色体隐性遗传性疾病，男女均可遗传，子女均可发病。

【护理评估】

（一）健康史

询问患者有无血友病的家族史。了解其他原因导致的凝血因子缺乏症。

（二）身体状况

主要表现为出血和局部血肿压迫表现。

1. 出血 典型血友病患者常自幼年发病、自发或轻度外伤后出现凝血功能障碍，出血不能自发停止；从而在外伤、手术时常出血不止，严重者在较剧烈活动后也可自发性出血，特别是出血关节、肌肉等出血，导致严重的关节肿胀及肌肉缺血坏死，长期发作可以影响骨关节的生长发育，导致关节畸形及肌肉萎缩，以致四肢（主要为下肢）活动困难，严重者不能行走。血友病的出血特点为：①出血不止：多为轻度外伤、小手术后。②与生俱来，伴随终身。③常表现为软组织或深部肌肉内血肿。④负重关节膝、踝关节等反复出血甚为突出，最终可致关节畸形，可伴骨质疏松、关节骨化及相应肌肉萎缩（血友病关节）。⑤出血的轻重与血发病类型及相关因子缺乏程度有关。

2. 血肿压迫表现 血肿压迫周围神经，出现局部肿痛、麻木和肌肉萎缩；颈部和咽喉部血肿压迫或阻塞气道，导致呼吸困难甚至窒息。

（三）辅助检查

1. 血常规检查 血小板计数正常，严重出血者血红蛋白减少。

2. 凝血功能检测 凝血（CT）时间和活化部分凝血活酶时间（APTT）延长。

3. 确诊试验 凝血活酶生成试验及纠正试验有助于三种血友病的诊断和鉴别诊断。另外，可通过基因检查等手段，如常用 PCR 及基因芯片技术等。

（四）心理和社会支持状况

血友病是一种遗传性疾病，因此属于终身病，治疗起来很困难，而且目前还没有十分有效的治疗方法，常导致患者及家属悲观绝望。

【诊断要点】

根据遗传病史、出血表现及相关的辅助检查可作出诊断。

【治疗要点】

1. 局部出血处理　皮肤出血，局部压迫止血；鼻黏膜出血，可用凝血酶、巴曲酶加压或堵塞止血；对于严重的出血导致的关节及肌肉血肿，可以用绷带加压包扎或者沙袋等局部压迫和冷敷止血。

2. 补充凝血因子　为主要疗法，即补充缺失的凝血因子。主要方法有：①新鲜冰冻血浆（含有人体血液中所有的凝血因子）。②血浆冷沉淀物（主要含Ⅷ及纤维蛋白原等，其中Ⅷ浓度较血浆高 5~10 倍）。③凝血酶原复合物（含 Ⅹ、Ⅸ、Ⅶ、Ⅱ），为一般的替代治疗。④血液提取的Ⅷ浓缩制剂，或基因重组活化的Ⅷ制剂。凝血因子的使用方法：根据Ⅷ的凝血活性，可以根据如下公式：首次输入活化Ⅷ（或Ⅸ）剂量（IU）＝体重×所需提高的活性水平（％）÷2。最低止血要求Ⅷ水平达 20% 以上，出血严重或需行中型以上手术者，应使Ⅷ或Ⅸ活性水平达 40% 以上。⑤重组的人活化因子Ⅶ（rFⅦa，活化的七因子）：可用于预防或治疗Ⅷ或Ⅸ缺乏的严重血友病患者的出血。

3. 药物治疗　去氨加压素（desmopressin，DDAVP）、达那唑（danazol）以及糖皮质激素改善血管通透性等。

【常见护理诊断】

1. 皮肤完整性受损　凝血因子缺乏有关。

2. 疼痛：肌肉、关节疼痛　与深部组织血肿或关节腔积血有关。

3. 有失用综合征的危险　与反复多次出血有关。

4. 焦虑　与终生出血倾向、担心丧失劳动力有关。

【护理措施】

1. 病情观察

（1）观察有无自发性或轻微受伤后出血现象，如皮下大片瘀斑、肢体肿胀、皮肤出血、关节腔出血、关节疼痛、活动受限等。

（2）观察有无深部组织血肿压迫重要器官或重要脏器出血，如腹痛、消化道出血、颅内出血。

（3）观察实验室检查结果，如凝血时间、部分凝血酶原时间纠正试验等。

2. 一般护理

（1）休息及活动　有出血倾向时应限制活动，卧床休息，出血停止后逐步增加活动量。嘱患者动作轻柔，谨防外伤及关节损伤。

（2）饮食　饮食应以高蛋白质、高维生素 C 和少渣、易消化的食物为主，多食苜蓿、菜花、蛋黄、菠菜、肝脏及所有新鲜的绿叶蔬菜，不但可以补充促凝血物质、减少出血机会，还能促进人体健康。不宜多食辛辣、厚味之类的食物，如羊肉、狗肉、辣椒、肥肉以及烟酒之类。因为此类食物可诱发出血而损伤脾胃。

（3）用药护理　禁忌使用阿司匹林等药物。

3. 出血的预防和护理

（1）特别注意避免创伤，到医院看病时，要向医生、护士讲明病情，尽可能避免肌内注射。家庭内做好各种安全防范，尽量避免使用锐器，如针、剪、刀等。

（2）平时在无出血的情况下，作适当的运动，对减少该病复发有利。但有活动性出血时要限制活动，以免加重出血。

（3）关节出血时，应卧床，用夹板固定肢体，放于功能位置，限制运动，可局部冷敷和用弹力绷带缠扎。关节出血停止，肿痛消失后，可作适当的关节活动，以防长时间关节固定造成畸形和僵硬。

（4）其他脏器严重出血时应及时补充血容量，补充凝血因子作急救处理。如输入成分血，抗血友病球蛋白浓缩剂或凝血酶原复合物等，并注意观察有无发热、肝炎等并发症。

（5）尽可能采用口服给药，避免或减少肌内注射，必要注射时采用细针头，并延长压迫止血时间。避免各种手术，必要手术时应先补充凝血因子，纠正凝血时间直至伤口愈合。

4. 心理护理　血友病是一种遗传性疾病，因此属于终身病，治疗起来很困难，而且目前还没有十分有效的治疗方法，常导致患者及家属悲观绝望。对长久反复出血影响生活质量的患者应做好耐心劝慰，并指导其预防出血的方法，积极配合治疗和护理。

【健康教育】

1. 做好疾病知识宣教。

2. 做好预防出血的宣教工作　剪短指甲、衣着宽松，避免各种外伤。避免从事易导致受伤的工作和劳动。适宜的运动能有效地预防肌肉无力和关节腔反复出血，但应避免剧烈运动，以降低外伤和出血的危险。注意口腔卫生，避免牙龈出血。学会出血的急救处理方法。

3. 避免应用扩张血管以及抑制血小板凝聚的药物。

4. 为患者及家属做好血友病遗传咨询工作。向患者本人及家属进行优生优育教育，若产前羊膜穿刺确诊为血友病，应终止妊娠，以减少血友病的出生率。

第四节　白血病

学习目标

掌握　急慢性白血病的临床表现、护理诊断和护理措施

熟悉　急慢性白血病的治疗要点

了解　急慢性白血病的辅助检查和诊断要点

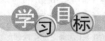 患者，女，48岁，牙龈出血半个月。查体：体温37℃，脉搏80次/分，呼吸18次/分，血压100/70mmHg，双颈淋巴结肿大，胸骨压痛（＋），双踝关节肿、痛。肝肋下1.5cm，脾肋下2cm。Hb 98g/L，RBC 2.5×10^{12}/L，WBC 24.0×10^{9}/L，PLT

$82 \times 10^9/L$，N 13.8%，L 76.2%，M 10.0%，可见幼稚淋巴细胞，骨髓原始淋巴细胞占 35%。

1. 该患者护理诊断和医疗诊断是什么？
2. 急性白血病临床特点是什么？
3. 怎样进行治疗和护理？

白血病（leukemia）是一类造血干细胞的恶性克隆性疾病。其克隆的白血病细胞增殖失控、分化障碍、凋亡受阻而停滞在细胞发育的不同阶段。在骨髓和其他造血组织中白血病细胞大量增生累积，并浸润其他器官和组织，而正常造血功能受抑制。临床以进行性贫血、持续发热或反复感染、出血和组织器官浸润等为表现，外周血中出现幼稚细胞为特征。

白血病约占癌症总发病率的 5%。我国白血病发病率约为 2.76/10 万，低于欧美国家，以急性白血病多见，男性发病率略高于女性。在恶性肿瘤所致的死亡率中，白血病男性居第 6 位，女性居第 8 位，在儿童及 35 岁以下成人中居第一位。

【分类】

1. 按病程和白血病细胞的成熟度分类

（1）急性白血病（acute leukemia） 起病急，进展快，病程短，仅为数月。细胞分化停滞在较早阶段，骨髓和外周血中以原始和早期幼稚细胞为主。

（2）慢性白血病（chronic leukemia） 起病缓，进展慢，病程长，可达数年。细胞分化停滞在较晚阶段，骨髓和外周血中多为较成熟幼稚细胞和成熟细胞。

2. 根据主要受累的细胞系列分类 急性白血病分为急性淋巴细胞白血病（ALL）与急性非淋巴细胞白血病（ANLL）或急性髓系白血病（AML）两大类，这两类又可分成多种亚型，急性白血病的分类见表 6-5。慢性白血病分为慢性粒细胞白血病和慢性淋巴细胞白血病，少见类型有毛细胞白血病、幼淋巴细胞白血病等。

3. 按白细胞计数分类 多数患者白细胞计数增高，超过 $10 \times 10^9/L$，称为白细胞增多性白血病；若超过 $100 \times 10^9/L$，称为高白细胞性白血病；部分患者白细胞计数在正常水平或减少，称为白细胞不增多性白血病。

表 6-5 急性白血病分型

	急性淋巴细胞白血病		急性髓系白血病
L_1 型	原始和幼淋巴细胞以小细胞（直径 $\leqslant 12\mu m$）为主，胞浆较少	M_0	急性髓细胞白血病微分化型
		M_1	急性粒细胞白血病未分化型
		M_2	急性粒细胞白血病部分分化型
L_2 型	原始和幼淋巴细胞以大细胞（直径 $>12\mu m$）为主	M_3	急性早幼粒细胞白血病
		M_4	急性粒-单核细胞白血病
		M_5	急性单核细胞白血病
L_3 型	原始和幼淋巴细胞以大细胞为主，大小较一致，细胞内有明显空泡，胞浆嗜碱性	M_6	红白血病
		M_7	急性巨核细胞白血病

[护理评估]

(一) 健康史

询问患者有无下列情况。

1. 病毒感染 成人T细胞白血病 (ATL) /淋巴瘤可由人类T淋巴细胞病毒 I 型引起。此外，EB病毒、HIV病毒与淋巴系统恶性肿瘤的关系也已被认识。

2. 电离辐射 X射线、γ射线、电离辐射等有致白血病的作用。白血病的发生取决于人体吸收辐射的剂量，整个身体或部分躯体受到中等剂量或大剂量辐射后都可诱发白血病。放射线可使骨髓抑制、机体免疫力缺陷及DNA发生断裂和重组等改变。

3. 化学因素 多种化学物质或药物有致白血病的作用。苯及其衍生物、亚硝胺类物质，保泰松及其衍生物、氯霉素等均可致白血病，化学物质所致白血病多为急性非淋巴细胞白血病。某些抗肿瘤的细胞毒药物如氮芥、环磷酰胺、甲基苄肼、依托泊苷等，有致白血病的作用。

4. 遗传因素 某些遗传性疾病有较高的白血病发病率，如21-三体综合征、先天性再生障碍性贫血等。

5. 其他因素 自身免疫性疾病，如系统性红斑狼疮等易发生慢性淋巴细胞白血病；某些血液病最终可能发展为急性白血病，如阵发性睡眠性血红蛋白尿、淋巴瘤、骨髓增生异常综合征等。

(二) 身体状况

1. 急性白血病 起病急缓不一。急者多为高热或严重出血，缓者常为面色苍白、疲乏或轻度出血。少数患者因皮肤紫癜、月经过多或拔牙后出血不止而就医时被发现。主要表现为贫血、发热、出血以及白血病细胞增殖浸润的表现。

(1) 贫血 常为首发症状，呈进行性加重。半数患者就诊时已有重度贫血。部分患者因病程短，可无贫血。

(2) 发热 发热为急性白血病最常见的症状。发热多由继发感染引起，口腔炎、牙龈炎、咽峡炎最常见，肺部感染、肛周炎、肛旁脓肿亦常见，严重时可致败血症或脓毒血症。最常见的致病菌是革兰阴性杆菌，如肺炎克雷伯杆菌、绿脓杆菌、大肠杆菌和产气杆菌等。疾病后期常伴有真菌感染。感染的主要原因是由于成熟粒细胞缺乏，其次是人体免疫力降低。患者免疫功能缺陷后也可引起病毒感染，如单纯疱疹、带状疱疹等。

(3) 出血 近半数患者以出血为早期表现。主要原因为血小板减少、血小板功能异常、凝血因子减少、白血病细胞浸润、感染以及细菌毒素对血管的损伤。出血可发生在全身各部位，以皮肤瘀点、瘀斑、鼻出血、牙龈出血、月经过多为多见。眼底出血可致视力障碍，严重者发生颅内出血可致死亡。急性早幼粒细胞白血病者易并发DIC而出现全身广泛性出血。

(4) 白血病细胞增殖浸润的表现 ①肝、脾、淋巴结：淋巴结肿大以急性淋巴细胞白血病多见。白血病患者常有轻到中度的肝、脾大，除慢性粒细胞白血病急变外，巨脾罕见。②骨骼和关节：胸骨下段局部压痛较为常见，可出现关节、骨骼疼痛，尤其以儿童多见。发生骨髓坏死时，可引起骨骼剧痛。③眼部：粒细胞白血病形成的粒细胞肉瘤或绿色瘤常累及骨膜，可引起眼球突出、复视或失明。④口腔和皮肤：可有牙龈增生、肿胀；皮肤出现蓝灰色斑丘疹、皮下结节、多形红斑、结节性红斑等，多见于急非淋亚型 M_4、M_5。⑤中枢神经系统白血病（CNSL）：由于多种化疗药物难以通过血脑屏障，隐藏在中枢神经系统的白血病细胞不能被有效杀灭，因而引起 CNSL。可发生在疾病的各个时期，但多数患者的症状出现较晚，常发生在缓解期。CNSL 以急性淋巴细胞白血病最常见，儿童患者尤甚。患者表现轻者为头痛、头晕，重者为呕吐、颈项强直、甚至抽搐、昏迷。⑥睾丸：睾丸受浸润时表现为无痛性肿大，多为一侧性，另一侧虽然无肿大，但在活检时往往也发现有白血病细胞浸润。多见于急淋化疗缓解后的幼儿和青年，是仅次于 CNSL 髓外复发的根源。

（5）其他　白血病还可浸润其他组织器官，如心、肺、胃肠等部位，但不一定出现相应的症状。

2. 慢性白血病　主要包括慢性粒细胞性白血病（简称慢粒）和慢性淋巴细胞白血病（简称慢淋）两种。各年龄组均可发病，以中年最多见，男性多于女性。在我国慢性白血病发病中，慢粒多于慢淋，西方白种人则慢淋多于慢粒。

（1）慢粒的整个病程可以分为慢性期、加速期和急变期。①慢性期最早出现的症状是乏力、低热、多汗或盗汗、体重减轻等代谢亢进的表现。一般持续 1～4 年。②加速期患者常有发热、虚弱、进行性体重下降、骨骼疼痛、逐渐出现贫血、出血，脾持续或进行性肿大。本期可维持几个月到数年。③急变期为终末期，表现与急性白血病类似。本期预后极差，往往在数月内死亡。

（2）慢淋与慢粒一样，起病缓慢，常无自觉症状，淋巴结肿大常为首次就诊的原因。病变早期表现为乏力、随后出现食欲减退、消瘦、低热和盗汗等；晚期易发生贫血、血小板减少、皮肤黏膜紫癜。患者可出现皮肤增厚、结节以至全身红皮病。约 8% 的患者可并发自身免疫性溶血性贫血。

（3）体征　慢粒患者最显著的体征是脾大，可达脐平面，甚至可伸入盆腔，质地坚实、平滑，无压痛。但如发生脾梗死，则可突发局部剧烈疼痛和明显压痛。肝明显肿大者少见。慢淋患者淋巴结肿大以颈部、锁骨上、腋窝、腹股沟等处为主，肿大的淋巴结无压痛、质地中等、可以移动。CT 扫描可发现肺门、腹膜后、肠系膜淋巴结肿大。50%～70% 慢淋患者有肝、脾轻至中度肿大。

（三）辅助检查

1. 外周血象

（1）急性白血病　白细胞计数多数在（10～50）$\times 10^9$/L，少数 $< 5 \times 10^9$/L 或 $> 100 \times 10^9$/L，白细胞过高或过低者预后较差。血涂片分类检查可见数量不等的原始和（或）幼稚细胞。患者常有不同程度的正常细胞性贫血，血小板减少。

（2）慢性白血病　可见各阶段的中性粒细胞，数量显著增多，常 $> 20 \times 10^9$/L，疾病晚期可高达 100×10^9/L。疾病早期血小板多在正常水平，晚期血小板逐渐减少，并出现贫血。

2. 骨髓象　是确诊白血病的主要依据和必做检查。

（1）急性白血病　多数患者的骨髓象呈增生明显活跃或极度活跃，以原始细胞和（或）幼稚细胞为主，而较成熟的中间阶段细胞缺如，并残留少量成熟粒细胞，形成所谓"裂孔现象"。若原始细胞占全部骨髓有核细胞的30%以上，则可作出急性白血病的诊断。正常的巨核细胞和幼红细胞减少。胞质中出现红色杆状小体，称奥尔小体（Auer小体），仅见于急非淋白血病。

（2）慢性白血病　骨髓增生明显至极度活跃。以粒细胞为主，粒/红比例明显增高；原始细胞<10%；嗜酸、嗜碱性粒细胞增多；红系细胞相对减少；巨核细胞正常或增多，晚期减少。

3. 血液生化　由于大量癌细胞被破坏，各型白血病血液中尿酸浓度及尿液中尿酸排泄均增加，特别是在化疗期。血清乳酸脱氢酶增高。

4. 形态学、免疫学、细胞遗传学和分子生物学分型（MICM分型）　急性白血病的单纯细胞形态学分型因局限性较大，如T、B细胞不能区分，不能提供染色体、基因异常等对发病机制、治疗选择和预后判断等重要信息。利用MICM分型可提高诊断的准确性，更有利于治疗。

5. 其他　CNSL常作脑脊液检查，见脑脊液压力升高，白细胞计数升高，蛋白质增多，而糖定量减少，涂片可找到白血病细胞。90%以上慢粒患者血细胞中出现Ph染色体，也可存在于粒、红、巨核及单核细胞中。约50%慢淋患者染色体出现异常，常见12、11、17号染色体异常。

（四）心理和社会支持状况

由于长期的疾病折磨，白血病患者人格特征也往往发生变化，开始产生一种自卑孤独心理和愤懑情绪。出现情感脆弱、被动依赖、敏感多疑，自我中心等表现。了解患者及家属对疾病的认识及态度，家属、亲友、同事等社会支持系统，家庭经济状况，有无医疗保险等。

【诊断要点】

1. 急性白血病　根据患者有持续性发热或反复感染、进行性贫血、出血、骨骼关节疼痛、肝、脾和淋巴结肿大等临床特征；外周血象中白细胞计数增加并出现原始或幼稚细胞；骨髓象中骨髓增生活跃，原始细胞占全部骨髓有核细胞的30%以上，即可作出诊断。

2. 慢性白血病　凡有不明原因的持续性白细胞数增高，根据典型的血象和骨髓象改变，脾大，Ph染色体阳性即可作出诊断。

【治疗要点】

目前国内外白血病的治疗主要以支持治疗和多药联合化疗为主。化疗获得完全缓解后或慢性期可及早进行异基因造血干细胞移植（HSCT）。

1. 紧急处理高白细胞血症　当血液中白细胞数 $>100 \times 10^9/L$ 时，不仅会增加患者的早期死亡率，而且也会增加髓外白血病的发病率和复发率。当循环血液中白细胞数 $>200 \times 10^9/L$ 时，还可发生白细胞淤滞症，表现为呼吸困难甚至呼吸窘迫、低氧血症、头晕、反应迟钝、言语不清、颅内出血、阴茎异常勃起等。所以，一旦出现可紧急使用血细胞分离机，单采清除过高的白细胞，同时给予化疗药物和水化，并预防高尿酸血症、酸中毒、电解质平衡紊乱、凝血异常等并发症。

2. 化学药物治疗 是目前白血病治疗最主要的方法，也是造血干细胞移植的基础。

（1）急性白血病 急性白血病的化疗过程分为两个阶段，即诱导缓解和缓解后治疗。治疗白血病常用化疗药物见表6-6。

表6-6 白血病常用化疗药物

种类	药名	缩写	给药途径	主要不良反应
抗叶酸代谢	甲氨蝶呤	MTX	口服或静脉注射或鞘内注射	口腔及胃肠道黏膜溃疡，肝损害，骨髓抑制
抗嘌呤代谢	巯嘌呤	6-MP	口服	骨髓抑制，胃肠反应，肝损害
	氟达拉滨	FLU	静脉滴注	神经毒性，骨髓抑制，自身免疫现象
抗嘧啶代谢	阿糖胞苷	Arc-C	静脉滴注或皮下	消化道反应，肝功能异常，骨髓抑制
烷化剂	环磷酰胺	CTX	口服或静脉注射	骨髓抑制，恶心呕吐，脱发，出血性膀胱炎
	苯丁酸氮芥	CLB	口服	骨髓抑制，胃肠反应
	白消安	BUS	口服或静脉注射	皮肤色素沉着，精液缺乏，停经，肺纤维化
生物碱类	长春新碱	VCR	静脉注射	末梢神经炎，脱发，腹痛，便秘
	三尖杉碱	H	静脉注射	骨髓抑制，心脏损害，消化道反应
	依托泊苷	VP-16	静脉注射	骨髓抑制，脱发，消化道反应
抗生素类	柔红霉素	DNR	静脉注射	骨髓抑制，心脏损害，胃肠反应
	阿霉素	ADM	静脉注射	同上
	阿克拉霉素	ACM	静脉注射	同上
酶类	左旋门冬酰胺酶	L-ASP	静脉滴注	肝损害，过敏反应，高尿酸血症，高血糖，胰腺炎，氮质血症
激素类	泼尼松	P	口服	类Cushing综合征，糖尿病，高血压
抗嘧啶嘌呤代谢	羟基脲	HU	口服	消化道反应，骨髓抑制
肿瘤细胞诱导分化剂	维甲酸（全反式）	ATRA	口服	皮肤黏膜干燥，消化道反应，口角破裂，头晕，关节痛，肝损害

①诱导缓解：是急性白血病的起始阶段。是指从化疗开始到完全缓解（CR）阶段。主要是通过联合化疗，迅速、大量地杀灭白血病细胞，恢复机体正常造血，使患者尽可能在较短的时间内达到完全缓解。CR即患者的症状和体征消失；外周血象的白细胞分类中无幼稚细胞；骨髓象中相关系列的原始细胞与幼稚细胞之和<5%，患者能否获得CR，是急性白血病治疗成败的关键。

急淋诱导的基本方案是长春新碱加泼尼松组成的VP方案，儿童急淋白血病患者首选VP方案，成人急淋白血病推荐DVLP方案，即柔红霉素、长春新碱、门冬酰氨酶和泼尼松，也可用VAP（VP加门冬酰氨酶）或VDP（VP加柔红霉素）方案。

急非淋白血病诱导缓解治疗国内外普遍采用DA方案，即柔红霉素和阿糖胞苷或HA方案，即高三尖杉酯和阿糖胞苷，急性早幼粒细胞性白血病采用全反式维甲酸25～

45mg/（m^2·d）口服直至缓解。常用的联合化疗方案见表6－7。

表6－7 急性白血病常用的联合化疗方案

治疗方案	药物	剂量（mg）	用法	完全缓解率（%）
急性淋巴细胞白血病				
VP 方案	VCR	2	每周第1日静脉注射1次	儿童88
	P	40～60	每日分次口服	成人50
VDP 方案	VCR	2	每周第1日静脉注射1次	儿童89～100
	DNR	30～40	第1～3日，静脉注射	成人50－88
	P	40～60	每日分次口服	
VLP 方案	VCR	2	每周第1日静脉注射1次	72
	L－ASP	5000～10000（U）	每日1次，共10日，静脉注射	
	P	40～60	每日分次口服	
DVLP 方案	DNR	45	每2周第1～3天静脉滴注	成人80
	VCR	2	每周第1日静脉注射1次，共4周	
	L－ASP	5000～10000（U）	第19～28日，共10次	
	P	40～60	每日分次口服，连用4周	
急性非淋巴细胞白血病				
DA 方案	DNR	30～40	第1～3日，静脉注射	35～85
	Ara－C	150	每日1次，第1～7日静脉滴注	
HA 方案	H	4～6	静脉滴注5～7天	
	Ara－C	150	每日1次，第1～7日静脉滴注	
HOAP 方案	H	4～6	静脉滴注5～7天	
	VCR	2	每周第1日静脉注射1次	
	Ara－C	150	每日1次，第1～7日静脉滴注	
	P	40～60	每日分次口服	

②缓解后治疗：是 CR 治疗后的延续阶段。患者达到完全缓解后，体内尚存有10^8～10^9左右的白血病细胞，且在髓外某些部位仍可有白血病细胞的浸润，是白血病复发的根源。因此必须进行缓解后的治疗。主要方法是化疗和造血干细胞移植。ALL 可早期采用原诱导缓解方案2～4疗程，也可采用其他强力化疗方案，以后每月强化治疗1次，维持治疗3～4年，常用6－巯基嘌呤和甲氨蝶呤交替长期口服。ANLL 可采用原诱导缓解方案巩固4～6疗程，或用中剂量阿糖胞苷为主的强化治疗，每1～2月1次，共1～2年，以后随访观察。CNSL 常在缓解后鞘内注射甲氨蝶呤，首次5mg，以后每次10mg，为减轻药物刺激引起的蛛网膜炎，可同时加用地塞米松2mg，每周2次，共3周。对甲氨蝶呤耐药者可改用阿糖胞苷鞘内注射。

（2）慢性白血病：常首选羟基脲治疗，起效快，但持续时间短，用药后2～3日白细胞数下降，但停药后很快回升。常用剂量为3g/d，分2次口服。当白细胞下降到$20×10^9$/L 时，剂量应减半，降至$10×10^9$/L 时改用0.5～1 g/d 维持。还可选用白消安

（马利兰）治疗，起效比羟基脲慢，但持续时间长，用药 2～3 周后外周血白细胞才开始减少，停药后白细胞减少可持续 2～4 周。开始剂量为 4～6mg/d 口服，当白细胞降至 20×10^9/L 时宜暂时停药，待稳定后改用 2mg/d 维持治疗。慢粒急性变时按急粒化疗方案治疗。慢淋良性期不必急于治疗，进展期最常用的药物是苯丁酸氮芥和氟达拉滨。苯丁酸氮芥连续用药剂量为 4～8mg/（$m^2 \cdot$ d），口服。氟达拉滨用药剂量为 25～30mg/（$m^2 \cdot$ d），静脉滴注。

3. 防治感染　是急性白血病患者进行有效化疗或进行骨髓移植、降低死亡率的关键措施之一。患者在化疗、放疗后，常有粒细胞减少，患者宜住进层流病房或消毒隔离病房。可用粒细胞集落刺激因子（G-CSF）或粒-单细胞集落刺激因子（GM-CSF）以提升白细胞。当患者出现发热时，应积极查找原因，并作胸部 X 线检查、咽拭子、血培养及药敏试验，可先用广谱抗生素治疗如用头孢菌素类、氨基糖苷类药物，当试验结果出来后再更换敏感抗生素。若改药后体温仍未下降，应考虑真菌感染的可能，可试用两性霉素、氟康唑等。病毒感染如带状疱疹可用阿昔洛韦口服等治疗。

4. 造血干细胞移植（HSCT）　详见本章第六节"造血干细胞移植"。

5. 成分输血　严重贫血可输注浓缩红细胞，维持血红蛋白 >80g/L。若血小板计数过低而引起出血者，应输注单采血小板悬液直至止血。

6. 放射治疗　CNSL 和睾丸白血病时，可作头颅和骨髓放射治疗。对淋巴结肿大伴有局部压迫症状者或伴有胀痛的巨脾可采取局部放射治疗以缓解症状。

【常见护理诊断】

1. 有损伤的危险　与血小板减少、白血病细胞浸润等有关。

2. 活动无耐力　与长期、大量的持续化疗、白血病引起代谢增高及贫血有关。

3. 有感染的危险　与粒细胞减少、化疗有关。

4. 预感性悲哀　与白血病治疗效果差和死亡率高有关。

5. 潜在并发症　CNSL、化疗药物的不良反应、尿酸性肾病。

【护理措施】

1. 病情观察　监测患者白细胞计数，观察体温、脉搏、呼吸的变化。观察血小板的计数，若 $<50 \times 10^9$/L 时，应卧床休息，防止出血，同时告诉患者有头痛、视力改变时应立即报告医生。应密切注意患者有无出血征兆，检查患者大小便有无出血征象，全身皮肤有无瘀点、瘀斑。经常询问患者有无咽部痒、痛，咳嗽，尿路刺激征等不适。对慢粒患者应每日测量患者脾脏的大小、质地，检查有无压痛，并作好记录。

2. 一般护理

（1）**休息和活动**　应保证充足的休息和睡眠，白血病患者因贫血可出现缺氧的表现，同时因白细胞大量过度增生，机体代谢率升高，所以应根据患者体力，适当限制活动量。应加强生活方面的护理，将常用物品置于易取处，避免因体力消耗而加重心悸、气短等症状。观察脾的大小、质地并做好记录。脾大者嘱患者采取左侧卧位，尽量避免弯腰和碰撞腹部，以免发生脾破裂。

（2）饮食　宜给予高蛋白、高热量、高维生素，清淡、易消化、少渣饮食，避免辛辣刺激性食物，多饮水，多食蔬菜、水果，以保持排便通畅。

3. 感染的预防与护理　化疗药物不仅能杀伤白血病细胞，正常细胞也受到杀伤。因此患者在诱导缓解期间容易发生感染，当粒细胞绝对值≤0.5×10^9/L时，应进行保护性隔离。患者应住在无菌层流室或单人病房，保持室内空气新鲜，定时进行空气和地面消毒，谢绝探视以避免交叉感染。若患者生命体征显示有感染征象，应立即协助医生做血液、咽部、尿液、粪便和伤口分泌物的培养。确诊有感染，应遵医嘱用有效抗生素，常用头孢类第三代药物，如头孢哌酮（先锋必）、头孢曲松及头孢他啶。

4. 化疗药物应用的护理

（1）不良反应及护理　某些化疗药物，如长春新碱、阿霉素、氮芥、柔红霉素等对组织刺激性大，多次注射或药液渗漏常会引起静脉周围组织炎症或坏死，所以应用时应注意：①血管的选择：依前臂、手背、手腕、肘前窝的次序选择静脉注射的部位，若药物剂量过大，刺激性过强，应首先选择直的大血管注射。每次应更换注射部位，掌握熟练的静脉操作技术，避免穿透血管。若需要长期注射化疗药物，最好采用中心静脉或深静脉留置导管。避免在循环功能不良的肢体进行注射。②静脉注射前应先用生理盐水冲洗，确定针头在静脉内方可注入药物；静脉注射时要边抽回血边注药；药物输注完毕后再用生理盐水10～20ml冲洗后方可拔出针头；拔针后局部要按压数分钟，以防药物外渗或发生血肿。③输注时疑有或已经发生化疗药物外渗，应立即停止注入，不宜立即拔针，由原部位抽取3～5ml血液以除去一部分药液，局部滴入解药如8.4%碳酸氢钠5ml，拔掉注射针，局部冷敷后再用25%硫酸镁湿敷，也可用普鲁卡因局部封闭。④发生静脉炎时，局部血管禁止静脉注射，患处勿受压，可采用治疗紫外线灯照射，每日1次，每次30min。

（2）骨髓抑制的预防及护理　骨髓抑制是多种化疗药物共有的不良反应，可给患者带来不良后果。多数化疗药物骨髓抑制作用最强的时间为化疗后第7～14日，恢复时间为之后的5～10日，因此，从化疗开始到停止化疗2周内应加强预防感染和出血的措施。护理人员在操作时最好戴清洁的橡皮手套，以免不慎将药液沾染皮肤而影响自身健康。

（3）消化道反应的预防及护理　许多化疗药物可引起恶心、呕吐、纳差等不良反应，患者一般第1次用药时反应较强烈，以后逐渐减轻；症状多在用药后1～3h出现，持续数小时至24h不等。故化疗期间应为患者提供一个安静、舒适、通风良好的休息与进餐环境，避免不良刺激。避免在治疗前后2h内进食。饮食要清淡，可口，少食多餐，以半流质为主，避免进食高糖、高脂、产气过多和辛辣的食物。当患者出现恶心、呕吐时，应暂停进食，及时清除呕吐物，保持口腔清洁。进食后可适当活动，休息时取坐位和半卧位，避免饭后立即平卧。

（4）口腔溃疡的护理　甲氨蝶呤、阿糖胞苷、阿霉素、羟基脲等化疗药物可引起口腔溃疡。对已经发生口腔溃疡者，应加强口腔护理，每日2次。一般情况下可选用生理盐水、朵贝液等交替漱口；疑为厌氧菌感染可选用1%~3%过氧化氢溶液；真菌感染可选用1%~4%碳酸氢钠溶液、2.5%制霉菌素溶液、1:2000洗必泰溶液或口泰溶液。每次含漱时间为15~20min，每日至少3次，溃疡疼痛严重者可在漱口药内加入2%利多卡因以止痛。

（5）心脏毒性的预防与护理　阿霉素、柔红霉素、高三尖杉酯碱类药物可引起心肌和心脏传导损害，用药前、后应监测患者的心率、心律及血压的变化；药物要缓慢静脉滴注，<40滴/分；注意观察患者的面色和心率，以患者无心悸为宜。一旦出现毒性反应，应立即报告医生。

（6）肝肾功能损害的预防与护理　巯嘌呤、甲氨蝶呤、门冬酰胺酶对肝功能有损害作用，用药期间应观察患者有无黄疸，并定期监测肝功能。环磷酰胺可引起出血性膀胱炎，应鼓励患者多饮水，每日达2000ml以上，并观察小便的颜色和量。一旦出现血尿，应停止使用。

（7）预防尿酸性肾病　注意患者的尿量和尿沉渣检查结果，鼓励患者多饮水，2000~3000ml/d，注射药物后，最好每半小时排尿一次，持续5h。每次小便后检查是否有血尿。遵医嘱口服别嘌呤醇，可抑制尿酸合成。

（8）鞘内注射化疗药物的护理　应协助患者采取头低抱膝侧卧位；协助医生做好穿刺点的定位和局部的消毒与麻醉；推药速度要慢；注毕去枕平卧4~6h，注意观察有无头痛、发热、呕吐等并发症的发生。

5. 心理护理　向患者及其家属说明白血病虽是骨髓造血系统难治性肿瘤性疾病，但目前治疗进展快，效果好，应树立战胜疾病的信心。家属亲友要关心爱护患者，给予患者物质和精神上的支持与鼓励，给患者创造一个安静、安全、舒适和愉悦宽松的环境，使患者保持良好的心理状态，有利于身体的康复。

【健康教育】

1. 疾病预防　指导患者避免接触对骨髓造血系统有损害的理化因素，如电离辐射、染发剂、油漆、亚硝胺类物质等含苯物质，保泰松及其衍生物、氯霉素等药物。对长期接触放射性核素或苯类化学物质的工作人员，必须严格遵守劳动保护制度。

2. 生活指导　指导患者注意个人卫生，少去人多拥挤的地方，经常检查口腔、咽部有无感染，学会自测体温。应保持良好的生活方式，生活要有规律，保证充足的休息和营养，保持乐观的情绪。预防和避免各种创伤。

3. 用药指导　指导患者按医嘱用药，向患者说明急性白血病缓解后仍应坚持定期巩固强化治疗，可延长急性白血病的缓解期和生存期。定期门诊复查血象，发现发热、出血及骨、关节疼痛要及时去医院检查。

第五节　淋巴瘤

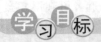

掌握　淋巴瘤的临床表现、护理诊断和护理措施
熟悉　淋巴瘤的治疗要点
了解　淋巴瘤的辅助检查和诊断要点

淋巴瘤（lymphoma）是一组起源于淋巴结或其他淋巴组织的恶性肿瘤。由于淋巴细胞是免疫系统的主要成分，故也认为淋巴瘤是来自免疫系统的免疫细胞的恶性肿瘤。临床主要表现为无痛性淋巴结肿大，可伴有发热、消瘦、盗汗、皮肤瘙痒等全身症状，晚期常有肝脾肿大及各系统浸润表现，最后出现恶病质。淋巴瘤可发生在身体的任何部位，通常以实体瘤形式生长于淋巴组织丰富的组织器官中，其中最易受累部位是淋巴结、扁桃体、脾以及骨髓等。根据瘤细胞的特点和瘤组织的结构成分，可分为霍奇金淋巴瘤（简称 HD）和非霍奇金淋巴瘤（简称 NHL）两大类，两者均发生于淋巴组织。在我国霍奇金淋巴瘤仅占淋巴瘤的 8% ~ 11%。淋巴瘤在我国的死亡率为 1.5/10万，居恶性肿瘤死亡率第 11 ~ 13 位，发病率近年有上升趋势，男性为 1.39/10 万，女性为 0.84/10 万，城市高于农村，发病年龄以 20 ~ 40 岁多见，约占 50%。

【护理评估】

（一）健康史

询问患者有无下列情况。

1. 病毒感染　常见病毒：①EB 病毒可能是 Burkitt 淋巴瘤的病因。②逆转录病毒：人类 T 细胞白血病病毒Ⅰ型（HTLV - Ⅰ）已经被证明是成人 T 细胞白血病或淋巴瘤的患者。③Kaposi 肉瘤病毒也被认为是原发于体腔的淋巴瘤的病因。

2. 免疫缺陷　宿主的免疫功能也与淋巴瘤的发病有关。实验证明，动物胸腺切除、接受抗淋巴血清、细胞毒药物、放射等均可使机体的免疫功能处于低下状态，易发生肿瘤。近年来发现遗传性或获得性免疫缺陷伴发淋巴瘤者较多。

3. 其他因素　幽门螺杆菌可能是胃黏膜淋巴瘤的病因。

（二）身体状况

HD 多见于青年，儿童少见。NHL 可见于各年龄组，随年龄增长而发病增多。临床表现因病理类型、分期及侵犯部位不同而错综复杂。

1. 淋巴结肿大　常以无痛性、进行性颈部或锁骨上淋巴结肿大为首发症状，其次是腋下和腹股沟淋巴结肿大，尤以 HD 多见。肿大的淋巴结可以活动，也可相互粘连，融合成团块，触诊有软骨样感觉。淋巴结肿大可压迫临近器官，引起相应压迫症状，如纵隔淋巴结肿大可致咳嗽、胸闷、气促、肺不张及上腔静脉综合征等；腹膜后淋巴结肿大可压迫输尿管，引起肾盂积水等。

2. 发热　可有持续性或周期性发热，热型多不规则。30%～40% 的 HD 患者以原因不明的持续发热为首发症状。但 NHL 一般在病变较广泛时才发热，且多为高热。热退时大汗淋漓可为本病的特征之一。

3. 皮肤瘙痒　这是 HD 较特异的表现，为 HD 惟一的全身症状。全身瘙痒大多发生于纵隔或腹部有病变的患者，局灶性瘙痒发生于病变部淋巴引流的区域。多见于年轻患者，尤其是女性。

4. 酒精疼痛　有 17%～20% 的 HD 患者在饮酒后 20min 病变局部淋巴结发生疼痛，即称为"酒精疼痛"，是 HD 特有症状。发生机制不明。该症状可早于其他症状及 X 表现，具有一定的诊断意义。这些患者多有纵隔侵犯，且以女性居多。当病变缓解后，酒精疼痛即消失，复发时有重现。

5. 全身各组织器官受累　肝受累可引起肝大和肝区疼痛，少数可发生黄疸。脾大不常见。胃肠道损害可出现食欲减退、腹痛、腹泻、肿块、肠梗阻和出血。肾损害表现为高血压、肾肿大、肾功能不全及肾病综合征。皮肤损害可有皮肤瘙痒、皮肤肿块、皮下结节、浸润性斑块、溃疡等。还可见肺实质浸润、胸腔积液、脑膜和脊髓浸润、骨骼及骨髓损害、心脏、心包受累等。

（三）辅助检查

1. 血象　HD 常有轻或中度贫血。NHL 白细胞数多正常，伴有淋巴细胞绝对或相对增多。

2. 骨髓象　多为非特异性，如见里－斯细胞有助诊断。约 20% 的 NHL 患者在晚期可出现急性淋巴细胞白血病骨髓象。

3. 组织学检查　淋巴结活检是确诊淋巴瘤及病理类型的主要依据。应选择颈部、腋下肿大的淋巴结或其他累及组织如皮肤等进行活检及印片。进行免疫学标志、细胞遗传学分析、分子生物学分析等，指导临床分型和分期，判断预后。

4. 其他　B 超、CT、放射性核素扫描等，可辅助发现深部淋巴结肿大和结外淋巴瘤分布范围；活动期有血沉增快、血清乳酸脱氢酶活力增加，骨髓受累时血清碱性磷酸酶活力或血钙增加；NHL 可有抗人球蛋白试验阳性的溶血性贫血。

（四）心理和社会支持状况

了解患者对淋巴瘤的认识及治疗态度，有无悲观绝望心理。了解家庭成员对患者的支持和关心程度，经济能力，有无社会支持系统等。

【诊断要点】

对进行性、慢性、无痛性淋巴结肿大，经淋巴结活检证实即可诊断。根据病变范围不同，可将淋巴瘤分为四期。多采用 1966 年 Ann Arbor 会议推荐的临床分期法。

Ⅰ期：病变仅限于 2 个淋巴结区（Ⅰ）或单个结外器官局部受累（IE）。

Ⅱ期：病变累及横隔同侧 2 个以上淋巴结区（Ⅱ），或病变局限侵犯淋巴结以外器官及横隔同侧 1 个淋巴结区（ⅡE）。

Ⅲ期：病变累及横隔上下两侧淋巴结区（Ⅲ），或同时伴有结外器官局限性受累（ⅢE），或伴有脾受累（ⅢS），或结外器官及脾都受累（ⅢES）。

Ⅳ期：1个或多个结外器官受到广泛性或播散性侵犯，伴或不伴淋巴结肿大。肝和骨髓只要受到累及均属Ⅳ期。

根据患者有无全身症状，各期又可分为A、B两组。A组无全身症状；B组有全身症状，如发热超过38℃、盗汗及6个月内体重减轻10%或更多。

【治疗要点】

以化疗为主，化疗与放疗相结合的综合治疗，是目前淋巴瘤治疗的基本原则。

1. 化学治疗 多采用联合化疗。HD常用MOPP（氮芥、长春新碱、甲基苄肼、泼尼松）方案，至少用6个疗程或用至完全缓解，再用2个疗程巩固疗效，对MOPP耐药者可采用ABVD（阿霉素、博来霉素、长春新碱、甲氮咪胺）方案，或采用MOPP与ABVD交替治疗。NHL以化疗为主，化疗基本方案为COP（环磷酰胺、长春新碱、泼尼松）或CHOP（环磷酰胺、阿霉素、长春新碱、泼尼松）。恶性程度高者可加用博来霉素、甲氨蝶呤、亚叶酸钙等。

2. 放射治疗 对HD效果较好。NHL放疗复发率较高，用扩大照射或全淋巴结照射可提高生存率，降低复发率。

3. 生物治疗 干扰素、单克隆抗体（CD20）、Bcl-2的反义寡核苷酸等。

4. 造血干细胞移植 对55岁以下，重要脏器正常，能耐受大剂量放、化疗的患者，进行异基因或自体干细胞移植，可取得较长的缓解期和无病存活期。

【常见护理诊断】

1. 体温过高 与淋巴瘤本身或感染有关。

2. 有皮肤完整性受损的危险 与放疗引起局部皮肤烧伤和疾病致皮肤损害有关。

3. 感染的危险 与化疗、放疗的毒副作用致粒细胞下降有关。

4. 焦虑 与害怕死亡及化疗的不良反应等有关。

5. 活动无耐力 与肿瘤对机体的消耗或放化疗有关。

6. 知识缺乏 缺乏疾病的防治和护理的有关知识。

【护理措施】

1. 一般护理

（1）休息与活动 应按病情与个体适应性而定。霍奇金淋巴瘤Ⅰ期、Ⅱ期和非霍奇金淋巴瘤低度恶性Ⅰ期、Ⅱ期无B组症状，在完全缓解期内可适当或正常活动；在化疗和放疗期、病情较重、有B组症状，尤其是高热时，应卧床休息，减少机体的消耗。

（2）饮食 向患者及其家属讲解治疗期间饮食护理的重要性，给予高热量高蛋白、高维生素、易消化的饮食，以保证足够的营养供给；发热时可给清淡易消化的流质或半流质饮食；化疗时鼓励患者进食清淡的流质或软食，少量多餐，避免食用甜食、油腻及刺激性食物，每日饮水量不少于2000ml；对胃肠反应较重者，遵医嘱给予静脉输液。

2. 发热护理　见本章第一节。

3. 加强皮肤护理　放疗后患者照射区的皮肤局部可有红肿、瘙痒、灼热感、渗液以及水疱形成。故应注意保持局部皮肤的清洁干燥；避免抓伤、压迫和衣服摩擦，防止皮肤破损。避免阳光照射和使用刺激性的化学物品，如香水、软膏、洗剂、美容剂、粉饼、肥皂、胶布等。为了避免皮肤发紧、干燥和瘙痒，可遵医嘱使用合适的油膏、软膏和粉等以保护皮肤。若局部皮肤灼痛，可给予氢化可的松软膏或 0.2% 薄荷淀粉外涂；若局部出现渗液、刺痒、水疱，可用 2% 甲紫、冰片蛋清、氢化可的松软膏外涂，或用硼酸软膏外敷后加压包扎 1~2 天，渗液吸收后暴露局部；若局部皮肤有溃疡坏死，应全身抗感染治疗，局部进行外科清创、植皮。

4. 心理护理　耐心与患者交谈，向患者说明有些肿瘤，如淋巴瘤早期，尤其是霍奇金淋巴瘤是可以治愈的，即使是中、晚期病例，经过有计划和长期的治疗，也能获得较长时间的缓解。帮助患者克服恐惧心理，增强战胜疾病的信心。

【健康教育】

1. 疾病知识教育　向患者解释淋巴瘤虽属恶性疾病，但由于近年来治疗方法的改进，缓解率大大提高，所以应鼓励患者积极配合治疗，树立战胜疾病的信心。

2. 皮肤护理指导　注意个人卫生，勤剪指甲，皮肤瘙痒着避免用指甲抓搔，以免皮肤破溃。沐浴时避免水温过高，应选择温和的沐浴液。

3. 自我监测与随访　若出现疲乏无力、发热、盗汗、消瘦、咳嗽、气促、腹痛、腹泻、皮肤瘙痒以及口腔溃疡等身体不适，应及早就诊。

第六节　血液及造血系统常用诊疗技术

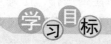

掌握　骨髓穿刺术、造血干细胞移植的护理和注意事项

熟悉　骨髓穿刺术、造血干细胞移植的适应证及禁忌证

一、骨髓穿刺术

骨髓穿刺术（bone marrow puncture）是一种常用的诊疗技术，通过采取骨髓液做细胞学、原虫和细菌学等几个方面检查，以协助诊断血液病、传染病和寄生虫病；可了解骨髓造血情况，作为化疗和应用免疫抑制剂的参考；经骨髓穿刺作骨髓腔输液、输血、给药或骨髓移植。

【适应证及禁忌证】

1. 适应证　协助诊断各种血液病、造血系统肿瘤、血小板或粒细胞减少症、疟疾或黑热病；进行骨髓移植；治疗某些血液病。

2. **禁忌证** 血友病等有出血倾向者。

【方法】

1. **选择穿刺部位** 髂前上棘穿刺点、髂后上棘穿刺点、胸骨穿刺点、腰椎棘突穿刺点。

2. **采取适当的体位** 选用髂前上棘部位穿刺者需取仰卧位；选用髂后上棘部位穿刺者，需取侧卧位或俯卧位；选用胸骨部位穿刺者，需取仰卧位且于后背垫以枕头；选用腰椎棘突穿刺点，则应取坐位，尽量弯腰，头俯屈于胸前使棘突暴露。

3. **消毒麻醉** 经常规消毒皮肤，戴无菌手套，铺无菌孔巾，用2%利多卡因行局部皮肤、皮下及骨膜麻醉。

4. **穿刺抽吸** 将骨髓穿刺针的固定器固定于距针尖1.5cm处（胸骨穿刺者固定于距针尖1cm处），用左手拇指和示指固定穿刺部位，以右手持穿刺针垂直刺入，当针尖接触骨膜后则将穿刺针左右旋转，缓缓钻刺骨质，穿刺针进入骨髓腔后拔出针芯，接上干燥的10ml或20ml注射器，用适当力量抽吸骨髓液0.1~0.2ml滴于载玻片上，迅速送检做有核细胞计数、形态学及细胞化学染色检查，如需做细菌培养，可再抽取骨髓液1.5ml，并应将注射器针座及培养基开启处通过酒精灯火焰灭菌。

5. **拔针** 抽吸完毕重新插入针芯，用无菌纱布置于针孔处，拔出穿刺针，按压1~2min后，用胶布固定纱布。

【护理】

1. **术前准备**

（1）**解释** 向患者解释穿刺的目的及注意事项，说明操作的过程，消除患者的顾虑，取得合作。应告诉患者：骨髓穿刺是一种微小的有创性的检查操作，医师在局部麻醉下操作，全过程约数分钟。正常人体的骨髓总量约为2600g，骨髓穿刺仅抽取0.2g，不足总量的1/10000，不会影响健康。骨髓穿刺后，穿刺局部会有轻微疼痛，属正常情况，很快即可恢复。操作过程中应保持体位不变。

（2）**辅助检查和皮试** 术前做血小板、出血时间、凝血时间检查。若用普鲁卡因作局部麻醉，术前需作皮试。

（3）**用物准备** 治疗盘、骨髓穿刺包（含骨髓穿刺针1枚、10ml和20ml注射器各1副、7号针头1个、纱布2块、洞巾1条等）、棉签、2%利多卡因、无菌手套2副、载玻片及推玻片若干、培养基、酒精灯、火柴、胶布等。

2. **术后护理**

（1）平卧休息4h。

（2）拔针后局部加压，血小板减少者至少按压3~5min，观察穿刺部位有无出血。

（3）穿刺后局部覆盖无菌纱布，保持局部干燥，若纱布被血液或汗液浸湿，要及时更换。

（4）穿刺后3日内禁止沐浴，以免污染创口。

二、造血干细胞移植

造血干细胞是指能自我更新，有较强分化发育和再生能力，可以产生各种类型血细胞的始祖细胞。造血干细胞移植（HSCT）是指对患者进行全身照射、化疗和免疫抑制预处理后，将正常供体或自体的造血干细胞经血管输注给患者，使之重建正常的造血和免疫功能。造血干细胞移植是目前治疗白血病最为有效的方法，此外，许多恶性肿瘤和遗传性疾病，以及再生障碍性贫血也可通过此方法获得治愈。

【造血干细胞移植的分类】

1. 根据造血干细胞供者的不同可以分为同基因造血干细胞移植、异基因造血干细胞移植和自身基因造血干细胞移植。同基因造血干细胞移植是指遗传基因完全相同的同卵孪生间的移植，供受者间不存在移植物被排斥和移植物抗宿主病等免疫学问题。

2. 根据造血干细胞采集部位的不同可以分为骨髓移植、外周血干细胞移植和脐带血干细胞移植。

【适应证】

1. **恶性疾病** ①造血系统恶性疾病，如急性淋巴细胞白血病、急性非淋巴细胞白血病、慢性粒细胞白血病、骨髓增生异常综合征、恶性淋巴瘤、多发性骨髓瘤等。②其他实体瘤，如乳腺癌、卵巢癌、睾丸癌、神经母细胞瘤、小细胞肺癌及儿童肉瘤等。

2. **非恶性疾病** 如重型再障、重型海洋性贫血、阵发性睡眠性血红蛋白尿、骨髓纤维化等。

3. **遗传性疾病** 如骨硬化病、黏多糖病、重型免疫缺陷病等。

【方法】

1. **供者的选择和准备** 异基因造血干细胞移植应首先选择供者，供、受者作组织配型，混合淋巴细胞培养、细胞遗传及基因检查。首选 HLA 配型相合的同胞，次选 HLA 配型相合的无血缘的供体。若有多个 HLA 相合者，应选择年轻、男性、巨细胞病毒阴性和红细胞血型相合者。移植前 2~3 周对供者进行循环采血，以保证骨髓移植时有足够的新鲜血液提供给供者，以避免发生失血性休克，且可刺激骨髓造血干细胞生长。

2. **患者的预处理** 在造血干细胞移植前，患者需常规接受一个疗程超剂量的化疗和（或）放疗，称为"预处理"。其目的是杀灭受者（患者）外周血液和（或）骨髓中的免疫活性细胞，使之失去排斥外来细胞的能力，从而允许供者的造血干细胞植入而使其骨髓的造血功能重建。预处理方案主要使用大剂量抗肿瘤细胞药物和全身性放射线照射。常用环磷酰胺于移植前 3、4 天或 4、5 天，静脉滴注 60mg/（kg·d），移植前 1 天进行全身放射治疗 2 次，总剂量一般为 800~1000 拉德。接受大剂量化疗和放疗时，患者常可出现恶心、呕吐、发热、腹泻、脸潮红、腮腺肿胀等反应，应密切观察，并鼓励患者每日补水在 4000ml 以上，以稀释尿中药物和尿酸浓度，防止出血性膀胱炎和尿酸性肾病的发生。

患者预处理时应置入锁骨下静脉插管，这是造血干细胞移植期间各项输注性治疗得以顺利进行的重要前提与保障。

3. 造血干细胞的采集

（1）骨髓的采集　在手术室内严格无菌操作下对供者进行骨髓采集。应用硬膜外麻醉或全身麻醉，术者用采髓针在供者的髂前或髂后上棘 1 个或多个部位抽取骨髓。将获取的骨髓分离、过滤（通过 17、18 号针头 2 次过滤或通过不锈钢网过滤）以清除内含的脂肪颗粒后装入血袋。根据患者需要可采取 500 ~ 800ml 骨髓血。当采集到 400ml 时，应开始回输事先采集的自身血，以防休克。采髓过程中不断监测呼吸、心率、血压，采髓过程不宜过快，每采集 500ml 的时间应不少于 30min。

（2）外周血造血干细胞的采集　外周血造血干细胞的采集是通过血细胞分离机经多次采集而获得。供者经造血刺激因子（粒细胞集落刺激因子或粒 – 单细胞集落刺激因子）动员后，当白细胞总数 $>5 \times 10^9$/L 时，应用血细胞分离机采集外周血造血干细胞。分离机采集的次数以能达到所需单个核细胞（MNC）而定。一般主张自体外周血造血干细胞移植需 2×10^8/kgMNC，异基因外周血干细胞移植需 4×10^8/kgMNC，常需连续采集 2 ~ 3 日。

（3）脐带血造血干细胞的采集　采集在手术室进行。健康产妇分娩时待胎儿娩出后，迅速结扎脐带，以采血针穿刺脐静脉收集残留于脐带和胎盘内的血液。

4. 造血干细胞的输注　经静脉将造血干细胞输注入患者体内（具体操作及注意事项，详见护理部分内容）。

〔护理措施〕

1. 异体供者的心理护理　患者担心大量采集骨髓或提取外周造血干细胞时可能带来的痛苦和出现的危险以及以后对身体健康的影响，常常出现紧张、恐惧和矛盾的心理，应及时给予解释和疏导。介绍捐献造血干细胞的安全性及其价值意义；介绍采集造血干细胞的操作方法、目的、意义、注意事项与配合要求、可能出现的并发症及其预防和处理的方法等；还要通过介绍医院现有的医疗设备和安全设施、医务人员的素质水平等，以进一步提高异体供者的安全感和信任感，减轻顾虑。

2. 患者入无菌层流室前的护理

（1）无菌层流室的准备　无菌层流室的设置与应用，是有效预防造血干细胞移植术后患者继发感染的重要保障之一。在粒细胞缺乏期间，严重感染主要来自细菌和真菌，将患者置于 100 级空气层流洁净室内进行严密的保护性隔离，可以有效减少患者感染的机会。使用前室内及其一切用物均需严格消毒、灭菌处理。室内不同空间采样进行空气细菌学监测，合格后方可住进患者。

（2）患者的准备

①心理准备：接受造血干细胞移植的患者需要单独居住于无菌层流室内半个月至 1 个月，而且有较严重的治疗反应，患者容易产生焦虑、恐惧、孤独、失望甚至绝望等各种负性情绪。所以，在操作之前应帮助患者充分作好治疗前的心理准备。首先了解患者、家属对造血干细胞移植的目的、过程、可能的不良反应的了解程度，家庭的经

济状况如何等。然后帮助患者提前熟悉环境，让患者提前熟悉医护小组成员，了解无菌层流室的基本环境、规章制度。对自体造血干细胞移植的患者，应详细介绍骨髓或外周血干细胞采集的方法、过程、对身体的影响等方面的知识，消除患者的疑虑。

②全面体检和其他必要的检查：包括骨髓象、血象、心、肺、肝、肾等重要脏器功能检查，免疫功能及内分泌功能检查，并进行尿、粪便、痰、皮肤、耳、鼻、咽拭子细菌、真菌培养，特别注意有无感染灶，一旦发现，应彻底清除。

③严格消毒隔离、预防感染：将患者安置在备有层流装置的无菌室内，室外有准备室和监护室。应做好以下护理：（a）患者从入层流室前 3 天开始，用复方硼酸液或 1：2000 氯己定嗽口，口服肠道抗生素，进食消毒饮食，便后用高锰酸钾稀释液或氯己定溶液坐浴，坐浴后肛周涂抗生素软膏。用庆大霉素或卡那霉素眼药水滴眼、0.2% 氯己定液清洗外耳道、鼻腔，每日 2 次；患者入层流室前 1 天剔毛发（头发、阴毛、腋毛）、修剪指（趾）甲、彻底清洗皮肤。（b）患者入层流室当日清洁灌肠，用 1：2000 氯己定溶液沐浴 20min 后，用无菌毛巾擦干，换消毒衣裤、鞋袜进入层流室。告诉患者所有置入室内的物品，包括被服、药物（经紫外线照射 30min）、衣服、食具、便器、书报等，均需消毒处理。

④移植前 1 天行颈外静脉或锁骨下静脉置管术备用。

3. 患者入无菌层流室后的护理

（1）无菌环境的保持及物品的消毒

① 对工作人员入室的要求：医护人员入室前应沐浴，穿无菌衣裤，戴帽子、口罩，用快速皮肤消毒剂消毒双手，穿无菌隔离衣、无菌袜套、换无菌拖鞋、戴无菌手套后方可进入层流室，每进入 1 间室更换 1 次拖鞋。1 次入室一般不超过 2 人，避免不必要的进出室，有呼吸道疾病者不能入室。医护人员入室应根据患者病情和感染情况，先进极期无感染患者房间，最后进感染较重的房间，每进 1 间室必须更换无菌手套、隔离衣、袜套、拖鞋，以免引起交叉感染。

②对病室和物品的要求：病室内墙壁、桌面、所有物品表面及地面每日用消毒液擦拭 2 次；患者被套、大单、枕套、衣裤隔日高压消毒；生活用品每日高压消毒。凡需递入层流室的所有物品、器材、药品等要根据物品的性状及耐受性，采用不同的方法进行消毒灭菌。无菌包均用双层包布，需要时打开外层，按无菌方法递入。

（2）患者的护理

①观察记录：严密观察患者的自觉症状和生命体征，观察口腔黏膜有无变化，皮肤黏膜及脏器有无出血倾向，有无并发症出现，准确记录 24h 出入量。

②心理护理：患者入住层流室，常对自己的健康状况感到恐惧。另外，由于无菌层流室与外界基本隔绝，患者易产生孤独感。护士应多与患者交谈，倾听患者诉说，关心、鼓励、安慰、体贴患者，调节患者情绪，传递家属信息，使其坚定移植成功的信心。还可根据患者的兴趣与爱好提供经灭菌处理的书籍和音像设备，并利用对讲装置让家属与患者适当对话，可减轻患者的孤独感。

③生活护理：各种食物，如饭菜、汤类、点心等均需经微波炉消毒后食用；水果

需用 0.5% 氯己定浸泡 15min 后削皮方可进食。口腔护理，每日 3 ~ 4 次；进食前后用 0.05% 氯己定、3% 碳酸氢钠交替漱口。用 0.05% 氯己定或 0.05% 碘伏擦拭鼻前庭和外耳道，0.5% 庆大霉素或卡那霉素、0.1% 利福平、无环鸟苷眼药水交替滴眼，每日 2 ~ 3 次。便后用 1% 氯己定擦拭肛周或坐浴；每晚用 0.05% 氯己定全身擦浴 1 次，女性患者每日冲洗会阴 1 次，以保持皮肤清洁，预防感染。

④用药护理：患者入室后需继续口服肠道不吸收抗生素，药物需经过紫外线消毒后服用（每片每面需各照射 15 ~ 30min）。若应用细胞刺激因子，如促粒素、惠尔血等过程中要注意观察有无发热、皮疹、胸痛、全身肌肉、关节酸痛、头痛等表现，如有异常应及时报告医生。化疗药物的应用配合与护理，详见第四节"白血病"。

⑤成分输血的护理：为促进 HSCT 的造血重建，必要时遵医嘱输入全血、浓缩红细胞或血小板。为预防输入相关的移植物抗宿主病（GVHD），全血及血制品在输入前必须经过 ^{60}Co 照射，以灭活具有免疫活性的 T 淋巴细胞。

⑥锁骨下静脉导管的应用与护理：每次应用前均需检查局部伤口情况，严格执行无菌操作和导管的使用原则，防止导管的滑脱与堵塞。导管局部换药每周 2 ~ 3 次。封管用肝素 30 ~ 100U/ml；血小板降低者禁用肝素，现临床上多采用正压接头，生理盐水封管。

4. 造血干细胞输注的护理

（1）骨髓输注的护理　包括自体骨髓输注和异体骨髓输注。

①自体骨髓输注的护理：自体骨髓液在患者进行预处理前采集，采集后加入保护液放入 4℃ 冰箱内液态保存，于 72h 内预处理结束后，提前取出在室温下放置 0.5 ~ 1h，再回输给患者。操作方法同异体骨髓输注。

②异体骨髓输注的护理：异体骨髓在患者进行预处理后再采集供者的骨髓，采集后如果供受者 ABO 血型相符时，即可输入；如果 ABO 血型不合，要将骨髓中的红细胞清除后方可输入。输注前要给予抗过敏药物，如非那根 25mg 肌内注射，地塞米松 3 ~ 5mg 静脉注射，速尿 20mg 静脉注射，达到利尿，预防肺水肿的目的。输注时用无滤网的输液器通过中心静脉导管输入，速度要缓慢，观察 15 ~ 20min 后若无反应再调快滴速，约 100 滴/分，常规要求应在 30min 内将 300ml 骨髓输完，但最后 5ml 骨髓需要弃去，防止发生脂肪栓塞。同时需经另一静脉通道同步输入适量鱼精蛋白，以中和骨髓液内的肝素，输入速度不宜过快，防止出现呼吸困难、低血压和心动过速等。在整个输入骨髓过程中，应密切观察患者的生命体征和各种反应，若出现皮疹、酱油色尿、腰部不适等溶血现象时应立即停止输入，并配合医生进行抢救。

（2）外周血造血干细胞输注的护理

①自体外周血造血干细胞回输的护理：回输前 15 ~ 20min 应用抗过敏药，以减少因冷冻剂或细胞破坏所引起的过敏反应；冷冻保存的造血干细胞需在床旁以 38.5 ~ 40℃ 的恒温水迅速复温融化。融化后的干细胞应立即用无滤网输液器从静脉导管输入，同时另一条静脉输等量鱼精蛋白以中和肝素。回输过程中为防止血红蛋白尿的发生，需要同时静脉滴注 5% 碳酸氢钠和生理盐水、速尿和甘露醇，以维持足够的尿量，直至

血红蛋白尿消失。在患者能够耐受的情况下，应在15min内回输1袋自体外周血造血干细胞，回输2袋自体外周血造血干细胞之间需要用生理盐水冲管，以清洗输血管道。

②异体外周血造血干细胞回输的护理：患者经过预处理后再采集供者的外周血造血干细胞，采集后可立即输注给受者。但输注前应先将造血干细胞50～100ml加生理盐水稀释到200ml。余同自体外周血造血干细胞回输的护理。

③脐带血造血干细胞输注的护理：脐带血回输量一般只有100ml左右，故应注意回输过程中勿出现漏液现象，常采用手推注或微量泵推注。同时应密切观察患者的心率变化，随时调整输液速度。

5. 移植后并发症的观察及护理

（1）感染 感染是最常见的并发症之一，也是移植成败的关键。移植早期（移植后第1个月）是感染的危险期，感染率高达60%～80%，多以单纯疱疹病毒、细菌（尤其是革兰阴性杆菌）和真菌感染较为常见；移植中期（移植后2～3月），以巨细胞病毒和卡氏肺囊虫为多；移植后期（移植3个月后），则应注意带状疱疹、水痘等病毒感染和移植后肝炎等。导致感染的主要原因为：①移植前预处理时使用了大剂量化疗药，使皮肤、黏膜和器官等正常组织损害，机体的天然保护屏障破坏。②大剂量化疗和放疗破坏了机体的免疫细胞，此时中性粒细胞可降至零，使机体的免疫力极度低下。③移植中使用环孢素与甲氨蝶呤等免疫抑制剂降低了移植物抗宿主反应的强度，但也进一步抑制了机体的免疫系统对入侵微生物的识别和杀伤功能。④GVHD。⑤锁骨下静脉导管留置。

（2）移植物抗宿主病（GVHD） 是异基因造血干细胞移植成功后最严重的并发症，是供者T淋巴细胞攻击受者同种异型抗原所致。临床表现有急、慢性两种。

①急性GVHD：发生在移植后100天之内，尤其是移植后第1～2周，又称超急性GVHD。表现为突然广泛性斑丘疹、持续性厌食、腹泻、黄疸与肝功能异常等，病情较凶险，急性GVHD发生时间越早，预后越差。②慢性GVHD：发生在移植后100天之后，是一种类似自身免疫性疾病的全身性疾病，常累及多个器官，可分为局限性和广泛性，前者常累及皮肤或肝脏，皮肤色素沉着减少，轻度肝功能异常或轻度结合膜干燥，预后良好。后者则为多器官受损，预后较差。单独或联合应用免疫抑制剂（MTX、CSA、ALG、丙种球蛋白等）和清除T淋巴细胞是目前预防GVHD最常用的两种方法。护理配合中应注意：（a）遵医嘱正确应用各种治疗药物，并要密切观察药物的各种不良反应。（b）输注各种血液制品时，必须在常规照射等处理后执行。（c）严格执行无菌操作。（d）密切观察病情变化，如生命体征、自觉症状、皮肤黏膜、二便性质等情况，及早发现GVHD并配合做好各种救治工作。

（3）出血 患者预处理后血小板极度减少是导致患者出血的主要原因，且移植后血小板的恢复较慢。因此要每日监测血小板计数，观察有无出血倾向，必要时遵医嘱输注经25Gy照射后或白细胞过滤器过滤后的浓缩血小板。

（4）化疗药不良反应的预防及护理

①肝功能损害：造血干细胞移植术后约有半数的受者出现肝损害，其主要的并发

症有肝静脉闭塞病，主要由于移植前超大剂量化疗药物的应用损伤了肝细胞和血管内皮细胞，部分凝血物质的性能也发生改变，使肝静脉受阻，称肝静脉闭塞病；常发生在移植后 7～12 天，肝静脉阻塞后血液不能回入血液循环，在血管内淤积并渗出血管壁，到达腹腔形成腹水，患者可出现体重增加、腹胀、肝静脉淤血可出现肝区胀痛、黄疸。输血后肝炎和一过性肝损害。

②其他不良反应的预防与护理：常见本章第四节"白血病"。

（王美芝）

第七章 | 内分泌与代谢常见疾病的护理

第一节 概 述

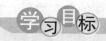

熟悉　内分泌及代谢性疾病的常见症状

　　内分泌系统由下丘脑、垂体、甲状腺、甲状旁腺、肾上腺、胰岛和性腺等内分泌腺和分布于全身各组织中的分泌细胞及其所分泌的激素组成，主要功能是合成和分泌各种激素，调节人体的新陈代谢、生长发育、生殖和衰老等生命活动，以适应外环境，保持机体内环境的稳定。新陈代谢包括物质的合成和分解两个过程，不断为个体生成、发育、生殖和维持内环境提供物质和能量。机体在遗传、自身免疫、肿瘤、药物、营养失调及精神刺激等因素的作用下，引起内分泌功能异常或代谢障碍，导致内分泌及代谢性疾病。

　　内分泌与代谢性疾病常见症状有特殊外形、消瘦和肥胖等。

特殊外形

　　特殊外形是指包括面貌、身高、体型、体态和毛发异常及皮肤黏膜色素沉着等，并可影响患者生理和心理状态的一组临床征象，多与内分泌疾病和代谢疾病有关。

【护理评估】

（一）健康史

　　应询问引起身体外形改变的原因，如既往有无产后大出血史、激素类药物服用史、家族中有无类似疾病及有无糖尿病、甲状腺疾病、高血压、肥胖、生长发育异常等疾病史。了解患者的生活规律、饮食习惯及爱好，运动参与程度，吸烟和饮酒情况等。

（二）身体状况

　　1. 体型变化　①身高超过正常人平均身高值的40%以上为身材过高。成人男性身高超过200cm、女性超过185cm称巨人症，见于发育成熟前生长激素分泌亢进。②成人男性身高低于145cm、女性低于135cm称身材矮小，常见于侏儒症和呆小病。侏儒症患者在发育成熟前生长激素分泌减少，导致生长发育障碍、身材矮小，但智力不受影响；呆小症患者在发育成熟前甲状腺激素合成不足，影响神经系统发育和骨骼生长，使智力障碍、身材矮小。

2. 毛发改变 表现为质地、分布的变化。皮质醇增多症患者因分泌的雄性激素过多常有体毛增多；甲状腺功能减退症或垂体功能减退症常有头发干燥、稀疏，睫毛和眉毛脱落。

3. 面容变化 ①满月脸：面圆似满月、皮肤发红，常伴痤疮和胡须生长，多见于Cushing 综合征及长期应用糖皮质激素。②甲亢面容：面容惊愕，眼球凸出，眼裂增宽，表情兴奋，见于甲亢。③二尖瓣面容：面色晦暗，两颊紫红，口唇发绀，见于二尖瓣狭窄。④黏液性水肿面容：面色苍黄，颜面水肿，目光呆滞，反应迟钝，毛发稀疏，见于甲减。⑤肢端肥大症面容：头颅增大，面部变长，下颌前凸，眉弓、双颧隆起，唇舌肥厚，耳鼻增大，见于肢端肥大症。

4. 皮肤黏膜色素沉着 由于表皮黑色素增多，以致皮肤颜色加深，称为色素沉着。见于原发性肾上腺皮质功能减退症、先天性肾上腺皮质增生症、异位 ACTH 综合征和ACTH 依赖性 Cushing 综合征。慢性肾上腺皮质功能减退症患者可出现皮肤黏膜色素沉着，尤以摩擦处、掌纹、乳晕及瘢痕处明显。

（三）辅助检查

1. 激素测定 通过激素测定了解垂体、肾上腺、甲状腺、甲状旁腺、胰岛素和性腺功能有无异常。

2. 影像学检查 X 线检查、CT 和 MRI 对某些内分泌疾病进行定位检查；B 超检查对甲状腺、甲状旁腺、肾上腺、胰腺和性腺进行定位检查。

（四）心理和社会支持状况

由于面貌、身高、体型和毛发异常等外形改变可使患者产生自卑心理，甚至出现焦虑、易怒，严重者可发生精神分裂症。

【常见护理诊断】

身体意像紊乱 与疾病引起身体外形改变等因素有关。

【护理措施】

1. 改善营养状况 针对患者的具体情况，调节饮食，改善患者的营养状况。

2. 修饰指导 教会患者改善自身形象的方法，如有突眼的患者外出时可戴墨镜以保护眼睛免受刺激；鼓励患者进行适当的修饰，以增加心理舒适和美感。

3. 心理护理 向患者讲解疾病的有关知识，告之经过治疗后，身体外观可得到改善，使其消除紧张情绪，树立治愈的信心，积极配合治疗。鼓励患者表达自己的感受，给予正确的引导，使患者勇于面对现实。鼓励患者家属和周围人群主动与患者沟通，切勿歧视患者，避免伤害患者自尊。

消　瘦

消瘦是指摄入的营养低于机体需要量，体重低于标准体重的 10% 以上。

【护理评估】

（一）健康史

详细询问导致消瘦的原因，有无消瘦的家族史，有无糖尿病、甲状腺功能抗进等内分泌疾病，有无结核病、消化系统疾病、呼吸系统疾病等，有无长期用药史。

（二）身体状况

1. 轻度消瘦　表现为精神萎靡、食欲减退、贫血，记忆力下降及血压下降等。

2. 重度消瘦　表现为表情淡漠、反应迟钝、皮肤干燥、皮下脂肪消失，劳动能力丧失，抵抗力下降，甚至出现低血糖昏迷；女性患者可有月经失调或闭经，甚至是不孕。

（三）辅助检查

血糖和胰岛素水平的测定、甲状腺功能及肾上腺皮质功能的检查、胃肠钡餐检查、胸部 X 线检查等，有助于消瘦病因的诊断。

（四）心理和社会支持状况

由于营养状况下降，患者反应迟钝、淡漠，易出现沉默寡言，甚至是焦虑、抑郁。

【常见护理诊断】

营养失调：低于机体需要量　与营养摄入不足和（或）消耗过多有关。

【护理措施】

1. 饮食护理　给予高热量、高蛋白、富含维生素、易消化的饮食。宜少量多餐，逐渐增加进食量。烹饪符合患者口味的食物。对不能进食者给予鼻饲，消化功能差者给予要素饮食，极度消瘦者遵医嘱静脉补充营养液，如氨基酸、脂肪乳液等。

2. 心理护理　了解患者的心理状况，向患者解释引起消瘦的原因，给予心理疏导和支持。指导患者积极配合治疗，改善消瘦症状。

肥　胖

肥胖是指体内脂肪堆积过多和（或）分布异常，体重指数（BMI）＞24 或体重超过理想体重的 20%。根据病因不同，可分为单纯性和继发性肥胖。

【护理评估】

（一）健康史

详细询问导致肥胖的原因，有无肥胖的家族史和内分泌疾病，了解患者的饮食习惯、每天的运动量。

（二）身体状况

1. 单纯性肥胖　表现为脂肪分布均匀。幼年肥胖者，脂肪细胞数量增多，常引起终身肥胖，部分患者有外生殖器发育迟缓；成年后出现肥胖者，脂肪细胞数不变，胞体肥大等。

2. 继发性肥胖　表现为脂肪分布不均匀，如 Cushing 综合征表现为向心性肥胖。

（三）辅助检查

血糖、血脂和胰岛素水平的测定，垂体、甲状腺功能及肾上腺皮质功能的检查，必要时给予影像学检查。

（四）心理和社会支持状况

由于外形肥胖和动作迟缓，患者易产生自卑、焦虑、抑郁。在社会交往中，常遭遇他人的嘲笑，更加深了患者自卑的心理。

【常见护理诊断】

营养失调：高于机体需要量　与饮食习惯不良和（或）消耗过少有关。

【护理措施】

1. 饮食护理　给予低糖、低脂、低盐、适量蛋白质、富含纤维素的饮食。避免油煎食物、方便食品、快餐、零食和巧克力等。指导患者形成良好的饮食习惯，如增加咀嚼次数，减慢进食速度。

2. 加强运动　鼓励患者积极参加体力活动，指导患者选择适合的有氧运动，逐渐增加运动量，避免剧烈运动。

3. 心理护理　了解患者的心理状况，向患者解释引起肥胖的原因，给予心理疏导和支持。指导患者积极配合治疗，改善肥胖的症状。

第二节　甲状腺疾病

掌握　单纯性甲状腺肿的身体状况和常用护理诊断；甲亢的定义、身体状况、常用的护理诊断和护理措施；甲减的身体状况和常用护理诊断

熟悉　单纯性甲状腺肿的定义、健康史、辅助检查、诊断要点、治疗要点和护理措施；甲亢的辅助检查、诊断要点和治疗要点；甲减的定义、健康史、辅助检查、诊断要点、治疗要点和护理措施

了解　单纯性甲状腺肿的心理和社会支持状况；甲亢的健康史、心理和社会支持状况和健康教育；甲减的心理和社会支持状况、健康教育

一、单纯性甲状腺肿

单纯性甲状腺肿（simple goiter）是指由多种原因引起非炎症或非肿瘤性甲状腺肿大，不伴甲状腺功能异常。单纯性甲状腺肿分地方性和散发性。地方性甲状腺肿呈地方性分布，多属缺碘所致，患病率超过10%；散在性甲状腺肿散发于各地，患病率约为5%，女性发病率是男性的2~3倍。

【护理评估】

（一）健康史

询问患者有无下列病史。

1. 碘缺乏　长期缺碘，是本病的最常见原因。碘是合成甲状腺激素（TH）的主要原料，碘缺乏时合成甲状腺激素不足，负反馈引起垂体分泌促甲状腺激素（TSH）增加，刺激甲状腺增生肥大。远离海洋的地区，由于雨水冲洗土壤中的碘，导致饮水和食物中含碘量不足，以至该地区人群的碘摄入量不足。儿童生长期、青春期、妊娠和哺乳期，人体对甲状腺激素的需要量增加，碘供应相对不足，导致生理性甲状腺肿。

2. 致甲状腺肿物质　某些物质可阻碍甲状腺激素的合成，从而引起甲状腺肿，称为致甲状腺肿物质，包括：①某些药物如硫脲类、对氨基水杨酸、磺胺类、碳酸锂等。②某些食物如萝卜、卷心菜、黄豆、白菜、小米等。③高碘，长期使用含碘高的水或药物，可阻碍碘的有机化，从而影响甲状腺激素的合成和释放，亦可导致甲状腺肿。

3. 先天性甲状腺激素合成障碍　由于先天性的某些甲状腺激素合成酶缺陷，影响了甲状腺激素合成的某个环节，使甲状腺激素形成发生障碍，从而引起甲状腺肿。

（二）身体状况

主要表现为甲状腺肿大，多呈轻至中度对称性、弥漫性肿大，表面光滑、质软、无压痛。当甲状腺进一步肿大可呈多发性结节。重度肿大时可压迫邻近组织、器官，出现压迫症状，如压迫气管引起刺激性咳嗽、呼吸困难；压迫食管可出现吞咽困难；压迫喉返神经可引起声音嘶哑；胸骨后甲状腺肿压迫上腔静脉，使上腔静脉回流受阻，可出现面部青紫、肿胀，颈、胸部浅表静脉扩张等表现。

（三）辅助检查

1. 甲状腺功能检查　一般正常。血 T_4 正常或偏低；T_3 正常或偏高；TSH 正常或偏高。

2. 甲状腺摄^{131}I 率及 T_3 抑制试验　甲状腺摄^{131}I 率大多增高，但峰值不提前，可被 T_3 抑制。

3. 甲状腺放射性核素扫描　为弥漫性甲状腺肿大，呈均匀分布。

（四）心理和社会支持状况

患者由于患病、颈部增粗等原因，易出现自卑、焦虑等情绪，甚至拒绝与人交往。患者由于缺乏对该疾病的基本了解，经常怀疑肿瘤或癌变，从而产生焦虑，甚至恐惧的心理。

【诊断要点】

患者有甲状腺弥漫性肿大但功能基本正常，是诊断单纯性甲状腺肿的主要依据。地方性甲状腺肿的诊断需结合流行病史。

【治疗要点】

本病的治疗主要取决于病因。

1. 碘剂　适用于碘缺乏者。地方性甲状腺肿流行地区应采取碘化食盐进行防治。但成年人尤其是结节性甲状腺肿患者应避免大剂量碘治疗，以免诱发碘源性甲状腺功能亢进。

2. 甲状腺素片　适用于不明显原因的甲状腺明显肿大者。一般用左甲状腺素

（L－T₄）或甲状腺干粉片口服。

3. 手术治疗 单纯性甲状腺肿者一般不予手术，但出现药物治疗无效、压迫症状、或疑有甲状腺结节癌变时，应手术治疗。

【常见护理诊断】

1. 身体意像紊乱 与甲状腺肿大导致颈部外形改变等有关。

2. 知识缺乏 缺乏正确饮食方法及药物使用等知识。

3. 潜在并发症 呼吸困难、吞咽困难、声音嘶哑、上腔静脉阻塞综合征等。

【护理措施】

（一）一般护理

1. 活动与休息 甲状腺肿大不明显且无压迫症状者，患者可正常活动，避免过度劳累；甲状腺明显肿大且有压迫症状者，应注意休息，必要时卧床休息。

2. 饮食护理 指导患者食用碘盐，并多食海带、紫菜等含碘丰富的食物，预防缺碘引起的地方性甲状腺肿。避免食用花生、菠菜等抑制甲状腺激素合成的食物。

（二）病情观察

观察患者的甲状腺肿大的程度、质地、有无结节及压痛；观察有无呼吸困难、吞咽困难、声音嘶哑等压迫症状；若甲状腺结节在短时间内迅速增大，应警惕癌变。

（三）用药护理

指导患者遵医嘱补充碘剂或使用甲状腺素片，观察药物的疗效和不良反应，若患者出现心动过速、多食、怕热多汗等甲状腺功能亢进的表现，应及时就诊。

（四）心理护理

向患者及家属讲解相关疾病知识，消除其紧张情绪，争取其积极配合治疗。鼓励患者表达自身感受，帮助患者适当的修饰，改善外在形象，树立信心；积极与患者家属沟通，促使家属给予患者必要的支持和理解。

二、甲状腺功能亢进症

病案 患者，女，32岁，心悸、怕热、多汗、多食、消瘦伴颈部增粗2个月。2月前出现心悸，活动时加重，眼球突出，颈部增粗，怕热多汗，多食易饥，大便4～5次/日，未曾就诊。今日因劳累后，出现发热、心悸加重、呼吸急促、烦躁不安、四肢无力、多汗等。既往体健。查体：体温39.1℃，脉搏142次/分，呼吸28次/分，血压100/60mmHg。神志清，甲亢面容，眼球突出，甲状腺Ⅱ度弥漫性肿大，质中，甲状腺上极可闻血管杂音。两肺无异常，心界不大，心率148次/分，心律不规则，心音强弱不一致，心尖部闻及收缩期Ⅱ级吹风样杂音。腹平软，无压痛及反跳痛。双下肢无浮肿。辅助检查：血白细胞 $5.4 \times 10^9/L$；FT_4、FT_3升高，TSH降低；心电图示"心房颤动"。初步诊断为甲亢、甲状腺危象、心房颤动。

1. 该患者存在哪些护理问题？

2. 针对这些护理问题制定哪些护理措施？

甲状腺功能亢进症（hyperthyroidism，简称甲亢）是指由多种病因导致甲状腺激素（TH）分泌过多而引起的一系列临床综合征。引起甲亢的病因中以 Graves 病最多见，下面对 Graves 病给予重点介绍。

Graves 病

Graves 病（简称 GD），又称 Basedow 病或弥漫性毒性甲状腺肿，是一种伴 TH 分泌增多的器官特异性自身免疫性疾病。各年龄组均可发病，以 20~40 岁多见，女性多于男性，男女之比为 1：（4~6）。

【护理评估】

（一）健康史

询问患者有无下列病史。

1. 遗传因素　GD 有明显的遗传倾向，与一定的人类白细胞抗原（HLA）的类型有关。

2. 免疫因素　GD 患者的血清中存在促甲状腺激素（TSH）受体的特异性自身抗体，即 TSH 受体抗体（TRAb）。TRAb 可与 TSH 受体结合，产生 TSH 的生物学效应，即甲状腺细胞增生、TH 合成及分泌增多。

3. 环境因素　如细菌感染、精神刺激、创伤、锂剂的应用、应激等可破坏机体免疫稳定性，使有免疫监护和调节功能缺陷者发病。

（二）身体状况

大多数起病缓慢，少数可在精神创伤或感染等应激状态后急性起病。典型表现有高代谢综合征、甲状腺肿及眼征，但此三者出现先后与程度可不平行。

1. 甲状腺激素分泌过多症候群

（1）高代谢综合征　由于甲状腺激素分泌过多和交感神经兴奋性增高，导致新陈代谢加速，基础代谢率明显增高。表现为疲乏无力、怕热多汗、皮肤温暖而湿润（尤以手掌、足掌、脸、颈、前胸、腋下等处明显）、低热、体重显著减轻等。甲状腺激素促进肠道糖的吸收，加速糖的氧化和肝糖原的分解，可导致糖耐量的减低或使糖尿病加重；甲状腺激素促进脂肪的合成、氧化和分解，胆固醇合成、转化及排泄都加速，导致血总胆固醇降低；蛋白质分解增强，呈负氮平衡。

（2）精神、神经系统　由于甲状腺激素分泌过多致交感神经兴奋性增高。表现为神经过敏、多言好动、紧张焦虑、失眠不安、焦躁易怒、注意力不集中，有时有幻觉甚至有精神分裂症的表现。可有手、舌和（或）眼睑震颤，腱反射亢进。

（3）心血管系统　表现为心悸、胸闷、气促，严重者可导致甲亢性心脏病。常见体征：①心动过速：常为窦性，一般为 90~120 次/分，静息或睡眠时心率仍增快为本病特征之一。②心律失常：以心房期前收缩最为多见；也可出现心房颤动或心房扑动，偶见房室传导阻滞。③心音和杂音：心尖区第一心音亢进，常伴有心尖区 I~II 级收缩期杂音。④心脏增大，甚至发生心力衰竭。⑤血压：收缩压升高，舒张压降低，脉压增大，可出现水冲脉、毛细血管搏动征及枪击音等周围血管征。

（4）消化系统　表现为食欲亢进、多食、消瘦、排便次数增多。严重者可有肝肿大、肝功能异常，偶有黄疸。老年患者可有食欲减退、厌食。

（5）肌肉骨骼系统　部分患者表现为甲亢性肌病、肌无力及肌萎缩，多累及肩胛与骨盆带肌群。周期性瘫痪，好发于青壮年男性，在剧烈运动、高碳水化合物、注射胰岛素等诱因下发病，主要累及下肢，发作时有低钾血症，但尿钾不高。

（6）生殖系统　女性患者常出现月经紊乱、减少或闭经；男性有勃起功能障碍，偶有乳腺增生。

（7）造血系统　常有轻度贫血；可伴有紫癜，血小板寿命缩短；外周血白细胞总数偏低，淋巴细胞和单核细胞增多。

2. 甲状腺肿　一般呈对称性、弥漫性甲状腺肿大，质地柔软、表面光滑、无压痛，可随吞咽动作上下移动；腺体上下极可触及震颤，闻及血管杂音，为本病的重要特征。甲状腺肿大与甲亢轻重无明显关系，少数病例可无甲状腺肿大。

3. 眼征　约 25% ~ 50% 的本病患者伴有眼征，其中突眼为重要的、特异的体征之一。突眼按病变程度可分单纯性和浸润性突眼二种类型。

（1）单纯性突眼　又称良性突眼、非浸润性突眼。较常见，主要与交感神经兴奋和甲状腺激素的 β 肾上腺素能样作用致眼外肌和提上睑肌张力增高有关。常见体征有①眼球前突，突眼度一般在 18mm 以内。②上眼睑挛缩、眼裂增宽。③von Graefe 征：眼向下看时，可因上眼睑挛缩而不能随眼球下垂。④Stellwag 征：瞬目减少。⑤Joffroy 征：眼球向上看时，前额皮肤不能皱起。⑥Mobius 征：两眼看近物时，眼球辐辏不良。

（2）浸润性突眼　又称恶性突眼。较少见，多见于成人，与眶后组织的自身免疫性炎症有关。除上述眼征更明显以外，常伴有眼睑肿胀肥厚，结膜充血水肿；眼球明显突出，突眼度一般在 18mm 以上，且两侧眼睛的突眼度可不相等（>3mm）。患者常有眼内异物感、眼部胀痛、畏光、流泪、视力减退，可有复视、斜视。严重者眼睑不能闭合，结膜和角膜经常暴露而发生充血、水肿、角膜炎、角膜溃疡，甚至全眼球炎以至失明。

4. 特殊临床表现和类型

（1）甲状腺危象　系本病恶化时的严重表现，可能与循环内甲状腺激素水平增高有关，多发生于病情较重未予治疗或治疗不充分的患者。主要诱因有精神刺激、感染、手术、创伤等。主要表现为高热，心动过速（心率 140 次/分或以上）、焦虑、烦躁、大汗、恶心及呕吐等；严重者可出现心衰，休克及昏迷等。甲状腺危象的死亡率较高，可达 20% 以上。

（2）甲亢性心脏病　多见于男性结节性甲状腺肿伴甲亢者。主要表现为心脏增大、严重心律失常或心力衰竭。但在甲亢控制后，心律失常、心脏增大和心绞痛等均可恢复。

（3）淡漠型甲亢　多见于老年人。起病隐匿，高代谢综合征、眼征和甲状腺肿大均不明显。主要表现为明显消瘦、心悸、乏力、神志淡漠、腹泻、厌食、头昏等。可伴有心房颤动和肌病等。临床上此类型易误诊为恶性肿瘤和冠心病。

（4）亚临床甲亢　本类型主要依赖实验室检查结果诊断。血清 TSH 水平降低，而

T_3、T_4正常，不伴或伴有轻微甲亢症状。可发展为临床甲亢，引起冠心病、骨质疏松等。

（5）妊娠期甲状腺功能亢进症　因妊娠期甲状腺激素结合球蛋白（TBG）增高，引起 TT_3、TT_4增高，所以妊娠期甲状腺功能亢进症的诊断依赖血清 FT_3、FT_4 和 TSH_4。如果患者甲亢未控制，建议不要怀孕；如果正接受抗甲状腺药物（ATD）治疗，血清 TT_3、TT_4正常，停用抗甲状腺药物（ATD）或用 ATD 最小剂量，可以怀孕；如果是妊娠期间发现甲亢，如需继续妊娠者可以选择合适剂量的 ATD 治疗和妊娠中期甲状腺手术治疗。

（6）胫前黏液性水肿　多发生在胫骨前下 1/3 部位，也可出现足背、踝关节、肩部、手背或手术瘢痕处，皮损大多对称。早期皮肤增厚、变粗，有广泛大小不等的棕红色或红褐色、暗紫色突起不平的斑块或结节，边界清楚，直径大约 5～30mm，皮损周围皮肤变薄发亮、紧张，病变表面及周围有毳毛增生、毛囊角化，伴有感觉过敏或减退；后期皮肤增粗变厚，呈橘皮样或树皮样，皮损融合，有深沟，覆以灰色或黑色疣状物，下肢粗大似象皮腿。

（三）辅助检查

1. 甲状腺激素测定

（1）血清总甲状腺素（TT_4）及总三碘甲状腺原氨酸（TT_3）　甲亢时两者均增高，但受血清甲状腺激素结合球蛋白（TBG）量和蛋白与激素结合力变化的影响。参考值：①反射免疫法（RIA）成人 TT_4 的正常值为 65～156nmol/L，TT_3 为 1.8～2.9nmol/L。②免疫化学发光法（ICMA）成人 TT_4 的正常值为 58.1～154.8nmol/L，TT_3 为 0.7～2.1nmol/L。

（2）血清游离 T_3 及 T_4（FT_3、FT_4）　两者均增高。二者为循环血中甲状腺激素活性部分，其不受甲状腺结合球蛋白的影响，直接反映甲状腺功能状态。参考值：①RIA 成人 FT_4 的正常值为 9～25pmol/L，FT_3 为 3～9pmol/L。②ICMA 成人 FT_4 的正常值为 9～23.9pmol/L，FT_3 为 2.1～5.4pmol/L；

2. 促甲状腺素（TSH）测定　血清 TSH 浓度变化是反映甲状腺功能最敏感的指标。ICMA 成人正常值为 0.3～4.8mU/L。甲亢时常小于 0.1mU/L。

3. ^{131}I 摄取率　盖革计数管测定^{131}I 摄取率正常值为 3h 5%～25%，24h 20%～45%，高峰在 24h 出现。甲亢时^{131}I 摄取率为总摄取量增加，摄取高峰前移。妊娠和哺乳期妇女不做此检查。

4. TSH 受体抗体（TRAb）测定　是鉴别甲亢病因和诊断 GD 的指标之一。新诊断的 GD 患者 75%～96% TRAb 阳性。

5. 基础代谢率（BMR）　正常范围为 -10%～+15%。无基础代谢测定仪时，禁食 12h、睡眠 8h 后，于清晨空腹静卧时测脉率、血压，再用下列公式计算：BMR% = 脉率（次数/分）+ 脉压（毫米汞柱）- 111。大多患者高于正常，其增高程度与病情轻重呈正相关。+15%～+30% 为轻症，+31%～+60% 为中度，> +60% 为重症。

6. 甲状腺放射性核素扫描　对于诊断甲状腺自主高功能腺瘤有意义。肿瘤区浓聚大量核素，肿瘤区外甲状腺组织和对侧甲状腺无核素吸收。

7. 其他 血白细胞数正常或稍低，淋巴细胞相对增高；24h 尿肌酸升高；血胆固醇低于正常。

（四）心理和社会支持状况

由于疾病原因，患者易出现精神紧张、焦躁易怒、敏感多疑等异常精神现象，严重者甚至出现幻觉、躁狂等。由于情绪不稳定，患者在与他人交往时易出现社交障碍；在就诊过程中，可能出现不配合的行为。

【诊断要点】

在询问健康史的基础上，结合高代谢综合征、甲状腺肿大及突眼等典型表现可作出甲亢的初步诊断。若症状不典型的亢进患者，需进一步结合实验室检查，进行确诊。GD 的诊断要点为：①确诊甲亢。②甲状腺弥漫性肿大。③浸润性突眼。④TRAb 阳性。⑤其他甲状腺自身抗体阳性。⑥胫前黏液性水肿。具备①、②两项即可确诊，其他 4 项进一步支持诊断。

【治疗要点】

目前尚无对该病的病因治疗。甲亢的治疗主要有抗甲状腺药物（ATD）治疗、^{131}I 治疗和手术治疗。

（一）抗甲状腺药物（ATD）治疗

1. 硫脲类和咪唑类 ATD 前者有甲基硫氧嘧啶（MTU）和丙基硫氧嘧啶（PTU），后者有甲巯咪唑（他巴唑，MMI）和卡比马唑（甲亢平，CMZ）。其作用机制是通过抑制甲状腺内过氧化物酶的活性，致无机碘不能氧化为活性碘，从而使甲状腺激素合成减少。PTU 还能在外周组织抑制 T_4 转变为 T_3，为严重病例或甲状腺危象的首选用药。

（1）适应证 ①病情轻、甲状腺为轻至中度肿大者。②年龄在 20 岁以下、孕妇、年迈体弱或合并严重心、肝、肾等疾病而不宜手术者。③手术前准备。④甲状腺次全切除后复发而不宜用 ^{131}I 治疗者。⑤用作 ^{131}I 治疗前后的辅助治疗。

（2）剂量与疗程 根据病情轻重决定剂量。MTU 或 PTU300～400mg/d，MMI 或 CMZ30～40mg/d，均分 2～3 次口服，至症状缓解或血 TH 恢复正常时可减量，可每2～4 周递减一次，MTU 或 PTU 每次减 50～100mg，MMI 或 CMZ5～10mg，至症状完全消失，体征明显好转再减至最小维持量。维持量 MTU 或 PTU50～100mg/d，MMI 或 CMZ5～10mg/d，维持 1.5～2 年。

2. 复方碘口服液 主要作用机制是抑制甲状腺球蛋白的分解，减少甲状腺激素的释放。用后可使甲状腺体积缩小、坚韧、血管减少。仅用于手术前准备和甲状腺危象。

（二）放射性 ^{131}I 治疗

利用甲状腺有高度摄取和浓集碘的能力，^{131}I 在组织内主要放出 β 射线，使甲状腺滤泡受其破坏而萎缩，致甲状腺激素合成和分泌减少，同时还减少腺内淋巴细胞，从而减少抗体产生，取得治疗甲亢的疗效且不影响毗邻组织。

1. 适应证 ①年龄在 25 岁以上且为中度甲亢者。②抗甲状腺药物过敏或长期治疗无效，或治疗后复发者。③合并有心、肝、肾等疾病不宜手术或不愿手术，或术后复发者。④某些结节性高功能性甲亢。⑤非自身免疫性家族性毒性甲状腺肿者。

2. 禁忌证 ①妊娠或哺乳期妇女。②年龄在 25 岁以下者。③严重心、肝、肾功能衰竭或活动性肺结核者。④外周血白细胞计数低于 $3 \times 10^9/L$ 或中性粒细胞低于 $1.5 \times 10^9/L$ 者。⑤重症浸润性突眼症。⑥甲状腺不能摄碘者。⑦甲状腺危象者。

(三) 手术治疗

通常选择甲状腺次全切除术，两侧各保留 $2 \sim 3g$ 甲状腺组织。该手术的治愈率可达 70% 以上，但可引起多种并发症。

1. 适应证 ①中、重度甲亢且长期服药无效、停药后复发、不能坚持长期服药者。②甲状腺显著肿大、压迫邻近器官者。③胸骨后甲状腺肿伴甲亢者。④结节性甲状腺肿伴甲亢。

2. 禁忌证 ①严重或发展较快的浸润性突眼者。②合并心、肝、肾、肺等疾病，全身情况差而不能耐受手术者。③妊娠早期（3 个月前）及晚期（6 个月后）。④轻症且可用药物治疗者。

3. 术前准备 术前应用抗甲状腺药物至症状控制，T_3、T_4 恢复正常，心率低于 80 次/分，然后于术前 2 周加用碘剂，每次 $3 \sim 5$ 滴，每日 3 次，以减少术中出血。

(四) 甲状腺危象的治疗

去除诱因，积极治疗甲亢是预防甲状腺危象发生的关键，尤其应该注意防治感染和做好术前准备。

1. 阻止 TH 的合成 首选丙基硫氧嘧啶，首剂 600mg，以后每次 250mg，每 6h 一次，口服或经胃管注入。

2. 抑制 TH 的释放 常用复方碘液口服溶液，服用 PTU $1 \sim 2h$ 后加用复方碘口服溶液 5 滴，每 8h 一次；或者碘化钠 $0.5 \sim 1.0g$ 加入 10% 葡萄糖盐水中静脉滴注 $12 \sim 24h$，以后视病情逐渐减量，一般使用 $3 \sim 7$ 天停药。如果对碘剂过敏，可改用碳酸锂 $0.5 \sim 1.0g/d$，分 3 次口服，连用数天。

3. 降低周围组织对 TH 的反应 普萘洛尔 $30 \sim 50mg$，每 $6 \sim 8h$ 口服一次；或 1mg 稀释后缓慢静脉注射。氢化可的松 100mg 加入 5% $\sim$ 10% 葡萄糖盐水中静脉滴注，每 $6 \sim 8h$ 一次。

4. 降低血 TH 浓度 如果上述治疗不满意，可选用血液透析、腹膜透析或血浆置换等措施。

5. 对症和支持疗法 监测心、脑、肾功能；高热者可选用氯丙嗪或物理降温，但应避免使用乙酰水杨酸类解热药；纠正水、电解质紊乱；给氧、防治感染；补充热量和维生素。

[常见护理诊断]

1. 营养失调：低于机体需要量 与基础代谢率增高、腹泻等有关；

2. 活动无耐力 与甲亢性心脏病、蛋白质分解增加等有关。

3. 有组织完整性受损的危险 与浸润性突眼有关。

4. 焦虑 与病情复杂、病程较长等有关。

5. 潜在并发症 甲状腺危象。

【护理措施】

（一）一般护理

1. 病室环境 病室宜安静、通风、舒适，避免强光刺激，室温保持在 20℃ 左右，以便减少出汗。限制探访人次。

2. 活动与休息 病情轻的患者可适当活动，以不感疲劳为度；病情重、心功能不全或合并严重感染的患者，要严格卧床休息。护士应经常巡视病房，做好生活护理。

3. 饮食护理 可给予高热量、高蛋白、高维生素和含钾、钙丰富的饮食，保证营养供给。嘱患者多饮水，每日饮水 2000～3000ml，补充丢失的水分。避免摄入刺激性的食物和饮料，如浓茶、咖啡或酒等。为减少对肠道刺激和大便次数，应忌食生冷，限制高纤维素饮食，如粗粮、蔬菜、豆类等。避免吃含碘丰富的食物如海带、紫菜等，以免促进甲状腺激素的合成。慎用卷心菜、花椰菜、甘蓝等致甲状腺肿食物。

（二）病情观察

定时观察患者的生命征及心率、心律的变化；注意精神神经状态；密切观察患者甲状腺肿大的情况及变化、突眼程度和伴随症状；密切观察有无甲状腺危象发生，当出现原有症状加重、体温升高、心率增快、大汗淋漓等症状时，应立即报告医生并协助处理。

（三）用药护理

甲亢患者用药时间长、治疗较复杂，应做好用药的解释和指导工作，使患者严格遵医嘱用药，不可随意调整药物剂量或停药，学会观察药物的疗效和不良反应。

1. 使用 ATD 的护理 观察药物常见的不良反应：①粒细胞减少，严重时可致粒细胞缺乏症。此不良反应多发生在用药后 2～3 个月内，如外周血白细胞计数低于 $3 \times 10^9/L$ 或中性粒细胞低于 $1.5 \times 10^9/L$，应立即停药。②药疹，较常见，可用抗组胺药物控制，无需停药。如出现严重皮疹应立即停药。③如出现中毒性肝炎、肝坏死、狼疮样综合征、精神病、胆汁淤滞综合征、味觉丧失等应立即停药，并严密观察病情变化。

2. 使用 ^{131}I 的护理 主要不良反应：①甲状腺功能减退，分暂时性和永久性甲减，一旦发生遵医嘱予 TH 替代治疗。②反射性甲状腺炎，见于 ^{131}I 治疗后 7～10 天，严重者遵医嘱给予糖皮质激素治疗。③突眼变化不一，一旦发现异常应及时通知医生。

（四）心理护理

向患者及家属讲解相关疾病知识，消除其紧张情绪，争取其积极配合治疗。给予患者精神上的安慰，告知患者甲状腺肿大、突眼等症状和情绪波动是由于疾病引起的，给予合理的治疗后可得到改善，并鼓励患者表达自身感受，帮助患者适当的修饰，改善外在形象，树立信心；积极与患者家属沟通，促使家属给予患者必要的支持和理解。

（五）甲状腺危象的护理

1. 避免诱因 常见的诱因有：①感染，尤其是呼吸道感染。②手术。③创伤，如交通意外等。④应激，如心肌梗死、精神刺激等。⑤放射碘治疗或摄入碘过多。⑥其他：如不规则服药、过度疲劳、妊娠等。

2. 密切观察病情　观察生命征、神志及精神状态。如原有甲亢症状加重，出现高热、烦躁不安、呼吸急促、大汗淋漓、心悸、乏力，伴呕吐、神志障碍等应警惕甲状腺危象的发生，应立即通知医生并协助医生处理。

3. 紧急护理措施　①绝对卧床，呼吸困难时取半卧位，立即给予吸氧，快速建立静脉通道。②积极准备抢救药物，遵医嘱予 PTU、复方碘溶液、氢化可的松等药物。③密切观察病情进展，定时监测生命征和神志情况。④对症护理：对昏迷者应加强口腔、皮肤护理，防止压疮和肺炎的发生。对高热者应给予物理降温。躁动不安者应使用床栏保护患者安全。

（六）眼部护理

1. **保护眼睛**　①戴深色眼镜防止强光和灰尘的刺激。复视时可戴单侧眼罩。②经常用眼药水湿润眼睛，可用 0.5% 甲基纤维素或 0.5% 氢化可的松滴眼，可减轻水肿和局部眼睛刺激症状。睡前可用抗生素眼膏、纱布或眼罩。③睡觉时，应取高枕卧位，以便减轻球后组织水肿。必要时限制食盐摄入，遵医嘱给予利尿剂。

2. 遵医嘱早期选择用 ATD、免疫抑制剂及非特异性抗炎药物，并观察药物的疗效和不良反应。

3. 对严重突眼、暴露性角膜溃疡或压迫性视神经病变者，可行手术或球后放射治疗，以便减轻眶内或球后浸润。配合医生做好术前准备。

【健康教育】

1. **疾病知识指导**　给患者及家属讲解甲亢的基本知识及防治要点。鼓励患者保持身心愉快，避免精神刺激，建立和谐的人际关系。同时家属应多体谅患者，减轻患者的精神压力。

2. **饮食及休息指导**　指导患者合理安排休息，避免过度紧张和劳累，保持情绪稳定；多吃高热量、高蛋白、高维生素、高矿物质的食物，禁服大量海带、海藻、紫菜及加碘盐；禁饮兴奋性饮料及高纤维素食物；劝告患者戒烟戒酒。

3. **用药指导**　详细讲解抗甲状腺药物的用法、副作用、坚持用药的重要性。指导患者按时服药，定期到医院复查。

4. **出院指导**　指导患者坚持服药、定期复查甲状腺功能，如出现异常表现及时就诊。

三、甲状腺功能减退症

甲状腺功能减退症（hypothyroidism，简称甲减）是由各种原因导致的低甲状腺激素血症或甲状腺激素抵抗而引起的全身性低代谢综合征，其病理特征是黏多糖在组织和皮肤堆积，其表现为黏液性水肿。

本病有两种分类法。一种是按病变部位分为：①原发性甲减，因甲状腺腺体疾病引起的甲减。②中枢性甲减，因下丘脑和垂体疾病引起的 TRH 或 TSH 的产生和分泌减少引起的甲减。③甲状腺激素抵抗综合征，因甲状腺激素在外周发挥作用缺陷。另一种是按病变的原因分类，如 ^{131}I 治疗后甲减、手术后甲减、特发性甲减和药物性甲减等。本节主要介绍成年型甲减。

【护理评估】

（一）健康史

询问患者有无下列病史。

1. 自身免疫损伤　最常见的原因是自身免疫性甲状腺炎。

2. 甲状腺破坏　如手术、^{131}I 治疗和产后垂体缺血坏死等。

3. 碘过量　可引起潜在性甲状腺疾病者发生甲减，也可诱发和加重自身免疫性甲状腺炎。

4. 抗甲状腺药物　如硫脲类、咪唑类和锂剂等。

（二）身体状况

本病多见于中年女性，男女之比约为 1∶（5～10）。多数起病隐匿，发展缓慢。

1. 一般表现　主要表现为易疲劳、怕冷、体重增加、记忆力减退、智力低下、反应迟钝、嗜睡、神经抑郁等。体检可见表情淡漠，面色苍白，皮肤干燥发凉、粗糙脱屑，颜面、眼睑和手部皮肤浮肿，声音嘶哑，毛发稀疏、眉毛外 1/3 脱落。重症者呈痴呆、幻觉、木僵、昏睡或惊厥。由于高胡萝卜素血症，手足皮肤呈姜黄色。

2. 血管系统　心肌黏液性水肿导致心肌收缩力减弱、心动过缓、心排血量下降。由于心肌间质水肿、非特异性心肌纤维肿胀、左心室扩张和心包积液导致心脏增大。久病者由于血胆固醇增高，易并发冠心病。

3. 消化系统　主要表现为厌食、腹胀、便秘等。严重者可出现麻痹性肠梗阻或黏液水肿性巨结肠。

4. 血液系统　由于甲状腺激素缺乏引起血红蛋白合成障碍或肠道吸收铁、维生素 B_{12} 或叶酸等障碍，可导致贫血。

5. 内分泌生殖系统　表现为性欲减退，女性患者常有月经过多或闭经。部分患者由于血清催乳素（PRL）水平增高，发生溢乳。男性患者可出现阳痿。

6. 肌肉与关节　肌肉软弱乏力，可有暂时性肌强直、痉挛、疼痛等，嚼肌、胸锁乳突肌、股四头肌及手部肌肉可出现进行性肌萎缩。部分患者可伴有关节病变，偶有关节腔积液。

7. 黏液性水肿昏迷　见于病情严重者，常在冬季寒冷时发病。其诱发因素有寒冷、感染、手术、严重躯体疾病、中断 TH 替代治疗和使用麻醉、镇静剂等。临床表现为嗜睡，低体温（体温＜35℃），呼吸缓慢，心动过缓，血压下降，四肢肌肉松弛，反射减弱或消失，甚至昏迷、休克，肾功能不全等。

（三）辅助检查

1. 血常规及生化检查　多为轻、中度正常细胞正常色素性贫血；血胆固醇、甘油三酯、LDL 增高，HDL 降低，血清 CK、LDH 增高。

2. 甲状腺功能检查　血清 TSH 增高，TT_4、FT_4 降低是诊断本病的必备指标；血清 TT_3 和 FT_3 可以在正常范围内，但严重者降低。亚临床甲减仅有血清 TSH 升高，血清 T_4 或 T_4 正常。甲状腺摄 ^{131}I 率降低。

3. 病变部位及病因检查　①TRH 兴奋试验：主要用于原发性甲减、中枢性甲减的鉴别。静脉注射 TRH 后，血清 TSH 无升高者提示垂体性甲减；升高延迟者为下丘脑性甲减；血清 TSH 在增高的基值上进一步增高，提示原发性甲减。②甲状腺自身抗体：血清 TPOAb、TGAb 阳性提示甲减的病因为自身免疫性甲状腺炎所致。③X 线检查：有助于异位甲状腺、下丘脑＝垂体病变的确定。

（四）心理和社会支持状况

该疾病患者易出现软弱无力、记忆力减退、智力低下、反应迟钝、嗜睡、精神抑郁等异常现象表现，严重者甚至出现猜疑型精神分裂症等，所以该患者容易出现抑郁寡欢的表现，甚至影响患者参与社交障碍。

【诊断要点】

甲减的诊断主要包括：①甲减的症状和体征。②实验室检查血清 TSH 增高，T_4 降低，原发性甲减即可诊断。进一步寻找病因，如 TPOAb 阳性，可考虑病因为自身免疫性甲状腺炎。③实验室检查血清 TSH 减低或正常、T_4 减低，考虑为中枢性甲减，做 TRH 兴奋试验进行确诊。

【治疗要点】

1. 替代治疗　各种类型的甲减，均需用 TH 替代，永久性甲减者需终身服用。首选左甲状腺素（L－T_4）口服，成人年 L－T_4 替代量 $50 \sim 200\mu g/L$，由于 T_4 的半衰期是 7 天，所以可以每天早晨服药一次。

2. 对症治疗　有贫血者补充铁剂、维生素 B_{12}、叶酸等。胃酸低者补充稀盐酸，并与 TH 合用疗效好。

3. 黏液性水肿昏迷的治疗　①立即补充 TH，首选 T_3 静脉注射，每小时 $10\mu g$，直至症状改善，清醒后改口服维持治疗。②保温，给氧，保持呼吸道畅通。③氢化可的送 $200 \sim 300mg/d$ 持续静脉滴注，待患者清醒后逐渐减量。④根据需要补液，但补液量不宜过度。⑤控制感染，治疗原发病。

【常见护理诊断】

1. 便秘　与代谢率降低和肠蠕动减慢有关。

2. 体温过低　与疾病导致的基础代谢率降低有关。

3. 社交障碍　与疾病导致的精神情绪改变有关。

4. 潜在并发症　黏液性水肿。

【护理措施】

（一）一般护理

1. 休息与体位　根据患者病情合理安排休息。一般情况较好者，鼓励患者进行适当活动，以便刺激肠蠕动，促进排便；如有急性感染、心衰或心包积液等，需卧床休息。

2. 饮食护理　给予高热量、高蛋白、高维生素、低钠、低脂饮食。进食粗纤维食物，如蔬菜、水果或全麦制品，促进肠胃蠕动。桥本甲状腺炎所致甲状腺功能减退症者应避免摄取含碘食物和药物，以免诱发严重黏液性水肿。

（二）病情观察

观察该患者的精神状态以及排便的次数、大便的性状及量的变化；观察有无腹胀、腹痛等麻痹性肠梗阻的表现；观察黏液性水肿的变化情况；如出现体温低于 35℃、呼吸浅慢、心动过缓、血压降低、嗜睡等表现，应立即通知医生。

（三）用药护理

指导患者按时服用左甲状腺素，注意观察有无不良反应，如出现脉率大于 100 次/分、心律失常、血压升高、多食消瘦、呕吐、腹泻、发热、出汗、情绪激动等症状，应立即通知医生。对于老年人、冠心病等患者应慎重用药，应特别注意用药的准确性，不可任意减量或增量。

（四）心理护理

给予患者心理支持，主动与患者交流，关心患者，鼓励患者说出自己的感受。鼓励患者家属多与患者沟通，理解患者的行为，使患者感受到温暖和关怀，以便提高自信心。制定活动计划时，鼓励患者做简单的家务劳动，学习自我照顾。鼓励患者参与社交活动，且多与病情已改善的病友交流，以便克服社交障碍。

【健康指导】

1. 疾病知识指导　给患者及家属讲解甲减的基本知识及注意事项。

2. 用药指导　向永久性甲减患者强调终身服药的重要性，遵其按时服药，不可随意减量或停药；慎用镇静、催眠、止痛、麻醉等药物；若出现低血压、心动过缓、体温低于 35℃ 等症状，应立即就诊。

第三节　糖尿病

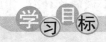

掌握	糖尿病的定义、分类、身体状况、辅助检查和常用护理诊断
熟悉	糖尿病的诊断要点、治疗要点和护理措施
了解	糖尿病的健康史、心理和社会状况及健康教育

病案　患者，女，65 岁，因多饮、多食、多尿、消瘦 2 个月就诊。患者 2 月前无明显诱因出现多尿，每日小便约 10 次，伴口渴、多饮，每日饮水约 4L。食量增多，而体重 2 个月内减轻约 2kg。既往体健。查体：体温 37℃，脉搏 80 次/分，呼吸 18 次/分，血压 120/80mmHg。皮肤无黄疸，淋巴结无肿大。双肺呼吸音粗，未闻及干、湿啰音。心率 80 次/分，律齐，病理反射未引出。辅助检查：尿常规：尿糖（＋＋），尿蛋白（－）；空腹血糖 10.6mmol/L。初步诊断为 2 型糖尿病。

1. 该患者存在哪些护理问题？

2. 对于该患者应采取哪些护理措施？

糖尿病（diabetes mellitus，DM）是由多种病因引起的一组以慢性血糖水平增高为特征的代谢性疾病。由于胰岛素分泌和（或）胰岛素作用缺陷，引起碳水化合物、脂肪和蛋白质等代谢紊乱，长期以来，可引起多系统损害，导致心脏、肾、神经、眼、血管等组织器官的慢性进行性病变、功能减退甚至衰竭；病情严重或应激时可发生急性严重代谢紊乱，如糖尿病酮症酸中毒（DKA）、高渗性昏迷等。目前按照WTO糖尿病专家委员会提出的病因学分型标准，将糖尿病分为1型糖尿病（T1DM）、2型糖尿病（T2DM）、其他特殊类型糖尿病和妊娠期糖尿病四种类型。

糖尿病是常见的、多发的内分泌代谢疾病，其患病率随着人民生活水平的提高、人口老化、生活方式改变而迅速增加，呈逐渐增长的流行趋势。据估计，目前我国糖尿病患者约2346万人，中老年人是糖尿病的主要受害人群。与1996年相比，仅仅6年时间，大城市人群患病率上升40.0%。因此，糖尿病已成为危害我国人民健康的严重的公共卫生问题。

【护理评估】

（一）健康史

询问患者有无下列病史。

糖尿病的病因和发病机制极为复杂，且尚不完全清楚，但目前认为和遗传因素和环境因素共同参与其发病过程。

1. 1型糖尿病 绝大多数的1型糖尿病是自身免疫性疾病，遗传和环境因素共同参与其发病过程。

（1）多因素遗传因素 1型糖尿病多基因遗传系统至少包括IDDM1/HLA、IDDM2/INS5′VNTR、IDDM3～IDDM13和IDDM15等。其中IDDM1为T1DM易感性的主效基因，其他为次效基因。

（2）环境因素 ①病毒感染：包括风疹病毒、腮腺炎病毒、柯萨奇病毒、脑心肌炎病毒和巨细胞病毒等。病毒感染可直接损伤胰岛β细胞，使胰岛β细胞数量逐渐减少，且暴露其抗原成分、启动自身免疫反应。②化学毒性物质和食物：灭鼠剂吡甲硝苯脲、四氧吡啶及链脲佐菌素可破坏胰岛β细胞；母乳喂养期短或缺乏母乳喂养的儿童T1DM发病率增高。

（3）自身免疫 在遗传的基础上，病毒感染或其他因素将启动自身免疫过程，导致胰岛β细胞破坏和T1DM的发生。

2. 2型糖尿病

（1）遗传因素与环境因素 T2DM是有多个基因及环境因素综合引起的复杂病。

（2）胰岛素抵抗和β细胞功能缺陷 当胰岛素抵抗时，如果β细胞能代偿性增加胰岛素分泌，则血糖维持正常；如果β细胞功能缺陷，则可出现T2DM。胰岛素抵抗是指胰岛素作用的靶器官（主要为肝脏、脂肪和肌肉）对胰岛素作用的敏感性降低。

（3）高血糖和脂代谢异常 高血糖和脂代谢异常可进一步降低胰岛素敏感性和损

伤胰岛 β 细胞功能，是糖尿病发病机制中最重要的获得性因素。

（二）身体状况

1. 代谢紊乱综合征 代谢紊乱所引起的"三多一少"症群。①多尿：由于血糖过高，经肾小球滤出而不能完全被肾小管重吸收，形成渗透性利尿。每日尿量约为 3~5L，甚至可达 10L 以上。②多饮：因多尿导致水分丢失过多，出现口渴、多饮。③多食：糖不能被利用并大量丢失，使机体处于半饥饿状态，能量缺乏，致食欲亢进。④体重减轻：由于糖的利用障碍，脂肪和蛋白质分解加剧，消耗过多，引起逐渐消瘦。⑤其它症状：常感乏力、头昏、腰肢酸痛、皮肤干燥、瘙痒、月经不调、阳痿、腹泻、便秘等。

2. 急性并发症

（1）糖尿病酮症酸中毒（DKA） 是糖尿病最常见的急性并发症。由于胰岛素严重不足或不能发挥作用，引起糖代谢紊乱加重，脂肪分解加速，大量脂肪酸在肝经 β 氧化产生酮体，称高酮血症。酮体包括丙酮、乙酰乙酸和 β - 羟丁酸，后二者系酸性产物，积聚至超过机体的调节能力即产生酮症酸中毒。

①诱因：T1DM 患者有自发 DKA 的倾向，T2DM 在一定诱因作用下也可发生。常见诱因有感染、创伤、麻醉、大手术、饮食不当、妊娠、分娩、胰岛素中断或不适当减量等。有时可无明显诱因，部分患者无糖尿病史。

②临床表现：早期三多一少症状加重。酸中毒失代偿后，出现疲乏、恶心及呕吐、食欲减退、头痛、嗜睡、呼吸深快、呼气有烂苹果味。后期脱水明显、尿量减少、眼眶下陷、皮肤黏膜干燥、血压下降、心率加快、四肢厥冷；晚期不同程度意识障碍、昏迷。少数患者表现为腹痛，酷似急腹症。

③实验室检查：尿糖强阳性、尿酮阳性，尿中可有蛋白及管型，肾功能不全者尿糖、尿酮可弱阳性或阴性。血糖显著增高，多在 16.7~33.3mmol/L；血酮体增高，在 3.0mmol/L 以上；血 CO_2 结合力降低，酸中毒失代偿后血 pH 下降；血钠、血氯降低；血钾初期正常或偏低，尿量减少后可偏高，治疗后，若补钾不足可降低。血白细胞亦常增高，以中性粒细胞增高为主。

（2）高血糖高渗状态（HHS） 是糖尿病急性并发症，主要表现为严重高血糖、高血浆渗透压和脱水等，无明显酮症酸中毒，患者有不同程度的意识障碍或昏迷。

①诱因：常见诱因有使用糖皮质激素、利尿剂、甘露醇、免疫抑制剂等药物；急性感染、手术、外伤等；水摄入不足、透析治疗等。

②临床表现：起病缓慢，最初表现为多尿、多饮，逐渐出现严重脱水、神经和精神症状，如反应迟钝、烦躁、淡漠、嗜睡，严重者出现昏迷、抽搐。

③实验室检查：尿糖阳性、尿酮体阴性或弱阳性。血糖显著增高，达到或超过 33.3mmol/L。血钠正常或增高，血浆渗透压达到或超过 320mmol/L。

3. 慢性并发症

（1）大血管病变 糖尿病患者的动脉粥样硬化的患病率较高，发病年龄较轻，病情发展较快。动脉粥样硬化主要累及主动脉、冠状动脉、脑动脉、肾动脉和肢体外周动脉等，导致冠心病、脑血管疾病、肾动脉硬化和肢体动脉硬化等。

（2）微血管病变　是糖尿病的特异性并发症。①糖尿病肾病：常见于糖尿病病史超过 10 年的患者，是 T1DM 患者的主要死亡原因；对于 T2DM，仅次于心、脑血管疾病。病理改变包括结节性肾小球硬化型、弥漫性肾小球硬化型和渗出性病变三种类型，其中弥漫性肾小球硬化型最常见。②糖尿病性视网膜病变：见于糖尿病病史超过 10 年的患者，大部分患者合并不同程度的视网膜病变，是失明的主要原因。③其他：糖尿病心肌病。

（3）神经系统并发症　可累及中枢神经系统、周围神经和自主神经病变。以周围神经病变最常见，表现为对称性的周围神经炎，进展缓慢，下肢较上肢严重。自主神经损害也较常见，表现为瞳孔变化、排汗异常、便秘、腹泻、尿潴留、尿失禁、心动过速及体位性低血压等。

（4）糖尿病足　由于末梢神经病变、下肢动脉供血不足及感染等，引起足部溃疡、感染和深层组织破坏。糖尿病足是截肢和致残的主要原因。

（5）其他　糖尿病还可引起白内障、青光眼、视网膜黄斑病、屈光改变、虹膜睫状体病变等眼部并发症；皮肤病变也较常见。

4. 常见类型糖尿病的临床表现

（1）1 型糖尿病　多发生于青少年。起病较急，"三多一少"症状明显，病情较重，易出现酮症酸中毒。血浆胰岛 β 细胞自身抗体试验多呈阳性，血浆胰岛素水平低下，患者需要胰岛素治疗控制血糖及维持生命。

（2）2 型糖尿病　多见于 40 岁以上的中、老年人。多数起病缓慢，症状较轻，病情较稳定，常有家族史。血浆胰岛细胞抗体试验多阴性，血浆胰岛素水平可正常、较低或偏高，常伴胰岛素抵抗。多数患者对口服降糖药治疗有效，通常不依赖胰岛素治疗，不易发生酮症酸中毒。

（三）辅助检查

1. 尿糖测定　空腹或餐后 2h 尿糖阳性是诊断糖尿病的重要线索。因多种因素可使肾糖阈值升高，故尿糖阴性不能排除糖尿病。尿糖测定可作为糖尿病诊断的参考依据和调整药物剂量的的重要参考指标。

2. 血糖　血糖升高是诊断糖尿病的主要依据，也是判断病情和疗效的主要指标。以葡萄糖氧化酶法测定，空腹血糖（FPG）3.9～6.0mmol/L（70～108mg/dl）为正常；6.1～6.9mmol/L（110～123mg/dl）为空腹血糖调节受损（IFG）；≥7.0mmol/L（126mg/dl）可考虑糖尿病。

3. 口服葡萄糖耐量试验（OGTT）　　用于血糖高于正常范围而未达到诊断糖尿病标准的患者。OGTT 试验前晚 7 时后禁食，次日空腹测血糖，同时测尿糖；成人口服无水葡萄糖 75g 或 82.5g 含一分子水的葡萄糖，溶于 250～300ml 水中，5～10min 喝完，饮后 2 小时测血糖。OGTT 餐后 2 小时血糖（2hPG）≤7.7mmol（139mg/dl）为正常糖耐量；7.8～11.0mmol/L（140～199mg/dl）为负荷后血糖调节受损（IGT）；≥11.1mmol/L（200mg/dl）可考虑糖尿病。

4. 糖化血红蛋白（GHbA1）和糖化血浆白蛋白测定　GHbA1 是葡萄糖或其他糖

与血红蛋白的氨基发生非酶催化反应的产物。GHbA1 有 a、b、c 三种，GHbA1C 最为主要。GHbA1C 正常为血红蛋白总量的 3%～6%，反映近 8～12 周总的血糖水平，可作为糖尿病患者病情监测的指标。血浆蛋白可与葡萄糖发生非酶催化的糖化反应而形成果糖胺（FA），正常值 1.7～2.8mmol/L，反映近 2～3 周总的血糖水平，为糖尿病患者近期病情监测指标。

5. 胰岛 B 细胞功能检查 ①胰岛素释放试验：反映基础和葡萄糖介导的胰岛素释放功能，但受血清中胰岛素抗体和外源性胰岛素干扰。正常人空腹基础血浆胰岛素 35～145 pmol/L（5～20 mU/L）。口服 75g 无水葡萄糖或 100g 标准面粉制作的馒头后，血浆胰岛素 30～60min 升至高峰，峰值为基础值的 5～10 倍，3～4h 后恢复到基础水平。②C 肽释放试验：胰岛素和 C 肽是以等分子数从胰岛 B 细胞中生成和释放，故 C 肽也能反映基础和葡萄糖介导的胰岛素释放功能，但不受血清中胰岛素抗体和外源性胰岛素干扰。正常人基础血浆 C 肽水平不小于 400pmol/L。方法同上，高峰时间同上，峰值为基础值的 5～6 倍。

6. 并发症检查 根据病情选择血脂、肝肾功能、血尿酮体、电解质及心、肝、肾、脑、眼科、神经等的辅助检查。

7. 有关病因和发病机制的检查 检测谷氨酸脱羧酶自身抗体（GAD）、胰岛素自身抗体（IAA）及胰岛细胞自身抗体（ICA）的检测；胰岛素敏感性检查；基因分析等。

（四）心理和社会支持状况

糖尿病为慢性疾病，需终生治疗，且每日需严格控制饮食，常规检测血糖和用药治疗等，给患者带来许多生活和精神负担，易使其产生悲观情绪。部分患者抱着无所谓态度，不严格按照医嘱规律治疗，随着并发症的出现造成躯体痛苦、甚至致残。

【诊断要点】

典型病例根据"三多一少"的症状，结合实验室检查结果，即可诊断。症状不典型者主要依靠血糖检查结果，确诊本病。1999 年，世界卫生组织（WHO）糖尿病专家委员会提出糖尿病诊断标准，糖尿病诊断基于 FPG、任意时间或 OGTT 中 2hPG 血糖值。糖尿病诊断标准是糖尿病症状加任意时间血浆葡萄糖≥11.1mmol/L（200mg/dl）或空腹血糖≥7.0mmol/L（126mg/dl），或 OGTT2hPG≥11.1mmol/L（200mg/dl）。需重复一次确认，诊断才能成立。

【治疗要点】

糖尿病的治疗原则为早期、长期、综合、个体化；治疗目的为纠正代谢紊乱，消除症状，防止或延缓并发症的发生，降低病死率，提高患者的生活质量。国际糖尿病联盟（IDF）提出的糖尿病治疗要点包括 5 个方面，即饮食疗法、运动疗法、血糖监测、药物治疗和糖尿病教育。

1. 健康教育 是一项重要的疾病治疗措施。

2. 饮食疗法 为基本治疗措施，应严格执行并长期坚持。控制饮食能维持正常体重；保证未成年人的正常生长发育，维持成年人的正常劳动力；减轻胰岛负担，使血糖、尿糖、血脂达到或接近正常，以防止或延缓各种并发症的发生和发展。

3. 运动疗法 运动能促进糖代谢及提高胰岛素的敏感性。根据患者的年龄、性别、体力、病情及有无并发症等进行有规律的合适运动，运动方法可结合患者的爱好采用散步、体操、打太极拳、慢跑、打球等，运动量要适当，循序渐进，持之以恒。

4. 病情监测 定期监测血糖，并建议患者在家里使用血糖仪进行自我监测；定期复查，及时调整治疗方案。每年 1～2 次全面复查，了解有无并发症的出现，并给予及时的治疗。

5. 口服降糖药治疗

（1）促进胰岛素分泌剂 ①磺脲类（SUs）：主要作用为刺激胰岛 B 细胞表面受体促进胰岛素分泌。此类药适用于用饮食和运动治疗血糖控制不理想的非肥胖的 2 型糖尿病患者。禁忌证为 1 型糖尿病、有严重并发症的 2 型糖尿病、孕妇、哺乳期妇女、大手术围手术期或全胰切除术后等。第一代有甲苯磺丁脲（D－860）、氯磺丙脲等；第二代有格列苯脲（优降糖）、格列喹酮（糖适平）等。②格列奈类：主要直接刺激胰岛 B 细胞分泌胰岛素。适用于餐后高血糖的 2 型糖尿病患者。此类药包括瑞格列奈和那格列奈两种制剂。

（2）双胍类 主要作用机制为抑制肝葡萄糖输出，改善外周组织对胰岛素的敏感性、增加外周组织对葡萄糖的摄取和利用。此类药适用于肥胖或超重的 2 型糖尿病患者。禁忌证为 1 型糖尿病、合并有急慢性并发症的 2 型糖尿病、孕妇、哺乳期妇女、酗酒者等。主要药物包括二甲双胍（甲福明）和格华止。

（3）噻唑烷二酮类（TZDs，格列酮类） 主要作用机制为增强靶组织对胰岛素的敏感性，减轻胰岛素抵抗。此类药适用于肥胖、胰岛素抵抗明显的 2 型糖尿病患者。禁忌证为 1 型糖尿病、孕妇、哺乳期妇女和儿童。主要药物包括罗格列酮、比格列酮两种制剂。

（4）α 葡萄糖苷酶抑制剂（AGI） 主要作用机制为通过抑制小肠黏膜上皮细胞表面的 α 葡萄糖苷而延缓碳水化合物的吸收，降低餐后高血糖。适用于空腹血糖正常而餐后血糖明显升高的 2 型糖尿病患者。不宜用于胃肠功能紊乱、孕妇、哺乳期妇女和儿童。常用药物有阿卡波糖（拜糖平）和伏格列波糖（倍欣）。

6. 胰岛素治疗

（1）适应证 ①1 型糖尿病。②经饮食、运动疗法和口服降糖药治疗无效的 2 型糖尿病。③糖尿病伴急、慢性并发症。④糖尿病合并妊娠、分娩、手术、严重创伤。

（2）剂型 按起效和维持时间的快慢分为短效、中效和长效三类（各种制剂的特点见表 7－1）。按来源不同可分为动物胰岛素（猪和牛）和人胰岛素两类。

表 7－1　胰岛素制剂的特点

类别	制剂	注射途径	皮下注射作用时间（h）		
			起效	高峰	持续
短效	普通胰岛素（RI）	皮下、静脉	0.5	2～4	6～8
中效	低精蛋白胰岛素（NPH）	皮下	1～3	6～12	18～26
	慢胰岛素锌混悬液				
长效	精蛋白锌胰岛素（PZI）	皮下	3～8	14～24	28～36
	特慢胰岛素锌混悬液				

（3）治疗原则和剂量调节　胰岛素治疗应在饮食和运动疗法的基础上进行，一般从小剂量开始，根据血糖水平逐渐调整用量。①对于 1 型糖尿病患者应严格控制血糖，采用胰岛素强化治疗：每日 3～4 次（三餐前半小时短效胰岛素及睡前中效胰岛素）皮下注射。②对于 2 型糖尿病患者，胰岛素作为补充治疗，经饮食和口服降糖药治疗后仍未达到理想血糖时，白天继续用口服降糖药，临睡前注射中效胰岛素或每天注射 1～2 次长效胰岛素。

7.糖尿病酮症酸中毒的治疗　治疗原则为尽快补液以便恢复血容量、降低血糖、纠正水、电解质、酸碱失调，且消除诱因，防治并发症，降低死亡率。

（1）补液　是治疗的关键措施。通常用生理盐水，输液量和速度根据失水量的多少而定。补液量第 1 日可在 4000～6000ml 或以上，如心功能正常，初始补液速度应较快，2h 内输入 1000～2000ml，以便迅速补充血容量，改善周围循环和肾功能，前 4h 输入量为失水量的 1/3，以后根据血压、尿量、心率及末梢循环等调整输液量和速度。对于老年患者，尤其伴心脏病者应酌情减量，必要时需作中心静脉压监护。当血糖下降至 13.9mmol/L 时，将生理盐水改为 5% 葡萄糖盐水（每 2～4g 糖加 1U 胰岛素）。

（2）胰岛素治疗　目前主张小剂量治疗。以每小时每公斤体重 0.1U 胰岛素持续静脉滴注，如 2～4h 后血糖无明显下降，胰岛素加倍。当血糖下降至 ≤13.9mmol/L 时，将生理盐水改为 5% 葡萄糖液，并加入适量的胰岛素。尿酮体阴性，根据患者病情，改用胰岛素每日 3 次皮下注射，然后恢复平时的治疗。

（3）纠正酸中毒及电解质紊乱　轻症患者经输液和注射胰岛素后，酸中毒可逐渐纠正，一般不必补碱。当 pH＜7.1 时，可补碳酸氢钠 50mmol/L（5% 碳酸氢钠 84ml），用注射用水稀释成 1.4% 溶液静脉滴注。若治疗前血钾低于正常，开始补液时即应补钾，在 2～4h 内给氯化钾 1～1.5g；治疗前血钾正常，而每小时尿量在 40ml 以上，在输液和胰岛素治疗的同时开始补钾；治疗前血钾高于正常，应暂缓补钾。治疗过程中，需定时监测血钾水平、心电监护，结合尿量，调整补钾量和速度。

（4）处理诱因和防治并发症　在治疗初期就应该重视防治并发症，如休克、心力衰竭、心律失常、肾功能衰竭、脑水肿、继发感染等，特别是脑水肿和肾衰竭，维持重要脏器的功能。

8.高血糖高渗性状态　治疗原则同 DKA。24 小时补液量 6000～10000ml，开始时用等渗溶液如0.9%氯化钠溶液；当血浆渗透压高于350mmol/L、血钠高于155mmol/L时，可输入适量低渗溶液，如0.45%或0.6%氯化钠溶液；当血糖下降至16.7mmol/L时可输入5%葡萄糖液并按每2~4g葡萄糖加入1U胰岛素。胰岛素治疗与DKA相似，静脉注射首次负荷量后，继续以每小时每公斤体重0.05~0.1U的速度静脉滴注胰岛素。补钾要更及时，一般不补碱。

【常见护理诊断】

1. 营养失调 高于机体需要量或低于机体需要量 与胰岛素不足引起糖、蛋白质和脂肪代谢紊乱有关。

2. 缺乏知识 缺乏糖尿病防治及自我护理等方面的知识。

3. 潜在并发症 酮症酸中毒、高血糖高渗状态、低血糖。

【护理措施】

（一）一般护理

1. 饮食护理 与患者和家属一起共同制定饮食计划，合理的饮食，可以减轻胰岛负担，有利于缓解病情。

（1）计算每日所需总热量 按照患者的年龄、性别、身高算出标准体重：年龄在40岁以上者，标准体重（Kg）＝身高（cm）－100；年龄在40岁以下者，标准体重（Kg）＝身高（cm）－105。根据标准体重及工作性质，估计每日所需总热量：成年人在休息状态下每公斤体重给予105~126kJ（25~30kcal）；轻体力劳动者给126~146kJ（30~35kcal）；中度体力劳动者给146~167kJ（35~40kcal）；重体力劳动者给167kJ（40kcal）以上。儿童、孕妇、哺乳期妇女、营养不良及患有消耗性疾病者总热量酌增加，肥胖者酌减，使体重逐渐恢复到理想体重的±5%。

（2）三大营养物质的分配 碳水化合物占总热量的50%~60%，提倡用粗制米、面和适量的杂粮，禁食葡萄糖、蔗糖、蜜糖及其制品；蛋白质不超过占总热量的15%，至少1/3来自动物蛋白，以保证必须氨基酸的供给；脂肪约占总热量30%，饱和脂肪、单价不饱和脂肪和多价不饱和脂肪比值应为1：1：1。

（3）合理分配 每克糖类、蛋白质产热16.7kJ（4kcal）；每克脂肪产热37.7kJ（9kcal），然后将热量换算为食品后制定食谱，并按照患者的生活习惯、病情和药物治疗需要进行安排。每日3餐分配为1/5、2/5、2/5或1/3、1/3、1/3；每日4餐分配为1/7、2/7、2/7、2/7。

2. 运动护理 运动能促进糖代谢及提高胰岛素在周围组织中的敏感性，降低血糖；促进体重减轻并维持适当的体重；促进肌肉利用脂肪酸，降低胆固醇，有利于预防冠心病、动脉硬化等并发症的发生。

（1）运动方式 以有氧运动为主，可结合患者的爱好，如散步、体操、打太极拳、慢跑、打球等。

（2）运动量 宜适当，以不感到疲劳为度，运动时应使患者心率达到：170－年龄。活动时间为20~30min，可根据患者情况延长活动时间，每日1次。

（3）注意事项 ①运动时间：最好在饭后1h后为宜，不宜在空腹时进行，以免发生低血糖。尽量避免在恶劣天气，如酷暑及炎热的阳光下或严冬凛冽的寒风中运动。②预防低血糖：运动中应注意补充水分，随身携带糖果和饼干等食物，如出现饥饿感、心慌、出冷汗、头晕及四肢无力等低血糖反应，应立即停止运动，并进食，一般在休息 10min 左右即可缓解，若不能缓解，应即送医院治疗。③糖尿病患者并发心脏病、肾病及视网膜病变时，运动量不宜过大，时间不宜过长。尤有过中风或心肌梗死的糖尿病患者，应避免剧烈运动。因剧烈运动可使心肌耗氧量增加心肌供血不足而引起心绞痛、心肌梗死，还可因肾血流减少使糖尿病肾病加重；运动时血压上升，可诱发玻璃体和视网膜出血，应注意有无视力模糊，如有上述症状应及时就诊。④不可单独进行运动，尤其爬山、游泳、远足等。运动时需穿合适的鞋袜，避免扭伤脚部，运动后要检查双足，观察有无损伤。

（二）病情观察

观察患者有无"三多一少"的症状，当出现烦躁不安、嗜睡、昏迷、呼吸深快、呼出的气体为烂苹果味等，应立即通知医生并配合医生抢救；观察患者的生命征、神志、瞳孔的变化；观察患者有无瘙痒、感觉异常、感染及破损，特别是足部的情况；定时监测血糖、血压、血脂、眼底、肝肾功能、身高、体重等。

（三）用药护理

1. 口服降糖药的护理　遵医嘱给予口服降糖药，观察药物的不良反应。①磺脲类：从小剂量开始，早餐前半小时口服，主要的不良反应为低血糖，肠道反应、皮肤瘙痒、胆汁淤滞性黄疸、肝功能损害、再障、溶血性贫血、血小板减少等较少见。②双胍类：主要的不良反应为胃肠道反应，如腹部不适、口中金属味、恶心、呕吐、腹泻等，严重时可出现乳酸血症，所以应在餐中或餐后服用或从小剂量开始。③α 葡萄糖苷酶抑制剂：应在第一口食物后服用，其不良反应以消化道症状为常见。④瑞格列奈：餐前服用，不进餐不服用。⑤噻唑烷二酮：主要不良反应为水肿，有心力衰竭和肝病者应住院观察。

2. 胰岛素的护理

（1）胰岛素的不良反应

①低血糖反应：是最主要的不良反应。可因剂量过大、进食失调或活动量增大所致。典型表现为强烈饥饿感、心慌、手抖、出汗、头晕、软弱，甚至惊厥、昏迷死亡。一旦发生，应立即食用糖果、饼干等食品，或立即静脉注射 50% 葡萄糖。为预防低血糖反应，在使用胰岛素治疗时，应告知患者胰岛素可能引起低血糖；随身携带糖果、饼干类食品，在有强烈饥饿感时应立即进食可防止低血糖发生。治疗过程中密切观察血糖、尿糖变化，随时调整胰岛素用量。

②过敏反应：表现为注射部位瘙痒，继而出现荨麻疹、血管神经性水肿，甚至过敏性休克。处理措施包括更换胰岛素制剂种属，使用抗组胺药和糖皮质激素等，严重过敏反应者需停止或暂时中断胰岛素治疗。

③注射部位皮下脂肪萎缩或增生：可引起注射部位胰岛素吸收不良，停止使用该部位注射后可缓慢恢复。经常更换注射部位，每次注射要离开上次注射处至少 3cm，同

一部位重复注射要间隔 2 周以上。应将胰岛素注射于皮下脂肪组织的深层。注射后局部热敷，可促进吸收，防止皮下脂肪萎缩、硬结。

（2）注意事项

①胰岛素的保存：未开封的胰岛素需置于冰箱的冷藏室（约 2~8℃）内存放；注射前 1 个小时自冰箱内取出升温后再用，过冷的药物注射后不易吸收，并可致脂肪萎缩。若没有冰箱，可放在阴凉处，且不宜长时间储存。使用中的胰岛素可放在室温下，时间不超过 28 天，无需放入冰箱。

②混合胰岛素配制方法：混合使用胰岛素时，应先抽吸短效胰岛素，再抽吸长效胰岛素，然后混匀；若先抽长效胰岛素，长效胰岛素混入短效中，影响短效胰岛素的速效作用。

③准确用药：剂量必须准确，采用 1ml 注射器抽药。抽吸药物时避免振荡。

④注射时间：正规胰岛素须在饭前 30min 皮下注射，鱼精蛋白锌胰岛素须在早餐前 1h 皮下注射。

⑤注射部位：常选择皮肤疏松部位，如上臂三角肌、臀大肌、大腿前侧及腹部等。注射部位应经常更换，以防注射部位组织硬化、脂肪萎缩。

⑥注意低血糖反应并告知患者防治方法。

（四）心理护理

耐心向患者和家属解释病情、告知糖尿病的疾病知识，使其了解糖尿病虽然目前不能根治，但是可以有效地控制。通过终生治疗，适当体育锻炼，就能控制好血糖及避免并发症发生，消除其心理紧张和顾虑。鼓励患者说出自己的感受，对患者的焦虑和消极情绪给予理解和关心。了解患者的需要并尽力满足，使其感到安全可信赖，对治疗有信心。

（五）防治潜在并发症

1. 防治酮症酸中毒

（1）患者应根据饮食和运动情况及时增减对胰岛素的用量，不能突然停用或减少用量；一旦患有急性感染或慢性感染急性发作时，应及时诊治，以控制病情发展；避免精神创伤及过度劳累。

（2）观察有无口渴、多饮、多尿、食欲减退、恶心、呕吐、头痛、烦躁、嗜睡、呼吸深快有烂苹果味、昏迷等。一旦发现应立即通知医师处理，积极配合抢救。①绝对卧床休息，安排专人护理。②寻找并避免诱因。③密切观察生命体征的变化，记录神志、瞳孔的改变。正确记录 24h 出入水量，及时抽血、留尿标本检测血糖、血酮、尿糖、尿酮、CO_2CP、pH、血钾等。④迅速建立静脉通道，遵医嘱补液、给药配合抢救。⑤注意保暖，加强口腔、眼睛、皮肤护理，预防压疮、感染。

2. 防治糖尿病足

（1）勤检查　每日检查患者双足一次，了解足部有无感觉减退、麻木及刺痛感等；观察足部皮肤颜色、温度改变及足背动脉波动的情况，定期做足部感觉测试；注意检查趾甲、趾间、足底部皮肤有无异常改变。

（2）保清洁、防感染　勤换鞋袜，每晚用温水洗脚，并用柔软而吸水性强的毛巾将脚擦干，尤要擦干足趾缝间，保持趾间干燥；皮肤干燥者，可采用羊毛脂涂擦。

（3）防外伤　不要赤脚行走，以免不慎受伤；不穿高跟鞋，不穿拖鞋；应选择宽大、轻柔的鞋子，鞋袜不宜过紧，应宽松合脚，透气性要好；剪指甲时注意剪平，不要剪得太深，以免伤及甲沟；不用锐器挑老茧和鸡眼。若出现足部疾病，及时就诊。

（4）促循环　如步行运动、腿部运动，足部保温、轻轻按摩等。鼓励患者戒烟。

【健康教育】

1. 疾病知识指导　通过个人教育、集体教育等多种方式，使患者及家属认识到糖尿病是一种终身疾病，其预后与血糖的控制程度和有无并发症有关，增加其对疾病的认识，提高患者对治疗的依从性。鼓励患者保持身心愉快，避免精神刺激。

2. 饮食及运动指导　指导患者学会自我调节及自觉执行饮食治疗。让患者了解运动的重要意义，掌握运动的具体方法及注意事项，运动时需随身携带糖果和饼干的食品，一旦出现低血糖反应，应立即食用。

3. 用药指导　指导患者掌握口服降糖药的使用方法和可能出现的不良反应；掌握胰岛素的注射方法、可能出现的不良反应和低血糖反应的处理。

4. 疾病监测　教会患者使用便携性血糖测定仪的使用方法，使患者学会记录糖尿病日记（包括时间、血糖、饮食、运动、用药等）。

5. 防治并发症指导　告知患者可能引起糖尿病急、慢性并发症的诱因，避免并发症的产生。

第四节　Cushing 综合征

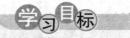

掌握　Cushing 综合征的定义、身体状况和常用护理诊断

熟悉　Cushing 综合征的辅助检查、诊断要点、治疗要点和护理措施

了解　Cushing 综合征的健康史、心理和社会状况

病案　患者，女，43 岁，发现血压升高，向心性肥胖半年。半年前，患者体检发现血压升高，最高达 200/110mmHg，服用"依那普利 10mg，每日 2 次"降压治疗，血压控制不理想。逐渐出现肥胖，以面部、躯干和腹部为主，半年体重增加约 15kg，伴有乏力，双下肢水肿等。既往体健。查体：体温 36.3℃，脉搏 92 次/分，呼吸 20 次/分，血压 180/100mmHg。神志清，满月脸，向心性肥胖，皮肤变薄。两肺无异常，心界向左扩大，心率 92 次/分，心律规则。腹部隆起，脂肪厚，无压痛及反跳痛。双下肢中度浮肿。辅助检查：多时段血皮质醇测定均高于正常值，昼夜规律消失。

24h尿游离皮质醇测定：486nmol/L。蝶鞍部MRI示：直径8mm占位性病变。初步诊断为Cushing综合征，垂体性Cushing病，继发性高血压。

1. 该患者存在哪些护理问题？

2. 针对这些护理问题制定哪些护理措施？

Cushing综合症（Cushing syndrome）是由各种病因引起肾上腺皮质分泌过量糖皮质激素（主要是皮质醇）所致病症的总称，其中最常见的是垂体促肾上腺皮质激素（ACTH）分泌亢进所引起的临床类型，称为Cushing病（Cushing disease）。

【护理评估】

（一）健康史

询问患者有无下列病史。

1. 依赖ACTH的Cushing综合征　①Cushing病：最常见，约占Cushing综合征的70%。指垂体ACTH分泌过多，伴肾上腺皮质增生；垂体多有微腺瘤，少数为大腺瘤，也有未能发现肿瘤者。②异位ACTH综合征：系垂体以外的恶性肿瘤（最常见的是小细胞性肺癌）分泌大量ACTH，刺激肾上腺皮质增生，分泌过量的皮质醇。

2. 不依赖ACTH的Cushing综合征　包括：①肾上腺皮质腺瘤。②肾上腺皮质癌。③不依赖ACTH的双侧性肾上腺小结节性增生：又称Meador综合征。④不依赖ACTH的双侧肾上腺大结节性增生。

3. 医源性皮质醇增多症　由于长期或大量使用ACTH或糖皮质激素所致。

（二）身体状况

1. 脂肪代谢障碍　特征性的表现为满月脸、水牛背、四肢相对瘦小。皮质醇促进脂肪的动员，引起脂肪代谢紊乱及脂肪重新分布，患者的面部和躯干脂肪堆积，形成典型的向心性肥胖；由于肌肉消耗、脂肪转移，四肢显得相对瘦小。

2. 蛋白质代谢障碍　大量皮质醇促进蛋白质分解，抑制蛋白质合成，导致蛋白质过度消耗。表现为皮肤菲薄，毛细血管脆性增加，轻微损伤即可引起瘀斑；由于肥胖、皮肤薄、皮肤弹力纤维断裂等原因，患者腹下侧、臀部、大腿等处可出现典型的皮肤紫纹；病程长者可出现肌肉萎缩、骨质疏松等。

3. 糖代谢障碍　大量皮质醇促进肝糖原异生，并拮抗胰岛素的作用，减少外周组织对葡萄糖的利用，使血糖升高，葡萄糖耐量减低，部分患者类固醇性糖尿病。

4. 电解质紊乱　大量皮质醇有潴钠、排钾作用。明显的低钾性碱中毒主要见于肾上腺皮质癌和异位ACTH综合征。低血钾使患者乏力加重，并引起肾浓缩功能障碍，部分患者因潴钠而出现轻度水肿。由于皮质醇有排钙作用，病程较久者可出现骨质疏松，脊椎压缩畸形，身材变矮，有时呈佝偻、骨折。儿童患者生长发育受到抑制。

5. 心血管病变　高血压常见，与皮质醇激活肾素 - 血管紧张素系统有关。同时，患者常伴有动脉硬化和肾小动脉硬化，使部分患者治疗后血压仍不能降至正常。长期高血压可并发左心室肥大、心力衰竭和脑血管意外。由于脂肪代谢紊乱、凝血功能异常，患者易出现动静脉血栓。使心血管疾病发生了增加。

396

6. **感染** 长期皮质醇分泌增多使免疫功能减弱，患者容易发生各种感染。皮肤真菌感染多见；化脓性细菌感染不容易局限化，可发展成蜂窝组织炎、菌血症、败血症。患者在感染后，炎症反应往往不显著，发热不明显，易于漏诊造成严重后果。

7. **造血系统及血液改变** 皮质醇刺激骨髓，使红细胞计数和血红蛋白含量偏高，且患者皮肤菲薄，故呈现多血质面容。大量皮质醇使白细胞总数及中性粒细胞增多，但促使淋巴组织萎缩、淋巴细胞和嗜酸性粒细胞的再分布，故淋巴细胞和嗜酸性粒细胞绝对值和白细胞分类中的百分率均减少。

8. **其他** ①性功能障碍：由于肾上腺雄激素产生过多以及皮质醇对垂体促性腺激素的抑制作用，女性患者大多出现月经减少、不规则或停经，多伴不孕、痤疮等。男性患者出现性欲减退、阴茎缩小、睾丸变软、男性性征改变等。②神经、精神障碍：如情绪不稳定、烦躁、失眠，严重精神变态，个别可发生偏执狂。③皮肤色素沉着：异位 ACTH 综合征及较重 Cushing 病患者皮肤色素明显加深。

（三）辅助检查

1. **血浆皮质醇测定** 正常情况下皮质醇分泌有昼夜节律。Cushing 综合症患者的血浆皮质醇增高且昼夜节律稍快，即早晨血浆皮质醇浓度高于正常，而晚上不明显低于早晨。

2. **尿 17-羟皮质类固醇、游离皮质醇** 尿游离皮质醇多在 304nmol/d 以上，尿 17-羟皮质类固醇在 55μmol/d 以上。

3. **地塞米松抑制试验** ①小剂量地塞米松抑制试验：尿 17-羟皮质类固醇不能被抑制到对照值的 50% 以下。②大剂量地塞米松抑制试验：能被抑制到对照值的 50% 以下者病变大多为垂体性；不能被抑制者可能为原发性肾上腺皮质肿瘤或异位 ACTH 综合征。

4. **ACTH 兴奋试验** 垂体性 Cushing 病和异位 ACTH 综合征者常有反应，原发性肾上腺皮质肿瘤者多数无反应。

5. **影像学检查** 包括肾上腺超声检查，蝶鞍区断层摄片、CT、MRI 等，可显示病变部位的影像学改变。

（四）心理和社会支持状况

由于皮质醇增多，可出现精神神经症状及体型改变，患者易产生自卑心理，不愿主动与他人交流，影响正常人际交往。

【诊断要点】

典型的临床表现，如满月脸、向心性肥胖、多血质面容、皮肤变薄等，结合实验室检查（皮质醇分泌增多，失去昼夜分泌节律，且不能被小剂量地塞米松抑制）可作出诊断。早期以及不典型者，主要通过实验室及影像学检查进行诊断。

【治疗要点】

根据不同病因作相应治疗。

1. **Cushing 病** 经蝶窦切除垂体微腺瘤是治疗本病的首选方法；病情严重者宜作一侧肾上腺全切，另侧肾上腺大部切除或全切，术后作激素替代治疗和垂体放疗；大腺瘤患者可开颅手术切除肿瘤，为避免复发，术后辅以放疗。

2. 肾上腺肿瘤　肾上腺腺瘤手术切除后可根治，腺瘤大多为单侧性，术后需长时间使用氢化可的松替代治疗；肾上腺腺癌应早期作手术治疗，对不能根治或已有转移者用肾上腺皮质激素合成阻滞剂治疗，减少肾上腺皮质激素的产生。

3. 不依耐 ACTH 的小结节性或大结节性双侧肾上腺增生　作双侧肾上腺切除，术后激素替代治疗。

4. 异位 ACTH 综合征　首先治疗原发病。如术后能根治，该病症状缓解；如不能根治，使用肾上腺皮质激素合成阻滞剂治疗。

【常见护理诊断】

1. 身体意像紊乱　与皮质醇增多引起的向心性肥胖等体型改变有关。

2. 体液过多　与皮质醇增多引起钠水潴留有关。

3. 有感染的危险　与皮质醇增多引起机体免疫力下降有关。

4. 有受伤的危险　与疾病导致的骨质疏松有关。

5. 潜在并发症　心力衰竭、脑血管意外、类固醇性糖尿病。

【护理措施】

（一）一般护理

1. 休息与活动　根据患者自身情况制定休息与活动计划，指导患者适当参加体育锻炼，避免劳累，保持充足的睡眠。水肿时，取平卧位，抬高下肢，减轻水肿。

2. 饮食　给予高蛋白、高维生素、高钾、高钙、低热量、低脂、低盐饮食。饮食中适当增加含钙及维生素 D 丰富的食物，以防止骨质疏松及发生骨折。鼓励患者食用香蕉、橘子等含钾较高的水果。避免刺激性食物，忌烟酒。

（二）病情观察

密切观察体温、血压及血糖变化；观察水肿情况，每日测量体重，记录 24h 出入量；密切观察患者的精神和情绪变化。

（三）用药护理

遵医嘱按时服用药物，并观察药物的疗效和不良反应，如出现食欲减退、恶心、头痛、乏力、眩晕、嗜睡等症状时，应立即通知医生并配合医生治疗。

（四）心理护理

耐心向患者和家属解释病情、告知 Cushing 病的相关知识，使其了解目前的变化是疾病引起的，经积极的治疗，可恢复正常，增加患者克服疾病的信心。鼓励患者说出自己的感受，对患者的焦虑和消极情绪给予理解和关心。让患者家属多与患者交流，使患者感到关怀，积极配合治疗。

【健康教育】

1. 疾病指导　向患者和家属介绍疾病的基本知识，并告知经有效治疗后，病情可逐渐好转，但预后与引起该疾病的病因有关。

2. 饮食指导　高蛋白、高维生素、高钾、高钙、低热量、低脂、低盐饮食。防治水、电解质失调。

3. 用药指导 指导患者正确使用药物并观察药物的不良反应，特别是对使用激素替代疗法者，应详细介绍激素的使用方法和注意事项。

第五节 痛 风

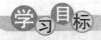

掌握 痛风的定义和分类、身体状况和常用护理诊断
熟悉 痛风的辅助检查、诊断要点、治疗要点和护理措施
了解 痛风的健康史、心理和社会状况

病案 患者，男，72 岁，右足部跖趾关节疼痛 1 天。1 天前患者饮酒后右足部跖趾关节出现红、热及明显压痛，关节迅速肿胀，疼痛剧烈，难以忍受，影响睡眠和活动。既往有"高血压"病史，正规降压治疗，血压控制可。查体：体温 37.1℃，脉搏 88 次/分，呼吸 20 次/分，血压 130/80mmHg。神志清，痛苦面容，两肺无异常，心界不大，心率 88 次/分，心律规则，无杂音。腹平软，无压痛及反跳痛。右足部跖趾关节皮肤红肿，皮温高，压痛明显。辅助检查：血白细胞 $10.4 \times 10^9/L$；ESR 30mm/h；血清尿酸：458μmol/L。右足跖趾关节 X 线片：符合痛风关节表现。初步诊断为痛风。

1. 该患者存在哪些护理问题？

2. 针对这些护理问题制定哪些护理措施？

痛风（gout）是一组由嘌呤代谢障碍引起的有明显异质性的代谢性疾病。本病根据其病因可分为原发性和继发性两大类，原发性痛风多由先天性嘌呤代谢异常引起，占绝大多数；继发性痛风由某些系统性疾病或药物引起。

【护理评估】

（一）健康史

询问患者有无下列病史。

1. 高尿酸血症 尿酸是嘌呤代谢的终产物。人体尿酸的主要来源为内源性，大约占总尿酸的 80%，所以内源性嘌呤代谢紊乱较外源性更重要。血清尿酸在 37℃时的饱和浓度约为 420μmol/L，高于此值则为高尿酸血症。导致高尿酸血症主要原因为：①尿酸生成过多：主要是酶的缺陷所致。②尿酸排泄减少：是引起高尿酸血症的主要因素，包括肾小球滤过率下降、肾小管重吸收增加、肾小管分泌减少以及尿酸盐晶体泌尿系统沉积。

2. 痛风 临床上只有 10%～20% 高尿酸血症者发生痛风。当血尿酸浓度过高或在酸性环境中，尿酸可析出结晶，沉积在皮下、肾和骨关节等，导致痛风肾、痛风石和痛风性关节炎。

（二）身体状况

多见于 40 岁以上的男性、绝经期后女性，常有痛风家族史。主要表现为高尿酸血症、反复发作的痛风性关节炎、痛风石、间质性肾炎，严重者呈关节畸形及功能障碍，常伴有尿酸性尿路结石。

1. 无症状期　仅有血尿酸持续性或波动性增高。从血尿酸增高至症状出现，时间可长达数年至 10 年，有些可终身不出现症状。

2. 急性关节炎期　为痛风的最常见的首发症状，是尿酸盐结晶、沉积引起的炎症反应。起病急，多在夜间因剧痛而惊醒，最易受累部位是第 1 跖趾关节，依次为踝、膝、腕、指、肘等关节。大多数为单个，偶尔双侧或多关节红肿热痛、功能障碍，可有关节腔积液，伴发热、白细胞增多等全身反应。发作常呈自限性。常见的发病诱因为寒冷、酗酒、过度劳累、摄入高蛋白和高嘌呤食物、关节受伤、关节疲劳、手术、感染等。

3. 痛风石及慢性关节炎期　痛风石（tophi）是痛风的特征性损害，是尿酸盐沉积所致。痛风石除中枢神经系统外，可存在于任何关节，最常见于关节内及附近与耳廓。呈黄白色大小不一的隆起，小如芝麻，大如鸡蛋，初起质软，随着纤维增多逐渐变硬如石。严重时痛风石处皮肤发亮、菲薄、容易经皮破溃排出白色尿酸盐结晶，瘘管不易愈合。

4. 肾脏病变　痛风性肾病是痛风特征性的病理变化之一，为尿酸盐在肾间质组织沉积所致。可出现蛋白尿、血尿和等渗尿，进而发生高血压、氮质血症等肾功能不全表现。约 10% ~25% 的痛风患者有尿酸性尿路结石，常无症状，较大者有肾绞痛、血尿，易并发感染，加速结石增长和肾实质的损害。

5. 痛风与代谢综合征　痛风常伴有肥胖、原发性高血压、高脂血症、2 型糖尿病、高凝血症、高胰岛素血症为特征的代谢综合征。

（三）辅助检查

1. 血、尿尿酸测定　血尿酸男性 > 420mol/L（7mg/dl），女性 > 350mol/L（6mg/dl）可确定为高尿酸血症。限制嘌呤饮食 5 天后，每日尿酸排出量 > 3.57mmol（600mg），提示尿酸生成增多。

2. 滑囊液或痛风结节内容物检查　急性关节炎期行关节腔穿刺，抽取滑囊液，在旋光显微镜下，见白细胞内有双折光现象的针形尿酸盐结晶。

3. 其它检查　X 线检查、关节镜等有助于发现骨、关节的相关病变或尿酸性尿路结石影。

（四）心理和社会支持状况

由于该疾病病程长、疼痛影响进食和睡眠、症状反复发作可导致关节畸形和肾功能损害，患者思想负担重，易出现情绪低落、焦虑或紧张。

【诊断要点】

中老年男性，常有家族史及代谢综合征表现，在有诱因的基础上，突然午夜典型关节炎发作或尿酸性结石发作，血尿酸增高，可确诊为痛风。有条件作关节腔穿刺、痛风石活检、X 线检查、关节腔镜检查等可协助确诊。

【治疗要点】

目前尚无有效办法根治原发性痛风。防治目的：①控制高尿酸血症，预防尿酸盐沉积。②迅速终止急性关节炎发作。③防止尿酸结石形成和肾功能损害。

1. 一般治疗　调节饮食，控制总热量摄入；限制高嘌呤食物，严禁饮酒；多饮水，每日在 2000ml 以上，增加尿酸的排泄；适当运动，防止肥胖；避免使用抑制尿酸排泄的药物、利尿剂、小剂量阿司匹林等；避免各种诱发因素的发生。

2. 急性痛风性关节炎期的治疗　①秋水仙碱：对于制止炎症、止痛有特效。90% 患者症状可缓解。②非甾体抗炎药（NSAID）：常用药物有吲哚美辛、双氯芬酸、布洛芬、美洛昔康、塞来昔布、罗非昔布等，效果不如秋水仙碱，但较温和，发作超过 48h 也可应用，症状消退后减量。③糖皮质激素：若上述两类药无效或禁忌时，可使用糖皮质激素，一般尽量不用。

3. 发作间歇期和慢性期处理　治疗目的是使血尿酸维持正常水平。①促进尿酸排泄药：主要是抑制肾小管的再吸收。常用的丙磺舒、磺吡酮、苯溴马隆。用药期间要多饮水，碳酸氢钠每天 3～6g。②抑制尿酸合成药：主要是抑制黄嘌呤氧化酶，阻断黄嘌呤转化为尿酸。目前只有别嘌醇。③其它：保护肾功能，剔出较大痛风石等。痛风常伴有代谢综合征，应积极降压、降脂、改善胰岛素抵抗等。

【常见护理诊断】

1. 急性疼痛　与尿酸盐结晶沉积在关节引起炎症反应有关。

2. 躯体活动障碍　与关节受累、关节畸形有关。

3. 知识缺乏　缺乏与痛风有关的饮食知识

【护理措施】

（一）一般护理

1. 休息与体位　急性关节炎发作时，应绝对卧房休息，抬高患肢，避免受累关节负重，待关节痛缓解 72h 后，方可恢复活动。缓解期患者应做适当运动，以不感到疲劳为标准，避免剧烈的运动，以便诱发痛风。

2. 饮食护理　控制饮食的总热量，应限制在 5020～6276kJ/d（1200～1500kcal/d），碳水化合物占总热量的 50%～60%，蛋白质控制在 0.8～1g/（kg·d）。严禁饮酒和进食高嘌呤食物，如动物内脏、鱼虾、蛤蟹、肉类、菠菜、蘑菇、黄豆、扁豆、豌豆、浓茶等。饮食宜清淡、易消化，忌辛辣和刺激性食物。可进食碱性食物，如各种水果、蔬菜、鸡蛋、牛奶等，使尿液的 pH 在 7.0 或以上，减少尿酸盐结晶的沉积。多饮水，每日饮水 2000ml 以上，促进尿酸的排泄。

（二）病情观察

观察关节疼痛的部位、性质、间隔时间，有无午夜因剧痛而惊醒等，受累关节有无红、肿、热和功能障碍；观察有无过度疲劳、寒冷、紧张、饮酒、高嘌呤饮食、脚扭伤等诱发因素；有无痛风石体征及部位；观察患者的体温变化，监测血、尿尿酸的变化。

（三）用药护理

指导患者正确用药，观察药物疗效及不良反应。①秋水仙碱：主要不良反应为胃肠道反应、肝损害、骨髓抑制、脱发、呼吸抑制等。长期服药必须观察血象，骨髓抑制、肝肾功能不全及白细胞减少者禁用。②丙横舒、磺吡酮、苯溴马隆：可有皮疹、发热、胃肠道反应等不良反应。使用期间，嘱患者多饮水、口服碳酸氢钠等碱性药。③NSAID：使用时注意观察有无活动性消化溃疡或消化道出血等不良反应。④别嘌醇：常见的不良反应有皮疹、发热、胃肠道反应、肝损害、骨髓抑制等，在肾功能不全者，宜减半量应用。⑤糖皮质激素：观察其疗效，注意停药后容易出现症状"反跳"，若同时口服秋水仙碱，可防止症状"反跳"。

（四）心理护理

患者由于疾病引起的疼痛影响进食和休息，疾病反复发作可能会导致关节畸形和肾功能损害，思想负担重，常表现情绪低落、忧虑、孤独。应向其讲解痛风的有关知识，并给予精神上的安慰和鼓励。

【健康指导】

1. 疾病指导　向患者及家属讲解疾病有关知识，告知本病是终身性疾病，但经积极治疗，患者可维持正常的生活与工作。防止受凉、劳累、感染、外伤等诱因。

2. 饮食指导　指导患者严格控制饮食，避免进食高蛋白和高嘌呤的食物，忌饮酒，每天至少饮水 2000ml，促进尿酸随尿液排出。

3. 适度运动与保护关节　①不提倡本病患者进行清晨运动，而提倡下午至晚餐前进行有氧运动。②尽量使用大肌群，不用手指负重。③不要长时间持续进行重的体力工作。④经常改变姿势，保持受累关节舒适，急性期制动。

4. 学会自我监测　观察痛风石的大小、数量等，定期复查血尿酸。

第六节　骨质疏松症

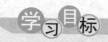

掌握　骨质疏松的定义和分类、身体状况和常用护理诊断

熟悉　骨质疏松的辅助检查、诊断要点、治疗要点和护理措施

了解　骨质疏松的健康史、心理和社会状况

病案　患者，男，62 岁，腰背疼痛 4 个月。4 月前无明显诱因出现腰背疼痛，为持续性隐痛，活动后明显，休息可以稍缓解，疼痛不向下肢放射。疼痛未影响睡眠，对活动稍有影响。既往体健。查体：体温 36.1℃，脉搏 86 次/分，呼吸 20 次/分，血压 100/60mmHg。神志清，中等体型。两肺无异常，心界不大，心率 86 次/分，心律

齐，无杂音。腹平软，无压痛及反跳痛。腰椎无明显压痛，直腿抬高试验阴性。双下肢无浮肿。骨密度测定：骨质疏松。腰椎定量 CT 检查：骨质疏松。初步诊断为骨质疏松症。

1. 该患者存在哪些护理问题？
2. 针对这些护理问题制定哪些护理措施？

骨质疏松症（osteoporosis，OP）是一种以低骨量和骨组织微细结构破坏为特征，易发生骨折的代谢性疾病。本病各年龄期均可发病，但常见于老年人，尤其是绝经期后的女性。骨质疏松症可分为两大类：①原发性：又分为两种亚型，即 I 型（绝经后骨质疏松症）和 II 型（老年性骨质疏松症）。②继发性：继发于其它疾病，如内分泌代谢疾病、血液病、胃肠道疾病、长期卧床、制动等。

【护理评估】

（一）健康史

正常成熟骨的代谢主要以骨重建形式进行。在激素、细胞因子和其它调节因子的调节作用下，骨组织不断吸收旧骨，形成新骨。当骨吸收过多或形成不足引起平衡失调时，就会形成骨质疏松。

1. 骨吸收因素　骨吸收主要有破骨细胞介导，破骨细胞来源于骨髓造血干细胞。骨吸收增强时破骨细胞数量和活性增加的结果，参与其调节过程的激素和局部介质有①雌激素：雌激素主要抑制骨吸收，缺乏时可引起骨吸收增强，从而加速骨的丢失，这是绝经后骨质疏松症的主要病因。②（1，25）– 二羟维生素 D_3：（1，25）– 二羟维生素 D_3 刺激钙结合蛋白生成，增加肠钙吸收，提高血清钙水平。（1，25）– 二羟维生素 D_3 缺乏和血清钙溶度降低会增强钙动员，促进骨吸收。③降钙素（CT）：CT 可抑制骨吸收和降低血钙。④甲状旁腺素（PTH）：PTH 是促进骨吸收的重要介质。当 PTH 分泌增加时，加强了破骨细胞介导的骨吸收过程。⑤细胞因子：IL – 1、IL – 6、肿瘤坏死因数（TNF）等均有明显促进骨吸收功能。

2. 骨形成及其影响因素　骨形成主要由成骨细胞介导。影响骨形成的因素有：①遗传因素：该疾病可能是多基因的疾病。②钙摄入：钙是骨质中最基本的矿物质成分，当钙摄入不足时，可造成较低的骨峰值。③生活方式：足够的体力活动有助于提高峰值骨量，活动过少或过度运动均容易发生骨质疏松症。吸烟、酗酒、高蛋白和高盐饮食、大量饮咖啡、维生素 D 摄入量不足或光照少等均为骨质疏松症的危险因素。④其他：生长激素（GH）、药物（如抗癫痫药、长期使用锂剂、化疗药等）。

（二）身体状况

1. 骨痛和肌无力　轻者无症状；病情较重者常诉腰背疼痛、乏力或全身骨痛。骨痛通常为弥漫性，无固定部位，劳累或运动后可加重，不能负重或负重能力下降。

2. 骨折　常因轻微活动、创伤、弯腰、负重、挤压或跌倒后发生骨折，多见于脊柱、髋部和前臂，其中髋部骨折（股骨颈骨折）最常见，危害也最大。

3. 并发症　髋部骨折者常因自理能力下降或丧失，长期卧床加重骨丢失，使骨折很难愈合；严重时因感染、心血管疾病或慢性衰竭而死亡；驼背和胸廓畸形者常伴胸闷、气促、呼吸困难、发绀等；心排血量和肺活量下降者，易并发呼吸道和肺部的感染。

（三）辅助检查

1. 骨量的测定 骨矿含量（bone mineral content，BMC）和骨密度（bone mineral density，BMD）测量是判断低骨量、确定骨质疏松的重要手段，是评价骨丢失率和疗效的重要客观指标。

2. 骨转换的生化测定

（1）与骨吸收有关的生化指标 ①空腹尿钙：是反映骨吸收最简易的方法，但受钙摄入量、肾功能等多种因素的影响。②尿羟脯氨酸和羟赖氨酸：在一定程度上可反映骨的转换吸收状况。③血浆抗酒石酸酸性磷酸酶（TRAP）：骨吸收增强时，血中TRAP升高。

（2）与骨形成有关的生化指标 包括血清碱性磷酸酶（ALP）、骨钙素、血清Ⅰ型前胶原羧基端前肽。

3. 骨组织活检 对疑难病例，可在髂峰取骨活检。

【诊断要点】

详细的病史、症状和体征是临床诊断的基本依据，BMD或BMC明显减少、X线摄片阳性可确诊为骨质疏松症。根据WHO1994年的诊断标准，依据骨密度测定情况，将骨质疏松症按病情分为低骨量、骨质疏松和严重骨质疏松症。

【治疗要点】

1. 一般治疗

（1）适当运动 多从事户外活动，加强负重锻炼，增强应变能力，减少骨折意外的发生。

（2）合理膳食 低钠、高钾、高钙和高非饱和脂肪酸饮食，戒烟忌酒。

（3）补充钙剂和维生素D 骨质疏松症者均需补充适当钙剂，每日元素钙的总摄入量应大于800~1200mg。同时服用维生素D400~600IU/d，以利钙的吸收。

2. 对症治疗 骨痛者可给予适量的非甾体类镇痛药或短期应用降钙素制剂，如依降钙素。有畸形者应局部固定或其它矫形措施防止畸形加剧。有骨折时应给予牵引、固定、复位或手术治疗，同时应尽早辅以物理治疗和康复治疗。

3. 特殊治疗

（1）性激素补充疗法 ①雌激素：主要用于绝经后骨质疏松症的预防。雌激素补充治疗的疗程一般不超过5年，治疗期间要定期进行妇科和乳腺检查。②雄激素：用于治疗男性骨质疏松者。按患者的具体情况选择性激素的种类、用药剂量和途径。

（2）二膦酸盐 此药能抑制破骨细胞生成和骨吸收，主要用于骨吸收明显增强的代谢性骨病。常用制剂有依替膦酸二钠、帕米膦酸钠和阿仑膦酸盐等。

（3）其它 ①降钙素：为骨吸收的抑制剂，且有镇痛作用。孕妇和过敏反应者禁用。应用降钙素制剂前需补充数日钙剂和维生素D。②甲状旁腺素：小剂量可促进骨形成，增加骨量。

【常见护理诊断】

1. **有受伤的危险**　与骨质疏松导致骨骼脆性增加有关。

2. **慢性疼痛**　与骨质疏松有关。

3. **躯体活动障碍**　与骨骼变化引起活动范围受限有关。

4. **潜在并发症**　骨折。

【护理措施】

（一）一般护理

1. **休息与活动**　疼痛明显时，可使用硬板床，取仰卧位或侧卧位，卧床休息数天到一周，可缓解疼痛。疼痛缓解后，鼓励患者进行适当的运动。避免剧烈的运动。

2. **饮食护理**　给予高钙、低糖、低盐、低磷、适当蛋白质、富含维生素的食物。富含钙质的食物有牛奶、骨头汤、虾皮、鱼、鸡蛋、大豆等；富含维生素 D 的食物如肝、蛋、鱼肝油等。适度摄取蛋白质及脂肪。戒烟酒，少喝咖啡和浓茶。

（二）病情观察

密切观察血钙变化；观察疼痛的部位、程度、性质。

（三）用药护理

遵医嘱给药，告知患者药物的使用方法和注意事项。①服用钙剂时最好空腹服用，服药期间要增加饮水量，以增加尿量，减少泌尿系结石形成的机会。维生素 D 不可和绿叶青菜一起服用，以免形成钙螯合物而减少钙的吸收。②慎用性激素。雌激素必须在医师的指导下使用，剂量要准确，并与钙剂、维生素 D 同时服用。乳腺癌和原因不明妇科出血的患者禁用雌激素，肝肾功能减退者慎用雌激素。使用雄激素应定期监测肝功能。③服用二膦酸盐时，护士应指导患者空腹服用，同时饮清水 200～300ml，至少在半小时内不能进食或喝饮料，取立坐或坐位，以减轻对食管的刺激，如果出现咽下困难、吞咽痛或胸骨后疼痛，警惕可能发生食管炎、食管溃疡和食管糜烂情况，应立即停止用药。④服用降钙素应注意观察不良反应，如食欲减退、恶心、颜面潮红等。

（四）心理护理

该病患者由于疼痛与害怕骨折，常不敢运动而影响日常生活。当发生骨折时，需限制活动，因此护士要协助患者及家属适应其角色与责任，尽量减少对患者康复治疗的不良因素。

（五）预防跌倒

保证住院环境安全，加强巡视，预防意外发生。室内灯光明暗适宜，家具不可经常变换位置，过道避免有障碍物等。加强日常生活护理，将日常所需物如茶杯、开水、呼叫器等尽量放置床边，以利患者取用。指导患者维持良好姿势，且在改变姿势时动作缓慢。必要时可建议患者使用手杖或助行器，以增加其活动时的稳定性。衣服和鞋穿着要合适，大小适中，且有利于活动。

【健康教育】

1. **疾病指导**　向患者及家属讲解疾病有关知识，告知本病是终身性疾病，但经积极治疗，患者可维持正常的生活与工作。防止受凉、劳累、感染、外伤等诱因。成年后的预防主要是尽量延缓骨量丢失的速度和程度，对绝经后骨质疏松早期补充雌激素或雄、孕激素合剂。

2. 饮食指导　多食富含钙的食物，如乳制品、海产品等。补充足够的蛋白质和维生素。适量摄取蛋白质和脂肪。避免酗酒。

3. 加强运动　运动时，肌肉收缩是增加骨质的重要因素，有利于骨质疏松的预防。老年人规律的户外活动还有助于锻炼全身肌肉和关节运动的协调性和平衡性，对预防跌倒、减少骨折的发生很有好处，但应避免进行剧烈的、有危险的运动。运动要循序渐进，持之以恒。

4. 用药指导　嘱患者按时服用各种药物，学会观察药物的不良反应。应用激素治疗者应定期检查，以便早期发现激素的不良反应。

5. 预防跌倒　加强预防跌倒的宣传教育和保护措施，如家庭、办公场所防滑、防绊、防碰撞措施。

（谢　云）

第八章 | 风湿性疾病的护理

第一节 概 述

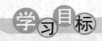

掌握	风湿性疾病的常见症状体征
熟悉	风湿性疾病的概念、特点
了解	风湿性疾病的病因、分类

风湿性疾病（rheumatic diseases，简称风湿病）是指病变累及骨、关节及其周围软组织（包括肌肉、肌腱、滑膜、韧带等）的一组疾病，其病因复杂，主要与感染、免疫、代谢、内分泌、环境、遗传、肿瘤等因素有关。风湿病主要包括弥漫性结缔组织病、脊柱关节病、骨与软骨病变、感染性关节炎、伴风湿性疾病表现的代谢和内分泌疾病等。弥漫性结缔组织病（Diffuse connective tissue disease），简称结缔组织病，是风湿病中的一个大类，特点为以血管和结缔组织的慢性炎症为病理基础，可引起多器官多系统损害。风湿病的主要临床表现是关节疼痛、肿胀、功能障碍，病程进展缓慢，发作与缓解交替出现，部分患者可发生脏器功能损害，甚至功能衰竭。

随着研究的深入及新成果、新资料、新概念的总结，风湿性疾病的分类与命名在不断更新。美国风湿病学会于 1983 年从疾病的病因学、组织学、病理学、生物化学、遗传学、免疫学以及临床学等不同角度进行归纳分类，分为 10 类，包括了 100 多种疾病。

（1）弥漫性结缔组织病，如红斑狼疮、类风湿关节炎、血管炎等。

（2）与脊柱相关的关节炎，如强直性脊柱炎、牛皮癣关节炎等。

（3）退行性关节病，如骨质增生等。

（4）与感染有关的关节炎，如化脓性关节炎、反应性关节炎等。

（5）代谢及分泌所致，如痛风、假性痛风等。

（6）与肿瘤相关的风湿性疾病，如滑膜肉瘤、多发性骨髓瘤等。

（7）神经性疾病所致，如脊神经根病变。

（8）伴有关节表现的骨骼、骨膜及软骨疾病，如骨质疏松、缺血性骨坏死。

（9）非关节性风湿病，如软组织风湿症、肌腱炎等。

（10）其他 如复发性关节炎、肉瘤样病等。

近年来，风湿病的患病率呈逐年上升趋势。在我国 16 岁以上的人群中，系统性红斑狼疮（systemic lupus erythematosus，SLE）的患病率约为 0.07%，类风湿关节炎（rheumatoid arthritis，RA）为 0.32% ~ 0.36%，强直性脊柱炎约为 0.25%，原发性干燥综合征约为 0.3%，骨性关节炎在 50 岁以上者达 50%，痛风性关节炎也日渐增多。

一、风湿性疾病特点

常见的风湿病有 SLE、RA、特发性炎症性肌病等，临床特点如下。

1. 慢性病程 表现为发作期与缓解期交替出现。如 SLE、RA、痛风等病程均较长、起伏不定，由于多次反复发作可造成严重损害。

2. 免疫学、生化检查异常 风湿病患者常有免疫学或生化检查的改变，如 RA 患者类风湿因子（rheumatoid factor RF）多呈阳性；SLE 患者抗双链 DNA 抗体阳性。

3. 个体差异大 表现为同一疾病的临床表现各异。以 SLE 为例，有的患者以皮肤损害为主，出现典型的蝶形红斑；而有的患者无明显皮肤损害，却表现为狼疮性肾炎，甚至肾衰竭。同时，不同患者对抗风湿药的剂量、疗效、耐受量及不良反应等也有较大差异。

【护理评估】

（一）健康史

1. 患病及治疗经过

（1）风湿病多为慢性病程，病情反复发作。应详细了解主要症状及其特点及患者发病的时间，起病急缓，有无明显诱因等，既往有无特殊的药物摄入史，如 SLE 的发生可能与普鲁卡因胺、异烟肼、氯丙嗪、甲基多巴等药物有关。

（2）既往就诊情况，询问既往进行过何种检查及结果，治疗及疗效。

（3）目前的主要表现及病情变化，一般情况等。

2. 生活史与家族史 风湿病与患者的年龄、职业、工作环境等关系密切，应详细询问，还应注意患者亲属中是否有类似疾病的发生。

（二）身体状况

1. 全身状况 精神状态、营养状况，有无发热、消瘦等。

2. 皮肤黏膜 皮肤有无红斑、皮疹或破损、皮下结节、雷诺现象和口腔黏膜溃疡等。

3. 肌肉、关节及脊柱 有无肌肉萎缩、肌力减退，关节有无红肿、压痛、畸形及活动受限等。

4. 其他 评估心、肺、肝、脾、肾、眼等脏器功能。

（三）辅助检查

1. 自身抗体检测

（1）抗核抗体（ANA）及 ANA 谱 对诊断 SLE 有较高的特异性。

（2）类风湿因子（RF） RF 阳性主要见于 RA，且其滴度与 RA 的活动性和严重性成正比。

2. 滑液检查 滑液的白细胞计数有助于区分炎性、非炎性关节炎和化脓性关节炎，对 RA 的诊断有一定价值。滑液中找到尿酸盐结晶或病原体，有助于痛风或感染性关节炎的确诊。

3. 关节影像学检查 X 线检查是最常用的影像学诊断方法，有助于骨关节病变的诊断和病程分期。电子计算机体层显像（CT）、磁共振显像（MRI）及血管造影等有助于早期诊断。

4. 其他 如关节镜、肌电图、活组织检查，对不同病因所致的风湿病各具不同的诊断价值。

（四）心理和社会支持状况

①评估患者日常生活、工作是否因患病受到影响。②评估患者对疾病的性质、过程、预后及防治知识的了解程度。③评估患者的心理状态、心理反应。④评估社会支持系统，亲属对患者所患疾病的认识和态度，对患者的关心和支持程度，患者家庭结构、经济状况，文化、教育背景，出院后的继续就医条件及社区所能提供的医疗服务等。

二、风湿性疾病常见症状及体征的护理

关节疼痛与肿胀

疼痛常是关节受累最常见的首发症状，也是患者就诊的主要原因。几乎所有的风湿性疾病均可引起关节疼痛，常见于系统性红斑狼疮（SLE）、类风湿关节炎（RA）、强直性脊柱炎（AS）、骨关节炎（OA）等。

【护理评估】

（一）健康史

进行身体评估时应当注意患者的营养状况、生命体征、关节肿胀程度，受累关节有无压痛、触痛、局部发热及活动受限情况。

（二）身体状况

不同风湿病关节疼痛的起病形式、部位、性质等特点有所区别。类风湿关节炎以近端指间、掌指、腕关节等小关节多见，呈对称性多关节受累，疼痛呈持续性，活动后可减轻；风湿热关节痛多为游走性；骨关节炎累及多关节，多侵犯远端指间关节、第一腕掌、膝、腰等关节，活动后疼痛加剧；强直性脊柱炎主要侵犯脊柱中轴关节，多为不对称性，呈持续性疼痛；痛风多累及单侧第一跖趾关节，疼痛剧烈。

【常见护理诊断】

1. 疼痛：慢性关节疼痛 与炎性反应有关。

2. 躯体活动障碍 与关节持续疼痛有关。

3. 焦虑 与疼痛反复发作、病情迁延不愈有关。

【护理措施】

1. 休息与体位　急性期关节肿胀伴体温升高时，应卧床休息。避免疼痛部位受压，可用支架支起床上盖被。帮助患者采取舒适的体位，尽可能保持关节的功能位置，必要时给予石膏托、小夹板固定。

2. 心理护理

（1）观察患者的精神状态是否正常，发现情绪不稳定、精神障碍或意识不清者，应做好安全防护和急救准备，防止发生自伤和意外受伤等。

（2）鼓励患者说出自身感受，并与患者一起分析其原因，在协助患者认识自身心理不适表现的同时，向患者说明可能对身体状况产生的不良影响，帮助患者提高解决问题的能力，并采取积极的应对措施。劝导其家属多给予患者关心、理解及心理支持。对于脏器功能受损、预感生命受到威胁而悲观失望者，应主动介绍治疗成功的病例及治疗进展，鼓励患者树立战胜疾病的信心。

（3）教会患者及家属使用缓解心理不适的措施，如音乐疗法、香味疗法、放松训练、指导式想象、按摩等。

3. 对症护理

（1）协助患者减轻疼痛　①为患者创造适宜的环境，以免患者因感觉超负荷或感觉剥夺而加重疼痛感。②合理应用非药物性止痛措施：如松弛术、皮肤刺激疗法（冷敷、热敷、加压、震动等）、分散注意力。③根据病情使用物理治疗方法缓解疼痛，如蜡疗、水疗、磁疗、超短波、红外线等。④遵医嘱给予止痛药物：常用非甾体类抗炎药，如布洛芬、萘普生、阿司匹林、吲哚美辛等，告诉患者按医嘱服药的重要性和有关药物的不良反应。

（2）功能锻炼　鼓励缓解期的患者多活动，进行有规律的功能锻炼，并向患者讲解活动对维持关节功能的作用，活动量应控制在患者能忍受的程度。同时鼓励患者生活自理，进行日常生活活动锻炼。

<h2 style="text-align:center">关节僵硬与活动受限</h2>

关节僵硬是指经过一段时间的静止或休息后，患者试图再活动某一关节时，感到局部不适、难以达到平时关节活动范围的现象。常在晨起时表现最明显，又称为晨僵（morning stiffness）。晨僵是判断滑膜关节炎症活动性的客观指标，其持续时间与炎症的严重程度相一致。早期关节活动受限主要由肿胀、疼痛引起，晚期则主要由于关节骨质破坏、纤维骨质粘连和关节半脱位引起，此时关节活动严重障碍，最终导致功能丧失。

【护理评估】

（一）健康史

引起晨僵的病因较多，如类风湿关节炎、系统性红斑狼疮、损伤性关节炎、淀粉样变等。评估关节僵硬与活动受限的发生时间、部位、持续时间、缓解方式，活动受限是突发的或是渐进的，对生活自理的影响程度，是否伴有紧张、恐惧等不良心理状态。

（二）身体状况

类风湿关节炎的僵硬最为典型，可持续数小时，而其他病因所致的则持续时间较短。有时晨僵是关节炎症的前驱症状，非炎症性关节炎病的晨僵持续时间较短，少于1h，且程度较轻。其他如退变性、损伤性关节炎的僵硬感在白天休息后明显。

【常见护理诊断】

躯体活动障碍　与关节疼痛、僵硬以及关节、肌肉功能障碍有关。

【护理措施】

1. 生活护理　根据患者活动受限的程度，协助患者进行洗漱、进食、大小便及个人卫生等生活护理，将患者使用的生活物品放在患者健侧手伸手可及处，鼓励患者使用健侧手臂从事自我照料，帮助患者尽可能恢复生活自理能力。

2. 休息与功能锻炼　睡眠时对病变关节保暖有利于预防晨僵。关节肿痛时，限制活动。缓解期鼓励患者坚持每天定时进行被动和主动的全关节活动锻炼，并逐步过渡到功能性活动，以恢复关节功能和肌肉力量，活动量以患者能够忍受为度，必要时给予帮助或提供适当的辅助工具。

3. 病情观察及预防并发症　①评估患者的营养状况，注意有无营养摄入不足或负氮平衡。②严密观察患病肢体的情况，并做肢体按摩，防止肌肉萎缩。③卧床患者，协助患者定时翻身，应鼓励有效咳嗽和深呼吸，防止肺部感染。④保持肢体功能位。⑤加强保护措施，防止受伤。⑥预防便秘，保证足够的液体摄入，多食富含纤维素的食物，适当活动，必要时给予缓泻剂。

4. 心理护理　鼓励患者表达自己的感受，注意疏导、理解、支持和关心患者。帮助患者接受活动受限的事实，重视发挥自身残存的活动能力，以增进患者自我照顾的能力和信心。

皮肤损害

风湿病常见的皮损有皮疹、红斑、水肿、溃疡等，多由血管炎性反应引起。

【护理评估】

（一）健康史

了解皮肤受损的具体时间，有无日光过敏、口眼干燥、胸痛等症状。

（二）身体状况

SLE患者最具特征性的皮肤损害为面部蝶形红斑，口腔、鼻黏膜主要表现为溃疡或糜烂。类风湿性血管疾病累及皮肤，可见棕色皮疹、甲床瘀点或瘀斑。RA患者可有皮下结节，多位于肘鹰嘴附近、枕、跟腱等关节隆突部及受压部位的皮下。皮肌炎皮损为对称性的眼睑、眼眶周围紫红色斑疹及实质性水肿。部分患者突然发作的肢端和暴露部位皮肤苍白继而青紫再发红，并伴有局部发冷、疼痛的表现，称雷诺现象。

【常见护理诊断】

1. 皮肤完整性受损　与血管炎性反应及应用免疫抑制剂等因素有关。

2. 组织灌注无效　与肢端血管痉挛、血管舒缩功能调节障碍有关。

【护理措施】

1. 避免诱因　①注意保暖，避免皮肤在寒冷空气暴露时间过长，寒冷天气尽量减少户外活动，指导患者外出时戴帽子、口罩、手套和穿保暖袜子等，保持肢体末梢的温度。②用温水洗涤，勿用冷水洗手洗脚。③避免吸烟、饮浓茶、咖啡等，以防交感神经兴奋，小血管痉挛，组织缺血、缺氧加重。④保持良好的心态，避免情绪激动和劳累。

2. 饮食护理　保证足够蛋白质、维生素和水分的摄入，以维持正氮平衡、满足组织修复的需要。

3. 用药护理　①非甾体类抗炎药：为常用的抗风湿药物，包括阿司匹林、布洛芬、萘普生等。具有抗炎、解热、镇痛作用，能迅速减轻炎症引起的症状。主要不良反应为胃肠道反应，表现为消化不良、上腹痛、恶心、呕吐等，饭后服药或同时服用胃黏膜保护剂、H_2受体拮抗剂或米索前列醇等可减轻不良反应。②糖皮质激素：有较强的抗炎、抗过敏和免疫抑制作用，能迅速缓解症状，主要不良反应是可引起继发感染、无菌性骨坏死等；长期使用可致向心性肥胖、血压升高、血糖升高、电解质紊乱，加重或引起消化性溃疡、骨质疏松，也可诱发精神失常，不能自行停药或减量过快，以免引起"反跳"。③免疫抑制剂：通过不同途径产生免疫抑制作用，主要的不良反应有白细胞减少，也可引起胃肠道反应、黏膜溃疡、皮疹、肝肾功能损害、脱发、出血性膀胱炎、畸胎等。④改善微循环药物：遵医嘱给予血管扩张剂和抑制血小板聚集的药物，如他巴唑、硝苯地平、山莨菪碱或低分子右旋糖酐等。

4. 皮肤护理　除常规的皮肤护理外，应注意：①保持皮肤清洁干燥，用温水擦洗，忌用碱性肥皂。②有皮疹、红斑或光敏感者，指导患者外出时采取遮阳措施。③避免接触刺激性物品，如染发烫发剂。④避免使用易诱发风湿病症状的药物，如普鲁卡因胺等。

第二节　系统性红斑狼疮

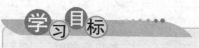

掌握　系统性红斑狼疮的身体状况、护理措施

熟悉　系统性红斑狼疮的辅助检查、健康教育

了解　系统性红斑狼疮的健康史、护理诊断

病案　女性，37 岁，既往系统性红斑狼疮病史 12 年，此次出现咳嗽，咳痰 2 周，自服用抗生素，未见明显效果，并出现呼吸困难，胸部疼痛，尿量减少，送至医

院就诊，查体：唇发绀，口腔溃烂，面部红斑，两肺底闻细湿啰音，体温 38.4℃，脉搏 110 次/分，尿蛋白阳性，血肌酐 412μmol/L。

1. 提出诊断及护理诊断。

2. 简述护理措施。

系统性红斑狼疮（systemic lupus erythematosus，SLE）是多因素参与，通过免疫复合物等途径，损害多系统、脏器和组织的自身免疫性结缔组织病，病情反复发作，病程迁延。

SLE 的发病率随地区、种族、性别、年龄而异，我国患病率约为 70/10 万，患病年龄以 20～40 岁最多。女性发病多见，不同年龄组男女患病率不同，育龄年龄男女之比约为 1∶（8～9），老年人与幼儿的男女之比约为 1∶（2～3）。

本病病因未明，可能与遗传、性激素、环境等有关。SLE 具有易感基因，同卵孪生的患病率高达 25%～70%，而异卵孪生仅 1%～3%，且 SLE 的发病有家族聚集倾向，近亲患病率高达 13%。育龄女性的患病率与同龄男性之比为 9∶1，妊娠可诱发本病或加重病情，女性的非性腺活动期（＜13 岁，＞55 岁）发病率较低，男性睾丸发育不全者易发生 SLE。40% 的 SLE 患者对日光过敏；SLE 血清中抗病毒抗体滴度增高，提示与病毒感染有关；某些含补骨脂素的食物（如芹菜、无花果等）可增强 SLE 患者对紫外线的敏感性。药物也是 SLE 重要的致病因素，某些患者在使用普鲁卡因胺、异烟肼、氯丙嗪、甲基多巴等药物可出现狼疮样症状，停药后症状消失。

某些具有 SLE 发病遗传素质者，可能是在各种致病因子（感染、药物、紫外线等）的作用下，促发了异常的免疫应答，从而持续产生大量的免疫复合物和致病性自身抗体，引起组织损伤。一般认为 T 辅助淋巴细胞的功能亢进促使 B 淋巴细胞的高度活化而产生多种自身抗体，这是本病的免疫学特点，也是本病发生和延续的主要因素之一。免疫复合物可沉积于肾小球，在炎症细胞及其所产生的介质参与下，引起狼疮肾炎。免疫复合物的形成及沉积是 SLE 发病的主要机制。

【护理评估】

（一）健康史

询问亲属中是否有患本病者。是否有与本病发生有关的诱因，如病毒感染、日光过敏、妊娠、精神刺激、过度劳累、药物（普鲁卡因酰胺、青霉胺、肼苯达嗪/甲基多巴等）、食物（芹菜、无花果、蘑菇及烟熏食物）等。了解患者起病的时间、特点、病程、病情变化的情况；有无发热、乏力、体重下降；有无呕血、便血、尿少、血尿；有无头痛、意识障碍；有无关节、肌肉疼痛等；有无紧张、焦虑、恐惧等心理反应。

（二）身体状况

1. 全身症状　活动期大多数患者有全身症状。约 90% 患者可出现发热，以长期低、中度热多见。此外可有疲倦、乏力、体重减轻等表现。

2. 皮肤与黏膜受损　约 80% 的患者可有皮肤损害。蝶形红斑是最具特征性的皮肤改变，可见于 40% 的 SLE 患者，表现为鼻梁和双颧颊部呈蝶形分布的红斑。多数患者有广泛或局限性斑丘疹，多见于日晒部位，亦可为其他皮疹，如盘状红斑、红点、丘疹、紫癜或紫斑、水疱和大疱等。有约40%患者有光过敏及脱发现象，约30%者曾有口腔溃疡，少数患者有雷诺现象。

3. 骨关节和肌肉 约85%患者有关节受累，关节肿痛是首发症状，最常见于指、腕、膝等关节，偶有指关节变形，伴红肿者少见，关节X线片大多正常。约40%患者有肌痛，5%者有肌炎。

4. 肾 SLE患者的肾损害很常见，也是SLE死亡的常见原因。几乎所有患者的肾组织均有病理改变，但有临床表现者约占75%。狼疮性肾炎可表现为急性肾炎、急进性肾炎、隐匿性肾炎、慢性肾炎和肾病综合征，其中以慢性肾炎和肾病综合征者较常见。早期多无症状，随着病程进展，出现大量蛋白尿、血尿（肉眼或显微镜下）、各种管型尿、氮质血症、水肿和高血压等，晚期发生尿毒症。

5. 心血管 约30%患者有心血管表现，其中以心包炎最常见，可为纤维素性心包炎或心包积液。

6. 肺与胸膜 少数患者发生狼疮性肺炎。表现为发热、干咳、胸痛及呼吸困难。部分患者有胸膜炎，可为干性或胸腔积液。

7. 神经系统 少数患者有神经系统损伤，中枢神经系统尤其脑损害最为多见。约15%患者出现癫痫发作。出现中枢神经系统症状表示病情活动且严重，预后不佳。

8. 消化系统 患者可出现食欲不振、腹痛、呕吐、腹泻、腹水等。血清转氨酶升高、肝大，但多无黄疸，少数可发生急腹症。

9. 血液系统 活动性SLE可有慢性贫血、血小板减少，并可发生各系统出血。部分患者因淋巴组织反应性增生出现无痛性轻、中度淋巴结肿大，以颈部和腋窝多见，约15%患者有脾大。

10. 眼 少数患者出现眼底出血、视乳头水肿、视网膜渗出等，可影响视力。主要病因是视网膜血管炎，严重者可在数日内致盲。

（三）辅助检查

1. 一般检查 常见正细胞正色素贫血，少数为自身免疫溶血性贫血；白细胞计数减少及血小板减少。尿常规可有蛋白尿、血尿、管型尿等。血沉增快，肝功能和肾功能可出现异常。

2. 免疫学检查 存在多种抗核抗体为本病的特点，对SLE的敏感性为95%，是目前最佳的SLE筛选试验。抗Sm抗体和抗ds-DNA抗体对SLE的诊断特异性较高，此外，还可行抗RNP抗体、抗SSA抗体、抗SSB抗体、抗红细胞抗体以及抗血小板相关抗体的检测。免疫病理学检查方法有肾穿刺活组织检查和皮肤狼疮带试验。

3. 其他 X线、CT及超声心动图检查有利于早期发现肺部浸润、心血管病变、出血性脑病等。

（四）心理和社会支持状况

由于疾病的迁延、反复以及给身体带来的损害等，患者因此而存在很大的心理压力，悲观、失望，甚至对治疗失去信心。

【诊断要点】

根据 1997 年美国风湿病学会（ACR）提出标准，下列 11 项中符合 4 项或以上者可诊断 SLE：①颧部蝶形红斑。②盘状红斑。③光敏感。④口腔溃疡。⑤关节炎。⑥肾脏病。蛋白尿 > + + +（或 >0.5g/d 或细胞管型）。⑦神经系统异常：癫痫或精神症状。⑧浆膜炎：胸膜炎或心包炎。⑨血液学异常：溶血性贫血或白细胞减少或淋巴细胞减少或血小板减少。⑩抗 ds – DNA（＋）或抗 Sm（＋）或抗磷脂抗体阳性。⑪荧光ANA（＋）。

【治疗要点】

目前尚无根治方法，治疗目的为控制病情及维持临床缓解。

1. 一般治疗　活动期患者以卧床休息为主，积极控制感染，避免日晒等各种诱因。

2. 药物治疗

（1）非甾体类抗炎药　主要用于发热、关节肌肉疼痛、关节炎、浆膜炎等。常用药物有阿司匹林、吲哚美辛、布洛芬、萘普生等。该类药物可损伤肝细胞，使肾小球滤过率降低，血肌酐上升，对肾炎患者应慎用。

（2）抗疟药　氯喹口服后主要聚积在皮肤，能抑制 DNA 和抗 DNA 抗体的结合，具有抗光敏和控制 SLE 皮疹的作用，主治 SLE 引起的皮肤损害。

（3）肾上腺糖皮质激素　是目前治疗自身免疫性疾病的首选药物，可显著抑制炎症反应，抑制抗原抗体反应的作用。适用于急性暴发性狼疮，肾、中枢神经系统、心、肺等脏器受损者，急性溶血性贫血、血小板减少性紫癜等患者。待病情控制后逐渐减量，多数患者需长期服用维持量。

（4）免疫抑制剂　加用免疫抑制剂有利于更好地控制 SLE 活动，减少 SLE 暴发以及减少激素的剂量。常用的药物有环磷酰胺、硫唑嘌呤等。

（5）大剂量静脉输注免疫球蛋白　适用于狼疮危象、激素或免疫治疗无效、合并严重感染的患者，有急救作用。

（6）其他　中医辨证施治获得一定效果，雷公藤对狼疮性肾炎有一定疗效。

【常见护理诊断】

1. 皮肤完整性受损　与疾病所致的血管炎性反应等因素有关。

2. 疼痛：慢性关节疼痛　与自身免疫反应有关。

3. 口腔黏膜受损　与自身免疫反应、长期使用激素等因素有关。

4. 潜在并发症　慢性肾衰竭。

5. 焦虑　与病情反复发作、迁延不愈、面容毁损及多脏器功能损害等有关。

【护理措施】

1. 皮肤完整性受损　具体护理措施参见本章第一节"皮肤损害"的护理。

2. 疼痛：慢性关节疼痛　具体护理措施参见本章第一节"关节疼痛与肿胀"的护理。

3. 口腔黏膜受损

（1）饮食护理　在营养师的指导下，维持患者良好的饮食平衡。鼓励进食高糖、高蛋白和高维生素饮食，少食多餐，宜软食，忌食芹菜、无花果、蘑菇、烟熏食物及辛辣等刺激性食物，以促进组织愈合。

（2）口腔护理 注意保持口腔清洁。有口腔黏膜破损时，每天晨起、睡前和进餐前后用漱口液漱口；有口腔溃疡者在漱口后用中药冰硼散或锡类散涂敷溃疡部，可促进愈合；有细菌感染者用 1：5000 呋喃西林液漱口，局部涂以碘甘油；有真菌感染者用 1%～4%碳酸氢钠液漱口，或用 2.5%制霉素甘油涂敷患处。

4. 治疗配合 急性期及疾病活动期应卧床休息，缓解期可适当活动。饮食上多摄取高蛋白、高维生素营养丰富易消化的食物，忌食芹菜、无花果、香菇等加重病情的食物。此外，紫外线照射会加重系统性红斑狼疮患者的病情，应叮嘱患者避免阳光直射皮肤，禁止日光浴，夏季外出最好穿长袖衣裤、带帽子、打遮阳伞，并尽量避免在上午 10 点至下午 3 点这一段紫外线最强的时候外出。应用温水洗脸，禁用碱性过强的肥皂清洁皮肤，忌用各类化妆品，不染发。

应用非甾体类抗炎药、肾上腺糖皮质激素、免疫抑制剂的护理详见本章第一节"皮肤损害"的护理。雷公藤的不良反应较大，对性腺具有毒性作用，女性可发生月经不调及停经，男性则出现精子数量减少，亦可有肝损害、胃肠道反应、皮疹、白细胞和血小板减少，腹痛腹泻等。停药后可消除。长期应用氯喹可引起视网膜退行性变，应定期检查眼底。

5. 潜在并发症 慢性肾衰竭。

（1）休息 急性活动期应卧床休息，以减少消耗，保护脏器功能，预防并发症发生。

（2）营养支持 肾功能不全者，应给予低盐、优质低蛋白饮食，限制水钠摄入。意识障碍者，鼻饲流质饮食。必要时遵医嘱给予静脉补充足够的营养。

（3）病情监测 定时测量生命体征、体重，观察水肿的程度、尿量、尿色、尿液检查结果的变化，监测血清电解质、血肌酐，血尿素氮的改变。

6. 焦虑 具体护理措施参见本章第一节"关节疼痛与肿胀"的护理。

【健康教育】

1. 避免诱因 教育患者避免一切可能诱发本病的因素，如阳光照射、妊娠、分娩、药物及手术等。为避免日晒和寒冷的刺激，外出时可戴宽边帽子，穿长袖衣及长裤。育龄妇女应避孕。病情活动伴有心、肺、肾功能不全者属妊娠禁忌，并避免接受各种预防接种。

2. 休息与活动 在疾病的缓解期，患者应逐步增加活动，可参加社会活动和日常工作，但要注意劳逸结合，避免过度劳累。

3. 皮肤护理指导 注意个人卫生，切忌挤压皮肤斑丘疹，预防皮损处感染。

4. 用药指导 坚持严格按医嘱治疗，不可擅自改变药物剂量或突然停药，保证治疗计划得到落实。应向患者详细介绍所用药物的名称、剂量、给药时间和方法等，并教会其观察药物疗效和不良反应。

5. 疾病知识教育与心理调适指导 向患者及家属介绍本病的有关知识，使其了解本病并非"不治之症"，若能及时正确有效治疗，病情可以长期缓解，过正常生活。嘱家属给患者以精神支持和生活照顾，维持其良好的心理状态。

第三节 类风湿关节炎

掌握 类风湿关节炎的身体状况、护理措施
熟悉 类风湿关节炎的辅助检查、健康教育
了解 类风湿关节炎的健康史、护理诊断

病案 患者胡某某，男性，42 岁，河南人。四肢关节疼痛，肿大僵硬，发热，活动受限 1 年余，加重 3 个月，于 2009 年 4 月 8 日经门诊以"类风湿关节炎"入住我院。

患者于 2008 年无诱因出现右手指关节疼痛，肿胀呈渐行性加重。曾于当地治疗（具体治疗方案不详），疼痛减轻，但关节功能受限，生活不能自理。为求进一步诊治入住我院。入院症见：四肢关节疼痛、肿胀、僵硬、发热、活动明显受限。

入院查体：四肢关节肿胀，局部皮温偏高。双肩关节水平位后伸 5°（正常40°~50°），前屈 40°（正常 135°），前屈上双髋关节活动度可。双膝关节肿大，局部皮温高，屈伸受限，屈曲 100°（正常 120°~150°），伸展时腘窝距床面 3 横指。双踝关节肿胀，皮温偏高，功能活动度尚可。诸指（趾）近掌关节及腕关节肿胀、变形，晨僵 >1h，四肢肌力尚可，肱二、三头肌、桡骨膜反射存在，双膝跟腱反射存在。病理征未引出。

实验室检查：ESR 39mm/h，抗"O" >250，RF 阳性（1：20），双掌指（趾）X线片示：诸指趾关节肿大，畸形，密度减低，双踝及膝关节肿大，畸形。双肘关节间隙变窄，畸形。

1. 提出诊断及护理诊断。

2. 简述护理措施。

类风湿关节炎又称类风湿（RA），是一种病因尚未明了的慢性全身性炎症性疾病，以慢性、对称性、多滑膜关节炎和关节外病变为主要临床表现，属于自身免疫炎性疾病。该病好发于手、腕、足等小关节，反复发作，呈对称分布。早期有关节红肿热痛和功能障碍，晚期关节可出现不同程度的僵硬畸形，并伴有骨和骨骼肌的萎缩，极易致残。从病理改变的角度来看，类风湿关节炎是一种主要累及关节滑膜（以后可波及到关节软骨、骨组织、关节韧带和肌键），其次为浆膜、心、肺及眼等结缔组织的广泛性炎症性疾病。类风湿关节炎的全身性表现除关节病变外，还有发热、疲乏无力、心包炎、皮下结节、胸膜炎、动脉炎、周围神经病变等。广义的类风湿关节炎除关节部位的炎症病变外，还包括全身的广泛性病变。

RA 在我国的患病率为 0. 32% ~ 0. 36%，发病与感染因子、遗传因素、性激素等因素密切相关。RA 可见于任何年龄，其中以 35 ~ 50 岁多见。女性约为男性的 2 ~ 3 倍。

【护理评估】

（一）健康史

询问患者有无家族史；有无金黄色葡萄球菌、链球菌、支原体、病毒、原虫等感染史；有无与本病发生有关的诱因：寒冷、潮湿、疲劳、感染、创伤及精神刺激等。

（二）身体状况

60% ~ 70% RA 患者隐匿起病，在出现明显的关节症状前可有乏力、全身不适、发热、纳差等症状。少数患者急性起病，数天内便出现多个关节的症状。

1. 关节表现　典型患者表现为对称性多关节炎。主要侵犯小关节，以腕关节、近端指间关节、掌指关节及跖趾关节最常见，远端指间关节、脊柱、腰骶关节极少受累。可有滑膜炎症状和关节结构破坏的表现，前者经治疗后有一定可逆性，但后者却很难逆转。其表现有：①晨僵：95% 以上的患者可出现晨僵。受累关节因炎症所致的充血水肿和渗液，使关节肿胀、僵硬、疼痛，不能握紧拳头或持重物。晨僵是 RA 突出的临床表现，持续时间多数大于 1h，活动后可减轻，晨僵持续时间与关节滑膜炎症严重程度成正比，是观察本病活动的一个重要指标。②痛与压痛：关节痛往往是最早的关节症状，初期可以是单一关节或呈游走性多关节肿痛，呈对称性、持续性，时轻时重，伴有压痛。受累关节的皮肤可出现褐色色素沉着。③肿胀：凡受累的关节均可肿胀，多因关节腔内积液或关节周围软组织炎症引起，病程较长者可因慢性炎症致滑膜肥厚而引起肿胀，多呈对称性。④畸形：多见于较晚期患者，出现手指关节的半脱位如尺侧偏斜、屈曲畸形、天鹅颈样畸形等。关节周围肌肉的萎缩、痉挛则使畸形更为加重。常见关节畸形有近端指间关节梭形肿大；近端指间关节过伸，远端指间关节屈曲畸形，形成"鹅颈样"畸形等。见图 8 - 1。⑤功能障碍：关节肿痛、结构破坏和畸形都会引起关节的活动障碍。

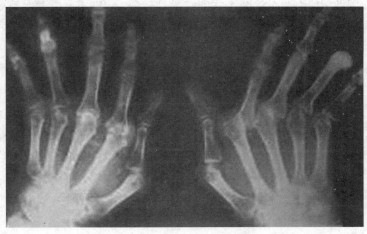

图 8 - 1　类风湿关节炎骨关节半脱位 X 线照片

2. 关节外表现 当病情严重或关节症状突出时易见。受累的脏器可以是某一器官，也可同时伴有多个内脏受累，受累程度也可不同。

（1）类风湿结节 15%～25%的 RA 患者有类风湿结节，是本病较特异的皮肤表现。大多见于病程较晚期，类风湿因子持续阳性和有严重全身症状者，有时也可出现在 RA 的任何时期。结节常发生在关节隆突部以及经常受压部位，如肘关节鹰嘴突附近、足跟腱鞘、手掌屈肌腱鞘、坐骨结节区域、膝关节周围等部位。结节大小约 0.2～3cm，呈圆形或卵圆形，数量不等，触之有坚韧感，按之无压痛。结节也常见于心包、胸膜、心肺实质组织、脑等内脏，若结节影响脏器功能，可出现受损脏器的症状。一般来说，出现类风湿结节提示 RA 病情活动，但有时结节也会出现在关节炎好转时，与病情发展和关节表现不一致。

（2）类风湿血管炎 是关节外损害的病理基础，多影响中小血管，可发生于任何部位。血管炎的病理基础是免疫复合物及补体沉积于血管壁以及淋巴细胞浸润。多见于甲床梗死、指端坏死、小腿溃疡或末端知觉神经病变。侵犯肺部可出现胸膜炎、肺间质性病变。心脏受累最常见的是心包炎，冠状动脉炎可引起心肌梗死。神经系统受累可出现脊髓受压、周围神经炎的表现。

（3）其他 30%～40%患者出现干燥综合征，可出现口干、眼干和肾小管中毒。部分患者可出现小细胞低色素性贫血，贫血系病变本身或服用非甾体类抗炎药引起胃肠道长期少量出血所致。RA 伴有脾大、中性粒细胞减少，甚至出现贫血和血小板减少，称弗尔他（Felty）综合征。长期 RA 可并发肾淀粉样变性。

（三）辅助检查

1. 血液检查 有轻至中度贫血。活动期患者血小板增多，白细胞计数及分类多正常，可有血沉增快、C 反应蛋白增高。RF 是一种自身抗体，有 IgM 型、IgG 型、IgA 型及 IgE 型。其中 IgM 型 RF 阳性可见于 70%的患者，其数量与疾病的活动性和严重性成正比。但 RF 也可见于系统性红斑狼疮、原发性干燥综合征、系统性硬化病、亚急性细菌性心内膜炎、慢性肺结核、高球蛋白血症等其他疾病，甚至在 5%的正常人也可出现低滴度的 RF。因此 RF 阳性对诊断本病的特异性较差。70% RA 患者血清中可检出不同类型的免疫复合物，尤其是活动期和急性期患者。急性期和活动期患者的血清补体均升高，但少数有血管炎者可出现低补体血症。

2. 关节滑液检查 正常人的关节腔内滑液不超过 3.5ml，患者滑液的黏度差，含糖量低于血糖，白细胞明显增多，可达 $2000 \times 10^6/L \sim 75000 \times 10^6/L$，其中，中性粒细胞占优势。

3. 关节 X 线检查 本项检查对本病的诊断、关节病变的分期、监测病变的演变均很重要，其中以手指及腕关节的 X 线片最有价值。X 线片中可以见到关节周围软组织的肿胀阴影，关节端的骨质疏松（Ⅰ期）；关节间隙因软骨的破坏而变得狭窄（Ⅱ期）；关节面出现虫凿样破坏性改变（Ⅲ～Ⅳ期）；晚期可出现关节半脱位和关节破坏后的纤维性和骨性强直（Ⅳ期）。

4. 类风湿结节活检 其典型的病理改变有助于本病的诊断。

（四）心理和社会支持状况

患者因病情反复发作、顽固的关节疼痛、疗效不佳等原因，常表现出情绪低落、忧虑、孤独，对生活失去信心。

【诊断要点】

我国在1987年风湿病年会上制定的类风湿关节炎诊断标准是：①晨僵至少1h（＞6周）。②3个或3个以上关节肿（＞6周）。③腕、掌指关节或近端指间关节肿（＞6周）。④对称性关节肿（＞6周）。⑤皮下结节。⑥手X线片改变（至少有骨质稀疏和关节间隙的狭窄）。⑦类风湿因子阳性（滴度＞1∶32）。以上7条中至少符合4条，才能确诊为类风湿关节炎。此诊断对疗程不足6周的早期患者并不适用，此时需要医生依靠临床表现来诊断。

【治疗要点】

治疗目的包括：①减轻或消除因关节炎引起的关节肿痛、压痛、晨僵或关节外症状。②控制疾病的发展，防止和减少关节骨的破坏，尽可能地保持受累关节的功能。③促进已破坏的关节骨修复，并改善其功能。为达到上述目的，早期诊断和尽早治疗极为重要。治疗措施包括：一般治疗、药物治疗、外科手术治疗，其中以药物治疗最为重要。

1. 一般治疗　包括休息、关节制动（急性期）、关节功能锻炼（恢复期）、物理疗法等。卧床休息只适宜于急性期、发热以及内脏受累的患者。

2. 药物治疗　WHO将抗类风湿关节炎的药物根据其作用分为改善症状的和控制疾病发展两大类。后一类药物目前尚在探索和实验阶段，下面主要介绍改善症状的一类药物。这类抗风湿药包括非甾体抗炎药、慢作用抗风湿药、肾上腺糖皮质激素等。

（1）非甾体类抗炎药　主要是通过抑制环氧酶活性阻止前列腺素合成，达到控制关节肿痛、晨僵和发热的目的。该类药物是治疗RA不可缺少的、非特异性的对症治疗的药物。常用药物有阿司匹林，4～6g/d，分3～4次服用，为了减少胃肠道反应，可选用肠溶型阿司匹林。此外，还可选用吲哚美辛、布洛芬等。

（2）慢作用抗风湿药　起效时间长，可作用于病程中的不同免疫成分，并有控制病情进展的可能，同时又有抗炎作用，多与非甾体类抗炎药联合应用。常用药物有甲氨蝶呤、雷公藤、金制剂、青霉胺、环磷酰胺、环孢素等。

（3）肾上腺糖皮质激素　适用于活动期有关节外症状者，或关节炎明显而非甾体类抗炎药无效者，或慢作用药尚未起效的患者。泼尼松30～40mg/d，症状控制后递减为10mg/d维持。

3. 外科手术治疗　包括关节置换和滑膜切除手术，前者适用于较晚期有畸形并失去功能的关节。滑膜切除术可以使病情得到一定的缓解，但当滑膜再次增生时病情又趋复发。

【常见护理诊断】

1. 有失用综合征的危险　与关节疼痛、畸形引起功能障碍有关。

2. 预感性悲哀　与疾病久治不愈、关节可能致残、影响生活质量有关。

【护理措施】

1. 有失用综合征的危险　与关节疼痛、畸形引起功能障碍有关。

（1）休息与体位　急性活动期，除关节疼痛外，常伴有发热、乏力等全身症状，应卧床休息，以减少体力消耗，保护关节功能，避免脏器受损。限制受累关节活动，保持关节功能位，如膝下放一平枕，使膝关节保持伸直位，足下放置足板，避免垂足。但不宜绝对卧床。

（2）病情观察　①了解关节疼痛的部位、患者对疼痛性质的描述，关节肿胀和活动受限的程度，有无畸形，晨僵的程度，以判断病情及疗效。②注意关节外症状，如胸闷、心前区疼痛、腹痛、消化道出血、头痛、发热、咳嗽、呼吸困难等，提示病情严重，应尽早给予适当的处理。

（3）晨僵护理　鼓励患者早晨起床后行温水浴，或用热水浸泡僵硬的关节，而后活动关节。夜间睡眠戴弹力手套保暖，可减轻晨僵程度。其他护理措施参见本章第一节"关节僵硬与活动受限"的护理。

（4）预防关节失用　为保持关节功能，防止关节畸形和肌肉萎缩，护士应指导患者锻炼。在症状基本控制后，鼓励患者及早下床活动，必要时提供辅助工具，避免长时间不活动。肢体锻炼由被动向主动渐进，活动强度应以患者能承受为限。也可配合理疗、按摩，以增加局部血液循环，松弛肌肉，活络关节，防止关节失用。对四肢功能基本消失的长期卧床者，应注意帮助经常更换体位，防止发生压疮。对手指关节畸形，或肘关节屈伸不利，或两膝关节及踝关节变形，行走不便者，要及时照顾，处处帮助。

2. 预感性悲哀　与疾病久治不愈、关节可能致残、影响生活质量有关。

（1）心理护理　护士在与患者的接触中要以和蔼的态度，采取心理疏导、解释、安慰、鼓励等方法做好心理护理。

①对不良心态的认识：重视患者的每一个反应，如否认、孤独、抑郁、愤怒、恐惧等。提供合适的环境使患者表达悲哀，尽量减少外界刺激，帮助患者认识不良心态不利于疾病的康复，长期的情绪低落会造成体内环境失衡，引起食欲不振、失眠等症状，反过来又会加重病情。

②鼓励患者自我护理：与患者一起制定康复的重点目标，激发患者对家庭、社会的责任感，鼓励自强，正确认识、对待疾病，积极与医护人员配合，争取得到好的治疗效果。对已经发生关节功能残障的患者，要鼓励发挥健康肢体的作用，尽量做到生活自理或参加力所能及的工作，体现生存价值。

③参与集体活动：组织患者集体进行学习疾病的知识或座谈，以达到相互启发、相互学习、相互鼓励，也可让患者参加集体娱乐活动，充实生活。

（2）建立社会支持体系　嘱家属及亲友给患者以物质支持和精神鼓励。亲人的关心会使患者情绪稳定，从而增强战胜疾病的信心。由于本病的病因不明，目前临床上尚缺乏根治和预防的方法。

3. 治疗配合　病情活动期应卧床休息，注意体位、姿势。一般活动前关节局部可进行热敷或理疗，缓解肌肉痉挛，增强伸展能力有晨僵症状的患者应在服镇痛药后出现疲劳或发僵前进行活动。病情稳定期应以动静结合为原则，加强治疗性锻炼。卧床患者则应加强皮肤护理，按摩受压部位，定时翻身，保持床单平整、清洁，防止发生压疮；加强口腔护理，防止口腔黏膜感染及溃疡的发生；加强胸廓及肺部的活动，如深呼吸、咳嗽、翻身、拍背等，以防止呼吸道及肺部感染。

【健康教育】

1. 疾病知识教育 帮助患者及家属了解疾病的性质、病程和治疗方案。避免感染、寒冷、潮湿、过劳等各种诱因，注意保暖。

2. 休息与活动 强调休息和治疗性锻炼两者兼顾的重要性，养成良好的生活方式和习惯，在疾病缓解期每天有计划地进行锻炼，增强机体的抗病能力，保护关节功能，延缓功能损害的进程。

3. 用药与就医指导 指导患者用药方法和注意事项，用药期间应严密观察药物疗效及不良反应，定期检测血、尿常规及肝、肾功能等，一旦发现有严重的不良反应，应立即停药并及时处理。自觉遵医嘱用药，不要随便停药、换药、增减药量，坚持治疗，减少复发。病情复发时，应及早就医，以免重要脏器受损。

（郭大英）

第九章 | 理化因素所致疾病的护理

第一节 概 述

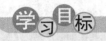

掌握　理化因素所致疾病的常见临床表现、诊断要点与治疗原则
熟悉　理化因素所致疾病的中毒机制
了解　理化因素所致疾病的常见病因

　　某些物质进入人体后，在一定的条件下，与体液、组织相互作用，损害组织，破坏体表的调节功能，使正常生理功能发生严重障碍，引起功能性或器质性病变及一系列紊乱，称为中毒（poisoning）。引起中毒的外来物质称为毒物。

　　根据接触毒物的剂量和时间不同将中毒分为急慢性两大类。短时间内吸收大量毒物可引起急性中毒，发病急骤，症状严重，变化迅速，如不积极治疗，可危及生命。长时间吸收小量毒物可引起慢性中毒，起病较缓，病程较长，缺乏中毒的特异性诊断指标，容易误诊和漏诊。

　　中毒机制有局部刺激、腐蚀作用，如强酸、强碱；缺氧，如一氧化碳、硫化物、氰化物；麻醉作用，如有机溶剂和吸入性麻醉药；抑制酶的活力，如有机磷杀虫剂、氰化物、重金属；干扰细胞或细胞器的生理功能，如四氯化碳、酚类；受体的竞争，如阿托品。

　　有毒物质可通过呼吸道、消化道、皮肤及黏膜等途径侵入人体。毒物被吸收后进入血液，分布于全身。主要在肝脏通过氧化、还原、水解、结合等作用进行代谢。大多数毒物经代谢后毒性会降低，这就是解毒过程，但也有少数在代谢后毒性反而增加。大多数毒物由肾排出，很多重金属以及生物碱由消化道排出，少数毒物经皮肤排出。有些毒物排出缓慢，蓄积在体内某些器官或组织内，可产生慢性中毒。毒物的理化性质以及个体的易感性等因素可影响毒物的作用。

【护理评估】

（一）健康史

中毒的病因分为职业性和生活性两大类。职业性中毒通常是在生产过程中与有关毒物密切接触所引起。而在误食、接触有毒物质，用药过量，自杀或谋杀等情况下，过量毒物进入人体，可引起生活性中毒。

（二）身体状况

各种中毒的症状和体征取决于各种毒物的毒理作用和机体的反应性。

1. 急性中毒 急性中毒可产生严重的紫绀、昏迷、惊厥、呼吸困难、休克、少尿等。

（1）皮肤黏膜症状 因毒物不同可引起不同的皮肤黏膜的发绀、变色。一氧化碳中毒，黏膜呈樱桃红色；毒物烧伤可见皮肤呈腐蚀性损害；硝酸烧伤呈黄色等。四氯化碳、鱼胆等中毒损害肝脏可致黄疸。

（2）瞳孔症状 阿托品类中毒的患者瞳孔扩大；有机磷杀虫药、吗啡中毒的患者瞳孔缩小。

（3）呼吸系统 刺激性或腐蚀性气体由呼吸道侵入时，可有咳嗽、声嘶、胸痛等，严重者可出现中毒性肺水肿。

（4）循环系统 可出现休克、心律失常、心脏骤停等。

（5）消化系统 消化道是毒物侵入人体的主要途径，也是毒物吸收和排泄的主要部位。可出现口腔炎、急性胃炎、中毒性肝病。

（6）血液系统 可表现为溶血性贫血、白细胞减少、出血。

（7）泌尿系统 可表现为急性肾衰竭，常见于中毒性肾小管坏死、肾缺血、肾小管堵塞。

（8）神经系统 神经毒物直接作用于中枢神经系统，使脑实质受损，引起急性起病。主要表现为不同程度的意识障碍；出现颅内高压症时，表现为频繁呕吐、瞳孔缩小，脉搏变慢，血压上升；如有脑疝形成，可出现双侧瞳孔不等大，呼吸衰竭等。

2. 慢性中毒 多见于职业性中毒和地方病，可有全身各系统表现。

（1）神经系统 可表现为痴呆、震颤麻痹综合症以及周围神经病。

（2）消化系统 中毒性肝病。

（3）泌尿系统 中毒性肾病。

（4）血液系统 白细胞减少和再生障碍性贫血

（5）骨骼系统 氟可引起氟骨症；黄磷可引起下颌骨坏死。

【诊断要点】

急性中毒应及早作出诊断，以便及时有效救治。慢性中毒往往容易误诊、漏诊。对职业性中毒的诊断需持慎重态度。

中毒的诊断主要依据接触史和临床表现。中毒经初步诊断后，毒物在体液中的存在以及毒物对人体的特殊影响，可通过实验室检查加以证实，也可通过环境调查了解毒物的存在。最后，经过鉴别诊断，排除其他有相似症状的疾病，可作出病因诊断。

临床上突然发生紫绀、呕吐、昏迷、惊厥、呼吸困难、休克，而原因不明时，要考虑急性中毒的可能。对病因不明的贫血、白细胞减少、血小板减少、周围神经麻痹、肝脏损害等，则应考虑慢性中毒的可能。

急性中毒时，需常规留取剩余毒物或可能含毒的标本，如胃内容物、呕吐物、大便、尿液和血液标本等。必要时作毒物分析鉴定。检查环境中和人体内毒物存在及其浓度，有助于接触毒物的确诊。

【治疗要点及护理措施】

根据毒物种类、中毒途径以及临床表现制定治疗原则。

治疗原则为：立即脱离中毒现场；及时清除进入体内已被吸收或尚未吸收的毒物；如有可能，选用特效解毒药或拮抗剂；对症、支持治疗。

急性中毒情况危重时，首先应迅速对呼吸、循环功能和生命指征进行检查，并采取有效的紧急治疗措施。一旦发现中毒应立即停止毒物接触，如毒物由呼吸道或皮肤侵入时，要立即将患者撤离中毒现场；清除体内尚未吸收的毒物，常用催吐法或洗胃法，还可用导泻、灌肠等；促进已吸收毒物的排出，可用利尿、供氧、透析和血液灌流等；尽可能及时应用特殊解毒药或拮抗剂。很多急性中毒并无特殊解毒疗法，因此对症治疗很重要，可帮助危重患者渡过难关。

慢性中毒可采取解毒疗法和对症治疗。

中毒应以预防为主。加强防毒宣传和毒物管理；预防化学性食物中毒；防止误食毒物或用药过量；预防地方性中毒病等。

第二节　一氧化碳中毒

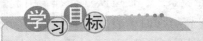

掌握　一氧化碳中毒的临床表现、诊断、治疗与护理措施

熟悉　一氧化碳中毒常用的辅助检查及中毒机制

了解　一氧化碳中毒的发病病因及健康教育

病案　患者，男性，45岁，工人，值夜班生火取暖，晚11时大家离去时炉火正旺，今晨7时发现该患者呼之不应，推之不动，枕旁有呕吐物，二便失禁，而急送医院。既往身体健康。

体格检查：体温37.2℃，脉搏98次/分，血压110/70mmHg。颈软，神志不清，瞳孔直径3mm，对光反射迟钝，球结膜水肿，巩膜无黄染，压眶反射正常，心肺检查未见异常。腹部平软，肝脾未触及，全腹无压痛、反跳痛及肌紧张。生理反射存在，右侧巴宾斯基征阳性，左侧巴宾斯基征阴性，凯尔尼格征阴性。辅助检查：头部CT提示脑水肿。

1. 该病的临床诊断是什么，治疗方法及护理措施有哪些？

2. 该病的发病机制是什么？

急性一氧化碳中毒（acute carbon monoxide poisoning）又称煤气中毒，是冬季北方最常见的疾病之一。一氧化碳（CO）是一种无色、无味，几乎不溶于水的气体。凡含碳的所有物质，在燃烧不完全时，均可产生一氧化碳。人体在短时间内吸入大量一氧化碳可造成脑及全身组织缺氧，最终导致脑水肿和中毒性脑病。临床以头痛乏力，口唇呈樱桃红，甚者出现昏迷为特征。

一氧化碳中毒是含碳物质燃烧不完全时的产物经呼吸道吸入引起中毒。中毒机理是一氧化碳与血红蛋白的亲合力比氧与血红蛋白的亲合力高 200～300 倍，所以一氧化碳极易与血红蛋白结合，形成碳氧血红蛋白（COHb），使血红蛋白丧失携氧的能力和作用，造成组织窒息。空气中混有多量的一氧化碳（大于 $30mg/m^2$）即可引起中毒。对全身的组织细胞均有毒性作用，尤其对大脑皮质的影响最为严重。

当人们意识到已发生一氧化碳中毒时，往往为时已晚。因为支配人体运动的大脑皮质最先受到麻痹损害，使人无法实现有目的的自主运动。此时，中毒者头脑中仍有清醒的意识，可手脚已不听使唤。所以，一氧化碳中毒者往往无法进行有效的自救。

【护理评估】

（一）健康史

一氧化碳中毒（carbon monoxide poisoning）大多由于煤炉没有烟囱或烟囱闭塞不通，或因大风吹进烟囱，使煤气逆流入室，或因居室无通气设备所致。冶炼车间通风不好，发动机废气和火药爆炸都含大量一氧化碳。工业上炼钢、炼铁、炼焦；化学工业合成氨、甲醛等都要接触一氧化碳。生活过程中在通气不良的室内烧煤取暖，或使用燃气热水器淋浴都可发生一氧化碳中毒。

（二）身体状况

开始有头晕、头痛、耳鸣、眼花、四肢无力和全身不适，症状逐渐加重则有恶心、呕吐、胸部紧迫感、皮肤黏膜出现樱桃红色等症状，继之昏睡、昏迷、呼吸急促、血压下降，以至死亡。症状轻重与 COHb 多少有关。按中毒程度可分为三级。

1. 轻度中毒　血中含 10%～20% COHb。患者有剧烈头痛、头晕、心悸、口唇黏膜呈樱桃红色、四肢无力、恶心、呕吐、嗜睡、意识模糊、视物不清、感觉迟钝、谵妄、幻觉、抽搐等。原有冠心病的患者可出现心绞痛。脱离中毒环境吸入新鲜空气或氧疗，症状很快消失。

2. 中度中毒　COHb 达到 30%～50%。患者出现呼吸困难、意识丧失、昏迷，对疼痛刺激可有反应，瞳孔对光反射和角膜反射迟钝，腱反射减弱，呼吸、血压、脉搏可有改变。经吸氧治疗可以恢复正常且无明显并发症。

3. 重度中毒　COHb 至 50～60% 则出现深昏迷和惊厥；至 70%～80% 则呼吸中枢麻痹，心跳停止。由于碳氧血红蛋白呈红色，所以患者无青紫，皮肤及唇色呈樱桃红色。死亡率高，幸存者多有不同程度后遗症。

（三）辅助检查

1. 血中碳氧血红蛋白测定　正常人血液中碳氧血红蛋白含量可达 5%～10%，轻度一氧化碳中毒者血中碳氧血红蛋白可高于 10%，中度中毒者可高于 30%，严重中毒时可高于50%。

2. 脑电图 急性一氧化碳中毒患者可以发现异常脑电图，表现为低波幅慢波增多。一般以额部及颞部的 θ 波及 δ 波多见。

3. 心电图 部分患者可出现 ST – T 改变，亦可见到室性期前收缩、传导阻滞或一过性窦性心动过速。

4. 大脑诱发电位检查 一氧化碳中毒的急性期及迟发脑病者可见视觉诱发电位 VEP100 潜时延长，异常率分别为 50% 和 68%。

（四）心理和社会支持状况

依中毒程度的不同患者可有焦虑、不安、恐惧甚至绝望的感觉。

【诊断要点】

根据病史及症状可以确诊。一氧化碳检查法：①血液呈樱桃红色。②取血一滴加至一杯水中呈微红色（正常人为黄色）。③取血数滴加水 10ml，加 10% 氢氧化钠数滴，呈粉红色（正常人的血呈绿色）。

【治疗要点】

1. 立即吸氧 轻度中毒者可给予鼻导管吸氧，中、重度中毒者，应积极给予常压面罩吸氧，有条件立即给予高压氧治疗。

2. 静脉滴注过氧化氢或使用输氧等药物

3. 降低颅内压力 20% 甘露醇并间以 50% 的葡萄糖液静脉滴注，或静脉注射呋噻米。

4. 肾上腺皮质激素 能降低机体的应激反应，减少毛细血管通透性，有助于缓解脑水肿。

5. 抗氧化剂（自由基清除剂） 能改善细胞新陈代谢，对脑细胞有脱水作用。如维生素 C。

6. 脑细胞赋能剂 三磷酸腺苷、辅酶 A 及细胞色素 C，脑复康等。

7. 钙离子拮抗剂 可以阻止钙离子进入细胞内，扩血管，改善脑血流灌注。尼莫地平

8. 纠正酸碱平衡

9. 镇静冬眠 对有频繁抽搐，极度烦躁或高热患者，可用安定等镇静剂，或应用冬眠疗法。

【常见护理诊断】

1. 急性意识障碍 与急性中毒有关。

2. 排尿异常 与去大脑皮质状态及锥体系神经损害有关。

3. 清理呼吸道无效 与意识障碍、继发肺部感染、脑水肿及肺水肿等有关。

4. 自理缺陷 与活动无耐力及重度中毒有关。

5. 有皮肤完整性受损的危险 与长期卧床、大小便失禁、意识障碍及重度中毒有关。

6. 潜在并发症：肺部感染 与长期卧床、误吸及机体抵抗力下降有关。

【护理措施】

1. 病情观察　应定时检查和记录生命体征、意识状态、面色、皮肤、尿量和咳嗽、咳痰的情况，警惕和防止脑水肿、中毒性脑病、肺部感染等并发症的出现。

2. 生活护理　嘱患者卧床休息，减少活动，以保持体力。昏迷患者给予流质饮食，以保证营养的供给。协助患者下床、进食、沐浴或个人卫生、入厕等日常活动。保持地面干燥，房间无障碍物，将患者所需物品放于容易取到的地方。昏迷患者要做好被动锻炼，每日行肢体按摩和肢体被动运动，防止肌肉废用性萎缩。

3. 吸氧　给予高流量或面罩给氧，注意呼吸道是否通畅，防止分泌物阻塞和舌后坠。必要时高压氧治疗，注意进舱前换上棉制品衣服；严禁将火柴、打火机、香烟、电动玩具等带入舱内。

4. 导尿　昏迷患者应遵医嘱无菌导尿，留置导尿管。严格无菌操作，每日更换引流袋。定时放尿，以训练膀胱功能。保持会阴部清洁，每日用 1∶1000 的新洁尔灭溶液作尿道口及导尿管近端抹洗，一日 2 次。

5. 皮肤护理　避免局部长期受压，鼓励和协助患者定时翻身，避免拖、拉、推等动作。经常用温水擦浴全身皮肤，按摩受压部位及骨骼隆突出处，促进局部血液循环。大小便失禁者要及时更换衣服和被服，保持床单平整无皱褶，清洁干燥无渣屑，避免局部刺激。皮肤出现大水泡应用无菌针头在水泡的最低点抽液，预防感染。

6. 并发症的护理

（1）观察咳嗽、咳痰的性质，若频繁咳嗽、咯出粉红色泡沫痰，为并发肺水肿，应立即给予以下处理：患者取坐位，双腿下垂，以减少静脉回流，减轻呼吸困难。高流量氧气吸入，用酒精或有机硅消泡剂湿化，可使泡沫的表面张力降低而破裂，有利于肺泡通气的改善。对症处理，如镇静、利尿、强心、解除支气管痉挛等。加强呼吸道的管理，保持呼吸道通畅。对咳嗽无力、反射减弱、昏迷者给予电动吸痰，注意动作轻柔，防黏膜损伤。出现呼吸极度困难、呼吸抑制、窒息等危象，应遵医嘱立即行气管插管、气管切开或呼吸机维持。

（2）指导患者预防肺部感染的方法，如经常更换体位，有效咳嗽，加强排痰，防止误吸等；定时通风，保持室内空气新鲜；减少探视，防止医院感染；观察呼吸的频率、节律及深度；监测体温的变化及血常规中白细胞计数及中性粒细胞等指标。若发生肺部感染。高热时，应根据患者的年龄、体质及病情选择适宜的降温方式，并做好口腔护理；静脉输液时，注意调节输液速度，不宜过快，以免引起肺水肿；观察病情变化，定时测量生命体征，并观察面色、神志、肢体末端温度等，及时发现休克先兆症状。

7. 遵医嘱使用抗生素

【健康教育】

对于易产生一氧化碳气体的生产设备，必须净化，保持厂房通风排气；对民用煤炉、燃气热水器的使用，要注意通风；加强预防知识和措施的宣传教育。

应广泛宣传室内用煤火时应有安全设置（如烟囱、小通气窗、风斗等），说明煤气中毒可能发生的症状和急救常识，尤其强调煤气对婴儿的危害和严重性。煤炉烟囱安装要合理，没有烟囱的煤炉，夜间要放在室外。

对已中毒的患者要将其迅速转移，脱离现场，解开衣领，注意保暖，送医院吸氧急救。急性期注意生命体征的变化，对抽搐者要加强防护，以防受伤；保持呼吸道的通畅；病情稳定后要注意再昏迷的出现，及时予以治疗。

第三节　急性有机磷杀虫药中毒

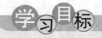

学习目标

掌握　急性有机磷杀虫药中毒的临床表现、诊断、治疗要点
熟悉　阿托品化的指标及护理措施
了解　有机磷杀虫药中毒的病因及有机磷杀虫药中毒的机制

病案　患者，男，30岁，4h前与家人生气，晚饭后自服乐果原液约40ml，服后自觉头晕、头痛、疲乏、胸闷、腹痛、恶心、呕吐，呕吐物为胃内容物，量约400ml，家人见其流涕、多汗、呼吸急促而急送医院，来院途中意识不清，二便失禁，周身颤抖，烦躁不安。既往身体健康。

体格检查：体温37℃，脉搏88次/分，血压140/95mmHg。神志不清，周身大汗淋漓，口唇四肢末端发绀，口吐白沫，呼吸困难，呼吸时有大蒜样臭味，面部及肋间肌可见肌束震颤，四肢抖动。颈软，双侧瞳孔缩小约为2mm，对光反射迟钝，球结膜水肿，巩膜无黄染，双肺可闻及干、湿性啰音，心音低钝，心律规整，心率88次/分。腹部平软，肝脾未触及，肠鸣音活跃。生理反射存在，病理反射未引出。

1. 该病的临床诊断及主要的护理诊断是什么？
2. 该病的主要抢救及护理措施有哪些？

有机磷杀虫药（organophosphorus insecticides）大多数属磷酸脂类或硫代磷酸脂类化合物，是目前应用最广泛的杀虫药。有机磷毒杀虫药毒性作用是与体内胆碱酯酶迅速结合，形成磷酸化胆碱酯酶而失去酶活性，丧失分解乙酰胆碱的能力，导致乙酰胆碱在体内大量蓄积，引起胆碱能神经先兴奋后抑制，从而产生毒蕈碱样、烟碱样和中枢神经系统等一系列的症状，严重患者可因昏迷和呼吸衰竭而死亡。有机磷杀虫药中毒在内科各种中毒病例中占第一位，口服有机磷杀虫药中毒病死率高达10.39%~20%，严重影响人民群众的身体健康。

长期接触有机磷杀虫药时，胆碱酯酶活力可明显下降，而临床症状往往较轻，可能是由于人体对积聚的乙酰胆碱耐受性增高了。

有机磷杀虫药大都呈油状或结晶状，色泽由淡黄至棕色，有蒜味。除美曲磷酯外，一般难溶于水，容易溶于多种有机溶剂，在碱性条件下易分解失效。

由于化学结构中取代基团不同，各种有机磷杀虫药毒性相差很大。我国生产的有机磷杀虫药的毒性按大鼠急性经口半数致死量 LD_{50} 可分以下四类。

（1）剧毒类　$LD_{50} < 10mg/kg$，如内吸磷（1059）、对硫磷（1605）、八甲磷。

（2）高毒类　$LD_{50}10 \sim 100mg/kg$，如三硫磷、甲基对硫磷、甲胺磷、敌敌畏。

（3）中度毒类　$LD_{50}100 \sim 1000mg/kg$，如乐果、碘依可酯、二嗪农、美曲磷酯等。

（4）低毒类　$LD_{50}1000 \sim 5000mg/kg$，如马拉硫磷、氯硫磷、杀螟松、稻瘟净、三溴磷等。一般接触很少中毒，但大量进入人体后仍可中毒。

【护理评估】

（一）健康史

有机磷杀虫药中毒的常见原因是生产性中毒、使用性中毒和生活性中毒。生产性中毒的主要原因是在有机磷杀虫药生产过程中防护不严，杀虫药通过手和皮肤或吸入呼吸道所致；发生使用性中毒往往是在施药人员喷洒杀虫药时，由皮肤吸收以及吸入空气中杀虫药所致，配药浓度过高或手直接接触杀虫药原液也可引起中毒；在日常生活中的急性中毒主要由于误服、自服、误用或摄入被杀虫药污染的水源和食物引起。

有机磷杀虫药经胃肠道、呼吸道、皮肤和粘膜吸收后迅速分布于全身各脏器，其中以肝内浓度最高，其次为肾。有机磷杀虫药主要在肝脏内代谢进行生物转化，一般分解后毒性降低而氧化后毒性反而增强。有机磷杀虫药排泄较快，24h内通过肾由尿排泄，故体内并无蓄积。

（二）身体状况

1. 急性中毒全身损害　急性中毒发病时间与杀虫药毒性大小、剂量及侵入途径密切相关。一般经皮肤吸收，症状常在接触杀虫药2～6h内出现。口服中毒可在10min～2h内出现症状。

（1）毒蕈碱样症状　出现最早，主要是副交感神经末梢兴奋所致。其表现为腺体分泌增加及平滑肌痉挛。临床表现有头晕、头痛、多汗、流涎、恶心、呕吐、腹痛、腹泻、瞳孔缩小、视力模糊、支气管分泌物增多、呼吸困难等，严重者出现肺水肿。

（2）烟碱样症状　主要是横纹肌运动神经过度兴奋，表现为肌纤维颤动。常先从眼睑、面部、舌肌开始，逐渐发展至四肢，全身肌肉抽搐，患者常有全身紧束感，后期出现肌力减退和瘫痪，如发生呼吸肌麻痹可诱发呼吸衰竭。交感神经节受乙酰胆碱刺激，其节后交感神经末梢释放儿茶酚胺使血管收缩，引起血压增高、心跳加快和心律失常。

（3）中枢神经系统症状　早期可有头晕、头痛，逐渐出现烦躁不安、谵妄、抽搐和昏迷。严重时可发生呼吸中枢衰竭或脑水肿而死亡。

（4）急性中毒者有时经急救好转后，突然出现病情反复，患者可再度陷入昏迷，或出现肺水肿而死亡。反复原因可能与洗胃及皮肤去除毒物不彻底或过早停药有关。急性严重中毒症状消失后2～3周，极少数患者可发生迟发性神经病，主要表现为下肢瘫痪、四肢肌肉萎缩等症状。急性中毒症状缓解后，迟发性神经病发生前，多在急性中毒后 24～96h 突然发生死亡，称"中间综合征"。

2. 急性中毒局部损害 对硫磷、内吸磷、敌百虫、敌敌畏接触皮肤后可引起过敏性皮炎，皮肤可红肿及出现水疱和剥脱性皮炎。眼内溅入有机磷杀虫药可引起结膜充血和瞳孔缩小。

（三）辅助检查

全血胆碱酯酶活力测定 是诊断有机磷杀虫药中毒、判断中毒程度、疗效及预后估计的主要指标。正常人血胆碱酯酶活力为100%，低于80%则属异常。必要时可对呕吐物及呼吸道分泌物作有机磷杀虫药鉴定。

（四）心理和社会支持状况

依中毒情况的不同，患者可有后悔、焦虑、不安、恐惧、甚至绝望的感觉。家属及医护人员要充分关怀患者。

【诊断要点】

有机磷杀虫药接触史，典型症状和体征，特殊大蒜气味及全血胆碱酯酶活力测定均为诊断重要依据。根据症状轻重，将急性有机磷中毒分为轻、中、重三级。

1. 轻度中毒 头晕、头痛、恶心、呕吐、多汗、流涎、视力模糊、瞳孔缩小，全血胆碱酯酶活力一般在70%～50%。

2. 中度中毒 除上述症状外，还出现肌纤维颤动、瞳孔明显缩小、轻度呼吸困难、腹痛、腹泻、意识清楚或轻度障碍、步态蹒跚。全血胆碱酯酶活力降至50%～30%。

3. 重度中毒 除上述症状外，发生肺水肿、惊厥、昏迷及呼吸麻痹。全血胆碱酯酶活力降至30%以下。

必要时可留尿测定有机磷杀虫药分解产物，如对硝基酚、三氯乙醇，也有助于诊断。

本病须与拟除虫菊酯类中毒及杀虫脒中毒相鉴别。发生在夏秋季节时，尚须与中暑、急性胃肠炎和脑炎等鉴别。

【治疗要点】

迅速清除毒物，同时及早应用特效解毒剂。临床常用胆碱酯酶复能剂如解磷定（PAM）、氯磷定（PAM－C_1）等，主要对肌纤维颤动等烟碱样症状疗效好。拮抗剂常用阿托品，对缓解毒蕈碱样症状和对抗呼吸中枢抑制有效。阿托品剂量要用足，直至毒蕈碱样症状明显好转或患者出现"阿托品化"表现（瞳孔变大、皮肤干燥、颜面潮红、肺湿啰音消失及心率加快）为止。

本病最理想的治疗是胆碱酯酶复活剂和阿托品合用。轻度中毒可单独用胆碱酯酶复活剂。对症治疗应以维持正常心肺功能为重点，保持呼吸道通畅，正确氧疗及应用人工呼吸机。危重患者可用输血疗法。

【常见护理诊断】

1. 急性意识障碍：昏迷 与有机磷杀虫药中毒有关。

2. 体液不足：脱水 与有机磷杀虫药致严重吐泻有关。

3. 气体交换受损 与有机磷杀虫药中毒致细支气管分泌物过多有关。

4. 有误吸的危险　与保留胃管有关。

5. 低效性呼吸型态：呼吸困难　与有机磷杀虫药致肺水肿、呼吸肌麻痹、呼吸中枢受抑制有关。

6. 知识缺乏　缺乏有机磷杀虫药毒性知识。

【护理措施】

1. 病情观察　有机磷杀虫药中毒，常因肺水肿、呼吸衰竭而死亡。应定时检查和记录生命体征、瞳孔、面色、皮肤、尿量和意识状态，熟悉阿托品化征象，并随时警惕和防止阿托品过量，发现阿托品中毒时应及时停用阿托品。

2. 清除未吸收毒物的护理　洗胃后若保留胃管，注意洗出液体有无蒜臭味，以决定胃管保留时间。喷洒杀虫药中毒者除脱去衣物外，注意用肥皂和大量温水清洗皮肤和毛发。

3. 吸氧　给高流量吸氧 4~5L/min，每天要更换鼻导管，并从另一侧鼻孔插入。

4. 体位　患者体位应有利于呼吸运动，如清醒者可取半卧位，昏迷者头偏一侧。

5. 保持呼吸道通畅　昏迷者除头偏一侧外，注意随时清除呕吐物及痰液，并备好气管切开包、呼吸机等。

6. 药物护理　遵医嘱定时给予阿托品，注意患者体征是否达到阿托品化，并避免阿托品中毒，早期给予足量的碘解磷定或氯磷定。必要时给予呼吸中枢兴奋剂尼可刹米，忌用抑制呼吸中枢的药物如吗啡、巴比妥类。

7. 并发症的护理　观察毒物刺激和反复大量洗胃后有无并发消化道出血，若有呕血、便血时，应及早报告医生处理。注意有机磷杀虫剂中毒反跳现象，使原有症状复现或加重，其先兆症状是：胸闷、食欲不振、唾液分泌明显增加，应及时对症处理。

【健康教育】

1. 喷洒杀虫药时要穿质厚的长袖上衣及长裤，扎紧袖口、裤管，带口罩、手套。如衣服被污染要及时更换并清洗皮肤。

2. 凡接触杀虫药的器物均需用清水反复冲洗。盛过杀虫药的容器绝不能再盛食物。接触杀虫药过程中出现头晕、胸闷、恶心、呕吐等有机磷杀虫药中毒先兆时应立即就医。

第四节　中　暑

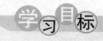

掌握　中暑的主要临床表现及治疗

熟悉　中暑的护理措施及常见护理诊断

了解　中暑的病因及发病机制

病案 患者，男，36 岁，入院前 4h 在高温环境中劳动突觉发热、头晕、意识恍惚，伴四肢肌肉痉挛，发病后约 15min 被送至医院。

入院查体：体温 41.5℃，呼吸 38 次/分，血压 98/64mmHg，意识不清，皮肤黄染，前胸及四肢可见散在出血点；双瞳孔缩小，直径约为 2mm，对光反射消失；双肺底可闻及少量细湿性啰音；心率 132 次/分，律齐，无杂音；四肢肌张力高，四肢阵发性痉挛。

辅助检查：血小板呈进行性下降，最低达 16×10^9/L；血浆纤维蛋白原呈进行性下降，最低达 1.2g/L；血浆凝血酶原时间（PT）最长延至 21s，活化部分凝血时间（APTT）最长延至 55.3s；血浆纤维蛋白（原）降解产物（FDP）85mg/L。粪便隐血实验阳性。天门冬氨酸氨基转移酶（AST）329U/L、丙氨酸氨基转移酶（ALT）331U/L；尿常规：红细胞 2~4 个/HP，蛋白 >3g/L，可见颗粒管型 0~2/HP。血尿素氮（BUN）15.93mmol/L，血清肌酐（Scr）170.3μmol/L；血气分析示：PH7.19，$FiO_2$0.37，PaO_2 47.5mmHg，$PaCO_2$32.7mmHg，$PaO_2/FiO_2 = 12$。胸片示：双肺多处斑片状影；血 K^+ 最低 2.5mmol/L，血 Na^+133mmol/L，血 Cl^-97mmol/L。

1. 该病的临床诊断是什么，常见的护理诊断有哪些？

2. 该病的主要治疗及护理措施有哪些？

中暑（heat illness）是以体温调节中枢障碍、汗腺功能衰竭和水电解质丢失过多为特征的一组疾病。临床上分为热痉挛（heat cramps）、热衰竭（heat exhaustion）和热（日）射病（heat stroke 或 sun stroke）。三种类型的中暑可先后发病，也可重叠发生。

中暑好发于高温和高湿环境中，新进入高温环境，适应性差者更容易发病。中暑时主要因体温过高对代谢和细胞的直接损伤，以致广泛性器官功能衰竭。

正常人的体温在下丘脑体温调节中枢控制下，产热和散热处于平衡状态，维持体温在 37℃ 左右。散热方式有辐射、传导、对流及蒸发，以保持体温在正常范围。在周围环境温度高于体表温度时，通过辐射、传导及对流散热发生困难，人体只能借助于汗液蒸发进行散热，平时大量出汗不足以散热，或空气中湿度大，通风不良时，出汗减少使散热受阻。以上情况均可造成体内热的积蓄。

高热对人体系统的影响如下。

1. 体温调节障碍 在高温环境下，产热过多散热不足时，体温调节中枢功能障碍，汗腺功能衰竭导致汗闭，使体温迅速升高发生热射病。

2. 中枢神经系统抑制 高温对中枢神经系统起抑制作用，使患者注意力不集中，反应迟钝，四肢无力。烈日或高热辐射长时间作用于头部，可穿透头皮和颅骨引起脑组织损伤、充血。大脑温度可达 40~42℃，体温不一定升高称为日射病。

3. 心脏负担加重 散热时皮肤血管扩张，血液重新分配，血流加速，心排出量增加，而且大量出汗引起血液浓缩及黏稠度增高，均造成心脏负担加重，最终导致心排出量降低。

4. 水、盐代谢紊乱 高温工作出汗是主要的散热途径，排汗增多引起盐及水分丢失，导致脱水，此时血管扩张，血容量更加不足可引起周围循环衰竭的症状称为热衰竭；丢失盐过多且补充不足引起肌肉痉挛，可发生热痉挛。

5. 其他　高热心排出量降低，可使肾血流量减少，肾小球滤过率下降易致肾功能减退。体温 > 42℃时，蛋白质可变性；体温 >50℃时，数分钟后所有细胞均死亡。

【护理评估】

（一）健康史

1. 环境因素　在高温（室温 35℃）、烈日暴晒环境下劳动；若环境温度偏高，但空气中湿度又大，通风不良时从事重体力劳动也易中暑。

2. 诱发因素　年老体弱、产妇、慢性病患者，睡眠不足、过度疲劳等易诱发中暑。

（二）身体状况

中暑可分为热痉挛、热衰竭和热（日）射病。

1. 热痉挛　是大量出汗后出现肌肉痉挛，无明显体温升高。可以作为热射病的早期表现发生，可能与人体钠盐丢失和过度通气有关。

2. 热衰竭　多发生于老年人、儿童、产妇以及慢性病患者。因体液和钠盐丢失过多所致的有效循环血容量不足，表现为眩晕、恶心、晕厥、心动过速、低血压等，无明显中枢神经系统障碍。本病也可以是热痉挛和热射病的中间阶段，不及时治疗可发展为热射病。

3. 热射病　是中暑的致命性急重病症，表现为高热（40℃）和神志障碍。劳力性热射病时以内源性产热过多为主，好发于重体力劳动和剧烈运动时，表现为持续出汗，心动过速，重者发生横纹肌溶解、急性肾功能衰竭、DIC、多脏器功能衰竭等并发症。非劳力性热射病主要是以在高温环境下散热减少为主，好发于居住环境不良的老年人、慢性病患者等。表现为高热、无汗、伴发中枢神经功能障碍及多脏器功能衰竭。

（三）辅助检查

1. 血液检查　白细胞总数增高，以中性粒细胞增高为主；血尿素氮、血肌酐可升高；血清电解质检查可有高钾、低氯、低钠血症。

2. 尿液检查　有不同程度的蛋白尿、血尿、管型尿改变。

3. 心电图　可见心律失常。

（四）心理和社会支持状况

依患者的不同情况可有烦燥不安、焦虑、恐惧、甚至绝望的感觉。医护人员及家属要给患者充分的关爱。

【诊断要点】

根据高温病史和临床表现，诊断一般不难。重症病例，尤其中枢神经功能障碍明显时，应与脑炎、脑膜炎、脑血管病变、脓毒血症及急性中毒等鉴别。

【治疗要点】

尽快降低环境和人体温度是最主要的治疗措施。物理降温可取体外降温，如置身于通风的低温环境中，如无虚脱征象可用冰水擦浴或将躯体浸入27℃～30℃水中；体内降温可用冰盐水作胃或直肠灌洗，或低温生理盐水做腹膜透析或血液透析。必要时，将自体血液体外冷却后回输体内降温。肌痉挛、烦躁不安等可合用氯丙嗪药物降温，但疗程中需注意血压、呼吸监护。

【常见护理诊断】

1. 体温过高　与体温调节中枢功能紊乱、产热过多、散热障碍有关。

2. 体液不足　与出汗过多，水分及电解质补充不足有关。

3. 潜在并发症　休克、脑水肿、心力衰竭等。

4. 知识缺乏　缺乏预防中暑的相关知识。

【护理措施】

1. 严密观察生命体征，降温过程中每 10～15min 测体温一次，热衰竭者每 15～30min 测血压一次。

2. 昏迷者按昏迷护理常规护理，譬如头偏向一侧，做好口腔，皮肤清洁，预防感染。

3. 高热者可物理降温，冰水或酒精全身擦浴，同时按摩四肢，躯干皮肤，使之发红充血以促进散热，大血管处可放置冰袋。

4. 惊厥者，遵医嘱用地西泮静脉或者肌内注射。

5. 保持病室温度以 20～25℃ 为宜，通风要良好，病床下可以放置冰块。

6. 年老体弱者静脉补液不可过多过快，降温宜缓慢，不宜冰浴以防心力衰竭。

【健康教育】

全球气温有转热态势，暑热季节要加强防暑降温宣传教育；慢性病和年老体弱者不宜从事高温作业；高温酷暑应穿浅色宽松透气服装，适当补充防暑饮料。

（包再梅）

第五节　淹　溺

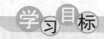

掌握　淹溺的概念、救治与护理

熟悉　淹溺的护理诊断

了解　淹溺的病因与发病机制

病案　患者李某，男性，16 岁。于 2012 年 5 月 9 日上午 10 时在河中游泳时发生淹溺，被人发现救到岸边，行简单心肺复苏后，约 10 时 20 分送入某县医院急救中心。入院时情况：意识丧失，颈动脉搏动消失，血压为零，双侧瞳孔 5mm，对光反射消失。请问：

1. 该患者的诊断是什么？
2. 简述该患者的救护措施。

人淹没于水或其他液体中，充塞呼吸道及肺泡或反射性引起喉痉挛发生窒息和缺氧，并处于临床死亡状态称为淹溺（drowning）。从水中救出后暂时性窒息，尚有大动脉搏动者称为近乎淹溺（near drowning）。淹溺后窒息合并心脏停搏者称为溺死（drown）。全球每年发生淹溺超过 50 万例，淹溺是引起儿童与青少年心脏骤停的主要原因，0~14 岁年龄组是我国人群意外伤害致死的第 1 位死因。其引起发病的机制如下：

人淹没于水中后，本能地出现反射性屏气和挣扎，避免水进入呼吸道。不久，由于缺氧，不能坚持屏气而被迫深呼吸，从而使大量水进入呼吸道和肺泡，阻滞气体交换，引起严重缺氧、高碳酸血症和代谢性酸中毒。根据发生机制，淹溺可分两类：干性淹溺（dry drowning）和湿性淹溺（wet drowning）。干性淹溺是指人入水后，因受强烈刺激（惊慌、恐惧、骤然寒冷等），引起喉痉挛导致窒息。呼吸道和肺泡很少或无水吸入，约占淹溺者的 10%。湿性淹溺是指人入水后，喉部肌肉松弛，吸入大量水分充塞呼吸道和肺泡发生窒息，患者数秒钟后神智丧失，继之发生呼吸停止和心室颤动，约占淹溺者的 90%。根据发生淹溺的液体介质不同，淹溺又可分为淡水淹溺（fresh water drowning）和海水淹溺（salt water drowning）。

1. 淡水淹溺

一般而言，江、河、湖、池中的水渗透压低，属于淡水。当人体大量吸入淡水后，低渗性液体经肺组织渗透迅速渗入肺毛细血管而进入血液循环，血容量剧增可引起肺水肿和心力衰竭。低渗性液体使红细胞肿胀、破裂，发生溶血，随红细胞破裂大量钾离子和血红蛋白释出进入血浆，造成高钾血症和血红蛋白血症。过量的血红蛋白堵塞肾小管引起急性肾功能衰竭。高钾血症可使心脏骤停。淡水进入血液循环稀释血液还可出现低钠血症、低氯血症和低蛋白血症。

2. 海水淹溺

海水内含有 3.5% 氯化钠和大量钙盐、镁盐，为高渗性液体，吸入肺泡后，其高渗压使血管内的液体或血浆大量进入肺泡内，引起急性肺水肿。约 75% 病例有明显混合性酸中毒；几乎所有患者都有不同程度低钠血症，最后导致心力衰竭而死亡。由于体液从血管内进入肺泡，可出现血液浓缩、血容量降低、低蛋白血症、高钠血症。海水淹溺可引起高钙血症和高镁血症。高镁血症可使心率减慢、传导阻滞，甚至心跳停止。高镁血症可抑制中枢和周围神经、扩张血管和降低血压。海水淹溺与淡水淹溺的病理改变特点见表 9-1。

表 9 – 1　海水淹溺与淡水淹溺的病理改变特点比较

	海水淹溺	淡水淹溺
血容量	减少	增加
血液性状	血液浓缩	血液稀释
红细胞损害	很少	大量
血浆电解质变化	高血钠、高血钙、高血镁	低钠血症、低氯血症、低蛋白血症、高钾血症
心室颤动	极少发生	常见
主要致死原因	急性肺水肿、急性脑水肿、心力衰竭	急性肺水肿、急性脑水肿、心力衰竭

【护理评估】

（一）健康史

1. 淹溺史　应向淹溺者的陪同人员详细了解淹溺发生的时间、地点和水源性质，以指导急救。

2. 临床表现　淹溺患者表现为神志丧失、呼吸停止及大动脉搏动消失、处于临床死亡状态。近乎淹溺患者的临床表现个体差异较大，与溺水持续时间长短、吸入水量多少、吸入水的性质及器官损害范围有关。

（二）身体状况

1. 一般表现　患者的许多症状、体征只发生在淹溺现场。临床表现的严重程度与淹溺持续时间长短有关。缺氧是淹溺患者共同表现和最重要的表现。当人淹没于粪坑、污水池和化学物储存池等液体时，除淹溺的窒息外，还会有相应的皮肤、黏膜损伤和全身中毒。患者常表现为意识不清，呼吸、心跳微弱或停止。一般表现有皮肤发绀，面部肿胀，双眼结膜充血，口鼻充满泡沫或杂质，四肢冰冷，腹部鼓胀，寒战。海水淹溺者口渴感明显，可伴有头、颈部损伤。常表现为不同程度的低体温，但最初数小时可有寒战、发热。

2. 各系统表现

（1）神经系统　常出现精神状态改变，头痛、烦躁不安、抽搐、昏睡、昏迷、肌张力增加、视觉障碍、牙关紧闭。

（2）循环系统　脉搏细弱或不能触及，心音微弱或消失，血压不稳、心律失常、心室颤动。

（3）呼吸系统　剧烈呛咳、胸痛、咳血性泡沫痰，双肺部可闻及干、湿啰音。偶有喘鸣音，呼吸困难，呼吸表浅或停止。

（4）消化系统　吞入大量水后呈胃扩张，复苏时及复苏后有呕吐。

（5）泌尿系统　尿液可呈桔红色，可出现少尿和无尿。淡水淹溺者复苏后短期内还可出现迟发性肺水肿及凝血功能障碍。

（三）辅助检查

外周血白细胞总数和中性粒细胞增多。尿蛋白阳性。海水淹溺者可出现短暂性血液浓缩，血钠、血氯增高，血钾变化不明显，血中尿素增高。淡水淹溺者可出现血钾增高，血钠、血氯下降，低蛋白血症及溶血。胸部 X 线检查常显示斑片状浸润，以内侧带和肺底多见。有时出现典型肺水肿征象。住院 12~24h 吸收好转或进展恶化。如果胸片异常加重或肺内阴影持续存在 10 天以上，则提示吸入水后继发细菌性肺炎。约有 20% 的病例胸片无异常发现。心电图检测可表现为窦性心动过速、ST 段和 T 波改变、室性心律失常、心脏阻滞。血气分析有不同程度的低氧血症、高碳酸血症、呼吸性酸中毒合并代谢性酸中毒。可出现急性肾功能衰竭和 DIC 等。

（四）心理和社会支持状况

患者及家属对淹溺认知水平低，患者由于淹溺的经历存在明显的焦虑与恐惧心理，精神、心理状况不稳定，特别是自杀淹溺者的家属常因忽视患者的心理感受而没有保护患者的隐私权。

【诊断要点】

患者有确切的淹溺史，和（或）伴有下列症状，如面部肿胀、青紫、四肢厥冷、呼吸和心跳微弱或停止；口、鼻充满泡沫或污泥；腹部膨胀，胃内充满水而呈胃扩张，即可诊断为淹溺。

【治疗要点】

急救原则为迅速将患者救离出水，立即恢复有效通气，实施心肺复苏，根据病情对症处理。

（一）现场急救

1. 迅速将淹溺者救出水面 救护者应镇静，尽可能脱去衣裤，尤其要脱去鞋靴，迅速游到淹溺者附近。抢救者在淹溺者后面，一手托着他的头或颈，将面部托出水面，或抓住腋窝仰游，将淹溺者救上岸。

2. 保持呼吸道畅通 立即清除口、鼻中的污泥、杂草，有义齿者取出义齿，并将舌拉出，对牙关紧闭者，可先捏住两侧颊肌然后再用力将口启开，松解领口和紧裹的内衣、胸罩和腰带，确保呼吸道通畅。

3. 倒水处理 可选用下列方法迅速倒出淹溺者呼吸道和胃内积水：①膝顶法：急救者取半蹲位，一腿跪地，另一腿屈膝，将淹溺者腹部横置于救护着屈膝的大腿上，使头部下垂，并用手按压其背部，使呼吸道及消化道内的水倒出。②肩顶法：急救者抱住淹溺者的双腿，将其腹部放在急救者的肩部，使淹溺者头胸下垂，急救者快步奔跑，使积水倒出。③抱腹法：急救者从溺水者背后双手抱住其腰腹部，使淹溺者背部在上，头胸部下垂，摇晃淹溺者，以利倒水。注意切忌倒水时间过长，以免影响心肺复苏的进行；倒水时注意使淹溺者头胸部保持下垂位置，以利积水流出。

4. 心肺复苏 如心跳、呼吸停止者，应迅速进行心肺复苏。

5. 迅速转送医院，途中不中断救护

（二）医院内救护

1. 迅速将患者安置于抢救室内，换下湿衣服，注意保暖。

2. 维持呼吸功能 给予高流量吸氧，对行人工呼吸无效者应行气管内插管予正压给氧，同时将 40%~50% 的乙醇置于湿化瓶内，可促进塌陷的肺泡复张、改善气体交换、纠正缺氧和迅速改善肺水肿。必要时给予气管切开，机械辅助呼吸。静脉注射呼吸兴奋剂，如洛贝林、尼可刹米等。

3. 维持循环功能　患者心跳恢复后，常有血压不稳定或低血压状态，应注意监测有无低血容量，掌握输液的量和速度，有条件者行中心静脉压（CVP）监测，结合CVP、动脉压和尿量，分析、指导输液治疗。

4. 对症处理

（1）纠正低血容量　对淡水淹溺而血液稀释者，静脉滴注3%氯化钠溶液500ml，必要时可重复一次。对海水淹溺者，可予5%葡萄糖溶液或低分子右旋糖酐。

（2）防治脑水肿　使用大剂量肾上腺皮质激素和脱水剂防治脑水肿。

（3）防治肺部感染　由于淹溺时泥沙、杂物、呕吐物等吸入气管，容易发生肺部感染，应给予抗生素预防或治疗。对污染水域淹溺者，除进行常规抢救外，应尽早实施经支气管镜下灌洗。

（4）防治急性肾功能衰竭。

（5）纠正水、电解质和酸碱失衡。

【常见护理诊断】

1. 清理呼吸道无效

2. 创伤后反应

3. 窒息的危险

4. 潜在并发症　肺水肿、肺部感染、心律失常、脑水肿、DIC、急性肾功能不全等。

【护理措施】

1. 密切观察病情变化

（1）严密观察患者的神志，呼吸频率、深度，判断呼吸困难程度。观察有无咳痰，痰的颜色、性质，听诊肺部有无啰音及心率、心律情况，测量血压、脉搏。

（2）注意监测尿的颜色、量、性质，准确记录尿量。

2. 输液护理　对淡水淹溺者应严格控制输液速度，从小剂量、低速度开始，避免短时间内大量液体输入，加重血液稀释程度。对海水淹溺者出现血液浓缩症状的应及时保证5%葡萄糖溶液和血浆等的输入，切忌输入生理盐水。淹溺患者均应记出入量，结合病情予以纠正水、电解质失衡。

3. 复温护理　对于淹溺者，水温越低，人体的代谢需要越小，活存机会越大。某些淹溺者在冷水中心脏停搏30min后仍可复苏。但是低温亦是淹溺者死亡的常见原因，在冷水中超过1h复苏很难成功，特别是海水淹溺者。因此，及时复温对患者的预后非常重要。患者心跳、呼吸恢复以后，应脱去湿冷的衣物，以干毛毯包裹全身予以复温。其他复温方法尚有热水浴法、温热林格液灌肠法等。注意复温时速度不能过快，使患者体温恢复到30~32℃，并尽快送至医院，在医院内条件下进行复温。

4. 做好心理护理　消除患者焦虑与恐惧心理，向其解释治疗措施和目的，使其能积极配合治疗。对于自杀淹溺的患者应尊重患者的隐私权，注意引导其正确对待人生、事业、社会及他人。保持心理反应的适度，防止心理反应的失常，配合治疗。同时做好家属的思想工作，以协助护理人员使患者消除自杀念头。

【健康教育】

1. 指导有溺水危险的患者及其家属，加强安全教育，特别是暑假期间儿童要加强安全知识培训，家长要注意看管儿童。游泳前做准备活动，避免腓肠肌痉挛，结伴下水活动。加强海上作业人员的安全和急救知识教育。

2. 对有自杀倾向者，做好思想工作，取得家庭和社会支持。

第六节 镇静催眠药中毒

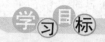

掌握   镇静催眠药中毒的临床表现及救护
熟悉   镇静催眠药中毒的概念、护理诊断
了解   镇静催眠药中毒的中毒机制

病案   李某，男性，50岁，因失眠自服"地西泮"10片后嗜睡、头昏、乏力半小时住院。查体：体温36.7℃，血压90/60mmHg、脉搏90次/分、呼吸24次/分，嗜睡，言语不清、眼球震颤。各种反射存在。请问：

1. 该患者的诊断可能是什么？
2. 为明确诊断尚需做何实验室检查？
3. 简述该患者的救护措施。

镇静催眠药是中枢神经系统抑制药，具有镇静和催眠作用，小剂量时可使人处于安静或嗜睡状态，大剂量可麻醉全身，包括延脑中枢。一次服用大剂量可引起急性镇静催眠药中毒。常用的镇静催眠药见表9-2。

表9-2 常用镇静催眠药分类

类别	主要药物
苯二氮䓬类	氯氮䓬、地西泮、阿普唑仑、三唑仑
巴比妥类	巴比妥、苯巴比妥、异戊巴比妥、硫喷妥钠
非巴比妥非苯二氮䓬类	水和氯醛、格鲁米特、甲喹酮、甲苯氨脂
吩噻嗪类	氯丙嗪、硫利达嗪、奋乃静、三氟拉嗪

【中毒机制】

1. 苯二氮䓬类   目前研究认为苯二氮䓬类的中枢神经抑制作用与增强氨酪酸（GABA）能神经的功能有关。在神经突触后膜表面有由苯二氮䓬受体、GABA 受体、氯离子通道组成的大分子复合物。苯二氮䓬类与苯二氮䓬受体结合后，可加强 GABA 与 GABA 受体结合的亲和力，使与 GABA 受体偶联的氯离子通道开放频率增加而增强 GABA 对突触后的抑制功能。

2. 巴比妥类 巴比妥类对 GABA 能神经有与苯二氮䓬类相似的作用，但苯二氮䓬类主要选择性作用于边缘系统，影响情绪和记忆力。巴比妥类主要作用于网状结构上行激活系统而引起意识障碍。巴比妥类对中枢神经系统的抑制有剂量–效应关系。随着剂量的增加，由镇静、催眠到麻醉，以至延脑中枢麻痹。

3. 非巴比妥非苯二氮䓬类 其对中枢神经系统的毒理作用与巴比妥类药物相似。

4. 吩噻嗪类 吩噻嗪类药物主要作用于网状结构，抑制中枢神经系统多巴胺受体，减少邻苯二酚胺的生成，以减轻焦虑紧张、幻觉妄想和病理性思维等精神症状。并且吩噻嗪类药物还具有抑制脑干血管运动和呕吐反射，以及阻断 a–肾上腺素能受体、抗组胺及抗胆碱等作用。

【护理评估】

（一）健康史

询问患者是否有可靠的应用镇静催眠药史，了解用药种类剂量及服用时间，是否经常服用该药、服药前后是否有饮酒史。病前有无情绪激动。

（二）身体状况

1. 巴比妥类中毒

（1）轻度中毒 表现为嗜睡或意识障碍，可唤醒，有判断力和定向力障碍、步态不稳、言语不清、眼球震颤。各种反射存在，体温、脉搏、呼吸、血压正常。

（2）中度中毒 表现为沉睡或进入昏迷状态，强烈刺激虽能唤醒，但不能言语，旋即又沉睡。腱反射消失、呼吸浅而慢，血压仍正常，角膜反射、咽反射仍存在。

（3）重度中毒 表现为进行性中枢神经系统抑制，由嗜睡到深昏迷。呼吸抑制由呼吸浅慢到呼吸停止。心血管功能由低血压到休克。体温下降常见。肌张力下降，腱反射消失。胃肠蠕动减慢。皮肤可起大疱。长期昏迷患者可并发感染、肺水肿、脑水肿、肾功能衰竭而威胁生命。

2. 苯二氮䓬类中毒 中枢神经系统抑制较轻，主要症状是嗜睡、头晕、言语含糊不清、意识模糊、共济失调。很少出现严重的症状，如长时间深度昏迷和呼吸抑制等情况出现，应考虑同时服用了其他镇静催眠药或酒等。

3. 非巴比妥非苯二氮䓬类中毒

（1）水合氯醛中毒 心、肝、肾损害，局部刺激性，可有心律失常，口服时胃部烧灼感。

（2）格鲁米特中毒 意识障碍有周期性波动。有抗胆碱能神经症状，如瞳孔散大等。

（3）甲喹酮中毒 可有明显的呼吸抑制，出现锥体束征，如肌张力增强、腱反射亢进、抽搐等。

（4）甲丙氨酯中毒 常有血压下降。

4. 吩噻嗪类药物中毒

（1）嗜睡，昏迷一般不深。

（2）椎体外系征 肌肉紧张、喉痉挛。

（3）自主神经系统症状 低血压、休克、心律失常。

（4）抗胆碱症状 瞳孔散大、口干、尿潴留。

（三）辅助检查

1. 血液、尿液、胃液中药物浓度测定，对诊断有参考意义。

2. 血液生化检查，包括血糖、尿素氮、肌酐、电解质等。

3. 动脉血气分析。

（四）心理和社会支持状况

评估患者是否掌握与本病有关的知识，特别是服药方法、剂量和药物不良反应的观察；了解患者的精神状况、心理状态、有无药物依赖性、家庭经济以及环境状况。

【诊断要点】

镇静催眠药中毒的诊断根据病史、症状、体征、实验室检查结果而作出。首先应明确有无应用镇静催眠药史以及药物种类、剂量、服用时间。再结合相应临床表现和体液中药物浓度测定结果来确诊。

【治疗要点】

1. 迅速清除毒物

（1）洗胃 口服中毒者早期用 1∶5000 高锰酸钾溶液或清水或淡盐水洗胃，服药量大者超过 6 小时仍需洗胃。

（2）活性炭及泻剂的应用 首次活性炭剂量为 50~100g，用 2 倍的水制成混悬液口服或胃管内注入。应用活性炭同时常给予硫酸钠 250mg/kg 导泻，一般不用硫酸镁导泻。

（3）碱化尿液、利尿 以减少毒物在肾小管中的重吸收，可使长效类安眠药的肾排泄量提高 5~9 倍。可用 5% 的碳酸氢钠碱化尿液，用呋塞米利尿，但其对吩噻嗪类中毒无效。

（4）血液透析、血液灌流 对苯巴比妥有效，危重患者可考虑应用；对苯二氮草类无效。

2. 特效解毒剂 巴比妥类中毒无特效解毒药。氟马西尼（flumazenil）是苯二氮草类拮抗剂，能通过竞争性抑制苯二氮草类受体而阻断苯二氮草类药物的中枢神经系统作用。用法为 0.2mg 缓慢静脉注射，需要时重复注射，总量可达 2mg。

3. 中枢神经系统兴奋剂 一般不主张，但对深昏迷或呼吸抑制的重症患者可适量应用。贝美格 50~150mg 加于 5%~10% 葡萄糖溶液 100~200ml 静脉滴注，滴速 3~4ml/min，亦可每隔 3~5 分钟给 50mg 静脉注射，至呼吸、肌张力或反射恢复正常时减量。或在尼可刹米、洛贝林、戊四氮中任选一种缓慢静脉滴注，出现肌肉震颤即应停药。

4. 维持昏迷患者的生命体征，促进意识恢复

5. 对症治疗 肝功能损害出现黄疸者，予以保肝和皮质激素治疗。震颤麻痹综合征可选用盐酸苯海索（安坦）、氢溴酸东莨菪碱等。若有肌肉痉挛及肌张力障碍，可用苯海拉明 25～50mg 口服或 20～40mg 肌内注射。

【常见护理诊断】

1. 清理呼吸道无效与药物对呼吸中枢抑制、咳嗽反射减弱、消失有关。

2. 组织灌流量的改变与中枢神经系统受抑制有关。

3. 潜在并发症肺炎与意识障碍、气道阻塞有关。

【护理措施】

1. 严密观察病情

（1）意识状态和生命体征的观察　定时测量生命体征，观察意识状态、瞳孔大小、对光反应、角膜反射，若瞳孔散大、血压下降、呼吸变浅或不规则，常提示病情恶化，应及时向医生报告，采取紧急处理措施。

（2）药物治疗的观察　遵医嘱静脉输液，及时纠正休克，防止急性肾衰竭的发生。遵医嘱应用中枢兴奋药如贝美格、洛贝林等。吩噻嗪类药物中毒可遵医嘱应用苯丙胺、苯甲酸钠咖啡因等。用药时应注意观察药物的作用及患者的反应，监测脏器功能变化，尽早防治脏器衰竭。

2. 保持呼吸道通畅、给氧　仰卧位时头偏向一侧，可防止呕吐物或痰液阻塞气道。应及时吸出痰液，并给予持续氧气吸入，防止脑组织缺氧促进脑水肿，加重意识障碍。

3. 饮食护理　昏迷时间超过 3～5 天，患者营养不易维持者，可由鼻饲补充营养及水分。应给予高热量、高蛋白易消化的流质饮食。

【健康教育】

对服药自杀者，不宜让其单独留在病房内，防止再度自杀。向失眠者宣教导致睡眠紊乱的原因及避免失眠的常识，长期服用大量催眠药的人，包括长期服用苯巴比妥的癫痫患者，不能突然停药，应逐渐减量后停药。镇静药、催眠药处方的使用、保管应严加管理，特别是家庭中有情绪不稳定或精神不正常的人，要防止产生药物依赖性。

第七节　酒精中毒

学习目标

掌握　酒精中毒的临床表现及治疗要点、护理措施

熟悉　酒精中毒的护理诊断

了解　酒精中毒的中毒机制

 患者王某，男性，40 岁，晚餐饮酒后出现恶心、呕吐、兴奋、多语，查体：体温 36℃，血压 90/60mmHg，脉搏 100 次/分、呼吸 12 次/分，神志不清、谵

妄，眼球震颤，步态不稳。请问：

　　1. 该患者的诊断可能是什么？

　　2. 为明确诊断可做何实验室检查？

　　3. 简述该患者的治疗及护理措施。

　　过量饮酒后引起以神经精神症状为主的急症，称为酒精中毒（alcohol poisoning）。酒是乙醇的饮品，是人们经常食用的饮料，大量饮用乙醇含量高的烈性酒易引起中毒。摄入乙醇后，乙醇经胃和小肠在 0.5～3h 内完全吸收。吸收后迅速分布于体内所有含水组织和体液中。血中乙醇浓度可直接反映全身浓度。乙醇 90% 在肝脏代谢分解，产生二氧化碳和水，10% 以原型从肺、肾排出。其中毒机制如下。

　　1. 抑制中枢神经系统功能　乙醇具有脂溶性，可通过血脑屏障作用于大脑神经细胞膜上的某些酶，影响细胞功能。乙醇对中枢神经系统的作用呈剂量依赖性。小剂量可阻断突触后膜苯二氮䓬 – GABA，解除 GABA 对脑的抑制，产生兴奋效应。随着剂量增加，可依次抑制小脑、网状结构和延脑中枢，引起共济失调、昏睡、昏迷及呼吸或循环衰竭。

　　2. 干扰代谢　乙醇经肝脏代谢可生成大量还原型烟酰胺腺嘌呤二核苷酸（NADH），使之与氧化型的比值（NADH／NAD）增高，影响体内多种代谢过程，使乳酸增多、酮体蓄积，进而引起代谢性酸中毒；还可使糖异生受阻，引起低血糖症。

　　3. 耐受性、依赖性和戒断综合征

　　（1）耐受性　饮酒后产生轻松、兴奋的欣快感。继续饮酒后，产生耐受性，效力降低，需要增加饮酒量才能达到原有的效果。

　　（2）依赖性　为了获得饮酒后的特殊快感，渴望饮酒，这是心理依赖。躯体依赖是指反复饮酒使中枢神经系统发生了某种生理、生化变化，一旦停用则产生难以忍受的不适感。

　　（3）戒断综合征　长期饮酒后已形成躯体依赖，一旦停止饮酒或减少饮酒量，可出现与酒精中毒相反的症状。机制可能是戒酒使酒精抑制 GABA 的作用明显减弱，同时血浆中去甲肾上腺素浓度升高，出现交感神经兴奋症状。

　　4. 长期酗酒可导致营养缺乏　对黏膜和腺体分泌有刺激作用，可引起食管炎、胃炎、胰腺炎。乙醇在体内代谢过程中产生自由基，可引起细胞膜脂质过氧化，造成肝损害。

　　【护理评估】

　　（一）健康史

　　询问患者或家属是否有饮酒史史，了解饮酒的量及饮酒时间，是否经常饮酒。有无精神神经症状。

　　（二）身体状况

　　1. 急性中毒　一次大量饮酒可引起中枢神经系统抑制，中毒表现与饮酒量及个体耐受性有关。临床上分为三期。

　　（1）兴奋期　血乙醇浓度 >11mmol/L，有欣快感、兴奋、多语、情绪不稳、易激怒、粗鲁无理或有攻击行为，也可沉默、孤僻。

（2）共济失调期　血乙醇浓度 >33mmol/L，表现为肌肉运动不协调，行动笨拙，步态不稳，言语含糊不清，眼球震颤、视物模糊，恶心、呕吐，思睡等。

（3）昏迷期　血乙醇浓度 >54mmol/L，患者进入昏迷状态，瞳孔散大，体温降低，血压下降，呼吸减慢，且有鼾声，严重者可发生呼吸、循环衰竭而危及生命。

急性中毒患者酒醒后常有头痛、头晕、乏力、恶心、纳差、震颤等症状，少数可出现轻度酸碱平衡失调、电解质紊乱、低血糖症、肺炎、急性肌病等并发症。

2. 戒断综合症　长期酗酒者在突然停止饮酒或饮酒量减少后，可出现震颤、焦虑不安、兴奋失眠、心动过速、血压升高、酒精性幻觉、被害妄想、癫痫大发作、精神错乱、谵妄等。

3. 慢性中毒　长期酗酒可引起渐进性多器官系统损害。神经系统可出现 Wernicke 脑病、科萨可夫精神病、周围神经麻痹，消化系统可出现胃肠道疾病、酒精性肝病，心血管系统可出现呼吸困难、心脏增大、心律失常以及心功能不全，造血系统可有巨幼细胞贫血性贫血或缺铁性贫血，呼吸系统以肺炎多见，另外还可出现代谢性酸中毒、低钾、低镁、低血糖症、维生素 B_1 缺乏及生殖系统疾病。

（三）辅助检查

血清或呼出气中乙醇浓度测定，对诊断急性酒精中毒、判断中毒轻重及评估预后均有重要参考价值。

（四）心理和社会支持状况

患者由于酒精中毒的经历存在明显的焦虑不安、内疚、后悔甚至绝望心理，疾病期间影响了正常的生活及工作，造成经济损失，慢性酒精中毒患者家属和亲人可因长期照顾患者而忽视了患者的心理感受。

【诊断要点】

根据饮酒史、相应临床表现，结合血清或呼出气中乙醇浓度测定，一般可作出诊断。

【治疗要点】

（一）急性中毒

1. 兴奋躁动者适当约束，共济失调者严格限制活动，以免摔伤或撞伤。

2. 对烦躁不安或过度兴奋者，可用小剂量地西泮，禁用吗啡、氯丙嗪及巴比妥类镇静药。

3. 催吐、洗胃、导泻对清除胃肠道内残留乙醇可有一定作用。

4. 应用葡萄糖溶液、维生素 B_1、维生素 B_6 等，促进乙醇氧化为醋酸，达到解毒目的。

5. 昏迷患者重在维护心、肺、肝、肾、脑等生命器官功能。维持气道通畅和循环功能，保暖，保护大脑功能应用纳洛酮 $0.4 \sim 0.8mg$ 缓慢静脉注射，有助于缩短昏迷时间，必要时可重复给药。

（二）戒断综合症

患者应安静休息，保证睡眠，加强营养。重症患者可选用地西泮。有癫痫病史者可用苯妥英钠。有幻觉者可用氟哌啶醇。

（三）慢性中毒

Wernicke 脑病、科萨可夫精神病注射维生素 B_1 100mg 有明显效果，同时应补充血容量和电解质，加强营养，防治感染、癫痫发作和震颤谵妄。

【常见护理诊断】

1. 焦虑　与酒精依赖导致身体健康受到威胁或难以忍受戒断症状有关。

2. 有暴力行为的危险　与酒精中毒时兴奋躁动及幻觉、妄想有关。

3. 清理呼吸道无效　与昏迷有关。

4. 家庭应对无效　与患者嗜酒后和成员关系紧张、恶化有关。

5. 角色紊乱　与患者嗜酒后不能承担角色责任有关。

6. 营养失调：低于机体需要量　与饮酒后进食过少有关。

7. 生活自理缺陷　与酒精中毒性痴呆有关。

【护理措施】

1. 催吐　直接刺激患者咽部进行催吐，使胃内容物呕出，减少乙醇的吸收。已有呕吐者可不用。

2. 保持呼吸道通畅　患者饮酒后有不同程度的恶心、呕吐、意识障碍。应取平卧位头偏向一侧，及时清除呕吐物及呼吸道分泌物，防止窒息。要观察呕吐物的量和性状，分辨有无胃黏膜损伤情况。特别是饮红酒的要注意鉴别，必要时留呕吐物标本送检。

3. 严密观察病情　对神志不清者要细心观察意识状态、瞳孔及生命体征的变化，并做好记录。特别是有外伤史的患者，要加强意识、瞳孔的观察，必要时行颅脑 CT检查。

4. 按医嘱尽快使用纳洛酮　应注意患者应用纳洛酮后清醒的时间，若超过平均清醒时间或用后昏迷程度加深，要追问病史，是否存在其他情况（如颅内血肿等），及时对症处理。

5. 安全防护　患者多数表现烦躁，兴奋多语，四肢躁动，应加强巡视，使用床栏，必要时给予适当的保护性约束，防止意外发生。要做好患者的安全防护外，还要防止伤害他人（包括医务人员）。所以在护理酒精中毒的患者时，要做好自身的防护。

6. 注意保暖　急性酒精中毒患者全身血管扩张，散发大量热量，甚至寒战。此时应采取适当提高室温、加盖棉被等保暖措施，并补充能量。及时更换床单、衣服，防止受凉诱发其他疾病。

7. 心理护理　酒精中毒除了生物因素，更多是社会心理因素造成的。护理人员应根据患者不同的心理情况及时与患者陪护人员进行思想交流。对醉酒的患者给予关心和安慰，了解醉酒的原因，告知其饮酒过量引起的后果，帮助患者从酒精中毒中解脱出来。

【健康教育】

患者情绪稳定后告知其本人或家属酗酒的危害，如酒后驾车易造成交通事故，身心受伤甚至危及他人的生命，长期饮酒可导致营养不良，神经系统损害，造成记忆力减退、智力下降、胃炎、营养不良、肝硬化等严重后果，既损害健康又会给家庭带来沉重的经济负担。指导戒酒方法，同时，教会一些解酒的一般常识及急救措施。

第八节 电击伤

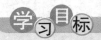

掌握 电击伤的临床表现及救护
熟悉 电击伤的概念、护理诊断
了解 电击伤的中毒机制

病案 李某，男，34 岁，工人。1h 前因右手不慎触及高压电线，致全身多处烧伤急诊入院。查体：神清，急性痛苦病容，呻吟不止，处于极度恐惧状态。其中左上臀、左大腿、右背部分别可见 3cm×3cm、4cm×3cm、5cm×3cm 大小伤口，无渗血，局部红肿，皮肤变黑。右手处于屈腕位，腕关节活动受限。前臂肿胀，桡动脉搏动减弱。手背红肿，伴有水泡，基底苍白，各手指皮肤焦黑，指关节活动障碍，指关节电流入口处三度烧伤，伤处成焦痂，奇臭。请问：

1. 该患者的诊断是什么？
2. 简述该患者的救护原则。

电击伤也称触电，是指一定量的电流或电能源（静电）通过人体，引起组织不同程度损伤或器官功能障碍甚至死亡。电流能量转化为热能还可造成电烧伤。雷击即闪电，是一瞬间的超高压直流电。

电击伤常见的原因是人体直接接触电源，或在高压电和超高压电场中，电流或静电电荷经空气或其他介质电击人体。电击伤常发生于违反用电操作规程者，风暴、地震、火灾使电线断裂也可使人体意外触电，雷击常见于农村旷野。

电击伤的发病机制主要是电流对人体的伤害，包括电流本身以及电流转换为电能后的热和光效应两个方面的作用。电流击伤人对人的致命作用，一是引起心室颤动，导致心脏停搏，此常为低电压触电死亡原因。二是对延髓呼吸中枢的损害，引起呼吸中枢抑制、麻痹，导致呼吸停止，此常为高电压触电死亡原因。电流转换为热和光效应则多见于高压电流对人的损害，造成人体的电烧伤，轻者仅烧伤局部皮肤和浅层肌肉，重者则可烧伤深层肌肉，甚至骨髓。电流对机体的伤害和引起的病理改变极为复杂，但其主要的发病机制是组织缺氧。

1. 电击伤常见的方式

（1）单相触电 也称单线触电。人体接触一根电线，电流通过人体，经皮肤与地面接触后由大地返回，形成电流环行通路。此种触电是日常生活、生命中最常见的电击方式。

（2）二相触电 人体不同的两处部位同时接触同一电路上的两根电线，电流从电位高的一根，经人体传导流向电位低的一根电线，形成环形通路而触电。

（3）间接接触触电 主要是跨步电压触电，跨步电压差也可引起电损伤。当电线断裂落地，以落地点为中心的20m以内地区形成很多同心圆，各圆周的电压不同。电压由中心点向外周逐渐降低。如有人走近10m以内的区域，两脚迈开0.8m，两脚之间即形成电压差，称为跨步电压，电流从电压高的一只脚进入，从电压低的一只脚流出，引起肌肉痉挛，使人触电。如果人跌倒，电流可流经心脏，会造成更大损伤。

2. 电击伤损伤的严重程度

电击伤损伤的严重程度与电流种类、电流强度、电压高低、人体电阻的大小、电流途径和电流接触时间有关。电流在体内一般沿电阻小的组织前行，引起损伤。电流通过心脏易导致心脏骤停，通过脑干使中枢神经麻痹、呼吸暂停。

（1）电流类型 电流分交流电和直流电两种，人体对两种电流的耐受程度各异。交流电低频对人体的危害比高频大，高频电流对人体的危害相对要小，当电流频率超20000Hz时，损害明显减轻。通常情况下，对人体而言，交流电较直流电危险。但当电压过高时，直流电更危险，因其可导致肌肉强直性收缩，引起心脏骤停，致死率高。

（2）电流强度 一般来说，1~2mA的电流可以引起刺痛感；15~20mA的电流可以使肌肉出现强直性收缩，但可以摆脱电流；20~25mA的电流可使手的屈肌发生收缩，不能摆脱电源而造成手烧伤，呼吸肌收缩产生呼吸困难；50mA以上的电流，如通过心脏，可引起心室颤动或心脏骤停，另外还可以引起呼吸肌痉挛而致呼吸停止；100mA以上的电流通过脑部，可造成意识丧失。因此电流强度是决定人体组织损伤程度的因素之一。

（3）电压高低 皮肤干燥时，24V以下为安全电压。电压越高，产生电流就越大，对人体的损害也越重。直流电压在380V以下极少引起伤亡事故；而交流电在65V以上即会造成触电危险。

（4）电阻大小 电阻越小，通过的电流越大，组织损害越严重。身体不同组织所含的水分和电解质含量不同，电阻大小也不同。身体各组织单独对电流的阻力按自小而大的顺序排列为血管、神经、肌肉、内脏、皮肤、脂肪、肌腱和骨组织。

（5）电流途径 触电时，电流通过人体的途径不同，对组织器官的损害危险程度也不同。电流从上肢或头顶进入体内，经心脏由下肢流出，可引起心室颤动甚至心脏骤停。如电流从一脚进入，通过腹部由另一脚流出，则危害性较小。凡电流流经心脏、脑干或脊髓者，均可导致严重后果。

（6）电流接触时间 电流对人体的损害程度与接触电流的时间成正比。电流通过人体时间越长，机体受损越严重。

【护理评估】

（一）健康史

向触电者或陪同就诊人员详细了解触电经过，包括时间、地点、电源情况等，以指导抢救。

（二）身体状况

轻者仅有瞬间感觉异常，重者可致死亡。

1. 全身表现　触电后轻者可仅出现痛性肌肉收缩、惊恐、面色苍白、头痛、头晕、心悸等。可有室上性心动过速及束支传导阻滞等心律失常。重者可致意识丧失、休克、心脏呼吸骤停，电击伤后常出现严重的室性心律失常、肺水肿、胃肠道出血、凝血功能障碍、急性肾功能衰竭。临床上应特别重视患者有多重损伤的可能性，包括强制性肌肉损伤、内脏器官损伤和体内外烧伤。高压触电，特别是雷击时，常发生意识丧失，心脏、呼吸骤停，如复苏不及时可致死亡。幸存者可有定向力丧失和癫痫发作、心脏传导系统损害，心电图出现心房颤动、心肌梗死和非特异性 ST 段降低。组织损伤区或体表烧伤处丢失大量液体时可出现低血容量性休克。肾脏直接损伤和坏死肌肉组织产生肌球蛋白尿、溶血后血红蛋白损伤肾小管，可发生急性肾衰竭，脱水和血容量不足亦加速急性肾衰竭的发生。幸存者可能有心脏和神经后遗症。

2. 局部表现　低压电引起的损伤伤口较小，一般不损伤内脏。高压电引起的损伤常见于电流进出部位，皮肤入口灼伤比出口处严重，烧伤部位组织焦化、炭化或坏死成洞，组织解剖结构清楚。进口和出口可能都不止一个。电击周围部位，烧伤较轻。如有衣服点燃，可出现与触电部位无关的大面积烧伤。触电的肢体因屈肌收缩关节而处于屈曲位，在肘关节、腋窝、腘窝、腹股沟部，其相互接触的近关节皮肤可因电流经过产生间断性创面。电击创面最突出的特点为皮肤创面很小，而皮肤下深度组织损伤却很广泛。

血管病变为多发性栓塞、坏死；胸壁的电击伤可深达肋骨及肋间肌并导致气胸；腹壁损伤可致内脏坏死或中空脏器穿孔、坏死；触电时肌群强直性收缩可导致骨折或关节脱位。

机体常因肌肉组织损伤、水肿和坏死，使肢体肌肉筋膜下组织压力增加，出现神经、血管受压体征，表现为脉搏减弱，感觉及痛觉消失，发生间隙综合征。肢体严重损伤可表现为肢体水肿、触之紧张发硬、被动伸展手指或足部时疼痛、肢体固定收缩、扪触不到搏动，远端发绀、毛细血管再充盈极差。

闪电损伤时皮肤上出现的微红的树枝样或细条状条纹，是由电流沿着或穿过皮肤所致的 I 度或 II 度烧伤。皮肤所带的指环、手表、项链或腰带处可以有较深的烧伤。大约半数电击者有单侧或双侧鼓膜破裂、白内障、视力障碍。

3. 并发症　可有短期精神异常、心律失常、肢体瘫痪、继发性出血或血供障碍、局部组织坏死继发感染、高钾血症、酸中毒、急性肾功能衰竭、周围神经病、永久性失明或耳聋、内脏破裂或穿孔等。

（三）辅助检查

早期可有肌酸磷酸激酶（CPK）、同工酶（CK－MB）、乳酸脱氢酶（LDH）、谷草转氨酶（AST）、淀粉酶的活性增高，出现血红蛋白或肌红蛋白尿。血肌酐、尿素增高，高血钾，动脉血气有酸中毒、低氧血症等。心电图可见各种心律失常、急性心肌损伤变化、非特异性 ST－T 改变，X 线显示可有骨折。

（四）心理和社会支持状况

患者由于触电的经历存在明显的焦虑与恐惧心理，疾病期间影响了正常的生活及工作，特别是截肢患者，精神、心理状况不稳定，家属和亲人可因长期照顾患者而忽视了患者的心理感受。

【诊断要点】

根据患者触电病史和现场情况，即可做出诊断。应了解有无从高处坠落或被电击抛开的情节。注意颈髓损伤、骨折和内脏损伤的可能性。测定血 LDH、CK、淀粉酶及尿肌红蛋白、血红蛋白，可辅助判断组织损伤程度。

【治疗要点】

治疗原则为迅速脱离电源，分秒必争的实施有效心肺复苏或心电监护。

（一）现场急救

1. 迅速脱离电源　根据电击伤现场情况，采用最安全、最迅速的办法，使触电者脱离电源。具体方法包括：①迅速关闭电源或拔掉插座。②挑开电线：用干燥竹竿或木棒等绝缘物，将触及触电者的电线挑开。并将挑开的电线处置妥当，以免再触及他人。③切断电线：如在野外或远离电掣以及存在电磁场效应的触电现场，抢救者不能接近触电者或不便将电线挑开时，可用绝缘钳子或干燥戴木柄的刀、斧或锄头斩断电线，使电流中断，并妥善处理电线断端。④拉开触电者：如触电者俯卧在电线或漏电的电器上、上述方法不易使用时，可用干木棒将触电者拨离触电处。或用干燥绝缘的绳索套在触电者身上，将其拉离电源。

在使触电者脱离电源的抢救过程中，应注意：①避免给触电者造成其他伤害。如人在高处触电时，应采取适当的安全措施，防止脱离电源后，从高处坠下骨折或死亡。②抢救者必须注意自身安全，严格保持自己与触电者的绝缘，未断离电源前决不能用手牵拉触电者。脚下垫放干燥的木块、厚塑料块等绝缘物品，使自己与地面绝缘。

2. 轻型触电者　就地观察及休息 1～2h，以减轻心脏负荷，促进恢复。

3. 重型触电者　对心脏停搏或呼吸停止者立即进行心肺复苏，以减少并发症和后遗症。并迅速转送医院，途中不中断抢救。

（二）医院内救护

1. 维持有效呼吸　重症患者尽早做气管插管，给予呼吸机正压吸氧。注意清除气道内分泌物。

2. 心电监护和纠正心律失常　在触电过程中，由于电压、电流、频率的直接影响和组织损伤后产生的高钾血症及缺氧等因素，均可引起心肌损害和发生心律失常。故应进行心电监护，及时发现心律失常，最严重的心律失常是心室颤动。常用的除颤方法有电除颤和药物除颤。胸外电除颤效果确实可靠，药物除颤效果稍差。常用药物包括：①盐酸肾上腺素：一般采用 1～5mg 静脉注射或气管内滴入，如无效可每 5min 注射一次。如触电后心搏存在，或有房性或室性期前收缩者禁止使用肾上腺素，以免引起心室颤动。②利多卡因：对异位心律有效，触电后发生心室颤动，如使用胸外电除颤无效，可继续做心肺复苏，并同时静脉给予利多卡因和加大电能量除颤，常有较好疗效。常用剂量：室颤时首次用量 1mg/kg，稀释后静脉缓慢注射，必要时 10min 后再注射 0.5mg/kg，总量不超过 3mg/kg。

3. 创面处理 局部电烧伤的处理与烧伤处理相同。在现场应保护好电烧伤创面，防止感染。在医院应用消毒无菌液冲洗后以无菌敷料包扎。局部坏死组织如与周围健康组织分界清楚，应在伤后 3~6 天及时切除焦痂。如皮肤缺损较大，则需植皮治疗。必要时应用抗生素和预防破伤风的发生。

4. 筋膜松解术和截肢 肢体受高压电热灼伤，大块软组织灼伤引起的局部水肿和小血管内血栓形成，可使电热灼伤远端肢体发生缺血性坏死。因而需要进行筋膜松解术，减轻灼伤部位周围压力，改善肢体远端血液循环。必要时做截肢手术。

5. 其他对症处理 预防感染，纠正水和电解质紊乱，防治肺水肿和急性肾功能衰竭。

【常见护理诊断】

1. 皮肤完整性受损 与电击伤引起的皮肤灼伤有关。

2. 意识障碍和呼吸抑制 与电击伤引起的神经系统病变有关。

3. 潜在并发症和合并伤 心律失常、肾功能损害、脑水肿，颅脑损伤、气胸、血胸、内脏破裂、骨折等。

【护理措施】

1. 严密观察病情变化

（1）定时监测生命体征 测量呼吸、脉搏、血压及体温。注意呼吸频率，判断有无呼吸抑制及窒息发生；注意患者神志变化，对清醒患者应给予心理安慰，消除其恐惧心理，同时注意患者出现电击后精神兴奋症状，应说服患者休息。

（2）心律失常的监测 复苏后患者尤其应仔细检查心率和心律，每次心脏听诊应保持 5min 以上，判断有无心律失常。

（3）肾功能的监测 观察尿的颜色和量的变化，对严重肾功能损害或脑水肿使用利尿剂和脱水剂者，应准确记录尿量。

2. 合并伤的护理 注意触电者有无其他合并伤存在，因患者触电后弹离电源或自高空跌下，常伴有颅脑损伤、气胸、血胸、内脏破裂、四肢骨折、骨盆骨折等，应配合医生做好抢救。

3. 加强基础护理 病情严重者注意口腔护理、皮肤护理，预防口腔炎和压疮的发生。保持患者局部伤口敷料的清洁、干燥、防止脱落。

【健康教育】

1. 电击伤患者都有不同程度地伤残，应开导患者思想，鼓励患者树立战胜疾病的信心，积极乐观的配合治疗及护理。

2. 应普及电学常识教育并遵守安全用电。加强触电急救知识教育。

（杨　峥）

第十章 | 神经系统常见疾病的护理

第一节 概　述

一、神经系统的结构和生理功能

（一）解剖结构

神经系统由中枢神经系统和周围神经系统两大部分组成，中枢神经系统包括脑和脊髓，周围神经系统由脑神经、脊神经和内脏神经组成。

1. 脑　由大脑、间脑、小脑和脑干（中脑、脑桥和延髓）4 个部分组成。大脑由左右半球组成，表面由大脑皮质所覆盖，皮质表面有脑回和脑沟。大脑半球分为额叶、顶叶、颞叶、枕叶、岛叶和边缘系统。在内侧面通过胼胝体相互连接，内部为白质、基底节和侧脑室。

2. 脊髓　是脑干向下延伸的部分，上端与延髓相连，下端以终丝止于第一尾椎的骨膜。成人脊髓全长 40 ~ 45cm，相当于椎管长度约 2/3。脊髓由 3 层结缔组织的被膜所包围，由内向外依次为软膜、蛛网膜和硬膜。软膜与蛛网膜之间的腔隙充满脑脊液，称为蛛网膜下腔。蛛网膜与硬膜之间为硬膜下腔。在脊髓的横断面上可见白质和灰质两种组织，中央区为神经细胞核团组成的灰质，呈蝴蝶形或 H 形，外周则由上、下行传导束组成的白质。

3. 脑神经　脑神经共 12 对，采用罗马数字按次序命名，除第 I、II 对脑神经进入大脑外，其他 10 对脑神经均与脑干互相联系，各脑神经的排列顺序与功能见表 10 - 1。

表 10 - 1　脑神经的排列顺序与功能

对数	名称	源起组织	主要功能
I	嗅神经	间脑	传导嗅觉
II	神神经	间脑	神力、视野，将视网膜信息传至大脑
III	动眼神经	中脑	眼球动动、瞳孔调节、眼睑调节
IV	滑车神经	中脑	眼球运动
V	三叉神经	脑桥	颜面感觉、咀嚼作用
VI	展神经	脑桥	眼球运动
VII	面神经	脑桥	味觉、平衡

对数	名称	源起组织	主要功能
Ⅷ	听神经	脑桥	听觉、平衡
Ⅸ	舌咽神经	延髓	味觉、涎液分泌、吞咽及呕吐反射
Ⅹ	迷走神经	延髓	咽部感觉与运动，肺、心脏、消化道，与呕吐反射有关
Ⅺ	副神经	延髓	头部转动和举肩运动
Ⅻ	舌下神经	延髓	舌肌运动

4. 脊神经　脊神经位于脊髓内，共有 31 对，分别为颈神经 8 对，胸神经 12 对，腰神经 5 对，骶神经 5 对，尾骨神经 1 对。

（二）生理功能

神经系统是人体的"指挥中枢"，能感受内外环境传递的信息，使机体作出适当的反应，调节机体的运动、感觉功能及自主神经活动，以保证体内各器官系统之间的协调统一，以及与外界环境之间的相互平衡，并参与人类的意识、学习、记忆和综合等高级神经活动，具有抽象思维的能力，是人体复杂生物学机器的调控中心。

神经系统活动的基本方式是反射，反射的构成基础是反射弧。反射弧一般由 5 个部分构成：感受器、传入神经、中枢、传出神经和效应器。感受器接受刺激，产生兴奋；传入神经将冲动传入中枢，在中枢变换神经元后兴奋由传出神经至效应器，使其产生运动。

总之，周围神经系统主管传递神经冲动（包括传入和传出），中枢神经系统分析综合体内外环境传来的信息。

二、神经系统疾病常见症状及体征的护理

神经系统疾病是指神经系统与骨骼肌由于血管性病变、感染、变性、肿瘤、外伤、中毒、免疫障碍、遗传因素、先天发育异常、营养缺陷和代谢障碍等所致的疾病。神经系统疾病常见症状和体征有头痛、意识障碍、运动障碍、感觉障碍和言语障碍等。

头　痛

头痛是常见的临床症状，一般指局限于头颅上半部，包括眉弓、耳轮上缘和枕外隆突连线以上的疼痛。头痛可分为偏头痛、高颅压性头痛、颅外局部因素所致头痛（眼源性、耳源性、鼻源性头痛）和紧张性头痛（神经性或精神性头痛）。

【护理评估】

（一）健康史

了解有无颅内的血管、神经和脑膜以及颅外的骨膜、血管、头皮、颈肌、韧带等头痛敏感结构受挤压、牵拉或移位、炎症，血管的扩张与痉挛、肌肉的紧张性收缩等。

（二）身体状况

应了解：①头痛的部位、性质和程度。②询问头痛发作的规律与频率，激发、加

重或缓解的因素，是否与季节、气候、体位、饮食、情绪、睡眠、疲劳以及与脑脊液
压力暂时性升高（咳嗽、喷嚏、屏气、用力、排便）等有关。③有无头痛先兆及伴发
症状等。④检查意识是否清楚、瞳孔是否等大等圆、对光反射是否灵敏。⑤面部表情、
精神状态及生命体征是否正常。⑥头部有无外伤、眼睑是否下垂。⑦有无脑膜刺激征
阳性等。

（三）辅助检查

1. 脑脊液检查有无压力增高，颜色和性状有无改变。

2. TCD、CT 或 MRI 检查有无异常。

（四）心理和社会支持状况

1. 了解患者的睡眠、职业情况以及服药史、头部外伤史、中毒史和家族史。

2. 评估头痛对患者日常生活、工作和社交有无影响，患者是否因长期反复头痛而
出现情绪改变，恐惧、忧郁或焦虑心理。

【常见护理诊断】

疼痛：头痛　与颅内外血管舒缩功能障碍或脑部器质性病变等因素有关。

【护理措施】

（一）避免诱因

告知患者可能诱发或加重头痛的因素，如情绪紧张、进食某些食物与酒、月经来
潮、用力性动作等；保持环境安静、舒适、光线柔和。

（二）症状护理

如缓慢深呼吸，听轻音乐和行气功、生物反馈治疗，引导式想象，冷、热敷以及
理疗、按摩、指压止痛等；对于器质性疾患引起的头痛应积极检查和处理。

（三）心理护理

长期反复发作的头痛，患者可能出现焦虑、紧张心理，要理解、同情患者的痛苦，
耐心解释、适当诱导，解除其思想顾虑，训练身心放松，鼓励患者树立信心，积极配
合治疗；同时也应协助患者家属对其头痛作出积极反应。

感觉障碍

感觉是指各种形式的刺激作用于人体各种感觉器后在人脑中的直接反映。感觉障
碍是指机体对各种形式刺激（如痛、温度、触、压、位置、振动等）无感知、感知减
退或异常的一组综合征。感觉障碍分为抑制性症状和刺激性症状两大类。抑制性症状
是指感觉传导通路受到破坏或功能受到抑制时，出现感觉缺失或感觉减退；刺激性症
状是指感觉传导通路受刺激或兴奋性增高时出现的感觉过敏、感觉过度、感觉异常、
感觉倒错或疼痛等。不同部位的损害产生不同类型的感觉障碍，常见的感觉障碍类型
有末梢型感觉障碍、节段型感觉障碍、传导束型感觉障碍、交叉型感觉障碍和皮质型
感觉障碍。典型的感觉障碍类型具有特殊的定位诊断价值。

【护理评估】

（一）健康史

了解患者有无感染、脑血管病、脑外伤、药物及中毒、脑肿瘤、尿毒症、糖尿病等。

（二）身体状况

1. 了解感觉障碍出现的时间、发展的过程、传播的方式以及有无加重或缓解的因素。

2. 既往健康状况，如有无糖尿病、酒精中毒病史等。

3. 查体时注意

（1）评估感觉障碍的部位、类型、范围及性质。

（2）评估意识状态与精神状况，注意有无认知、情感或意识行为方面的异常，有无智能障碍，是否疲劳或注意力不集中。

（3）有无运动障碍及类型，肌力如何。

（4）评估全身情况及有无伴随症状，注意相应区域的皮肤颜色、毛发分布，有无烫伤或外伤瘢痕、皮疹、出汗等。

（三）辅助检查

了解脑脊液检查有无异常改变，肌电图（EMG）、脑诱发电位（BEP）及 CT、MRI 检查有无异常发现。

（四）心理和社会支持状况

1. 评估患者是否因感觉异常而烦闷、忧虑或失眠。

2. 评估家属对疾病知识的知晓程度和家庭支持情况。

【常见护理诊断】

感知改变　　与脑、脊髓病变及周围神经受损有关。

【护理措施】

（一）一般护理

保持床单整洁、干燥，防止感觉障碍的身体部位受压或机械性刺激。避免高温或过冷刺激，慎用热水袋或冰袋，防止烫伤、冻伤。对感觉过敏的患者尽量避免不必要的刺激。

（二）感知训练

根据感觉障碍类型可进行肢体的拍打、按摩、理疗、针灸、被动运动和各种冷、热、电的刺激。如每天用温水擦洗感觉障碍的身体部位、被动活动关节、反复适度的挤压关节、牵拉肌肉、韧带等。

言语障碍

言语障碍可分为失语症和构音障碍。失语症是由于大脑皮质中与语言功能有关的区域受损害所致的语言表达或理解障碍，根据患者自发语言、听语理解、口语复述、匹配命名、阅读及书写能力，可将失语分为 Broca 失语（运动性失语）、Wernicke 失语

（感觉性失语）、传导性失语、命名性失语和完全性失语等（表 10 - 2）；构音障碍则是因为与发音有关的中枢神经、周围神经和肌肉的器质性病变，造成发音器官的肌无力及运动不协调，主要表现为发声困难，发音不清、声音、音调及语速异常。导致构音障碍的疾病有脑神经疾病（如面神经炎）、多发性硬化、各种原因所致的假性球麻痹、重症肌无力、锥体外系疾病和小脑疾病等。

表 10 - 2　临床常见失语症的临床特点、伴随症状及病变部位

类型	临床特点	伴随症状	病变部位
Broca 失语	典型非流利型口语，口语理解严重障碍，表现为言语缺乏、语法缺失、电报样言语	轻偏瘫	Broca 区损害（颞下回后部）
Wernicke 失语	流利型口语，口语理解严重障碍，语法完好；有新语、错语和词语堆砌	视野缺损	Wernicke 区病变（颞上回后部）
传导性失语	复述不能，理解和表达完好		缘上回皮质或深部白质内的弓状纤维束受损
命名性失语	命名不能		颞中回后部或颞枕交界区
完全性失语	所有语言功能明显障碍	偏瘫、偏身感觉障碍	大脑半球大范围病变

【护理评估】

（一）健康史

了解患者有无感染、脑血管病、脑外伤、脑肿瘤、重症肌无力等。向家属了解患者起病的急缓和病程长短；评估患者以往的语言能力，有无类似发作及治疗效果如何。

（二）身体状况

1. 评估言语障碍的类型、程度和残存能力。

2. 检查有无听觉和视觉缺损。

3. 评估是右利手还是左利手，能否自动书写或听写、抄写。

4. 口、咽、喉等发音器官有无肌肉瘫痪及共济运动障碍，有无面部表情改变、流涎或口腔滞留食物等。

5. 患者的意识水平、精神状态及行为表现，有无定向力、注意力、记忆力和计算力障碍。

（三）辅助检查

头部 CT、MRI 检查有无异常，新斯的明试验是否为阳性反应等。

（四）心理和社会支持状况

1. 评估患者的职业、文化水平与语言背景，如出生地、生长地及有无方言等。

2. 评估患者的心理状态，观察有无孤独、抑郁、烦躁及自卑情绪。

【常见护理诊断】

语言沟通障碍　与大脑语言中枢病变或发音器官的神经肌肉受损有关。

【护理措施】

（一）沟通方法指导

鼓励患者采取任何方式向医护人员或家属表达自己的需要，可借助卡片、笔、书本、图片、表情或手势等提供简单而有效的双向沟通方式。与感觉性失语患者沟通时，应减少外来干扰，除去患者视野中不必要的物品（如关掉收音机或电视），避免患者注意力分散，和患者一对一谈话等；对于运动性失语的患者尽量提出一些简单的问题，让患者回答"是"、"否"，或点头、摇头示意；与患者沟通时说话速度要慢，应给予足够的时间作出反应；听力障碍的患者可利用实物图片法进行简单的交流，文字书写法适应于有一定文化素质、无书写障碍的患者。

（二）语言康复训练

脑卒中所致失语症的患者，由卒中单元制定个体化的全面语言康复计划，并组织实施；构音障碍的康复以发音训练为主，遵循由易到难的原则。护士每天深入病房、接触患者的时间最多，可以在专业语言治疗师指导下，协助患者进行床旁的肌群运动训练（如缩唇、叩齿、鼓腮、吹气、咳嗽等训练。）、发音训练、复述训练（反复复述单词和词汇）、命名训练和刺激训练（如采用患者所熟悉的、常用的、有意义的内容进行刺激，刺激后诱导患者应答。如听语指图、指物、指字）。

（三）心理支持

耐心解释不能说话或说话吐词不清的原因，关心、体贴、尊重患者，避免挫伤其自尊心的言行；鼓励克服羞怯心理，大声说话，当患者进行尝试和获得成功时给予肯定和表扬；鼓励家属、朋友与患者交谈，并耐心、缓慢、清楚地解释每一个问题，直至患者理解、满意；营造一种和谐的亲情氛围和轻松、安静的语言交流环境。

（四）语言康复训练注意事项

训练时由少到多、由难到易、由简单到复杂，循序渐进，避免复杂化、多样化。训练过程中充分调动患者的积极性和兴趣，及时鼓励。

瘫　痪

瘫痪是指肢体因肌力下降而出现的运动障碍。按瘫痪的性质可分为上运动神经元性瘫痪（痉挛性瘫痪、硬瘫或中枢性瘫痪）和下运动神经元性瘫痪（弛缓性瘫痪、软瘫或周围性瘫痪），两者的区别见表10－3；按瘫痪的程度可分为完全性瘫痪（肌力完全丧失）和不完全性瘫痪（保存部分肌力），肌力的分级标准见表10－4；根据病变部位的不同，瘫痪的类型有偏瘫、交叉性瘫痪、四肢瘫、截瘫、单瘫、局限性瘫痪等。

表 10 - 3　上、下运动神经元性瘫痪的鉴别

体征	上运动神经元性瘫痪	下运动神经元性瘫痪
瘫痪分布	以整个肢体为主（如单瘫、偏瘫、截瘫等）	以肌群为主
肌张力	增高	减低
腱反射	增强	减低或消失
病理反射	有	无
肌萎缩	无或轻度失用性萎缩	明显
肌束颤动	无	有
肌电图	正常	异常
神经传导	正常	异常
失神经电位	无	有

表 10 - 4　肌力的分级

0 级	肌肉无任何收缩（完全瘫痪）
1 级	肌肉可轻微收缩，但不能产生动作（不能活动关节）
2 级	肌肉收缩可引起关节活动，但不能抵抗地心引力，即不能抬起
3 级	肢体能抵抗重力离开床面，但不能抵抗阻力
4 级	肢体能做抗阻力动作，但未达到正常
5 级	正常肌力

【护理评估】

（一）健康史

了解患者有无感染、脑血管病变、肿瘤、外伤、中毒、脑先天畸型及寄生虫病等。了解患者起病的缓急，运动障碍的性质、分布、程度及伴发症状；注意有无热、抽搐或疼痛，是否继发损伤；询问饮食和食欲情况，是否饱餐或酗酒；了解过去有无类似发作病史及其效果。

（二）身体状况

1. 检查肌肉的外型、体积，有无萎缩、肥大及其部位、范围和分布。

2. 检查触摸肌肉的硬度和被动活动时有无阻力。

3. 评估肌力。

4. 观察有无不自主运动及其形式、部位、程度、规律以及与休息、活动、情绪、睡眠和气温等的关系。

5. 观察患者的姿势和步态，注意起步、抬足、落足、步幅、步基、方向、节律、停步和协调动作的情况。

6. 检查腱反射是否亢进、减退或消失，有无病理反射。

7. 患者卧床时是否被动或强迫体位，能否在床上向两侧翻身坐起，日常活动是否需要辅助或支持等。

8. 评估营养和皮肤情况，观察有无吞咽、构音和呼吸的异常。

（三）辅助检查

CT、MRI 检查了解中枢神经系统有无病灶；EMG 检查是否有失神经电位和神经传导速度的改变；血液生化检查有无血清铜蓝蛋白、抗 O、血沉、肌酶谱、血 K^+ 的异常。

（四）心理及社会支持状况

评估患者是否因肢体运动障碍而产生急躁、焦虑情绪或悲观、抑郁心理；评估患者家属对病情的认识程度以及对患者的支持关心情况；评估社会支持系统或社区康复的可能性等。

【常见护理诊断】

躯体运动障碍　与大脑、小脑、脊髓病变及神经肌肉受损、肢体瘫痪或协调能力异常有关。

【护理措施】

（一）生活协助

瘫痪卧床、生活不能自理的患者卧气垫床或按摩床，取舒适卧位；保持床单整洁、干燥、无渣屑；协助翻身、拍背、活动关节和按摩骨隆突处；每天全身温水擦拭 1～2 次，促进肢体血液循环，增进睡眠；鼓励和协助患者摄取充足的水分和均衡的饮食，保持大便通畅，便秘者可适当运动和按摩下腹部，促进肠蠕动；患者需在床上大、小便时，为其提供方便的条件、隐蔽的环境和充足的时间，并指导其学会和配合使用便器；注意口腔卫生，保持口腔清洁。

（二）康复护理

早期康复干预有助于抑制和减轻肢体痉挛姿势的出现与发展，能预防并发症，促进康复、减轻致残程度和提高患者生活质量。运动障碍的康复应尽早进行，康复护理的主要内容有如下几点。

1. 重视患侧刺激　加强患侧刺激可以对抗其感觉丧失，避免忽略患侧身体和患侧空间。如床头柜、电视机应置于患侧；洗漱、进食、测脉搏等所有护理工作都应在患侧进行；家属与患者交谈时应握住患侧手，引导偏瘫患者头转向患侧等。

2. 保持正确的卧位　正确的卧位姿势可以减轻患肢的痉挛，水肿、增加舒适感。

（1）患者卧床时床应放平，床头不宜过高，尽量避免半卧位和不舒适的体位，如患手应张开，手中不应放任何东西，不在足部放置坚硬的物体，避免被褥过重或太紧等。

（2）患侧卧位是所有体位中最重要的体位。

（3）仰卧位为过渡性体位，应尽可能少用。

（4）不同的体位均应备数个大小和形状不同的软枕以支持。

3. 定时翻身　翻身是抑制痉挛和减少患侧受压最具治疗意义的活动，瘫痪患者每 2h 翻身 1 次。

4. 床上运动训练　正确的运动训练有助于缓解痉挛和改善已形成的异常运动模式。常用的训练方法有 Bobath 握手、桥式运动、关节被动运动和起坐训练等，应鼓励患者每天多次练习，每次 20～30min。

（三）安全护理

运动障碍的患者床铺要有保护性床拦；走廊、厕所要装扶手，以方便患者起坐、扶行；地面要保持平整干燥，防湿、防滑；呼叫器和经常使用的物品应置于床头或患者伸手可及处；运动场所要宽敞、明亮，没有障碍物阻挡；穿防滑软橡胶底鞋和棉布衣服，衣着应宽松；患者在行走训练时避免在其身旁擦过或在其面前穿过，不要突然呼唤患者，以免分散其注意力；上肢肌力下降的患者不要自行打开水或用热水瓶倒水，防止烫伤；行走不稳或步态不稳者，选用三角手杖等合适的辅助具，并有人陪伴，防止受伤。

（四）心理支持

给患者提供有关疾病、治疗及预后的可靠信息；关心、尊重患者，营造一种和谐的亲情氛围和舒适的休养环境；多与患者交谈，鼓励患者表达自已的感受，避免任何不良刺激和伤害患者自尊的言行；正确对待康复训练过程中所出现的畏难情绪、悲观和急躁情绪等，鼓励患者克服困难，摆脱对照顾者的依赖心理，增强自我照顾能力与自信心。

昏　迷

昏迷是一种严重的意识障碍，主要是大脑皮质和中脑的网状结构发生高度抑制的一种病理状态。可原发于网状结构的功能损害，或大脑皮质的弥漫性损害，也可由于大脑皮质损害而影响网状结构的功能所致。

【护理评估】

（一）健康史

了解患者有无中枢神经系统炎症（如脑炎、脑膜炎等）、脑血管意外（如脑出血、脑梗死等）、颅内占位性病变（如脑肿瘤、颅内血肿等）；全身性疾病见于严重感染（如败血症、中毒性肺炎等），心血管疾病（如阿－斯综合征、肺性脑病、高血压脑病等），内分泌与代谢性疾病（如肝昏迷、糖尿病酮症酸中毒、尿毒症等）、理化因素所致疾病（如中暑、CO 中毒、安眠药中毒等）。

（二）身体状况

1. 昏迷程度　通过痛觉检查和瞳孔对光反射、角膜反射的表现将昏迷分为浅昏迷和深昏迷。

（1）浅昏迷　意识大部分丧失，无自主运动，对周围事物以及声、光等刺激无反应，但对强烈的疼痛刺激（如压眶上神经）尚可出现痛苦表情或肢体退缩等防御反应，浅、深反射均存在，呼吸、脉搏、血压一般无明显改变。

（2）深昏迷　意识完全丧失，强烈刺激也无反应，浅、深反射均消失，此时机体仅维持呼吸及循环等最基本功能。

2. 昏迷过程　注意昏迷起病的急缓及疾病发展的演变过程，发病前有无发热、头痛，是否伴有恶心、呕吐，是否有感觉及运动障碍。

（1）急骤起病伴有感觉及运动障碍，常见于颅脑损伤、脑血管意外、外源性中毒等。

（2）缓慢发生者，应注意是否为代谢障碍所致的疾病，如肝昏迷、尿毒症、糖尿病酮症酸中毒等。

（3）高热或烈日下工作而突然昏迷者应考虑日射病。

（4）有高血压、动脉硬化的老年人，突然发生昏迷时，应考虑脑血管意外或心血管疾病（如心脏骤停）所引起。

3. 伴随身心状况 昏迷患者常伴有生命体征的不稳定，应注意是否伴有呼吸过快、过慢或节律不规则，如呼吸呈深而稍快的库斯莫尔呼吸可能是糖尿病或尿毒症所致的代谢性酸中毒；鼾音呼吸伴有一侧面肌瘫痪致呼吸时患侧面颊如风帆样随呼吸而起落，提示脑出血。昏迷时间过长时要注意是否伴有：①呼吸道分泌物潴留，咳嗽反射减弱或消失，诱发肺部感染，可发生窒息。②吞咽困难所致营养失调，体重减轻。③肢体丧失自主运动，皮肤黏膜受压、红肿，发生压疮；肌肉废用性萎缩，关节功能障碍。④恶心、呕吐、瞳孔大小不等、对光反射消失，可能是并发脑疝。

【常见护理诊断】

1. 急性意识障碍 与各种原因导致大脑皮质高度抑制有关。

2. 有误吸的危险 与意识障碍、呼吸道分泌物、咳嗽反射减弱有关。

3. 有皮肤完整性受损的危险 与意识障碍、患者长期卧床、皮肤受压、营养不良有关。

4. 有感染的危险 与意识障碍、机体抵抗力下降、呼吸道分泌物排出不畅，留置导尿等有关。

【护理措施】

（一）密切观察病情

1. 密切观察生命体征，昏迷的程度，瞳孔的变化，注意有无瘫痪、脑膜刺激征、抽搐等伴随症状，并详细记录，随时分析病情进展，以便及时通知医师并作相应的护理。

2. 若出现体温急骤升高、脉搏渐弱转慢、呼吸不规则、血压波动、瞳孔散大，对光反应消失，均提示病情严重，须及时与医师联系并配合抢救。

（二）确保呼吸道通畅

1. 观察患者意识障碍的程度及患者的呼吸状态。为保持呼吸道通畅，患者应取平卧位，头侧向一边，防止呕吐物被误吸入呼吸道，患者肩下垫高，使颈部伸展，防止舌根后坠阻塞气道。

2. 准备配套的吸痰器，痰液较多者应及时吸痰，痰多有窒息可能或病情严重者，应做好气管切开及使用呼吸机的准备工作。

（三）尿、便异常的护理

1. 对尿失禁患者可采用尿布、蓄尿袋，必须勤更换，会阴部应及时擦洗干净，防止尿路感染和压疮发生。

2. 长期尿潴留或尿失禁患者酌情留置导尿管，在护理过程中应注意：定期开放，每4h开放一次，防止膀胱废用性功能萎缩；每日更换引流袋一次，每周更换导尿管一次；观察导尿管是否通畅，记录尿量、尿色；意识恢复清醒后及时拔除导尿管，诱导自主排尿。

3. 昏迷患者出现便意，有时会出现不安的表情和姿势，可提供便具。便秘3天以上应及时处理，如用缓泻剂，保持大便通畅，以防用力排便时导致颅内压增高。大便失禁应注意做好肛门及会阴部卫生，涂保护性润滑油。

4. 在尿、便异常的护理中，应保持会阴部的清洁、干燥，保持床铺干燥、平整。

（四）并发症的预防及护理

1. **预防呼吸道感染** 去除义齿，每日清洁牙齿2次；有口腔溃疡时，可除龙胆紫或锡类散；张口呼吸患者，应把消毒纱布叠成三层沾湿温水后盖在口鼻上。患者应每2h翻身一次，同时拍其背部，并吸取分泌物。在吸取患者口咽部及气管内分泌物时，严格执行无菌操作。患者长期卧床易发生坠积性肺炎，在整个昏迷期间，应密切观察患者体温、呼吸及痰的性质、量、颜色等变化，发现异常表现应及时与医师联系并采取相应护理措施。

2. **保持皮肤清洁，预防压疮**

（1）昏迷患者因丧失自主运动，肢体受压时间过长，最易发生压疮，如骶尾部、股骨大转子、足跟、外踝等处，应定时翻身、按摩，每2h翻身一次，翻身时动作要轻柔，避免拖、拉、推等粗鲁动作。翻身后肢体关节应放置功能位置。对受压部位皮肤，放置气垫圈、棉垫。如发现皮肤红、肿、热，应及时采取措施。

（2）保持皮肤的清洁与干燥，有大小便失禁、呕吐及出汗等患者应及时擦洗干净，保持床铺清洁干燥、平整、无碎屑。

（3）昏迷患者不能自主进食，常出现营养不良，易诱发压疮，应给予鼻饲高蛋白、高维生素等营养丰富的流质饮食，保持每日总热的摄入，并注意鼻饲管应用的护理。

第二节 急性脑血管疾病

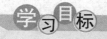

掌握 各类急性脑血管疾病的临床表现、护理诊断和护理措施
熟悉 各类急性脑血管疾病的治疗要点
了解 各类急性脑血管疾病的辅助检查和诊断要点

一、概述

脑血管疾病（CVD）是各种血管源性脑部病变所引起的脑功能障碍，是神经系统

的常见病和多发病，包括脑卒中和短暂性脑缺血发作。脑卒中（stroke），是急性脑循环障碍迅速导致局限性或弥漫性脑功能缺损的临床事件，脑卒中根据病理性质可分为缺血性和出血性两大类，前者又称为脑梗死，包括脑血栓形成和脑栓塞，后者包括脑出血和蛛网膜下腔出血。

在我国，脑卒中已成为当今严重危害中老年人生命与健康的主要公共卫生问题，根据我国 7 城市和 21 省农村神经疾病流行病学调查结果显示，脑血管病的年发病率分别为 219/10 万人口和 185/10 万人口，年死亡率分别为 116/10 万人口和 142/10 万人口；我国城市居民脑卒中死亡位居首位，农村居于第 2 位。脑卒中还成为重要的严重致残疾病，据统计，在存活的脑血管疾患者中，约 3/4 存在不同程度的丧失劳动能力，其中重度致残者约占 40%。

【病因】

1. 血管壁病变　以动脉粥样硬化为最多见，其次是动脉炎、先天性脑动脉瘤、脑动静脉畸形等。

2. 血液流变学异常及血液成分改变　如高脂血症、高糖血症、红细胞增多症等导致的血液黏度增高，以及血小板减少性紫癜、血友病、应用抗凝药、DIC 等导致的凝血机制异常等。

3. 血流动力学改变　加高血压、低血压以及心脏功能障碍等。

4. 其他　空气、脂肪、肿瘤等栓子，脑血管受压、痉挛和外伤等。

【危险因素】

1. 无法干预的因素　如年龄、性别、种族和家族遗传性等。随着年龄的增长，脑卒中的危险因素持续增加，男性发病率高于女性。

2. 可干预的因素　如高血压、心脏病、糖尿病已被一致认为是脑血管病发病最重要的危险因素；高脂血症、血黏度增高、吸咽、酗酒、肥胖、体力活动减少、饮食因素等与脑血管病发病有关。若对以上因素进行积极的干预可以减少脑血管病的发生。

二、短暂性脑缺血发作

短暂性脑缺血发作（TIA）是指颅内血管病变引起的一过性或短暂性、局灶性脑或视网膜功能障碍，症状一般持续 10～15min，多在 1h 内恢复，最长不超过 24h，可反复发作，不遗留神经功能缺损的症状和体征。

【护理评估】

（一）健康史

关于本病的病因和发病机制，目前仍不完全清楚，多数认为系多病因综合征，但主要的病因是动脉粥样硬化。发病机制有多种学说，目前多数学者支持微栓子学说，其他还有血流动力障碍学说和脑血管痉挛学说等。

（二）身体状况

1. 症状与体征

（1）临床特征　①发作突然。②历时短暂，一般为 10～15min，多在 1h 内恢复，最长不超过 24h。③有局灶性脑或视网膜功能障碍的症状。④完全恢复，不留神经功能缺损体征。⑤常有反复发作的病史。

（2）颈动脉系统 TIA　①常表现为对侧单肢无力或轻偏瘫。②特征性症状为眼动脉交叉瘫（病变侧单眼一过性黑矇、对侧偏瘫及感觉障碍），优势半球缺血时可有失语。

（3）椎-基底动脉系统 TIA　①通常表现为眩晕、头昏、共济失调。②跌倒发作。③短暂性全面性遗忘症。④双眼视力障碍。

2. 并发症　TIA 发作约 1/3 的患者可自行停止；1/3 发展为脑梗死；1/3 继续发作，可能会引起外伤、骨折等。

（三）辅助检查

1. 血液检查　血常规及血液生化是否异常。

2. TCD（颈动脉多普勒超声）**检查**　可显示血管狭窄、动脉粥样硬化斑。

3. SPECT（单光子发射计算机断层扫描）**检查**　可发现局部脑灌流量减少的程度及缺血部位。

4. 影像学检查　EEG、CT 或 MRI 检查大多正常。

（四）心理和社会支持状况

了解患者对疾病的性质、过程、防治和预后的了解程度；了解疾病对生活、学习和工作的影响；了解患者的心理状况，有无恐惧、焦虑、麻痹大意等；了解患者的经济状况、家属对患者的关心、支持程度；了解有无医疗保障。

【诊断要点】

详细的病史询问是 TIA 诊断的主要依据。

1. 老年人，反复发作。

2. 发作突然，历时短暂，一般为 10～15min，多在 1h 内恢复，最长不超过 24h；完全恢复，不留神经功能缺损体征。

3. 常见症状为眩晕、共济失调及单肢无力或轻偏瘫等。

4. 有跌倒发作、短暂性全面性遗忘症、双眼视力障碍等特征性症状。

【治疗要点】

TIA 治疗的目的是消除病因、减少及预防复发，保护脑功能，防止脑梗死发生。

1. 病因治疗　如控制血压，治疗心律失常、心肌病变，稳定心脏功能，治疗脑动脉炎，纠正血液成分异常等；防止颈部活动过度等诱发因素。

2. 药物治疗　抗血小板聚集药（阿司匹林、双嘧达莫、奥扎格雷等）可能会减少微栓子的发生，对预防复发有一定疗效；对频繁发作的 TIA，常用肝素、华法林等进行抗凝治疗；钙通道拮抗剂尼莫地平、西比灵等可改善脑灌注。

3. 外科手术和血管内介入治疗　经血管造影确定 TIA 是由颈部大动脉病变如动脉硬化斑块引起明显狭窄或闭塞者，为了消除微栓塞，改善脑血流量，建立侧支循环，可考虑外科手术和血管内介入治疗。

【常见护理诊断】

1. 有受伤的危险　与突发眩晕、平衡失调及一过性失明等有关。

2. 知识缺乏　缺乏疾病防治与自我保健知识。

【护理措施】

1. 一般护理　发作时卧床休息，注意枕头不宜太高，以15°~20°为宜，以免影响头部的血液供应；仰头或头部转动时应缓慢、动作轻柔，转动幅度不要太大，防止颈部活动过度过急而诱发发作或摔伤。频繁发作的患者应避免重体力劳动，必要时如厕、沐浴以及外出活动时应有家人陪伴。

2. 运动指导　散步、慢跑、踩脚踏车等规律的体育锻炼可以改善心脏功能、增加脑血流量、改善微循环，也可以降低已升高的血压、控制血糖水平和降低体重，应增加和保持适当的体育运动，注意运动量和运动方式，劳逸结合。

3. 用药护理　遵医嘱正确服药，不能随意更改、终止或自行购药服用。告知患者药物的作用机制、不良反应及用药注意事项。如肝素抗凝治疗时应密切观察有无出血倾向；使用阿司匹林等抗血小板聚集药治疗时，可出现食欲缺乏、皮疹或血细胞减少等不良反应，发现异常情况应及时报告医师处理。

4. 病情观察　频繁发作的患者应注意观察和记录每次发作的持续时间、间隔时间和伴随症状，观察肢体无力或麻木是否减轻或加重，有无头痛、头昏或其他脑功能受损的表现，警惕完全性缺血性脑卒中的发生。

【健康教育】

1. 疾病知识指导　让患者及家属了解脑卒中的基本病因、主要危险因素和危害、早期症状、就诊时机以及治疗与预后的关系；帮助寻找和去除自身的危险因素，主动采取预防措施，积极治疗相关性疾病，改变不健康的生活方式、

2. 饮食指导　进食低盐、低脂、充足蛋白质和丰富维生素的饮食；注意粗细搭配、荤素搭配，戒烟、限酒，控制食物热量，保持理想体重。

3. 保持心态平衡　长期精神紧张不利于控制血压和改善脑部的血液供应，甚至还可以诱发某些心脑血管病。应积极调整心态、稳定情绪，培养自己的兴趣爱好，多参加有益身心的社交活动。

4. 积极治疗相关疾病　如高血压、动脉硬化、心脏病、糖尿病、高脂血症和肥胖症等。遵医嘱正确服药，禁止自行停药、减量或换药。

5. 定期体检　了解自己的心脏功能、血糖、血脂水平和血压高低，尤其有高血压病史者应经常测量血压，糖尿病患者监测血糖变化等，以便及时调整药物剂量。出现肢体麻木无力、头晕、头痛、复视或突然跌倒时应引起高度重视，及时就医。

三、脑梗死

病案　张先生，55岁，大学文化，副处职务。高血压病多年。5日前因职务变动心情郁闷，于2日前起床时突然跌倒在地。家人将其扶起后，发现其左侧上下肢

运动失灵，口角歪斜，言语不清，但意识清晰，急送医院。入院时呈昏睡状态。体格检查：体温38.5℃，脉搏76次/分，血压180/120mmHg。脑CT检查发现右侧基底节区低密度梗死灶。经抢救已清醒，但语言仍含糊不清，饮水有呛咳。咯黄色黏痰，两肺可闻及湿啰音，左侧上下肢瘫痪。患者时常流泪，心情低落。

1. 列出主要护理诊断及合作性问题。

2. 简述护理要点。

脑梗死（CI）又称缺血性脑卒中（CIS），是各种原因导致脑动脉血流中断，局部脑组织缺血、缺氧而产生的局限性脑组织的缺血性坏死或软化。脑梗死发病率为110/10万，占全部脑卒中的60%～80%。常见的临床类型包括脑血栓形成和脑栓塞。

脑血栓形成

脑血栓形成（cerebral thrombosis，CT）是脑梗死中最常见的类型。指脑动脉血管因各种原因导致管腔狭窄或闭塞，进而形成血栓，造成脑局部血流减少或中断，脑组织缺血缺氧导致软化坏死，出现局灶性神经系统症状与体征。

【护理评估】

（一）健康史

1. 脑动脉粥样硬化是脑血栓形成最常见的病因，高血压常与脑动脉硬化并存，两者相互影响，使病变加重；高脂血症、糖尿病等往往加速脑动脉硬化的进展；脑动脉炎、胶原系统疾病、先天性血管畸形、巨细胞动脉炎、肿瘤、真性红细胞增多症、血液高凝状态等也可导致本病的发生。

2. 在颅内血管壁病变的基础上，睡眠、失水、心力衰竭、心律失常等原因导致血压下降、血流缓慢、血液黏度增高时，在病变的动脉壁处，血小板及纤维素等血液中有形成分黏附、聚集、沉着、形成血栓，从而使动脉管腔变狭窄，以至完全闭塞，受累血管供应区的脑组织则缺血、水肿、坏死。

（二）身体状况

1. 症状与体征

（1）前驱症状　可有头昏、头痛等，部分患者发病前曾有TIA史。

（2）起病形式　多数患者在安静休息或睡眠中急性发病。

（3）常见症状　常见为局灶性神经功能缺损的表现，如失语、偏瘫、偏身感觉障碍等，部分患者可有头痛、呕吐、意识障碍等全脑症状。

2. 并发症　约半数患者留有不同程度的后遗症，部分大面积梗死或脑干梗死患者可并发脑水肿、颅内高压、肺部感染或因呼吸循环衰竭而致死。

（三）辅助检查

1. 血液检查　血常规、血糖、血脂、血液流变学、凝血功能。

2. 影像学检查　CT是最常用的检查方法，多数病例发病24h以后梗死区逐渐显示低密度灶；MRI检查可以早期显示缺血组织的大小、部位，甚至可以显示皮质下、脑干和小脑的小梗死灶；SPECT 检查可显示有无脑局部的血流灌注异常。

3. TCD 检查 对判断颅内外血管狭窄或闭塞、血管痉挛、侧支循环建立程度有帮助，还可用于溶栓监测。

（四）心理和社会支持状况

了解患者对疾病的性质、过程、防治和预后的了解程度；了解疾病对生活、学习和工作的影响，能否面对现实，适应角色的转换；了解患者的心理状况，有无恐惧、焦虑、抑郁、孤独、自卑；了解患者的经济状况、家属对患者的关心、支持程度；了解有无医疗保障。

【诊断要点】

1. 中老年患者，有高血压、动脉硬化及糖尿病等病史，或有 TIA 发作史，在安静休息或睡眠中突然发病。

2. 偏瘫、失语等神经系统局灶性症状体征明显。

3. 头部 CT 或 MRI 检查发现梗死灶。

【治疗要点】

1. 急性期治疗

（1）早期溶栓 早期溶栓是指发病后 6h 内采用溶栓治疗使血管再通。常用的溶栓药物有重组组织型纤溶酶原激活剂（rt-PA）、尿激酶、链激酶等。

（2）调整血压 脑血栓形成患者急性期的血压应维持在发病前平时稍高的水平，防止血压过低而导致脑血流量不足而加重脑梗死。

（3）防治脑水肿 当梗死范围大或发病急骤时可引起脑水肿，常用脱水药物有 20% 甘露醇、呋塞米等。

（4）抗凝治疗和抗血小板聚集治疗 见本节短暂性脑缺血发作。

（5）脑保护治疗 目前推荐早期（2h）应用头部或全身亚低温治疗。药物可用胞磷胆碱等。

（6）外科治疗 可行开颅切除坏死组织和去颅骨减压、脑室引流术、颈动脉内膜切除术等。

（7）血管内介入治疗 有颈动脉支架放置术等。

2. 康复治疗 当患者的神经系统症状和体征不现加重、并发症得到控制、生命体征稳定，应尽早进行系统的肢体运动和语言功能康复训练。

【常见护理诊断】

1. 躯体运动障碍 与偏瘫或平衡能力降低有关。

2. 吞咽障碍 与意识障碍或延髓麻痹有关。

3. 语言沟通障碍 与大脑语言中枢功能受损有关。

【护理措施】

1. 一般护理 急性期取平卧位或头低位，以保证脑的血液供应；瘫痪患者卧气垫床或按摩床，保持肢体功能位，定时翻身；观察患者能否自口进食，有无吞咽困难和饮水呛咳，有无营养障碍。

2. 饮食指导　鼓励能吞咽的患者自口进食，少量多餐。吞咽困难者选择软饭、半流或糊状，冻状的黏稠食物，避免粗糙、干硬、辛辣等刺激性食物；可将食物做成"中药丸"大小，并将食物送至患者舌根部以利吞咽；给患者提供充足的进餐时间，以利充分咀嚼；如有食物滞留口内，鼓励患者用舌的运动将食物后送以利吞咽；进食后应保持坐立位 30min ~ 1h，防止食物反流。严重吞咽困难不能进食时给予营养支持，或遵医嘱胃管鼻饲。

3. 防止窒息　保持进餐环境的安静、舒适；进食前注意休息，进餐时不要讲话，减少环境中分散注意力的干扰因素，如关闭电视、收音机，停止护理活动等；避免使用吸水管吸水和低头饮水的体位；床旁备吸引装置，如果患者呛咳、误吸或呕吐，应立即让患者取头侧位，及时清理口鼻分泌物和呕吐物，保持呼吸道通畅，预防窒息和吸入性肺炎。

4. 用药护理　使用溶栓、抗凝药物时应严格把药物量，密切观察意识和血压变化，定期进行神经功能评估，监测出凝血时间和凝血酶原时间、观察有无皮肤及消化道出血倾向和栓子脱落引起的小栓塞；使用尼莫地平等钙通道阻滞药时，应监测血压变化、控制输液滴速。

5. 心理护理　卒中患者容易产生无用感、孤独感、失落感和死亡恐惧，不利于患者的有效康复，影响患者的生活质量，因此应重视对精神情绪变化的监控，及时发现患者的心理问题，进行针对性心理治疗，以消除患者思想顾虑，稳定情绪，增强战胜疾病的信心。

6. 语言沟通障碍护理　参见本章第一节"言语障碍"的护理。

7. 安全护理和康复护理　参见本章第一节"瘫痪"的护理。

【健康教育】

1. 生活指导　①合理饮食，进食高蛋白、低盐、低脂、低热量的清淡饮食，多吃新鲜蔬菜、水果、谷类、鱼类和豆类，戒烟、限酒。②建立正常的生活方式，如每天坚持适当运动，做力所能及的家务，合理休息和娱乐等。③起床、起坐等体位变换时动作宜缓慢，转头不宜过猛过急，洗澡时间不宜过长，训练或外出时有人陪伴等，防止跌倒。④气候变化时注意保暖，防止感冒。

2. 康复指导　偏瘫康复和语言康复都需要较长的时间，应鼓励患者树立信心，克服急于求成心理，循序渐进，坚持锻炼。康复过程中应经常和康复治疗师联系，以便及时调整训练方案。

3. 定期体检，预防复发　遵医嘱正确服用降压、降糖和降脂药物；定期门诊检查，动态了解血压、血糖、血脂变化和心脏功能情况；预防并发症和脑卒中复发。当患者出现头痛、一侧肢体麻木无力、讲话吐词不清或进食呛咳、发热、外伤时，家属应及时协助就诊。

4. 照顾者指导　家属应关心体贴患者，给予精神支持和生活照顾，但要避免养成患者的依赖心理，鼓励和督促患者坚持锻炼，增强自我照顾的能力。

脑 栓 塞

脑栓塞（cerebral embolism）是由各种栓子沿血液循环进入脑动脉，引起急性血流中断而出现相应供血区组织缺血、坏死及脑功能障碍。

【护理评估】

（一）健康史

脑栓塞的栓子来源可分为心源性、非心源性、来源不明性三大类，其中心源性栓子为脑栓塞最常见的原因。非心源性原因中，主动脉弓及其发出的大血管动脉粥样硬化斑块与附着物脱落，也是脑栓塞的重要原因，此种栓塞又称血栓栓塞；其他如感染性脓栓、长骨骨折的脂肪栓子、寄生虫虫卵栓子、癌性栓子、气体栓子、异物栓子等均可引起脑栓塞。有少数栓子来源不明。

（二）身体状况

1. 发病年龄 任何年龄均可发病，风湿性心脏病引起者以中青年为多，冠心病及大动脉病变引起者以中老年居多。

2. 起病形式 安静与活动时均可发病，以活动中发病多见；起病急骤，在数秒种或很短的时间内症状发展至高峰。

3. 完全性卒中 局限性抽搐、偏盲、偏瘫、偏身感觉障碍、失语等，意识障碍常较轻且很快恢复；严重者可突起昏迷、全身抽搐。

4. 并发症 急性期可因严重脑水肿、脑疝、肺部感染和心力衰竭而死亡，存活者多遗留严重后遗症。

（三）辅助检查

1. CT 或 MRI 检查 可显示缺血性梗死或出血性梗死改变。

2. ECG 检查 可确定心肌梗死、风湿性心脏病、心律失常等。

（四）心理和社会支持状况

了解患者对疾病的性质、过程、防治和预后的了解程度；了解疾病对生活、学习和工作的影响，能否面对现实，适应角色的转换；了解患者的心理状况，有无焦虑、抑郁、孤独、自卑；了解患者的经济状况、家属对患者的关心、支持程度；了解有无医疗保障。

【诊断要点】

1. 中青年多见，有心脏病史或动脉粥样硬化病史、手术史等。

2. 突起偏瘫、失语、一过性意识障碍，可伴有抽搐发作。

3. CT 或 MRI 可确定栓塞部位、数目及伴发出血等。

【治疗要点】

1. 一般治疗 同本节"脑血栓形成"。严重病变应积极脱水、降颅压，必要时可行开颅去骨片减压术。

2. 原发病治疗 主要为消除栓子的来源，防止脑栓塞复发。如心脏疾病的手术治疗，细菌性心内膜炎的抗生素治疗；减压病行高压氧舱治疗等；脂肪栓的处理可用扩容药、血管扩张药、5%的碳酸氢钠注射液；对于气栓的处理应采取头低、左侧卧位；感染性栓塞需选用有效足量的抗感染药物治疗。

3. 抗凝治疗　能预防新的血栓形成、杜绝栓子来源，或防止栓塞部位的继发性血栓扩散、促使血栓溶解，预防脑栓塞复发。

【护理诊断】与【护理措施】见本节"脑血栓形成"。

四、脑出血

病案　患者，男，68 岁，6h 前因生气突发头痛、恶心呕吐、右侧肢体活动障碍。此后病情迅速加重，意识不清，大小便失禁，无抽搐。既往高血压病史 6 年，不规律服降压药。检查：体温 36℃、脉搏 68 次/分、呼吸 12 次/分、血压 180/100mmHg，昏迷，双侧瞳孔 2mm，等大，对光反射迟钝，右侧鼻唇沟浅，右侧肢体偏瘫。初步诊断：脑出血。

1. 为什么诊断为脑出血？

2. 脑出血与脑血栓形成有什么不同？

3. 脑出血是否有"三偏征"？

4. 做哪项实验室检查可进一步证实脑出血？

5. 怎样治疗、护理？

脑出血（intracerebral hemorrhage，ICH）系指原发性非外伤性脑实质内出血，占急性脑血管病的 10% ~ 30%，在脑出血中，大脑半球出血占 80%，脑干和小脑出血占 20%。

【护理评估】

（一）健康史

高血压合并细小动脉硬化为脑出血最常见的病因，其次是颅内动脉瘤、脑动静脉畸形、脑动脉炎、血液病、淀粉样血管病、抗凝及溶性栓治疗并发症以及脑肿瘤细胞侵袭血管破裂出血等。发病机制主要是在原有高血压和脑血管病变的基础上用力和情绪改变等外加因素作用使血压进一步骤升导致血管破裂出血。

（二）身体状况

1. 症状和体征

（1）起病形式　多在情绪紧张、兴奋、排便、用力时发病；起病突然，往往在数分种至数小时内病情发展至高峰。

（2）颅内高压　血压常明显升高，并出现头痛、呕吐、意识障碍，呼吸深沉带有鼾声，重则呈潮式呼吸或不规则呼吸。

（3）神经功能受损　偏瘫、失语、大小便失禁、轻度脑膜刺激症状等。

（4）常见的临床类型及特点

①壳核出血：最常见，占脑出血的 50% ~ 60%。壳核出血最常累及内囊出现三偏

征，优势半球出血可有失语。出血量较大（＞30ml）时，可出现意识障碍和占位效应，甚至引起脑疝而危及生命。

②丘脑出血：占脑出血的20%。患者常出现丘脑性感觉障碍、失语、痴呆和眼球运动障碍，侵及内囊可出现对侧肢体瘫痪，下肢重于上肢。

③脑干出血：约占10%，大多为脑桥出血。常表现为突然发病，剧烈头痛、呕吐、眩晕、复视；双侧面部和肢体瘫痪，双侧病理反射阳性，两侧瞳孔极度缩小；还可出现中枢性高热和呼吸改变，病情多迅速发展，在24～48h内死亡。

④小脑出血：约占脑出血的10%，表现为突起一侧后枕部的疼痛、眩晕、呕吐、病侧肢体共血管破裂出血济失调；可有脑神经麻痹、眼球震颤和意识障碍，无明显瘫痪。

⑤脑叶出血：占脑出血的5%～10%，老年人脑叶出血常见于高血压动脉硬化。脑叶出血的部位以顶叶多见，依次为颞、枕、额叶，40%为跨叶出血。顶叶出血可有偏侧感觉障碍；颞叶出血表现为对侧中枢性面舌瘫和以上肢为主的瘫痪；枕叶出血有视物模糊、同向偏盲或象限盲；额叶出血常表现为偏瘫、Broca失语、精神障碍等。

2. 并发症 脑出血通常在短期内停止，部分患者可生活自理甚至恢复工作，脑干、丘脑及大量脑室出血患者可因脑水肿、脑疝或并发消化道出血、肺部感染等导致死亡，急性期病死率为30%～40%。

（三）辅助检查

1. 血液检查 可有白细胞增高、血液尿素氮和血糖升高。

2. 影像学检查 头部CT为首选检查方法，可显示边界清楚的圆形或卵圆形均匀高密度灶，并可发现血肿部位、大小、形态；MRI检查可早期发现CT不能确定的脑干或小脑的小量出血；DSA检查可清楚地显示异常血管、造影剂外漏的破裂血管和部位。

3. 脑脊液检查 脑脊液压力常增高，多为血性脑脊液。

（四）心理和社会支持状况

了解患者对疾病的性质、过程、防治和预后的了解程度；了解疾病对生活、学习和工作的影响，能否面对现实，适应角色的转换；了解患者的心理状况，有无恐惧、焦虑、抑郁、孤独、自卑；了解患者的经济状况、家属对患者的关心、支持程度；了解有无医疗保障。

【诊断要点】

1. 50岁以上有高血压史的患者，在情绪激动或体力活动时突然发病。

2. 迅速出现偏瘫、失语等局灶性神经功能缺损症状和严重头痛、呕吐、意识障碍等颅内压增高症状。

3. CT检查显示脑内均匀高密度灶。

【治疗要点】

治疗原则是防止再出血、控制脑水肿、维持生命功能和防治并发症。

1. 一般治疗 卧床休息，保持安静；保持呼吸道通畅，吸氧；预防感染；保证营养和维持水电解质平衡等。

2. 调控血压 急性期一般不使用降压药物降血压，舒张压应维持在 100mmHg（13.3kPa）水平；急性期后，血压仍持续过高时可系统应用降压药。

3. 控制脑水肿 控制脑水肿，降低颅内压是脑出血急性期处理一个重要环节。常用药物有 20% 甘露醇、甘油果糖、呋塞米等。

4. 手术治疗 可采用开颅清除血肿、脑室穿刺引流、血肿抽吸等方法。

5. 康复治疗 脑出血病情稳定后宜尽早进行康复治疗，有条件的医院应建立卒中单元（stroke unit，SU）。SU 是指改善住院卒中患者的医疗管理模式，专为卒中患者提供药物治疗、肢体康复、语言训练、心理康复和健康康复、提高疗效的组织系统。卒中单元的核心工作人员包括临床医师、专业护士、物理治疗师、职业治疗师、语言训练师和社会工作者。将卒中的急救、治疗、护理及康复有机地融为一体，使患者得到及时、规范的诊断和治疗，有效降低病死率和致残率、改善患者的预后，提高生活质量，缩短住院时间和减少药费，有利于出院后的管理和社会治疗。卒中患者均应收入SU 治疗。

【常见护理诊断】

1. 意识障碍 与脑出血、脑水肿所致大脑功能受损有关。

2. 潜在并发症 脑疝、消化道出血。

【护理措施】

1. 一般护理 急性期绝对卧床休息，抬高床头 15°～30°，以减轻脑水肿；谵妄、躁动患者加保护性床挡，必要时给予束带适当约束；保持环境安静、安全，严格限制探视，避免各种刺激，各项治疗护理操作应集中进行；给予高蛋白、高维生素的清淡饮食；昏迷或吞咽障碍者，发病第 2～3 天遵医嘱给予胃管鼻饲。

2. 病情监测 严密观察病情变化，监测生命体征及意识、瞳孔并详细记录，评估有无剧烈头痛、喷射性呕吐、躁动不安、血压升高、脉搏减慢、呼吸不规则、一侧瞳孔散大、意识障碍加重等脑疝的先兆表现；观察有无呃逆、上腹部饱胀不适、胃痛、呕血、便血、尿量减少等症状、体征，警惕上消化道出血的发生；使用脱水降颅压药物时应注意监测尿量与水电解质的变化，防止低钾和肾功能受损。

3. 抢救脑疝 当患者出现脑疝先兆表现时，应立即报告医师，迅速输氧，建立静脉通路，遵医嘱给予快速脱水、降颅压药物（如使用甘露醇应在 15～30min 滴完）；立即清除呕吐物和口鼻分泌物，保持呼吸道通畅，防止舌根后坠和窒息；备好气管切开包、脑室穿刺引流包、监护议、呼吸机和抢救药物。

4. 防治上消化道出血 遵医嘱给予保护胃黏膜和止血的药物，如雷尼替丁、吉胃乐凝胶、巴曲酶（立止血）、奥美拉唑（洛赛克）等，并密切观察用药手反应；给予清淡、易消化、无刺激性、营养丰富的流质饮食，注意少量多餐和温度适宜，防止损伤胃黏膜，必要时遵医嘱禁食。

5. 保持呼吸道通畅 参见本章第一节"昏迷"的护理。

6. 生活护理、康复护理 参见本章第一节"瘫痪"的护理

【健康教育】

1. 同本节"脑血栓形成"健康指导。

2. 避免诱因 脑出血的发病大多因用力和情绪改变等外加因素使血压骤然升高所致，应指导患者尽量避免使血压升高的各种因素。如保持情绪稳定和心态平衡，避免过分喜悦、愤怒、焦虑、恐惧、悲伤等不良心理和惊吓等刺激；建立健康的生活方式，保证充足睡眠，适当运动，避免体力或脑力的过度劳累和突然用力过猛；养成定时排便的习惯，保持大便通畅，避免用力排便；戒烟酒。遵医嘱正确服用降压药，防止血压骤升或骤降，因为血压突然降低可导致脑血流减少，引起缺血性脑卒中。

五、蛛网膜下腔出血

病案 男，40 岁。因突然剧烈头痛伴呕吐半小时入院。患者于半小时前上班途中突发剧烈头痛，并呕吐胃内容物，由朋友发现送往医院，途中患者开始烦躁不安，谵妄。既往无"高血压"病史。体检：体温 36.8 ℃，脉搏 88 次/分，呼吸 22 次/分，血压 150/90mmHg。神志恍惚，检查不合作。颈项强直，瞳孔等大等圆，光反射存在。心肺检查无异常，肝脾肋下未触及。凯尔尼格征阳性，双侧巴宾斯基征阴性。四肢肌力正常。

1. 初步诊断是什么。

2. 存在哪些护理问题？

3. 如何护理？

蛛网膜下腔出血（subarachnoid hemorrhage，SAH）是指脑底部动脉瘤或脑血管畸形破裂出血，血液直接流入蛛网膜下腔，又称为自发性 SAH。脑实质或脑室出血，血液穿破脑组织流入蛛网膜下，称为继发性 SAH。SAH 约占急性脑卒中的 10%，占出血性卒中的 20%。

【护理评估】

（一）健康史

SAH 最常见的病因为先天性动脉瘤破裂，其次是动静脉畸形和高血压性动脉硬化，还可见于血液病、各种感染所致的脑动脉炎、moyamoya 病、肿瘤破坏血管、抗凝治疗的并发症等。在动脉瘤或血管畸形等脑血管已形成病变的基础上，当重体力劳动、情绪变化、血压突然升高、饮酒、特别是酗酒时，病变血管发生破裂。

（二）身体状况

1. 症状与体征

（1）头痛、呕吐：突起剧烈头痛和喷射性呕吐，半数患者有不同程度的意识障碍，有些患者可伴有局灶性或全身性癫痫发作。常有突然用力或情绪兴奋等诱因。

（2）脑膜刺激征：颈项强直、Kernig 征、Brudzinski 征阳性。

（3）其他神经体征：最常见一侧动眼神经麻痹，少数有偏瘫、偏盲、失语等；眼底检查可见玻璃体下片状出血，或视盘水肿；少数患者可出现烦躁、谵妄、幻觉等精神症状以及头昏、眩晕、颈、背及下肢疼痛等。

2. 并发症 本病若能紧急处理，大多预后良好；部分患者可因并发再出血、继发脑血管痉挛、脑积水等危及生命或遗留神经功能缺损；个别重症患者可很快进入深昏迷，出现去大脑强直，因脑疝形成迅速死亡。

（三）辅助检查

1. CT 检查 是诊断 SAH 的首选方法，CT 显示蛛网膜下腔内高密度阴影可以确诊。

2. 脑脊液检查 蛛网膜下腔出血最具诊断价值和特征性的检查是腰椎穿刺脑脊液化验，其压力增高 >1.96kpa（200mmH$_2$O）]，肉眼观察为均匀一致血性。镜检可见大量红细胞，由于应激可见白细胞略增高。

3. 影像学检查 DSA 是确定 SAH 病因诊断最有意义的辅助检查，常于发病 3 日内或 3 周后进行。

4. TCD 检查 可监测 SAH 后脑血管有无痉挛。

（四）心理和社会支持状况

了解患者对疾病的性质、过程、防治和预后的了解程度；了解疾病对生活、学习和工作的影响，能否面对现实，适应角色的转换；了解患者的心理状况，有无恐惧、焦虑、抑郁、自卑；了解患者的经济状况、家属对患者的关心、支持程度；了解有无医疗保障。

【诊断要点】

1. 在活动中或精绪激动时突然出现头痛、呕吐、脑膜刺激征阳性。
2. CT 检查显示蛛网膜下隙内高密度影。
3. 脑脊液检查为均匀一致血性。

【治疗要点】

1. 一般治疗 同"高血压性脑出血"。

2. 防治再出血

（1）安静休息 强调绝对卧床休息 4～6 周，一切可能增加患者的血压和颅内压的因素均应尽量避免。对头痛和躁动不安者应用足量有效的止痛、镇静药，以保持患者能安静休息。

（2）抗纤溶药物 为制止继续出血和预防再出血，一般主张在急性期使用大剂量止血剂。常用药物有氨基己酸（EACA）、氨甲苯酸（PAMBA）、巴曲酶或维生素 K$_3$ 等。

3. 防治脑动脉痉挛 能降低细胞内 Ca^{2+} 水平的药物均能扩张血管，解除蛛网膜下腔出血引起的血管痉挛。常用药物有尼莫地平等。

4. 放脑脊液疗法 腰椎穿刺少量放出脑脊液（5～10ml），以缓解头痛、减少出血引起的脑膜刺激症状。

5. 手术治疗 对于颅内血管畸形，可采用手术切除、血管内介入治疗以及 γ-刀治疗；颅内动脉瘤可行手术切除或血管内介入治疗。

【常见护理诊断】

1. 疼痛 头痛与脑水肿、颅内高压、血液刺激脑膜或继发性脑血管痉挛有关。

2. 潜在并发症 再出血。

【护理措施】

1. 一般护理 绝对卧床休息 4~6 周，为患者提供安静、安全、舒适的休养环境，减少亲朋探视，避免声、光刺激，治疗护理活动集中进行，避免频繁按触和打扰患者休息。患者卧床期间禁止起坐、洗头、沐浴、入厕及其他下床活动，饮食、排泄、个人卫生都应在床上进行。如经治疗护理 1 个月左右，患者症状好转，经头部 CT 检查证实血液基本吸收或经 DSA 检查没有发现颅内血管病变者，可遵医嘱逐渐抬高床头、床上坐位、下床站立和适当活动。

2. 避免诱因 告诉患者及家属容易诱发再出血的各种因素，指导患者与医护人员密切配合，避免精神紧张、情绪波动、用力排便、屏气、剧烈咳嗽及血压过高等。如大便秘结时给予缓泻药，血压过高时遵医嘱降压，患者烦躁时给予镇静处理等。

3. 病情监测 SAH 再发出血 81% 发生在首次出血后 1 个月内，再出血的临床特征为：首次出血后病情稳定好转的情况下，突然再次出现剧烈头痛、恶心呕吐、意识障碍加重、原有局灶症状和体征重新出现等。应密切观察病情变化，指导家属掌握再出血的表现，发现异常及时报告医生处理。

4. 心理护理 指导患者了解头痛的原因、缓解时机，疾病过程与预后，DSA 的检查目地与安全性等相关知识。指导患者消除紧张、恐惧、焦虑心理，增强战胜疾病的信心，配合治疗和检查。

5. 用药护理 遵医嘱使用甘露醇等脱水药治疗时应快速静脉滴入，必要时记录 24h 尿量；使用尼莫地平等缓解脑血管痉挛的药物时可能出现皮肤发红、多汗、心动过缓或过速、胃肠不适等反应，应控制输液速度，密切观察有无不良反应发生。

6. 止痛 见本章第一节"头痛"的护理，必要时遵医嘱给予止痛和脱水降颅压药物。

【健康教育】

1. 合理饮食 见本节"短暂性脑缺血发作"的健康指导。

2. 避免诱因 见本节"脑出血"的健康指导。

3. 检查指导 SAH 患者一般在首次出血 3 周后进行 DSA 检查，应告知脑血管造影的相关知识，指导患者积极配合检查，以明确病因，尽早手术，解除隐患或危险。

第三节 周围神经疾病

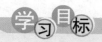

掌握 周围神经疾病的临床表现、护理诊断和护理措施
熟悉 周围神经疾病的治疗要点
了解 周围神经疾病的辅助检查和诊断要点

一、概述

周围神经系统由除嗅神经与视神经以外的 10 对脑神经和 31 对脊神经及周围自主神经系统所组成。原发于周围神经系统的功能障碍或结构改变称周围神经病。临床上较常见，1982 年中国六城市居民中的患病率为 824.4/10 万，占神经系统疾病的 15.3%。

周围神经疾病的病因很多，包括炎症、压迫、外伤、代谢、遗传、变性、免疫、中毒、肿瘤等。周围神经再生能力很强，不管何种原因引起的周围神经损害，只要保持神经元完好，均有可能再生修复，但再生的速度极为缓慢，为 1~5mm/d。

周围神经疾病的病理改变有 4 种类型：①华勒变性（Wallerian degeneration）：任何外伤使轴突断裂后，远端神经纤维发生的一系列变化。表现为断端远侧的轴突和髓鞘迅速自近向远端发生的变性、解体。②轴突变性（axonal degeneration）：由代谢、中毒性病因引起，从神经元开始，由近端向远端发展的变性。③节段性脱髓鞘（segmental demyeli - nation）：由感染、中毒等原因引起的节段性髓鞘脱失而轴突相对保存。④神经元变性（neuronal degeneration）：是轴突参与周围神经的神经细胞的原发性损害。神经细胞体损害坏死后，其轴突的全长在短期内即变性、解体。

二、三叉神经痛

三叉神经痛（trigeminal neuralgia）是一种原因未明的三叉神经分布区内闪电样反复发作的剧痛，而不伴三叉神经功能破坏的症状，又称为原发性三叉神经痛。

【护理评估】

（一）健康史

目前病因仍不清楚，原发性三叉神经痛可能为三叉神经脱髓鞘产生异位冲动或伪突触传递所致。继发性三叉神经痛多为脑桥小脑角占位病变压迫三叉神经以及多发性硬化等所致。

（二）身体状况

1. 症状和体征

（1）突发剧痛 以面颊部、上下颌或舌最明显的似触电、刀割、火烫样的疼痛；

口角、鼻翼、颊部和舌等处最敏感，轻触、轻叩即可诱发，严重者洗脸、刷牙、谈话、咀嚼均可诱发，以致患者不敢做这些动作。

（2）痛性抽搐　严重病例伴面部肌肉反射性抽搐，口角牵向患侧，可伴面红、皮温高、结膜充血和流泪。可昼夜发作或睡后痛醒。

（3）周期性发作　病程可呈周期性，开始时发作次数较少，间隙期长，随着病程进展使发作逐渐频繁，间隙期缩短，甚至整日疼痛不止。本病可缓解，但极少自愈。

2. 并发症　发作时因患者常常双手紧握拳或握物、或用力按压痛部，或用手擦痛部，以致出现面部皮肤粗糙、色素沉着、眉毛脱落等现象；或因射频电凝治疗等导致面部感觉异常、角膜炎、复视、咀嚼无力等。

（三）辅助检查

选择颅底 X 线摄片、脑脊液检查、CT 或 MRI 可鉴别继发性三叉神经痛。

（四）心理和社会支持状况

了解患者对疾病的认识程度；剧烈疼痛对患者心理的影响；家庭的关心和支持程度。

【诊断要点】

1. 40 岁以上发病，女性稍多。

2. 疼痛局限在三叉神经分布区，尤以第 2、第 3 支多见；单侧多见。

3. 突然发作的似触电、刀割、火烫样的剧痛，洗脸、刷牙、谈话、咀嚼或轻触均可诱发疼痛发作。

4. 神经系统检查常无阳性体征。

【治疗要点】

迅速有效止痛是治疗本病的关键。

1. 药物治疗　本病首选药的为卡马西平，其次可选用苯妥英钠、氯硝西泮、氯丙嗪、氟哌啶醇，轻者也可服用解热镇痛药物。

2. 封闭治疗　药物治疗无效者可行三叉神经纯乙醇或甘油封闭治疗。

3. 射频电凝治疗　可缓解疼痛数月至数年。

4. 手术治疗　经上述几种治疗仍无效且剧痛难忍者可考虑三叉神经终末支或半月神经节内感觉支切断术，或行微血管减压术。

【常见护理诊断】

疼痛：面颊、上下颌及舌疼痛　与三叉神经受损（发作性放电）有关。

【护理措施】

1. 一般护理　选择清淡、无刺激的软食，严重者可进食流质；保持健康心态和有规律的生活，合理休息、适度娱乐；保持周围环境安静、室内光线柔和，避免因周围环境刺激而产生焦虑情绪，以致诱发或加重疼痛。

2. 止痛　观察患者疼能的部位、性质，讨论减轻疼痛的方法与技巧，鼓励患者运用指导式想象、听轻音乐、阅读报刊杂志等分散注意力，以达到精神放松、减轻疼痛。

3. 用药护理　遵医嘱正确服用止痛药，并告知药物可能出现的不良反应，如卡马西平可导致头晕、嗜睡、口干、恶心、行走不稳、肝功能损害、皮疹和白细胞减少等、记录和及时报告医师。

【健康教育】

1. 疾病知识指导　本病可为周期性发作，病程长，且发作间歇期随病程延长而缩短，应帮助患者及家属掌握本病相关知识与自我护理方法，以减少发作频率，减轻患者痛苦。

2. 日常生活指导　生活规律，保持情绪稳定和平衡心态，培养多种兴趣爱好，多与他人沟通，多想开心高兴的事情，分散注意力；保持正常作息和睡眠；洗脸、刷牙动作宜轻柔，食物宜软，忌生硬、油炸食物。

3. 用药与就诊指导　遵医嘱合理用药，服用卡马西平者每 1～2 个月检查 1 次肝功能和血象，出现眩晕、行走不稳或皮疹时及时就医。

三、面神经炎

面神经炎（facial neuritis）又称为特发性面神经麻痹（idiopathic facial palsy），或称贝耳（Bell）麻痹，是由茎乳孔内面神经非特异性炎症所致的周围性面瘫。

【护理评估】

（一）健康史

病因未明，受凉、感染、中耳炎、茎乳孔周围水肿及面神经在面神经管出口处受压、缺血、水肿等均可引起发病，也可发生于吉兰‐巴雷综合征（GBS）。

（二）身体状况

1. 症状与体征

（1）患侧表情肌瘫痪　表现为患侧额纹消失或变浅，不能皱额蹙眉；眼裂闭合不能或闭合不完全；患侧鼻唇沟变浅，口角歪向健侧（露齿时更明显）；吹口哨及鼓腮不能等。

（2）耳后疼痛或乳突压痛　病初可有患侧耳后或下颌角后疼痛，少数患者可有茎乳孔附近及乳突压痛。

（3）Hunt 综合征　影响膝状神经节者，还可出现病侧乳突部疼痛，舌前 2/3 味觉缺失，听觉过敏，耳郭与外耳道感觉减退，外耳道或鼓膜疱疹。

2. 并发症　不完全性面瘫一般预后良好；部分完全性面瘫恢复时间会相对延长，甚至可并发面肌痉挛等。

（三）辅助检查

电生理检查可了解面神经传导速度是否降低和有无失神经电位，同时可判断预后。

（四）心理和社会支持状况

了解患者对疾病的认识程度；面部瘫痪对患者形象、心理的影响，有无焦虑、烦躁、自卑等；家庭的关心和支持程度。

【诊断要点】

1. 有吹风、受凉或上呼吸道感染病史。

2. 急性发病，常于数小时或 1～3d 内症状达高峰。

3. 有一侧面肌瘫痪，如患侧额纹消失或变浅、不能皱额蹙眉、眼裂闭合不全、患侧鼻唇沟变浅、口角歪向健侧、不能吹口哨及鼓腮等典型表现。

4. 电生理检查有面神经传导速度减慢或有失神经电位。

【治疗要点】

治疗原则是改善局部血液循环，减轻面部神经水肿，促使功能恢复。

1. 急性期治疗 ①尽早使用糖皮质激素，地塞米松或泼尼松。②大剂量 B 族维生素。③无环鸟苷或阿昔洛韦。④物理治疗。⑤眼裂不能闭合者可酌情使用眼膏、眼罩，或缝合眼睑以保护角膜。

2. 恢复期治疗 可进行面肌的被动或主动运动训练，也可针灸治疗。

3. 手术治疗 对自愈较差的高危患者可行面神经减压手术，或考虑整容手术。

【常见护理诊断】

自我形象紊乱 与面神经麻痹所致口角歪斜等有关。

【护理措施】

1. 一般护理 急性期注意休息，防风、防寒，外出时可戴口鼻罩，系围巾，穿风衣或使用其他改善自身形象的恰当修饰。

2. 饮食护理 进食清淡饮食，避免粗糙、干硬、辛辣食物，有味觉障碍的患者应注意食物的冷热度，以防烫伤口腔黏膜；指导患者饭后及时漱口，清除口腔患侧滞留食物，保持口腔清洁，预防口腔感染。

3. 预防眼部并发症 眼睑不能闭合或闭合不全者予以眼罩、眼镜遮挡及点眼药等保护，防止角膜炎症、溃疡。

4. 功能训练 指导患者尽早开始面肌的主动与被动运动。可面对镜子做皱眉、举额、闭眼、露齿、鼓腮和吹口哨等动作，每日数次，每次 5～15min，并辅以面肌按摩，以促进早日康复。

5. 心理护理 关系体贴患者，鼓励患者表达自身感受和对预后担心的真实想法，并给予正面引导，消除其心理顾虑，树立治疗信心。

【健康教育】

1. 日常生活指导 鼓励患者保持心情愉快，防止受凉、感冒而诱发；面瘫未完全恢复时注意用围巾或高领风衣适当遮挡、修饰。

2. 预防并发症 指导进食清淡软食，保持口腔清洁，预防口腔感染；保护角膜，防止角膜溃疡。

3. 康复锻炼 指导患者掌握面肌功能训练的方法，坚持每天数次面部按摩和运动。

四、急性炎症性脱髓鞘性多发性神经病

急性炎症性脱髓鞘性多发性神经病又称吉兰－巴雷综合征（Guillain－Barre syndrome，GBS），为急性或亚急性起病的可能与感染有关的特发性多发性神经病。

【护理评估】

（一）健康史

病因及发病机制不明，可发生于感染性疾病、疫苗接种或外科处理后，可能为一种迟发性自身免疫性疾病。病理及发病机制类似于 T 细胞介导的实验性变态反应性神经病，其免疫致病因子可能为存在于患者血液中的抗周围神经髓鞘抗体或对髓鞘有害性的细胞因子等。

（二）身体状况

1. 症状与体征

（1）前驱症状　多数患者病前 1～4 周有上呼吸道或消化道感染症状，少数有疫苗接种史。

（2）运动障碍　首发症状常为四肢对称性无力，部分患者表现为双下肢无力，急性或亚急性起病，常在 1～2d 内达高峰而致四肢弛缓性瘫痪、腱反射减低或消失、病理反射阴性。

（3）呼吸麻痹　严重病例可因累及肋间肌及膈肌而致呼吸麻痹，表现为咳嗽无力、呼吸困难、发绀等。

（4）感觉障碍　发病时多有肢体感觉异常，如麻木、刺痛和不适感，呈手套袜子样分布的感觉缺失或减退。

（5）脑神经损害　双侧周围性面瘫多见于成年人，延髓麻痹以儿童多见，偶见有视盘水肿。

（6）自主神经症状　有多汗、皮肤潮红、手足肿胀及营养障碍，严重病例可有心动过速和直立性低血压。括约肌功能多无影响。

2. 并发症　本病为自限性，多于发病 4 周时症状和体征停止进展，经数周或数月恢复；部分患者可并发严重感染、压疮或留有神经功能缺损，少数患者因呼吸麻痹而死亡。

（三）辅助检查

1. 脑脊液检查　典型的脑脊液改变为细胞数正常，而蛋白质明显增高（为神经根的广泛炎症反应），称蛋白-细胞分离现象，为本病的重要特点，通常在病后第 3 周最明显。

2. 电生理检查　可发现运动及感觉神经传导速度减慢；ECG 可有窦性心动过速和 T 波改变。

（四）心理和社会支持状况

了解患者对疾病的性质、过程、防治和预后的了解程度；了解疾病对生活、学习和工作的影响，能否面对现实，适应角色的转换；了解患者的心理状况，有无恐惧、焦虑、抑郁、自卑；了解患者的经济状况、家属对患者的关心、支持程度；了解有无医疗保障。

【诊断要点】

1. 急性或亚急性起病，病前有感染史或疫苗接种史。

2. 四肢对称性弛缓性瘫痪，手套袜子型感觉障碍，伴脑神经受累或呼吸麻痹症状。

3. 有脑脊液蛋白 - 细胞分离现象。

【治疗要点】

1. 病因治疗　可采用血浆置换、免疫球蛋白和糖皮质激素治疗。

2. 辅助呼吸　呼吸肌麻痹是 GBS 的主要危险，对有呼吸困难者应严密观察病情，及时进行气管切开和人工辅助呼吸。

3. 对症治疗和预防并发症　可进行心电图监护、抗感染、预防压疮和深静脉血栓形成、胃管鼻饲、康复治疗等。

【常见护理诊断】

1. 低效型呼吸形态　与脑神经损害、呼吸肌麻痹有关。

2. 生活自理缺陷　与四肢肌力进行性下降、卧床或人工呼吸有关。

3. 恐惧/焦虑　与呼吸困难、濒死感、害怕气管切开或担心预后有关。

【护理措施】

1. 维持正常呼吸功能　半坐卧位，持续低流量给氧；鼓励深呼吸和有效咳嗽，协助翻身、拍背或体位引流，及时清除口中、鼻腔分泌物，必要时吸痰和遵医嘱雾化吸入，保持呼吸道通畅；床头常规备吸引器、气管切开包及机械通气设备，以利随时抢救。

2. 饮食护理　协助进食高蛋白、高维生素、高热量且易消化的软食，多食水果、蔬菜，补充足够的水分。延髓麻痹不能吞咽进食和气管切开、呼吸机辅助呼吸者应及时插胃管，给予鼻饲流质，以保证机体足够的营养供给，维持水、电解质平衡，预防营养失调。

3. 病情监测　给予心电监护和脉搏血氧饱和度监测，动态观察生命体征与情绪变化，注意有无胸闷、气促、发绀、出汗、烦躁不安等症状，必要时监测血气分析。发现呼吸费力、口唇发绀、脉搏血氧饱和度和血气分析血氧分压降低时应立即报告医师，遵医嘱及早使用人工呼吸机。

4. 心理护理　本病起病急，进展快，患者常因呼吸费力而紧张，害怕呼吸停止和气管切开，恐惧死亡。护士应主动关心患者，尽可能陪伴在患者身边，耐心倾听患者的感受，告知病情经过、预后以及气管切开和机械通气的重要性，使其情绪稳定、安心休息，增强治疗信心。

5. 预防并发症　重症 GBS 因为瘫痪、气管切开和机械通气，往往卧床时间较长，机体抵抗力低下，除容易发生肺部感染、压疮、营养低下外，还可导致深静脉血栓形成、肢体挛缩和肌肉失用性萎缩、便秘、尿潴留等并发症。护士应指导患者卧气垫床或按摩床，协助做好皮肤、口腔和大小便护理，积极开展早期康复介入，预防各种并发症的发生。

6. 生活护理、安全护理及康复护理　见本章第一节"瘫痪"的护理。

【健康教育】

1. 一般护理指导　保持心情愉快和情绪稳定；加强营养，增强体质和机体低抗力，避免淋雨、受凉、疲劳和创伤，防止复发。

2. 运动指导 加强肢体功能锻炼和日常生活活动训练，减少并发症，促进康复。肢体被动和主动运动均应保持关节的最大活动度；运动锻炼过程中应有家人陪同，防止跌倒、受伤。GBS恢复过程长，需要数周或数月，家属应理解和关心患者，督促患者坚持运动锻炼。

3. 就诊指导 告知消化道出血、营养失调、压疮及深静脉血栓形成的表现以及预防窒息的方法，当患者出现胃部不适、腹痛、柏油样大便，肢体肿胀疼痛，以及咳嗽、咳痰、发热、外伤等情况时立即就诊。

五、多发性神经病

多发性神经病（polyneuropathy）也称末梢性神经炎、多发性神经炎或周围性神经炎，是肢体远端多发性神经损害，主要表现为四肢远端对称性运动、感觉障碍和自主神经功能障碍的临床综合征。

【护理评估】

（一）健康史

询问患者有无药物、化学品、重金属、酒精中毒史；有无营养缺乏或代谢障碍性疾病；有无其他自身免疫性疾病，如类风湿关节炎、系统性红斑狼疮等；有无恶性肿瘤等。

（二）身体状况

一般均有肢体远端对称性感觉、运动和自主神经功能障碍。受累肢体远端早期可出现感觉异常如针刺、蚁走、烧灼、触痛和感觉过度等刺激性症状。随病程进展，渐出现肢体远端对称性深浅感觉减退或缺失，呈手套袜子形分布，病变区可有皮肤触痛和神经压痛等。肢体呈下运动神经元性瘫痪，远端对称性无力，可伴肌萎缩、肌束颤动等。四肢腱反射减弱或消失。

自主神经功能障碍表现为肢体末端皮肤菲薄、干燥、苍白、变冷、发绀、汗多或无汗、指/趾甲粗糙、松脆，竖毛障碍，高血压及体位性低血压等。上述症状通常同时出现，呈四肢对称性分布，由远端向近端扩展。

（三）辅助检查

1. 脑脊液检查 一般正常，个别患者有脑脊液蛋白含量轻度升高。

2. 肌电图 为神经源性损害。神经传导速度可有不同程度的减低。

3. 神经活检 可见周围神经节段性髓鞘脱失或轴突变性。

（四）心理及社会支持状况

了解患者对多发性神经病了解程度；了解疾病对生活、学习和工作的影响，能否面对现实，适应角色的转换；了解患者的心理状况，有无恐惧、焦虑、抑郁、自卑；了解患者的经济状况、家属对患者的关心、支持程度；了解有无医疗保障。

【诊断要点】

根据肢体远端手套－袜子样分布的对称性感觉障碍，末端明显的弛缓性瘫痪，自主神经功能障碍，肌电图、神经传导速度及神经组织活检的改变，可作出诊断。

【治疗要点】

1. 病因治疗 糖尿病患者应注意控制血糖；药物所致多发性神经病患者需立即停药；重金属及化学品中毒应立即脱离中毒环境，及时应用解毒剂及补液、利尿、通便，尽快排出毒物；乙醇中毒者需戒酒；尿毒症可行血液透析或肾移植；营养缺乏代谢障碍性多发性神经病患者应积极治疗原发病。

2. 综合治疗 急性期患者应卧床休息，加强营养。可补充 B 族维生素及其他神经营养药如辅酶 A、ATP 等。疼痛明显者可用各种止痛剂，严重者可用卡马西平或苯妥英钠。对重症患者加强护理，瘫痪患者勤翻身，瘫痪肢体应使用夹板或支架维持功能位，防关节挛缩、畸形。恢复期可使用针灸、理疗及康复训练。

【常见护理诊断】

1. 生活自理缺陷 与周围神经损害导致肢体瘫痪和感觉障碍有关。

2. 躯体移动障碍 与周围神经损害导致肢体瘫痪有关。

【护理措施】

1. 饮食护理 给予高热量、高维生素、清淡易消化的饮食，多吃新鲜水果、蔬菜，补充足够的 B 族维生素；对于营养缺乏者保证各种营养物质的供给，戒烟酒。

2. 生活护理 患者生活不能自理时给予生活帮助。应予以进食、洗漱、大小便及个人卫生等生活上的照顾。对于自主神经功能障碍者要勤换衣服、被褥，保持床单整洁和皮肤清洁，预防压疮。

3. 康复护理 鼓励患者进行力所能及的日常生活活动锻炼，并为其提供必要的辅助设施和保护措施，防止受伤。指导患者进行肢体的主动和被动运动，并辅以针灸、理疗、按摩，防止肌肉萎缩和关节挛缩，促进知觉恢复。

【健康教育】

宣传疾病知识；指导患者合理饮食；坚持功能锻炼和适当运动；按医嘱正确服药；定期门诊复查。

第四节 癫 痫

掌握 癫痫的临床表现、治疗原则、护理诊断和护理措施
熟悉 癫痫的病因
了解 癫痫的辅助检查和诊断要点

 患者 5h 前突然出现阵发性抽搐，眼球上窜、瞳孔散大、口吐白沫、

口唇青紫、舌咬伤、尿失禁，持续约3min，约5～10min后又出现发作，发作间期意识不清。既往有癫痫发作史。发作间期查体：体温38℃，脉搏100次/分，呼吸20次/分，血压120/80mmHg，浅昏迷状态，双瞳孔等大等圆，直径约3mm，对光反射灵敏，初步诊断：癫痫持续状态。

结合上述病例请思考该患者：

1. 有哪些症状及阳性体征？

2. 为什么诊断为癫痫？

3. 存在哪些护理问题？

4. 如何治疗与护理？

癫痫（epilepdsy）是一组由大脑神经元异常放电引起的以短暂中枢神经系统功能失常为特征的慢性脑部疾病。临床表现为突然发生、反复发作的运动、感觉、意识、自主神经、精神等异常。我国癫痫发病率为1%左右。

【护理评估】

（一）健康史

根据病因可分为如下两类。

1. 原发性癫痫　又称特发性癫痫。是指病因未明，未能确定脑内有器质性病变者，可能与遗传因素有关。

2. 继发性癫痫　又称症状性癫痫。占大多数，由脑内器质性病变和代谢疾病所致，包括脑部先天性疾病、颅脑外伤、颅内感染、脑血管病、颅内肿瘤、脑缺氧、儿童期的高热惊厥、药物或食物中毒、尿毒症、肝性脑病等。

此外，睡眠不足、月经期、疲劳、饥饿、饮酒、情感冲动是常见的激发癫痫发作的诱因。

（二）身体状况

癫痫发作形式多样，但均具短暂性、刻板性、间歇性、反复发作的特征。

1. 部分性发作

（1）单纯部分性发作　癫痫发作的起始部位常提示癫痫病灶在对侧脑部，发作时间较短，一般不超过1min，不伴意识障碍，以发作性一侧肢体、局部肌肉感觉障碍或节律性抽搐为特征，或表现为简单的五官幻觉，如果抽搐自一处开始后，按大脑皮质运动区的分布顺序扩散，如自一侧拇指沿手指、腕部、肘部、肩部扩展，称为Jackson癫痫，亦称为部分运动性发作。

（2）复杂部分性发作　伴有意识障碍，以精神症状及自动症为特征。患者可有吸吮、咀嚼、流涎、摸索等无意识动作，或机械的继续其发作前正在进行的活动，如行走、奔跑或进餐等。有时有精神运动性兴奋，如无理吵闹、唱歌、脱衣裸体等，发作一般持续数分钟至数小时不等，事后对其行为不能记忆。

2. 全面性发性

（1）失神发作　又称小发作。主要见于儿童或青年。特点为突然、短暂的意识障碍，表现为动作中断，手持物体掉落，两眼凝视，呆立不动，呼之不应等，但无抽动，不跌倒。发作后仍继续原来的工作，一日可发作数次不等，一次发作持续 3～15s，对发作无记忆。

（2）全面性强直－阵挛发作　又称大发作。此类发作最常见，发作前可先有瞬间疲乏、麻木、恐惧等感觉或出现无意识动作等先兆，其发作经过可分为 3 期：①强直期：突发意识丧失，尖叫一声跌倒在地，全身骨骼肌持续收缩，头部后仰，上眼睑抬起，眼球上翻，上肢屈肘，下肢伸直，牙关紧闭，呼吸暂停，口唇青紫，瞳孔散大及对光反射消失。常持续 10～20s 转入阵挛期。②阵挛期：肌肉出现一张一弛的节律性抽动，频率逐渐减慢，最后一次在强烈痉挛之后，抽搐突然停止，进入惊厥后期。此期患者可有口吐白沫，小便失禁，历时 1～3min。③惊厥后期：阵挛停止，进入昏睡状态。此时呼吸首先恢复，意识逐渐清醒。醒后有全身酸痛和疲乏感，对整个发作过程全无记忆。发作全过程 5～10min。

3. 癫痫持续状态　是指一次癫痫发作持续 30min 以上，或连续多次发作，发作间期意识和神经功能未恢复至正常水平。多由于突然停用抗癫痫药或因饮酒、合并感染而诱发。常伴有高热、脱水、酸中毒。如不及时治疗，继而发生心、肝、肾多脏器衰竭而死亡。

（三）辅助检查

1. 血液检查　血液一般检查、血糖、血寄生虫（如血吸虫、囊虫）等检查，了解有无贫血、低血糖、寄生虫等。

2. 影像学检查　通过 CT、MRI 检查发现脑部器质性病变、占位性病变、脑萎缩等。

3. 脑电图检查　对诊断有重要价值，且有助于分型、术前定位及预后估计。约半数以上癫痫患者，在发作间歇期亦可出现各种痫样放电，如棘波、尖波、棘－慢波等病理波。

（四）心理和社会支持状况

了解患者对疾病的性质、过程、防治和预后的了解程度；了解疾病对生活、学习和工作的影响，能否面对现实，适应角色的转换；了解患者的心理状况，有无恐惧、焦虑、抑郁、自卑；了解患者的经济状况、家属对患者的关心、支持程度；了解有无医疗保障。

【诊断要点】

诊断程序应首先确定是否为癫痫，然后判定癫痫的类型和病因。

1. 病史提供的发作过程和表现符合各种癫痫的表现形式。

2. 继发性癫痫可发现阳性体征。

3. 有关实验室及其他检查，如脑电图、CT、MRI 等，可供参考。

【治疗要点】

治疗原则是病因治疗，对症处理，减少发作次数。

1. 病因治疗　有明确病因的，如寄生虫、低血糖、低血钙、脑部肿瘤等应分别尽可能彻底治疗。

2. 发作时的治疗 应立即将患者就地平放，解开衣领、衣扣、头侧向一侧保持呼吸道通畅，及时给氧。尽快将压舌板或纱布、手帕、小布卷等置于患者口腔的一侧上下磨牙之间，以防咬伤舌头及颊部。对抽搐肢体不可用力按压，以免造成骨折、肌肉撕裂及关节脱位。为预防再次发作，可选用地西泮、苯妥英钠、异戊巴比妥钠等药物。

3. 抗癫痫药物治疗 治疗原则：①从单一用药开始，剂量由小到大，逐步增加。②一种药物增加到最大且已到有效血药浓度仍不能控制发作者再加用第 2 种药物。③药物治疗控制发作 2～3 年，脑电图随访异常电活动消失者可以开始逐渐减量，不能突然停药。④根据癫痫发作类型选择药物：全面强直－阵挛发作选用卡马西平、苯妥英钠、苯巴比妥；部分性发作，选用卡马西平或苯妥英钠、苯巴比妥；失神发作（小发作），选用乙琥胺、丙戊酸钠、氯硝西泮；复杂部分性发作选用卡马西平、苯妥英钠。

4. 癫痫持续状态的治疗

（1）迅速控制抽搐 ①地西泮 10～20mg 缓慢静脉注射，如 15min 后复发可重要注射。②其他药物，如异戊巴比妥钠、苯妥英钠、水合氯醛等。

（2）其他处理 保持呼吸道通畅，吸氧，吸取痰液，必要时气管切开。高热时采取物理降温，及时纠正酸碱失衡和电解质紊乱；发生脑水肿时要及时用甘露醇和呋塞米降颅内压，预防或治疗感染等。

【**常见护理诊断**】

1. 有受伤的危险 与癫痫发作意识突然丧失或判断力受损有关。

2. 有窒息的危险 与癫痫发作时喉痉挛、气道分泌物增多有关。

3. 知识缺乏 缺乏疾病预防保健的知识。

【**护理措施**】

1. 一般护理 保持环境安静，避免过度疲劳、便秘、睡眠不足、情感冲动及强光刺激等；适当参加体力和脑力活动，做力所能及的工作，间歇期可下床活动，出现先兆即刻卧床休息；给予清淡饮食，避免过饱，戒烟酒。

2. 避免受伤 ①发现发作先兆时，迅速将患者就地平放，避免摔伤，松解领扣和腰带，摘下眼镜、义齿，将手边柔软物垫在患者头下，移去身边的危险物。②用牙垫或厚纱布塞在上下磨牙之间，以防咬伤舌头及颊部；抽搐发作时，不可用力按压肢体，以免造成骨折、肌肉撕裂及关节脱位。③发作后患者可短期的意识模糊，禁用口腔测量体温，防止患者咬断体温计而损伤舌头、口腔黏膜等。

3. 保持呼吸通畅 发作时将患者的头放低且偏向一侧，使涎液和呼吸道分泌物由口角流出，床边备吸引器，及时吸痰，以保持呼吸道通畅。发作时不可喂水、喂食物，以免发生呛咳、窒息。观察呼吸情况，有无呼吸困难、心率加快、表情恐怖、两手乱抓等窒息表现，出现窒息立即取头低位，拍打背部，吸取痰液及口腔分泌物，吸氧，必要时可行气管插管甚至气管切开。

4. 病情观察　发作过程中应严密观察生命体征及神志、瞳孔变化，注意发作过程有无心率加快、血压升高、呼吸减慢、瞳孔散大等；记录发作时间与频率，发作停止后意识恢复的时间，患者有无头痛、疲乏及肌肉酸痛等表现。

5. 用药护理　根据癫痫发作的类型遵医嘱用药，注意观察用药疗效和不良反应。①用药注意事项：药物治疗原则为从单一小剂量开始，尽量避免联合用药；坚持长期服药，切忌癫痫发作控制后自行停药，或不规则服药。②药物不良反应的观察和处理：多数抗癫痫药物有胃肠道反应，宜分次餐后口服，如卡马西平有导致中性粒细胞减少、骨髓抑制的副作用。因此，应告之患者及家属，出现异常及时就医，对血液、肝、肾功能有损害的药物，服药前应做血、尿常规和肝肾功能检查，服药期间定期做血象和生化检查，以防出现毒、副作用。

6. 癫痫持续状态的护理　①专人守护，加床栏以保护患者免受外伤。②立即按医嘱缓慢静脉注射地西泮 10～20mg，速度不超过每分钟 2mg，必要时可在 15～30min 内重复给药，也可用地西泮 100～200mg 溶于 5% 葡萄糖液或生理盐水中缓慢静脉滴注，用药中密切观察患者呼吸、心率、血压的变化。③严密观察病情变化，做好生命体征、意识、瞳孔等方面的观察，及时发现并处理高热、周围循环障碍、脑水肿等严重并发症。④注意保持呼吸道通畅和口腔清洁，防止继发感染，给予吸氧，备好气管插管、气管切开器械。保持病房环境安静，避免外界的各种刺激。

7. 心理护理　向患者解释所患癫痫的类型、临床特征及可能的诱发因素，帮助患者正确面对现实，对待自己的疾病。鼓励患者说出害怕及担忧的心理感受，给予同情和理解，指导患者进行自我调节，克服自卑心理，树立自信、自尊的良好心理状态。告知疾病相关知识、预后的正确信息和药物治疗知识，帮助患者掌握自我护理的方法，尽量减少发作次数。鼓励家属向患者表达不嫌弃、亲切关怀的情感，解除患者的精神负担。指导患者承担力所能及的社会工作，在自我实现中体会到自身的价值，从而提高自信心和自尊感。

【健康教育】

1. 介绍本病的基本知识及发作时的家庭急救护理方法。

2. 保持良好的生活规律，避免过度疲劳、便秘、睡眠不足和情感冲动等诱发因素。保持良好的饮食习惯，食物应清淡且富含营养，避免辛、辣、咸、不宜进食过饱，戒除烟、酒。

3. 适当参加力所能及的社会工作，多参加有益的社会活动。禁止从事带有危险的活动，如游泳、驾驶等，以免发作时危及生命。

4. 遵医嘱按时服药　定期复查血象、肝、肾功能和生化检查。外出时随身携带病情诊疗卡，注明姓名、地址、病史、联系电话等、以备发作时及时了解及联系。

第五节　帕金森病

掌握　帕金森病的临床表现、护理诊断和护理措施
熟悉　帕金森病的治疗原则
了解　帕金森病的辅助检查和诊断要点

帕金森病（Parkinsons disease，PD）是一种以静止性震颤、肌强直、运动迟缓和姿势步态异常为主要临床特征，中老年人常见的神经系统变性疾病。主要病理改变是黑质多巴胺能神经元变性。由于其突出特点是静止性震颤，故又称震颤麻痹。大多数在50 岁以后发病，65 岁以上人群患病率为 1.7% ~ 1.8% 随年龄增高，发病率增加，男性稍多于女性。

【护理评估】

（一）健康史

询问患者有无下列病因。

1. 年龄老化　黑质（DA）神经元、纹状体 DA，随年龄增长逐年减少。但老年人发病者仅是少数，只是 PD 发病的促发因素。

2. 环境因素　有机磷农药中毒、一氧化碳中毒、除草剂、鱼腾酮中毒、重金属。

3. 遗传因素　约 10% 的 PD 患者有家族史，呈不完全外显率常染色体显性遗传。

（二）身体状况

本病多于 60 岁以后发病，偶有 30 岁以下发病者。隐匿起病，缓慢进展。症状常始及一侧上肢，逐渐波及同侧下肢，再波及对侧上肢及下肢。

1. 静止性震颤　常为首发症状，多始及一侧上肢远端，静止位时出现或明显，随意运动时减轻或停止，紧张时加剧，入睡后消失。典型表现是拇指与屈曲的示指间呈"搓丸样"动作，频率为 4 ~ 6Hz。令患者一侧肢体运动如握拳或松拳，可使另一侧肢体震颤更明显，该试验有助于发现早期轻微震颤。少数患者可不出现震颤，部分患者可合并轻度姿势性震颤。

2. 肌强直　指被动运动关节时阻力增加。其特点为被动运动关节时阻力大小始终一致，而且阻力大小基本不受被动运动的速度和力量的影响，类似弯曲软铅管的感觉，故称"铅管样强直"；在有静止性震颤的患者中可感到在均匀的阻力中出现断续停顿，如同转动齿轮感，称为"齿轮样强直"。四肢、躯干、颈部肌强直可使患者出现特殊的屈曲体姿，表现为头部前倾，躯干俯屈，上肢肘关节屈曲，腕关节伸直，前臂内收，下肢髋及膝关节均略为弯曲。

3. 运动迟缓　指随意动作减少，动作缓慢、笨拙。早期表现为手指精细动作如解纽扣、系鞋带等动作缓慢，逐渐发展成全面性随意运动减少、缓慢，晚期因合并肌张力增高致起床、翻身均有困难。体检可见面容呆板，双眼凝视，瞬目减少，呈现"面具脸"；口、咽、腭肌运动障碍，语速变慢，语音低调；书写时字越写越小，呈现"写字过小征"；做快速重复性动作如拇、示指对指时可表现运动速度和幅度进行性降低。

4. 姿势步态障碍　指平衡功能减退、姿势反射消失引起的姿势步态不稳、易跌跤。这一症状是病情进展的重要标志，对治疗反应不佳，是致残的重要原因。在疾病早期，表现为走路时患侧下肢拖曳，上肢摆臂幅度减小或消失。随着病情的进展，步伐逐渐变小变慢，启动、转弯或跨越障碍时步态障碍尤为明显，自坐位、卧位起立困难。有时行走中全身僵住，不能动弹，称为"冻结（freezing）"现象。有时迈步后以极小的步伐越走越快，不能及时止步，称为前冲步态或慌张步态。

5. 其他　自主神经症状常见，如便秘、出汗异常、性功能减退和脂溢性皮炎（脂颜）等。吞咽活动减少可导致口水过多、流涎。近半患者伴有抑郁和（或）睡眠障碍。约15%～30%的患者在疾病晚期发生痴呆。

（三）辅助检查

血、脑脊液常规检查均无异常，CT、MRI 检查亦无特征性改变，功能性脑影像 PET 或 SPECT 检查有辅助诊断价值。以^{18}F-多巴作示踪剂行多巴摄取功能 PET 显像可显示多巴胺递质合成减少；以^{125}I-β-CIT、mTc-TRODAT-1 作示踪剂行多巴胺转运体（DAT）功能显像可显示功能显著降低，在疾病早期甚至亚临床期即能显示降低；以^{123}I-IBZM 作示踪剂行 D_2 多巴胺受体功能显像其活性在早期呈失神经超敏，后期低敏。另外，通过基因检测技术可能在少数家族性 PD 患者中发现基因突变。

（四）心理及社会支持状况

帕金森病是一种慢性进展性疾病，无法治愈。多数患者在发病的前几年可继续工作，但数年后逐渐丧失工作能力。至疾病晚期，由于全身僵硬、活动困难，终至不能起床，最后常死于肺炎等各种并发症。因此应了解疾病对患者生活、工作影响程度，患者有无焦虑、恐惧甚至绝望心理；评估家庭对患者的关心、照顾状况；有无医疗、康复保障等。

【诊断要点】

中国帕金森病诊断是依据中老年发病，缓慢进展性病程，必备运动迟缓及至少具备静止性震颤、肌强直或姿势步态障碍中的一项，结合对左旋多巴治疗敏感即可作出临床诊断。

【治疗要点】

应采取综合治疗，包括药物治疗、手术治疗、康复治疗、心理治疗等，其中药物治疗是首选且主要的治疗手段。目前应用的治疗手段，无论药物或手术，只能改善症状，不能阻止病情的发展，更无法治愈。

（一）药物治疗

1. 抗胆碱能药　主要有苯海索（安坦），1～2mg 口服，每日 3 次。此外有丙环定、甲磺酸苯托品、东莨菪碱等。主要适用于震颤明显且年轻患者。

2. 金刚烷胺 对少动、强直、震颤均有改善作用，对异动症有一定的治疗作用。50～100mg 口服，每日 2 次。

3. 复方左旋多巴（或左旋多巴） 至今仍是治疗本病最基本最有效的药物，对震颤、强直、运动迟缓等均有较好疗效。初始用量 62.5～125mg 口服，每日 3 次，根据病情而渐增剂量至疗效满意和不出现不良反应为止，餐前 1h 或餐后 1.5h 服药。

（二）外科治疗

苍白球或丘脑底核毁损术对运动迟缓和震颤有效；也可采用脑深部电刺激术改善症状。

【常见护理诊断】

1. 躯体移动障碍 与肌强直、体位不稳有关。

2. 语言沟通障碍 与构音障碍有关。

3. 自我形象紊乱 与运动迟缓、强直和面部无表情有关。

4. 营养失调：低于机体需要量 与咀嚼和吞咽困难有关。

5. 自理缺陷 与肌强直和震颤有关。

6. 社会隔离 与自我形象改变有关。

【护理措施】

1. 饮食护理 ①可根据患者的年龄、活动量给予足够的总热量，膳食中注意满足糖、蛋白质的供应，以植物油为主，少进动物脂肪。服用多巴胺治疗者宜限制蛋白质摄入量。因蛋白质可影响多巴胺的治疗效果。蛋白质摄入量限制在每日每公斤体重 0.8g 以下，全日总量约 40～50g。在限制范围内多选用乳、蛋、肉、豆制品等优质蛋白质。适量进食海鲜类，能够提供优质蛋白质和不饱和脂肪酸，有利于防治动脉粥样硬化。②无机盐、维生素、膳食纤维供给应充足。多吃新鲜蔬菜和水果，能够提供多种维生素，并能促进肠蠕动，防治大便秘结。患者出汗多，应注意补充水分。③食物应细软、易消化，便于咀嚼和吞咽。④饮食宜清淡、少盐；禁烟酒及刺激性食物，如咖啡、辣椒、芥末、咖喱等。⑤注意饮食安全，病情较重的患者存在吞咽困难，防止误吸引起肺部感染。

2. 生活指导和帮助 本病早期，患者运动功能无障碍，能坚持一定的劳动，应指导患者尽量参与各种形式的活动，坚持四肢各关节的功能锻炼。随着病情的发展，患者运动功能发生一定程度的障碍，生活自理能力显著降低。穿脱衣服，扣纽扣，系腰带、鞋带等，均需给予帮助。患者活动时有人看护，注意安全，走路时持拐杖助行，防止患者摔倒和发生意外。注意生活设施的布置，家居布置要方便合理、减少障碍。

3. 加强肢体功能锻炼 本病早期应坚持一定的体力活动，主动进行肢体功能锻炼，四肢各关节做最大范围的屈伸、旋转等活动，以预防肢体挛缩、关节僵直的发生。晚期患者作被动肢体活动和肌肉、关节的按摩，以促进肢体的血液循环。

4. 用药护理 本病一旦发生，一般不会自动缓解，但病情大多发展缓慢，药物治疗须长期。因长期用药，会产生一定副作用，故早期治疗用药量从小剂量开始，药物的调整必须在医师指导下进行。服用美多巴或息宁时，餐前1h或餐后1.5h服药，避免饭后高蛋白抑制多巴的吸收。注意观察药物的不良反应。多巴胺能药副作用有消化道症状、体位性低血压、心律失常、幻觉、焦虑、剂末现象、晨僵现象和异动症等并发症；抗胆碱能药副作用有口干、视物模糊、便秘和排尿困难，严重者幻觉、妄想，老年患者慎用，闭角型青光眼及前列腺肥大患者禁用；金刚烷胺不良反应有不宁、神志模糊、下肢网状青斑、踝部水肿等，均较少见。肾功能不全、癫痫、严重胃溃疡、肝病患者慎用，哺乳期妇女禁用。

5. 预防并发症　注意居室的温度、湿度、通风及采光等。根据季节、气候、天气等情况增减衣服，决定室外活动的方式、强度。以上措施均能有效地预防感冒。晚期的卧床患者要按时翻身，做好皮肤护理，防止尿便浸渍和压疮的发生。被动活动肢体，加强肌肉、关节按摩，防止和延缓骨关节的并发症。加强口腔护理，翻身、叩背，以预防吸入性肺炎和坠积性肺炎。

6. 心理护理　疾病早期，患者保持相当的劳动能力，生活能够自理，震颤也不显著，疾病又无何痛苦，患者可以不甚介意，泰然处之，心理变化不大。随着病情的发展，肢体震颤加重，动作迟缓而笨拙，表情淡漠、刻板而呈"面具脸"，语调单一、谈吐断续，使患者有自卑感，不愿到公共场合，回避人际交往，并感到孤独，患者可以产生焦急、忧虑等情绪。有些患者了解到本病的结局，也可产生恐惧或绝望心理。到疾病后期阶段，患者生活不能自理，可产生悲观失望或厌世轻生的心理。晚期患者常有痴呆存在，可以淡化心理活动。通过医护人员和患者家属、朋友娓娓动听的语言来开启患者的心扉，并通过具体的关心、体贴、帮助等措施，从心理上建立和保持良好的医-护-患关系，促进患者产生有利于稳定情绪，树立抗病信心的积极心理活动。根据患者的具体情况，要注意个体化，因人施护，可获得心理护理的更好效果。

[健康教育]

　　向患者宣传帕金森病有关知识，避免诱发因素；指导患者合理饮食和活动；注意安全，不要独自外出，防止跌倒、摔伤；指导患者正确的功能训练方法，防止关节的强直；在医师的指导下用药，观察和监测药物的不良反应。

第六节　肌肉疾病

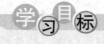

　　掌握　重症肌无力和周期性瘫痪的临床表现、护理诊断和护理措施
　　熟悉　重症肌无力和周期性瘫痪的治疗原则
　　了解　重症肌无力和周期性瘫痪的辅助检查和诊断要点

一、概述

肌肉疾病是指骨骼肌本身或神经－肌肉接头间传递功能障碍所引起的疾病。临床主要表现为肌无力及张力低下或强直，肌萎缩或肥大，腱反射减弱甚至消失，不伴感觉障碍和肌束震颤。主要包括重症肌无力、周期性瘫痪、多发性肌炎、进行性肌营养不良症等。

肌肉疾病的发病机制涉及神经－肌肉接头病变及肌肉本身的病变。突触前膜病变造成 ACh 合成和释放障碍，使 ACh 减少；突触间隙中乙酰胆碱酯酶活性和含量异常，或突触后膜 AChR 病变，如重症肌无力是因体内产生了 AChR 自身抗体而破坏了 AChR，以上各环节导致神经－肌肉接头传递功能障碍。肌细胞膜电位异常，如周期性瘫痪，强直性肌营养不良症和先天性肌强直症等，因终板电位下降而引起肌膜去极化阻断；能量代谢障碍，如线粒体肌病、脂质代谢性肌病和糖原累积症等均因影响肌肉的能量代谢而发病；肌细胞结构病变，如各种肌营养不良症、先天性肌病、内分泌性肌病、炎症性肌病和缺血性肌病等。

二、重症肌无力

重症肌无力（myasthenia gravis，MG）是一种神经－肌肉接头传递功能障碍的获得性自身免疫性疾病。主要由于神经肌肉接头突触后膜上乙酰胆碱受体（acetylcholine receptor，AChR）受损引起。临床主要表现为部分或全身骨骼肌无力和极易疲劳，活动后症状加重，经休息和胆碱酯酶抑制剂治疗后症状减轻。发病率为（8～20）/10 万，患病率为 50/10 万，我国南方发病率较高。本病可见于任何年龄，小至数个月，大至70～80 岁。发病年龄有两个高峰：20～40 岁发病者女性多于男性，约为 3：2；40～60岁发病者以男性多见，多合并胸腺瘤。少数患者有家族史。常见诱因有感染、手术、精神创伤、全身性疾病、过度疲劳、妊娠、分娩等，有时甚至可以诱发重症肌无力危象。

重症肌无力的发病机制与自身抗体介导的突触后膜 AChR 的损害有关。研究表明重症肌无力是一种主要累及神经－肌肉接头突触后膜 AChR 的自身免疫性疾病，主要由AChR 抗体介导，在细胞免疫和补体参与下突触后膜的 AChR 被大量破坏，不能产生足够的终板电位，导致突触后膜传递功能障碍而发生肌无力。80%～90% 的重症肌无力患者血清中可以检测到 AChR 抗体，并且其肌无力症状可以经血浆交换治疗得到暂时改善。重症肌无力患者胸腺有与其他自身免疫病相似的改变，80% 患者有胸腺肥大，淋巴滤泡增生，10%～20% 的患者有胸腺瘤。胸腺切除后 70% 患者的临床症状可得到改善或痊愈。重症肌无力患者常合并甲状腺功能亢进、甲状腺炎、系统性红斑狼疮、类风湿关节炎和天疱疮等其他自身免疫性疾病。

【护理评估】

（一）健康史

询问有无家族史；有无感染、手术、精神创伤、全身性疾病、过度疲劳、妊娠、分娩等诱因。

（二）身体状况

1. 临床表现 本病起病隐袭，整个病程有波动，缓解与复发交替。肌无力常从一组肌群开始，范围逐步扩大。全身骨骼肌均可受累，多以脑神经支配的肌肉最先受累。首发症状常为一侧或双侧眼外肌麻痹，如上睑下垂、斜视和复视，重者眼球运动明显受限，甚至眼球固定，但瞳孔括约肌不受累。面部肌肉和口咽肌受累时出现表情淡漠、苦笑面容；连续咀嚼无力、饮水呛咳、吞咽困难；说话带鼻音、发音障碍。累及胸锁乳突肌和斜方肌时则表现为颈软、抬头困难，转颈、耸肩无力。四肢肌肉受累以近端无力为重，表现为抬臂、梳头、上楼梯困难。腱反射通常不受影响，感觉正常。本病有"晨轻暮重"现象，即肌肉连续收缩后出现严重无力甚至瘫痪，休息后症状可减轻。肌无力于下午或傍晚劳累后加重，晨起或休息后减轻。

2. 重症肌无力危象 指呼吸肌受累时出现咳嗽无力甚至呼吸困难、呼吸衰竭，需用呼吸机辅助通气，是致死的主要原因。口咽肌无力和呼吸肌乏力者易发生危象，诱发因素包括呼吸道感染、手术（包括胸腺切除术）、精神紧张、全身疾病等。心肌偶可受累，可引起突然死亡。大约10%的重症肌无力出现危象。

3. 临床分型 成年型（Osserman分型） ①眼肌型（15%～20%）：病变仅限于眼外肌，出现上睑下垂和复视。②A轻度全身型（30%）：可累及眼、面、四肢肌肉，生活多可自理，无明显咽喉肌受累。ⅡB中度全身型（25%）：四肢肌群受累明显，除伴有眼外肌麻痹外，还有较明显的咽喉肌无力症状，如说话含糊不清、吞咽困难、饮水呛咳、咀嚼无力，但呼吸肌受累不明显。③急性重症型（15%）：急性起病，常在数周内累及延髓肌、肢带肌、躯干肌和呼吸肌，肌无力严重，有重症肌无力危象，需做气管切开，死亡率较高。④迟发重症型（10%）：病程达2年以上，常由Ⅰ、ⅡA、ⅡB型发展而来，症状同Ⅲ型，常合并胸腺瘤，预后较差。

（三）辅助检查

1. 肌疲劳试验（Jolly试验） 受累随意肌快速重复收缩，肌无力明显加重。如连续眨眼50次，可见眼裂逐渐变小。

2. 抗胆碱酯酶药 依酚氯铵（腾喜龙）试验和新斯的明试验诊断价值相同，用于MG诊断和各类危象鉴别。①腾喜龙5～10mg稀释至1ml静脉注射，肌无力30s内好转，症状缓解持续4～5min为阳性。②新斯的明试验：新斯的明1～2mg肌内注射，通常注射后10～15min症状改善，20min达高峰为阳性。为了减少抗胆碱酯酶药不良反应，可同时肌内注射阿托品0.4mg。

3. 重复神经电刺激 为常用的具有确诊价值的检查方法。应在停用新斯的明24h后进行，否则可出现假阴性。方法为以低频（3～5Hz）和高频（10Hz以上）重复刺激尺神经、正中神经和副神经等运动神经。MG典型改变为动作电位波幅第5波比第1波在低频刺激时递减10%以上。90%的重症肌无力患者低频刺激时为阳性，且与病情轻重相关。

4. 单纤维肌电图 通过特殊的单纤维针电极测量并判断同一运动单位内的肌纤维

产生动作电位的时间是否延长来反映神经－肌肉接头处的功能，此病表现为为间隔时间延长。

5. AChR 抗体滴度的检测 对重症肌无力的诊断具有特征性意义。85% 以上全身型重症肌无力患者的血清中 AChR 抗体浓度明显升高，但眼肌型患者的 AChR 抗体升高可不明显，且抗体滴度的高低与临床症状的严重程度并不完全一致。

6. 胸腺 CT、MRI 检查 可发现胸腺增生和肥大。

（四）心理及社会支持状况

重症肌无力患者因反复发作，病程长，常常出现情绪低落、烦躁易怒、恐惧、绝望等。了解患者对重症肌无力的认识；不同时期的心理变化；了解家庭成员、经济状况，社会支持状况；有无医疗保障。

【诊断要点】

MG 患者受累肌肉的分布与某一运动神经受损后出现肌无力不相符合，临床特点为受累肌肉在活动后出现疲劳无力，经休息或胆碱酯酶抑制剂治疗可以缓解，肌无力表现为"晨轻暮重"的波动现象。结合药物试验、肌电图以及免疫学等检查的典型表现可以作出诊断。另外，还应该行胸腺 CT、MRI 检查确定有无胸腺增生或胸腺瘤，并根据病史、症状、体征和其他免疫学检查明确是否合并其他自身免疫疾病。

【治疗要点】

1. 药物治疗

（1）抗胆碱酯酶药 通过抑制胆碱酯酶抑制 ACh 的水解，改善神经－肌肉接头间的传递，增加肌力。应从小剂量开始，逐步加量，以能维持日常起居为宜。常用药物有溴吡斯的明成人每次口服 60～120mg，每日 3～4 次。或溴新斯的明等。同时辅用如氯化钾、麻黄碱可加强胆碱酯酶抑制剂的作用。不良反应为毒蕈碱样反应，可用阿托品对抗。

（2）糖皮质激素 可抑制自身免疫反应，减少 AChR 抗体的生成，增加突触前膜 ACh 的释放量及促使运动终板再生和修复，改善神经肌肉接头的传递功能。适用于各种类型的 MG。长期应用激素者应注意激素的不良反应如：胃溃疡出血、血糖升高、库欣综合征、股骨头坏死、骨质疏松等。

（3）免疫抑制剂 适用于对肾上腺糖皮质激素疗效不佳或不能耐受，或因有高血压、糖尿病、溃疡病而不能使用肾上腺糖皮质激素者。应注意药物不良反应如：周围血白细胞、血小板减少，脱发，胃肠道反应，出血性膀胱炎，肝、肾功能受损等。

2. 血浆置换 通过正常人血浆或血浆代用品置换患者血浆，能清除 MG 患者血浆中 AChR 抗体、补体及免疫复合物。每次交换量为 2000ml 左右，每周 1～3 次，连用 3～8 次。起效快，但疗效持续时间短，仅维持 1 周至 2 个月。随抗体水平增高而症状复发且不良反应大，仅适用于危象和难治性重症肌无力。

3. 大剂量静脉注射免疫球蛋白 外源性 IgG 可以干扰 AChR 抗体与 AChR 的结合从而保护 AChR 不被抗体阻断。IgG 0.4g/（kg·d）静脉滴注，5 日为一疗程，作为辅助治疗缓解病情。

4. 胸腺切除或放射治疗 可去除患者自身免疫反应的始动抗原，减少参与自体免疫反应的 T 细胞、B 细胞和细胞因子。适用于伴有胸腺肥大和高 AChR 抗体效价者；伴胸腺瘤的各型重症肌无力患者；年轻女性全身型 MG 患者；对抗胆碱酯酶药治疗反应不满意者。约 70% 的患者术后症状缓解或治愈。

5. 危象的处理 危象指 MG 患者在某种因素作用下突然发生严重呼吸困难，甚至危及生命。须紧急抢救。危象分三种类型。

（1）肌无力危象 为最常见的危象，疾病本身发展所致，多由于抗胆碱酯酶药量不足。如注射依酚氯铵或新斯的明后症状减轻则可诊断。

（2）胆碱能危象 非常少见，由于抗胆碱酯酶药物过量引起，患者肌无力加重，并且出现明显胆碱酯酶抑制剂的不良反应如肌束颤动及毒蕈碱样反应。可静脉注射依酚氯铵 2mg，如症状加重则应立即停用抗胆碱酯酶药物，待药物排除后可重新调整剂量。

（3）反拗危象 由于对抗胆碱酯酶药物不敏感而出现严重的呼吸困难，腾喜龙试验无反应，此时应停止抗胆碱酯酶药，对作气管插管或切开的患者可采用大剂量类固醇激素治疗，待运动终板功能恢复后再重新调整抗胆碱酯酶药物剂量。

危象是重症肌无力患者最危急的状态，病死率曾为 15.4% ~ 50%，随治疗进展病死率已明显下降。不论何种危象，均应注意确保呼吸道通畅，当经早期处理病情无好转时，应立即进行气管插管或气管切开，应用人工呼吸器辅助呼吸；停用抗胆碱酯酶药物以减少气管内的分泌物；选用有效、足量和对神经－肌肉接头无阻滞作用的抗生素积极控制肺部感染；给予静脉药物治疗如皮质类固醇激素或大剂量丙种球蛋白；必要时采用血浆置换。

【常见护理诊断】

1. 生活自理缺陷 与全身肌无力有关。

2. 营养失调：低于机体需要量 与咀嚼无力、吞咽困难有关。

3. 潜在并发症 重症肌无力危象。

4. 清理呼吸道无效 与咳嗽无力和呼吸道分泌物增多有关。

【护理措施】

1. 保持呼吸道通畅 鼓励患者咳和深呼吸，抬高床头，及时吸痰，彻底清除呼吸道分泌物，保持呼通畅。及时给予患者持续低流量吸氧。

2. 饮食护理 注意营养均衡：宜多食高蛋白、高维生素、高纤维素及富含钾、钙饮食，如瘦肉汁、鲜牛奶、果汁、粥水、营养液等。防止呛咳：避免让患者单独进餐，食物以易咀嚼的软食、半流、糊状物或流质为宜，慎防患者用餐时出现呛咳甚至出现"吸肺"或窒息。记录患者用餐时间：一般患者用餐时间不宜超过 30min，如每次用餐时间过长（进食时间超过 40min）或吞咽困难严重者，应尽早为患者留置胃管鼻饲食物，以免发生进食时窒息或不能保证足够的营养。

3. 加强基础护理 安置患者于清洁、安静的病房，以利充分休息。鼓励患者适当活动，防废用综合征，活动以省力和不感到疲劳为原则。为避免过劳，护理人员应协助患者做好洗漱、进食、穿衣、个人卫生等生活护理，保持口腔清洁。注意防跌倒防坠床。防止外伤和压疮等皮肤并发症。便秘者避免灌肠，灌肠可使重症肌无力患者突然死亡。

4. 用药护理　用药护理对于重症肌无力患者的治疗非常重要，准确和按时用药是护理的关键，必须严密观察患者的服药情况，防止漏服药或不按时用药，并逐步建立患者遵医嘱服药行为。避免因服药不当而诱发肌无力危象和胆碱能危象。常规应用糖皮质激素，应用期间应注意观察该药物的不良反应，如肌肉骨骼系统、胃肠道反应等。糖皮质激素一般应在早上用药效果较佳。使用糖皮质激素应逐量递减药量，不可减量过快或者骤停，防止反跳或产生肾上腺皮质功能不全现象。注意该药物与其他药物同时使用的有益及有害的相互作用。

5. 重症肌无力危象护理　严密观察病情变化，立即给予氧气吸入。呼吸道管理及保证人工呼吸器良好运转是危象护理的重要环节，也是抢救成败的关键所在。①加强呼吸道管理，防止肺部并发症。注意呼吸道湿化，有效排痰，防止痰液堵塞，保持呼吸道通畅。②使用人工呼吸机时要严密观察通气是否适当，若通气适当，胸廓稍有起伏，呼吸适度，患者安静，口唇红润，肢端无紫绀，血压、心率平稳；若通气过度，胸廓起伏明显，血压下降；若通气不足，出现低氧血症，患者烦躁不安，末梢紫绀，面色潮红，大汗淋漓，血压增高，心率增快。发现通气过度或通气不足，立即给予处理。

6. 心理护理　重症肌无力患者因反复发作，病程长，常常出现情绪低落、烦躁易怒、恐惧，担心治不好。用热情、周到、耐心的服务取得患者的信任，建立良好的护患关系，对患者的心理问题及时疏导，耐心讲解疾病的相关知识，消除患者的焦虑和恐惧心理，并嘱其家属给予情感的支持，让患者保持良好的心情，使其情绪稳定，有利于早日康复。

【健康教育】

1. 生活有规律，注意身体，加强营养，保证充足的睡眠，注意劳逸结合。
2. 注意保暖，预防受凉并引发呼吸道感染。
3. 保持精神愉快，避免不良的精神刺激。
4. 发病期间避免妊娠、分娩，待病情控制并稳定一段时间后再怀孕。
5. 遵医嘱服药，忌随意加减及更改药物，定期复查，如有不适及时就诊。

三、周期性瘫痪

周期性瘫痪（periodic paralysis）是一组反复发作的骨骼肌弛缓性瘫痪为特征的肌病，与钾代谢异常有关。肌无力可持续数小时或数周，发作间歇期完全正常，根据发作时血清钾的浓度，可分为低钾型、高钾型和正常钾型三类，临床上以低钾型者多见。由甲状腺功能亢进、醛固酮增多症、肾衰竭和代谢性疾病所致低钾而瘫痪者称为继发性周期性瘫痪。本节重点介绍低钾型周期性瘫痪。低钾型周期性瘫痪为常染色体显性遗传性疾病。

【护理评估】

(一) 健康史

询问患者有无家族史；有无饱餐、酗酒、寒冷、焦虑、剧烈运动等诱因；有无注射胰岛素、激素、肾上腺素、葡萄糖等。有无糖尿病、甲亢病史。

(二) 身体状况

1. 任何年龄均可发病，以 20～40 岁男性多见，随年龄增长而发作次数减少。常见的诱因有疲劳、饱餐、寒冷、酗酒、精神刺激等。

2. 发病前可有肢体疼痛、感觉异常、口渴、多汗、少尿、潮红、嗜睡、恶心等。常于饱餐后夜间睡眠或清晨起床时发现肢体肌肉对称性不同程度的无力或完全瘫痪，下肢重于上肢、近端重于远端；也可从下肢逐渐累及上肢。瘫痪肢体肌张力低，腱反射减弱或消失。可伴有肢体酸胀、针刺感。脑神经支配肌肉一般不受累，膀胱直肠括约肌功能也很少受累。

3. 发作持续时间自数小时至数日不等，最先受累的肌肉最先恢复。发作频率也不尽相同，一般数周或数月一次。个别患者每天均有发作，也有数年一次甚至终身仅发作一次者。发作间期一切正常。伴甲状腺功能亢进者发作频率较高，每次持续时间短，常在数小时至 1 天之内。甲亢控制后，发作频率减少。

(三) 辅助检查

1. 发作期血清钾常低于 3.5mmol/L 以下，间歇期正常。

2. 心电图呈典型的低钾性改变，U 波出现，T 波低平或倒置。P－R 间期和 Q－T 间期延长，ST 段下降，QRS 波增宽。

3. 肌电图示运动电位时限短、波幅低，完全瘫痪时运动单位电位消失，电刺激无反应。膜静息电位低于正常。

(四) 心理及社会支持状况

了解患者对疾病的认识，发生的心理变化，周期性瘫痪患者，发病急，症状较重，肢体有不同程度瘫痪，且大部分为青壮年，精神非常紧张，常悲观失望，心烦易怒。评估家庭和社会支持状况，医疗保障体系。

【诊断要点】

根据常染色体显性遗传或散发，突发四肢弛缓性瘫痪，近端为主，无脑神经支配肌肉损害，无意识障碍和感觉障碍，数小时至一日内达高峰，结合检查发现血钾降低，心电图低钾性改变，经补钾治疗肌无力迅速缓解等不难诊断。

【治疗要点】

发作时给予 10% 氯化钾或 10% 枸橼酸钾 40～50ml 顿服，24h 内再分次口服，一日总量为 10g。也可静脉滴注氯化钾溶液以纠正低血钾状态。对发作频繁者，发作间期可口服钾盐 1g，每日 3 次；螺旋内酯 200mg，每日 2 次以预防发作。同时避免各种发病诱因如避免过度劳累、受凉及精神刺激，低钠饮食，忌摄入过多高碳水化合物等。严重患者出现呼吸肌麻痹时应予辅助呼吸，严重心律失常者应积极纠正。

【常见护理诊断】

1. 活动无耐力 与钾代谢紊乱导致下肢无力有关。

2. 知识缺乏 缺乏自我防护的知识。

【护理措施】

1. 休息与活动 发作期患者卧床休息，瘫痪肢体保持功能位。缓解期，活动瘫痪肢体，防肢体挛缩、畸形，包括肢体按摩、被动活动及坐起、站立、步行锻炼。适量运动，注意劳逸结合。

2. 饮食护理 避免暴饮暴食，尤其是饱餐和高糖饮食，多食含钾丰富的食物。注意补充钙和镁，它们有利于维持正常的肌肉（包括心肌）和神经活动。注意食品可口，易于消化吸收，特别是对一些吞咽困难者，要少食多餐，给予半流质饮食，既有利于吞咽和消化吸收，又避免流质饮食引起的呛咳。食盐要适量，每天盐的摄入量小于6g。戒酒，饮酒可引起体内乳酸堆积，引起糖代谢障碍而诱发低钾。

3. 预防并发症 周期性瘫痪患者因瘫痪肢体的运动和感觉障碍，局部血管神经营养差，若压迫时间较长，容易发生压疮，故应注意变换体位。每2h翻一次身，对被压红的部位轻轻按摩，也可用红花酒精按摩，以改善局部血循环。床铺要干燥平整，并保持好个人卫生，可以擦浴，但应注意保暖，防止受凉。应用热水袋或洗浴时水温要适当，防止皮肤烫伤。在翻身时适当叩击背部，鼓励咳痰，以防坠积性肺炎。有尿潴留或尿失禁而又需保持会阴部清洁时，应放置导尿管，须严格无菌操作，预防泌尿系感染。

4. 生活自理和职业训练 周期性瘫痪患者瘫痪有好转时，应逐步锻炼日常生活技能，医护人员和家属要共同给予正确指导和热情帮助，鼓励周期性瘫痪患者凡是个人力所能及的生活自理方面的事情，尽可能自己完成，如脱穿衣服、洗脸、吃饭等；对有可能做发病前的工作者，可逐步进行适应性锻炼。

5. 心理护理 周期性瘫痪患者，发病急，症状较重，肢体有不同程度瘫痪，且大部分为青壮年，精神非常紧张，常悲观失望，心烦易怒，不配合治疗。护理人员应耐心向患者解释补钾治疗的道理，鼓励和安慰。重视向患者做思想工作。因瘫痪给患者带来沉重的思想负担，须鼓励患者树立乐观主义精神，要求其克服困难，艰苦锻炼，要有战胜疾病的信心，与医护人员和家庭成员配合，尽早进行瘫痪肢体功能锻炼，防止关节畸形和肌肉萎缩。

【健康教育】

指导患者改变不良生活习惯的同时，尽快建立良好的健康行为，少食多餐，给予低糖、低钠、高钾饮食；避免不恰当的饮食摄入，如睡前不进食，勿酗酒；避免劳累、受凉，剧烈运动及情绪激动等。

第七节 神经系统常用诊疗技术

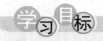

掌握　腰椎穿刺术、脑血管介入性治疗、高压氧治疗的护理和注意事项

熟悉　腰椎穿刺术、脑血管介入性治疗、高压氧治疗的适应证及禁忌证

一、腰椎穿刺术

腰椎穿刺术常用于检查脑脊液的性质、对诊断脑炎、脑膜炎、脑血管病变、脑瘤等有重要意义；亦可测定颅内压力，了解蛛网膜下腔是否阻塞，施行脊髓腔或脑室造影，有时用于鞘内注射药物治疗等。

【适应证及禁忌证】

1. 适应证

（1）有脑膜刺激症状，如脑膜炎、脑炎。

（2）疑有颅内出血，如蛛网膜下腔出血、脑出血破入脑室。

（3）中枢神经系统恶性肿瘤。

（4）有剧烈头痛、昏迷、抽搐或瘫痪而疑为中枢神经系统疾病者。

（5）中枢神经系统疾病需椎管内给药者。

2. 禁忌证

（1）颅内压增高和明显视神经盘水肿，特别是怀疑有颅后窝肿瘤者。

（2）穿刺部位有化脓性感染或脊椎结核；脊髓压迫症的脊髓功能处于即将丧失的临界状态。

（3）血液系统疾病、应用肝素等药物导致出血倾向及血小板 $<50 \times 10^9/L$ 者。

（4）病情危重，躁动不安、高位颈椎外伤、占位性病变，不宜强行腰椎穿刺。

【方法及护理】

1. 穿刺前向患者说明穿刺意义及注意事项，消除其恐惧、害怕心理，家属签穿刺术同意书，以取得患者配合。

2. 穿刺前应做普鲁卡因皮试，出、凝血时间测定，嘱患者排空大小便。

3. 准备好腰穿包及其他物品。

4. 体位　患者去枕平卧，背齐床沿，低头双手抱膝，腰部尽量后凸使椎间隙增宽。

5. 穿刺点　一般取第 3~4 腰椎棘突间隙为穿刺点，即髂后上棘连线与后正中线相交处。

6. 穿刺过程　常规消毒穿刺部位皮肤，打开无菌包，术者戴无菌手套，铺消毒洞巾，行局部麻醉。当术者进针时协助患者保持腰穿正确体位，防止乱动，以免发生断针、软组织损伤及污染手术视野。穿刺针沿腰间隙垂直进针，推进 4 ~ 6cm，可感阻力突然消失，表明针尖已进入脊椎腔。拔出针芯，脑脊液自动流出，先进行测压，如压力明显增高的，针芯不可完全拔出，应使脑脊液缓慢流出，以防脑疝形成。若脑压不高，可拔出针芯放出脑脊液 2 ~ 5ml 置于无菌试管内备做检查，如怀疑椎管梗阻，可协助术者做脑脊液动力学检查。

7. 病情观察 在操作过程中，要密切观察病情变化，如面色、呼吸、脉搏、意识等。询问患者有无不适，如有异常立即报告医师并做处理。

8. 穿刺完毕 放液及测压后插入针芯，拔出穿刺针，穿刺点消毒后铺无菌纱布，用胶布固定。

【注意事项】

1. 嘱患者术后去枕平卧 4 ~ 6h，不可抬高头部，以防出现穿刺后反应，如头痛、恶心、呕吐、眩晕等不适。

2. 病情监测 注意观察患者有无头痛、背痛、有无穿刺点感染或脑疝等并发症。观察穿刺点有无渗液、渗水。

二、脑血管介入性治疗

是利用导管操作技术，在计算机控制的数字减影血管造影（DSA 系统）的支持下，对累及神经系统血管内的病变进行诊断和治疗。如：脑血管造影检查、动脉狭窄球囊扩张术、支架植入术、动脉瘤的介入栓塞、急性脑梗死的动脉溶栓等。脑血管介入治疗具有创伤性小、恢复快、疗效好的特点。

【适应证及禁忌证】

1. 适应证 颅内动脉瘤、颅内动 – 静脉畸形、动脉硬化性脑血管病如颈动脉狭窄、椎动脉狭窄等。

2. 禁忌证

（1）有严重出血倾向者。

（2）有对造影剂和麻醉药过敏者。

（3）病情危重不能耐受手术者。

（4）双侧颈动脉、椎动脉闭塞、严重血管迂曲、严重神经功能障碍、3 周内有严重的卒中发作或合并严重的全身器质性疾病。

【护理】

1. 术前护理

（1）评估患者的文化水平、心理状态及对该技术认识的程度，并进行心理护理，对患者讲明介入治疗的手术简要操作步骤、安全性及优点并介绍手术成功的病例，尽量解除患者的思想顾虑。创造安静环境保证患者休息，避免情绪激动维持血压稳定，保持大便通畅避免颅内高压。术前一晚指导患者学会放松技术，必要时予适量镇静剂以保证患者有充足的睡眠。

（2）遵医嘱做好各种化验检查：包括血常规、出凝血时间、凝血酶原时间，肝、肾功能，心电图和胸片等。

（3）准备好手术用品：介入材料、沙袋、弹力绷带、胶布、造影剂（碘帕醇）、尼莫地平注射液、肝素钠、鱼精蛋白、利多卡因、注射器、各种抢救药品等。

（4）遵医嘱术前 4～6h 禁食、禁水。

（5）做碘过敏试验。

（6）术前导尿并留置尿管。

（7）术前 30min 肌内注射苯巴比妥钠 0.1g 及地塞米松 5mg。

（8）在不插导管的肢体建立静脉通道。

2. 术中护理

（1）遵医嘱调节给药时间、记录、速度与浓度；准确记录术中所用材料、药品的规格及数量、用法。

（2）术中注意观察患者的情绪、意识状态、瞳孔、血压、心率、心律、呼吸、血氧饱和度等变化，注意患者术侧下肢皮肤颜色及足背动脉搏动情况，随时询问患者有无头痛、心慌等不适，注意患者的语言、肢体运动情况。

（3）遵医嘱吸氧和心电监测，保持各种管道通畅。

3. 术后护理

（1）绝对卧床、患肢制动 24h，患侧下肢可取伸展位，不屈曲，保持术侧下肢伸直的状态下，可进行足趾及踝关节的活动。支架患者术后 6h 拔股动脉鞘，予沙袋压迫穿刺点 6h。

（2）观察患者的意识状态、瞳孔、血压、心率、心律、呼吸、血氧饱和度、手术部位有无渗血、周围有无血肿、术侧下肢远端皮肤颜色、温度及足背动脉搏动情况。

（3）鼓励患者大量饮水以促进造影剂排出，4h 内饮水 2000ml。术后即可吃饭，但避免食用甜汤、鸡蛋，以防胀气。

（4）及早行功能锻炼以减轻神经功能的损害、促进神经功能的恢复。

三、高压氧治疗

【适应证及禁忌证】

1. 适应证

（1）一氧化碳中毒。

（2）缺血性脑血管病。

（3）脑炎、中毒性脑病。

（4）神经性耳聋。

（5）多发性硬化，脊髓及周围神经外伤，老年期痴呆等。

2. 禁忌证

（1）恶性肿瘤，尤其是已发生转移者。

（2）出血性疾病，如颅内血肿、椎管或其他部位有活动性出血可能者。

（3）颅内病变诊断不明者。

（4）严重高血压（＞160/95mmHg），心力衰竭。

（5）原因不明的高热，急性上呼吸道感染，急慢性副鼻窦炎、中耳炎、咽鼓管通气不良。

（6）肺部感染、肺气肿、活动性肺结核。

（7）妇女月经期或怀孕期。

（8）有氧中毒和不能耐受高压氧者。

【方法及护理】

1. 作好入舱前的宣传解释工作，使患者明确治疗目的；介绍高压氧的治疗环境，消除紧张与恐惧心理；告诉患者进舱前勿饮食、酗酒，一般在餐后 1～2h 进舱治疗。

2. 高压氧治疗是在密闭的舱室内进行，且舱内氧浓度较高，故应高度重视防火防爆，确保安全。禁止携带易燃、易爆品和各种火源（打火机、火柴、移动电话、BP机、电动玩具、爆竹、汽油、清凉油、万花油等）进舱；禁止穿戴腈纶、氨纶、丙纶、尼纶、混纺织品等可发生静电火花的衣帽，指导患者及时更换全棉织品；同时告诉患者不要将手表、钢笔、保温杯等带入舱内，以防损坏。

3. 首次治疗或患慢性鼻咽部炎症的患者可用 1% 呋麻液滴鼻；发热、血压过高、严重疲劳及妇女月经期应暂停治疗。

4. 加压和减压过程中舱内有一定温度变化，应备好棉制衣服，以防着凉。

5. 教会患者预防气压伤的各种知识，使患者掌握调节中耳气压的方法与要领，如打哈欠、捏鼻鼓气法、咀嚼法、吞咽法等，以防鼓膜被压破。若采用上述方法仍耳痛不止，应报告医生，立即停止加压并对症止痛。鼓膜未破者，休息数日可恢复；若鼓膜已破，应保持局部干燥，避免冲洗及用药，可加用抗生素防止感染，愈合前不要再加压治疗。

6. 加压过程中应观察血压、脉搏、呼吸变化。如出现血压增高、心率、呼吸减慢，系正常加压反应，不必作特殊处理，告诉患者不要因此惊慌。若发现患者烦躁不安、颜面或口周肌肉抽搐、出冷汗或突然干咳、气急，或患者自诉四肢麻木、头昏、眼花、恶心、无力等症状时，可能为氧中毒，应立即报告医生，并摘除面罩、停止吸氧，改吸舱内空气；出现抽搐时，应防止外伤和咬伤。

（王美芝）

第十一章 | 精神障碍的护理

第一节 绪 论

精神障碍（mental disorder）是一种有临床意义的行为或症状群或类型，其发生与当事人目前的痛苦烦恼（如令人痛苦的症状或功能不良，与有一个或多个主要领域的功能损害相关）有关；或明显增加病死、引起痛苦、功能不良或丧失自由的风险。同时这种综合征或类型必须不仅仅是对于某一特殊事件的可预期反应（如心爱的人死亡等）。［根据《疾病和有关健康问题的国际统计分类》（第10版）（International Statistical Classification of Diseases and Related Health Problems，ICD-10）中的定义。］

精神障碍包括精神病、痴呆、精神活性物质所致精神和行为障碍、心境障碍、神经症性障碍、应激相关障碍、躯体形式障碍、人格障碍等。

精神病（psychosis）是一组由不同原因引起的大脑功能紊乱，临床表现为在认知、情感、意志和行为等方面出现持久的、显著的障碍，精神活动明显异常，并伴有检验现实能力的丧失，表现为精神活动的完整性与统一性的破坏，以至于患者的学习、工作及社会适应能力严重受损，甚至出现危害自身以及家庭和社会的行为。临床上主要包括器质性精神障碍、精神活性物质所致精神障碍、精神分裂症、偏执性精神障碍、精神病性抑郁等。

致病因素有多方面：先天遗传、个性特征及体质因素、器质因素、社会性环境因素等。许多精神障碍患者有妄想、幻觉、错觉、情感障碍、哭笑无常、自言自语、行为怪异、意志减退，绝大多数患者缺乏自知力，不承认自己有病，不主动寻求医生的帮助。

随着人类学、社会学、社会心理学与精神病学的实践和研究，社会文化、心理社会因素对心身健康的影响受到重视。大量研究资料表明，社会因素等引起的心理应激，不仅影响心理功能，同时通过大脑、自主神经系统和神经内分系统，影响机体代谢和免疫功能，影响心身疾病的发生、发展和预后，甚至影响肿瘤的发展和预后。反映了心理因素在保障人们心身健康中的重要性，对传统的生物的生物医学模式提出了挑战，1977年医学家Engel提出了生物-心理-社会医学模式，对心理、社会与生物学之间的相互关系由认识、理解，提高到一个新的境界。随着社会的进步，精神病学及心理健康越来越受到人们的重视，在未来将会有更大的发展。

1948年，世界卫生组织（World Health Organization，WHO）在其《宪章》中提出

健康的定义是：健康不仅是没有疾病和衰弱，而是保持体格方面、精神方面和社会方面的完美状态。30 年后的 1978 年，国际初级卫生保健大会在《阿拉木图宣言》中又重申："健康不仅是疾病体弱的匿迹，而是身心健康、社会幸福的完美状态。"生理完美是指身体各系统无疾病。心理社会方面的完美状态是指一种持续的、积极的内心体验、良好的社会适应能力，能有效地发挥个人的身心潜能和社会功能。1990 年，世界关于健康的概念又有了新的发展，把道德修养纳入了健康的范畴。健康不仅涉及人的体能方面，也涉及人的精神方面，即将道德修养作为精神健康的内涵，其内容包括：健康者不以损害他人的利益来满足自己的需要，具有辨别真与伪、善与恶、美与丑、荣与辱等是非观念，能按照社会行为的规范准则来约束自己及支配自己的思想和行为。新的健康概念告诉人们，健康不再是单纯的生理上的无病痛与伤残，它涵盖了生理、心理、社会及道德健康。这是一个整体的、积极向上的健康观。目前认为，健康的概念包括躯体的、心理的、社会的及道德的四方面完全安宁幸福状态。

精神健康不仅仅是无精神障碍。其定义指一种健康状态，在这种状态中，每个人能够认识到自己的潜力，能够应对正常的生活压力，能够有成效地从事工作，并能够对其社区做贡献。

精神疾病逐渐成为本世纪的主要疾病之一。1993 年我国对 7 个地区做了精神疾病流行病学大样本现况调查，结果显示各类精神障碍（不包括神经症）的时点患病率为 11.8‰，终生患病率 13.47‰，而各种神经症的患病率更高。在高等院校中，精神疾病是学生退学或休学的第一位原因。由于人民生活水平的提高和社会医疗保障制度的完善，我国的平均寿命显著延长，达到了发达国家的水平，老年人口逐渐增加，这一困惑了发达国家多年的问题在我国也已呈现。据国际老年痴呆协会中国委员会提供的信息，目前我国 65 岁以上老年人老年痴呆的患病率高达 5%，即每 20 个老年人中就有 1 个老年性痴呆患者。据专家估计，到 2025 年，我国 65 岁以上老年人和 80 岁以上老年人分别占总人口的 35% 和 22%，届时，每 3 个人中将有一个老年人，老年痴呆的患病率将达到高峰。

随着精神医学的发展，以及政治、经济、宗教、社会文化等因素的转变，精神科护理人员的角色由原先单纯的身体照顾进展到生物、心理、社会文化兼顾的整体性护理模式。19 世纪中叶南丁格尔（Florence Nightingale）在伦敦开设了第一所护士学校，由此开设了专业性的护理工作。但是直到 1873 年美国的琳达·查理兹女士才主张精神病患者应与内科患者一样得到完善的照顾，制定了精神科护理的基本模式，她因此被称为精神科护理的先驱者。1882 年在美国麻省马克林医院建立了第一所培养精神科护士的学校，主要学习关于精神病患者的保护和管理技巧。从此，开始了以照顾患者身体和改善生活环境为主的护理活动。20 世纪 30~40 年代，精神疾病的治疗学有了惊人的进步，如深度睡眠疗法、胰岛素休克疗法、精神外科疗法、药物痉挛和电抽搐等治疗方法的出现，对精神科护理提出了新的要求，强调专科护理，注重心理护理技能的学习和提高。

随着社会经济的快速发展及生活环境的变化，精神障碍问题越来越严重，已成为当前我国疾病分类中较为严重的一类疾病。按照国际上衡量健康状况的伤残调整指标评价各类疾病的总体负担，我国的精神障碍排名已超过心脑血管疾病、呼吸系统疾病及恶性肿瘤等疾病，而跃居首位（WHO，1996）。加强精神疾病的防治，预防心理及行为问题的发生，已经成为当前我国一项重要的、十分紧迫的任务。各科护理人员必须掌握精神科护理的知识和技能，使患者得到有效的治疗。

第二节　精神障碍的病因与分类

一、精神障碍的病因

精神障碍的病因是目前精神学理论研究中的急需课题。前人对精神障碍的病因做了大量探索，现代比较一致的观点认为精神疾病与生物、心理、社会因素有关，生物学因素是基础，心理、社会因素则是致病的条件，它们共同作用导致精神障碍的发生。

（一）生物学因素

人的精神活动由大脑调控，人们的记忆、思维、情感、行为等皆为大脑功能。大脑结构与功能正常，则产生正常的精神活动；大脑结构或功能异常，则导致精神活动的异常。另外精神活动还通过各种机制影响躯体功能状态。

1. 遗传因素　精神障碍与遗传因素之间的关系日益成为当今科学研究的前沿课题与焦点。资料表明，许多精神障碍疾病如精神分裂症、躁狂抑郁症、人格障碍、精神发育迟滞的某些类型和偏执性精神障碍等，均具有明显的遗传倾向。患者家族中精神障碍的患病率较一般人群高，而且与患者血缘关系越近，发病率越高。同卵双胞胎发生精神分裂症的同病率为50%，而异卵双胞胎为10%。寄养子研究发现具有精神分裂症父母亲寄养子的患病率明显高于无家族史的寄养子。细胞遗传学研究发现染色体的畸变如染色体的缺失、重复、倒置、易位都可以导致精神障碍。生化遗传学研究表明，基因突变影响蛋白质的合成，造成体内某些酶缺失或者功能异常，这些代谢异常可能会导致精神障碍。

一些精神病和神经症的发生，与遗传因素有肯定的关系，它属于一种多基因遗传方式，多种致病基因没有哪一个起决定性作用，都只是微弱的致病作用，遗传者表现的只是一种患病倾向或患病素质。这种多基因遗传所致的患病倾向（又称遗传度）越高，受环境因素影响就越小，就越易患病，如高于正常者的60%则可认为有遗传倾向，精神分裂症的遗传度一般认为在70%左右。

由此可见，精神疾病与遗传有相当密切的关联。但是遗传性能否显现，还取决于病前和发病当时社会环境对患者的影响。

2. 器质性疾病因素

（1）感染　包括急性、慢性感染。由于各种病原体感染引起的高热以及代谢产物的蓄积和吸收，均可导致脑功能紊乱，从而引起各种精神障碍。常见的感染有颅内感染如病毒性脑炎、结核性脑膜炎，躯体感染如流行性感冒、肺炎、伤寒、病毒性肝炎均可导致精神障碍，出现急性期意识障碍，各种幻觉、妄想、思维联想等精神病性症状；在恢复期可能出现人格改变、焦虑综合征、疑病综合征、脑衰弱综合征等表现。

（2）躯体疾病　各种躯体疾病均可引起脑功能障碍和神经障碍。

①呼吸系统疾病：肺脑综合征又称肺性脑病表现为意识障碍、脑衰弱综合征，及幻听、幻视、关系妄想、被害妄想等精神病性症状。

②心血管系统疾病：冠心病、风湿性心脏病、心内膜炎、心律失常、二尖瓣脱垂均可出现精神病性症状，如类焦虑发作－烦躁、惊恐、濒死感等；情绪低落、兴趣下降、疲乏无力、言语动作减少、思维缓慢等脑衰弱症状。

③消化系统疾病：肝性脑病。急性肝性脑病以意识障碍为主要表现；慢性肝性脑病可出现人格改变、智能障碍以及幻觉、妄想等症状。急慢性胰腺炎及胰腺癌也会导致精神障碍症状，如错觉、幻觉、谵妄、意识障碍及智力障碍等。

④泌尿系统疾病：慢性肾功能不全。50%的尿毒症患者有精神症状。表现有：（a）脑衰弱综合征（乏力、记忆力下降、注意力不集中等）。（b）睡眠障碍。（c）情绪障碍（情绪低落、广泛性焦虑、自杀行为等）。（d）人格改变（固执、敏感多疑、易冲动、自我中心等）。（e）精神病性症状（幻听、被害妄想、关系妄想等）。（f）兴奋躁动及谵妄。急性肾功能衰竭会出现精神症状，如意识障碍、抑郁、躁狂、神经衰弱综合征等，神经症状有癫痫发作、脑及周围神经损害及自主神经功能障碍等。

⑤内分泌系统疾病：垂体前叶功能亢进、垂体前叶功能减退、甲状腺功能减退症、甲状腺功能亢进症、肾上腺皮质功能亢进、慢性肾上腺皮质功能减退可出现个性改变、认知功能水平下降、抑郁、躁狂、智能障碍、意识障碍、睡眠障碍等表现。

⑥生殖系统疾病：经前期综合征、妊娠期精神障碍、围绝经期精神障碍可出现抑郁、躁狂、焦虑、偏执及脑衰弱综合征等表现。

⑦风湿性疾病：系统性红斑狼疮（SLE）有25%患者有中枢神经系统损伤，脑损害最多见，称为神经精神狼疮（NP狼疮）。本病精神症状出现较早，可有幻觉、妄想、躁狂或抑郁综合征，或意识障碍等；神经系统症状可有癫痫发作、偏瘫、失语及颅内压增高等。

⑧代谢疾病：糖尿病可致神经衰弱综合征、抑郁焦虑情绪、幻觉妄想状态、意识障碍，部分患者可出现明显的智力缺损，甚至痴呆。

⑨血液系统疾病：白血病会出现意识障碍、情感障碍、幻觉妄想状态、人格改变、痴呆状态。缺铁性贫血可出现幻觉妄想状态、抑郁状态（抑郁、悲伤、消极、少动、寡言等），常可见异食癖。恶性贫血可出现情感障碍（情绪不稳定、易激惹、抑郁或欣快等）、幻觉妄想、躁狂或抑郁状态、痴呆状态或遗忘综合征（又称Korsakoff综合征）、意识障碍（嗜睡或谵妄状态）。

⑩恶性肿瘤：恶性肿瘤所致精神障碍主要表现有（a）焦虑症状及焦虑综合症。（b）抑郁症状及抑郁综合征。（c）自杀。（d）精神病性症状，如幻听、幻视、被害妄想、关系妄想等。（e）睡眠障碍，如失眠、睡眠节律障碍、过度睡眠等。

（3）精神活性物质所致的精神障碍 精神活性物质（psychoactive substances）指能够影响人类情绪、行为、改变意识状态，并有致依赖作用的一类化学物质，人们使用这些物质的目的在于取得或保持某些特殊的心理、生理状态。精神活性物质主要包括：酒精、苯丙胺类药物、咖啡因、大麻、可卡因、致幻剂、吸入剂（汽油、胶水、油漆、油漆稀释剂）、尼古丁（香烟及其他烟草制品）、阿片类药物、苯环已哌啶及类似物、镇静催眠剂、其他（促合成代谢类固醇、笑气）。特别是应用鸦片类物质如吗啡、海洛因、可卡因等导致的精神障碍是一个世界性问题，在我国近年来有升高的趋势，需要高度重视。

精神活性物质主要导致成瘾、依赖、戒断综合征、幻觉、妄想、人格变化（以自我为中性、不关心他人、责任心下降、说谎等）、癫痫等表现。

（4）颅脑损伤 指颅脑外伤后脑组织损害出现脑功能障碍，引起短暂的或持续的精神障碍。据估计颅脑外伤后存活者，出现精神障碍者超过 1/4。脑外伤所致精神障碍与脑损伤的程度、部位、急性期的病理改变和修复期的后遗病理改变有关。脑外伤越严重，损伤的部位越广泛，越容易引起精神障碍。广泛性脑损伤引起精神功能的全面障碍，如急性期谵妄或昏迷，慢性期的痴呆等。颞叶损伤常出现精神障碍，其次是前额叶及额叶眶部。前额叶、颞叶损伤常引起人格障碍；顶叶损伤易引起认知功能障碍；脑基底部损伤易引起记忆损害。脑外伤后后遗病理改变，如瘢痕、粘连、囊肿、脑积水等也常引起神经症、持久性认知功能障碍、人格障碍等神经精神症状。外伤后社会心理因素及受伤前的人格特征，对其临床表现、病程与预后有一定影响。

3. 神经生物化学改变 研究证明，神经生物化学与精神障碍有一定的关系。主要研究进展有如下几点。

（1）多巴胺（Dopamine，DA）及其受体 精神分裂症患者的阳性症状（幻觉、妄想等）可能与皮质下边缘系统 DA 功能亢进有关，而阴性症状（情感淡漠、意志要求减退等）及认知功能损害则可能为皮质内，尤其是前额叶皮质 DA 功能相对低下有关。

（2）去甲肾上腺素（norepinephrine，NE） 能维持脑电和行为的觉醒，NE 能神经元适当兴奋可产生兴奋与欣快情绪，过度兴奋则导致躁狂与攻击性行为。NE 与精神活动有关，利血平可使 NE 耗竭而出现抑郁症，NE 类似物可产生拟精神病发作，NE 还与精神活动、摄食、记忆和血压等调节有关。

（3）5-羟色胺（Serotonin，5-HT）功能活动降低 与抑郁症患者抑郁心境、食欲减退、失眠、昼夜节律紊乱、内分泌功能紊乱、性功能障碍、焦虑不安、不能应对应激、活动减少等密切相关；而 5-HT 功能增强与躁狂有关。目前有许多抗抑郁药主要是通过阻滞 5-HT 的吸收，因而提高了突触间的 5-HT 浓度，产生抗抑郁作用。

（4）乙酰胆碱（acetylcholine，ACh） 参与大脑的学习和记忆功能，在阿尔茨海默病中中枢 ACh 神经元发生退行性改变，ACh 功能不足而发生认知损害。

4. 神经内分泌因素 神经内分泌与精神活动密切相关，许多精神疾病有内分泌异常，如常见的抑郁障碍、创伤后应激障碍、精神分裂症等。但这些内分泌异常，常随着疾病的好转，或停止精神药物的治疗而恢复正常。临床上许多内分泌疾病，如 Cushing 综合征、Addison 病、甲状腺功能亢进、甲状腺功能减退等，常伴有精神症状；而神经内分泌调节作为精神障碍状态或特质变量的潜在标记。

（1）下丘脑－垂体－肾上腺轴　许多研究发现，抑郁症患者不仅有下丘脑－垂体－肾上腺轴过度活跃，同时也有结构方面改变。抑郁症患者有脑垂体腺的增生，可能部分是对促肾上腺释放激素（CRF）高分泌的反应。另一种形态学改变是肾上腺的增生，这种增生可能是继发于长期的促肾上腺皮质激素（ACTH）高分泌。

（2）下丘脑－垂体－甲状腺轴　有 20%～40% 的患者有促甲状腺释放激素（TRH）兴奋试验（TRH－ST）异常，即促甲状腺激素（TSH）对 TRH 的反应迟钝。另外，部分进食障碍、精神分裂症患者也可有 TRH－ST 反应迟钝及其他甲状腺功能改变。5%～10% 抑郁症患者既往有过亚临床的甲状腺功能异常，表现为促甲状腺素（TSH）水平的升高和甲状腺激素（T_3、T_4）分泌减少。

（3）生长激素与生长抑素　研究发现抑郁症患者的脑脊液中生长抑素含量低于健康对照者，而躁狂症患者则有生长抑素升高。青春期前及青春期发病的重型抑郁症患者胰岛素耐受试验中生长激素分泌下降，表明患者有 ACh 和 5－HT 系统功能障碍。

（4）下丘脑－垂体－性腺轴　对男性同性恋和异性癖患者使用促性腺激素释放激素（GnRH）可引起他们对异性的性行为。男性抑郁症患者常有轻度外周睾酮、黄体生成素（LH）、促卵泡素（FSH）水平下降。月经前及产后情感改变可能与雌激素水平的改变有关，性激素可以用来治疗产后精神病、月经周期相关的精神障碍、难治性抑郁和经前期紧张症。此外，维持生理水平雌激素具有神经保护作用。

（5）催乳素（PRL）　精神分裂症和抑郁症患者可有 PRL 水平下降，及 PRL 日夜节律改变。由于垂体瘤导致 PRL 释放过高的患者，其精神症状与 PRL 水平相关。此外，月经过少、泌乳和各种原因的 PRL 分泌过高均可有抑郁、精力不足、焦虑、对应激的耐受能力减低等表现。通过治疗后使血清 PRL 下降后，上述症状可获改善。

（6）褪黑激素　研究表明，抑郁症患者睡眠和体温的昼夜节律以及血浆褪黑激素、催乳素、皮质醇水平均发生改变，这可能是心境障碍患者的昼夜节律同步性出现异常有关。

此外，抗利尿激素、生长抑素、甲状旁腺激素、神经降压素等有重要生理功能的激素，在许多神经精神疾病中也有不同程度的改变。

5. 性别　精神障碍在男性或女性的发生比率有明显的差异。女性由于性腺分泌和某些生理过程的特点，如月经、妊娠、分娩及泌乳等影响，常可发生抑郁症、焦虑症等；而男性多见于躁狂抑郁症、恐惧症、酒瘾、药物依赖、反社会人格等。

6. 年龄　在不同的年龄可出现不同的精神障碍。儿童期由于精神和躯体发育未达到成熟阶段，缺乏控制自己的情感和行为能力，从而对外界环境不能适应，对各种心理因素过于敏感，容易出现情感和行为障碍，如孤独症、多动症等。青春期由于内分泌系统特别是性发育的逐渐成熟，而此期自主神经系统尚不稳定，情感易波动，对外界刺激因素敏感，故容易出现神经衰弱、强迫症、癔症；躁狂抑郁症、精神分裂症亦好发于该年龄阶段。中年期是脑力和体力最活跃、最充沛的时期，思维活动丰富，日常工作和生活处于兴奋、紧张状态，如遇生活应激事件，易引起妄想、抑郁性疾病、心身疾病及其他精神障碍。而在更年期由于内分泌系统特别是性腺功能和其他生理功能减弱或开始衰退，导致情感脆弱、易激动、伤感、多疑、过敏、多虑等。在此基础上，如发生应激事件就容易出现抑郁、焦虑、妄想等状态和自主神经功能障碍等。在老年期脑和全身的生理功能处于衰老过程，其中内分泌系统、神经系统、脑血管和神经活动等出现衰退，容易患脑动脉硬化性精神障碍、帕金森病、阿尔茨海默病和其他脑退行性疾病所致的精神障碍。

（二）社会心理学因素

1. 精神应激因素　精神应激因素通常是指生活中某些事件引起个体精神紧张和感到难以应付而造成的心理压力。精神应激可以对精神疾病起直接的致病作用，如某些强烈的精神刺激如地震、火灾、战争、亲人突然死亡等，可能引起反应性精神障碍或某些神经症如癔症发作；有时精神应激在疾病的发生中所起的作用很小，至多是诱发因素，疾病的发生主要以生物学因素为主，如精神分裂症、情感障碍等功能性精神病。两端之间则为神经症、心身疾病等，这些疾病的发生与精神应激、行为方式有密切关系，但又与个体性格与素质密切相关。

2. 社会因素　自然环境（如污染、噪音、生存空间过小）、社会环境（社会动荡、社会大的变革、紧张的人际关系）、移民（尤其是移民到另一个国家）等，都可能增加精神压力，诱发精神疾病。民族文化、社会风俗、宗教信仰、生活习惯等与精神疾病的发生有着密切关系，不同的文化背景下所产生精神疾病的病种、症状、内容和频率亦不相同。从症状上的差异来看，妄想或幻觉的内容、结构、性质等受文化、地域和民族的影响有显著不同。以精神分裂症为例，文化偏低的农村居民或民族所见到的妄想或幻觉的内容多简单，常与迷信、封建思想活动有关，其妄想内容多为被害、化身附体等；幻觉常以神、鬼、鼠、狐、怪物或死亡的家人、亲族等的形象为多。从疾病种类上看，以癔症性精神障碍、反应性精神障碍以及迷信、巫术相关联的精神障碍和所谓的民间健身术等引起的精神障碍较常见。文化较高的地域居民或民族的妄想常以电波、光线、电子、卫星、仪器等遥控或被控制感居多。在病种上，以偏执性精神障碍、妄想性精神分裂症和强迫症、神经衰弱、疑病性神经症等多见。

不同的文化环境，亚文化群体的风俗、信仰、习惯也都可能影响到精神活动而诱发疾病或使发生的精神疾病打上文化的烙印。如某些精神疾病只见于某些特定的民族文化或地域之中，例如冰神附体见于日本冲绳岛、蒙古的比伦奇、加拿大等地区；恐缩症、拉塔病都见于东南亚国家。

3. 性格因素　性格是个人对客观现实的态度和独特的个人生活风格以及对待自己和他人的持久的行为模式。性格特征是指个体在先天素质和后天环境的共同作用下所形成的心理特征，它与精神障碍的发生密切相关。如有 30% ~50% 精神分裂症患者在发病前具有分裂型人格，表现为孤僻少友，生活缺少动力，缺少热情或情感冷淡，不仅自己难以体验到快乐，对他人以缺少关心，过分敏感，怪癖，趋向白日梦，缺少进取心等。而具有强迫性格的人，如犹豫不决，按部就班，苛求完美，事后反复检查，穷思竭虑，对己过于苛求，过分关注等。巴甫洛夫的神经类型学说将高级神经活动过程分为4种类型，并认为其中的弱型、强不均衡型的人易患精神疾病，精神分裂症和癔症患者接近弱型，躁狂抑郁症接近强不均衡性。巴甫洛夫还根据第一信号系统和第二信号系统的关系，将人的气质分为艺术型、思维型和中间型三类，艺术型多见于癔症，思维型多见于强迫性神经症，中间型常见于神经衰弱。但性格特征与精神疾病发生的相关性，还受到家庭教养、学校教育和社会环境等的影响。

简言之，生物学因素和心理社会因素，即内因与外因在精神疾病的发生中共同发挥决定性作用。但两者的作用并非平分秋色，在不同的精神疾病中，不同的致病因素所起作用大小不同。而且，许多精神疾病的发生是多种因素共同作用的结果。

二、精神障碍分类

精神疾病的分类是将各种复杂的精神症状和临床现象，以一定的标准和目的给予分类和整理，将各种精神症状根据症状的发生、临床特点、病程和转归的内在规律性，组合为不同的症状群（综合征），并将其标定为特定的精神障碍。

远溯到秦汉时代，我国古代医学典籍中就对精神障碍进行了分类，分为癫、狂和痫证。清代的陈士铎在《石室秘录》中将精神病分为癫病、狂病、花癫和呆病四类。书中对呆病的描述尤为具体"呆病如痴而默默不言，如饥而悠悠如失也……"。有时睡数日不醒，有时坐数日不眠，与人言则无语而神游，背人言则低声而泣诉，与之食则厌薄而不吞，不与食则吞碳而若快"。18世纪末，法国精神病学家Pinel把患者分为躁狂症（mania）、抑郁症（melancholia）、痴呆症（dementia）和白痴（idiotism）。上世纪初，现代精神病学奠基人Emil Kraepelin根据疾病的不同症状、病程和转归，分出了早发性痴呆（精神分裂症）、躁狂抑郁症、妄想症等疾病单元，为现代精神疾病的科学分类奠定了基础。第二次世界大战结束后，精神病学专业有了显著的进步，《疾病和有关健康问题的国际统计分类》（第6版）（ICD－6）中，首次列入精神疾病分类一章，列出20余种精神疾病。1978年的第9版（ICD－9）中，对每种精神疾病有了描述性定义，这样有利于各国诊断概念的统一。与此同时，美国《精神疾病诊断与统计手册第3版》（Diagnostic and Statistical Manual of Mental Disorders，DSM－Ⅲ，1980年）中，首次对每种精神疾病制定诊断标准，而且对诊断标准的可行性、信度和效度作了现场测试，成为精神病学发展史上一个重要的里程碑。1990年世界卫生组织协会编撰并出版的《疾病和有关健康问题的国际统计分类》（第10版）（ICD－10），基本采用了这些标准。1994年美国精神病学协会编撰并出版了《精神疾病诊断与统计手册第4版》（DSM－Ⅳ），对DSM－Ⅲ和DSM－Ⅲ－R做了进一步的修订。ICD－10和DSM－Ⅳ是目前国际通用的精神疾病诊断标准。

1. 参照世界卫生组织《疾病和有关健康问题的国际统计分类》第10版（International Statistical Classification of Diseases and Related Health Problems，ICD－10）的方法，结合我国的实际情况，2001年制定了《中国精神疾病分类与诊断标准》第3版（Chi-

nese Classification and Diagnostic Criteria of Mental Disorders，CCMD – 3），将精神疾病分为如下 10 大类。

（1）器质性精神障碍（包括症状性精神障碍）。

（2）精神活性物质或非成瘾物质所致精神障碍。

（3）精神分裂症和其他精神病性障碍。

（4）心境障碍（情感性精神障碍）。

（5）癔症、应激相关障碍、神经症。

（6）心理因素相关生理障碍。

（7）人格障碍、习惯与冲动控制障碍、性心理障碍。

（8）精神发育迟滞与童年和少年期心理发育障碍。

（9）精神发育迟滞的多动障碍、品行障碍、情绪障碍。

（10）其他精神障碍和心理卫生情况。

2. CCMD – 3 的特点

（1）主要以前瞻性现场测试结果为依据，同时也参考以前的 CCMD 版本和 ICD – 10、DSM – Ⅳ。

（2）分类进一步向 ICD – 10 靠拢。

（3）保留某些精神障碍或亚型，如神经症、反复发作躁狂症、同性恋等。

（4）根据我国社会文化特点和传统，对某些精神障碍暂不纳入 CCMD – 3，如 ICD – 10 的 F52.7 性欲亢进、F64.2 童年性身份障碍、F66 与性发育和性取向有关的心理行为障碍的某些亚型、F68.0 出于心理原因渲染躯体症状、F93.3 同胞竞争障碍等。

（5）CCMD – 3 编写时，注意了文字表达和写作格式的规范，要求条目分明与规范，以增强可操作性。

第三节　精神障碍的症状学

精神障碍是人类脑部受到各种不良影响，发生病理生理变化或功能损害，出现认知、情感、意志和行为等精神活动异常，通过人的外显行为如言谈、书写、表情、动作行为等表达或表现出来，称之为精神症状。研究精神症状及其产生机制的科学称之为精神障碍症状学，又称精神病理学（psychopathology）。精神障碍的症状学是精神医学的重要基础。

每一精神症状均有其明确的定义，并具有以下特点：①症状不受患者意识的控制。②症状一旦出现，难以通过转移使其消失。③症状的内容与外在客观环境不相称。④症状的出现多伴随痛苦体验。虽然某些症状如情感高涨、欣快症或情感迟钝，其痛苦体验可能不突出，但上述症状仍有不愉快的性质。⑤症状给患者带来或轻或重的社会功能损害。检查中除肯定症状是否存在外，还需评定症状的严重度。可根据症状的强度、持续时间的长短、对患者其他精神活动及社会功能影响的轻重予以确定。症状严重度与该症状在疾病诊断中的作用有关。

　　人的精神活动是复杂的，目前未完全探明，对于精神障碍的了解也不充分，多数精神障碍至今尚缺乏明确的诊断性生物学指标，临床诊断有赖于症状学。所以如何学习和掌握精神障碍症状学，较医学其他学科有明显不同。

　　普通心理学将精神（心理）活动分为感觉、知觉、情感、思维、意志等心理过程。人的精神活动是一种复杂的、相互联系的现象，是一个协调统一的过程。判断精神活动正常与否，必须整体综合考虑。为了方便理解，常把精神症状分为感知障碍、思维障碍、情感障碍、意志障碍、动作及行为障碍、记忆障碍、注意障碍、意识障碍、智能障碍、自我意识障碍等。

一、感知觉障碍

　　感觉（sensation）是大脑对直接作用于感觉器官的客观事物的个别属性的反应，如形状、颜色、大小、冷、热、软、硬、重量和气味等，通过感觉器官在人脑中的直接反映。视觉、听觉、味觉、嗅觉、触觉、平衡觉、运动觉等均为不同类型的感觉。知觉（perception）是对事物的各种不同属性及其相互关系的整体反应。比如吃苹果时，得到苹果的颜色、脆、甜、香是感觉，而得出一个什么品牌的苹果是知觉。通常我们对事物的感受是综合性的。在精神科临床实践中，常常将感觉和知觉统称为感知。

　　（一）感觉障碍（disorders of sensation）

　　是对客观物体的部分属性产生了错误的感知，多见于神经系统器质性疾病和癔症。

　　1. 感觉过敏（hyperesthesia）　是对外界一般强度的刺激感受性增高。如感到阳光特别耀眼，声音特别刺耳，普通气味异常刺鼻等，有些患者不能忍受电话铃声、关门声、冷水、阳光等。见于神经症、焦虑症、围绝经期综合征及器质性精神障碍等，及丘脑或周围神经病变。

　　2. 感觉减退（hypoesthesia）　是对外界一般刺激的感受性减低。如强烈的疼痛几乎感知不到。严重时对外界刺激不产生任何感觉，称为感觉缺失（anesthesia），见于抑郁状态、木僵状态和意识障碍。感觉缺失如发生在癔症，称为转换症状（conversion symptoms），如失聪、失明等，其表现与相应的神经解剖部位和生理功能不符。

　　3. 感觉倒错（paraesthesia）　对外界刺激产生了与正常人不同性质或性质完全相反的感觉。例如对凉刺激产生灼热感。用棉絮轻触皮肤时患者产生麻木感或疼痛感。多见于癔症。

　　4. 内感性不适（体感异常，senestopathia）　是躯体内部产生的各种不适和（或）难以忍受的异样感觉，如牵拉、挤压、游走、蚂蚁爬感等，患者不能明确指出具体的不适部位，可继发疑病观念。多见于神经症、精神分裂症、抑郁状态和脑外伤后精神障碍。

　　（二）知觉障碍（disturbance of perception）

　　1. 错觉（illusion）　指对客观事物歪曲的知觉。临床上多见错觉和错视。例如将窗外的树看成人，把地上的草绳看成蛇，将墙上的裂纹看成一幅画等。错觉可发生在以下四种情况。

（1）感觉条件差使感觉刺激的水平降低时，如光线暗淡时将挂着衣服的衣架错认为是一个人。

（2）疲劳、注意力不集中感知的清晰度下降时，如专心读书时听到响声，以为有人叫自己。

（3）意识障碍使意识水平下降时，如谵妄时将输液管看成一条蛇。

（4）情绪因素处于某种强烈的心境状态时，如恐惧、紧张、期待时将陌生人看成熟悉的人。

正常人在光线暗淡、恐惧、紧张、暗示和期待的心理状态下可产生错觉，经验证后可以纠正和消除。如杯弓蛇影、风声鹤唳、草木皆兵等。病理性错觉多见于谵妄和躯体疾病，及精神分裂症。如果患者通过想象，将感知的简单形象，增添许多细节变成生动复杂的知觉形象，称为幻想性错觉，见于感染中毒性精神障碍、分离性障碍或精神分裂症。

2. 幻觉（hallucination） 指没有现实刺激作用于感觉器官时出现的虚幻感知。引起幻觉的原因有：中枢神经系统病变或功能损害、情绪影响、暗示、周围感觉器官病变、感觉剥夺。幻觉可以在意识完全清晰时发生，也可以在不同程度的意识障碍时发生。意识清晰时出现的幻觉属于精神病性症状，是精神病患者最常见的症状之一。

幻觉具有两个特征：逼真的知觉体验和幻觉似乎来自外部世界。幻觉种类繁多，根据其所涉及的感官分为幻听、幻视、幻嗅、幻味、幻触、内脏性幻觉。

（1）幻听（auditory hallucination） 最常见，患者可听到实际不存在的各种不同种类和不同性质的声音，如说话声、呼喊声、噪声、音乐、物体的声响、鸟鸣等。幻听可见于多种精神障碍特别是精神分裂症。

（2）幻视（visual hallucination） 患者可看见一些不存在的景象或事物，如人、动物、鲜花、闪光等，内容丰富多样，形象清晰、鲜明、具体，常具有恐怖性质，但有时比较模糊。幻视多见于器质性精神障碍，如谵妄、中毒、癫痫等，也可见于功能性精神障碍，如精神分裂症。

（3）幻嗅（olfactory hallucination） 患者闻到一些特别的、多为令人不愉快的气味，如腐败的尸体气味、血腥味、浓烈刺鼻的药物气味以及体内发生的气味等，患者可有掩鼻动作或者拒食，可见于精神分裂症。单一出现的幻嗅，需考虑颞叶癫痫或颞叶器质性损害。

（4）幻味（gustatory hallucination） 患者尝到食物内有某种特殊的奇怪味道，如苦味，常拒食。常与其他的幻觉妄想合并出现。主要见于精神分裂症。

（5）幻触（tactile hallucination） 患者感到皮肤或黏膜上有某种异常的感觉。如虫爬感、针刺感、触电感等。可见于周围神经炎、中毒、精神分裂症或器质性精神病。患者有性器官的接触，称为性幻觉，见于精神分裂症、分离性障碍等。

（6）本体幻觉（visceral hallucination） 患者对躯体内部某一部位或某一脏器的一种异常知觉体验，而且患者能清晰描述其性质和部位。如感到舌头在动、肠扭转、肺扇动、肝破裂、心脏压缩、脑晃动等，多见于疑病妄想、虚无妄想、精神分裂症及抑郁症。患者感到唇舌在运动，称为言语运动性幻觉。患者感到肢体、躯干在运动，称为精神运动性幻觉，多见于精神分裂症。患者感到失去平衡，处在斜面或旋转的地面而紧紧抓住扶手不放，称为前庭性幻觉，见于精神分裂症、脑干器质性疾病。

3. 感知觉综合障碍（psychosensory disturbance） 指患者对事物能感知，但对个别属性如大小比例、形状结构、颜色、距离、空间位置、物体的动静等产生歪曲感知，多见于癫痫。

（1）运动感知综合障碍（disorders of movement sensorial synthesis） 患者觉得运动的物体静止不动，或者静止不动的物体在运动。比如患者感到前面的房屋在往后退，坐着的凳子在移动。这种症状多见于癫痫和精神分裂症

（2）空间感知综合障碍（disorders of space sensorial synthesis） 患者对事物空间距离或事物大小的判断出现障碍，如视物显近、视物显远、视物显大、视物显小等；这种症状多见于癫痫和精神分裂症。

（3）时间感知综合障碍（disorders of time sensorial synthesis） 患者对时间的快慢出现不正确的知觉体验，如患者感到时间"飞快"，或者时间"凝固"。这种症状多见于颞叶癫痫和精神分裂症。

（4）体形知觉综合障碍（disorders of body – image sensorial synthesis） 又称体象感知综合障碍。比如患者感到自己的脸变长、变大、鼻子变宽等。这种症状见于器质性精神障碍、癫痫和精神分裂症。

知觉障碍对患者的思维、情感和行为有一定的影响，在知觉障碍的基础上可产生各种妄想，如幻视、幻嗅的患者看见一股黄烟平地升起，同时又闻到一阵难闻的气味，就会认为这是有人故意施放毒气，目的是想对他进行阴谋陷害。如有内感性不适的患者，可因此产生疑病妄想。知觉障碍也可引起恐惧、紧张、发怒、喜悦等情感反应。如听到赞扬声时表现喜悦；听到咒骂声时感到愤怒。在行为方面，如存在幻听的患者可有凝视、紧闭双目或堵塞双耳，侧耳倾听或对空谩骂，甚至可出现自伤、伤人等冲动行为，应特别注意。

二、思维障碍

思维（thinking）是人脑对客观事物间接概括地反映。由感知所获得的材料，经过大脑分析、比较、综合、抽象和概括而形成概念（conception），在概念的基础上进行判断和推理，这整个过程称为思维。思维是人类认识活动的最高形式。思维往往通过语言或文字来表达。正常人的思维具有以下特征：①具体性，是指思维具有与客观事物相符合的具体内容，反映思维的真实性。②目的性，指思维是围绕一定目的有意识地进行。③连贯性，指思维过程前后衔接，相互联系。④逻辑性，思维过程有一定的道理，符合逻辑规律。精神病理状态时可出现思维障碍，上述思维五个特征发生紊乱，是精神疾病常见的症状。

思维障碍临床表现多种多样，主要包括思维形式障碍和思维内容障碍。

514

（一）思维形式障碍（disorders of thinking form）

指思维的联想障碍。

1. 思维奔逸（flight of thought）又称观念飘忽　指联想速度加快、数量增多、内容丰富生动。思维活动量大，说话增多，语速加快，说话的主题易随环境改变（随境转移），也可有音韵联想（音联），或字意联想（意联）。患者表现健谈，说话滔滔不绝，口若悬河，患者自觉脑子特别灵活，可以出口成章，下笔千言，一挥而就。但思维逻辑联系浮浅，缺乏深思而信口开河。如问患者姓名，回答："鄙人姓张，弓长张，名字×××。今年38岁，生日是6月8日，结婚刚满一年零十个月，……"。多见于躁狂症、精神分裂症。

2. 思维迟缓（inhibition of thought）　即联想抑制。联想困难，思维进程缓慢。患者表现为言语缓慢、语量减少、语音变低、反应迟缓。患者感到"脑子不灵了"、"脑子变慢了"、"什么都想不起来"等。多见于抑郁症。

3. 思维贫乏（poverty of thought）　指联想数量减少，概念与词汇贫乏。患者表现为沉默少语，说话言语单调，自感"脑子空虚没有什么可说的"。如询问患者今后有什么打算？回答："没有"。询问患者家属探望时谈些什么？回答："没什么"。询问患者对住院治疗有什么看法？回答："没什么看法"。严重时表现完全缄默。见于精神分裂症、抑郁症、脑器质性精神障碍及精神发育迟滞。

4. 思维散漫（losseness of thought）又称思维松弛　指思维的目的性、连贯性和逻辑性障碍。患者思维活动表现为联想松弛，内容散漫，对于问话的回答不够中肯，不很切题，缺乏一定的逻辑关系，以致使人感到交谈困难，对其言语的主题及用意不易理解。严重时发展为破裂性思维。比如，问患者姓名，回答："我是一个兵。我要扫地。护士，我这件衣服好看吗？……"。见于精神分裂症、严重的躁狂发作、智能障碍等。

5. 思维破裂（splitting of thought）　指概念之间联想的断裂，语句之间缺乏逻辑和有意义的联系。多见于精神分裂症。在患者的言谈或书写中，虽然单独语句在结构和文法上正确，但主题与主题之间，甚至语句之间，缺乏内在意义上的联系，因而别人无法理解其意义。严重时，言语支离破碎，个别词句之间也缺乏联系，成了词的杂拌（word salad），多见于精神分裂症。这种思维障碍，如果是在意识障碍的背景下产生，称之为思维不连贯（incoherence of thinking），此时患者的言语较破裂性思维更杂乱，变得无主题，语句成片断。

6. 病理性赘述（circumstantiality）　思维活动停滞不前、迂回曲折、枝节繁杂，拘泥于细节，做不必要的过分详尽的累赘描述，无法简明扼要。见于癫痫、脑器质性及老年性精神障碍。

7. 思维中断（blocking of thought）　又称思维阻滞，患者无意识障碍，无外界干扰时，思维过程突然出现中断。表现为患者说话时突然中断，停顿片刻，再开口内容已不是原来话题。若患者有当时的思维被某种外力夺走的感觉，则为思维剥夺（thought deprivation）。如问患者什么时候住院的？回答："我昨天来医院的。"停顿片刻，又问："刚才你问什么问题？我可以看书吗？"多见于精神分裂症。

8. 思维插入（thought insertion）和强制性思维（forced thinking）　思维插入指患者感到有某种思想不属于自己，不受他的意识所支配，是别人强行塞入其脑中。若患者体验到强制性地涌现大量无现实意义的联想，称为强制性思维。两症状往往突然出现，迅速消失。多见于精神分裂症。

9. 思维化声（thought hearing）和思维鸣响（thought echo）　患者思考时体验到自己的思维同时变成言语声，自己和他人均能听到。患者体验的声音来自心灵之中或脑内，为思维化声；体验声音来自外界为思维鸣响。两症状均为精神分裂症的特征性症状之一。

10. 思维扩散（diffusion of thought）和思维被广播（thought broadcasting）　患者体验到自己的思维一旦出现，即尽人皆知，与人分享，毫无隐私可言，称为思维扩散。若患者认为其思维是通过广播而扩散，为思维被广播。如患者在回答医生问题时称："你们不要装了，其实你们都已经知道了，还故意问我。我的想法还没讲出来就已经通过电视、广播全世界都知道了，你还不知道？至于用什么方法从我脑子中发出去的，我也不知道。"思维播散多见于精神分裂症。

11. 象征性思维（symbolic thinking）　属于概念转换。以无关的具体概念代替某一抽象概念，不经患者解释，别人无法理解。如患者走路一定要走左边，声称自己是"左派"。某患者认为不穿衣服表示光明磊落。如某患者经常反穿衣服，以表示自己"表里如一、心地坦白"。某患者吞食骨头，说可以使自己具有"硬骨头"精神。常见于精神分裂症。

12. 语词新作（neologism）　指概念的融合、浓缩以及无关概念的拼凑。患者自创一些新的符号、图形、文字或语言来表达离奇的概念。如"％"代表离婚；指"尖"为心，称："解剖鸡的心脏，是上面小，下面大。所以'尖'应该读'心'"。多见于精神分裂症青春型。

13. 逻辑倒错性思维（paralogism thinking）　主要特点为推理缺乏逻辑性，既无前提也无根据，或因果倒置，推理离奇古怪，不可理解。如患者说："因为计算机感染了病毒，所以我要死了。"可见于精神分裂症和偏执狂等。

14. 强迫观念（obsessive idea）或强迫性思维　指在患者脑中反复出现的某一概念或相同内容的思维，明知没有必要，但无法摆脱。患者可表现为反复回忆、反复思索无意义的问题，脑中总是出现一些对立的思维，总是怀疑自己的行动是否正确。强迫性思维常伴有强迫动作，如患者离家锁门外出，随即在锁门后对是否锁好门，是否屋内的抽屉锁好产生怀疑，反复疑虑，故多次返回反复检查。见于强迫症和精神分裂症等。

（二）思维内容障碍（disorder of thinking content）

1. 妄想（delusion）　指病态信念。其特点是坚信不疑，难以说服，与个人利害有关，与教育水平、文化背景、个人经历有所差异，与事实不符。

妄想按其起源与其他心理活动的关系可分为原发性妄想（primary delusion）和继发

性妄想（secondary delusion）。原发性妄想的特点为突然发生，内容不可理解，妄想与其他心理活动和症状之间缺乏任何发生上的联系。包括突发妄想、妄想知觉（患者突然对正常知觉体验赋以妄想性意义）、妄想心境或妄想气氛（患者感到他所熟悉的环境变得迷惑不解，而且对他具有特殊意义或不祥预兆，很快发展为妄想）。原发性妄想是精神分裂症的特征性症状，具有诊断意义。继发性妄想是发生在其他病理心理基础上的妄想，如继发于错觉、幻觉、情感低落或高涨，亦可继发于某种期待心理或心因性障碍基础上。见于多种精神疾病。

按照妄想的结构可将其分为系统性妄想和非系统性妄想。妄想结构的严密性或系统性，取决于患者人格的完整性。通常，中年人的人格比青年人稳定。因此，中年患者的妄想常常比青年患者来得系统，常需要经过调查研究，方能明确患者的现象是否属于妄想。尤其是偏执性精神病患者的人格比精神分裂症妄想型患者的人格更加完整，妄想也就更加系统化，临床判断也就更难。妄想使患者采取种种行为，如攻击、自伤、反复就诊等。妄想是否付诸行动，取决于患者的人格是否完整，取决于患者对妄想内容的评估。

临床上通常按妄想的主要内容归类，常见的妄想有如下几类。

（1）被害妄想（delusion of persecution） 是最常见的一种妄想。患者坚信周围某些人或某些集团对他进行跟踪、监视、迫害、毒害、窃听、诽谤、隔离等。患者受妄想的支配可出现拒食、控告、逃跑、自伤、伤人等行为。常见于精神分裂症和偏执性精神病。

（2）关系妄想（delusion of reference） 患者将环境中与他实际无关的事物都认为与他有关。常与被害妄想伴随出现。如认为周围人的咳嗽是故意刺激他，偶尔的一瞥是对他不怀好意，某报纸、杂志上的某篇文章是有意影射他的、暗示他的、故意做给他看的。有时还将某些表现赋予某种特殊意义，称为特殊意义妄想，如有人唱爱国歌曲，患者认为是嘲讽他不爱国。关系妄想多见于精神分裂症，也可见于其他各类精神病。

（3）物理影响妄想（delusion of physical influence） 又称被控制感。患者觉得自己的精神活动（思维、情感、意志、行为等）已不受自己支配，而受到外界某种力量的控制。如有的患者觉得自己的大脑已被电脑控制，是受别人控制的机器人。又如患者感到自己的行为受到情报部门的控制，情报部门在自己的大脑中安装了特殊仪器，然后操纵他的一言一动，连讲话的声音和内容也是借患者的大脑和喉咙。此症状是精神分裂症的特征性症状。

（4）夸大妄想（delusion of grandeur） 指自我评价异乎寻常增高。患者坚信自己有非凡的才智、至高无上的地位和权势、有富可敌国的财富或是出身名门望族等。多发生在情绪高涨的背景上，内容常受患者生活的环境、文化及经历等影响而不同。多见于躁狂症、精神分裂症及其他器质性精神病。

（5）罪恶妄想（delusion of sin） 患者毫无根据地坚信自己犯了严重的、不可宽恕的错误，认为自己罪恶极大死有余辜，对不起家人，不配正常生活下去。如同朋友吃一餐便饭，认为自己是受贿，应该判刑，罪有应得。患者常伴有自杀或自伤行为或者主动去公安机关自首。可见于抑郁症、精神分裂症。

（6）疑病妄想（hypochondriac delusion） 患者深信自己患了某种严重疾病，如癌症、艾滋病等。一系列详细检查和反复的医学验证均不能纠正患者的病态信念，常伴有反复就医行为和焦虑不安的情绪。严重时患者认为"自己脑子变空了"、"血液停滞了"、"心脏不跳了"，称为虚无妄想（nihilistic delusion）。多见于精神分裂症、抑郁症、围绝经期及老年期精神障碍。

（7）钟情妄想（delusion of being loved） 患者坚信自己被异性看中、所爱，因而眷恋、追逐对方。患者钟情的对象常常是名人如影星、歌星等。可以是突发的，也可以在一次见面之后产生。如在一次演唱会上向明星献过花，其实对方根本不认识他（她），也没有任何意思。钟情妄想主要见于精神分裂症。

（8）嫉妒妄想（delusion of jealousy） 患者毫无根据地坚信自己的配偶对自己不忠实。可表现为对配偶的跟踪、盯梢、暗中检查配偶的衣服、床单，检查配偶的提包及信件以寻觅私通情人的证据。可见于精神分裂症、围绝经期精神障碍。

（9）虚无妄想（nihilistic delusion） 又名否定妄想。患者认为客观存在的物质已经不复存在，一切都是虚假的。如患者感到自己的胃肠已消失，因此不必吃饭，也没有饥饿感。虚无妄想多见于抑郁症，也可见于精神分裂症、老年期精神病。

（10）被洞悉感（experience of being revealed） 又称内心被揭露 患者认为他人不是通过言谈或观察，而以某种莫名其妙的方式洞悉自己的思想。见于精神分裂症。

2. 超价观念（over valued idea） 是在意识中占主导地位的错误观念，其发生一般都有事实根据。此种观念片面而偏激，带有强烈的情感色彩，明显地影响患者的行为及其他心理活动，它的形成有一定的性格基础和现实基础，没有逻辑推理错误，内容比较符合客观实际，伴有强烈的情感体验。多见于人格障碍和心因性障碍。

三、注意障碍

注意（attention）指心理活动集中地指向于一定对象的过程。注意过程与感知觉、记忆、思维和意识等活动密切相关。注意有被动注意和主动注意。主动注意又称随意注意，是由外界刺激引起的定向反射，是对既定目标的注意，与个人的思想、情感、兴趣和既往体验有关。被动注意也称不随意注意，是由外界刺激被动引起的注意，没有自觉的目标。如上课时同学听老师讲课是主动注意，走廊上的声音是被动注意。前者是有目的的，需要作出自觉的努力；后者是无目的的，不需要自觉努力。通常所谓注意多指主动注意。

注意障碍（disorder of attention）指精神活动在一段时间内过度或不能集中指向某一事物的过程。

常见的注意障碍如下。

1. 注意增强（hyperprosexia） 为主动注意的病理性增强。有指向外界和自身两种情况。如有疑病观念的患者过分地注意自己的健康状态。妄想患者对周围环境的变动特别注意。见于躁狂症、疑病症、偏执型精神分裂症、围绝经期抑郁症等。

2. 注意涣散（aprosexia） 为主动注意明显减弱，即注意力不集中，或不能持久。注意的稳定性减低。多见于疲劳过度、神经衰弱、精神分裂症和儿童多动综合征。

3. 注意减退（hypoprosexia） 主动及被动注意的弱化状态。注意的广度缩小，注意的稳定性也显著下降。多见于神经衰弱、脑器质性精神障碍及伴有意识障碍时。

4. 注意转移（transference of attention） 被动注意增强，但不持久，注意的对象不断转换。注意的稳定性降低。表现为患者的注意极易为外界的事物所吸引，且注意的对象经常变换。主要见于躁狂症，是躁狂症的主要症状之一。

5. 注意狭窄（narrowing of attention） 指注意范围的显著缩小，当注意集中于某一事物时，无法再注意有关的其他事物。即主动注意范围缩小，被动注意减弱，患者表现十分迟钝。见于意识障碍或智能障碍患者。

6. 注意迟钝（inattentiveness） 指患者的主动注意和被动注意均减弱。外界的刺激不易引起患者的注意。常见于衰竭状态和严重脑器质性疾病患者。

四、记忆障碍

记忆（memory）指脑对学习经验的积累、信息的储存和在必要时能被检索再现。包括识记、保持、再认或回忆等基本过程。识记是事物或经验在脑中留下痕迹和过程，是反复感知的过程；保持是使这些痕迹免于消失的过程；再认是现实刺激与以往痕迹的联系过程；回忆是痕迹的重新活跃或复现。

记忆的神经生理基础涉及皮质的感觉联络区、颞叶、丘脑和整个大脑皮质。研究发现边缘系统与记忆密切相关，提出"海马–穹窿–乳头体–乳头视丘束–视丘前核–扣带回–海马"的记忆回路。研究还发现近事记忆由两个系统负责的，记忆回路主要与近事记忆有关，而远事记忆与皮质和皮质下支配记忆活动的神经元有关。当各种刺激进入到大脑后产生两种反应：一是激活已贮藏的记忆，产生与当时情境相应的反应；二是构成新的痕迹联系，建立新的记忆贮存起来。

记忆障碍可以在记忆的四个基本过程的不同部分发生，但一般都同时受损，只是严重程度不同。记忆障碍可分两个方面：记忆量方面如记忆增强、记忆减退及遗忘；记忆质方面如错构症、虚构征。临床上常见的记忆障碍如下。

1. 记忆增强（hypermnesia） 指病态的记忆增强，对不重要的事情及病前不能够回忆的事情都能回忆。患者对过去很远的、极为琐碎的事情都能回忆出来，常常包括许多细节。如小时候上学时老师怎样批评自己，当时的语调，具体的每一句话，同学们的具体反应等。多见于强迫症、躁狂症和偏执状态患者。

2. 记忆减退（hypomnesia） 指识记、保持、再认或回忆普遍减退。早期多是回忆减退，表现为近记忆减退，如未记住刚见面的人、刚吃过的饭，严重时远记忆也减退，如回忆不起个人经历等，多见于痴呆患者。神经衰弱患者记忆减弱较轻，只是记忆困难。也可见于正常老年人。

3. 遗忘（amnesia） 指部分或全部地不能回忆以往经历的事件。其表现有如下几点。

（1）界限性遗忘（circumscribed amnesia） 指对生活中某一特定阶段的经历完全遗忘，通常与这一阶段/时期发生的事件不愉快、或与强烈的恐惧、愤怒、羞辱情境有关，具有高度选择性。多见于癔症，又称癔症性遗忘。

（2）顺行性遗忘（anterograde amnesia） 即紧接着疾病发生以后一段时间的经历不能回忆，如脑震荡、脑挫伤的患者回忆不起受伤后一段时间内的事；常见于急性器质性脑病，如高热谵妄、癫痫性朦胧、醉酒、脑外伤、脑炎、蛛网膜下腔出血等。

（3）逆行性遗忘（retrograde amnesia） 指回忆不起疾病发生之前某一阶段的事情，多见于脑外伤、脑卒中发作后；遗忘持续时间长短同脑外伤的严重程度呈正比关系相关。

（4）近事遗忘和远事遗忘 对新近发生的事情不能回忆再现称为近事遗忘（recent amnesia）。对过去发生的事情不能回忆再现称为远事遗忘（remote amnesia）。正常的规律是近事较易回忆，远事则不易回忆。脑器质性疾病所引起的记忆遗忘，常常是近事遗忘甚于远事遗忘，称为记忆退行规律。

（5）遗忘综合征（amnestic syndrome） 又名科萨可夫综合征（Kosakoff syndrome），包括定向障碍、虚构和近事遗忘三大特点。下丘脑，尤其是乳头体附近的病变可产生此综合征。常见于慢性弥漫性脑病患者，如老年性痴呆、麻痹性痴呆、慢性酒精中毒性精神障碍、脑外伤、脑肿瘤等。

临床上遗忘分为心因性遗忘和器质性遗忘两类。心因性遗忘（psychogenic amnesia）又称界限性遗忘，指同以往经历的某一特定时期/阶段有关的记忆丧失；器质性遗忘（organic amnesia）是由脑部疾病引起的记忆缺失，包括逆行性遗忘、顺行性遗忘、近事遗忘、远事遗忘和遗忘综合征。

4. 错构（paramnesia） 表现对事件的地点、情节、特别是时间上出现错误回忆，并坚信不疑。多见于老年性、动脉硬化性、脑外伤性痴呆和酒精中毒性精神障碍。

5. 虚构（confabulation） 指患者以想象的、未曾亲身经历过的事件来填补自身经历的记忆缺损。其内容生动，带有荒诞色彩，常瞬间即忘。多见于各种痴呆。

6. 似曾相识或旧事如新感 似曾相识指患者感受从未经历过的事物或进入一个陌生的环境时，有一种早先曾经经历过的熟悉感。旧事如新感指感受早已熟悉的事物或环境时，有一种初次见面的陌生感。这些都是回忆或再认的障碍，常见于癫痫患者，也见于正常人，但正常人很快会纠正自己的错误。

7. 妄想性记忆（delusional recall） 指患者将过去（产生妄想以前）的经历与当前的妄想内容联系起来，剔除了回忆中与妄想内容相抵触的部分，夸大了回忆中与妄想内容可以联系的部分。常见于妄想患者，如被害妄想的患者回忆起自己在孩子时期就受到某人的迫害，其实他的妄想是最近在发生的。自罪妄想的患者认为过去经历是错误的、有罪的等等。妄想性记忆与错构、虚构不同，在不涉及妄想内容时，患者没有明显的记忆障碍。

五、智能障碍

智能（intelligence）是运用既往获得的知识和经验，解决新问题、形成新概念的能力，是复杂的综合精神活动的功能，反映个体在认识活动方面的差异。智能可表现为计算力、理解力、综合、分析、判断、推理、创造力等。智能水平一般与年龄、文化程度、职业、职位有关。

智能障碍可分为精神发育迟滞及痴呆两大类型。

1. 精神发育迟滞（mental retardation） 指18岁以前大脑发育阶段，由于各种致病因素，如遗传、感染、中毒、头部外伤、内分泌异常或缺氧等因素，使大脑发育不良或受阻，智能发育停留在一定的阶段。随着年龄增长其智能明显低于正常的同龄人。

2. 痴呆（dementia） 指大脑智力发育成熟以后由于各种致病因素如感染、中毒、外伤、神经退行性病变等所导致的智力衰退。涉及各种高级皮质功能损害，包括记忆、智能和人格的受损。其发生具有脑器质性病变基础。主要表现为创造性思维受损，抽象、理解、分析综合、判断推理能力下降，记忆力、计算力下降，后天获得的知识丧失，工作和学习能力下降或丧失，甚至生活不能自理。根据大脑病理变化的性质和所涉及的范围大小的不同，可分为全面性痴呆和部分性痴呆。

（1）全面性痴呆 大脑病变主要表现为弥散性器质性损害，患者智能全面减退，常出现人格改变、定向力障碍、自知力缺乏。见于阿尔茨海默病和麻痹性痴呆等。

（2）部分性痴呆 病变只累及大脑的某些部位，如侵犯大脑血管的周围组织，患者只产生记忆力减退、理解力削弱、分析综合困难等。人格保持良好，定向力完整，有一定自知力。可见于脑外伤后及血管性痴呆的早期。

3. 假性痴呆 在临床上可见一种与痴呆类似的表现，但是本质却不同，称为假性痴呆。大脑组织结构无任何器质性损害，由于强烈的精神因素导致的智能减退，是一种功能性疾病。预后较好，常见于癔症及反应性精神障碍。有以下类型。

（1）刚塞综合征（Ganser syndrome） 又称心因性假性痴呆。即对简单问题给予近似而错误的回答，对某些复杂问题反而能正确解决，日常生活也能自理。如一位20岁的患者，当问他一只手有几个手指时，答"4个"，问及年龄时，答"49岁"。说明患者已理解问题的意义，但回答内容不正确。行为方面也可出现错误，如将钥匙倒过来开门等，但对某些复杂问题反而能够正确回答解决，如能下围棋、打桥牌等。

（2）童样痴呆（puerilism） 成人患者表现类似一般儿童般幼稚，学幼童讲话的声调讲话的声调。如患者称自己才3岁，逢人就喊阿姨、叔叔。

（3）抑郁性假性痴呆 严重抑郁情况下，常可表现痴呆早期的症状，如记忆减退、思维迟缓、缺乏主动性。心理测查时，提示智能减退。患者抑郁的体验可予鉴别。抑郁消失后智能完全恢复。

六、定向力障碍

定向力（orientation）指一个人对时间、地点、人物以及自身状态的认识能力。前者称为对周围环境的定向力，后者称为自我定向力。对环境或自身状况的认识能力丧失或认识错误称为定向力障碍（disorientation）。定向力障碍多见于症状性精神病及脑器质性精神病伴有意识障碍时。定向力障碍是意识障碍的一个重要标志，但有定向力障碍不一定有意识障碍。

七、情感障碍

情感（affection）和情绪（emotion）在精神医学中常作为同义词，情绪和情感都是指个体对客观事物的态度及相应的内心体验。在心理学中，将主要与机体生理活动相联系的、伴有明显的自主神经反应的、初级的内心体验称为情绪，如由外伤引起的痛苦体验，精彩表演产生的愉快享受。把与社会心理活动相联系的高级的内心体验称为情感，如友谊感、审美感、爱感、道德感等。情绪持续时间短，其稳定性带有情境性。情感既有情境性，又有稳固性和长期性。

心境（mood）是指一段时间内持续保持的某种情绪状态。情感障碍必定涉及情绪和心境。

在精神疾病中，情感障碍通常表现为三种形式，即情感性质的改变、情感波动性的改变及情感协调性的改变。

1. 情感性质的改变

（1）情感高涨（elation）　情感活动显著增强，表现为兴高采烈，语言高昂，表情丰富生动、动作明显增多、自我感觉良好、洋洋得意、盛气凌人，常常伴有明显的夸大色彩。表现可理解的、带有感染性的情绪高涨，易引起周围人的共鸣，常见于躁狂症、分裂情感性精神障碍、脑器质性疾病；表现不易理解的、自得其乐的情感高涨状态称为欣快（euphoira），多见于脑器质性疾病或醉酒状态。

（2）情绪低落（depression）　是一种情感抑制状态。表现情绪低落、忧心忡忡、表情沮丧、愁眉苦脸。感到自己一无是处，患者常自卑自责自罪，严重者伴有明显的罪恶感，甚至可出现自伤和自杀念头或行为。常伴有思维迟缓、动作减少。情绪低落时常常伴有某些生理功能的改变，如食欲减退或缺乏、闭经等。多见于抑郁症，也见于其他精神障碍或躯体疾病时的抑郁状态。

（3）焦虑（anxiety）　指缺乏相应的客观因素而产生的顾虑重重、紧张恐惧，以至搓手顿足似有大祸临头，惶惶不可终日，伴有心悸、出汗、手抖、尿频、四肢发冷、震颤等自主神经功能紊乱表现。惊恐发作（panic attack）为急性、严重的焦虑发作，常出现濒死感、失控感，伴有呼吸困难、心跳加快等自主神经功能紊乱症状，一般发作时间较短，持续几分钟至十几分钟。多见于焦虑症、恐惧症及围绝经期精神障碍。

（4）恐惧（phobia）　指面临不利的或危险处境时出现的焦虑反应。轻者表现为紧张、害怕、提心吊胆，伴有明显的自主神经功能紊乱症状，如心悸、气急、出汗、四肢发抖，甚至大小便失禁等。重者极度害怕、狂奔呼喊，精神极度紧张。恐惧常导致抵抗和逃跑。主要见于恐惧症、儿童情绪障碍及其他精神疾病，也见于幻觉、错觉、妄想状态。

2. 情感波动性的改变

（1）情感不稳定（emotional instability） 表现为情感反应（喜、怒、哀、愁等）极易变化，从一种恶劣情绪迅速转到另一种恶劣情绪，显得喜怒无常，变幻莫测。如患者常从一个极端波动到另一个极端，一会儿兴奋，一会儿伤感，且不一定有外界诱因。常见于癔症、脑器质性精神障碍、酒精中毒、人格障碍。与外界环境有关的轻度情感不稳定可能是一种性格表现，表现为极易伤感多愁，动辄呜咽哭泣，称为情感脆弱（affective fragility），多见于分离性障碍、神经衰弱、抑郁症。

（2）情感淡漠（apathy） 指对外界任何刺激缺乏相应的内心体验和情感反应，即使对自身有密切利害关系的事情也如此。患者对周围发生的事情无动于衷，面部表情呆板，内心体验贫乏，处于无情感状态。可见于慢性精神分裂症及脑器质性精神障碍。

（3）易激惹性（irritability） 指轻微刺激迅速引起强烈的恶劣情绪，如愤怒、激动等。常见于疲劳状态、人格障碍、神经症、轻躁症、脑器质性精神障碍、偏执性精神障碍和躯体疾病伴发的精神障碍。

（4）病理性激情（pathological affect） 指突然、强烈而短暂的情感爆发，常伴有意识模糊。往往表现为残酷的暴行，以至严重伤害他人。患者不能控制和认识自己的爆发性情感和行为，事后不能完全回忆。多见于脑外伤伴发的精神障碍、精神分裂症和人格障碍等。

（5）情感麻木（emotional stupor）患者因十分强烈的精神刺激所引起的短暂而深度的情感抑制状态。患者当时虽处于极度悲痛或惊恐的境遇中，但缺乏相应的情感体验和表情反应，常见于急性应激障碍、分离性障碍。

3. 情感协调性的改变

（1）情感倒错（parathymia） 患者的情感反应与环境刺激不相一致，或者面部表情与其内心体验不相符合。如遇到愉快的事情表现悲痛，痛哭流涕，多见于精神分裂症。

（2）情感幼稚（emotional infantility） 指成人的情感反应如同小孩，变得幼稚，没有理性控制，反应迅速、强烈而鲜明，缺乏节制和遮盖。患者面部表情幼稚，喜忧易形于色，不能很好地适应环境变化，极易受周围环境的影响而波动。见于癔症、人格障碍和痴呆。

（3）情感矛盾（affective ambivalence） 患者在同一时间内体验到两种完全相反的情感，但患者并不感到两种情感的相互矛盾和对立，没有苦恼和不安；患者常将相互矛盾的情感体验同时显露出来，使别人不可理解。常见于精神分裂症。

八、意志障碍

意志（will）是指人们自觉确定目标，克服困难用行动去实现目标的心理过程。在意志过程中，受意识支配和控制的行为称为意志行为。意志与情绪密切相关，相互渗透。当人们认识到前途或未来时，就回向着既定目标采取自觉的积极行动。反之，就会消极行动。

常见的意志障碍有以下几种。

1. 意志增强（hyperbulia）　指病理性意志活动增多。在病态情感或妄想的支配下，患者可以持续坚持某些行为，表现出极大的顽固性。有疑病妄想的患者到处就医；在夸大妄想的支配下，患者夜以继日地从事无效的发明创造等；有嫉妒妄想的患者坚信配偶有外遇，而长期对配偶进行跟踪监视、检查；躁狂状态时，患者对周围环境中的一切都感兴趣，终日忙忙碌碌精力充沛，没有疲劳感，但由于存在随境转移以致做事有始无终，不能进行到底，结果一事无成。还表现在本能意向的要求方面，如食欲、性欲亢进。行为动作增多，无明显的目的性，给人一种与环境不协调的感觉。可见于精神分裂症青春型患者。

2. 意志减弱（hypobulia）　指病理性意志活动减弱。患者表现出动机不足，缺乏积极主动性及进取心，对周围一切事物无兴趣以致意志消沉，不愿进行社交活动，工作学习感到吃力，即使开始做某事也不能坚持到底。严重时懒于料理日常活动，整日呆坐、卧床不起。常与思维迟缓、情绪低落同时存在。常见于抑郁症及精神分裂症。

3. 意志缺乏（abulia）　指意志活动缺乏。表现为对任何活动都缺乏动机、要求，行为孤僻、退缩，对生活没有激情，对工作、学习缺乏责任心，处处需要别人督促和管理，常伴有情感淡漠和思维贫乏。多见于精神分裂症晚期精神衰退时及脑器质性精神障碍痴呆状态。

4. 矛盾意向（ambivalence）　指对同一事物，同时出现两种完全相反的意向和情感，但患者并不感到不妥。如遇朋友时，一面想哭，一面又想笑。常见于精神分裂症，这是诊断精神分裂症的重要症状。

5. 易暗示性（suggestibility）　指患者缺乏主观意向，其思想和行为常常受别人的言行影响，受别人的暗示支配，自己不加分析思考，盲目服从。如别人讲这种药不能吃，会产生某种不良反应，患者听后马上出现这些不良反应。别人讲这种药好，患者服用后当场就见效。常见于分离性障碍、催眠状态，也可见于正常人。

九、动作与行为障碍

简单的随意和不随意运动称为动作，如点头、弯腰等。有动机、有目的而进行的复杂随意运动称为行为。

动作行为障碍（disorder of behavior and movement）又称为精神运动性障碍。精神疾病患者由于病态思维及情感的障碍，常可导致动作及行为的异常。常见的动作行为障碍有以下几种。

（一）精神运动性兴奋（psychomotor excitement）

指动作和行为增加。可分为协调性和不协调性精神运动性兴奋两类。

1. 协调性精神运动性兴奋（coherent excitement）　动作和行为的增加与思维、情感活动协调一致，并与环境密切联系。患者的行为是有目的的、可理解的，整个精神活动协调。如情绪激动时兴奋、躁狂；焦虑时坐立不安均为典型的协调性兴奋。多见于躁狂症。

2. 不协调性精神运动性兴奋（incoherent excitement） 主要指患者的语言动作增多与思维、情感不相协调。动作单调杂乱，无动机及目的性，使人难以理解，与外界环境也不协调。如精神分裂症紧张型的紧张性兴奋，青春型的愚蠢行为和装怪相、做鬼脸等。意识障碍时也可出现不协调性兴奋，如谵妄状态。

（二）精神运动性抑制（psychomotor inhibition）

指患者的整个精神活动抑制，表现为行为动作和言语活动的减少。临床上包括木僵、蜡样屈曲、缄默症和违拗症。

1. 木僵（stupor） 指患者动作行为和言语活动的完全抑制或减少，并经常保持一种固定姿势。轻时表现为问之不答、唤之不动、表情呆滞，但在无人时能自动进食，能自动大小便，严重时患者不言、不动、不食，面部表情固定，大小便潴留，对刺激缺乏反应，如不予治疗，可维持很长时间。可见于严重抑郁症、反应性精神障碍、精神分裂症等。

2. 蜡样屈曲（waxy flexibility） 在木僵基础上，患者的肢体任人随意摆布，即使是不舒服的姿势，也较长时间似蜡塑一样维持不动。如将患者头部抬高好似枕着枕头，此姿势可维持很长时间，称之为"空气枕头"，此时患者意识清楚，病好后能回忆。蜡样屈曲是一种被动服从，常见于精神分裂症紧张型。

3. 缄默症（mutism） 患者缄默不语，不回答问题，有时可以以手示意。见于癔症及精神分裂症紧张症。

4. 违拗症（negativism） 对别人所提要求不做反应（被动性违拗）或做相反动作（主动性违拗）。有些患者甚至连口水也不咽下，大小便也不解（生理性违拗）。多见于精神分裂症紧张症，常在木僵的基础上出现。

（三）其他特殊症状

1. 刻板动作（stereotyped act） 指患者持续单调地重复无意义的动作，常与刻板语言同时出现。如反复的摇头、解纽扣等。多见于精神分裂症紧张型。

2. 模仿动作（echopraxia） 指患者无目的地模仿别人的动作，常与模仿语言同时存在。如问患者姓名，患者也重复："叫什么名字？"常见于精神分裂症紧张型及器质性精神障碍。

3. 作态（mannerism） 指患者做出古怪的、愚蠢的、幼稚做作动作、姿势、步态与表情，如做怪相、扮鬼脸等。多见于精神分裂症青春型。

4. 强迫动作（compulsive act） 指患者感到并被迫反复做不符合个人意愿又不由自主的动作，由于知道没有必要、企图摆脱但又徒劳，故感到痛苦和焦虑。常见的强迫动作有强迫性洗手、强迫性检查门锁、强迫性记数等。强迫动作常常由强迫思维引起，常见于强迫性神经症，也可见于精神分裂症、抑郁症。

5. 冲动行为（impulsive behavior） 指患者突然发生的，通常引起不良后果的行为。常见于人格障碍、精神分裂症。

（四）本能行为

分为保存生命的本能行为和保存种族延续的本能行为两大类，具体表现为安全、饮食、睡眠、性需要等等。常见的异常本能行为如下。

1. 自杀（suicide） 指保存生命本能的障碍。常见的自杀原因有：受到外界强大的压力；因为一时的感情冲动；为了达到某种目的，弄假成真；各种精神疾病，以抑郁症最多见。自杀的形式多种多样，与当时的条件有关，常见的有跳楼、投河、自缢、服毒、自刎、开枪等。自伤也属于本能行为障碍，指没有死亡动机或没有造成死亡后果的自我伤害的行为，多见于精神发育迟滞、分离性障碍、精神分裂症。

2. 饮食障碍（dietary disorder） 指维持生命所需物质摄入行为的障碍。常见有四种形式。

（1）食欲减退 在精神疾病中抑郁症引起的食欲减退最常见，其次是神经性厌食。许多躯体疾病也可以产生食欲减退的症状。

（2）食欲亢进 指经常地暴饮暴食，多见于精神发育迟滞或精神分裂症，也可见于躁狂症、分离性障碍等。

（3）拒食 指精神疾病患者应猜疑怕中毒，在幻觉、妄想、意识模糊及木僵等症状基础上出现的拒绝进食的行为。

（4）异食症 指嗜食普通人不吃或不常吃的东西，如泥沙、石灰、生米、纸等。常见于缺铁性贫血。

3. 睡眠障碍（sleep disorder） 指睡眠觉醒周期性变化的障碍。常见的睡眠障碍有如下。

（1）失眠（insomnia） 表现为入睡困难、多梦、易醒、早醒等。失眠是最常见的临床症状之一，可由多种原因引起，多数是神经症的表现。有些患者虽然已经睡着过，但却没有睡过的感觉，并出现严重的焦虑，称为主观性失眠。

（2）嗜睡（lethargy） 常由衰弱引起，有些患者表现为不可抗拒的进入睡眠状态，但持续时间短暂、易叫醒，称为发作性睡病。

（3）睡行症（sleep walking） 又称梦游症，指患者在夜间睡过一阵后起床活动，行为呆板，意识恍惚，问之不答或者含糊回答。活动一阵后患者又回到床上继续睡觉，次日不能回忆。多见于儿童和癔症患者。

4. 性功能障碍（sexual disorder） 由多种原因引起，分为器质性性功能障碍和功能性性功能障碍。性器官或脊髓疾病常引起器质性性功能障碍。功能性性功能障碍则由心理因素、人格障碍、神经症、躁狂症、抑郁症、各种精神病等引起。常见的性功能障碍为性欲亢进、性欲减退、性欲倒错等。阳痿、早泄归为性欲减退。恋物、露阴、施虐与受虐等属于性欲倒错。青少年偶尔手淫不属于性欲倒错。

十、意识障碍

在临床医学上，意识（consciousness）指患者对周围环境及自身的认识和反应能力。大脑皮质及网状上行激活系统的兴奋性对维持意识起着重要作用。当意识障碍时精神活动普遍抑制，定向障碍为意识障碍的重要标志。

（一）周围意识障碍

根据意识清晰度受损严重性，依次分为嗜睡、朦胧、谵妄、精神错乱、混沌、昏睡和昏迷等，现分述如下。

1. 嗜睡（lethargy） 指意识清晰度降低较轻微，患者经常处于嗜睡状态，接受刺激后可立即清醒，并能正确地进行简单交谈或动作。但当刺激消失后又入睡。此时吞咽、瞳孔、角膜等反射存在。见于功能性及脑器质性疾病。

2. 朦胧（twilight state） 指一种意识范围明显缩窄和意识清晰度明显降低的状态，此时定向障碍明显，有片段错觉、幻觉和妄想，可在幻觉、妄想支配下产生攻击他人的行动，常突然发生，突然终止，反复发作，持续数分钟至数小时，事后有不同程度遗忘。导致朦胧的器质性原因有癫痫、脑外伤、脑血管疾病、中毒等；心因性朦胧常见于分离性障碍和心因性精神障碍。

3. 谵妄（delirium） 指一种意识清晰程度更明显下降的状态，此时定向障碍明显，出现非协调性精神运动性兴奋和感知障碍，常为大量恐怖性幻视，伴紧张、恐怖的情感反应，语言不连贯、喃喃自语、行为冲动杂乱无章。发作历时较短，一般为数小时，偶可数天，有昼轻夜重的特点，发作后陷入深睡，醒后有不同程度遗忘。多见于由感染、中毒、躯体疾病所指的急性脑病综合征、躯体疾病所致精神障碍。

4. 精神错乱（amentia） 是比谵妄更严重的意识障碍状态，患者外周与自我意识均明显障碍。病情重笃者严重的非协调性精神运动兴奋多限于床上，表现为不规则地翻身、伸屈肢体、动作单调、明显思维不连贯、喃喃自语、可伴有片段幻想、妄想。持续时间较长，可为数天到数周。

5. 混浊（confusion） 指患者对外界刺激反应阈值明显增高，除强烈刺激外，难以引起反应，多处于半睡状态，思维缓慢，内容贫乏，注意、记忆、理解均困难，表情迟钝、反应迟钝，但吞咽、角膜对光反射存在，可出现原始动作如吸吮、强握等。

6. 昏睡（sopor） 指意识清晰度进一步降低，呼叫、推动患者已不能引起反应。但强烈疼痛刺激，如针刺手足或压迫眶上神经可引起疼痛躲避反应。可有震颤和不自主运动，角膜、睫毛等反射减退，对光反射仍存在，可有深反射亢进和病理反射。

7. 昏迷（coma） 指意识完全丧失，患者无自发动作，对任何刺激没有反应，防御、吞咽、睫毛、角膜、对光等各种反射均可消失。

（二）自我意识障碍

1. 人格解体（depersonalization） 是对自身的不真实体验。此时患者可觉察不到自身躯体或精神活动的存在，如说自己的躯体和灵魂已经不在世界上了，自己的脑子已不存在等。有些患者感到自己丧失了与他人的情感共鸣，不能产生正常的情绪或感受。多见于抑郁症，也可见于精神分裂症和神经症。

2. 交替人格（alternating personality） 指患者在不同时间可交替体验和表现两种不同的人格。

3. 双重人格（dual personality）及多重人格（multiple personality） 指患者同时可体验和表现两种或多种不同人格，如同时在一方面以甲的身份而另一方面又以乙的身份、思想和言行的精神活动方式出现。常见于分离性障碍、精神分裂症。

4. 人格转换（transformation of personality）　指患者否认原来的自身，自称已变为另一个人或动物，但其思想、言行等精神活动方式不变。

（三）另外几种意识障碍综合征

1. 梦样状态（oneiroid state）　指一种意识清晰度降低的梦境体验，这种体验又常和幻觉与幻想性体验相结合，其内容多反映现实生活的某些片段，并有情感色彩。患者可沉浸于这种状态数天和数周，与外界缺乏联系。对其幻觉内容过后并不完全遗忘。迷茫状态、困惑状态和梦呓状态均可纳入意识梦样改变的范围。睡眠剥夺或过度疲劳均可以引起梦样状态，精神分裂症、某些药物如致幻剂也可引起梦样状态。

2. 梦游症（somnambulism）　指患者处于一种睡眠到觉醒的过渡状态，多在睡后1～2小时发生，表现为突然起床，进行简单而无目的的活动。持续数分钟后又回到床上重新安静入睡。醒后完全遗忘。多见于儿童或癫痫患者。

3. 神游症（fugue）　指患者在白天处于一种睡眠到觉醒的过渡状态，无目的地外出漫游或旅行，一般持续数小时或数天，有时更长。常突然清醒，对发作中的经历有不同程度遗忘。

十一、自知力

自知力（insight）又称领悟力或内省力，指患者对自己精神疾病认识和判断能力。一般以精神症状消失，并认识到自己的精神症状属于病态，即为自知力恢复。神经症患者有自知力，主动就医诉说病情。但精神病患者一般有不同程度的自知力缺失，往往拒绝治疗。临床上将有无自知力及自知力恢复的程度，作为判定病情轻重和疾病好转程度的重要指标。自知力完整是精神病病情痊愈的重要指标之一。自知力缺乏是精神病特有的表现。

自知力缺乏（lack of insight）又称内省力缺乏，指患者对自己疾病的判断和认识的能力的缺乏。患者能正确认识自己的精神病理现象称为"有自知力"，患者不能认识自己的精神病理现象是病态，称为"无自知力"，介于两者之间者，称为"有部分自知力"。判断有无自知力有四条标准：①患者是否意识到别人认为他/她有异常现象。②患者是否自己认识到这些现象是异常的。③患者是否认识到这些异常现象是自己的精神疾病所致。④患者是否意识到这些异常现象需要治疗。通常，患者对自己的精神病理现象不能作出正确的估计，不能意识到疾病前后精神活动的改变，不能认识到自己的病态行为与正常人的区别。因而常常否认有病，抗拒治疗。多数精神病患者自知力不完全，神经症患者的自知力多数完全。自知力不但是诊断精神疾病的重要指标，而且也是判断患者能否配合治疗和预测疗效的标准之一。

十二、常见精神障碍综合征

1. 幻觉症　指意识清晰状态下，出现大量幻觉，主要为言语性幻听，常可发生与其相关的妄想并伴有恐惧或焦虑的情感反应，多见于慢性嗜酒所致精神病。

2. 幻觉妄想综合征 以幻觉为主，在幻觉的基础上产生妄想，如被害妄想、物理影响妄想等。本综合征的特点是幻觉和妄想密切结合，相互补充，相互影响。多见于精神分裂症，也可见于某些器质性精神障碍。

3. 精神自动综合征 指意识清晰状态下，产生的假性幻觉、强制性思维、被洞悉、被控制（影响）妄想和被害妄想等症状组合，伴有体象障碍、运动觉障碍和妄想观念。

4. 情感障碍综合征

（1）躁狂综合征 指以情感高涨、思维奔逸和活动增多为主的协调性精神运动性兴奋。

（2）抑郁综合征 指以情感低落、思维迟缓和活动减少为主的协调性精神运动性抑制。

5. 紧张综合征 指全身肌张力增高，包括紧张性木僵或紧张性兴奋两种状态。紧张性木僵常伴有违拗、缄默、刻板语言、模仿语言、蜡样屈曲等症状，可以持续数周至数月。紧张性兴奋是一种整个精神活动的非协调性明显增强。此时思维、情感和意志活动之间，以及精神活动与环境之间的协调性破坏，因此不能被人理解，并有突然发生、强烈粗暴、单调刻板、无目的性的特点，常为突然暴发的兴奋和暴力行为，然后有突然进入木僵或缓解。典型表现见于精神分裂症紧张型、急性应激障碍，颅脑损伤可见不典型的表现。

6. 遗忘综合征 又称科萨可夫综合征，以近事遗忘、虚构和定向障碍三点为特征。多见于酒精中毒性精神障碍、颅脑损伤所致的精神障碍、脑肿瘤及其他脑器质性障碍。

7. 急性脑病综合征 以各种阶段的意识障碍为主要临床表现，起病急、症状鲜明、持续时间较短。可伴有急性精神病表现，如不协调性精神运动性兴奋、紧张综合征、类躁狂表现、抑郁状态等。多继发于急性器质性疾病或急性应激状态。

8. 慢性脑病综合征 以痴呆为主要表现，伴慢性精神病症状如抑郁状态、类躁狂状态、类精神分裂症状态，以及明显的人格改变和遗忘综合征。通常不伴有意识障碍。常由慢性器质性疾病引起，也可以是急性脑病综合征迁延所致。

9. 脑衰弱综合征 主要表现为易感疲劳、虚弱、思维迟缓、注意力不集中、情绪不稳定、情感脆弱，常伴有头痛、头晕、感觉过敏、出虚汗、心悸、睡眠障碍等。常见于器质性疾病初期、恢复期或慢性器质性疾病的过程中。

10. 病理嫉妒综合征 又名奥赛罗综合征（Othello syndrome） 指以怀疑配偶不忠的嫉妒妄想为核心症状的综合征。多见于男性，患者以许多似是而非的证据来证明配偶另有新欢，但往往说不出具体的对象，为此经常反复侦查、盘问、跟踪，甚至拷打。症状可以持续数年，不断增强的妄想可以产生攻击性行为，甚至杀死配偶，就如莎士比亚描述的奥赛罗一样。患者具有过于敏感、自卑、焦虑和不安全感，易激惹、沮丧、紧张。但患者其他方面的精神活动基本正常。

11. 虚无妄想综合征 又名 Cotard 综合征，指患者感到自己已经不复存在，或者自己的躯体是一个没有五脏六腑的空壳。多见于高龄抑郁症，尤其是伴有激越性症状的抑郁症。也可见于精神分裂症、老年痴呆、顶叶病变。

第四节　精神障碍的检查与诊断

一、概述

精神病学检查（psychiatric examination）包括采集病史和精神状态检查两部分，是精神疾病正确诊断的依据。精神疾病的诊断正确与否，取决于完整、真实的病史和全面、有效的精神检查，从中得出有价值的资料。如何采集病史和进行精神检查，是检查者必须掌握的基本功。

精神障碍的发生、发展与转归受生物、心理、社会等各个方面诸多因素的间接或直接影响，因而针对精神障碍的检查与诊断过程与对"纯粹"的躯体疾病的检查与诊断存在一定的差异。然而要探明病理精神活动，进行精神障碍诊断，需要更全面、完整地从不同途径有重点地收集患者病情资料。要获得病情资料，主要通过和患者进行交流，了解其内心活动并观察其外显行为予以判断。因此，精神病学检查的主要方法是与患者和知情人进行面谈检查及综合分析技巧。

二、面谈

（一）面谈检查的主要目的

1. 获取必要信息以确立诊断。

2. 以完整人的角度了解患者。

3. 了解患者所处的环境。

4. 形成良好的护－患治疗关系。

5. 向患者进行初步的精神卫生知识宣教，使患者了解自己的病情。

（二）面谈检查的步骤

1. 开始　患者是带着各种各样的心情走进精神科的，多半是恐惧，掺杂着对精神科种种不良的想象，或是无奈，或是在亲友的哀求、威胁甚至强迫之下就诊于精神科。检查者的首要任务是让就诊者放松，消除紧张心情，应注意以下内容。

（1）环境安静　面谈检查的环境应该安静，理想的诊室是只有检查者和被检查者，其他人不能听见谈话的内容，使患者感到个人隐私受到保护。

（2）落座　条件允许的话，诊室内应在检查者座位不同距离放置数把椅子，由就诊者自行挑选座位的过程，检查者可据此猜测就诊者是处于排斥、防备还是接受的心理状态。

（3）自我介绍与称呼　对于初次就诊者，检查者可以简单介绍自己的情况如工作经验、专长等，为护患关系定下一个平等的基调。同时根据患者的年龄身份，确定对患者的称呼。最好的办法是询问患者希望检查者怎么称呼。礼貌对待患者，对了解病情十分重要。

2. 深入　一般性接触结束后，面谈检查逐渐转入实质性内容。检查者希望了解就诊者的精神状况，存在哪些精神症状，精神症状的起因和演变等，以达到检查的目的。在深入交谈阶段应注意的问题有：

（1）以开放性交谈为主　对于神志清楚、合作者可以提一些开放性的问题，如"你感到有什么不舒服"、"你的心情怎么样"、"这种不舒服是怎么发生的"、"你能不能比较详细谈谈你的病情"。与封闭式问题相比（患者对这样的问题只能以"是"或"否"来回答，如"你最近是不是经常失眠"，开放式交谈可以启发患者谈出自己的内心体验。在此阶段，通过与患者交谈可以了解其主要的病态体验及其发生发展过程。并通过观察，掌握患者的表情、情绪变化，以及相应出现的异常姿势、动作、行为和意向要求。

（2）主导谈话　在谈话进行过程中，检查者不但要尽量使患者感到轻松自然，还应该主导谈话，使患者集中在相关的话题上，不能过多纠缠于细枝末节，避免导致条理不清。如果确有必要，检查者可以打断患者的叙述，直接询问关键性问题，但这种方式应尽量少用。也可以使用某些技巧，如引导患者略去无关紧要的问题，抓住要点。检查者若想得心应手地驾驭谈话，交谈技巧是必需的，同时需要丰富的精神医学知识和临床经验。

（3）非言语性交流　眼神、手势、身体的姿势等，构成了非言语交流的主体。检查者可以通过使用各种手段鼓励或者制止患者的叙述。如检查者可以采取身体前倾、眼神交流、频频点头等姿势鼓励患者说出检查者所要了解的内容。也可以采取后倾、垂目、双手规律敲击等动作表示检查者对患者现在所说的没有兴趣。对于许多患者，触摸患者有助于缓解患者的焦虑紧张情绪，如有力握住患者的手，或轻轻拍拍患者的肩膀，可使患者心情放松。

3. 结束　深入交谈时间视问题的复杂性而定，一般持续 20～45min。在交谈临近结束时，检查者应该做一个简短的小结，并且要询问患者是否还有未提及的重要问题。对患者的疑问做出解释和保证，如果对患者的进一步治疗有安排，应向患者说明。最后礼貌告别。

（三）面谈检查技巧

1. 对检查者的要求

（1）坦诚、接纳的态度　在精神疾病的诊断治疗的全过程中，检查者必须与患者发生面对面的接触，只有经过与患者密切的接触、交谈，才能完成精神疾病的诊疗。其次，精神症状必定会影响到患者的谈吐、排斥、孤立、漠视和迫害的对象。一个好的精神科医务工作者，应该真诚同情、关爱患者，具有宽容理解之心。

（2）敏锐的观察力　可以是检查者在与患者接触时敏锐地觉察到患者的心绪，发现隐蔽的症状，不仅明白患者说了什么、在什么情况下欲言又止，还要观察患者还有什么话没说，判断患者对检查者的真实态度。同时通过与患者家属的交流及观察患者与家属的交流，分析患者社会支持系统的优劣。

（3）良好的内省能力　检查者在同患者打交道时，不但要设法体察患者的内心世界，也应该尽力体察自己的内心。精神科医务人员每日面对患者各种各样的病态言行，特别是针对检查者本人的攻击、侮辱时，同样会像所有普通人一样，产生种种负性情绪，如愤怒、不满、厌恶、恼恨等。这种负性情绪如果积累，不但会伤害检查者本人的健康，也会损害医疗行为。精神科医务人员除了应该掌握排解负性情绪的技巧外，也应冷静分析自己的内心感受，才可能有助于做出正确的诊断。

（4）丰富的经验和学识 精神疾病患者年龄不一，学问有高有低，文化背景、家庭环境、成长经历各有不同，要做到与人打交道，而不是与病打交道并不容易。建立良好护－患关系的办法之一是设法找到共同语言，避其锋芒，投其所好，逐步深入。这需要检查者具有医学知识以外的学识。用熟悉的话题能较容易地使患者放松并愿意交谈。丰富的人生阅历、临床经验亦是精神科检查者宝贵的财富。如果一个精神科检查者的阅历、相关知识缺乏，是不能很好理解生活在大千世界中的精神疾病患者复杂的内心体验的。

（5）得体的仪表与态度 仪表整洁、态度端庄是对每一个检查者的基本要求。除此之外，精神科医务人员在仪表与态度上应表现出更多的善变。在青少年患者面前，检查者的装束举止不可过于严肃，以免显得死板；面对躁狂症患者，又不能过于随便，使患者误认为轻佻；与心情抑郁的患者相处，可试用幽默；同人格障碍的患者打交道，应尽量显得机智敏锐。此外，要取得患者的信任，检查者首先要自信。自信心是建立在学识与经验的基础上的。自信的人在态度上是可亲的。最后还应注意，精神科医务人员要与患者保持恰当的距离。护患关系也是一种人际关系，过于疏远或亲近都会损害诊疗过程。

2. 沟通技巧 好的沟通技巧是良好的医学实践的基础。它的重要性表现在以下几个方面：①有效的沟通是诊断不可缺少的组成部分。②可提高患者对治疗的依从性。③有助于提高检查者的临床技能和自信心。④有助于提高患者的满意度。⑤可以提高卫生资源的使用效益和改进卫生服务的质量。因此，从广义上讲，沟通技巧应该是临床检查者的必修课。

（1）倾听 这是最重要也是最基本的一项技术。检查者必须尽可能花时间耐心、专心和关心倾听患者的诉说。检查者应该允许患者有充裕的时间描述自己的身体症状和内心痛苦，打断诉说可能丧失患者的信任。可以说，倾听是维护护－患良好关系最重要的一步。

（2）接受 这里指无条件地接受患者。患者无论是什么样的人，检查者都必须接受，不能有任何拒绝、厌恶、嫌弃和不耐烦的表现。

（3）肯定 指肯定患者感受的真实性。我们不一定赞同患者信念或幻觉体验，但可以向患者表明检查者理解他所叙述的感觉。接纳而不是简单否定的态度，有助于护－患的沟通。

（4）澄清 即弄清楚事情的实际经过，以及事件从开始到最后整个过程中患者的情感体验和情绪反应。最好让患者完整叙述事件经过，并了解患者在事件各个阶段的感受。

（5）善于提问 首先可以就患者最关心、最重视的问题开展交流，随后自然地转到深入交谈。一般尽量采用开放式交谈。

（6）重构　把患者说的话用不同的措辞和句子加以复述或总结，但不改变患者说话的意图和目的。重构可以突出重点话题，也向患者表明检查者能够充分理解患者的感受。

（7）代述　有些想法和感受患者不好意思说出来，或者是不愿明说，然而对患者又十分重要。这时，检查者可以代述。例如对性功能障碍如此患者羞于启齿的话题，检查者可以这样开始"我想别人处于您这样的状况，也会出现一些问题……"。代述可以促进护－患之间的沟通。

（8）鼓励患者表达　有多种办法。除了前面提到的非言语性交流方式外，检查者可以用一些未完成句。意在鼓励患者接着说下去。用举例甚至可以用检查者本人的亲身经历能引发患者的共鸣。从而得以与患者沟通。

要不断提高沟通的技巧，提高应对能力，以取得完整真实的临床资料。

三、收集病史

病史主要来源于患者和知情者。后者包括与之共同生活的亲属，如配偶、父母、子女；与之共同学习和工作的同事、同学、领导；与之关系密切的朋友、邻居等，以及既往为之诊治过的医护人员。由于有的精神疾病患者自知力障碍，难以正确认识和评价其症状和疾病，并且对其客观言行难以感知，故其病史一般由知情者提供。然而，知情者所提供的病史多是反映疾病中患者的外在表现，对其内心体验则知之不多，故仍需通过面谈检查从患者处获取有关病史资料。实际上，精神病病史的内容应是二者所提供资料的结合，一般将知情者提供的资料作为病史书写，而将患者所谈内容则记录在精神状态检查之中。

（一）病史格式和内容

包括一般资料、主诉、现病史、既往史、家族史。

1. 一般资料　包括姓名、性别、年龄、婚姻、民族、籍贯、职业、文化程度、住址、入院日期、病史提供者及对病史资料可靠性的估计。

2. 主诉　主要精神症状及病程（就诊理由）。

3. 现病史　为病史的重要部分。按发病时间先后描述疾病的起始及其发展的临床表现。主要包括以下内容。

（1）发病原因　询问患者发病的环境背景及与其有关的生物－心理－社会因素，以了解在什么情况下发病。如有社会心理因素，应了解其内容与精神症状的关系，是病因还是诱因。有无感染、中毒、躯体疾病等因素作用。

（2）起病情况　起病缓急及早期症状表现。

（3）疾病发展及演变过程　可按时间先后逐年、逐月甚至分段作纵向描述。内容包括发病前的正常精神活动状况；疾病的首发症状、症状的具体表现以及持续的过程，症状间的相互关系，症状的演变及其与生活事件、应激源、心理冲突、所用药物之间的关系；与既往社会功能比较所发生的功能变化；病程特点，为进行性、发作性。迁延性等。如病程长者，可重点对近一年的情况作详细了解。

（4）患病时的一般情况 如工作、学习、睡眠、饮食的情况，生活自理如何，与周围环境接触的情况，对疾病的认识程度等，均对疾病诊断有重要意义。病时有无消极厌世观念、自伤、伤人、冲动行为等，以便护理防范。

（5）以往诊治情况 应详细了解既往的诊断、治疗用药及疗效，以供进一步诊治参考。

4. 个人史 一般指从母亲妊娠期到发病前的整个生活经历。但应根据患者发病年龄或病种进行重点询问。如对儿童及青少年应详问母亲怀孕时的健康状况及分娩史，患者身体、精神发育史，有无神经系统疾病史，学习及家庭教育情况以及与双亲关系等。成人及老人可不必详细询问幼年史。一般应询问工作学习能力有无改变，生活中有无特殊遭遇，是否受过重大精神刺激。了解其职业状况、工作史、恋爱婚姻生育史、家庭氛围特点等。还应了解婚姻情况，夫妻生活情况，特别是女性患者的月经、分娩、绝经期是精神疾病的好发时期，与精神症状有无关系。患者的性格特点、兴趣爱好可具体描述，以便与发病后的情况比较，判断是否有精神异常。总之，个人史中应反映患者的生活经历、健康状况及人格特点和目前社会地位等。

5. 既往史 询问有无发热、抽搐、昏迷、药物过敏史。有无感染、中毒及躯体疾病，特别是有无中枢神经系统疾病如脑炎、脑外伤等。应注意这些疾病与精神障碍之间在时间上有无关系。是否存在因果关系。有无其他精神疾病史。

6. 家族史 包括家庭史和精神病家族史。家庭史，如双亲的年龄、职业、人格特点。如双亲中有亡故者应了解其死因和死亡年龄。家庭结构、经济状况、社会地位、家庭成员之间特别是双亲的相互关系、亲子关系，以及家庭中发生过的特殊事件等对患者的人格形成及疾病的发生发展均有重要影响。精神疾病家族史，包括家族中精神疾病患者、人格障碍者、癫痫病患者、酒精和药物依赖者、精神发育迟滞者、自杀者以及有无近亲婚配者。精神疾病家族史阳性，提示患者疾病的原因可能与遗传有关。

（二）采集病史应注意的事项

1. 病史应客观、全面和准确

2. 了解患者的性格特点 一般可以从以下几方面加以询问。

（1）人际关系 与家人相处如何，有无异性或同性朋友，朋友多或少，关系疏远或密切，与同事、领导、同学、老师的关系如何等等。

（2）习惯 有无特殊饮食、睡眠习惯，有无特殊的嗜好或癖好，有无吸烟、饮酒、使用药物等习惯。

（3）兴趣爱好 业余或课余时的闲暇活动，有无兴趣和爱好，爱好是否广泛，有无特殊的偏好。

（4）占优势的心境 情绪是否稳定，是乐观还是悲观，有无焦虑或烦恼，内向或情感外露，是否容易冲动或激惹。

（5）是否过分自信或自卑，是否害羞或依赖。

（6）对外界事物的态度和评价，灵活还是刻板。

此外应询问患者对自己的看法和别人对他的评价,以及了解患者在特定情境下的行为和在工作与社会活动中的表现亦能有助于了解患者的人格特点。

3. 采集病史时询问的顺序　在门诊由于患者和家属最关心的是现病史,且受时间限制,一般先从现病史问起。住院病史的采集则多从家庭史、个人史、既往史说起,在对发病背景有充分了解的情况下更有利于现病史的收集。

4. 记录病史　应如实描述,但应整理加工使条理清楚简明扼要,能清楚地反映疾病的发生发展过程以及各种精神症状特点。对一些重要的症状可将患者原话记录。记录时要避免用医学术语。对病史资料医护人员应保密,勿做闲谈资料,这也是医德的要求。

四、精神状态检查

精神状态检查与病史收集对精神障碍的诊断具有同等重要的意义。正如前述,精神障碍检查主要是通过与患者的交谈和观察来发现患者精神活动是否异常,存在哪些精神症状,为症状学和疾病学诊断提供根据。

(一)精神状态检查的内容

1. 一般表现

(1)意识状态　意识是否清楚,意识障碍的种类及其程度。

(2)定向力　包括自我定向如姓名、年龄、职业,及对时间、地点、人物周围环境的定向能力。

(3)与周围的接触　对周围事物是否关心,主动及被动接触能力,合作情况及程度。

(4)日常生活　包括仪表如特殊的服饰、衣着整洁程度、饮食、大小便自理能力、睡眠情况、女性患者月经情况,以及患者在病房与病友接触及参加病房集体活动表现。

2. 认知活动

(1)知觉障碍

① 错觉:错觉的种类、内容、出现时间及频度,与其他精神症状的关系及影响。

② 幻觉:幻觉的种类、内容、真性还是假性幻觉,出现时间及频率,与其他精神症状的关系及影响。

③ 其他知觉障碍:知觉障碍的种类、出现时间及性质。

(2)思维活动障碍

① 思维联想障碍:联想障碍的数量、语速、结构有无异常。有无思维迟缓、思维中断、思维奔逸及思维贫乏等。

② 思维逻辑障碍:思维逻辑结构如何,有无思维松弛、破裂、象征性思维、逻辑倒错、语词新作等。

③ 思维内容障碍:如有妄想,其种类、内容、性质、出现时间、原发或继发,发展动态,涉及范围是否固定、是否成系统,内容荒谬或接近现实。与其他精神症状的关系。

④ 记忆力：有无记忆力减退，包括即刻记忆、近记忆和远记忆。有无记忆增强。有无遗忘，逆行性或顺行性遗忘。有无错构、虚构。如有明显记忆减退，应进一步检查智力。

⑤ 智能：可按患者文化水平适当的提问。包括一般常识、专业知识、计算力、理解力、分析综合及抽象概括能力等，如有智能减退可进一步详细检查。

⑥ 自制力：有无自制力损害，损害程度。

3. 情感活动 情感活动可有客观表现和主观体验两方面检查。客观表现可根据患者的面部表情、姿势、动作以及面色、呼吸、脉搏、出汗等自主神经反应来判定。主观体验可通过交谈，启发了解患者的内心体验。可根据情感反应的强度，持续性和性质，观察出病态的优势情感反应是什么，如情感高涨、情感低落、焦虑、恐惧、情感淡漠。情感的诱发是否正常，如易激惹、烦躁、忧愁，有无病理性激情等。情感是否易于起伏波动，有无情感脆弱。有无与环境不适应的情感、情感倒错等。

4. 意志行为活动 意志减退或增强，本能活动（食欲、性欲）的减退或增强，有无兴奋、冲动、木僵以及怪异的动作行为。与其他精神活动配合程度如何。

（二）精神检查中应注意的问题

1. 合作患者的检查 主要是通过交谈了解其内心体验和感受。在做精神检查记录时应避免使用症状学术语，应以患者的言语系统加以描述。一份写得好的精神检查会使人读后有一种如见其人的感觉，若干年后仍有应用价值。

2. 不合作患者的精神检查 对这种患者的检查是困难的，只有通过耐心、细致的观察患者的言行表情，以判断患者的精神状态。应注意以下方面：一般外貌、自发语言、面部表情、动作行为的检查。

3. 对器质性精神障碍患者的精神检查 除做一般的精神障碍检查外，还应重点做以下检查：意识状态、记忆力、智能、人格变化。

4. 风险评估 在精神科有两种情况需要作出紧急风险评估，一种是患者存在伤人行为，另一种是患者可能存在自伤的危险。风险评估的目的是：①确定患者可能出现的不良后果。②确定可能会诱发患者出现危险行为的因素。③确定可能阻止患者出现危险行为的因素。④确定哪些措施可以立即采取。

良好的风险评估是建立在全面的病史采集和认真的精神检查基础之上，以及其他来源的信息，包括知情者提供的情况，既往医疗记录、公安局档案等，都可以作为重要的参考资料。一般说来，严重的抑郁症患者、老年男性、支持系统差、社会经济地位低、以往出现过自伤史等，都是自伤或自杀的高风险因素；而精神分裂症、命令性幻听、男性、既往暴力史等，提示伤人风险性较高。

可针对不同情况采取相应方式降低风险。如事先警告患者或监护人，对患者可能出现的行为采取防范；在人身安全受到威胁时通知警察；入院时严格检查患者随身携带的物品；在紧急情况下强制患者住院治疗等。

5. 反复检查 为充分掌握患者的精神状态，一次诊断精神检查是不够的，需要反复多次检查。

五、体格检查及实验室检查

体格检查对精神障碍的诊断及鉴别诊断十分重要，也是拟定治疗方案的依据。因此，对住院患者均应按体格检查的要求系统地进行。对门诊或急诊患者也应根据病史，重点进行体检。只重视精神症状而忽略体格检查往往会出现误诊，应尽量避免。对精神障碍患者常规做胸部 X 线透视、肝功能检查、心电图检查。根据病情还应进行以下各项检查：脑电图、头颅平片、脑 CT、磁共振成像以及高级神经活动的心理测验、生物化学等检查。神经科与精神科是两个关系密切的学科，不少神经科疾病可伴有精神症状。因此，对精神障碍患者进行仔细的神经系统检查非常必要。

实验室检查对确定器质性精神障碍的诊断，能提供可靠的依据。应根据病史结合临床所见，有针对性的进行某些辅助检查及特殊检验，如脑脊液检查及异常代谢产物的测定。对智能障碍、人格障碍患者的可作相应的心理测试，如韦氏智力测试以及人格量表检查。

六、护理记录

（一）护理记录内容

1. 按照护理病历首页的要求，逐项填写，包括患者的一般情况、精神症状、躯体疾病、自知力、家族史、过去史、药物过敏史等。不得漏项。

2. 入院 24h 内进行评估，提出护理问题（诊断），24h 完成护理病史及补充护理计划。

护理问题是护士将自己检查患者的情况，以及病史资料进行分析，对患者的整体护理作出全面评估，提出要为患者解决的护理问题；护理计划首先应有针对性，根据患者的生理、心理以及社会地位、文化程度去制定，考虑到从入院到出院的整个过程包括疾病护理、心理护理和健康教育，其次要有预期目标。

3. 病情变化记录　患者的症状可不断变化，应随时记录。体温、脉搏、呼吸、血压、每日大小便次数均记录在体温单上，女患者的月经起止时间，记入护理记录内，显著的病情变化，如木僵患者突然兴奋，抑郁患者突然躁动，以及兴奋转为抑郁等，还有发生逃跑、自伤、伤人及自杀企图时，应详细记录过程以及处理经过。其他如睡眠、饮食情况、接受特殊检查、工娱疗法等集体活动中患者的表现及突然的病情变化，探视后如有病情波动等，均应记录。以上内容还应选择要点记入护士交班本，作书面交班。并发高热、昏迷的患者或发生意外事件的病情严重者，可根据医嘱进行特别护理，并按规定做特护记录。

4. 护理措施　针对护理问题、医嘱和护理计划、本着患者感到舒适及安全为原则，正确、及时实施身心护理和健康教育。

5. 效果评价　对患者在住院期间的护理全过程做全面总结，与预期目标相对照，找出存在的问题和成功经验。

（二）对护理记录的要求

书写护理记录要求字迹清楚、整洁，使用规范简化字，不得涂改。计量单位按照国家规定的统一标准。护理记录要求真实、准确、客观地反应患者症状表现和病情变化，记录时要尽量引用患者原话，避免使用医学术语，如患者有"妄想"、"幻听"等描述要具体。发现逃跑、自伤或有自杀企图时，应详细记录言行表现。发生意外事件时，应详细记录其发生时间、地点、范围及其具体经过。记录应注明时间、班次，并签全名。

七、标准化精神检查和评定量表的应用

（一）标准化诊断性精神检查工具

为提高疾病诊断水平和可靠性，国内外精神病学专家在制定诊断标准的同时编制了标准化精神检查工具和计算机诊断系统用于临床诊断和研究。此种经验是由有丰富临床经验的精神病学专家根据诊断要点和（或）诊断标准的要求所设计。它包含一系列条目，每一条目代表一个症状或临床变量、规定的检查程序、提问方式和评分标准，并附有本工具的词条解释。这是一种定式或半定式的面谈检查工具。检查者或研究者严格按照规定进行询问和检查，遵循词条定义对所获结果进行评分编码，确定症状是否存在，判断其严重度。不同检查者使用此种标准化诊断性检查工具检查患者，可以获得同样诊断结果，大大提高诊断的一致性。现在临床广泛使用两种标准化诊断性检查工具为"复合性国际诊断交谈检查表－核心本（Composite International Diagnostic Interview－Core Version，CIDI－C）"和"神经精神病学临床评定表（Schedules for Clinical Assessment in Neuropsychiatry，SCAN）"。

（二）精神症状评定量表

根据研究的需要设计一系列项目，每一项目代表一个症状或临床变量，各项目按一定的检查程序和一定的提问方式检查和询问。根据规定的标准将所得来的临床资料用数字表示，即评分。这种检查方法称为标准化检查，用来指导和记录这种检查的工具称为量表。它包括量表名称、指导语、症状项目及其定义和评分方法等内容。所设计的量表是否具有临床使用价值，需要进行测试以及检查其信度（reliability），即不同检查者的评分是否一致，近期多次重复评分是否一致，和效度（validity），即它是否能真实反映临床特点及其变化。

1. 量表的定义

量表（rating scale）即衡量的尺度，是根据一定原则将用标准化检查所获得的临床资料用数字表示，使观察者在检查和评分中的主观成分降低到最小。主观成分受到规则的限制。这样可使同一个量表适用于不同社会文化背景下的不同检查者，并可适用不同的患者组群。量表分为序列量表以及序数量表，前者只对临床变量填写存在或不存在的量表，也称之为"症状核对清单"。后者是对临床变量进行分级评定（由不存在到极严重）的量表，也称之为"症状分级量表"。

2. 量表的种类

（1）按结构及标准化程度

① 自我评定量表（self rating scale）：由患者填写规定好的问卷，完全排除检查者的主观影响。但患者对问题的理解不一致，可能影响评分结果。主要用于评定焦虑、轻度抑郁、神经症及人格障碍者，如焦虑自评量表、Zung 抑郁自评量表及人格量表。对重症精神障碍患者一般不用，因患者不合作及缺乏自知力而影响可靠性。

② 定式检查量表（structured interview scale）：使用固定问题，固定问话的方式进行检查。检查者的主观成分受到非常严格的限制，尽量减少检查者的主观成分。如各种筛选表——精神疾病筛选表、神经症筛选表。

③ 半定式检查量表（semi - structured interview scale）：又称探索性检查、观察者量表。有固定的检查程序，但可让患者说完话，酌情提问，但必须问出要了解的内容。检查者的影响受到一定的限制，可靠性差一些，但提高了真实性，更适合了解患者的真实病情。观察临床疗效的有关量表多属此类，如 Hamilton 抑郁量表、简明精神病评定量表（BPRS）等。

（2）按功能及内容 有人格量表、精神疾病筛选表及调查表、诊断量表及症状分级量表。一般是诊断量表（用于决定治疗）与症状分级量表（评定治疗效果）联合使用。还有观察药物治疗引起的副作用量表。可根据不同的研究要求，选用不同种类的量表。

3. 使用量表的优点及注意事项

（1）优点 ①统一的标准化检查程序不容易遗漏症状。②每个症状具有规定的含义可避免症状理解不一或相互混淆。③统一的标准评分，可使评分的主观成分减到最小。④临床资料的数量化便于进行统计学分析。⑤可较精确反映症状在治疗前后的动态变化。

（2）注意事项 ①在使用量表时评分的关键是进行很好的交谈检查，特别是半定式量表，要求检查者是经验丰富的精神科检查者或临床心理学者，在做检查前要对患者的病情有充分的了解。检查中应避免简单而生硬地一问一答。检查者的态度要和蔼、耐心，争取患者的合作。交谈检查时可先进行一般性交谈，然后让患者自由描述病情，之后再问量表的内容。②在交谈时还要注意患者的表情变化、语调变化、情绪变化及身体状况变化。③交谈检查最好由 2 位以上的检查者执行。④在测定过程中应尽量避免量表本身的误差（光环误差、逻辑误差、近似误差），以及检查者的误差（如从轻评分、中间倾向评分、以检查者的人格体会评分、治疗对比误差等）。评定完后进行结果分析。

4. 常用的心理卫生评定量表

（1）症状自测量表（Symptoms Checklist 90，SCL - 90） 此表包括 90 个项目，可以全面评定受评者的精神状态，如思维、情感、行为、人际关系、生活习惯及精神病性症状等。有 9 个因子，包括躯体化、强迫症状、人际关系敏感、抑郁、焦虑、偏执、精神病性因子。该量表被广泛用于评定不同群体的心理卫生水平，如老年痴呆患者家属的心理健康状况、考试应激对学生心理状态的影响等。

（2）生活质量综合评定问卷（Generic Quality of Life Inventory，QTOLI）　共有74个条目，从躯体功能、心理功能、社会功能、物质生活状态四个维度来评定受评者与健康相关的生活质量。该量表是自评量表。生活质量综合评定问卷的使用渐渐增多，反映了医学模式的转化，即人们对促进和保持个体躯体、心理、社会功能各方面的完好状态给予更多的重视。

（3）明尼苏达多项个性调查表（Minnesota Multiphasic Personality Inventory，MMPI）世界上应用最为广泛的心理测验，共有566道题，包含13个分量表，包括疑病（Hs）、抑郁（D）、癔病（Hy）、病态人格（Pd）、男性－女性倾向（Mf）、妄想（Pa）、精神衰弱（Pt）、精神分裂症（Sc）、轻躁狂（Ma）、社会倾向（Si）等，既可以了解受评者的个性特征，也可以对精神疾病诊断起到一定的提示。

（4）认识活动的评定量表　用于评定婴幼儿发育水平、儿童及成人智力水平、老年人记忆及智能等。常用的量表有儿童韦氏智力量表、临床记忆量表。简易精神状况检查（Mini－Mental state state Examination，MMSE）等。其中MMSE简易易行，可作为中、重度痴呆患者的筛查与评定。

5. 常用的精神疾病症状评定量表

（1）Hamilton抑郁量表（Hamilton Rating Scale for Depression）　主要用于评定抑郁患者的病情严重程度。

（2）Hamilton焦虑量表（Hamilton Rating Scale for Anxiety）　主要用于评定焦虑患者的病情严重程度。

（3）简明精神病评定量表（Brief Psychiatric Rating Scale，BPRS）　包含18个症状条目，7级评分，主要用于评定精神患者尤其是精神分裂症患者的临床症状和治疗前后的变化。

（4）阳性和阴性症状量表（Positive and Negative Symptoms Scale，PANSS）　在BPRS基础上发展而来，用于评定不同类型精神分裂症症状患者存在与否以及严重程度。

第五节　脑器质性精神障碍

器质性精神障碍是一组由脑部疾病或躯体疾病导致的精神障碍。在《中国精神疾病分类与诊断标准》第3版（CCMD－3）中，器质性精神障碍大致可以分为两类：一类是脑器质性精神障碍，包括脑变性疾病、脑血管病、颅内感染、脑外伤以及脑肿瘤、癫痫等所致的精神障碍；另一类是躯体疾病所致的精神障碍，由脑以外的躯体疾病所致的精神障碍，如躯体感染、脑外器官疾病等。

器质性精神障碍在临床上主要表现为谵妄、遗忘综合征、痴呆综合征以及器质性幻觉症、器质性妄想障碍等。

脑器质性精神障碍指脑部已发现的明显的病理形态和病理生理改变，如变性、感染、创伤、肿瘤等所致的精神障碍。各种脑器质性精神障碍的病因尽管不同，但大多数患者可具有共同的临床特征，神经系统检查及实验室检查都有阳性发现。脑器质性精神障碍的临床特征往往随着病程进展的速度、病变部位和程度而变化，起病急骤、损害大脑关键部位或者病变范围广泛者，常表现为意识障碍，尤其是谵妄；而进展缓慢者常表现为记忆障碍、人格改变及痴呆综合征。上述综合征，可能在同一患者的不同病程中先后出现，也可在同一患者中同时并存。

脑器质性疾病所致精神障碍的治疗主要是尽可能寻找病因，给予相应的病因治疗，如控制感染、减轻脑缺氧、扩张脑血管、降低颅内压等。由于脑器质性疾病患者的脑储备力普遍降低，药物在体内的吸收、分布、代谢和排泄均有改变，因此，使用抗精神病药物时应较一般患者更为谨慎，用量宜从一般剂量的 1/3~1/2 开始，缓慢加量，症状好转后即应逐渐减量直至停用。同时应做好一般护理和心理护理，注意病情观察、营养、饮食及睡眠状况。

现介绍几种脑器质性精神障碍常见的综合征

1. 谵妄（delirium） 是一组以急性、广泛性认知障碍，尤以意识障碍为主要特征的综合征，常因脑部弥漫性感染、短暂的中毒或代谢紊乱等引起。因其常急性起病、病变发展迅速，故又称急性脑综合征（acute brain syndrome）。谵妄是一种最为常见的精神障碍。谵妄常见的病因有颅内感染、脑外伤、脑血管疾病、颅内肿瘤、癫痫、各种药物过量或中毒、成瘾物质的戒断、营养代谢及内分泌疾病、内脏疾病、过敏性疾病等。心理社会应激，如亲人亡故，或迁移到陌生环境等对谵妄的发生具有诱发作用。老年患者之所以更容易发生谵妄，是由于高龄常伴有脑器质性病变造成大脑储备下降，视觉与听觉障碍导致知觉减退，神经递质合成减少（如 ACh），与年龄有关的药物动力学和药效学的改变，内稳态调节机制的减弱等所致。由于谵妄多继发于急性或严重躯体疾病，因此病死率较高。老年谵妄患者的病死率为 22%~76%。有研究表明：对一组住院期间谵妄的老年患者随访半年，仍有超过 30% 的患者存在谵妄。可见，谵妄虽然被称之为"急性脑综合征"，但在特殊群体中会"慢性化"。谵妄的持续存在最终会导致痴呆。而痴呆本身也是谵妄的高危因素。

谵妄常急性起病，少数患者可见某些前驱症状，如倦怠、焦虑、恐惧、对声光过敏、失眠、噩梦等。认知障碍可从轻度感知迟钝、记忆力减退、逻辑思维能力降低、理解困难、意识清晰度下降到意识模糊、谵妄、直至昏迷。早期主要表现为注意力不容易集中，随之出现逻辑推理能力降低，可伴有短暂妄想，常伴有某种程度的语言不连贯，或出现思维混乱，记忆能力减退或出现记忆错误。即刻回忆和近事记忆受损，但远事记忆相对完好。通常有定向障碍，以时间及地点定向最易受损，除严重谵妄外，一般尚保持对人物的定向。感知障碍表现为错觉、幻觉（幻视多见），内容常带有被害性质。情感反应早期多表现为轻度抑郁、焦虑、易激惹，病情严重时，情感相对淡漠，有时表现为焦虑、恐惧、激越。行为障碍可表现为抑制、反应迟钝，甚至呈现木僵状态；活动减少或过多，并不可预测地从一个极端变成另一个极端。多数呈现兴奋、骚动不宁；若出现恐怖性幻觉或错觉时，可出现逃避或攻击性行为。临床症状常呈昼轻夜重的波动性也是谵妄的重要特征之一，有些患者的谵妄症状仅在夜间出现，白天清醒时间缩短，呈现困倦和嗜睡，而在夜间出现兴奋躁动，或激动不安。因此患者睡眠－清醒周期被打乱，甚至颠倒。情绪紊乱，如抑郁、焦虑或恐惧、易激惹、欣快、淡漠或惊奇、困惑等。谵妄缓解后患者对病中的表现全部或大部分遗忘，轻度谵妄患者常描述就像做了场噩梦。

谵妄的诊断标准：①意识和注意损害。②认知功能的全面紊乱。③精神运动紊乱。④睡眠－觉醒周期紊乱。⑤情绪紊乱。往往迅速起病，总病程不超过 6 个月。

2. 痴呆（dementia） 指较严重的、持续的认知障碍。临床上以缓慢出现的智能减退为主要特征，伴有不同程度的人格改变，而没有意识障碍。多数起病缓慢，病程较长，故又称为慢性脑综合征（chronic brain syndrome）。痴呆的病因很多。流行病学研究提示老年期痴呆的常见原因是阿尔茨海默病，约占痴呆病例的 50%，其次是血管性痴呆，约占 20%，阿尔茨海默病与血管性痴呆两种病变共存的混合性痴呆，约占 20%；其他原因所致的痴呆占 10% 左右，包括其他变性疾病、颅内感染、脑外伤、脑肿瘤、癫痫、中毒、内分泌代谢疾病、营养缺乏等。

痴呆大多缓慢起病，其临床表现主要包括认知功能缺损、社会生活功能减退和行为精神障碍三个方面。认知功能缺损主要表现为记忆障碍（近事记忆障碍最早发生、最明显）、理解分析判断能力障碍；社会生活功能减退表现为职业能力明显下降，工作效率低，不能胜任目前的工作，对事物缺乏兴趣，容易疲劳，回避复杂的工作和任务，最后日常生活不能自理；行为精神障碍早期表现为焦虑、沮丧和苦恼、意志消沉，后期表现为情感淡漠、幼稚、愚蠢性欣快和哭笑无常等。

痴呆诊断标准：①脑部疾病所致的一种综合征，通常为慢性（病程至少 6 个月），或进行性记忆障碍，同时至少有下列一种或多种大脑皮质功能障碍：思维、定向、理解、计算、学习能力、语言、判断。②意识清楚。③认知功能障碍同时伴有情绪控制、社会行为或动机退化，对个人生活能力有影响，其性质取决于患者所处的社会和文化环境。

3. 遗忘综合征（amnestic syndrome） 又称科萨可夫综合征（Korsakoff syndrome）是由脑器质性病理改变所导致的一种选择性或局灶性认知功能障碍，以近事记忆障碍为主要特征，无意识障碍，智能相对完好。病因：最常见的是长期饮酒导致酒精中毒；其他病因有胃癌及严重营养不良所致硫胺缺乏、脑外伤、外科手术、血管性疾病（海马区梗死）、缺氧、一氧化碳中毒、第三脑室肿瘤、单纯疱疹病毒性脑炎、服用镇静催眠药、抗癫痫药等。病理变化主要有病损部位出血、胶质细胞增生及萎缩。

临床主要表现为近事记忆障碍，常出现错构和虚构。患者意识清晰，其他认知功能仍可能保持完好，常可伴有情感迟钝和缺乏主动性。

遗忘综合征诊断标准：①记忆损害，远事记忆比近事记忆损害明显。②无即刻记忆（如数字广度测验）损害、无意识障碍及注意障碍，或完全性痴呆。③躯体、神经系统，及实验室检查发现有相关脑损伤或脑部疾病史（非酒精所致脑病）。④虚构、自知力缺乏、情绪改变、意志减退（如缺乏主动性）。

许多脑部疾病可出现精神障碍，在这里仅介绍几中常见的疾病。

一、阿尔茨海默病

掌握　阿尔茨海默病的定义、护理措施
熟悉　阿尔茨海默病的治疗、诊断要点
了解　阿尔茨海默病的病因及发病机制

病　案　患者李某，男，71 岁，以"记忆力减退 3 年"入院。患者自述 3 年前出现记忆力下降，且逐渐加重，伴有自言自语、丢三落四，自服药物治疗无效。查体：头颅、心肺听诊未见异常，四肢肌力、肌张力正常。实验室检查无异常，头颅 CT 和 MRI 显示：轻度脑萎缩、脑室扩大。脑电图正常。

1. 该患者临床诊断是什么？
2. 该患者护理诊断是什么？
3. 如何护理该患者？

阿尔茨海默病（Alzheimer disease，AD）是一组原因未明的原发性退行性脑变性疾病，起病缓慢而隐匿，逐渐进展，以痴呆为主要表现。病理改变以大脑弥散性萎缩和神经细胞变性为主。病程平均为 8～10 年。大多在 60 岁后发病，少数病例可在 40 岁左右发病。在发达国家老年人群中，痴呆患病率为 4%～6%。随着年龄增长，比例不断上升。一般认为，年龄每增长 5 岁患病率将增加 1 倍。随着我国人民的平均寿命延长，本病将成为老年病学中的一个重要课题。全世界目前有 2400 万，并且以每 7s 新增 1 名患者的速度递增。我国目前老年痴呆症患者高达 600 万之多，而且每年平均增加 30 万新发病例。目前我国 65 岁以上老人 AD 患病率高达男性为 3.4%，女性为 7.7%，总患病率为 5.9%。最近一项国际共识研究提示，中国及西太平洋地区发展中国家 60 岁以上人群中痴呆共识患病率为 4.0%，痴呆已成为老年医学中的一个重要课题。

阿尔茨海默病是痴呆中最常见的类型，占所有痴呆患者的 65%。女性患病率高于男性。大多数 AD 是不可逆的退行性病变，病程缓慢，呈渐进性，最终导致死亡。但如果患者得到及时有效地治疗和护理，15% 的患者可以康复。

【护理评估】

（一）健康史

本病的病因与发病机制目前尚未阐明。近年研究认为，阿尔茨海默病可能是一种家族遗传性疾病；另外，本病还可能与正常衰老过程的加速，铅或硅等物质的脑内蓄积中毒，免疫功能低下或衰竭，机体解毒功能减弱，慢性病毒感染以及脑部外伤等因素有关；而各种社会心理因素如丧偶、独居、经济窘迫、动荡不定、低教育水平等亦可成为发病诱因。

病理检查可见大脑皮质弥漫性萎缩，脑回变平，脑沟增宽，脑室扩大，重量减轻。颞、顶、前额和海马区萎缩明显。组织学检查，皮质深层神经细胞广泛消失或变性，染色质溶解，核仁缩小，树状突减少，星状角质细胞增生。尚可见特征性的老年斑（senile plaque）和神经元纤维缠绕（neurofibrillary tangles）改变。老年斑是一种嗜银性组织变化斑，呈圆形或不规则，中心由淀粉样蛋白沉积所造成，周围为变性星状胶质细胞，皮质老年斑的数目与临床症状有关。许多研究发现老年斑中有异常轴突及树状突。神经元纤维缠结是由双股螺旋形神经丝（paired helical filament，PHF）或神经管（neural tube）所组成，均属神经组织的淀粉样变性，多见于皮质深层的大神经细胞中。老年斑与神经元纤维缠结的存在并不一致，有的老年患者可见较多的老年斑而仅有少量神经纤维缠结。

生化检查则可见脑部的胆碱乙酰化酶及乙酰胆碱含量显著减少。大部分神经肽类物质如缩胆囊素、促甲状腺素释放因子及 P 物质等均在正常范围内，乙酰胆碱、5－羟色胺及去甲肾上腺素均下降，而生长激素水平上升。

（二）身体状况

AD 多隐匿起病，病程发展缓慢，患者和家属长说不清何时起病。主要表现如下。

1. 认知功能障碍　记忆障碍是首发症状之一，尤其以近期记忆的损害最为明显。如经常遗忘物品，丢三落四，言语啰嗦、重复等。随病情进一步发展，患者的远期记忆也受损，外出后找不到自己家门，叫不出家人的名字，甚至不能正确回答自己的姓名、年龄、工作经历、结婚日期等，患者会以虚构来填补记忆的空白，也可出现错构现象。

智能障碍的先发症状是计算困难，此后逐渐发展为理解力受损，判断力差，概括、分析能力丧失，逻辑和推理能力也明显受损。如不能完成自己以前熟悉的工作，不能理解别人说的话，甚至丧失日常生活能力。

视空间技能障碍主要表现为不能精确的临摹立体图形，不能做结构性作业和连线测验，不能完成摆积木或拼图。

言语障碍主要表现为言语空洞、用词困难、赘述；之后会出现不能交谈，可有重复言语、模仿言语、刻板言语；最后患者只能发出不可理解的声音，甚至失语。

2. 人格障碍　最初的人格改变表现为患者缺乏主动性，活动减少，孤独，自私，对人不够热情。进而对人冷淡，对亲人都漠不关心，懒散，退缩，易激惹。甚至缺乏羞耻及道德感，不注意卫生，常收集废物视作珍宝。当出现本能活动亢进时会当众裸体，或性行为异常。疾病晚期，终日卧床不起，大小便失禁，口齿含糊不清，言语杂乱无章。

3. 精神行为症状　常见的精神行为症状有妄想、幻觉、抑郁心境、焦虑和行为障碍。随着痴呆程度的加重，行为障碍也在增加，如出现攻击行为，无目的的乱走、哭泣、大小便失禁等。部分患者在其病程中，精神症状急剧恶化，发生意识模糊或谵妄状态，伴有错觉及幻觉等，常因急性精神创伤、更换环境或各种躯体疾病促发，如肺炎、尿路感染、骨折、镇静剂过量、营养不良及电解质紊乱等。如能去除病因，妥善处理，则意识可恢复正常，但仍遗留不同程度的人格改变与智能缺损。

4. 躯体症状　患者外貌苍老，皮肤干燥多皱，色素沉着，毛发苍白，牙齿脱落，肌肉萎缩，痛觉反应消失，其他神经系统检查常无明显阳性体征。晚期可出现震颤、痉挛、肌强直及偏瘫等。

AD 病程进行性发展，平均 5～10 年，很少有自愈，最后发展至严重的痴呆，常因并发压疮、骨折、肺炎等继发性躯体疾病或衰竭而死亡。

（三）辅助检查

1. 脑电图检查　早期仅出现 α 波节律缓慢，晚期为弥漫性慢波。

2. 头颅 CT 检查　显示大脑皮质萎缩和脑室扩大。

（四）心理和社会支持状况

了解患者和家属对 AD 的认识。轻度 AD 患者的生活基本能自理，不易引起家属的重视。随着疾病进展，痴呆程度加重，时间地点定向障碍，言语功能障碍，基本生活自理越来越困难，精神和行为障碍突出。重度 AD 患者痴呆严重，终日卧床，大小便失禁。照顾者照顾任务很繁重、身心疲惫，容易产生无助感。评估照顾者的心理情绪变化。了解患者家庭情况，尤其是经济能力，家人对患者的关心程度。

【诊断要点】

ICD - 10 中有关 AD 的诊断标准：①存在如上所述的痴呆。②潜隐起病，缓慢退化，通常难以指明起病的时间，但他人会突然察觉到症状的存在。③无临床依据或特殊检查的结果能提示精神障碍是由其他可引起痴呆的全身性疾病或脑的疾病所致（如甲状腺功能低下、高血钙、维生素 B_{12} 缺乏、烟酸缺乏、神经梅毒、正常压力性脑积水和硬膜下血肿）。④缺乏突然性、卒中样发作，在疾病早期无局灶性神经系统损害体征。

【治疗要点】

目前尚缺乏特殊的病因治疗。AD 的治疗主要包括心理社会治疗和药物治疗。

（一）心理社会治疗

对轻症患者应加强心理支持与行为指导，鼓励患者参加适当运动；对重症患者应加强生活护理，尽量督促患者自己料理生活，注意患者的饮食和营养。避免让患者单独从事有可能发生危险的活动。对卧床的患者要防止发生压疮、合并感染、骨折等。心理社会治疗的目的是尽可能保持患者的认知和社会生活功能，确保患者安全，以减缓其精神衰退。开展心理社会治疗的重要措施之一，是应告知家属有关疾病的知识，包括临床表现、治疗方法、疗效、预后及转归等，同时要让照顾者熟悉基本的护理原则，主要包括：①对患者的提问，应给予简单明了的回答。②提供有利于患者定向和记忆的提示，如日历、标出常用物品的名称、指出卧室和卫生间的方位等。③不要与患者发生争执。④对兴奋和吵闹的患者应进行劝阻。⑤鼓励患者适当活动。⑥定期和医生联系，及时得到医生的指导。

（二）药物治疗

1. 行为和精神症状的治疗 应给予必要的对症治疗，可短时间、小剂量使用抗精神病药物控制幻觉、妄想等精神行为。伴有淡漠、抑郁、敌意攻击、易激惹的患者，可给予抗抑郁药，如选择性5-羟色胺再摄取抑制剂（SSRI），如氟西汀、帕罗西汀等。但需要注意药物不良反应的发生，当症状改善后，宜及时停药。

2. 改善认知功能药物和促进脑部代谢的药物 常用的药物有多奈哌齐、美金刚、甲氯芬酯、氨酪酸、吡硫醇、核糖核酸、双氯麦角碱、石杉碱以及胆碱前体地阿诺等。

3. 钙离子拮抗剂，如氟桂利嗪、尼莫地平等也可有帮助

二、血管性痴呆

■病 案■ 患者，男，68岁，脑血栓6年，5年前出现记忆力下降，日趋加重。患者情绪易激动，谈及记忆力下降时常常哭泣。在诊所取药后数分钟后，焦急并且愧疚地要求护士帮他找刚刚放进提兜里的药在那里，很快发展到不知道当天是星期几。有时患者自言自语，表情怪异，生活自理能力差，伴睡眠间断等。

1. 该患者临床诊断是什么？

2. 该患者护理诊断有哪些？

3. 如何护理该患者？

血管性痴呆（vascular dementia，VD）指由脑血管病变引起，以痴呆为主要临床表现的综合征。由于梗死灶多发，曾称为多发梗死性痴呆（multi-infarct dementia，MID）。本病约占老年痴呆患者的20%，是老年期痴呆的第二大病因，仅次于AD。世界各地绝大多数流行病学研究表明，AD约为VD的2倍。国内有研究报告，在65岁以上人群中VD患病率男性为1.4%，女性为1.2%，总患病率为1.3%。VD多见于60岁以上的老人，男性多于女性。多数患者伴有高血压。一般进展缓慢，常因卒中发作，导致急性加剧，病程波动，多呈阶梯式发展，常可伴有局限性神经系统体征。

【护理评估】

（一）健康史

VD的发生有明确的脑血管疾病基础，发病的危险因素有高血压、糖尿病、高脂血症、心房纤颤、肥胖、吸烟、男性及老年等。应评估患者是否有某些VD危险因素。

VD的病因是脑血管病变引起脑组织血液供应障碍，导致脑功能衰退。常见的病理改变如下。

1. 多发性梗死性痴呆 最常见，通常是皮质下区域病变累及超过 $80 \sim 150 cm^3$ 时，可导致痴呆。

2. 大面积梗死性痴呆 脑动脉主干闭塞，一次发病即可导致痴呆，尤其当病灶位于双侧半球皮质颞顶叶区域时。

3. 关键部位梗死性痴呆 有重要皮质、皮质下功能区小面积梗死，甚至单个梗死病灶所引起。

546

4. 低灌注性痴呆 较少见，可看到血流、氧耗或葡萄糖代谢的相应比例障碍。痴呆可在缺血状态下弥漫性大脑损害或局限性大脑损害后出现，也可继发于心脏骤停或严重低血压的脑缺血损害。

5. 小血管病变引起的痴呆 可以发生在皮质或皮质下，患者存在于白质病变有关的多发皮质下腔隙，又称宾斯旺格病（Binswanger disease）。

6. 出血性痴呆 常与硬膜下血肿或脑实质出血有关。

引起本病的主要原因是脑动脉硬化，并发生微栓子脱落或缺血，导致脑内动脉小分支梗死并造成脑组织器质性病变。脑动脉硬化程度可因部位不同而有差别。以大脑中动脉及基底动脉较易硬化，小动脉和毛细血管前小动脉管壁的增厚，弹力层断裂。大脑基底核区尚可见有毛细血管玻璃样变和纤维化等改变。脑部有弥漫性或局限性萎缩，脑室扩大，神经细胞变性及胶质细胞增生以血管周围最为明显。

病理可见在额叶及白质中心有大小不等的梗死小软化灶，以及软化灶周围发生相应的胶质细胞增生、形成小囊、瘢痕及稀疏区等改变。

（二）身体状况

多在中老年起病，多数患者有高血压及高血脂病史，有的患者可有脑血管意外发作史。早期患者诉头痛、头晕、失眠或嗜睡、易疲乏、精力不集中，同时患者原有的个性特征也变得更为突出，容易激动或过度敏感；随病情发展逐渐出现近记忆障碍，呈波动性阶梯性恶化，可伴有情绪不稳、一过性轻瘫、食欲或视力障碍等；晚期则出现明显痴呆症状，强制性哭笑、人格改变、自控能力丧失、个人生活不能自理。明显痴呆患者情绪不稳，激惹性增高，可因微不足道的小事而哭泣或大笑，称为情感失禁。部分患者可出现感知觉障碍及思维障碍，亦可有各种妄想，如关系妄想、被害妄想、嫉妒妄想等。部分患者可有神经系统体征，不同部位的脑出血和脑梗死有不同的神经系统体征，如偏瘫、失用、失认、共济失调及阳性锥体束征等。

宾斯旺格病的临床特征为伴有局灶性神经损害的缓慢发展的痴呆。这类神经损害包括假性延髓麻痹、构音障碍、言语不清、共济失调、步行障碍、轻度的锥体束征等。部分患者有癫痫发作或肌阵挛等。

急性发病者常在脑卒中发作后出现，可呈意识模糊状态，伴有行为紊乱、幻觉、妄想，发作过后出现人格及智能障碍。

病程以跳跃性加剧和不完全性缓解相交替的所谓阶梯进程为特点，可长达数年甚至10年以上。死因以心力衰竭、肾功能衰竭多见。

（三）辅助检查

脑电图常明显异常。脑脊液检查可有蛋白质轻度增高。脑血流图检查有血管弹性降低，阻力增大，血流量减少而缓慢。脑CT检查可见多处低密度区，亦可见在皮质、皮质下有大小不等的非增强性多发性梗死灶及局限性脑室扩大。脑MRI则可清晰显示腔隙梗死灶及脑室周围和深部白质脱髓鞘改变。

【诊断要点】

ICD-10中有关VD的诊断标准：①存在如上所述的痴呆。②认知功能的损害往往不平均，故可能有记忆丧失、智能损害及局灶性神经系统损害体征。③自知力和判断力可保持较好。④突然起病或呈阶段性退化，以及局灶性神经系统症状和体征。

【治疗要点】

1. 积极治疗原发病　有高血压及动脉硬化者，可对症处理。脑卒中急性期的治疗，缺血性卒中给予超早期（发病 3h 内）内溶栓，抗凝剂，血小板解聚剂、扩血管剂等治疗；出血性卒中给予大剂量止血剂，避免一切可能引起血压和颅内压增高的因素（如剧咳、用力排便、情绪激动等），减轻脑水肿，降低颅内压等处理。对符合外科手术指征者及时手术治疗。脑缺损功能的康复治疗亦十分重要，应尽早进行肢体被动活动、主动运动和各种康复的训练及治疗（如言语功能、认知功能等）。

2. 双氯麦角碱片　可用于治疗认知功能损害，能促进脑细胞代谢，继发增加脑血流量。老人常用剂量为 3～6mg/d。偶尔可引起轻度恶心或胃肠道不适。

3. 改善脑循环药、脑血管扩张药及促进神经递质功能药，如吡拉西坦（脑复康）、丹参、银杏叶制剂、尼莫地平、脑活素等，可选用其中 1 种或 2 种。

4. 高压氧治疗及紫外线光照充氧回血疗法可使部分早期患者获得一定疗效。

5. 精神症状较明显时，可使用少量抗精神病药。治疗症状一旦控制，即可停药。

三、脑外伤所致精神障碍

脑外伤所致精神障碍指颅脑遭受直接或间接外伤而造成脑组织损伤所致的精神障碍。

【护理评估】

（一）健康史

脑外伤所引起的精神障碍比较常见。据估计颅脑外伤后存活者中，出现精神障碍者超过 1/4。

脑外伤所致精神障碍与脑损伤的程度、部位、急性期的病理改变和修复期的后遗症病理改变有关。脑外伤越严重，损伤的部位越广泛，越容易导致精神障碍。广泛性脑损伤导致精神功能的全面障碍，如急性期谵妄或昏迷，慢性期的痴呆等。

因为颞叶是人体的精神运动中枢，所以颞叶损伤常出现精神障碍，其次是前额叶及额叶眶部。前额叶、颞叶损伤常引起人格障碍；顶叶损伤易引起认知功能障碍；脑基底部损伤易引起记忆损害。

脑外伤后遗病理改变，如瘢痕、粘连、囊肿、脑积水等也常引起神经精神症状。

外伤后社会心理因素及受伤前的人格特征，对其临床表现、病程与预后有一定影响。

（二）身体状况

1. 急性精神障碍

（1）脑震荡　是头部外伤引起的急性脑功能障碍。主要表现为意识障碍及近事遗忘。典型表现为外伤后有短暂的意识完全丧失（昏迷），伴有面色苍白、瞳孔散大、对光反射及角膜反射迟钝或消失，脉搏细弱、呼吸缓慢、血压降低，然后逐渐清醒。一般昏迷时间不超过半小时。意识恢复后患者对受伤前后的经历遗忘。脑震荡后患者出现头晕、头疼、恶心、对声光刺激敏感、易激惹、易疲劳、注意力不集中、失眠、多梦等症状。上述症状在 1~2 周内消退。若迁延不愈则称脑震荡综合征。

（2）脑外伤后谵妄　严重颅脑损伤后常产生一段较迁延的意识模糊期，有时伴有紧张恐惧、兴奋不安、妄想、言语零乱、定向丧失和恐惧性幻视等。若谵妄持续 1 周以上则表示脑损害已相当严重。

2. 慢性精神障碍

（1）神经症　可见于各种颅脑外伤患者。主要表现为头晕、头痛、乏力、易激惹、注意集中困难、失眠等。有时患者可伴有焦虑、抑郁，或伴有癔症样发作。

（2）持久性认知功能障碍　颅脑外伤后遗症持续超过 24h，易引起持久性认知功能障碍，其严重程度与脑组织损伤程度成正比。闭合性损伤导致的认知功能障碍是全面性的，其严重程度可以是轻微的智能缺损，直至严重痴呆。在贯穿性损伤或局限性损伤时，则表现为局限性认知功能缺损，如优势半球与言语有关部位损伤导致失语症，颞叶内侧损伤导致记忆障碍等。

（3）人格障碍　外伤后的人格改变多发生于较严重的脑外伤，多见于左侧半球的损害，特别是累及额叶、颞叶结构，常与痴呆并存。患者丧失原有的性格特征，表现为情绪不稳、易激惹、常与人争吵、自我控制能力减退、脾气怪癖、粗暴自私、固执和丧失进取心。有时可有发作性暴怒、冲动与攻击性行为等。这些改变在病程中可以逐渐有所改善；若持续存在，则会使其家庭遭受严重干扰。

（4）脑外伤后精神病性障碍　脑外伤可导致精神分裂症、严重抑郁和躁狂等精神障碍。

3. 幼儿颅脑损伤成人后的精神障碍　儿童正处于心身发展时期，因此在儿童期发生脑外伤，可以造成其智能与人格发育的停顿和扭曲。儿童脑外伤后的长期后遗症常为行为障碍及品行障碍。在幼儿期外伤后常常遗留间脑的结构和功能不足，小儿可能有智能减退及阳性神经系统体征，但无明显的行为改变。青春期时，性腺开始迅速发育，内环境发生较大变化，已有缺陷的间脑部分不能适应承受体内稳态的要求而发病。精神障碍常呈周期性，起病急剧，患者意识模糊，定向不良，可有幻听和片段妄想，无目的地兴奋，多持续 1~2 周缓解，患者表现安静如前，间歇 1~2 周又可发作。脑CT 显示：脑室扩大，尤其是第三脑室扩大。

【诊断要点】

有脑外伤病史；临床上可出现意识障碍、近事遗忘及人格改变，且精神障碍出现的时间与脑外伤直接有关。

【治疗要点】

脑外伤后必须及早进行治疗，首先要评定患者躯体和社会功能残缺程度，以及了解心理和社会因素，而给予适当处理和心理治疗。

1. 脑震荡综合征的治疗　合理安排工作和生活，适当进行体育活动；消除顾虑，树立战胜疾病的信心。头痛者给予止痛剂，烦躁不安、忧郁失眠者给予镇静剂。

2. 外伤后人格改变的治疗　以行为治疗和教育训练为主，同时加强心理治疗。如有兴奋不安可用镇静剂或少量氯普噻吨（泰尔登）、舒必利等精神药物。

3. 外伤后精神病性障碍的治疗　给予心理治疗。对幻觉、妄想、兴奋躁动患者可给予小剂量第二代抗精神病药物如奥氮平、奎硫平等。严重冲动和激惹表现的患者可试用抗惊厥剂如丙戊酸钠、卡马西平。抗精神病药物剂量要小。

4. 外伤性痴呆的治疗　给予谷氨酸、维生素 B_6、辅酶 A、ATP 等药物。

5. 颅脑损伤后情感障碍的治疗　对躁狂状态者选用氯丙嗪、氟哌啶醇、碳酸锂等。有抑郁症状者，选用三环类抗抑郁剂如丙米嗪、多虑平等。

四、颅内感染所致精神障碍

颅内感染所致精神障碍指由病毒、细菌、螺旋体、真菌、原虫或其他微生物、寄生虫等直接损害脑组织引起脑功能紊乱所致的精神障碍。最常见的是散发性脑炎、麻痹性痴呆。现主要介绍这两种脑器质性精神障碍。

（一）散发性脑炎所致的精神障碍

【护理评估】

1. 健康史　散发性脑炎是由病毒直接引起脑组织炎性变化或诱发免疫性脱髓鞘脑炎所致，可由流行性感冒病毒、麻疹病毒、风疹病毒、流行性乙型脑炎病毒、单纯疱疹病毒等引起。本病多发生于青壮年，男女性别无差异。系全年散发，无明显季节性。临床表现多样，1/3 的患者以精神障碍为首发症状，半数以上病例伴有不同程度的精神障碍，预后一般较好。

2. 身体评估　急性期以急性或亚急性起病，大多数患者的临床症状在 2 周内达到高峰。

（1）前驱症状　多数病例在病前数天或 2 周内有低热、畏寒、流涕、鼻塞、咳嗽等上呼吸道感染等症状；其次为恶心、呕吐、腹痛、腹泻等消化道症状；少数患者病前有结膜炎，口角、唇和面颊部疱疹，腮腺肿大，头痛、关节痛、肌痛、失眠、疲乏等。

（2）临床症状　首发症状以精神异常最常见，占 33%～66%。常见症状有发热、意识障碍（表现为嗜睡、精神萎靡、神志恍惚、定向障碍、大小便失禁，甚至昏迷，或去皮质状态）、精神异常（可有精神分裂症样症状、情感症状及智能障碍等，以精神运动性抑制症状较多见，表现为言语减少或缄默不语、情感淡漠、迟钝、呆板、甚至不饮不食呈木僵状态。也有精神运动性兴奋，如躁动不安、言语增多、到处乱跑、欣快、无故哭泣或痴笑等。可有幻听、幻视、各种妄想等。记忆、注意、计算、理解能力减退相当常见。）及神经系统症状体征，抽搐、不自主运动、瘫痪、自主神经症状、病理反射及脑膜刺激征。

3. 辅助检查　血象可见白细胞总数升高。脑脊液检查压力增高，白细胞和（或）蛋白质轻度增高，糖、氯化物正常。血和脑脊液 IgG 可增高。脑电图检查大多呈弥漫性改变或在弥漫性改变基础上出现局灶性改变，且随症状好转而恢复正常。

【诊断要点】

本病诊断主要依据有病前有呼吸道或消化道感染史；有意识障碍伴神经运动性抑制或兴奋症状；神经系统有肯定的或不恒定的症状和体征；脑脊液检查有淋巴细胞和蛋白质轻度增高；脑电图有弥漫性异常。病毒分离和抗体检测找到致病病毒。

【治疗要点】

目前尚无病因治疗，主要是对症治疗和支持治疗。严重脑水肿、癫痫发作、急性呼吸衰竭和高热等威胁患者生命的症状需采取相应的干预措施。

1. 抗病毒治疗　常用阿昔洛韦。阿昔洛韦50%可透过血脑屏障，对正在细胞内复制的病毒有抑制作用，14～21天为一个疗程，每8h给药以维持有效血药浓度。

2. 糖皮质激素　有非特异性抗炎作用，能降低毛细血管的通透性、保护血脑屏障、解毒和减轻脑水肿，应早期、足量、短疗程应用，应用不少于1个月。

3. 精神症状的治疗　兴奋躁动、幻觉妄想的症状可给予小剂量抗精神病药物。加强心理护理及行为治疗。如在护理患者的过程中，讲究语言艺术，防止使用暗示及激惹性语言，避免激发各种精神症状。

4. 颅内压增高的治疗　早期足量给予脱水剂，常用20%甘露醇1～2g/kg，重者2～4g/kg或更大剂量，每4～6h一次，快速静脉滴注。可加入速尿、地塞米松同时静脉滴注。

5. 中医中药治疗　白虎汤加减、清瘟败毒饮等。成药可选用安宫牛黄丸等。

6. 恢复期治疗　进行功能训练包括吞咽、语言和肢体功能，可进行理疗、针灸、体疗、高压氧等治疗。对精神障碍的患者，可鼓励其参加集体活动、工娱活动及各种娱乐活动，参加简单的劳动，同时加强教育、培养、训练和诱导，使其逐渐恢复社会功能。

（二）麻痹性痴呆

麻痹性痴呆（general paresis of insane）是由梅毒螺旋体侵犯大脑引起的慢性脑膜脑炎，主要为脑实质的病理改变。临床特征为进行性智能损害和人格改变，伴有中枢神经系统受损的体征和躯体功能的衰退，最后导致痴呆和全身性麻痹，故又称进行性麻痹（progressive paralysis），或全身麻痹症（general paralysis）。

【护理评估】

1. 健康史　询问患者有无梅毒感染史。据统计，约有1%～5%的梅毒患者可发展成为麻痹性痴呆。麻痹性痴呆精神症状出现于梅毒感染后5～25年。

2. 身体状况　本病常隐性起病，发展缓慢。

（1）精神症状　早期表现为类神经衰弱的症状，如头痛、失眠、易激惹、注意力不集中、易疲劳。疾病进展出现人格改变和智能减退，工作能力减退、认知功能减退及人格改变，记忆力减退尤以近事记忆减退为主，有苦闷及不满情绪，低级意向亢进，各种妄想，以夸大妄想最常见。晚期智能全面低下，痴呆日趋严重，言语零乱，含混不清，不知所云；不能辨认家人，情感淡漠，本能活动较亢进，甚至出现意向倒错。

（2）神经系统症状体征　瞳孔变化是常见的早期症状，两侧瞳孔不等大，以缩小多见，且形状和边缘不整齐，少数有原发性视神经萎缩。震颤亦较常见，表现为一种细微的纤维性颤动，以手指、面肌、舌部肌肉明显，并逐渐加重影响书写、构音。有时可见共济失调、腱反射亢进、或癫痫发作，或出现缺血性卒中。

3. 辅助检查

（1）血清和脑脊液梅毒试验检查　荧光梅毒螺旋体抗体吸附试验（FTA - ABS）阳性是确诊本病的重要依据。

（2）脑脊液检查　白细胞增高，以淋巴细胞为主，可达（0.02 ~ 0.03）×10^9/L，蛋白增高，糖定量正常。

【诊断要点】

诊断主要依据曾有梅毒感染史，有明显精神障碍，尤其是人格改变和智能障碍，有典型瞳孔变化，血清和脑脊液的梅毒反应为阳性。

【治疗要点】

1. 抗生素治疗　首选青霉素。为预防各种治疗反应，可口服泼尼松 5 ~ 10mg，每日 3 次，连服 3 日，然后使用青霉素。重症病例可用青霉素 G 水剂 200 万 U，静脉滴注，每 6h 1 次。轻症患者可用普鲁卡因青霉素 120 ~ 240 万 U，肌内注射，每日 1 次，连续 10 ~ 15 日，总量达 1200 ~ 3600 万 U。青霉素过敏者可改用头孢曲松。治疗后第 6 个月、12 个月、24 个月复查血清和脑脊液。必要时应重复疗程，并随访直至恢复正常。

2. 精神症状的治疗　为控制兴奋或幻觉，可适当使用精神病药；对有明显抑郁症状的患者可用抗抑郁药。

五、脑肿瘤所致精神障碍

脑肿瘤患者可出现精神障碍，一些患者，精神障碍为其首发症状，容易误诊。如进展缓慢的额叶脑膜瘤，较少出现神经系统体征，仅产生精神症状。脑肿瘤引起精神障碍的发生率多在 30% ~ 70%。

【护理评估】

（一）健康史

脑肿瘤包括原发性和继发性两大类。原发性脑肿瘤起源于颅内各种组织，如起源于神经上皮的神经胶质瘤，起源于腺垂体的垂体腺瘤等。发病部位以大脑半球最多，其次为鞍区、小脑脑桥角、小脑、脑室及脑干。继发性脑肿瘤系身体其他部位恶性肿瘤的转移性病灶，多来自肺、乳腺、甲状腺、消化道等部位的恶性肿瘤，多位于幕上脑组织内。

脑肿瘤可发生于任何年龄，以 20 ~ 50 岁为多，其发生率以男稍多于女。

（二）身体评估

1. 躯体症状（颅内压增高表现）　小脑、中脑、第三脑室、第四脑室附近的靠近中线的肿瘤可引起颅内高压。主要表现为头痛、喷射状呕吐、意识障碍、视物模糊等。

2. 精神症状　脑肿瘤所致精神障碍常取决于肿瘤性质、大小、生长速度和部位。

生长迅速并伴有颅内压升高者易产生精神障碍，尤其是意识障碍；而生长缓慢者较少产生精神障碍，或于后期发生认知功能障碍和痴呆综合征。精神症状还受患者性格的影响。局灶性病变可仅累及一部分功能，如感知、记忆、思维或情绪等，或表现为性格改变。如丘脑、乳头体等部位肿瘤可出现遗忘综合征；额叶肿瘤可产生幻嗅、幻味等。颞叶肿瘤所致的颞叶癫痫常出现症状多样复杂的精神运动性发作，主要有意识障碍、幻觉、感知综合障碍和行为紊乱等。颞叶肿瘤也可出现精神分裂症症状或情感症状。

在精神科临床工作中，对患者出现无端的性格改变，要考虑到是否为脑肿瘤或其他器质性精神障碍。

（三）辅助检查

主要为 CT、MRI 及血清内分泌激素的检测。影像学显示小病灶周围脑水肿为其特点。

【诊断要点】

本病主要诊断依据有局灶性神经体征或局灶性癫痫发作及颅内压增高征象。各种影像学诊断手段如 CT、MRI 有助于进行定位诊断。

【治疗要点】

1. 手术治疗　以手术切除肿瘤为主，尽早进行。包括切除肿瘤、内减压术和脑脊液分流术等。对于脑膜瘤，手术切除对精神症状的消除尤为显著。

2. 放射治疗　对各种胶质瘤、垂体腺瘤、松果体瘤、脊索瘤及一部分转移瘤有一定疗效。适用于肿瘤位于重要功能区或部位深不宜手术、患者全身情况差不能耐受手术及放射治疗较敏感的脑肿瘤。分为内照射和外照射法两种。

3. 化疗　逐渐成为重要的综合治疗手段。但在化疗过程中需防颅内压升高、肿瘤坏死出血及其他不良反应，同时辅以降低颅内压药物。

4. 降低颅内压　以缓解症状，争取治疗时间。常用治疗方法有脱水、激素、冬眠低温和脑脊液外引流等。

5. 精神症状的治疗　对于精神症状的处理，应遵循以最小剂量的抗精神病药物控制其精神症状的原则，且不易久服。必要时可用氟哌啶醇或奋乃静针剂肌内注射，好转后即改为小剂量口服。兴奋躁动常常是颅内压增高将导致昏迷的前奏，在给予抗精神病药物的同时，还应以脱水剂降低颅内压，同时达到镇静效果。

6. 其他治疗　如免疫治疗、中医药治疗等。

五、护理

【常见护理诊断】

1. 急性意识障碍　与各种脑器质性疾病所致脑组织损害有关。

2. 有暴力行为的危险　与兴奋、躁动、幻觉等精神症状有关。

3. 有受伤的危险　与意识障碍、感觉障碍或精神障碍有关。

4. 营养失调：低于机体需要量　与发热、摄入不足、感染有关。

5. 部分自理能力受损 与意识障碍或精神障碍、运动障碍有关。

6. 思维过程改变 与感知觉障碍、思维障碍、记忆障碍有关。

7. 有感染的危险 与呼吸道、泌尿道、皮肤清洁不及时有关。

8. 家庭应对无效 与失去应对疾病能力或经济承受能力有关。

【护理措施】

1. 安全和生活护理

（1）提供安全、安静地生活环境 安置患者于重病室，室内环境应整洁、舒适、安全、光线适中、颜色淡雅、物品简单化并备有抢救物品，急性期或痴呆晚期的患者可设专人护理。在临床护理过程中，有时需用约束具来保护患者时，一方面要做到正确使用约束具，另一方面保护方法要得体得法，要和蔼可亲，严肃认真，以免患者产生敌对情绪。待精神症状好转后，及时解除保护并做好思想工作。约束具要严加保管，认真交接班。

（2）个人卫生及皮肤护理 鼓励或指导患者完成晨晚间自护，防止生活技能的丧失；定期督促或协助患者洗澡、更衣、理发、剃须、修剪指（趾）甲；保持床单整齐、清洁、干燥，嘱咐或协助患者定时翻身，并按摩骨突或受压部位，避免发生皮肤组织损伤及并发症的危险。

（3）饮食护理

①对生活能自理、一般情况好的患者应给予普食，有助于消除患者对饭菜的疑虑，便于全面观察患者的进食量、进食速度等情况。

②对特殊患者应专人照顾，严格执行饮食医嘱，要按时、按量、按病情需要给患者适宜饮食。自理能力较差者应协助进食，劝说无效者应给予鼻饲或静脉营养；吞咽困难者，应缓慢进食，不可催促，以防噎食；进食速度过快者，应劝其放慢速度；抢食、暴食的患者应单独进餐，适当限制进食量，对症处置，谨防意外；进食异物的患者要重点观察，外出活动时，需专人看护，严防吞服杂物、赃物等。

③对老年痴呆患者的饮食护理，应重视每餐进食的数量和质量，多进食能营养大脑、补肾强身的主副食，如动物脑髓、豆制品、蔬菜和水果等。给予高蛋白、高维生素、低糖、低脂饮食。食物以清淡、易消化、碎烂为主，按病情的实际需要，分别给予正常饮食或粥类的半流质或肉汁、蛋汤、鱼汤、牛奶等流质饮食。对于不知饥饱者应限制食量；药物反应严重或动作迟缓者协助进食；拒食者鼻饲。饭后应给予足够的汤或开水，尤其是夏天更要注意供给水分。

2. 特殊护理 护理人员应密切观察病情变化，定时测量生命体征，注意意识状态变化，发现异常及时处理并报告医生，以免延误病情。

（1）高热患者 应积极采取降温、补液措施，在降温过程中要严密观察病情变化、精神症状及意识情况，因大多数意识障碍发生于高热期并与体温的升降相平行，高热期精神症状明显，有片段的幻觉，引起患者情绪改变如紧张、恐惧、焦虑等。并密切观察患者生命体征的改变，持续监护患者病情变化，护理人员发现异常要及时通知医生处理。

（2）意识障碍的患者　轻度意识障碍因其对周围环境认知能力下降、定向力不完整、反应迟钝、注意力涣散、自理能力出现缺陷，护理人员要监护患者病情发展情况，关心照顾患者生活，避免激惹，避免患者单独活动，预防摔伤及意外。对昏迷患者应细心做好基础护理，注意观察患者的生命体征，预防各种并发症的发生。重症患者如突然出现呼吸急促、心率增快、血压升高、大汗淋漓及去大脑强直发作，应立即通知医师及时处理，必要时吸氧并保持呼吸道通畅，遵医嘱给予脱水剂，备好气管切开包及气管插管包，准备并协助进行侧脑室引流等抢救措施。

（3）谵妄状态的患者　因患者思维紊乱、言语不连贯、定向力障碍、生动而丰富的视、听幻觉，内容多为恐怖性，患者会出现恐惧、躁动不安、紧张，常有突然的、无目的的、强烈的冲动和攻击行为。应安排专人护理，设床档，防止患者坠床或摔伤，必要时约束患者；密切观察病情变化，重视患者特殊行为的先兆症状，注意患者突然变得安静是否出现昏迷；当患者因受幻听、幻视、妄想支配而产生伤人、毁物、自伤等异常行为时，严禁患者单独活动，将患者安置于重病室，并在工作人员的视线活动下，每10min巡视一次，必要时设专人陪护；并做好病房内的安全管理工作，清除所有危险物品，减少环境中潜在的危险因素。

（4）睡眠障碍的患者　脑器质性精神障碍睡眠障碍主要表现为睡眠规律颠倒，夜间不睡，在病房里乱走或做无目的的活动，有时骚扰他人，吵闹不安，白天则嗜睡，精神萎靡不振。应采取下列护理措施：①白天限制患者睡眠时间，带其参加各种工娱活动。②为其创造一个舒适、安静的睡眠环境。在患者睡眠时，病室光线要暗，周围环境安静，温湿度适宜。床铺整洁，被褥针头柔软，如果尿床应及时更换尿湿的被褥及衣裤。③督促患者遵守作息制度，白天不要贪睡，午间睡1h即可。④晚餐不能饮食过饱或多饮水，睡前用温水泡脚20～30min，睡前可饮1杯热牛奶。睡前不看令人紧张的电视及书籍，不与患者谈不愉快的事。⑤密切巡视病房，观察患者的睡眠情况，如果因疾病原因不能入睡时，应报告医生及时处理。

（5）出现精神症状的患者　应加强对患者情绪变化的监护，对焦虑明显的患者，护理人员要重视与患者的沟通，耐心倾听患者的主诉，尽量满足患者的合理要求，及时疏导和解决患者的问题，缓解焦虑情绪；对抑郁状态的患者，要避免单独居住、单独活动，护理人员要加强巡视，严密观察病情变化，防止患者出现自伤、自杀行为，并鼓励患者参加工娱活动；对烦躁不安、类躁狂表现的患者，要将患者安置于单间，专人护理，房间内的物品简化、安全、规范，减少不良刺激和环境中对患者潜在的危险因素，并密切观察病情变化，必要时采取保护性约束措施，防止患者在幻觉、妄想支配下出现暴力行为，伤害他人或对周围环境造成不良影响。

（6）兴奋躁动的患者　着重从以下3各方面进行护理：①预防兴奋状态的发生，除去环境中的不良刺激，应尽量与其他患者隔开。防止有激惹性言语的产生，护士态度应冷静，和蔼，防止激惹患者。②对已经出现兴奋躁动的患者，应给予约束，做好安全护理，防治患者伤害他人或自己。采取有效措施控制兴奋症状，可遵医嘱小剂量使用抗精神病药物，如奥氮平、奎硫平等。

（7）神经衰弱综合征的患者　指导患者做必要的生活调整，劳逸结合。失眠者可适量使用催眠药，以防服药后出现耐药性或习惯性，以及抑制异相睡眠的弊端，可集中催眠药交替、间断使用，以改善睡眠。减轻失眠的一些继发症状。当食欲不振、胃肠功能紊乱时，要加强饮食护理，提高饮食质量，督促饮食，以增强抵抗力，预防并发症。

（8）自杀自伤的患者　脑器质性精神障碍的患者可在情绪明显低落或有幻觉妄想支配下出现自杀行为。护士要仔细观察，注意患者有无消极情绪及言行，及时发现自杀先兆，做好危险物品的管理工作，及时检查及收缴危险物品，做好服药后检查，确保患者把药物服下，防治患者服用积存药物自杀。

（9）木僵患者　首先应防止患者出现压疮，注意保持床铺平整、光滑、干燥。做好皮肤护理，在骨隆突处垫气圈或棉圈，用50%酒精按摩并涂滑石粉，每日2次，每2h翻身1次。帮助患者按摩肢体、活动关节，防止肌肉萎缩及足下垂。加强口腔护理。注意患者大小便规律，让其按时排便，如患者12h无尿液排出，可给予诱导排尿，必要时导尿。3天无大便者给予灌肠。不能进食者给予鼻饲。为保证营养供应，鼻饲液中应有足够的蛋白质、脂肪、糖类及无机盐和维生素。由于木僵患者可能突然出现冲动攻击行为，应给予约束，防止发生意外。

（10）智能障碍的患者　安排床位时应与兴奋躁动的患者分开安排，以免被伤及，并加强危险物品的管理，不能让患者单独使用锐器类物品，减少意外事件的发生；当患者记忆力出现问题时，患者活动时一定要有人陪伴，患者的物品要有人协助管理；当出现情绪不稳时，应多劝慰，尽量减少激惹；当出现兴奋躁动时，注意安全，护理操作动作轻柔，避免外伤和骨折等。

（11）痴呆患者　痴呆主要是智能及整个精神活动的障碍，患者一般年龄较大，因此生活自理能力多有困难，应将患者安置于重点病房安全位置，不宜与兴奋躁动患者在一起，以免受到伤害。病室或居室应舒适、安全、简洁，室内阳光充足，通风好，空气新鲜，温度以22~25℃，湿度以50%~60%为宜，地面要防滑。①加强基础护理，耐心照料其日常生活，防止意外损伤。②反复培养和训练患者，维持其正常生活能力，组织患者参加简易的工娱治疗和劳动操作，防止精神活动持续衰退。③记忆障碍的纠正应采取缓慢、循序渐进的方式。护士发出的指令应简单明了，可先让患者不断复述，或用有提示作用的物品加上注释给患者看，耐心帮助患者领会和记忆。也可采取示范的方法告诉患者应该做什么，不可急于求成。④有些痴呆患者有贪吃症状，饱胀的感觉迟钝，吃的欲望十分强烈，甚至捡脏东西吃。护士要定时给予喂饭，饭后让患者做些有趣的事，分散患者注意力。⑤老年人容易发生并发症，如压疮、肺炎、骨折、静脉血栓形成、心脑血管疾病等，一旦发生，可能危及患者生命。要精心护理，善于观察，及时发现躯体并发症。细致的护理是预防并发症的关键。

3. 心理护理

（1）建立良好的患护关系，尊重和理解患者，稳定其情绪，取得患者的信任，达到配合治疗的目的，指导患者了解疾病的病因、临床表现、疾病的进展情况以及治疗、护理、预防的方法、药物的作用及不良反应，缓解患者的紧张、焦虑和不安的情绪。

（2）在住院期间，当患者出现焦虑和情绪低落时，要细心观察患者的言行和情绪反应，以缓慢、耐心或非语言的方式表达对患者的关心和支持，鼓励患者表达自己的想法，调动患者的积极情绪，阻断患者负向的思考；对有自杀倾向的患者，要有针对性的进行个体心理护理，使患者认识自己所患的疾病，面对现实，正确分析幻觉、妄想内容，减少患者的自我负向评价；对冲动和易激怒的患者，要用亲切和耐心的态度，镇静而温和的语言，鼓励患者用语言表达自己的想法和需要，控制自己的情绪，建立健康的行为模式；当出现过激行为时，要及时疏导和阻止。

（3）教会患者正确处理自己的社会矛盾和生活事件，尽量避免有害的应激源对自身造成的不良影响，鼓励患者与社会接触，激发生活兴趣，发挥特长，建立健康的生活方式。

（4）对老年痴呆症患者要针对老年人心理问题。如老年人对于经济地位和社会价值的改变不适应，常有怨天尤人、不平衡、抑郁及烦恼情绪。护士应理解患者的处境和心情，开导患者，让其正确面对现实，适应目前的状况。老年人情绪不良时，要多与其聊天，与其谈论以往的幸福和卓有成就的过去，以增加老年人的幸福感、新鲜感，老年人的心理需求如果得到满足，精神状况将有改善。护士通过个别与集体相结合的心理护理使患者正确认识和对待疾病，耐心细致地了解致病的前因后果，消除精神顾虑，增强治愈信心，以期达到3个转变：①思想认识上由消极转变为积极。②情绪由悲观转变为乐观。③行动上由被动转为主动。

（5）对于脑外伤所致精神障碍的患者，急性期过后应积极开展心理护理。为患者安排生动有趣、丰富多彩的修养生活，帮助患者树立战胜疾病的勇气和信心。有精神障碍和神经症样症状的患者出现焦虑情绪时，应引导患者把心理的烦闷及顾虑讲出来，发泄焦虑情绪；并为患者介绍有关疾病的知识及负性情绪带来的危害，减轻其恐惧、焦虑等负性情绪。对有人格改变的患者要加强管理，进行说服教育工作，纠正其性格缺陷。

（6）对于颅内感染所致精神障碍的患者，在心理护理过程中，护士要耐心细致地多次解释疾病的病因、发展、治疗、护理及预后，以争取患者对治疗护理的合作与理解，避免情绪波动、激动和抑郁。鼓励患者进行各种记忆力、思维能力、生活技能、躯体功能的训练，并努力达到预期的目标。体谅患者在疾病过程中出现的苦恼与愤怒情绪，并给予同情与支持。指导患者训练、养病及保持道德修养。给患者强有力的支持，让患者及时宣泄自己内心的苦闷，减轻心理压力。

（7）对于脑肿瘤所致精神障碍的患者，首先应稳定患者情绪，对于不知情的患者，应实行保护性医疗措施。对于性格开朗、乐观无畏、意志坚强的患者应详细向其介绍病情，使其面对现实，配合治疗。帮助患者消除恐惧及绝望心理，让患者保持乐观精神，要对病情给予科学解释，关心体贴患者，避免不良刺激。对患者的合理要求应尽量满足。当患者出现头痛、呕吐、视力模糊、偏瘫、失语等症状时，护士应及时劝慰患者，耐心细致讲解这些症状是肿瘤压迫临近脑组织引起的，切除肿瘤后这些症状也会随之消失。

4. 用药护理 严格按照医嘱给患者服药。在发药过程中，一定要密切观察患者是否把药咽下，防止患者将药物藏匿起来一次大量吞服发生意外。老年人对药物具有较高的敏感性，肝肾功能衰退，药物在体内解毒及排泄受限，易出现药物在体内储积，发生毒副作用，在药物治疗过程中，应密切观察。老年人最容易出现以下药物毒副作用：①锥体外系副作用：表现为震颤、肌张力增高，给老年人的行动造成不便，穿衣、持物、下蹲均困难，护士应给予生活照顾，在上厕所、洗漱时应搀扶患者。②体位性低血压：老年人在服用抗精神病药物时易发生体位性低血压，尤其是在变换体位时易头晕、跌倒、血压下降。嘱患者变换体位动作缓慢。床边、厕所、室内应有扶手。③谵妄状态：老年人用药后易发生谵妄状态，即表情茫然、恍惚、兴奋、躁动，尤以夜间为重。要注意保护患者，防止其坠床、跌倒、伤人或自伤。

【健康教育】

1. 建立健康的生活模式，如规律生活、合理饮食、不吸烟、不酗酒、劳逸结合，保证充足的睡眠和休息。

2. 指导患者加强体质锻炼，注意个人卫生，减少到公共场所及人多环境的机会，避免各种病毒与细菌侵袭与感染，减少诱发因素。

3. 出院后仍需较长时间的治疗，应坚持按时、按量服药，不要随意增减药量或骤然停药，同时观察用药后反应，并定期到医院复诊。

4. 嘱患者正确处理生活中遇到的困境和问题，并认识自身人格方面存在的问题，逐步学会控制、克服不良行为，保持乐观情绪，增强战胜疾病的信心。

5. 让患者承担力所能及的家务劳动，找回自己在生活中的价值。

6. 指导家属识别疾病的一些早期症状，掌握复发的先兆，观察药物的不良反应表现如一旦发现药物中毒的紧急情况，要立即送医院抢救。

7. 如残留智力障碍、行为障碍、人格改变或痴呆等后遗症，则应加强教育，并给予适当的体育锻炼及功能训练等康复措施，协助患者克服各种困难，使其最大限度的恢复社会功能，重建社交能力，如引起生活困难，可让患者随身携带写有姓名、住址、联系电话及疾病诊断的个人信息卡，尽量避免患者单独外出。

8. 加强对患者的监护和管理，减少对家庭和社会的干扰，防止意外事件发生。

第六节　精神分裂症

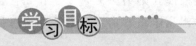

掌握　精神分裂症的护理诊断、护理措施

熟悉　精神分裂症的治疗、临床表现

了解　精神分裂症的护理评估健康史及常见临床亚型

病案 张某，男，29 岁，19 岁进父亲所在的工厂当工人，生性内向腼腆，胆小，25 岁因无女友，屡次要求父母为其介绍对象，前后见过 17 位姑娘，最初约会时，患者很注意自己的仪表，并事先买好许多零食，后来患者只穿工作服相亲，见面时低头看地，一言不发，同时工作能力逐渐下降，从技术含量较高的工种 - 钳工被调至车工、保洁员、门卫，最后病休在家。入院查体时患者多低头呆坐，对大多数问话无反应，偶尔以点头、摇头表达意见，在病房内多独处一角，基本不与他人交往。

1. 该患者临床诊断是什么？
2. 该患者护理诊断是什么？
3. 如何护理该患者？

精神分裂症（schizophrenia）是一组病因未明的精神疾病，临床表现为思维、情感、行为等多方面的障碍和精神活动不协调。意识清楚，智能尚好，少数患者在疾病过程中可出现认知功能损害。瑞士医生 E. Bleuler 从心理学角度分析了精神分裂症的病理现象，他认为这一疾患的本质是由于病态思维过程所导致的人格分裂，在 1911 年首次提出了"精神分裂症"这一疾病术语，描述精神分裂症的特征性症状为：思维联想障碍（disorders of the association of thought），情感淡漠（apathy），矛盾意向（ambivalence）和内向性（autism），有"4A"症状之称。多起病于青壮年，常缓慢起病，病程多迁延，呈反复加重或恶化，较多患者最终出现精神残疾和衰退，而部分患者经有效治疗可保持痊愈或基本痊愈状态。

精神分裂症多见于青壮年，发病年龄一般在 15 ~ 45 岁，在成年人口中的终生患病率为 1% 左右（0.5% ~ 1.6%），年患病率为 0.26% ~ 0.45%。男女之间发病没有明显的差异，但有调查结果显示男性平均发病年龄比女性早 5 年左右。有 50% 的精神分裂症患者曾试图自杀，10% 的患者最终死于自杀，遭受意外伤害的几率也高于一般人群，平均预期寿命缩短约 20 年。据估算我国目前有 700 万 ~ 800 万精神分裂症患者。每年造成的医疗费用支出、患者本人及家属的生产力损失是十分惊人的。该病预后不良，约 2/3 的精神分裂症患者长期存在明显症状，以阴性症状和认知缺陷为主，社会功能损害明显，精神残疾率高。全国残废人流调数据显示精神分裂症患者约占精神残疾人数的 70%，是导致精神残疾的最主要疾病。

【护理评估】

（一）健康史

精神分裂症确切的病因模糊不清，而素质应激模式则为大多数学者认可。该模式认为，精神分裂症是由于个体的易感素质与环境相互作用的结果，这些易患性因素概括为四个方面。

1. 遗传因素 对精神分裂症的遗传学研究主要通过家系、双生子、寄养子及分子遗传学四个方面。

（1）家系调查 国内外大量有关精神分裂症的家系调查显示，精神分裂症是一个遗传学模式复杂、具有多种表现型的疾病。与患者的血缘关系越近，发病率越高，精神分裂症家属的患病率约为一般人群的 6~7 倍。精神分裂症患者一级亲属的患病率平均终生风险为 5%~10%。推算该病的遗传度约为 80%。

（2）双生子研究　精神分裂症单卵双生子的同病率是双卵双生子的 4~6 倍。

（3）寄养子研究　精神分裂症母亲所生子女从小寄养生活在正常家庭环境中，成年后仍有较高的患病率。

（4）分子遗传学连锁与关联分析资料　提示有 8 个染色体位点与精神分裂症的发生密切相关。

2. 神经发育异常　精神分裂症可能与精神发育异常有关。神经发育假说认为：由于遗传因素（易患性）和某些神经发育危险因素（妊娠期与出生时的并发症、怀孕期间暴露于流感病毒或母爱剥夺、Rh 因子不相容、冬季出生等）的相互作用，在胚胎大脑发育过程中出现了某种神经病理改变主要是新皮质形成期神经细胞从大脑深部向皮质迁移的过程中出现了紊乱，导致心理整合功能异常。CT 和 MRI 等大量资料研究发现约 30%~40% 的精神分裂症患者的脑室扩大，沟回增宽，提示存在脑组织萎缩或其他结构异常。神经发育障碍假说还包括一些支持证据，如起病时就存在结构性脑病变和认知功能损害；细胞结构紊乱但无神经角质增生；儿童期有认知和社交能力损害；出现神经系统"软"体征等。

3. 神经生化代谢异常　精神分裂症神经生化基础方面的研究，主要由三个方面的假说。

（1）多巴胺（DA）假说　此假说在 20 世纪 60 年代提出，认为精神分裂症患者的中枢神经系统 DA 功能亢进。大脑多巴胺能神经元、多巴胺代谢以及抗精神病药理的研究发现精神分裂症患者存在多巴胺功能相对亢进，DA 受体的敏感性明显增加，而多巴胺的功能相对亢进与精神分裂症的阳性症状有关。

（2）谷氨酸类神经递质假说　中枢谷氨酸功能不足可能是精神分裂症的病因之一。谷氨酸是皮质神经元重要的兴奋性递质，由于它可以兴奋和启动所有的中枢神经系统神经元，被认为是大脑的"总开关（master switch）"。使用放射配基结合法及磁共振技术，与正常人群相比，发现精神分裂症患者大脑某些区域如中颞叶谷氨酸受体亚型减少。谷氨酸受体拮抗剂如苯环已哌啶（PCP）可在受试者身上引起幻觉及妄想，但同时也会导致情感淡漠、退缩等阴性症状。

（3）5-羟色胺（5-HT）假说　多项研究表明精神分裂症患者 5-HT 代谢及 5-HT 受体的异常，且部分抗精神病药物通过影响 5-HT 代谢及受体功能达到治疗精神分裂症的作用。$5-HT_{2A}$ 受体可能与情感、行为控制及 DA 调节释放有关。

4. 心理社会因素

（1）病前人格　精神分裂症患者病前人格以分裂人格多见，表现为孤僻、敏感、沉默寡言、沉溺于幻想、主动性差。当遭遇一定的社会心理因素刺激时，应激能力差。

（2）社会环境因素　社会心理因素包括文化、职业和社会阶层、移民、孕期饥饿、社会隔离等。精神分裂症常见于经济水平低或社会层次低的人群。这可能与生活环境差、社会动荡、职业无保障等心理社会应激较大有关，在遗传因素的基础上容易发病。

国内的大多数流行病学资料均显示城市患病率高于农村，贫穷者高于富裕者，且以较低的社会阶层多见，社会阶层越低患病率越高，是高社会阶层发病率的 9 倍。同时发现，无论城乡，精神分裂症的患病率均与家庭经济水平呈负相关。很多患者病前 6 个月可追溯到有较多的生活事件。国内外调差发现，精神分裂症发病前有精神因素者占 40% ~ 80%。这些社会心理应激因素对精神分裂症的复发也有重要的诱发作用。

（二）身体状况

1. 主要临床症状　本病的临床症状十分复杂且多种多样，不同类型、不同阶段的临床表现可有很大差别。其精神症状分为思维及思维联想障碍、情感障碍、意志与行为障碍和感知觉障碍四个方面。目前的精神障碍分类与诊断标准，均以德国医师 Schneider 在 1959 年提出的精神分裂症一级症状（first rank symptoms）作为诊断精神分裂症症状学标准的基本症状。Schneider 一级有：①争论性幻听。②评论性幻听。③思维鸣响或思维回响。④思维被扩散。⑤思维被撤走。⑥思维阻塞。⑦思维插入。⑧躯体被动体验。⑨情感被动体验。⑩冲动被动体验及妄想知觉。需要指出的是，"一级症状"并非精神分裂症的特异性症状，与其他一些精神障碍如双相情感障碍、脑器质性精神障碍中也可见到。

2. 思维障碍　思维障碍是精神分裂症的核心症状，表现在思维内容、思维联想和思维逻辑方面的异常。

（1）思维内容障碍　包括患者的观念、信念、对外部事物的认识等方面。思维内容障碍最主要表现是妄想，临床上以被害、关系、夸大、嫉妒、钟情、非血统、宗教或躯体妄想为多见，妄想内容荒谬离奇。一个患者可表现为一种或几种妄想。

（2）被动体验　被动体验往往会与被害妄想联系起来。患者对这种完全陌生的被动体验赋予多种妄想性的解释，如"受到某种射线影响"，"被骗服了某种药物"，"身上被安装了先进仪器"等。

（3）思维联系与思维逻辑障碍　可通过与患者交谈或从患者的书面材料中获得，表现为以下多种形式：思维散漫、思维破裂、思维中断、思维剥夺、思维云集、思维被插入、强制性思维、语词新作、内向性思维、缄默症、持续语言、思维贫乏、逻辑倒错性思维、病理性象征性思维等。

3. 情感障碍　是精神分裂症的特征。表现为情感淡漠、情感迟钝、情感不协调，如对同志、朋友欠关心，对亲人欠体贴等，对周围事物的情感反应变得迟钝，对生活和学习的兴趣减少。随着疾病的发展，患者的情感日益贫乏，对一切无动于衷，甚至对巨大痛苦的事情，也表现惊人的冷漠无情，在情感淡漠同时，可出现情感反应与环境不协调，与思维内容不配合。患者可为琐事而勃然大怒，或含笑叙述自己的不幸遭遇，留着眼泪唱愉快的歌曲，称情感倒错。

4. 意志与行为障碍　表现为意志活动减退或缺乏、矛盾意向、意向倒错和模仿语言、模仿动作和冲动暴力行为，甚至出现幼稚、愚蠢、怪异行为。如表现为紧张性木僵，患者缄默不动、违拗，或表现为被动性服从，并伴有肌张力增高。还可表现为"空气枕头"蜡样屈曲等。

以上思维、情感、意志与行为三方面的障碍，导致患者精神活动与环境明显脱离，互不协调，构成精神分裂症的特征。

5. 其他常见症状

（1）幻觉 许多精神分裂症患者可出现幻觉。以幻听最常见，主要是言语性幻听。如听到虫鸣鸟叫、车船、机器的隆隆声或音乐声等；或听到有人在喊自己的名字，或听到某个人或某些人的秽语或议论，或听到来自神灵或外星人的讲话。幻听还会以思维冥想的方式表现出来，即患者所进行的思考，都被自己的声音读出来。幻视较少见，可有幻味、幻触和幻嗅。

（2）感知综合障碍 较少见，其中以形体感知综合障碍稍多见，如患者认为面容虽是自己的，但已变得面目全非，可达到妄想程度。

精神分裂症患者一般无意识障碍。妄想、幻觉和其他思维障碍一般都在意识清楚的情况下发生。无智能障碍，自知力多缺失。

精神分裂症的症状可因疾病类型、临床阶段不同而有很大差别。在急性阶段，临床症状以幻觉、妄想为主，这类症状称阳性症状；慢性阶段，临床主要症状是思维贫乏、情感淡漠、意志缺失、孤僻内向为主，又称阴性症状。这种区分是相对的，首先临床主要症状因类型而异，其次同一阶段患者有急性和慢性两种症状。

6. 常见临床类型

（1）单纯型（simple type） 本型较少见，约占精神分裂症患者的2%。多为青少年起病，病情进展缓慢，以思维贫乏、情感淡漠、意志减退等阴性症状为主，无明显阳性症状，起病隐匿，缓慢发展，病程至少2年，社会功能严重受损，预后差。

（2）青春型（hebephrenic type） 较常见。青春期起病，以思维、情感和行为障碍或紊乱为主，表现为思维破裂、明显的思维松弛、言语零乱、话多、内容荒谬、情感不协调、喜怒无常、行为怪异，如能及时治疗，效果较好。

（3）紧张型（catatonic type） 此型逐渐减少。起病较急，以紧张综合征为主，包括紧张性木僵和紧张性兴奋。紧张性木僵多见，如前述。紧张性兴奋：突然发生，行为冲动，不可理解，言语内容单调刻板，行为无目的性。可出现伤人、毁物行为，持续时间可为数小时、数日或数周，紧张性兴奋可自发缓解，或转入木僵状态。此型预后较好。

（4）偏执型（paranoid type） 又称妄想型，最常见。临床特点以妄想为主，病初多疑、敏感，逐步发展成妄想，以关系妄想、被害妄想、嫉妒妄想最多见，妄想内容多离奇、荒谬、脱离现实，妄想范围常有泛化趋势，妄想结构系统化，也可零乱，情感和行为常受妄想支配，表现多疑、恐惧，甚至出现自伤及伤人行为，病情发展较其他类型缓慢，精神衰退现象不明显，能维持日常工作生活学习，早治疗效果较好。

（5）未分化型（undifferentiated type） 指符合精神分裂症的诊断标准，有明显的精神病性症状，如妄想、幻觉、严重的行为紊乱，但又不符合偏执型、青春型和紧张型诊断标准的一种类型。

（6）残留型（residual type） 过去符合精神分裂症的诊断标准，至少2年内一直未完全缓解，目前病情虽未好转，但仍残留个别阳性症状或个别阴性症状。人格改变，社会功能和自知力缺陷不严重，最近 1 年相对稳定，无明显好转或恶化。

（7）精神分裂症后抑郁（post - schizophrenic depression）　最近 1 年内确诊为精神分裂症，精神分裂症病情好转而未痊愈时出现抑郁症状，且持续 2 周以上为主要症状，虽然遗有精神病性症状，但已非主要临床相，排除抑郁症、分裂情感性精神病。

（8）Ⅰ型和Ⅱ型精神分裂症（Crow，1980 年）　根据精神分裂症的病理生化和病理解剖改变，结合临床表现、认知功能、治疗反应以及预后等方面的特征，提出精神分裂症Ⅰ型和Ⅱ型的划分。Ⅰ型精神分裂症（阳性精神分裂症）以阳性症状为主，对抗精神病药物反应良好，无认知功能改变，预后良好，生物学基础是 DA 功能亢进；Ⅱ型精神分裂症（阴性精神分裂症）以阴性症状为主，对抗精神病药物反应差，伴有认知功能改变，预后差，有脑细胞丧失退化（额叶萎缩）；混合型精神分裂症是同时符合Ⅰ型和Ⅱ型精神分裂症标准患者。

（三）辅助检查

在精神分裂症的实验室检查方面，国内外学者做了大量工作，目前还未取得一致的结果。近年来实验室研究主要集中在脑电生理、脑影像学和神经心理测验等方面的异常发现，但目前只能作为诊断的参考依据。

【治疗要点】

在精神分裂症的治疗中，抗精神病药物治疗起着关键性的作用。健康指导、社会干预、工娱治疗、支持性心理治疗等措施贯穿治疗的全过程。

1. 药物治疗

（1）用药原则　精神分裂症的药物治疗应系统而规范，强调早期、足量、足疗程的"全病程治疗"。缓慢加量，个体化治疗原则，单一用药原则，系统治疗原则。

（2）选药原则　选择广谱、安全、能改善认知功能，对阴、阳性症状均有效，副作用小的药物。一般推荐非经典（新型）抗精神药物：利培酮、奥氮平、奎硫平、阿立哌唑等。经典（传统）抗精神病药物有：氯丙嗪、奋乃静、氟哌啶醇等，其价格低廉，控制兴奋、躁动、幻觉妄想作用好，但使用过程中应观察药物不良反应。氯氮平因诱发粒细胞减少等故作为二线药物使用。

（3）药物治疗时间　一旦明确精神分裂症的诊断应尽早用药，从小剂量开始逐渐加大剂量至有效治疗量。一般急性期治疗为 2 个月，巩固治疗为 3 ~ 6 个月，维持 1 年以上。凡住院治疗一次以上者，强调终身服药维持治疗。

（4）精神分裂症的药物治疗可分为急性期治疗、巩固期治疗、维持期治疗三个阶段。

①急性期治疗：精神分裂症急性期是指首发患者和急性恶化复发患者的精神症状非常突出和严重时期。急性期治疗目标：（a）尽快缓解精神分裂症的主要症状，包括阳性症状、阴性症状、激越兴奋、抑郁焦虑和认知功能减退，争取最佳预后。（b）预防自杀及防止危害自身或他人的冲动行为的发生。急性期治疗疗程至少 6 周。

②巩固期治疗：在急性期的精神症状有效控制后，患者进入一个相对的稳定期，

次期称为巩固期。巩固期治疗目的：（a）防止已缓解的症状复燃或波动。（b）巩固疗效。（c）控制和预防精神分裂症后抑郁和强迫症状，预防自杀。（d）促进社会功能的恢复。（e）控制和预防长期用药带来的反应的发生，如迟发性运动障碍、闭经、溢乳、体重增加、糖脂代谢异常，心、肝、肾功能损害等。巩固期治疗的药物剂量原则上维持急性期的药物剂量，疗程一般持续3～6个月。

③维持其治疗：在症状缓解并巩固治疗后进入第三期，称为维持期。次期治疗的目的是预防和延缓精神症状复发，以及改善患者的功能状态。维持期治疗的剂量在疗效稳定的基础上可以减量。减量可以坚强患者的不良反应，增加服药的依从性以及改善医患关系，有利于长期维持治疗。减量宜慢，减至原巩固剂量的1/3～1/2。也可以每6个月减少原剂量的20%，直至最小有效剂量。维持其治疗的疗程可根据患者的情况决定，一般不少于2～5年。对有严重自杀企图、暴力行为和攻击性行为病史的患者，维持其的治疗应适当延长。

（5）用药期间注意药物副作用。各种常见药物的不良反应见表11-1。

表11-1　各种抗精神病药物常见的不良反应

临床表现	二甲胺类	哌嗪类	哌啶类	硫杂蒽类	丁酰苯类
震颤麻痹	++	+++	+	++	+++
静坐不能	++	+++	++	++	+++
肌张力异常	++	+++	++	+	+++
直立性低血压	+++	+	+++	++	++
抗胆碱能效应	+++	++	+++	+	+
心电图异常	+	+	+	-	-
胆汁性黄疸	++	+	+	+	+
血液改变	+	+	+	+	+
过度镇静	+++	-	+++	+++	+
阳痿	++	++	+++	+	+
过敏性皮肤反应	++	+	+	+	+
光过敏反应	++	+	+	+	-
皮肤色素沉着	++				
角膜色素沉着	-		++	-	-
晶体色素沉着	++	+	-	-	-

2. 电休克治疗　电休克治疗对控制精神分裂症极度兴奋躁动、冲动伤人、自伤、自杀、拒食、违拗、紧张性木僵症疗效甚好。一般每周2～3次，6～10次为1个疗程。

3. 电抽搐治疗（electro convulsive therapy，ECT）　对精神分裂症的兴奋躁动，特别是出现冲动伤人，木僵或亚木僵、拒食，精神分裂症疾病过程中或病后有严重的抑郁情绪等有显著的疗效。近10多年来，对早期的电抽搐治疗进行了改进，使用短暂麻醉和肌肉松弛剂，使其更加安全和易于接受，称之为改良电抽搐治疗（无抽搐电抽搐疗法）。此种无抽搐电抽搐治疗虽可减少抽搐引起的骨折，但增加了呼吸抑制的危险。治疗中须有良好的呼吸抢救设备及麻醉师在场，以备呼吸抑制恢复不好时插管抢救。

精神分裂症电抽搐治疗的疗程，急性期为每天 1 次，以后可延长为隔天 1 次，疗程视病情而定，一般为 6 ~ 12 次。对于阴性症状特别突出，意志减退特别明显的患者，可增加电抽搐治疗次数至 20 ~ 30 次。治疗中需进行心电图、脑电图、肌电图的监测。发作后须有专人看护，观察神志恢复情况，注意有无意识障碍和遗忘。

4. 心理社会干预 心理治疗不仅可以改善精神分裂症患者的精神症状，提高自知力，增强治疗的依从性，还可以改善家庭成员之间的关系，促进患者与社会的接触。

急性期患者精神症状丰富，受精神症状的影响，部分患者会有恐惧、紧张、焦虑及不安全感。需要在精神上给予一定的尊重、同情、理解、帮助和安慰，可采用支持性心理治疗。恢复期患者精神症状基本消失，自知力逐步恢复，接触较好，能进行交流和学习。这时患者需要解决的问题包括：要全面的了解自己的疾病，提高对精神症状的识别能力和抵制能力，提高治疗依从性和生活质量，学会应对社会应激的知识和技巧，改善不良的人际关系，获得指导、训练和鼓励回归社会，对伴发的情绪和行为障碍等症状的治疗。针对上述患者种种需要，可以采用集体心理治疗、认知行为疗法和家庭治疗等。慢性精神分裂症患者，残留有精神症状，自制力不完整。为避免精神衰退较早出现，需要持之以恒地进行诸如行为治疗、支持性心理治疗、工娱治疗和音乐治疗等等。

5. 认知行为治疗 适用于药物治疗后残留精神症状的患者。治疗主要目标是针对药物不能消除的症状，减轻幻觉与妄想症状及这些症状产生的困扰。认知行为治疗分为个体治疗与小组治疗两种形式，以个体认知行为治疗为主，小组认知行为治疗需要有经验的治疗师才能完成。精神分裂症的认知行为治疗有时间限定，通常患者需要接受每次 15 ~ 45min，每周 1 次或每 2 周 1 次，共 15 ~ 20h 的治疗，对于难治性患者则需要更长的治疗时间

6. 社会心理康复 指应用心理学和社会学的方法、策略及技巧，减轻或消除患者在认知、心理和社会方面的功能损害以及因病造成的残疾和功能障碍，促进患者重返社会。以下是几种常用且效果较为肯定的心理社会干预方法。

（1）**家庭干预** 主要采用家属教育与解决问题训练相结合的方法，主要目的是降低家庭内的应激于疾病复发危险性。方法有单个家庭干预、集体家庭干预、家庭危机干预等。有效的家庭干预至少需要 6 个月，长期的家庭干预（大于 9 个月）可显示出更为持久的疗效，持续 2 年或更长。

（2）**社会技能训练** 主要应用学习的理论，纠正患者在日常生活、就业、休闲、交往等方面的问题，提高或重获他们的社会技能。社会技能训练有基本模式和社会问题解决模式等。基本模式，也称运动技能模式，是把复杂的社会问题分解为几个简单的部分，治疗师反复讲解、演练以及患者角色扮演。社会问题解决模式包括几方面的问题解决，如药物管理、症状处理、娱乐、基本交流、自我照料等。

（3）**认知矫正治疗** 精神分裂症的认知矫正治疗包括几种不同的治疗模式。①认

知增强治疗（cognitive enhance treatment，CET）：包括两种形式的训练，即重点在记忆、注意及问题解决能力的训练和小组形式的社会认知训练。②神经认知增强治疗（neuro-cognitive enhance treatment，NET）：与 CET 相似，还包括工作能力康复。③个体执行功能训练（individual executive training）：包括认知适用性、工作记忆及计划三方面的训练。④其他一些认知康复技术。许多研究证实，认知康复治疗可以改善精神分裂症患者认知功能，增强患者自信，提高日常生活能力。

（4）积极性社区治疗　是由精神病学家、护士、社会工作者和职业治疗师等组成多学科的团队，提供治疗、康复和支持性活动。治疗在社区进行，强调团队服务，提供全面整体服务（包括用药、居住、生活费用以及其他任何与个人成功生活有关的重要因素）。

（5）多元化干预　是为首发精神分裂症患者提供专业化、住院或门诊综合干预服务，重点在于症状的控制与功能恢复。较著名有澳大利亚早期精神障碍预防与干预中心（the Early Psychosis Prevention and Intervention Centre）倡导的综合干预模式，包括：一个流动性的评估与治疗小组；一个 16 张床的住院部；住院与门诊患者的个案管理；个体、小组与家庭治疗；药物治疗（重点强调低剂量的一线新型抗精神病药及对难治疗性症状的治疗）。

【常见护理诊断】

1. 营养失调　与幻觉、妄想、嫉妒兴奋、躁动、消耗量过大及摄入量不足有关。

2. 有冲动、暴力行为的危险（对自己或他人）　与命令性幻听、评论性幻听、被害妄想、被控制妄想、精神运动性兴奋、缺乏自知力等有关。

3. 生活自理能力缺陷　与运动及行为障碍、精神衰退导致生活懒散有关。

4. 睡眠型态紊乱　与妄想、幻听、兴奋、环境不适应、睡眠规律紊乱等有关。

5. 思维过程改变　与思维内容障碍（妄想）、思维逻辑障碍、思维联想障碍等有关。

6. 不合作　与自知力缺乏、思维障碍有关。

【护理措施】

1. 安全和生活护理

（1）提供安静、舒适、安全的住院环境　严格执行各项护理操作规程和病区安全管理制度，病情严重者置于重症室，由护士 24h 重点监护。

（2）建立良好的治疗性人际关系　掌握不同患者的接触交流技巧，实施个案化护理。尊重、关心、同情、理解患者，满足患者的合理要求，使其感到温暖、亲切可信赖，在此良好的护患关系基础上，患者会主动倾诉内心活动，容易接受护士的劝慰。

（3）日常生活护理　帮助患者制定日常生活计划，养成良好的日常生活习惯，定期更换衣裤、理发、剃须、洗头、洗澡、修剪指（趾）甲、早晚刷牙，女患者清洗会阴等。新入院患者做好卫生处置、洗澡、更衣、理发、灭虱后再入病室；卧床者床上沐浴、定时翻身、按摩、预防压疮；随季节变化增减衣物。

（4）饮食护理　进餐一般采用集体用餐（分食制）方式，安排患者固定餐桌，定位入座，有秩序排队进餐。进餐过程中注意观察，防止倒食、拒食、暴饮暴食、藏食，并提醒患者细嚼慢咽，防止噎食、窒息意外。

（5）大小便护理　每天观察患者的大小便排泄情况，便秘者给予缓泻剂或清洁灌肠，鼓励患者平时多饮水，多食粗纤维、蔬菜、水果，多活动，对排尿困难或尿潴留者先诱导排尿，无效时遵医嘱导尿，对卧床者定时提供便器，对认知功能障碍者，除定时陪送到卫生间外还须训练患者养成规律的排便习惯。

（6）睡眠护理　为患者提供良好的睡眠环境，减少或祛除影响患者睡眠的诱发因素，督促其养成良好的睡眠习惯，建立有规律的生活，减少白天卧床。对入睡困难、早醒、失眠者，了解分析失眠的原因，避免睡前兴奋、焦虑、紧张和看刺激性内容的电视，必要时药物诱导，保证足够的睡眠。

2. 病情观察

（1）严密观察患者的病情变化　了解幻觉、妄想的主要内容，注意相应的情感反应，发现异常、意外情况立即报告医生做好抢救准备。

（2）随时掌握病情变化　对重点患者做到心中有数，特别是对情绪低落、有严重自杀倾向者要专人24h监护，其活动范围纳入工作人员视野，避免独住一处。严密观察、重点交班、重点监护。

（3）加强巡视　掌握住院患者冲动攻击暴力行为发生的先兆。如患者出现躁动不安、神情紧张、攻击辱骂性行为、不满、气愤、挑剔、抗议、摔东西等失控行为时进行积极有效的护理干预，必要时行保护性措施。当暴力行为出现时，医护人员立即疏散围观患者，迅速控制场面，解除患者手中危险品，将患者转移到隔离而安静的房间，给予适当的肢体保护或根据医嘱进行对症治疗。

（4）一旦发生患者出走，立即报告医生，组织力量及时寻找并通知患者家属。出走回归后，应了解患者的心理反应及出走企图和经过，认真记录，不要责怪埋怨患者，更不要惩罚和施加精神压力，制定防范措施防止再次出走。

（5）一旦患者发生自杀、自伤等意外时应立即隔离患者，并与医生合作共同实施有效的抢救措施。做好自伤后的心理安慰，加强沟通，鼓励患者说出内心的真实感受，了解心理变化，制定针对性保护措施。如抢救失败，患者死亡，应详细记录时间的经过、时间、地点、工具、当时在场人员、具体受伤情况、抢救经过等。记录应真实、完善、准确无误、字迹清楚、签全名。并保留现场物证，封存病例，避免法律纠纷。

3. 特殊护理

（1）兴奋躁动　对兴奋躁动者应加强护理工作责任心，掌握患者的思想动态，预防兴奋躁动的发生。

① 尊重患者，建立良好的护患关系，满足合理要求，预防激惹性刺激。

② 密切观察病情变化，观察暴力行为发生的特点，对有兴奋躁动征兆者及时处理，减少兴奋躁动引起的伤害事故。

③ 已出现躁动兴奋者给予保护性护理措施。

④ 积极治疗，尽量缩短兴奋过程。

⑤ 对持续躁动者，防止过度兴奋导致患者脱水，躯体衰竭和并发症的发生。加强生活护理，保证营养的摄入，观察生命体征变化。加强基础护理，维持水、电解质、酸碱平衡。

（2）幻觉的护理

① 密切观察病情。善于从患者的言语、表情、行为表现中了解幻觉出现的时间、频率、内容、规律。对受幻觉支配出走、冲动、伤人、毁物者安排重症观察室，专人监护，防止意外发生。

② 日常生活护理。对整日自言自语、自问自答、沉浸在病态体验中影响其日常生活者给予帮助，督促其安排就餐、饮水，满足其机体基本需要。

③ 运用正确的护理技巧。耐心倾听，给予同情和安慰，稳定其情绪，不要过早指明患者病态表现，不要争论，防止患者隐瞒病情。不要引导患者反复、重复病理体验，以免强化病理联想，使症状更加顽固。

④ 护士应尽量保持冷静，不受患者的病态情绪影响，针对患者行为做出适当反应。如患者出现恐惧、紧张、躯体不适、不眠时，多关心患者，让其先平静下来，观察其情绪上的转变并加以照顾，让患者感受到安全感，减轻症状。

⑤ 了解幻觉的类型、性质，消除幻觉产生的病理基础，鼓励和督促患者参加各种工娱治疗活动，文体活动，体验现实生活，分散注意力，减少幻觉出现的频率。

⑥ 病情好转后，在适当时机，对其病态体验提出合理解释，帮助其认识疾病，促进康复。

（3）妄想的护理

① 接纳患者，建立信任关系。主动与其交流，掌握其妄想内容，说服劝解，稳定情绪，限制其活动范围。

② 观察病情变化，加强防范。外出做必要检查时，一定要有工作人员陪护，避免出走。

③ 对症护理。患者出现焦虑不安或冲动行为时，积极采取防范措施，必要时行保护性制动护理。症状活跃期，护士不可贸然触及患者妄想内容，唐突询问。患者主动诉说病情时，护理人员不要过多加以干涉，更不要与其争辩。为了缓和症状，可根据其个人特长参加工娱治疗活动，以分散患者的注意力。护士不要在患者面前议论是非或低声交流，以免患者猜疑，强化妄想内容。当妄想涉及同室病友时，应及时将患者隔开，避免再次接触。当工作人员涉及妄想对象时，切忌做过多解释，尽量减少接触，并注意安全。

④ 被害妄想患者认为饭中有毒而拒食，可采取集体进食，任选饮食与其他病友一起进餐，解除疑虑。

⑤ 预防激情发作和暴力行为。护理人员避免与患者争辩妄想的正确性，注意接触交谈方式，耐心引导患者，分散其注意力，预防激情发作和暴力行为。

⑥ 加强心理护理。关心体贴患者，满足合理要求，让患者感到被重视、被接纳。选择合适时机向患者宣传精神卫生知识，帮助患者了解疾病特点，并鼓励患者表达对

治疗的感受，促进康复。

（4）木僵的护理 应加强基础护理，防止并发症，避免压疮、吸入性肺炎、口腔溃疡等并发症的发生。

① 加强基础护理：注意护理工作技巧，多关心体贴患者，做好皮肤护理，按时翻身，保证床铺的整洁、干燥、平整，按摩肢体，活动关节，预防压疮、肌肉萎缩及足下垂。

② 保证营养和水分的供给：多数木僵患者长期拒食，应尽量劝说，耐心喂食。拒食者给予鼻饲，维持营养、水、电解质能量代谢平衡。

③ 掌握木僵患者的特点：即在夜深人静或安静时，患者可在床上翻身或活动肢体，有时还主动进食，或去厕所小便。如工作人员对患者小声耳语，有时偶尔回答，从而了解病情，观察病情变化，防止木僵患者一过性兴奋导致自伤、伤人、毁物，必要时行保护性措施。

④ 木僵患者无自卫能力，要保证患者安全，防止其他患者对其伤害。有时患者也可突然冲动、伤人、毁物，故宜将患者安置在易观察的病室，采取保护性医疗措施避免在患者面前谈论病情及无关的事。

⑤ 木僵患者多有蜡样屈曲症状，每次完成治疗和护理工作后，应将患者的肢体放置于舒适的功能位置。加强口腔护理，保证呼吸道通畅，平卧时头偏向侧位。做好大小便护理，根据天气变化，随时增减衣物。

⑥ 护理木僵患者时，态度和蔼，有耐心及同理心。注意"四轻"，即关门轻、操作轻、说话轻、走路轻。减少不良刺激，减少对患者的干扰，减轻症状，争取早日康复。

（5）抑郁症状护理

① 安全和生活护理 提供安静、安全、舒适的病室环境，严格执行交接班制度、危险物品管理和服药检查制度。加强饮食调理，保证营养供给，如选择患者平时喜爱的食物、陪伴患者用餐、少食多餐、让患者从事一些为别人服务的活动以促进患者接受食物等。改善睡眠，护士应教会患者应对失眠和早醒的方法，如入睡前喝热牛奶、洗热水澡等。做好日常生活护理，如护士帮患者拟定一个简单的作息时间表，内容包括梳理、洗漱、沐浴等，每日让患者自行完成作息时间表所规定的内容，同时给予积极地鼓励和支持，使患者逐渐建立起生活的信心。

② 心理护理 护士必须具备温和、接受的态度有耐心和信心用良好的服务态度建立良好的护患关系。耐心倾听，与患者交谈时，避免使用简单生硬的语言，更要避免使用训斥性的语言，以免加重患者的自卑感；不要过分认同患者的悲观感受，避免强化患者的抑郁情绪。减少患者的负性思考，培养正性的认知方式。限制与其他抑郁症患者接触，防止产生互相影响；教会患者正确的应对方式，通过学习与行为矫正训练方式，改变患者的病态应对方式，建立新的应对技巧。

③ 加强对自伤自杀行为的防范与处理。

4. 用药护理 精神分裂症患者由于精神症状的影响，给药疗护理工作带来了一些困难，如有些患者无自知力，否认有病，将药物偷偷扔掉；有的自责认为不配接受治疗；或有被害妄想者认为是毒药而拒绝服药；有的企图自杀，积蓄药物而藏药；有的莫名其妙抢药等。因此，精神科的给药治疗护理，除了按一般给药治疗护理常规外，护士应加强药物作用的宣传、解释，加强治疗前的心理护理，了解药物的性能，中毒的临床表现及应急处理，观察药物副作用。

（1）给药前熟悉病情 对患者的精神症状和躯体状况都要心里有数。护理人员要知道给药的目的、药物疗效、常用剂量和可能发生的副作用。按床号顺序排列药签，药剂员摆好药后，护士认真核对，防止发生差错。

（2）服药 服药前准备好适宜的开水、饮水杯。发药时需由2名以上护士负责，一人看口腔，一人发开水，发药中要严格执行操作规程，维持好秩序，集中注意力，按顺序发药到手，看服到口，做到准确无误。发药护士必须严格执行三查八对制度，认清患者姓名、床号、面貌后再发药，另一护士检查患者口腔、舌下和颊部，证明确实将药咽下后方可离开。

（3）发药时，合作者先，不合作者后，若患者睡意朦胧，必须唤醒后再服药，以免呛咳。对老年患者，吞服困难的患者应一片一片给予吞服，或者碾磨成粉后服下，切勿数片一次吞服，以防喉头梗阻等意外。对拒绝服药者，要耐心劝导，尽量取得合作。对极度兴奋躁动拒不服药或意识障碍的患者宜鼻饲给药或遵医嘱注射给药，以免发生意外。

（4）肌内注射药物时，必须正确取位臀大肌，两侧交替，进针要深，以利吸收。注射次数多的应局部给予热敷，以免硬结形成。注射后必须卧床休息，谨防直立性虚脱。

（5）药疗过程中随时警惕患者可能出现的冲动行为。治疗车、治疗盘，给药篮都应近身，不得随便放置，以免患者抢药或毁坏发药车、治疗盘等。

（6）给药治疗后及时整理好用物，切勿将注射器、安瓿等物遗留在病房，以免被患者当做自伤、伤人的工具。保证治疗环境安全。

（7）观察疗效及药物不良反应，如发现患者有眩晕、心悸、面色苍白、皮疹、黄疸、吞咽困难、意识模糊等，视情况暂缓给药，并报告医生及时处理，重点观察，详细交班。

（8）宣传药物治疗的有关常识，取得患者的合作，以解除顾虑。如告诉患者药物治疗的意义及注意事项。告诉患者服药后可能出现的口干、乏力、便秘或有些坐立不安等情况是常见的现象，不必紧张。告诉患者夜间、晨间或午间起床变换体位时动作要缓慢，防止跌倒等。

（9）吩噻嗪类 代表药物有氯丙嗪、奋乃静、氟奋乃静等。治疗初期，年来体弱或增量阶段，要慎防体位性低血压，一旦发生体位性低血压应立即去枕平卧，必要时注射血管活性药，但禁用肾上腺素。如果静脉给药要加强护理，待患者入睡后方能离开。治疗期间应注意观察有无黄疸、皮疹、瘙痒、肌张力改变及吞咽困难。肌内注射时，注射部位应深一些，加入苯海拉明，以防发生局部硬结或脓肿。如发生硬结，可给予局部热敷或理疗。静脉给药应适当稀释，以防发生血栓性静脉炎，用此药治疗期间患者应尽量避免在强烈阳光下暴晒，以免引起皮炎。

（10）二苯氯氮平类　代表药物氯氮平。常见副作用为粒细胞减少。用药期间注意检查血象。当粒细胞减少时用做好基础护理，保持病室环境清洁，定期紫外线空气消毒，用来苏水消毒地面，严格无菌技术，防止感染。对于流涎多者，做好生活护理，特别是夜间勤巡视病房，嘱患者侧卧位，以防大量口涎引起窒息或吸入肺内。

（11）丁酰苯类　代表药物氟哌啶醇。常用给药方法为肌内注射。常见副作用有锥体外系反应，如颈项强直、双眼上翻、静坐不能，甚至引起心脏功能变化。需密切观察药物不良反应，必要时给予苯海索（安坦）口服，以缓解锥体外系症状。

（12）长效药物类　常用的有口服五氟利多及肌内注射哌噻棕榈酸酯。常见副作用有锥体外系症状、口干、便秘等。护士应严密观察，嘱患者多饮水，并养成定时大便的习惯，必要时给予清洁灌肠。

5. 心理护理

（1）入院阶段　创建安全舒适的住院环境，建立良好的护患关系，取的患者的信任。针对患者的主要问题，如不适应住院环境，患者出现的焦虑、恐惧、紧张，不接受住院治疗引起的精神症状等护理问题。采取主动热情、耐心细致的工作方法，通过护患交流，沟通协调关系、满足需要、减少寂寞，取得患者信任。注重言语交流技巧，体贴尊重接纳患者，注重启发性的提示，仔细关注的倾听、恰如其分的同情、明确解答等，使患者体会到医院的温暖，安心住院，为治疗奠定良好的基础。

（2）治疗阶段　掌握病情动态变化规律，缓解外因刺激，调控消极情绪，以亲切耐心的态度，镇静而温和的言语，了解患者的需要，帮助患者建立社会能接受的行为模式，对其在幻觉、妄想支配下出现的过激行为要及时疏导和阻止。对不合作的患者，要耐心解释劝说，以认真负责的工作作风、良好的服务态度、娴熟的护理操作技巧、有效的沟通交流感化患者，帮助患者稳定情绪。将患者不配合治疗的行为风险降到最低程度。对严重自杀自伤的患者观察了解其内心体验，帮助患者分析病态的思维模式，根据患者的特点注重调节、控制、疏导、宣泄消极情绪，通过优化情绪提高患者的心理免疫力。鼓励患者参加集体活动，根据病情变化和患者的兴趣爱好，指导患者参加一些简单的工疗、娱疗，如折纸、粘贴、编织、唱歌、绘画、表演、体育比赛等转移患者的病态思维。体验患者生命价值，消除自杀心理，积极配合治疗。

（3）康复阶段　康复期患者的心理变化和精神负担是多种多样的，如疾病对生活的不良影响，担心出院后社会、同事、朋友甚至家人不能接纳自己，担心自己能否继续工作、学习、结婚，过正常人的生活等。患者处于自责自卑抑郁状态中，应重视患者的心理问题，注意使用倾听的技巧，及时做好心理疏导，同时调用社会保障支持系统力量和家庭关爱，帮助患者度过心理危机，提高价值感和自信心，建立正确的认知过程，调整认知，运用正确的心理防卫方式，改善不良行为，克服自己性格中的缺陷，维护心身平衡，使其在生理、心理各方面都处于接受治疗和管理的最佳状态，达到维护健康，预防疾病，促使康复的目标。

6. 社会交往康复训练　精神分裂症患者的社交能力通常因长期住院与社会隔绝而削弱，加强社交训练的目的在于帮助患者阻止其社交能力的下降，训练从如何表达自己的感受开始，直至如何正确积极地寻求帮助，逐步掌握社交礼仪技能。包括就业行为训练、简单的作业训练、工艺制作训练、职业劳动训练等。

【健康教育】

指导患者和家属学习精神分裂症的有关知识，如精神病药物知识、预防疾病复发知识，使患者和家属认识到精神分裂症是一类容易复发的精神疾病，教会患者和家属应对各种危机（如自杀、自伤、冲动等）的方法，争取亲友家庭和社会的支持，根据病情安排"假出院"以适应家庭社会生活。

向患者介绍疾病的有关知识，告知患者长期维持药物治疗是精神分裂症康复的重要措施之一，预防复发，定期门诊复查的必要性。出院后定时复查，在医护人员的指导下坚持服药，纠正不良生活习惯，提高综合性自我护理能力和适应能力。

指导家属学习有关精神疾病知识及如何预防疾病复发的常识。包括疾病的性质特征，药物治疗基本知识，正确地对待患者，为患者提供良好的家庭护理环境，分析解决家庭矛盾与冲突，改善患者在家庭环境中的人际关系，给患者提供与家人、社会接触的机会。帮助家属学会简单观察、识别、判断症状复发，病情波动的早期表现，一旦发现及时就诊。指导家属帮助患者保管药物并监护患者按时按量服药。密切观察病情变化和药物副作用。

第七节　神 经 症

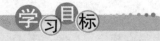

掌握　各种神经症的临床表现、护理诊断、护理措施
熟悉　各种神经症的治疗要点及诊断要点
了解　各种神经症的病因及发病机制

一、概述

神经症（neurosis）又称神经官能症或精神神经症（psychoneurosis），为一组精神障碍的总称。主要表现为精神活动能力下降、烦恼、紧张、焦虑、抑郁、恐惧、强迫、疑病、分离、转换症状或各种躯体不适感。起病常与心理社会因素有关；患者病前大多具有一定的易感素质和人格基础；其临床特征没有可以证实的器质性病变做基础；其社会功能相对完好，行为通常保持在社会规范允许的范围之内；患者对疾病有相当的自知力，有痛苦感受、有求治要求，其现实检验能力不受损害。病程大多持续迁延。

（一）共性特点

1. 发病常与心理社会因素有关。

2. 病前多有一定的易感素质与人格基础。

3. 症状主要表现为脑功能失调症状、情绪症状、强迫症状、疑病症状、躯体不适感等，这些症状在不同类型的神经症性精神障碍患者身上常混合存在。

4. 其症状无任何可证实的器质性病变基础。

5. 患者无精神病性症状。

6. 社会功能相对完好。行为一般保持在社会规范允许的范围内。

7. 患者对自己的疾病有相当的自知力，疾病痛苦感明显，有主动求治要求。

8. 病程大多持续迁延。

（二）流行病学

神经症是世界公认的一组患病率较高的疾病，据报道年患病率为 2.4% ~ 12.0%。1982 年我国 12 个地区精神病流行学调查发现：在 15 ~ 59 岁的人群中，神经症的患病率为 22.21‰，女性（39.93‰）明显高于男性（4.72‰）。国外统计在人群中患病率为 3% ~ 6%。发病年龄多在 16 ~ 35 岁之间。且女性高于男性；以 40 ~ 49 岁年龄段患病率最高。

一般认为神经症患者女性多于男性。以 40 ~ 44 岁患病率最高，但起病年龄高峰为 20 ~ 29 岁，而青少年中各类神经症相对较少发生；文化程度低、收入低、家庭气氛不和睦、移居者中患病率较高。

（三）诊断标准（CCMD - 3）

1. **症状标准** 至少有以下 1 项：①恐惧。②强迫症状。③惊恐发作。④焦虑。⑤躯体形式症状。⑥躯体化症状。⑦疑病症状。⑧神经衰弱症状。

2. **严重标准** 社会功能受损或无法摆脱的精神痛苦，促使其主动求医。

3. **病程标准** 符合症状标准至少 3 个月，惊恐障碍另有规定。

4. **排除标准** 排除器质性精神障碍、精神活性物质与非成瘾性物质所致精神障碍、各种精神病性障碍如精神分裂症与偏执性精神障碍、心境障碍等。

以下是几种常见的神经症。

二、焦虑性神经症

病案 患者杨某，女，38 岁，高中文化，已婚，教师。头痛、头昏、失眠、心烦意乱、坐卧不宁多年，阵发性心悸、气促、惊恐，反复发作 1 年余。首次发病年月不清，患者素来性急气躁，易于激惹。常常心烦意乱，头痛头昏，很少有心情稳定的时候。等公共汽车时不停地走人行道翘首张望，即使没有急事也难做到像旁人那样悠闲自在地静待。拨电话、调收音机时心急手抖，无耐性，恨不得砸烂机器。热心工作、爱护学生，但却常为一点小事大发雷霆，事后自己后悔，学生和家长也有意见。患者经常担心有什么不幸将要来临，上课时担心家中被盗；学生放学回家，担心途中出车祸；学校评比担心自己落后。经常失眠、多梦，月经不规则，一遇事便要小便。

家人反映患者脾气很大，整日双眉紧锁、坐立不安。常诉胸痛，在某医院检查未发现特殊异常，诊断为神经衰弱，给服脑乐静、天麻丸及 ATP 等药，患者服用几次，未见好转不在服用。一年前途径某菜场时突发心慌心悸、呼吸困难，患者极度恐惧，好像"周围没有空气"，"天要塌下来了"，大声尖叫，死死抱住一根电线杆不放，浑身战栗，大汗淋漓，持续约半小时后软瘫下来。患者事后回忆起来也莫名其妙，不知为何如此惊慌和恐惧。此后发作频繁，每次发作十几分钟，程度较首次为轻，多为突然心慌、胸闷，出现濒死感，抓住亲人的手惊叫"不得了！不得了！"。发作后疲乏无力、脸色苍白。

1. 该患者的临床诊断是什么？

2. 该患者护理诊断有哪些？

3. 如何护理该患者？

焦虑症（anxiety）又称焦虑性神经症（anxiety neurosis），是一种以情绪焦虑为主的神经症，包括急性与慢性两种临床相，常伴有头晕、心悸、胸闷、呼吸困难、口干、尿频、尿急、出汗、震颤和运动性不安等。焦虑并非实际的威胁所致，其紧张程度与现实处境很不相称，并常为此感到十分痛苦。

焦虑症的焦虑症状是原发的，凡继发于幻觉、妄想、强迫症、疑病症、抑郁症、恐惧症等的焦虑为焦虑综合征，而不是焦虑症。

1982 年我国 12 个地区精神障碍流行病学调查，焦虑症患病率 1.48%，城乡患病率相近，女性患病率明显高于男性。国外报告为 5‰左右，与国内差距较大。在神经症专科门诊中，焦虑症占神精症总数的 16.8%。预后与个体素质有关。

【护理评估】

（一）健康史

焦虑症的发病与机体的素质、所处的环境均有密切关系。遗传因素：有学者认为焦虑倾向作为一种人格特征至少部分由遗传决定，有研究发现惊恐障碍的患者一级亲属中约有 15% 患有此类疾病，约为一般居民的 10 倍。双卵双生子的同病率为 2.5%，而单卵双生子 35%。易感素质是由遗传决定的，焦虑症是环境因素通过易感素质共同作用的结果。精神因素在焦虑症发病中也有重要的作用，长期面临威胁或处于不利环境之中的人，更易发生焦虑症。

焦虑症的发病机制虽不完全清楚，但也有如下进展。①乳酸学说：认为乳酸盐可能引起代谢性碱中毒、低钙血症，有氧代谢异常，β – 肾上腺素能活动亢进，外周儿茶酚胺过度释放，中枢化学感受器敏感性增高，使焦虑倾向者产生焦虑表现，有学者在双盲条件下给 14 名焦虑症患者和 16 名正常人静脉滴注 0.5mol/L 乳酸钠，结果 13 名患者在静脉滴注过程中出现惊恐发作，而正常组仅 2 名出现类似症状。②神经递质：中枢去甲肾上腺素（NE）、多巴胺（DA）、5 – 羟色胺（5 – HT）和 γ – 氨基丁酸（GA-BA）四种神经递质系统可能与焦虑症发病有关。5 – HT 能系统特别在背侧中缝核能抑制焦虑特有的适应性行为。而中枢 5 – HT 活动具有重要的保持警觉和控制焦虑作用。

GABA 则为主要的抑制性神经递质。这几种递质在脑内不同部位相互作用、借助于 cAMP 和钙离子在亚细胞水平整合，引起脑和躯体各部位的不同变化，产生焦虑的各种临床表现。

另外，尚有研究发现，广泛性焦虑症患者的血浆肾上腺素、促肾上腺皮质激素及白细胞介素 -2 均高于正常对照组，而皮质醇却低于对照组。待焦虑症状缓解后，上述各生理指标均恢复至正常。

（二）身体状况

1. 急性焦虑症（panic disorder） 又称惊恐发作。这是在日常活动时，患者突然出现强烈的恐惧感，可伴有濒死感或失控感，犹如"大难临头"或"死亡将至"、"失去自控能力"，患者可突然尖叫逃跑、躲藏或呼救，同时还可伴有明显的自主神经功能障碍。严重自主神经功能失调有三方面：①心脏症状：胸痛、心动过速、心跳不规则。②呼吸系统症状：呼吸困难、严重时有窒息感。③神经系统症状：头痛、头晕、眩晕、晕厥和感觉异常。也可有出汗、腹痛、全身发抖或全身软瘫等症状。惊恐发作通常起病急骤，终止也迅速，一般历时 5~20min，很少超过 1h，发作期间始终意识清晰，高度警觉。发作后患者仍心有余悸，不过焦虑的情绪体验不再突出，而代之以虚弱无力，需经若干天才能逐渐恢复。惊恐发作常会突然再发，患者产生预期性焦虑，担心下次再发。约 60% 以上的患者由于担心发病时得不到帮助而产生回避行为，如不敢单独出门，不敢到人多热闹的场所，发展为场所恐惧症。

2. 慢性焦虑症（generalized anxiety disorder，GAD） 又称广泛性焦虑症或自由浮游性焦虑，是焦虑症最常见的表现形式。患者长期感到紧张和不安。做事时心烦意乱、没有耐心；与人交往时紧张急切、极不沉稳；遇到突发事件时惊慌失措、六神无主，极易朝坏处着想；即便是休息时，也可能坐卧不宁，担心出现飞来横祸。患者如此惶惶不可终日，并非由于客观存在的实际威胁，纯粹是一种连他自己也难以理喻的主观过虑。自主神经功能失调的症状经常存在，表现为心悸、出汗、胸闷、呼吸急促、口干、便秘、腹泻、尿频、尿急、皮肤潮红或苍白等。有的患者还可能出现阳痿、早泄、月经紊乱等症状。运动性不安主要包括坐立不安、搓手顿足、肢体发抖、全身肉跳、肌肉紧张性疼痛及舌、唇、指肌震颤等。

患者的睡眠障碍常表现为入睡困难，躺在床上担忧，常伴有一些不愉快的梦境体验；有时出现夜惊、噩梦。患者清晨起床时头脑昏昏沉沉，没有清新的感觉。

广泛性焦虑患者常同时合并其他症状，最常见的为抑郁、疲劳、强迫症状、恐惧症状，伴有人格解体症状也不少见，这些症状不是主要临床相，或者是继发于焦虑症状。病程不定，但趋于波动并成为慢性。

【诊断要点】

1. 广泛性焦虑障碍 诊断要点为：一次发作中，患者必须在至少数周（通常为数月）内的大多数时间存在焦虑的原发症状，这些症状通常包含以下要素：①担心（为将来的不幸烦恼，感到忐忑不安，注意困难等）。②运动性不安（坐卧不宁、紧张性头痛、颤抖、无法放松）。③自主神经活动亢进（头重脚轻、出汗、心动过速或呼吸急促、上腹不适、头晕、口干等）。

2. 惊恐发作　诊断要点：在约 1 个月之内存在几次严重的自主神经性焦虑：①出现在没有客观危险的环境。②不局限于已知的或可预测的情境。③发作间期基本没有焦虑症状（尽管预期性焦虑常见）。

【治疗要点】

1. 心理治疗　以支持性心理治疗为主，使患者认识疾病的本质，解除其心理负担。心理治疗最常用的有认知治疗、行为治疗或认知 – 行为治疗。焦虑症患者的个性特征常表现为对现实不满意，对人生期望过高，对疾病的性质认识不清，凡事往坏处着想，总担心结局不好，长期处于一种高度警觉状态中，势必会产生一些歪曲的认知，这是造成疾病迁延不愈的原因之一。同时，患者往往有焦虑引起的肌肉紧张、自主神经功能紊乱引起的心血管系统与消化系统症状。因此，应用认知治疗改变患者对疾病性质的不合理和歪曲的认知，行为治疗如放松训练、系统脱敏等处理心理焦虑引起的躯体症状，往往可收到事半功倍之效。

2. 放松疗法　对广泛性焦虑和惊恐发作均有益。研究证实，放松不仅可产生与焦虑状态逆向变化的生理效果，还有相应的心理效果，如果进行有规律的放松训练，其效果与抗焦虑药相当。焦虑症放松训练一般包括 4 个组成部分：①自我监测：即每天记录焦虑发作次数、持续时间、症状表现、严重程度和有关因素。②解释：让患者了解焦虑症的表现，以及对躯体症状的担忧，致焦虑症状加重的恶性循环。③自我松弛训练：可以是系统松弛训练操作，或想象松弛的情境。④瑜伽和呼吸训练等松弛技术。生物反馈疗法、音乐疗法、静气功、瑜伽的原理与之接近，也有相仿的效果。

3. 精神分析　弗洛伊德认为焦虑是神经症的核心，许多神经症的症状不是焦虑的"转换"就是焦虑的"投射"，这些症状的出现换来了焦虑的消除。通过精神分析解除压抑，使潜意识的冲突进入意识，症状便可消失。

4. 药物治疗　抗焦虑药既能稳定患者的情绪，又有助于心理治疗，以苯二氮䓬类最常用，如阿普唑仑（佳静安定）0.4～0.8mg，每天 2～3 次；艾司唑仑（舒乐安定）1～2mg，每天 2～3 次。亦可选用具有抗抑郁和抗焦虑双重作用的抗抑郁药，如多塞平12.5～25mg，每天 2～3 次；马普替林 12.5～25mg，每天 2～3 次，惊恐发作时可静脉缓慢注射地西泮。

药物治疗应从小剂量开始，以减少药物的不良反应，尤其是对药物比较敏感的患者更应该缓慢加量。一般在 1～2 周加到治疗量，个别对药物反应敏感者，在 4～8 周内，症状可以明显减轻。为防止焦虑症复发，近期主张长期治疗 12～24 个月，个别亚型（如 GAD）需终生治疗。

【常见护理诊断】

1. 焦虑　与紧张担心、不愉快的观念反复呈现有关。

2. 个人应对无效　与极度焦虑而无力应对压力情境有关。

3. 躯体不适　与焦虑性神经症所致自主神经功能紊乱有关。

4. 睡眠型态紊乱　与严重焦虑引起的生理症状有关。

【护理措施】

1. 一般护理

（1）按精神科一般护理常规护理。

（2）保持病室安静、整洁、舒适，光线柔和，避免强光、噪声等不良刺激。

（3）向患者解释、说明疾病的性质，鼓励其树立战胜疾病的信心。交谈时要观察患者的面部表情、目光、语调和语气等，并评估患者焦虑程度、持续时间及所致躯体症状。避免不必要的检查和询问，否则会使患者更加焦虑。患者发病时护士应抱以同情态度，及时劝慰解释，不能表现惊慌失措。

（4）组织患者进行一些有意义的活动，分散其注意力，减轻焦虑心理。对于焦虑不安、坐卧不宁的患者应给予生活上的照顾，督促其料理个人卫生，洗脸、刷牙、更衣、整理床铺。避免一切激惹的因素，护士在与患者谈话过程中应尽量避免激惹患者情绪的话题，允许患者在房间里来回走动，允许其倾诉自己的情感，发泄自己的情绪。对伴自杀企图的患者，严密观察，做好安全护理，防止意外。

（5）观察用药后的病情变化及睡眠情况，对自主神经功能亢进等躯体症状的患者要对症护理。保证患者充足睡眠，对如入睡困难的患者可遵医嘱给予安眠类药物。

2. 焦虑的护理 给予安慰，多与其交流、倾听，鼓励患者倾诉、宣泄。耐心地说服、解释及宽慰。如焦虑情绪仍不消失可报告医生给予抗焦虑药物。鼓励患者参加力所能及的工娱活动，如练习书法、绘画，以转移患者的注意力，减轻症状；或者让患者参加一些体育锻炼，如打篮球、乒乓球、羽毛球，使患者改善焦虑情绪与睡眠；可听轻松愉快的音乐，既可以陶冶情操，又可以缓解紧张情绪。

3. 躯体不适 多由焦虑所致。随着焦虑症状的控制，常有所缓解。尽量使患者松弛下来，或给予生物反馈治疗减轻躯体不适。

4. 心理护理 帮助患者认清焦虑的性质，要让患者认识到焦虑症患者并无躯体器官的器质性病变，因次，对自己的各种症状不要惊慌、不要紧张和不安，这样可以减轻心理压力，树立战胜疾病的信心，打破"焦虑－躯体不适－加重焦虑"这一恶性循环。

（1）鼓励患者培养广泛的兴趣和爱好，参加体育锻炼，可以使情绪开朗、排解烦忧、改善大脑调节功能。

（2）提高患者个性修养 在性格调适过程中，学会处理现实生活中的各种应激性事件，提高心理素质，增强其心理防御机制。

（3）帮助患者学会自我调节焦虑的方法，如放松法、暗示法、宣泄法、积极参加集体活动等。

三、强迫性神经症

强迫性神经症（obsessive－compulsive neurosis）是一种以强迫观念、强迫冲动或强迫行为等症状为主要表现的一种神经症。患者深知这些强迫症状不合理、不必要，但却无法控制或解脱，因而焦虑或痛苦。多数为缓慢起病，无明显诱因。可以一种强迫症状为主，也可以几种症状兼而有之。以强迫观念最多见，强迫行为多系为减轻强迫观念引起的焦虑而不得不采取的顺应行为，常见的有强迫检查、强迫询问、强迫洗涤等。其特点是有意识的自我强迫与反强迫同时存在，二者的尖锐冲突使患者焦虑和痛苦。患者体验到冲动或观念来自自我，意识到强迫症状是异常的，但无法摆脱。病程迁延的患者可表现为以仪式化动作为主，而精神痛苦减轻，但此时社会功能明显受损。

国外报告的患病率为 0.1% ~ 2.3%（Carey，1982），我国为 0.3%（1982）。在神经专科门诊中占 12%（长沙，1989）。强迫症与强迫人格有一定关系，性别分布上无显著别差别。

【护理评估】

（一）健康史

目前病因及发病机制尚未完全明了，但遗传因素、强迫性人格特征及心理社会因素在强迫症发病中起一定作用。

1. 遗传因素　患者近亲属中的患病率高于一般居民。如患者父母中本症的患病率为 5% ~ 7%。双生子调查结果也支持强迫症与遗传有关。

2. 人格特征　1/3 强迫症患者病前均有一定程度的强迫人格。其特征拘谨、犹豫、节俭、谨慎细心、过分注意细节、好思索、要求十全十美，但又过于刻板和缺乏灵活性等。

3. 心理社会因素　强迫症的发生与社会心理因素有一定关系。上海调查资料显示，5% 患者病前有精神创伤。当躯体健康不佳或长期身心疲劳、处于情绪紧张、焦虑不安或受到意外事故等精神打击者均可诱发具有强迫性格者出现强迫症。

（二）身体状况

强迫症临床表现症状多种多样，既可为某一症状单独出现，也可为数种症状同时存在。在一段时间内症状内容可相对固定，也可随时间的推移，症状内容出现不断改变。根据临床表现，强迫症可分为强迫观念，强迫行为和强迫意向。

1. 强迫观念　即某种联想、观念、回忆或疑惑等顽固地反复出现，难以控制。

（1）强迫联想　反复联想一系列不幸事件会发生，虽明知不可能，却不能克制，常易激起情绪紧张和恐惧。

（2）强迫回忆　表现为反复而持久地回忆曾经做过的无关紧要的事，虽明知无任何意义，却不能克制自己反复回忆。

（3）强迫疑惑　对自己的行为是否正确，产生不必要的疑惑，要反复核实。如出门后疑惑门窗是否确实关好，反复数次回去检查，否则会感到焦虑不安。

（4）强迫性焦虑　对自然现象或日常生活中的事件进行反复思考、刨根问底，明知毫无意义，却不能克制，如反复思考："房子为什么朝南而不朝北"；如某患者苦苦思索了十年：眉毛为什么长在眼睛的上面而不是眼睛的下面？欲罢不能。

（5）强迫性担心　一种不必要的担心。如某患者乘公共汽车是总是把双手举过头顶，防止万一车上有人丢失钱包会怀疑自己；寝室丢了一块香皂，某同学担心失主怀疑自己，又不好主动向失主说明，一直耿耿于怀，十多年后还写信给那位失主询问香皂是否找到，声明此事与己无关，并可找若干旁证。自知此事十分荒唐，却非如此不能释怀。

（6）强迫性对立思维　两种对立的词句或概念反复在脑中相继出现，而感到苦恼和紧张，如想到"拥护"，立即出现"反对"；说到"好人"时即想到"坏蛋"等。

2. 强迫动作

（1）强迫洗涤　反复多次洗手或洗物件，心中总摆脱不了"感到脏"，明知已洗干净，却无法自控，非洗不可。

（2）强迫检查　通常与强迫疑虑同时出现。患者对明知已做好的事情不放心，反复检查，如反复核对已写好的账单、信件或文稿等。

（3）强迫计数　不可控制的数台阶、电线杆，做一定次数的某个动作，否则感到不安，若有漏掉了要重新数起。某患者养成了点清门牌号码的嗜好，在大街上行走，常因某个门牌号未见而不安，必定要走街串巷，直到找到方才罢休，为此常常耗费了时间耽误了正事，因而痛苦不堪。

（4）强迫仪式动作　患者经常重复某些动作，久而久之程序化。如某同学进寝室时要在门口站一下，再走进去。某次因与同学们相拥而入，没来得及站立一下，遂焦虑不安，直到后来借故出来，在门口站立一下后，方才平静下来。某患者宽衣解带有一定程序，结婚后夫妻共同生活，有时程序被打乱，于是患者失眠，一定要偷偷起床，穿好衣服，重新按程序脱衣，才能安然入睡。

3. 强迫意向　指在某种场合下，患者出现一种明知与当时情况相违背的念头，却不能控制这种意向的出现，十分苦恼。如有的患者抱小孩走向河边时，突然产生将小孩扔到河里的想法，虽未发生相应的行动，但患者却十分紧张、恐惧。有的患者看到电插座就有去触电的冲动；有的患者站在阳台上就有往下跳的冲动；一个男患者与女孩说话是要把双手放在背后，用一只手紧紧握住另一只手，说是怕自己做出不文明的举动来。患者不会真的去做，也知道这种想法是非理性的，但这种冲动无法停止、欲罢不能。

【诊断要点】

要作出肯定诊断，必须在连续 2 周中的大多数日子里存在强迫症状或强迫动作，或两者并存。这些症状引起痛苦或妨碍活动。

强迫症状应具备以下特点：①必须被看做是患者自己的思维或冲动。②必须至少有一种思想或动作仍在被患者徒劳地加以抵制，即使患者不再对其他症状加以抵制。③实施动作的想法应该是令人愉快的（单纯为缓解紧张或焦虑不视为这种意义上的愉快）。④想法、表象，或冲动必须是令人不快地一再出现。

【治疗要点】

1. 心理治疗　以支持性心理治疗为主。目的是使患者对自己的个性特点和所患疾病有正确客观的认识，对周围环境、现实状况有正确客观的判断，丢掉精神包袱以减轻不安全感；学习合理的对应方法，增强自信，以减轻其不确定感；不好高骛远，不过分精益求精，以减轻其不完美感。同时动员其亲属同事，对患者既不姑息迁就，也不矫枉过正,帮助患者积极从事体育、文娱、社交活动,使其逐渐从穷思竭虑中解脱出来。

行为治疗中的系统脱敏疗法可逐渐减少患者重复行为的次数和时间。如在治疗一名强迫性洗涤患者时,规定第 1 周每次洗手不超过 20 分钟,每天不超过 5 次;第 2 周每次不超过 15 次;以后依次递减,过程中可配合地西泮和普萘洛尔减轻焦虑。厌恶疗法治疗强迫观念,对药物治疗无效者可试用。森田疗法对强迫症也有效,患者对治疗的精神领悟越深刻,远期疗效越好。

2. 药物治疗

(1)抗焦虑药 可减轻焦虑,有助于心理治疗与行为治疗。但对强迫症的精神病理现象无太大治疗效果;

(2)抗抑郁药 以三环类抗抑郁药中的氯米帕明为首选。国内外报道,总的倾向认为氯米帕明效果优于其他药物,特别是伴有抑郁症状者效果更佳。此外,多塞平、丙米嗪、阿米替林也有一定疗效。

3. 其他 电抽搐治疗适用于强迫观念强烈,并伴有浓厚消极情绪者。对症状顽固、久治无效,极端痛苦的患者,可试用精神外科治疗。有学者提出,强迫症状持续而严重的患者,经过 1 年以上系统治疗,包括三环类抗抑郁药和行为治疗在内的治疗,未见效果,方可考虑手术。未进行系统治疗者,不应手术。采用伽玛刀精确定位进行扣带束切断术或额叶底部尾核下神经束切断术,是相当安全的,并且不用开颅,无创伤。手术对减轻焦虑和痛苦有效,但不一定能消除强迫症状。

【常见护理诊断】

1. 思维过程障碍 与强迫观念、对立思维、强迫意向等有关。

2. 个人应对无效 与自我强迫与反强迫同时存在,尖锐冲突有关。

3. 焦虑 与紧张担心、不愉快的观念反复呈现有关。

4. 自理能力受损 与强迫性仪式行为有关。

5. 营养失调:低于机体需要量 与强迫性仪式行为有关。

6. 皮肤完整性受损 与强迫性仪式行为如过度洗涤有关。

【护理措施】

1. 一般护理

(1)掌握本病特点,对患者进行说服教育,鼓励患者坚定信心与疾病作斗争,对自己的个性特点进行纠正和锻炼。

(2)组织患者参加集体活动和工娱治疗,分散其注意力,使其从强迫状态中逐步解脱出来。

(3)伴有强迫动作的患者,如反复洗涤物品或反复洗手的患者,应避免皮肤损伤,必要时可给予保护性约束或限制其活动范围,保护其安全。

(4)密切注意患者情绪及睡眠情况。患者能意识到强迫观念是不正常的,但一时难以摆脱,易产生悲观情绪,要加强安全护理,防止出现意外。要严密观察病情,准确地记录病情变化。一些强迫症患者由于难以克制自己的强迫症状而感到非常痛苦,有时甚至产生抑郁情绪、悲观厌世想法和自杀行为，因而护士应加强巡视，尤其是夜班，预防消极行为的发生。

2. 心理护理 建立良好的护患关系，通过解释、说理、逻辑论证，帮指患者追溯产生心理障碍的原因，帮助其分析和论证异常观念和行为的不合理性和不良后果，澄清对疾病错误及模糊的认识，从而使患者获得解脱，使患者以正确的观念与行为代替异常的观念与行为。帮助患者进行放松训练或进行生物反馈治疗，消除精神紧张及精神压力，转移患者注意力，使患者从强迫或恐惧状态中解脱出来。

3. 行为训练的护理

（1）厌恶 当患者要做某种强迫性行为时，给其一个恶性刺激使患者产生较为强烈的厌恶感，通过阴性强化，逐渐淡化某种冲动与行为，如让患者在手腕上套一根粗橡皮筋，在其出现强迫行为或强迫观念是，便用另一只手来开橡皮筋，再松开弹回去，产生疼痛感觉，如此多次，直到强迫行为及强迫思维消除。

（2）矛盾意向法 矛盾意向疗法认为强迫症的产生有一个重要的原因是，患者认为强迫行为是错误的、可恶的、不该发生的，所以产生对自己的强迫行为和强迫观念过分关注，这样常使强迫行为及强迫观念恶性循环。相反如果认为强迫行为并不可怕，是正常的，并认为自己强迫行为或强迫观念越来越荣耀，即采取与常规相反的态度，当自己出现强迫行为时，有意识地让患者去做、去想他所害怕的行为和念头，对于强迫洗手的患者，让其多洗手，这样可逐渐减轻他们的焦虑、紧张，此时强迫行为和观念就会减轻以至消失，这种良性循环就建立了，直到消除其强迫症状。

【健康教育】

做好疾病宣教工作，告知患者有关强迫症的知识。应告诉患者这种疾病是非器质性的，只要有毅力，积极配合医生进行心理治疗，并努力改善患者的性格缺陷，开导患者，使患者认清自身性格特征，如墨守成规、优柔寡断、过分仔细，凡事追求十全十美，一旦生活规律打乱会显得焦虑不安，经常处于不安全、不完善、不满足感之中。应使患者自觉克服病态心理，加强各种锻炼，消除种种顾虑，保持乐观情绪，以利于康复。劝说患者要以顺其自然的态度面对自己的强迫观念或行为，不要过多地注意症状或勉强克制症状，以免增加焦虑和紧张。帮助患者保持规律生活，有意识地把自己的工作与生活安排得紧凑而有规律，这样有利于改善强迫症状。

四、恐惧性神经症

恐惧症原称恐惧性神经症，是以恐惧症状为主要临床相的一种神经症。患者对某种客观事物或情境产生强烈和不必要的恐惧和紧张，伴有回避行为，且常伴有自主神经症状。恐惧的对象可能是单一的或多种的，如动物、广场、登高或社交活动等。患者明知其反应不合理，却难以控制并反复出现。1989 年我国神经症专科门诊中，恐惧症占 6.7%（长沙）。

【护理评估】

（一）健康史

询问患者是否有下列病史或社会心理应激事件。

1. 遗传因素　据英国调查，发现广场恐惧患者的家属中有19%的人有类似疾病。有学者调查了50对同卵双生子和49对异卵双生子，调查是否存在空间恐惧、小动物恐惧、社交恐惧、混合恐惧及疾病恐惧，结果发现同卵双生子比异卵双生子的恐惧并发情况多，故认为遗传因素可能是发病的原因。

2. 性格特征　英国调查结果提示，恐惧症病前具有一定人格特征，如胆小、羞怯、被动、依赖、内向、容易焦虑、恐惧、有强迫倾向、个性古板、多愁善感、敏感、孤独者易患恐惧症。

3. 精神因素　在发病中常起着重要作用。资料表明有近2/3的患者都主动地追溯到与其发病有关的某一事件。如意外事件的惊吓，父母或兄妹向儿童讲述内容惊险、带有恐惧性宗教迷信故事，可对儿童的心理发展造成不良后果，引起恐惧反应。此外，夫妻分离、亲人死亡、意外事件、亲人患严重疾病、不愉快事件均可诱发本病。

（二）身体状况

恐惧症通常急性起病，临床表现很多，多以恐惧对象作为疾病名称，通常可归纳为如下三类。

1. 场所恐惧症（agoraphobia）　又称广场恐惧症、旷野恐惧症、聚会恐惧症等。是恐惧症中最常见的一种，约占60%。多数起病于25岁左右，35岁左右为另一个发病高峰年龄，女性多于男性。主要表现为对特定环境的恐惧，不仅害怕开放的空间，也包括害怕置身人群及难以逃回安全处所（多为家）的其他地方。如高处、广场、密闭的环境和拥挤的公共场所等，关键特征之一是没有即刻能用的出口。患者害怕离家、害怕进入商店、剧场、车站或乘坐公共交通工具，因为患者担心在这些场所出现严重焦虑，得不到帮助，无法逃避。所以竭力回避这些环境，甚至根本不敢出门。场所恐惧是各种恐惧障碍中对患者功能影响最大的，有些患者因此困于家中。恐惧发作时常伴有抑郁、强迫、人格解体等症状，但不应主导临床相。若不作有效治疗，广场恐惧的病情可有波动，但一般会转为慢性。

2. 社交恐惧症（social phobia）　多在17～30岁期间发病，常无明显诱因突然起病。主要表现在社交时恐惧，感到局促不安、尴尬、笨拙、怕成为人们耻笑的对象。如不敢与重要人物交谈等。社交恐惧通常伴有自我评价低和好怕评价。可有脸红、手抖、恶心或尿急的主诉。患者有时确信这些焦虑的继发性表现之一是首要问题。症状可发展到惊恐发作。回避往往十分明显，在极端的情况下，可引起完全的社会隔离。

3. 单纯恐惧（simple phobia）　指患者对某一具体的物体、动物等有一种不合理的恐惧。如对针、剪、刀、笔尖等物体发生恐惧时称锐器恐惧；对猫、狗、鼠、蛇等动物发生恐惧称为动物恐惧。单纯恐惧症的症状恒定，多只限于某一特定对象，既不改变，也不泛化。但在部分患者却可能在消除了对某一中的恐惧之后，又出现新的恐惧对象。单一恐惧常起始于童年，以女性多见。如果不加以治疗，可以持续数十年。导致功能残缺的程度取决于患者回避恐惧情境的难易程度。与广场恐惧相反，对恐惧情境的害怕一般没有波动。放射性疾病、性病感染，以及新近出现的艾滋病也是疾病恐惧的常见对象。

【诊断要点】

根据 ICD－10 的诊断标准，其诊断要点如下。

1. 场所恐惧症　确诊须符合下述三条：①心理症状或自主神经症状必须是焦虑的原发表现，而不是继发于其他症状，如妄想或强迫思维。②焦虑局限于（或主要发生在）以下情境中的两种以上：人群、公共场所、离家旅行、独行。③对恐惧情境的回避必须是或曾经是突出的特征。

2. 社交恐惧症　确诊需符合以下三条：①心理、行为或自主神经症状必须是焦虑的原发表现，而不是继发于妄想或强迫症状等其他症状。②焦虑必须局限于面对特定的恐惧物体和情景时。③尽一切可能对恐惧情境加以回避。

3. 单纯恐惧症　确诊须符合以下三条：①心理或自主神经症状必须是焦虑的原发表现，而不是继发于妄想或强迫思维等其他症状。②焦虑必须局限于面对特定的恐惧物体或情境时。③尽一切可能对恐惧情境加以回避。

患者符合神经症性障碍的共同特征，以特殊物体或情境的不合情理的恐惧，以及主动回避恐惧对象为特征，颇具特殊性，一般诊断不难。

【治疗要点】

以心理治疗为首选，特别是认知行为治疗。药物治疗主要用于减轻焦虑和继发性抑郁情绪。主要采用抗焦虑药和抗抑郁药。

1. 认知行为治疗　认知行为治疗是治疗恐惧症的首选方法。既往系统脱敏疗法、暴露冲击疗法等行为治疗方法对恐惧症已取得了相当好的治疗效果。其基本原则不外乎两个方面：一是消除恐惧对象与焦虑恐惧反应的条件性联系，二是对抗回避反应。但行为疗法只强调可观察到的行为动作，疗效是否持久，结论不一。后来发展到认知行为治疗在调整患者行为的同时，强调对患者不合理认知的调整，效果更好。先弄清患者的恐惧是如何形成的，尤其是首次发病时的情景。详细了解患者的个性特点和精神刺激因素，采用适当的行为疗法，如系统脱敏、暴露冲击疗法。

2. 药物治疗

（1）抗焦虑药　苯二氮䓬类如劳拉西泮、阿普唑仑等；可缓解焦虑症状，尤其是可增强患者接受行为治疗的信心。

（2）抗抑郁药　三环抗抑郁药丙米嗪和氯米帕明既有抗抑郁作用，也有抗恐惧作用。单胺氧化酶抑制剂（monoamine oxidase inhibitors，MAOIs），如玛氯贝胺等对社交恐惧有一定效果。选择性 5－HT 再摄取抑制剂（selective serotonin reuptake inhibitors，SSRIs），如帕罗西汀、氟西汀、氟伏沙明、舍曲林、西酞普兰、艾司西酞普兰；5－HT 和去甲肾上腺素再摄取抑制剂（serotonin and noradrenergic reuptake inhibitors，SNRIs），如文拉法辛、度洛西汀；去甲肾上腺及特异性 5－HT 能抗抑郁药（noradrenergic and specific serotonergic antidepressants，NaSSAs），如米氯平。以上药物被认为对恐惧症有较好疗效，且不良反应较少。

【常见护理诊断】

1. 恐惧　与暴露在所害怕的客体时或不能预测或控制焦虑反应有关。

2. 焦虑　与紧张担心、不愉快的观念反复呈现有关。

3. 社交互动受损　与因恐惧感而采取回避行为有关。

4. 个人应对无效　与极度焦虑、恐惧而无力应对压力情境有关。

【护理措施】

1. 恐惧的护理　对于新入院患者，护士应详细向其介绍住院环境，包括厕所、食堂、工娱活动场所的位置，向其介绍同病室的病友，使其入院后不存在过多的陌生感，很快地熟悉病房环境。密切观察患者恐惧的对象、发作时间、持续时间，并做好记录，为诊断与治疗提供依据。患者出现恐惧时，护士应尽量给予安慰，可抓住患者的双手慢慢安慰或抚慰患者肩膀；出汗多，欲晕厥时，可报告医生给予地西泮或普萘洛尔口服。

2. 焦虑的护理　恐惧症患者在遇到恐惧对象，或者要去一个自己害怕的场所时，常会出现焦虑情绪。患者出现焦虑时，护士应允许其在病房内来回走动，并让其有所表达与倾诉；鼓励患者参加各种工娱活动，来转移患者的注意力从而使焦虑情绪减轻，甚至消失。

3. 回避及退缩的护理　恐惧症患者为了避免紧张不安，常回避引起恐惧情绪的对象与场合，久而久之使自己回避社会与社交，产生退缩行为。这时护士应鼓励其循序渐进地接近所恐惧的对象，如出入各种社交场合，与陌生人交谈；必要时护士可陪同前往。

4. 支持性心理护理　多鼓励患者，给予强有力的支持，增强患者战胜疾病的信心，陪同患者多接触恐惧对象，如可陪同患者出入各种社交场合，与生人进行交谈；鼓励患者配合医生进行心理治疗。使患者了解其性格特点，如胆小、害羞、依赖、过分认真等，帮助其培养良好的个性。当患者面对其恐惧的环境时，对其进行解释、安慰、鼓励及调整环境等来达到治疗目的。

5. 系统性脱敏训练的护理　鼓励患者接触自己所恐惧的事物和情景，督促患者正视恐惧的物体或处境，主动地逐步锻炼以消除恐惧、适应环境。让患者反复练习，直到完全适应为止。

6. 自我暗示的护理　教会患者，面临恐惧情景时，通过积极的心理暗示使自己保持一种松弛状态，克服紧张与焦虑情绪，使恐惧心理消除。

7. 放松训练的护理　教会患者放松的方法，每天抽出半小时来指导患者进行放松训练，最后达到在很短时间内即可放松的程度，指导患者在面对恐惧场合时，采用放松方法来对抗紧张与焦虑。

8. 培养患者多方面的兴趣与爱好　鼓励患者大胆参与有益的社会活动，改变过度内向、依赖、胆小怕事等不良性格特征，促使恐惧症彻底痊愈。

五、抑郁性神经症

抑郁性神经症以持续的心境低落状态为主要特征，兴趣完全或部分丧失，常伴有焦虑、躯体不适感及睡眠障碍，有自知力（有治疗要求），生活能力不受严重影响。

抑郁性神经症有如下特点：①没有妄想、幻觉、木僵等症状。②较少影响社会适应功能，主要是内心痛苦，而不影响生活和工作。③无内因性抑郁的症状，即无早醒、体重减轻、精神运动性阻滞、自罪观念等症状。④伴有神经症的特征：自我怜悯，易激惹，抑郁，具有反应性和症状的波动性等。⑤因心理－社会应激所致。⑥患者多有长期适应不良的特点，疾病是其不良性格的发展。⑦多有严重的内心冲突。⑧疾病病程较长，多达 2 年以上。

WHO（1993 年）组织了由 15 个国家和地区参加的以 15 个城市为中心的全球性合作研究，调查综合性医院就诊患者中的心理障碍，发现患抑郁症和恶劣心境者达12.5%。澳大利亚对社区人群的调查发现，躯体疾病患者中抑郁症的患重病率约为25%，而一般人群为 6%～11%。

【护理评估】

（一）健康史

评估患者是否有下列抑郁性神经症的危险因素。

1. 性别 女性抑郁症的患病率约为男性的 2 倍，可能与性激素、男女心理社会应激以及应对应激的行为模式不同有关，但女性的自杀死亡率低。

2. 年龄 抑郁性神经症好发年龄为 19～50 岁。新近资料显示，20 岁以下人群中重症抑郁的发病率有所上升，可能与该年龄组酒精和物质滥用的增加有关。

3. 婚姻 一般认为缺乏亲密人际关系、离异或单身者抑郁症较多。有研究发现婚姻不和谐者抑郁症的患病率较对照组高 25 倍。

4. 人格特征 具有较明显的焦虑、强迫、冲动等特质的个体易发生抑郁症。

5. 社会、经济状况及文化程度 低社会阶层者患重症抑郁的危险率是搞社会阶层的 2 倍。经济状况差也易患抑郁症。

6. 生活事件和应激 负性生活事件，如丧偶、离婚、婚姻不和谐、失业、严重躯体疾病、家庭成员患重病或突然病故等均可导致抑郁症，其中丧偶是与抑郁症关系最密切的应激源。

7. 躯体因素 躯体疾病特别是慢性中枢神经系统疾病（如帕金森病等）或其他慢性躯体疾病（如糖尿病）可成为抑郁症发生的重要危险因素。上海某医院 457 例内科住院患者中 17.4% 伴有抑郁。有学者报道，帕金森病患者中抑郁发生率为 15.5%～70%，且抑郁可能为其首发症状；卒中后患者中抑郁发生率为 30%～64%，且有抑郁者较无抑郁者死亡率高达 3～4 倍；心肌梗死者 45% 伴有抑郁；癌症患者中约 25%～47% 伴有抑郁；透析患者中约 18%～79% 伴有抑郁；其他疾病如阿尔茨海默病、多发性梗死性痴呆、糖尿病、甲状腺功能减退、系统性红斑狼疮、慢性感染性疾病、慢性疼痛综合征等也可伴有抑郁。另外，很多药物，如利血平、抗癌药、左旋多巴、避孕药等均可引起抑郁。

（二）身体状况

1. 抑郁心境　患者常感到心情压抑，心情恶劣、沮丧或郁闷、悲伤、高兴不起来、愁眉苦脸、易哭泣，几乎全部时间都为抑郁情绪所苦恼，十分难受而又无法排遣。但情绪反应依然存在，几句话就能解嘲，能使之笑逐颜开。典型病例具有晨重夜轻节律改变的特点，即情绪低落在早晨较为严重，而傍晚时可有所减轻，如出现则有助于诊断。

2. 兴趣减退　对日常活动缺乏兴趣，但并未完全丧失兴趣，对各种娱乐或令人高兴的事体验不到乐趣，遇到亲友不想打招呼，对亲朋聚会或热闹场合尽可能回避。但对子女的兴趣及责任感仍很强烈，对生活及工作中的得失也甚为计较。

对前途悲观失望　对生活、工作、学习都感到前途暗淡、毫无希望。

3. 自我评价下降　患者常有自责、自卑及内疚感，只看到自己的缺点和错误，而看不到长处和优点。患者自感一切都不如人，并将所有的过错归咎于自己，常产生无用感、无希望感、无助感和无价值感。患者感到自己无能力、无作为，觉得自己连累了家庭和社会；回想过去，一事无成，并对过去不重要的、不诚实的行为有犯罪感，想到将来，感到前途渺茫，预见自己的工作要失败，财政要崩溃、家庭要不幸、自己的健康要恶化。

4. 无助感　患者感到对处境毫无办法，对自己的不幸和痛苦无能为力。尽管看到别人在为自己操心努力，也能体会到别人的善意，但仍感到无济于事。患者常感自罪自责，严重时出现罪恶妄想。

5. 精神疲惫　患者感到缺乏动力，脑力迟钝，进行日常活动吃力，或认为无力完成自己的工作任务或者其他劳动。患者疲乏、无力，思考困难，不能决断，注意力不集中，记忆力减退。

6. 思维迟缓　患者思维联想速度缓慢，反应迟钝，思路闭塞，自觉"脑子好像是生了锈的机器"，"脑子像涂了一层浆糊一样"。出现主动言语减少，语速明显减慢，声音低沉，对答困难，严重者交流无法顺利进行。

7. 认知功能损害　主要表现为近事记忆力下降，注意力障碍（反应时间延长），警觉性增高，抽象思维能力差，学习困难，语言流畅性差，空间知觉、眼手协调及思维灵活性等能力减退。认知功能损害患者的社会功能，而且影响患者的远期预后。

8. 意志活动减退　患者意志活动呈显著持久地抑制。临床表现行为缓慢，生活被动、疏懒、不想做事，不愿与周围人接触交往，常独坐一旁，或整日卧床，不想上班，不愿外出，不愿参加平常喜欢的活动和业余爱好，常闭门独居、疏远亲友、回避社交。严重时，连吃、喝、个人卫生都不顾，蓬头垢面、不修边幅，甚至发展为不语、不动、不食，可达木僵状态，称为"抑郁性木僵"，但患者流露出痛苦抑郁情绪。伴有焦虑的患者，可有坐立不安、手指抓握、搓手顿足或踱来踱去等症状。

严重的患者常伴有消极自杀的观念或行为。消极悲观的思想及自责自罪可萌生绝望的念头，认为"结束自己的生命是一种解脱"，"自己活在世上是多余的"，并会使自杀企图发展为自杀行为。这是抑郁症最危险的症状，应提高警惕。长期追踪发现抑郁症患者中约 15% 最终死于自杀。

9. 躯体症状 大部分患者有头晕、头痛、耳鸣、眼花、食欲减退、性功能障碍、入睡困难、多梦、易醒等症状，半数以上有疑病观念。一部分患者躯体症状突出，而抑郁心境不明显，使用抗抑郁药物治疗有效，称为隐匿性抑郁症。躯体不适的主诉可涉及各脏器，如恶心、呕吐、心慌、胸闷、出汗等。自主神经功能失调的症状也较常见。睡眠障碍主要表现为早醒，一般比平时早醒 2~3 小时，醒后不能再入睡，这对抑郁发作具有特征性意义。有的表现为入睡困难，睡眠不深；少数患者表现为睡眠过多。患者主诉多而易变，躯体症状常常随着抑郁解除而消失。

10. 其他 起病于童年或少年早期的病例多表现为多动，易激惹，常流泪，不愿与同伴在一起玩耍，学习成绩下降等。

【诊断要点】

ICD-10 中，抑郁症患者通常具有心境低落、兴趣和愉快感丧失、精力不济或疲劳感等典型症状。其他症状有：①集中注意和主义的能力降低。②自我评价降低。③自罪观念和无价值感。④认为前途暗淡悲观。⑤自伤或自杀的观念或行为。⑥睡眠障碍。⑦食欲下降。病程持续至少 2 周。

根据病情严重程度，将其分为轻度、中度、和重度三种类型。

1. 轻度抑郁症 是指具有至少 2 条典型症状，再加上至少 2 条其他症状，且对患者的日常工作和社交活动有一定困难，患者的社会功能受到影响。

2. 中度抑郁症 是指具有至少 2 条典型症状，再加上至少 3 条（最好 4 条）其他症状，且对患者工作、社交或家务活动有相当困难。

3. 重度抑郁症 是指 3 条典型症状都应存在，并加上至少 4 条其他症状，其中某些症状应达到严重的程度；症状极为严重或起病非常急骤时，依据不足 2 周的病程作出诊断也是合理的。除了在极有限的范围内，几乎不可能继续进行社交、工作或家务活动。

应排除器质性精神障碍，或精神活性物质和非成瘾物质所致。

【治疗要点】

1. 心理治疗 以支持性心理疗法为主，药物治疗为辅。其理性情绪治疗等认知心理治疗及认知行为治疗效果最好。这些治疗基于这样的观点：患者的抑郁情绪继发于不正确的非现实性认识，因此治疗的目标在于改变患者的错误认识，如遇事爱往坏处想、把生活中未尽善尽美看成是失败，把个别人的评价当做最终评价，当做自己是否成功的尺度。因此，在治疗时，要求患者自我监察、自我说理和自我强化，最终目的是使患者正确地认识，从而改善情绪。应帮助患者认识疾病的性质，认识个性缺陷，鼓励患者以正确态度对待疾病；设法让患者发现并证实自身存在但以往并未意识到和运用的才能和能力，恢复患者的自尊与自信，克服悲观消极意念。要求患者重在行动，带着自己的病，去干自己该干的事，通过行为改变性格，通过实践来陶冶自己的性格。

2. 药物治疗 抗抑郁药物是当前治疗各种抑郁症的主要药物，能有效解除抑郁心境及伴随的焦虑、紧张和躯体症状，有效率约为 60% ~ 70%。一般推荐 SSRIs、SNRIs、NaSSAs 作为一线药物选用。

（1）三环类抗抑郁药 常用阿米替林，对抑郁及焦虑症状有效，剂量 75 ~ 150mg/d，增量宜慢，并把可能出现的副作用及其处理方法告知患者及家属。对焦虑显著者，可选用多塞平 50 ~ 100mg/d。

三环类抗抑郁药的不良反应较多，有抗胆碱能、心血管和镇静等不良反应，常见的有口干、便秘、视力模糊、排尿困难、心动过速、直立性低血压、心率改变和嗜睡等。可诱发躁狂发作。年来体弱患者用药剂量要减小，必要时应注意监护。原有心血管疾病的患者不宜使用。

（2）四环类抗抑郁药 马普替林具有抗抑郁及抗焦虑效用，起效快，较三环类易接受。剂量 75 ~ 150mg/d，分 2 次口服。

四环类抗抑郁药不良反应较少，主要有口干、嗜睡、视物模糊、皮疹、体重增加等，偶可引起癫痫发作。

（3）其他抗抑郁药 如米安色林一般每日 30 ~ 90mg/d，分 2 次口服或睡前 1 次口服，此外，还可应用帕罗西汀、氟西汀、郁乐复等药物。

（4）单胺氧化酶抑制剂（MAOIs） 常用药物—吗氯贝胺，有效剂量 300 ~ 600mg/d。抗抑郁作用与丙咪嗪相当。主要不良反应有恶心、口干、便秘、视物模糊及震颤。

【常见护理诊断】

1. 抑郁 与心境低落、神经症性障碍有关。

2. 焦虑 与自卑、自责、无价值感、罪恶感有关。

3. 营养失调：低于身体需要 与食欲下降、卧床不动、木僵状态等所致摄入量不足有关。

4. 睡眠障碍 与充满悲观情绪而导致的入睡困难、早醒、醒后难以入睡有关。

5. 个人应对无效 与极度抑郁而无力应对压力情境有关。

6. 自我概念紊乱 与缺乏自信、角色功能改变有关。

7. 社交障碍 与自我评价下降、兴趣减退有关。

8. 躯体不适 与自主神经功能紊乱有关。

9. 有自杀、自伤的危险 与悲观情绪、自罪自责观念、无价值感有关。

【护理措施】

1. 按精神科一般护理常规护理。

2. 抑郁性神经症患者由于有较多抑郁情绪，故少言懒动，护士应督促其料理个人卫生，如洗漱、梳头、洗澡、更衣、洗衣服、整理床单位。

3. 督促患者服药，如服用阿米替林、丙咪嗪、多塞平、氟西汀等抗抑郁药，应仔细观察患者有无副作用，并给予记录，为医生提供依据。同时向患者讲清药物的性质及可能的副作用，让患者认识疾病的性质，认识个性缺陷，树立信心，克服消极悲观意念。

4. 有计划地安排患者参加轻体力劳动和娱乐活动，以转移其注意力，使他们确实感到自己是个对社会有用的人。

5. 抑郁的护理　主动与患者交谈，了解患者内心的想法，并态度诚恳地给予解释、说服、劝说，多鼓励患者参加力所能及的文娱及体育活动，以减轻患者内心的不愉快感。患者病室应光线明亮、色彩明朗、协调，给人以宁静和舒适感。

6. 食欲不振的护理　注意患者的饮食，督促其饮水，适当调配其饮食结构，变换饮食花样，给患者选择营养丰富、易于消化的饮食。

7. 睡眠障碍的护理　在患者入睡前，不要让其议论兴奋的话题，不看过于引人兴奋的电视、小说，不予别人争论，用热水洗脚。如果上述措施无效，遵医嘱给予镇静安眠药物口服。

8. 自杀的护理　提供安全的治疗环境，减少心理压力，缓解内心冲突，病房内应避免自杀工具的存在，避免患者接触刺激性或危险性物品，防范措施及环境设备应完善，并定期实施检查。

9. 心理护理　与患者解除时要态度诚恳、热情耐心，认真听取患者的各种主诉和不适，对其烦躁易怒心理给予充分的理解和同情，以取得患者的信任和合作。使患者了解其性格缺陷如缺乏自信、悲观、消极等，经常与患者讨论其感兴趣的情绪问题，针对患者病前不愉快的精神因素和痛苦经历进行解释、疏导。可从以下几点进行心理调试。

（1）降低标准　抑郁症患者在生活工作中常要求十全十美，对自己要求高，对别人要求要高，事事高标准、严要求。在现实生活中，这些标准是达不到的，患者常在处事过程中也期望别人按照自己喜欢的方式与人进行交往，这样常使其产生许多不如意及烦恼。

（2）顺其自然　宽慰患者不要苛求自己，宽容地对待自己和别人，做一些力所能及的事情，而且在心中暗示自己，"不要紧，每个人都有自己的生活方式，不要违背客观规律，应当顺其自然"，这样可慢慢使自己从自卑沮丧转向自信愉快。

（3）培养广泛兴趣　指导患者学会放松自己，多与周围人交往，多与人聊天。多参加一些画画、写字、听音乐等娱乐活动。鼓励患者多参加义务劳动，患者在看到自己对别人的价值后更能增强自尊与自信，避免与世隔绝、自我封闭和情况继续发生。

10. 音乐治疗的护理　为患者选择适合其病情的音乐，每次音乐治疗时间不宜过长，以60分钟为宜，而且不能总重复一首乐曲。如解除抑郁可听《春天来了》、《喜洋洋》；振奋精神可听《步步高》、《命运交响曲》、《金蛇狂舞》、《解放军进行曲》；舒畅心理可听《春风得意》、《江南好》及各种抒情戏曲；解除疲劳可听《锦上添花》、《假日的海滩》等；镇静安神可听《春江花月夜》、《塞上曲》、《苏武牧羊》等；催眠可听《二泉映月》、《平湖秋月》、《军港之夜》、《春思》等。

【健康教育】

1. 按医嘱服药，这对抑郁性神经症的康复具有重要意义。其维持用药的时间一般为：首次发病在病愈后需连用6～9个月；第二次发病，病愈后需服药1～2年；第三次发病则需终身服药。

2. 定期到医院复查。

3. 注重心理调节，尤其是在工作及生活节奏加快、社会竞争日趋激烈、人们面临巨大的心理压力时。必须通过心理调试提高患者的心理素质及应付挫折能力。

4. 给患者强有力的社会支持，这样可以有效地防止疾病复发。

六、癔症

癔症（hysteria）又称歇斯底里，系由于明显心理因素，如生活事件、内心冲突或强烈的情绪体验、暗示或自我暗示等引起的一组病症。癔症一般有以下特征：①多起病于青年期，35岁以后发病罕见。②起病急骤。③起病或发作前均有社会–心理因素，但程度不一定十分严重。④精神症状的形式是无意识的，即并非敌意。⑤患者的症状常因环境或自我暗示而变化。⑥多在人多的场合发作，给人夸张和做作的印象。⑦癔症症状常为患者带来某些利益。⑧相当比例的癔症患者，尤其是具有躯体症状者对自己的躯体症状显得不太关心，泰然漠视。

癔症的患病率报告不一。据我国12地区精神障碍流行病学调查发现，本病在15～59岁人群中患病率为0.36%；农村患病率明显高于城市；女性患病率明显高于男性。多数学者认为文化落后地区发病率较高。提示癔症发病受环境、性别、年龄和社会文化因素等多方面的影响。

绝大多数急性起病、病程短暂的癔症，预后良好。如病程持续1年，慢性化的可能较大。而精神障碍型发病，虽持续时间短，但容易复发；躯体障碍型发病，虽病程较长，但却较少复发。

【护理评估】

（一）健康史

评估患者有无下列危险因素。

1. 心理因素　国内非常重视心理因素在癔症中的致病作用。常见的心理因素为家庭、工作、人际关系等，往往使患者感到委屈、气愤、羞愧、窘迫、恐惧等。这些精神刺激均直接致病或为第一次发病的因素。而部分患者多次发病后可无明显诱发因素，而可能通过触景生情，联想呈自我暗示而生病。

2. 遗传因素　遗传因素与癔症的发生可能也有一定关系。据我国福州地区报告，癔症具有阳性家族史者为24%。其他研究发现，女性一级亲属中发生癔症者为20%。根据研究资料，对部分癔症患者来说，遗传素质发生病中起一定作用。癔症是否肯定与遗传有关，尚需积累足够数据证明。

3. 个性因素　具有癔症个性的个体，在相同性质的精神因素作用下，较其他类型个体易于发生本病。癔症患者病前具有癔症性格者约占49.8%，其他性格特点表现为：情感丰富、有表演色彩、自我中心、富于幻想、暗示性高。国外还有不成熟、要挟、性挑逗等特征。

4. 躯体因素　某些患者可因躯体因素，如发热、疼痛不适等引起精神紧张和恐惧，为癔症的发生提供自我暗示的基础。另一方面，躯体疾病可以削弱神经系统功能状态，导致癔症的发生。

（二）身体状况

癔症有分离症状和转换症状两种，其症状和体征缺乏病理解剖和病理生理学基础，它的发生和心理因素有密切联系。癔症症状的主要特征是：因心理社会刺激起病或发作，症状可因暗示发生、加重、减轻或消失。症状出现或持续与摆脱困境（原发获得）和得到补偿（继发获益）有关，无相应的器质性病理基础，也与其病理生理规律不符。临床表现复杂多样，归纳起来可分为以下几类。

1. 癔症性躯体障碍 又称转换性障碍，表现为运动障碍与感觉障碍，其特点是经各种检查均未发现神经系统和内脏器官相应的器质性损害。

（1）运动障碍 包括异常运动、步态异常、肢体麻木、震颤、舞蹈样抽动和瘫痪。癔症性肢体瘫痪可表现为单瘫、截瘫或偏瘫，癔症性瘫痪常伴有肌张力增高或弛缓，无神经系统损害的体征，但病程持久者可有失用性肌萎缩。

（2）感觉障碍 在转换性症状中部分躯体部位的感觉障碍。包括感觉过敏、感觉缺失（缺失范围与解剖分布，中枢、周围性神经系统疾病不相符合）、感觉异常。转换型的感觉症状也可涉及特殊的感觉器官而出现功能性失聪、失明、管窥视野等。有些癔症患者有感觉异常，主要有以下表现：①癔症球，又称梅核气，患者感到咽部有类似球形的异物感和梗阻感，咽部检查无异常发现。②蚁行感：患者感到面部、四肢、躯干有如同蚂蚁或小虫子爬行的感觉。

2. 癔症性精神障碍 又称分离性障碍，临床上常见的表现形式包括意识障碍、情感爆发、癔症性痴呆、癔症性遗忘、癔症性精神病等。

（1）意识障碍 包括对周围环境意识与自我意识障碍。前者又称意识改变状态，指意识范围的狭窄，以朦胧状态或昏睡等较多见。后者又称意识性身份障碍，具体包括交替人格、双重人格等。

（2）情感爆发 表现在精神刺激后突然发病，时哭时笑，捶胸顿足，吵闹不安，有时可出现自伤、伤人等，给人以明显的情绪发泄的特征。发作多呈阵发性，在人多围观的场合发作尤为剧烈，一般持续几十分钟即可安静下来，患者意识改变不明显，即使有也是意识范围狭窄，事后部分遗忘。有的患者还可能伴有心因性幻觉、附体症状、冲动毁物、伤人、自伤和自杀姿态。病程短暂，一般 1～2 天。

（3）遗忘 常表现为发作后的局限性或阶段性遗忘，患者常不能回忆某一段时间的生活经历，甚至否认既往的生活和身份。有时连整个生活经历被遗忘称全部遗忘。持续时间可长可短，有时在暗示情况下能记起遗忘的部分。

（4）神游症 离家出走，到外地旅游，所走地点可能是以往熟悉的地方，或有情感意义的场所，此事患者意识范围缩小，但日常的基本生活能力和简单的社会接触能力如购物、买票、乘车等依然保持，历时几十分钟到几天，清醒后对病中经过不能回忆。常常数小时或数天后突然发觉自己在一陌生环境中，却不知如何到这里来。

（5）癔症性假性痴呆 一般在精神创伤后突然出现严重智力障碍，对于自身状况或简单的问题，不能正确回答或给予近似回答，连日常生活中的穿衣着裤也是错误百出，给人以呆滞的印象。同时又使人怀疑似乎是装疯卖傻，因为患者傻得太快太重，但无脑器质性病变或其他精神病。有以下 2 种表现形式。

①童样痴呆：患者在精神创伤后突然表现为儿童的幼稚言语、表情、动作，患者自称为儿童，其说话声调、内容、动作和儿童一样，把周围人称呼为"叔叔"、"阿姨"。

②Ganser 综合征：急性起病，有轻度意识模糊，对提问可以理解，但常给予近似回答，如 2 + 4 = 5，或用钥匙开门时把钥匙倒过来插入锁孔等，给旁人以故意做作的印象，并常伴有行为怪异。典型的 Ganser 综合征具备以下特征：（a）近似回答症。（b）癔症性精神或躯体症状。（c）波动性意识障碍。

（6）癔症性精神病　通常表现在有意识蒙眬或漫游症的背景下出现行为紊乱，可有思维障碍或片段的幻觉、妄想、人格解体等症状。

3. 癔症的特殊表现形式　癔症的集体发作是癔症特殊形式，发生在共同生活环境、经历和观念基本相似的人群中首先为一人生病，围观和目睹者受到感染，在暗示和自我暗示下相继出现类似症状，短时内爆发流行。

【诊断要点】

癔症的诊断标准如下。

1. 症状标准　有心理社会因素作为诱因，至少有下列一项综合征：癔症性遗忘、癔症性漫游、癔症性双重人格或多重人格、癔症性精神病、癔症性运动和感觉障碍、其他癔症形式。

2. 严重标准　社会功能受损。

3. 病程标准　起病于应激事件之间有明确关系，病程多反复迁延。

4. 排除标准　有充分根据排除器质性病变和其他精神疾病、诈病。

【治疗要点】

1. 心理治疗　癔症的症状是功能性的。因此，对癔症的根本治疗应以心理治疗为主，包括开导、疏泄、鼓励、支持、劝慰与保证等。情绪宣泄有助于减轻心理痛苦。暗示治疗时，应把注意的重点放在讨论促发症状的心理因素，利用暗示的治疗效应，减轻或消除患者的症状。也可借助药物进行催眠暗示治疗，使易暗示性增高，治疗效果更好。

2. 行为疗法　对暗示治疗无效、肢体或言语有功能障碍的慢性病例，可采取循序渐进、逐步强化的方法进行功能训练。对暗示治疗无效的急性发作者，可通过系统脱敏的方法，使那些原能诱使癔症发作的精神因素逐渐失去诱发癔症的作用，从而达到减少甚至防止癔症复发的目的。

3. 药物治疗　作为综合治疗的一环，药物治疗的作用是不容忽视的，一是控制发作，为心理治疗奠定基础条件；二是控制办法症状，减少诱发因素。对癔症性蒙眬状态、精神病状态或痉挛发作者，可采用氯丙嗪 25 ~ 35mg 肌内注射，或地西泮 10 ~ 20mg 静脉注射，促使患者入睡，有的患者醒后症状即消失。急性期过后，精神症状仍然明显者，可给予氯丙嗪 25～50mg 口服，每日 1～3 次。遗留神经样症状者，可给予阿普唑仑 0.4～0.8mg，每日 3 次；或氯羟西泮 0.5～1.0mg，每日 3 次；或艾司唑仑 1～2mg，每晚睡前服 2 次，历时 2～3 周。对急性情绪或行为障碍，需要短期的药物治疗，可适当口服苯二氮䓬类药物。对情绪过分激动或兴奋躁动者，可肌内注射氟哌啶醇、地西泮等药物，但剂量不宜过大，待其安静后紧接着进行心理治疗。

【常见护理诊断】

1. 运动障碍　与神经症性障碍有关。

2. 认知缺乏　与对情境评价不当有关。

3. 自我概念紊乱　与角色功能改变、精神障碍、人格改变有关。

4. 感觉障碍　与神经症性障碍有关。

5. 躯体不适　与自主神经功能紊乱有关。

【护理措施】

1. 一般护理

（1）病房环境安静舒适、色彩柔和；避免与精神症状丰富的患者同居一室。

（2）建立良好的护患关系，取得患者的信任，接触过程中要体现同情、关怀，又不能无原则地迁就。

（3）避开一切激惹患者的因素。言语谨慎，避免激惹患者的情绪或给予不良的心理暗示。尽量满足患者的合理要求，但不要无原则地迁就患者。一些患者发作前有某些先兆症状，要引导患者有意识地转移注意力，如暂时离开当时环境或参加文体活动，改变环境，防止发作。如在精神因素影响下患者出现强烈的情感反应，如哭闹不休、伤人毁物等，要及时采用有效措施，排除激惹因素，稳定其情绪，保护其安全。

（4）合理安排生活，劳逸结合，防止复发。对表现做作、遇事好表现自己，过于挑剔别人的患者要正确对待，不应鄙视，要耐心说明和解释，取得患者的合作；对于处于兴奋状态和癔症患者要做好生活护理，督促其料理个人卫生，督促进食，注意观察其睡眠情况，如需要，可遵医嘱给予镇静安眠药物或抗精神病药。

2. 运动障碍的护理　关心、体贴患者的痛苦，鼓励其战胜疾病。对癔症性瘫痪的患者要定时翻身、擦洗，做好皮肤护理、按摩肢体和锻炼功能，防止肌肉萎缩，配合医生给予患者暗示治疗和对症治疗。

3. 感觉障碍的护理　对于肢体麻木或缺乏感觉的癔症患者要注意防止其跌伤、碰伤、烫伤；对于癔症性失明的患者要照顾好生活起居，注意协助其进食、穿衣，外出时陪伴；癔症性耳聋的患者要训练其用手势表达自己的意愿。

4. 情感爆发的护理　癔症患者往往感情色彩鲜明，自我为中心，暗示性强。安排床位时应避开精神症状丰富的患者，防止由于其具有高度暗示性而从中接受不良的影响，是精神症状复杂化、顽固化。避免一切激惹患者的因素。当患者情感爆发，大哭大闹、哭闹不止、冲动伤人、毁物时，应尽量排除无关人员的围观，用冷静和适当的语言来劝阻患者的吵闹行为，稳定患者的情绪，使症状得到缓解。如控制不了，则遵医嘱应用抗精神病药物肌内注射或给予电针治疗，并严加防范，防止癔症患者伤人毁物、自伤，防止其与别的患者发生冲突。

5. 心理护理 癔症患者心理护理的关键是借助语言暗示、物理暗示及化学暗示，适时对患者进行心理护理。在进行暗示前必须使患者对治疗树立信心，以简洁有力、充满信心的话对患者进行鼓励，鼓励患者克服心理障碍及其他不适，但不能对其精神症状过分关心，避免其过分地描述症状，防止疾病复发。如在发药过程中，护士可把一些常规药物的作用、来源神秘化或扩大化，告知这是治疗患者疾病的特效药物，常会起到对意想不到的宽慰作用。对于癔症患者，如给其变换一个环境，可产生暗示作用，可以使其注意力转移，使患者忘记疾病症状。做好患者的疏泄工作，当其情绪郁积时，护士让其尽情畅吐，或大声痛哭；也可在情绪不好时，让其在空屋内大声喊叫或拳击敲打不会毁坏的物品，护士应为其做好防护，减轻躯体痛苦。

【健康教育】

在癔症患者病情缓解后，应让患者正确认识疾病，树立战胜疾病的信心，同时也应对家属进行宣教，要让患者和家属了解到癔症是一种功能性疾病，是可以治愈的，从而消除患者的家属顾虑。要求家属应以正确的态度来对待患者，稳定其情绪，对患者不歧视、不偏爱、不迁就，使其以积极主动的姿态去克服心理障碍和性格缺陷，以防病情迁延或复发。

七、神经衰弱

神经衰弱（neurasthenia）是一种以精神易兴奋又易疲劳为特征的神经症，并表现为情绪易激惹、易烦恼、易紧张，还伴有肌肉紧张性疼痛和睡眠障碍等生理功能紊乱症状。

该病多数病例发病于 16~40 岁，男女发病有明显差异，女性高于男性。据全国流行病学调查，总患病率为 13.3%。青壮年期发病较多，脑力工作者较常见。占门诊就诊神经症患者的半数以上。起病多缓慢，病程可迁延数年，症状呈波动性，时轻时重。预后一般良好，适当治疗能够恢复。

【护理评估】

（一）健康史

评估患者是否有下列危险因素。

1. 精神因素 是诱发神经衰弱的重要原因，凡能引起脑力活动过度紧张，如工作学习负担过重、睡眠不足、长期对工作情绪不满、体力超负荷、亲人死亡、家庭不和睦、事业失败、人际关系紧张、生活节律颠倒及长期心理矛盾得不到解决时均可能诱发本症。

2. 性格特征 敏感、多疑、胆怯、主观、自制力差。性格特征明显者可因一般性精神刺激而发病；性格特征不明显者有较强烈或较持久的精神刺激之后才能发病。巴甫洛夫认为，在神经类型弱型者中间，属于艺术型（第一信号系统较第二信号系统占优势）者易患癔症；属于思维型（第二信号系统较第一信号系统占优势）者易患强迫症；而中间型（两信号系统比较均衡）者易患神经衰弱。

病因与发生机制尚未阐明，巴甫洛夫学派认为：在性格特征或躯体因素基础上，精神因素使中枢神经系统功能长期过度紧张，导致内在抑制功能活动削弱和兴奋相对亢进，从而出现易兴奋、易疲劳状态；也削弱了对皮质下自主神经中枢的控制与调节作用，而出现各种自主神经功能紊乱的症状。

（二）身体状况

1. 衰弱症状　包括脑力与体力均易疲劳。表现为精神萎靡、疲乏无力、困倦思睡、头昏脑涨、注意力不集中、记忆力减退、近事遗忘、工作不能持久、效率下降，但智力正常，意志薄弱，缺乏信心和勇气，容易悲观失望。神经衰弱患者的疲劳是一种脑功能调节系统功能紊乱所致的疲劳，由于常常伴有情绪症状，称之为情绪性疲劳。它有几个特点：①疲劳常伴有不良心境，如烦恼、紧张，甚至苦闷、压抑感。休息不能缓解，服用滋补品也无效，但随着心境的恢复而消失。②疲劳常有情境性，如一个大学生患者叙述自己看业务书就打哈欠，眼睛看着书，脑子里却杂乱无章，昏沉沉的，但与人聊天或看喜爱的电视节目却兴趣盎然，精神很好，没有疲劳的感觉。③疲劳常有弥散性。神经衰弱患者往往干什么都觉得累，除非是做自己喜爱做而且能胜任的事情。④疲劳不伴有欲望与动机的减退。患者苦于"力不从心"或"心有余而力不足"，他们为自己因病而不能实现自己的抱负而感到苦恼。在感到疲劳的同时往往伴有精神的易兴奋，欲念十分活跃。⑤以精神疲劳为主。

2. 情绪症状　情绪容易兴奋，可因小事而烦躁、忧伤、易激惹或焦虑苦恼，事后又懊恼不已。一般早晨情绪较好，晚上差。一般认为这些情绪症状必须具备下述三个特点才算病态：①患者感到痛苦而求助。②患者感到难以自控。③情绪的强度及持续时间与生活事件或处境不相称，如整天为一点鸡毛蒜皮的小事而烦恼。

3. 兴奋症状　精神易兴奋主要表现是回忆和联想增多而且是杂乱，不论是工作、学习或看书报、听广播等活动，都可引起很多的回忆和联想，且精神易兴奋，控制不住。在独自静坐或卧床休息时更明显，使其苦恼，自认控制不住，极力想控制。精神兴奋的以另一表现是感觉过敏，患者怕吵闹。喜欢安静，讨厌孩子和人多，畏光，喜欢在比较阴暗的地方，很多患者皮肤感觉过敏，健康人完全无所谓的普通刺激，患者却感到难受甚至疼痛。

4. 紧张性疼痛　常伴有头痛或肢体肌肉酸痛，时轻时重。常见的是紧张性头痛，典型的描述是"头部像有一个紧箍咒，头脑发涨"，常持续存在，但程度不严重，无明显固定部位，似乎整个头部都不适。并可伴有头晕。典型的描述是"整天头昏昏沉沉，云里雾里的"，这种头昏不同于头晕，患者并无眩晕感，只是感到思维不清晰，不敏捷。

5. 睡眠障碍　睡眠节律失调，夜晚入睡困难、睡眠浅、多噩梦、易早睡、睡后感到不解乏，头脑不清醒。有时表现为日间昏昏欲睡，傍晚反而精神振作。

6. 自主神经功能紊乱症状　主要表现在：①心血管系统，如心动过速、心前区疼痛、四肢发凉、血压偏高或偏低等。②胃肠道症状，如消化不良，食欲不振、恶心、腹胀、便秘或腹泻等。③泌尿生殖系统症状，如尿频、遗精、阳痿、早泄、月经不调等。

【诊断要点】

根据 ICD - 10 神经衰弱诊断要点如下。

1. 符合神经症性障碍的共同特征。

2. 以脑功能衰弱症状为主要临床相，至少有下述症状的三项：①衰弱症状，如脑力易疲乏，感到没有精力和脑力迟钝，注意力不集中或不能持久，感到记忆差，工作效率下降，体力亦疲劳。②兴奋症状，易精神兴奋，表现为回忆和联想增多且控制不住，兴奋伴有不快感而没有言语动作增多。③情绪症状，易激惹、易烦恼、易紧张，虽可伴有轻度的焦虑或抑郁，但在病程中不占主导地位。④紧张性疼痛，紧张性头痛或肢体肌肉酸痛。⑤睡眠障碍，如入睡困难或为"多梦"所苦恼，醒后感到不解乏，睡眠感丧失（实际已睡着，自感未睡着），睡眠觉醒节律紊乱（夜间不眠，白天打瞌睡）。

3. 不符合其他任何一种神经症的诊断标准。

【治疗要点】

神经衰弱的治疗以心理治疗为主的综合治疗，以办班的方法进行集体治疗，配合药物、松弛、锻炼等其他治疗措施。

1. 心理治疗

（1）集体心理治疗 由 10~20 名患者为 1 组，由医生向患者讲解本病的医学知识，让患者对本病有充分了解，使患者对所患疾病的性质有一个正确的认识并抱有正确的态度，不要单纯希望有一种"特效药"在一夜之间药到病除。劝说患者，到处求医并无必要，应该接受综合治疗措施。引导患者不要把全部精神都集中在对自身疾病的注意上，且信心愈充足、愈配合治疗，注意力转移愈快，疾病恢复也愈迅速和彻底。

（2）小组治疗 以 5~6 名患者为 1 组，医生引导患者分析各自的病情，从而到达相互启发、消除疑虑、明确各自努力的方向的目的。若有已成功治愈患者现身说法，效果更佳。

（3）个别心理治疗 在集体讲解和小组讨论的基础上，针对患者的具体情况进行心理辅导、启发和帮助患者寻求解决疑难，摆脱困境的途径和办法。

（4）认知治疗 神经衰弱大多可找到一些心理冲突的原因，而心理冲突的产生除与外界因素有关外，也与患者的易感素质有关。因此，促进患者的认知转变，尤其是帮助患者调整对生活的期望，减轻现实生活中的精神压力，往往有釜底抽薪的效果。

（5）森田疗法的应用 神经衰弱患者，部分具有疑病素质，但求生欲望强烈。森田疗法建设性地利用这一精神活力，把注意点从自身引向外界，以消除患者对自身感觉的过分关注，往往对消除症状有一定效果。

（6）放松疗法 神经衰弱的患者大多有紧张情绪，也可伴有紧张性头痛、失眠等。各种放松方法，包括气功、瑜伽、生物反馈训练，均可使患者放松、缓解紧张，有一定的效果。

2. 药物治疗

（1）抗焦虑药 可先用地西泮、阿普唑仑；失眠严重者可给予劳拉西泮、艾司唑仑或催眠药。地西泮 2.5～5.0mg，阿普唑仑 0.4～0.8mg，艾司唑仑 1～2mg，每日 3 次，连用 1～2 周，不宜超过 1 个月。

（2）镇静催眠药 睡眠障碍显著者可选用：三唑仑 0.25～0.5mg，或氯硝西泮 5～10mg，或艾司唑仑 1～2mg，每晚睡前服，连用 1～2 周，但可几种药物交替使用或间断使用，以防产生药物依赖。

（3）β 受体阻滞剂 交感神经功能亢进症状显著者，可有普萘洛尔（心得安）10～20mg，每日 3 次。

（4）三环类抗抑郁药：焦虑抑郁情绪混合存在，且早醒者，可选用可多塞平、或阿米替林 25～50mg/d，睡前口服。

（5）其他 白天精神差者，可短期使用利他林、咖啡因等。抗精神病药一般不宜用于本病的治疗。

3. 医疗体育和理疗 体育锻炼和适当体力劳动对改善患者的躯体状况有良好作用。太极拳、瑜伽等健身术，有利于缓解焦虑、头晕、紧张性头痛等症状，并可进行治疗。

4. 中药和针灸 在辨证施治的基础上，选择方剂或穴位，对改善头痛、失眠等症状有效。

5. 生物反馈疗法和音乐疗法 对减轻焦虑和紧张性头痛有良好的影响，可配合以上治疗进行。

6. 生活安排 养成起居定时，工作学习有计划、劳逸结合、张弛有度的生活习惯。不可长期休息、生活缺乏目标，这对康复不利。

7. 其他 工娱疗法，到风光秀丽之处旅游、疗养，也不失为一种摆脱烦恼处境、改善紧张状态的好办法，对于缓解患者的精神压力与紧张有些效果。

【常见护理诊断】

1. 疲劳 与原因不明的器质性障碍有关。

2. 情绪障碍 与大脑长期的情绪紧张和精神压力有关。

3. 疼痛：头痛 与神经衰弱所致躯体症状有关。

4. 睡眠障碍 与神经衰弱有关

【护理措施】

1. 一般护理

（1）按精神科一般护理常规护理。

（2）要求神经衰弱的患者放下手头工作，放弃长时间学习，注意劳逸结合，放下各种思想负担及对自己工作和学习的不满，尽可能地安排合理的作息制度与计划，从事一定的体力劳动和体育锻炼。对于食欲不振的患者，应督促其饮食，并给予营养丰富，易于消化的食物。

（3）通过介绍疾病的性质及治疗方法，使患者对疾病与正确的认识。

（4）患者在服抗焦虑、抗抑郁及催眠药物期间，密切观察用药后的反应。

（5）加强体育锻炼，增强体质，帮指患者养成良好的作息习惯。

2. 常见症状护理

（1）疲劳 神经衰弱的患者常常有脑力疲劳及躯体的疲劳，患者常常感到头晕脑胀，注意力不能持久集中，记忆力下降，稍作劳动则感到腰酸腿痛，全身像瘫了一样。对此应注意患者的心理卫生，放下紧张的工作及学习，适当安排体力劳动并加强体育锻炼，做到劳逸结合，科学有节律地安排日常生活，保持良好的睡眠，调节不良情绪。

（2）易兴奋 许多神经衰弱的患者在疾病的早期只有兴奋而没有易疲劳，但最常见的是易疲劳与易兴奋共存，患者常常喜静怕闹，对孩子吵闹、旁人唠叨易发火，对光、声敏感，对此护士应尽量给患者创造安静环境，调节患者的不良心境。

（3）头痛 神经衰弱患者的头痛多为头胀及紧张性头痛，以前额、两颞部多见，往往在疲劳时加重。对神经衰弱患者的头痛，首先应先让患者充分休息，保持良好的睡眠。每天给予一定的体育活动，如患者仍有睡眠差，可给予地西泮等药物，头痛仍不能缓解则可给予抗抑郁药治疗。往往经过抗抑郁药物治疗，患者的头痛可以有所缓解。

（4）情绪障碍 神经衰弱患者常有情绪的不适，主要为因身体不适而产生的焦虑情绪，或者因为工作效率低下而出现悲观情绪、抑郁情绪。对于不良情绪，护士应允许患者以各种各样的形式表达出来：允许患者在室内来回踱步，允许患者哭泣，允许患者与护士倾诉。往往通过各种方式发泄，患者的不良情绪可以有不同程度的缓解。如果情绪障碍仍持续存在，可以遵医嘱给予抗焦虑药物及抗抑郁药物治疗。

（5）睡眠障碍 神经衰弱患者常常有睡眠障碍，主要为入睡困难、睡眠浅、中间易醒，常伴有睡眠节律的紊乱，患者在白天发困，夜间则兴奋不眠。对此护士应禁止患者在白天卧床睡眠，鼓励患者根据自己的能力和爱好，参加力所能及的工娱活动及体育锻炼，使患者白天的体力处于疲劳状态；患者在睡前可以用热水泡脚，睡前不与别的患者兴奋地聊天，不看紧张刺激、令人兴奋的电视、小说。如经过上述处理患者仍有睡眠障碍时，可报告医生给予镇静安眠药物口服。

（6）躯体不适 神经衰弱患者常因伴有自主神经功能紊乱而出现心动过速、血压偏高或偏低、多汗、肢冷、便秘或腹泻、尿频、厌食等躯体不适。对于这些躯体不适，护士要向患者讲清，这并不是由于躯体的器质性病变所致，而是由于功能性障碍所引起，因此，对这些精神症状不要紧张，常随着神经衰弱症状的缓解，躯体不适症状可以缓慢地减轻，直至消失。如果躯体症状令患者痛苦不安，则应报告医生给予抗抑郁药来缓解患者的躯体化症状。

3. 心理护理

（1）支持性心理护理 护士在进行心理护理之前，首先应与神经衰弱的患者建立良好的护患关系，由于神经衰弱患者对人际关系较为敏感，因此在与患者交往过程中一定要给患者以同情、尊重，从而取得患者的信任与合作；帮助患者认清自身的性格特点，如胆怯、敏感、缺乏自信、社交、兴趣狭小等，解除其"身患重病"的顾虑；鼓励患者与其他人建立良好的人际关系；帮助其建立安静、良好、和谐的人际氛围，进而帮助患者调节自己的不良情绪。

（2）改变认知 在心理治疗过程中，护士应不断地向患者开诚布公地讲解神经衰弱的有关知识，如疾病的发生、发展规律及科学防病、治病措施，促使患者联系实际自我分析，消除对该病的疑虑及不科学的认识。如果有治愈的神经衰弱患者，还可以采取现身说法，介绍经验，使患者之间达到相互交流、启发，获得较好的效果。

（3）倾诉 神经衰弱患者一旦患病，往往变得十分消极与沮丧，经常沉默寡言。护士在对患者进行护理的过程中，通过对患者的接触、检查和谈话，了解患者心理障碍的一些症状，应用医学心理学的知识，以诚心、爱心启发、说明、解释、劝慰、鼓励，帮助患者发挥其主观能动性，积极主动地消除不良心理－社会因素以及由此而带来的痛苦和烦恼，提高适应社会环境的能力，鼓励患者把心中的烦恼与苦闷倾诉出来。这样既可以从周围人那里得到帮助与抚慰，又可以减轻自身的心理压力。

（4）宣泄 许多神经衰弱的患者，由于自己的社会地位和年龄等因素，常压抑自己的感情，无法宣泄怨气和愤怒。这是可以利用参加一些别的活动，来宣泄自己的不良情感，如常可用转移法，练书法、看书，或者是干自己以前较少从事的活动，如脑力劳动者，可多从事体力劳动，而体力劳动者则应多开发自己的精神空间，使自己的生活更加充实。

（5）放松 放松疗法对神经衰弱患者的焦虑、紧张、敏感和情绪不稳，以及头痛、失眠、心悸等症状疗效显著，护士可以指导患者应用生物反馈仪来进行放松训练。生物反馈技术即应用电子仪器把患者的体温、脉搏、血压、脑电波等生理变化转换成各种能为自己所感知的量化信号，如音调、光电、数字等，从而指导患者进行放松训练。应用生物反馈仪进行放松训练，患者心中有数，可以较快地掌握放松技术。

（6）改善个性顺其自然 神经衰弱患者都有一些个性不良特征，如性格不开朗、心胸狭窄、敏感多疑、胆怯、多愁善感、患得患失、依赖性强、主观急躁、自信心不足、办事犹豫不决、自制力差。因此，要想好很好地预防和治疗神经衰弱就应当陶冶患者的性情，使患者面对现实，接受现实，不与症状对抗，采用顺其自然的态度，使自己过成常人的生活。

【健康教育】

对患者进行心理卫生健康教育，让患者了解神经衰弱的病因、病理及防治的科学知识，培养患者乐观豁达的情绪，坚定治愈信心。向患者家属和同事宣传教育，争取与患者的同事、家属和社会力量配合，消除外来不良因素的干扰，以利于患者的治疗与康复。要使患者了解神经衰弱可以通过以下措施加以预防：①注重心理卫生，劳逸结合，科学而有规律地安排生活，克服不健康的性格特点，加强体育锻炼。②应正确对待人生旅途中在工作、学习、婚恋、事业、家庭中的困难与挫折，建立并维持健康、愉快的正性情绪体验。

（刘红霞）

参考文献

1. 尤黎明. 内科护理学. 第4版. 北京: 人民卫生出版社, 2006.
2. 李秋萍. 内科护理学. 第2版. 北京: 人民卫生出版社, 2005.
3. 金中杰, 林梅英. 内科护理. 第2版. 北京: 人民卫生出版社, 2009.
4. 肖云武, 包再梅. 内科护理学. 第1版. 北京: 中国医药科技出版社, 2009.
5. 夏泉源. 内科护理学. 北京: 人民卫生出版社, 2004.
6. 井霖源. 精神科护理. 第1版. 北京: 人民卫生出版社, 2009.
7. 马凤杰. 精神科护理学. 第2版. 北京: 人民卫生出版社, 2009.
8. 江开达. 精神病学. 第2版. 北京: 人民卫生出版社, 2010.
9. 陆再英, 钟南山, 内科学. 第7版. 北京: 人民卫生出版社, 2008.
10. 陈文彬, 潘祥林. 诊断学. 第7版. 人民卫生出版社.

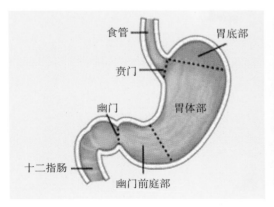

图 4 - 2　胃的结构

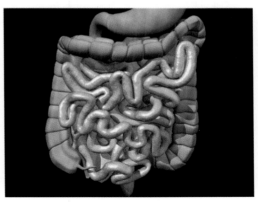

图 4 - 3　肠

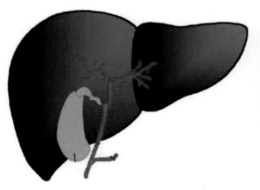

图 4 - 4　肝胆

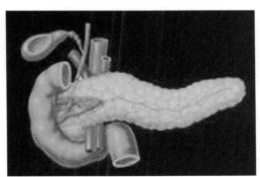

图 4 - 5　胰腺

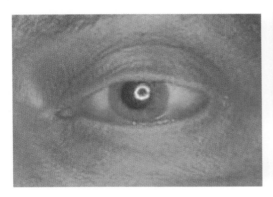

图 4 - 6　黄疸

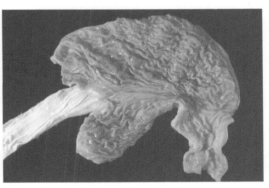

图 4 - 7　正常胃黏膜肉眼观

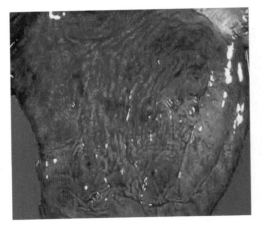

图 4 - 8　急性胃炎肉眼观

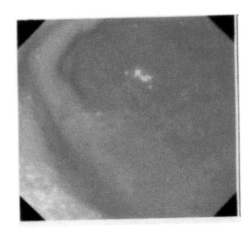

图 4 - 9　正常胃黏膜

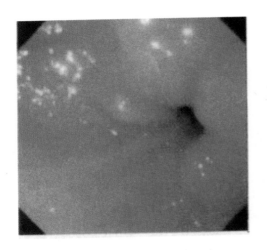

图 4 - 10　浅表性胃炎

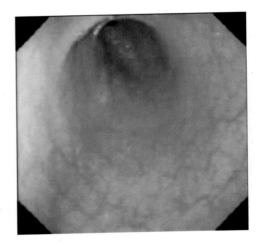

图 4 - 11　萎缩性胃炎

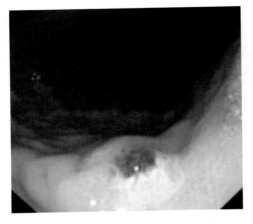

图 4 - 12　胃体溃疡基底可见血痂附着

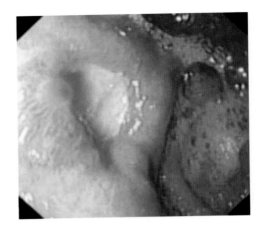

图 4 - 13　十二指肠球部溃疡

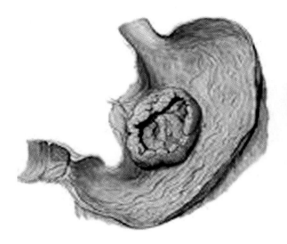

图 4 - 14　胃癌

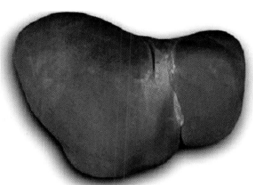

图 4 - 15　正常肝脏

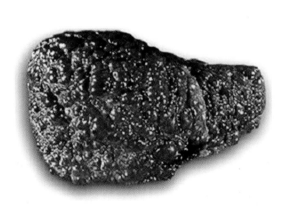

图 4 - 16　肝硬化

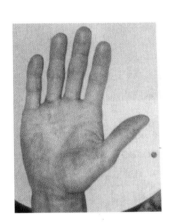

图 4 - 17　肝掌

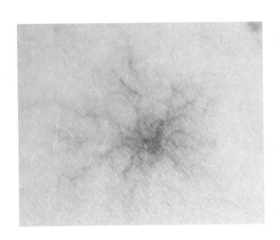

图 4 - 18　蜘蛛痣

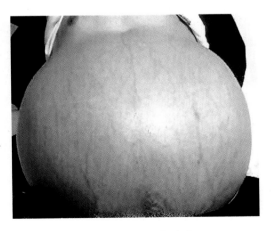

图 4 - 20　肝硬化腹水

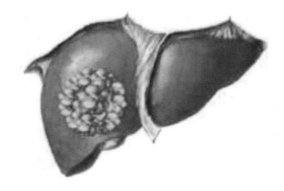

图 4 - 21　原发性肝癌

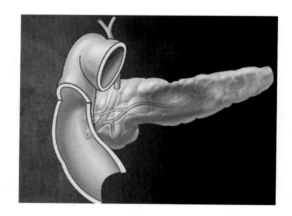

图 4 - 23　急性胰腺炎

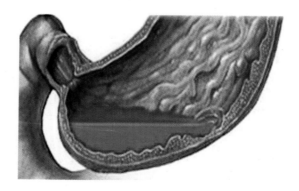

图 4 - 25　胃出血